匹兹堡
重症医学

主　编
[美]John A. Kellum
主　译
邵　敏　杨启纲　彭晓春　徐凤玲

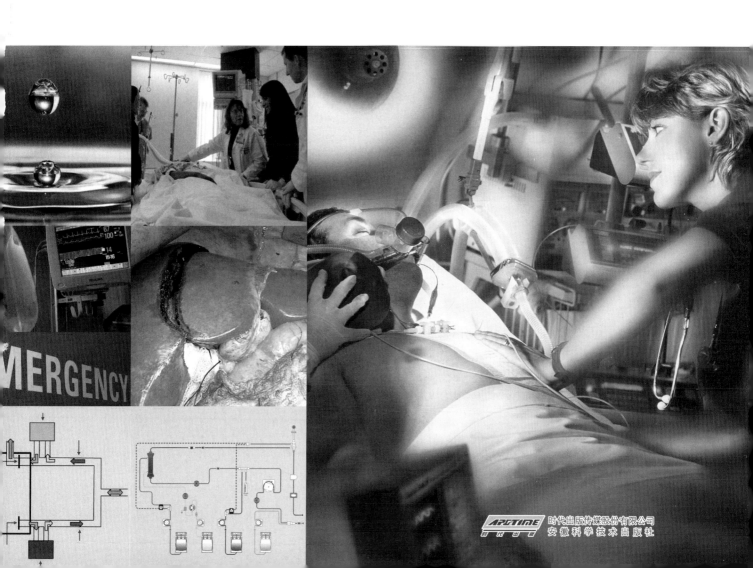

时代出版传媒股份有限公司
安徽科学技术出版社

[皖] 版贸登记号：12171695

图书在版编目（Ｃ Ｉ Ｐ）数据

匹兹堡重症医学 ／（美）约翰·A. 凯勒姆（John A.
Kellum）主编；邵敏等译. --合肥：安徽科学技术出版社，
2023.3
ISBN 978-7-5337-8583-3

Ⅰ.①匹… Ⅱ.①约…②邵… Ⅲ.①险症-诊疗
Ⅳ.①R459.7

中国版本图书馆 CIP 数据核字(2022)第 007709 号

1 Continuous Renal Replacement Therapy，Second Edition ⓒ Oxford University Press 2016
2 Emergency Department Critical Care，First Edition ⓒ Oxford University Press 2013
3 ICU Care of Abdominal Organ Transplant Patients，First Edition ⓒ Oxford University
   Press 2013
4 Mechanical Ventilation，Second Edition ⓒ Oxford University Press 2013
5 Renal and Metabolic Disorders，First Edition ⓒ Oxford University Press 2013
6 Trauma Intensive Care，First Edition ⓒ Oxford University Press 2013

was originally published in English. This translation is published by arrangement with Oxford
University Press. Anhui Science and Technology Publishing House is solely responsible for
this translation from the original work and Oxford University Press shall have no liability for
any errors，omissions or inaccuracies or ambiguities in such transliation or for any losses
caused by reliance thereon.

匹 兹 堡 重 症 医 学　　　　　主　编　[美] John A. Kellum
PIZIBAO ZHONGZHENG YIXUE
　　　　　　　　　　　　　　　主　译　邵　敏　杨启纲　彭晓春　徐凤玲

出 版 人：丁凌云　　　　　选题策划：汪海燕　　　　　责任编辑：汪海燕
责任校对：李　茜　程　苗　张　枫　岑红宇　戚革惠　责任印制：梁东兵
装帧设计：武　迪
出版发行：安徽科学技术出版社　　　　　http://www.ahstp.net
　　　　　（合肥市政务文化新区翡翠路 1118 号出版传媒广场，邮编：230071）
　　　　　电话：(0551)63533330
印　　制：安徽新华印刷股份有限公司　　　电话：(0551)65859178
（如发现印装质量问题，影响阅读，请与印刷厂商联系调换）

开本：889×1194　1/16　　　印张：57.25　　　字数：1850 千
版次：2023 年 3 月第 1 版　　2023 年 3 月第 1 次印刷

ISBN 978-7-5337-8583-3　　　　　　　　　　定价：580.00 元

Contributors

(Emergency Department Critical Care)

Opeolu Adeoye, MD
Assistant Professor of Emergency
Medicine and Neurosurgery
University of Cincinnati
Cincinnati, OH

John H. Burton, MD
Professor of Emergency Medicine
Virginia Tech Carilion School of
Medicine
Chair, Department of Emergency
Medicine
Carilion Clinic
Virginia Tech Carilion School
of Medicine
Roanoke, VA

Clifton W. Callaway, MD
Professor and Executive Vice Chair
Department of Emergency Medicine
University of Pittsburgh
Pittsburgh, Pennsylvania

Jestin N. Carlson, MD
Clinical Assistant Professor
of Emergency Medicine
University of Pittsburgh
Pittsburgh, PA

Lillian Emlet, MD
Assistant Professor of Critical
Care and Emergency Medicine
University of Pittsburgh
Pittsburgh, PA

Raquel Forsythe, MD, FACS
Assistant Professor of Surgery and
Critical Care Medicine
University of Pittsburgh
Pittsburgh, PA

Daveid F. Gaieski, MD
Assistant Professor
Department of Emergency Medicine
University of Pennsylvania School of
Medicine
and

Clinical Director
Center for Resuscitation Science
Philadelphia, PA

Munish Goyal, MD
Assistant Professor
Director, Emergency Critical Care
Department of Emergency Medicine
Georgetown University
and
Washington Hospital Centers
Washington, DC

Alan C. Heffner, MD
Director, Medical Intensive
Care Unit
Pulmonary and Critical Care
Consultants
Department of Internal Medicine
Department of Emergency Medicine
Carolinas Medical Center
and
Assistant Clinical Professor
University of North Carolina School of
Medicine
Charlotte, NC

J. Stephen Huff
Associate Professor, Emergency
Medicine and Neurology
Department of Emergency Medicine
University of Virginia Health Sciences
Center
Charlottesville, Virginia

Robert J. Hyde, MD
Assistant Director of Ultrasound,
Department of Emergency Medicine
Dartmouth Hitchcock Medical
Center
Lebanon, NH

Edward C. Jauch
Professor, Division of Emergency
Medicine, Department of Medicine,
and
Department of Neurosciences

Medical University of South Carolina
Charleston, SC

Alan E. Jones, MD
Professor of Emergency Medicine
Department of Emergency Medicine
University of Mississippi Medical Center
Jackson, MS

John A. Kellum, MD
Professor and Vice-Chair
Department of Critical Care
Medicine
University of Pittsburgh
Pittsburgh, PA

Khoshal Latifzai, MD
Department of Emergency Medicine
Yale School of Medicine
New Haven, CT

Eric J. Lavonas, MD
Associate Director
Rocky Mountain Poison and Drug
Center
Denver Health and Hospital
Authority
Denver, Colorado
and
Assistant Professor
Department of Emergency Medicine
University of Colorado School of
Medicine
Aurora, Colorado

Glen E. Michael
Department of Emergency Medicine
University of Virginia
Charlottesville, VA

H. Bryant Nguyen, MD, MS
Director, Emergency Critical Care
Associate Professor
Department of Emergency Medicine
and
Department of Medicine, Critical
Care
Loma Linda University

Robert E. O'Connor, MD, MPH
Professor and Chair
Department of Emergency
Medicine
University of Virginia School of
Medicine
Charlottesville, VA

William Frank Peacock, MD
Professor
Emergency Medicine
Baylor University
Houston, TX

Edward P. Sloan, MD, MPH, FACEP
Professor
Department of Emergency
Medicine
University of Illinois at Chicago
Chicago, IL

Robert D. Stevens, MD
Associate Professor of
Anesthesiology Critical Care
Medicine, Neurology, Neurosurgery,
and Radiology
Johns Hopkins University School
of Medicine
Baltimore, MD

Stephen Trzeciak, MD, MPH
Associate Professor
Departments of Medicine and
Emergency Medicine
Cooper Medical School of Rowan
University
Camden, NJ

Tertius Tuy, MD
Changi General Hospital Singapore,
Singapore

Henry E. Wang, MD, MS
Associate Professor of Emergency
Medicine
University of Alabama-Birmingham
Birmingham, AL

Charles R. Wira III, MD
Assistant Professor
Department of Emergency Medicine
Yale School of Medicine
New Haven, CT

Donald M. Yealy, MD
Professor and Chair
Department of Emergency Medicine
University of Pittsburgh
Pittsburgh, Pennsylvania

Contributors

(ICU Care of Abdominal Organ Transplant Patients)

Ali Abdullah, MD
Department of Anesthesiology
University of Pittsburgh Medical
Center Pittsburgh, Pennsylvania

Ali Al-Khafaji, MD, MPH
Associate Professor of Critical Care Medicine
Department of Critical Care Medicine
University of Pittsburgh School of Medicine
Director, Abdominal Organ
Transplant Intensive Care Unit
University of Pittsburgh Medical Center
Pittsburgh, Pennsylvania

Kareem Abu-Elmagd, MD, PhD
Professor of Surgery
Director of the Intestinal Rehabilitation and Transplantation Center
University of Pittsburgh Medical Center
Pittsburgh, Pennsylvania

Christie Bayer, RN, BSN
Abdominal Organ Transplant Intensive Care Unit
University of Pittsburgh Medical Center
Pittsburgh, Pennsylvania

Deanna Blisard, MD
Department of Critical Care Medicine
University of Pittsburgh Medical Center
Pittsburgh, Pennsylvania

Charles Boucek, MD
Associate Professor
Department of Anesthesiology University of Pittsburgh
School of Medicine
Pittsburgh, Pennsylvania

Abhideep Chaudhary, MD
University of Pittsburgh Medical Center
Pittsburgh, Pennsylvania

Su Min Cho, MD, MRCP
Division of Gastroenterology, Hepatology, and Nutrition
University of Pittsburgh School of Medicine
Pittsburgh, Pennsylvania

Kapil B. Chopra, MD
Associate Professor of Medicine
Director of Hepatology
Medical Director, Liver Transplantation
Medical Director, Comprehensive Liver Program, UPMC
Liver Pancreas Ins
Director, Transplant Hepatology Fellowship Program
Division of Gastroenterology, Hepatology, and Nutrition
University of Pittsburgh School of Medicine
Pittsburgh, Pennsylvania

Guilherme Costa, MD, FACS
Assistant Professor
General Surgery Residency Program
University of Pittsburgh Medical Center
Pittsburgh, Pennsylvania

Matthew Cove, MD
Department of Critical Care Medicine
University of Pittsburgh Medical Center
Pittsburgh, Pennsylvania

Susan DeRubis
MS, RN, CCRN
Transplant Intensive Care Unit
University of Pittsburgh Medical Center
Pittsburgh, Pennsylvania

Rebecca Gooch, MD
Department of Critical Care Medicine
University of Pittsburgh Medical Center
Pittsburgh, Pennsylvania

Tracy Grogan, RN, BSN, CCRN
Director, Abdominal Organ Transplant Intensive Care Unit
University of Pittsburgh Medical Center
Pittsburgh, Pennsylvania

Jana G. Hashash, MD
Division of Gastroenterology, Hepatology, and Nutrition
University of Pittsburgh School of Medicine
Pittsburgh, Pennsylvania

Richard J. Hendrickson, MD, FACS, FAAP
Associate Professor of Pediatrics
University of Missouri-Kansas City School of Medicine
Kansas City, Missouri

Ibtesam Hilmi, MD, FRCA
Associate Professor
Department of Anesthesiology
University of Pittsburgh Medical Center
Pittsburgh, Pennsylvania

Abhinav Humar MD
Professor
Department of Surgery
University of Pittsburgh School of Medicine and
Chief of Transplantation
University of Pittsburgh Medical Center
Pittsburgh, Pennsylvania

Prem A. Kandiah, MD
Department of Critical Care Medicine
University of Pittsburgh Medical Center
Pittsburgh, Pennsylvania

Michael C Koprucki, MD
Division of General Internal Medicine
University of Pittsburgh Medical Center
Pittsburgh, Pennsylvania

Ahmad Maarouf, MD
Department of Critical Care Medicine
University of Pittsburgh Medical Center
Pittsburgh, Pennsylvania

Jerry McAuley, MD
Professor of Medicine, Department of Medicine
Professor of Surgery, Department of Surgery
Director, Transplant Nephrology, UPMC Transplantation
Institute
Medical Director, Kidney/Pancreas Transplantation
University of Pittsburgh Medical Center
Pittsburgh, Pennsylvania

Juan Mejia, MD
Fellow, Transplantation Surgery
University of Pittsburgh Medical Center
Pittsburgh, Pennsylvania

Thiruvengadam Muniraj, MD
Department of Internal Medicine
Mercy Hospital of Pittsburgh
Pittsburgh, Pennsylvania

M. Hong Nguyen, MD
Professor of Medicine
Director, Transplant Infectious Diseases
Director, Antimicrobial Management Program
University of Pittsburgh Medical Center
Pittsburgh, Pennsylvania

Stephen O'Keefe, MD
Professor of Medicine
Medical Director, Small Intestinal Rehabilitation &
Transplant Center
Division of Gastroenterology, Hepatology, and Nutrition

University of Pittsburgh School of Medicine
Pittsburgh, Pennsylvania

Federico Palacio, MD
University of Texas Health Sciences
San Antonio, Texas
and
The University of Pittsburgh
Pittsburgh, Pennsylvania

Raymond Planinsic, MD
Professor of Anesthesiology
Director of Transplantation Anesthesiology
University of Pittsburgh School of Medicine
Pittsburgh, Pennsylvania

Jose Renan da Cunha-Melo, MD, PhD
General Surgery & Digestive Tract Surgery
Hospital das Clinicas UFMG

Ely M. Sebastian, MD
Center for Organ Transplantation
Our Lady of Lourdes Medical Center
Camden, New Jersey

Faraaz Shah, MD
Assistant Professor of Medicine
Renal-Electrolyte Division
University of Pittsburgh School of Medicine
Pittsburgh, Pennsylvania

Ron Shapiro, MD
Professor of Surgery
University of Pittsburgh School of Medicine
Pittsburgh, Pennsylvania

Kate Foryt, RN, CCRN
Abdominal Organ Transplant Intensive Care Unit
University of Pittsburgh Medical Center
Pittsburgh, Pennsylvania

Martin Wijkstrom, MD
Assistant professor of surgery
division of transplantation surgery
University of Pittsburgh Medical center
Pittsburgh, Pennsylvania

Sachin Yende, MD MS
Associate Professor
Director of CRISMA Research Fellowship
Department of Critical Care Medicine
University of Pittsburgh Medical Center
Pittsburgh, Pennsylvania

Contributors

(Renal and Metabolic Disorders)

Anjali Acharya
Division of Nephrology
Department of Medicine
Jacobi Medical Center
Albert Einstein College of Medicine
Bronx, NY

Sean M. Bagshaw
Division of Critical Care Medicine
University of Alberta Hospital
University of Alberta
Edmonton, Canada

Rinaldo Bellomo
Department of Intensive Care
Austin Hospital
Melbourne
Australia

Jodie Bryk
Chief Internal Medicine Resident
University of Pittsburgh Medical Center

Jorge Cerdá
Clinical Professor of Medicine
Department of Medicine
Division of Nephrology
Albany Medical College
Albany, NY

James Desemone
Director of Medical Staff Quality Ellis Medicine, Ellis
    Medicine, Schenectady, NY and
Clinical Associate Professor of Medicine
Albany Medical College
Albany, NY

Xaime García
Critical Care Department
Hospital of Sabadell-Autonomous University of Barcelona,
    Spain

Eric A.J. Hoste
Intensive Care Unit, Ghent University Hospital
Ghent University
Gent, Belgium and
Senior Clinical Investigator of the Research Foundation-
    Flanders (Belgium) (FWO)

Arun Jeyabalan
Associate Professor
Division of Maternal-Fetal Medicine
Dept of Obstetrics, Gynecology, and Reproductive
    Sciences
Magee-Womens Hospital
University of Pittsburgh School of Medicine
Pittsburgh, Pennsylvania

Belinda Jim
Division of Nephrology
Department of Medicine
Jacobi Medical Center
Albert Einstein College of Medicine Bronx, NY

John A. Kellum
Professor and Vice-Chair
Department of Critical Care Medicine
University of Pittsburgh
Pittsburgh, PA

Roy O. Mathew
Department of Medicine
Division of Nephrology
Albany Stratton VA Medical Center
Albany, NY

Jerry McCauley
Professor of Medicine, Department of Medicine
Professor of Surgery, Department of Surgery
Director, Transplant Nephrology, UPMC Transplantation
    Institute
Medical Director, Kidney/Pancreas Transplantation
University of Pittsburgh

Michael L. Moritz
Associate Professor, Pediatrics
Clinical Director, Pediatric Nephrology
Medical Director, Pediatric Dialysis
Children's Hospital of Pittsburgh at UPMC
University of Pittsburgh School of Medicine
Pittsburgh, PA

Mitra K. Nadim
Associate Professor of Clinical Medicine

Division of Nephrology
Department of Medicine
Keck School of Medicine of USC
University of Southern California

Christina Nguyen
Fellow, Pediatric Nephrology

Thomas D. Nolin
Assistant Professor
Center for Clinical Pharmaceutical Sciences and
    Department of Pharmacy and Therapeutics
School of Pharmacy and
Renal-Electrolyte Division
Department of Medicine
School of Medicine
University of Pittsburgh
Pittsburgh, PA

Juan Ochoa
Professor of Surgery and Critical Care
University of Pittsburgh
Medical and Scientific Director
Nestle Health Care Nutrition, Nestle Health Science
North America

Abhinetri Pandula
Internal Medicine, Stratton Veterans Administration
    Medical Center, Albany, NY
Instructor of Medicine, Albany Medical College

Neesh Pannu
Associate Professor of Medicine
Division of Nephrology
University of Alberta
Edmonton, Canada

Michael R. Pinsky
Vice-Chair, Academic Affairs
Professor of Critical Care Medicine, Bioengineering,
    Cardiovascular Disease and Anesthesiology
606 Scaife Hall
3550 Terrace Street
Pittsburgh, PA

Claudio Ronco
Director
Dep. Nephrology Dialysis & Transplantation
International Renal Research Institute (IRRIV)
San Bortolo Hospital
Vicenza, Italy

Kai Singbartl
Associate Professor
Department of Anesthesiology
Penn State College of Medicine
Milton S. Hershey Medical Center
Hershey, PA

Kristine S. Schonder
Assistant Professor
Department of Pharmacy and Therapeutics
School of Pharmacy
University of Pittsburgh and
Clinical Pharmacist
Ambulatory Care and Transplant
Thomas E. Starzl Transplantation Institute
University of Pittsburgh Medical Center
Pittsburgh, PA

Nirav Shah
Assistant Professor of Medicine
University of Pittsburgh

Shamik Shah
Critical Care & Transplant Nephrologist, Apollo Hospitals
Ahmedabad
India

Aditya Uppalapati
Assistant Professor of Medicine
St. Louis University, School of Medicine

Contributors

(Trauma Intensive Care)

Louis H. Alarcon, MD
Medical Director, Trauma Surgery
Associate Professor of Surgery and Critical Care Medicine
University of Pittsburgh
Pittsburgh, Pennsylvania

Aman Banerjee, MD
Trauma Research Fellow
Department of Surgery
Case Western Reserve University School of Medicine at
MetroHealth Medical Center
Cleveland, Ohio

Graciela Bauzá, MD
Assistant Professor of Surgery
University of Pittsburgh
Pittsburgh, Pennsylvania

Matthew Benns, MD
Assistant Professor of Surgery
Division of General Surgery
University of Louisville
Louisville, Kentucky

Joshua Brown, MD
Resident, General Surgery
University of Pittsburgh
Pittsburgh, Pennsylvania

Jodie Bryk, MD
Resident, Internal Medicine
University of Pittsburgh
Pittsburgh, Pennsylvania

Jeffrey A. Claridge, MD, MS, FACS
Division Director of Trauma, Critical Care, and Burns
Associate Professor, Department of Surgery
Case Western Reserve University
School of Medicine at
MetroHealth Medical Center
Cleveland, Ohio

Alain C. Corcos, MD, FACS
Clinical Assistant Professor of Surgery
University of Pittsburgh
Pittsburgh, Pennsylvania

Kerry Deluca, MD
Assistant Professor, Department of Physical Medicine and
Rehabilitation
University of Pittsburgh
Pittsburgh, Pennsylvania

Lillian L. Emlet, MD, MS, FACEP
Assistant Professor, Department of Critical Care Medicine
University of Pittsburgh
Pittsburgh, Pennsylvania

Paula Ferrada, MD
Faculty, Department of Trauma, Critical Care, and
Emergency Surgery
Virginia Commonwealth University
Richmond, Virginia

Raquel M. Forsythe, MD
Assistant Professor
Departments of Surgery and Critical Care Medicine
University of Pittsburgh Medical Center
Pittsburgh, Pennsylvania

Barbara A. Gaines
Children's Hospital of Pittsburgh
University of Pittsburgh Medical Center
Pittsburgh, Pennsylvania

Ramesh Grandhi, MD
Resident, Department of Neurological Surgery
University of Pittsburgh
Pittsburgh, Pennsylvania

Lewis J. Kaplan, MD, FACS, FCCM, FCCP
Associate Professor of Surgery
Yale University School of Medicine; Department of Surgery
Section of Trauma, Surgical Critical Care and Surgical
Emergencies
New Haven, Connecticut

Kenneth D. Katz, MD
Chief of the Division of Medical Toxicology
Medical Director, Pittsburgh Poison Center
University of Pittsburgh Medical Center
Pittsburgh, Pennsylvania

A. Murat Kaynar, MD, MPH
Associate Professor, Critical Care Medicine and Anesthesiology
University of Pittsburgh
Pittsburgh, Pennsylvania

Richard P. Kidwell
Adjunct Faculty
Senior Associate Counsel and Director of Risk Management
University of Pittsburgh Medical Center
Pittsburgh, Pennsylvania

Gary T. Marshall, MD
Assistant Professor of Surgery and Critical Care Medicine
University of Pittsburgh
Pittsburgh, Pennsylvania

Lauren M. McDaniel, BS
Medical Student
University of Pittsburgh School of Medicine
Pittsburgh, Pennsylvania

Deepika Mohan, MD
Assistant Professor of Critical Care Medicine and Surgery
University of Pittsburgh
Pittsburgh, Pennsylvania

Matthew D. Neal
Resident, General Surgery
University of Pittsburgh
Pittsburgh, Pennsylvania

Juan B. Ochoa
Professor of Surgery and Critical Care Medicine
University of Pittsburgh
Pittsburgh, Pennsylvania
Medical and Scientific Director
Nestle Health Care Nutrition, Nestle Health Science
North America

David O. Okonkwo, MD, PhD
Associate Professor of Neurological Surgery
University of Pittsburgh
Pittsburgh, Pennsylvania

David M. Panczykowski, MD
Resident, Department of Neurological Surgery
University of Pittsburgh Medical Center
Pittsburgh, Pennsylvania

Nimitt Patel, MD
Trauma/Surgical Critical Care/Acute Care Surgery Fellow
Department of Critical Care Medicine
University of Pittsburgh
Pittsburgh, Pennsylvania

Andrew B. Peitzman, MD
Mark M. Ravitch Professor
Executive Vice-Chairman, Department of Surgery
University of Pittsburgh
Pittsburgh, Pennsylvania

Greta L. Piper, MD
Assistant Professor of Surgery
Yale University School of Medicine, Department of Surgery
Section of Trauma, Surgical Critical Care and Surgical Emergencies
New Haven, Connecticut

Benjamin R. Reynolds, PA-C
Director of the Office of Advanced Practice Providers
Division of Vascular Surgery
University of Pittsburgh
Pittsburgh, Pennsylvania

Matthew Rosengart, MD, MPH
Assistant Professor, Surgery and Critical Care Medicine
University of Pittsburgh
Pittsburgh, Pennsylvania

Daniel Rutigliano, DO
Children's Hospital of Pittsburgh
University of Pittsburgh Medical Center
Pittsburgh, Pennsylvania

Babak Sarani, MD, FACS
Chief of Trauma and Acute Surgery
Associate Professor of Surgery
George Washington University
Washington, D. C.

Kai Singbartl, MD, MPH
Associate Professor of Anesthesiology
Penn State Hershey
Hershey, Pennsylvania

Peter A. Siska, MD
Assistant Professor
University of Pittsburgh School of Medicine
Department of Orthopedic Surgery
Pittsburgh, Pennsylvania

Jason Sperry, MD, MPH
Assistant Professor of Surgery and Critical Care
University of Pittsburgh
Pittsburgh, Pennsylvania

Richard M. Spiro, MD
Assistant Professor of Neurological Surgery
University of Pittsburgh
Pittsburgh, Pennsylvania

Ivan S. Tarkin, MD
Chief of Orthopedic Traumatology
University of Pittsburgh School of Medicine
Department of Orthopedic Surgery
Pittsburgh, Pennsylvania

Samuel A. Tisherman, MD, FACS, FCCM
Professor
Departments of Critical Care Medicine and Surgery
University of Pittsburgh Medical Center
Pittsburgh, Pennsylvania

Amy Wagner, MD
Associate Professor, Physical Medicine & Rehabilitation
University of Pittsburgh
Pittsburgh, Pennsylvania

Gregory A. Watson, MD, FACS
Assistant Professor of Surgery and Critical Care Medicine
University of Pittsburgh
Pittsburgh, Pennsylvania

Boris A. Zelle, MD
Orthopedic Trauma Fellow
University of Pittsburgh School of Medicine
Department of Orthopedic Surgery
Pittsburgh, Pennsylvania

Jennifer Ziembicki, MD
Assistant Professor of Surgery
University of Pittsburgh
Pittsburgh, Pennsylvania

Contributors

(Mechanical Ventilation)

Arthur Boujoukos, M.D.
Professor of Critical Care Medicine
Clinical Vice Chair, Department of
Critical Care Medicine
Medical Director, Cardiothoracic
ICU, UPMC–Presbyterian Hospital
University of Pittsburgh School of
Medicine

Matthew Cove, BSc, MBChB
CRISMA Fellow
Department of Critical Care Medicine
University of Pittsburgh School of
Medicine

Khaled Fernainy, M.D.
Assistant Professor of Medicine
Division of Pulmonary, Allergy, and
Critical Care Medicine
University of Pittsburgh School of
Medicine

Matthew Gingo, M.D.
Assistant Professor of Medicine
Division of Pulmonary, Allergy, and
Critical Care Medicine
University of Pittsburgh School of
Medicine

Mark T. Gladwin, M.D.
Professor of Medicine
Division Chief, Pulmonary, Allergy
and Critical Care Medicine
Director, Vascular Medicine Institute
University of Pittsburgh School of
Medicine

John W. Kreit, M.D.
Professor of Medicine and
Anesthesiology
Director, Fellowship Program in
Pulmonary and Critical Care Medicine
Division of Pulmonary, Allergy, and
Critical Care Medicine
University of Pittsburgh School of
Medicine

Phillip E. Lamberty, M.D.
Assistant Professor of Medicine
Division of Pulmonary, Allergy, and
Critical Care Medicine
University of Pittsburgh School of
Medicine

Thomas B. Rice, M.D.
Assistant Professor of Medicine
Division of Pulmonary, Allergy, and
Critical Care Medicine
University of Pittsburgh School of
Medicine

Jason A. Stamm, M.D.
Clinical Assistant Professor of
Medicine
Geisinger Medical Center
Departments of Thoracic Medicine
and Critical Care Medicine
Temple University School of
Medicine

Matthew E. Woodske, M.D.
Assistant Professor of Medicine
Associate Director, Fellowship
Program in Pulmonary and Critical
Care Medicine
Division of Pulmonary, Allergy, and
Critical Care Medicine
University of Pittsburgh School of
Medicine

Contributors

(**Continuous Renal Replacement Therapy**)

Sean M. Bagshaw, MD
Faculty of Medicine and Dentistry
Division of Critical Care Medicine
University of Alberta
Edmonton, Canada

Ian Baldwin, RN, PhD
Adjunct Professor
Deakin and RMIT Universities
Austin Health
Melbourne, Australia

Ilona Bobek, PhD
Budapest, Hungary

Jorge Cerdá, MD, FACP, FASN
Clinical Professor of Medicine
Department of Medicine
Albany Medical College
Albany, New York

Lakhmir S. Chawla, MD
Associate Professor of Medicine
Department of Medicine
Veterans Affairs Medical Center
Washington, District of Columbia

William R. Clark, MD
Senior Medical Director
Renal Medical Affairs
Baxter Healthcare Corporation
Deerfield, Illinois
Silvia De Rosa

Nigel Fealy, RN, MN, ACCCN
Department of Intensive Care
Austin Hospital
Melbourne, Australia

Kevin W. Finkel, MD, FACP, FASN, FCCM
Professor and Director of Renal
Diseases and Hypertension
University of Texas Health
Science Center
Houston Medical School
Houston, Texas

Francesco Garzotto, PhD
San Bortolo Hospital
Department of Nephrology
Dialysis and Transplantation
International Renal Research
Institute of Vicenza
Vicenza, Italy

Dehua Gong, MD
Research Institute of Nephrology
Jinling Hospital
Nanjing University
Nanjing, China
xiv Contributors

Zhongping Huang, PhD
Department of Mechanical
Engineering
Widener University
Chester, Pennsylvania

Sandra L. Kane–Gill, PharmD, FCCP, FCCM
Associate Professor of Pharmacy
and Therapeutics
Faculty, School of Pharmacy
Center for Critical Care Nephrology
University of Pittsburgh
University of Pittsburgh
Medical Center
Pittsburgh, Pennsylvania

Joseph E. Kiss, MD
Institute for Transfusion Medicine
University of Pittsburgh School of
Medicine
Pittsburgh, Pennsylvania

Jeffrey J. Letteri, BS
Director
Baxter Healthcare Renal Division
Nantucket, Massachusetts

Michael L. Moritz, MD
Division of Nephrology
Department of Pediatrics

Children's Hospital of Pittsburgh
The University of Pittsburgh School
of Medicine
Pittsburgh, Pennsylvania

Raghavan Murugan, MD, FRCP
Associate Professor of Critical
Care Medicine and Clinical and
Translational Science
Department of Critical Care
Medicine
University of Pittsburgh School
of Medicine
Pittsburgh, Pennsylvania

Mitra K. Nadim, MD
Department of Medicine
University of Southern California
Los Angeles, California

Mauro Neri
International Renal Research
Institute of Vicenza
San Bortolo Hospital
Vicenza, Italy

Paul M. Palevsky, MD
Chief of Renal Section
VA Pittsburgh Healthcare System
Professor of Medicine and Clinical
and Translational Science
University of Pittsburgh School of
Medicine
Pittsburgh, Pennsylvania
xv Contributors

Zaccaria Ricci, MD
Pediatric Cardiac Intensive Care Unit
Department of Pediatric Cardiac
Surgery
Bambino Gesù Children's
Hospital, IRCCS
Rome, Italy

Sara Samoni Ayan Sen, MD, FACEP, FCCP
Consultant and Assistant Professor
of Critical Care and Emergency
Medicine
Mayo Clinic
Phoenix, Arizona

Kai Singbartl, MB, ChB, PhD, FRCA, FFA(SA)
Department of Anesthesiology
Penn State College of Medicine
Hershey, Pennsylvania

Frederick J.Tasota, RN, MSN
UPMC Presbyterian
Pittsburgh, Pennsylvania
Aditya Uppalapati, MD
Department of Medicine
Saint Louis University
Saint Louis, Missouri

Gianluca Villa, MD
International Renal Research
Institute of Vicenza
San Bortolo Hospital
Vicenza, Italy
Department of Health Sciences
Section of Anesthesiology
University of Florence
Florence, Italy

Kimberly Whiteman, DNP, RN
Assistant Professor of Nursing
Co− Director Graduate and
Professional Studies Nursing
Programs
Waynesburg University
Pittsburgh, Pennsylvania

Adrian Wong, PharmD
Resident
University of Pittsburgh School of
Pharmacy
Pittsburgh, Pennsylvania
Alexander Zarbock, MD
Department of Anaesthesiology
Intensive Care and Pain Medicine
University Hospital Münster
Münster, Germany

编 委 会

名誉主译:刘　宝　罗晓明　王锦权
主　　译:邵　敏　杨启纲　彭晓春　徐凤玲
副 主 译:潘爱军　许伦兵　刘　念　方　明　周　亮　张　玲
　　　　　余　超　王　翠

编　　译(按姓氏音序排列)

C　陈　浩　安徽医科大学第一附属医院　重症医学科
　　陈振东　中国科学技术大学附属第一医院　重症医学科
　　种　庚　安徽医科大学第一附属医院　重症医学科
　　崔良文　安徽医科大学第一附属医院　重症医学科

F　范骁钦　中国科学技术大学附属第一医院　重症医学科
　　方　明　安徽医科大学第一附属医院　重症医学科

G　高晓览　中国科学技术大学附属第一医院　重症医学科
　　桂前乐　安徽医科大学第一附属医院　重症医学科

H　韩　暄　安徽医科大学第一附属医院　重症医学科
　　洪　欢　安徽医科大学第一附属医院　重症医学科
　　黄　锐　安徽医科大学第一附属医院　重症医学科

J　金　魁　中国科学技术大学附属第一医院　重症医学科

L　李筱丹　安徽医科大学第一附属医院　重症医学科
　　李雪雪　安徽医科大学第一附属医院　重症医学科
　　刘　钢　安徽医科大学第一附属医院　重症医学科
　　刘　红　安徽医科大学第一附属医院　药剂科
　　刘　念　安徽医科大学第一附属医院　重症医学科
　　刘小四　安徽医科大学第一附属医院　重症医学科
　　罗　群　安徽医科大学第一附属医院　重症医学科

M　莫宝定　安徽医科大学第一附属医院　重症医学科

P　彭晓春　安徽医科大学第一附属医院　重症医学科

R　任　艳　安徽医科大学第一附属医院　重症医学科

S　邵　敏　安徽医科大学第一附属医院　重症医学科
　　孙曼丽　安徽医科大学第一附属医院　重症医学科

T　童　飞　中国科学技术大学附属第一医院　重症医学科

W　王　翠　安徽医科大学第一附属医院　重症医学科
　　王一方　安徽医科大学第一附属医院　重症医学科
　　闻慧琴　安徽医科大学第一附属医院　输血科

X　徐凤玲　安徽医科大学第一附属医院　重症医学科
　　许伦兵　安徽医科大学第一附属医院　重症医学科

Y　杨启纲　安徽医科大学第一附属医院　重症医学科
　　杨田军　中国科学技术大学附属第一医院　重症医学科
　　于犇犇　安徽医科大学第一附属医院　重症医学科
　　余　超　安徽医科大学第一附属医院　重症医学科
　　袁　晓　安徽医科大学第一附属医院　重症医学科

Z　张　蕾　中国科学技术大学附属第一医院　重症医学科
　　张　玲　安徽医科大学第一附属医院　重症医学科
　　张颖颖　安徽医科大学第一附属医院　重症医学科
　　章仁杰　安徽医科大学第一附属医院　骨科(脊柱外科)
　　赵东升　安徽医科大学第一附属医院　重症医学科
　　周　亮　安徽医科大学第一附属医院　重症医学科
　　朱春艳　中国科学技术大学附属第一医院　重症医学科
　　朱　瑞　安徽医科大学第一附属医院　重症医学科

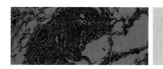

在这个世界上,还没有任何一个地方的重症医学能够与匹兹堡大学医学中心相媲美。早在20世纪60年代,Peter Safar和Ake Grenvik两位教授首先在匹兹堡开创并进而向全世界推广了重症医学。直到今天,他们的多学科团队方法依然是指导匹兹堡大学医学中心ICU日常临床工作的"金标准"。历代匹兹堡重症医学的同道们始终在遵循这一传统。本书主要由匹兹堡大学的医学同道撰写,讲述了有关重症医学的最佳临床实践问题。匹兹堡模式已被全球许多医学中心所采纳,并帮助许多医学同道成长为蜚声国际的医学专家。我们希望通过这一系列内容简洁的手册,尽可能地将这一优良传统奉献给全世界的重症医学同道们。

John A. Kellum

目　录

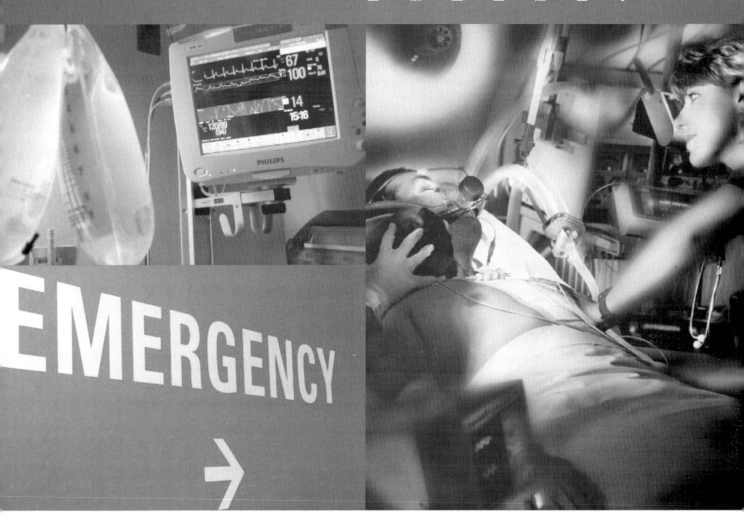

第一部分

急诊
重症监护

编者

Donald M. Yealy, MD

Professor and Chair
Department of Emergency Medicine
University of Pittsburgh
Pittsburgh, Pennsylvania
Professor and Chair
Department of Emergency Medicine, and
Professor of Medicine and Clinical and Translational Sciences,
University of Pittsburgh
Pittsburgh, PA

Clifton W. Callaway, MD

Professor and Executive Vice Chair
Department of Emergency Medicine
University of Pittsburgh
Pittsburgh, Pennsylvania

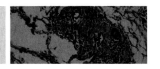

作者的话

　　对危重症患者的诊疗应当尽早开始,以避免可能发生的一系列会带来严重后果的不良事件。在本部分中,我们试图去明确急诊科中一些特定疾病的表现,进而给医护人员提供些许帮助。我们提供了一些针对常见急诊的疾病评估和改良监护的关键方法,每一个章节都是相互独立的,并且都提供了非常实用的诊疗建议。

　　同时我们也意识到,许多重要的事件和疾病没有被涵括在内,但在本书的其他章节中对某些疾病进行了深度的探讨。我们对急诊专业的常见需求提供了一些非常实用的方法和建议,以弥补可能存在的不足。得益于 Peter Safar 和 Ronald Stewart 等人的早期努力,这些方法一直是匹兹堡大学的医疗核心内容。这些先驱者们最早看到了早期监护的价值,身体力行,朝夕不倦。我们没有对所有疾病潜在的机制和治疗方案给予详细分析,而是让内容更加简化以便阅读。

　　我们对参与本书编撰工作的编辑们致以诚挚的谢意,希望读者能在本书的帮助下获得对重症医学更加深入的理解。

Donald M. Yealy, MD

Clifton W. Callaway, MD, PhD

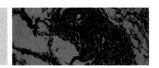

致　谢

　　我们感谢作者和出版人员付出的努力、勤奋、学识和耐心。同样感谢我们的合作伙伴,他们创立了急重症治疗准则并保持了其卓越性。

　　最后,感谢我们的妻子和家人,感谢他们支持我们对本书和重症工作的付出。

第 1 章 器官衰竭/休克

Lillian Emlet

引言

血压(blood pressure,BP)是由心排血量(cardiac output,CO)与外周血管阻力两个基本因素决定的。低血压通常是指收缩压(systolic blood pressure,SBP)＜100 mmHg 或平均动脉压(mean arterial pressure,MAP)＜65 mmHg,但在实际情况中,这个值或任意临界值都是相对的,因为器官的低灌注或器官功能障碍及临床相关的休克,可以出现在"SBP 正常"的情况下。因此,虽然"低血压"是休克的常见临床表现,但并不是所有的休克都有低血压的表现。

传统的休克分类包括分布性休克、心源性休克(cardiogenic shock,CS)、低血容量性休克和梗阻性休克。体格检查和实验室检查指标可以指导正性肌力药物、血管升压药物、液体复苏的使用,以及如何应用机械辅助设备等。考虑到可能存在多种病理生理过程同时发生的情况,无论是何种类型的低血压,其治疗原则都是必须在进行复苏的同时积极寻找休克的病因。

休克的本质是组织低灌注和组织氧输送(oxygen delivery,DO_2)不足。在低于组织氧含量的阈值时,氧消耗(ventilatory oxygen consumption,VO_2)降低会导致能量供给不足和乳酸增加。氧输送不足可能来自缺氧、贫血、心力衰竭(heart failure,HF,简称"心衰")或氧需求增加。监测休克和复苏是否充分,可以通过体检、测量氧输送[中心静脉血氧饱和度(central venous oxygen saturation,$ScvO_2$)和混合静脉血氧饱和度(mixed venous oxygen saturation,SvO_2)],以及对组织灌注情况的检测(乳酸、碱缺失和胃 pH 的测定)等来完成。

术语定义

后负荷(afterload):心室射出血液时必须克服的压力,由心室的大小和厚度、血管张力和血容量决定。

每搏输出量(stroke volume,SV):简称"每搏量"。一侧心室一次心脏搏动所射出的血液量,SV 有3 个决定因素,即前负荷、后负荷和心肌收缩力,正常值范围为 60～100 mL。

CO:心室在 1 min 内射出的血液量,4～8 L/min,心率(heart rate,HR)×SV。

心脏指数(cardiac index,CI):CO/体表面积(body surface area,BSA),2.5～4 L/(min·m²)。

CS:原发性心脏泵衰竭导致器官灌注减少。

中心静脉压(central venous pressure,CVP):在右心房(right atrium,RA)测量的静脉压;正常值范围为 8～12 mmHg,但关键的问题不是测量的绝对值,而是对治疗反应的变化。

舒张压(diastolic blood pressure,DBP):舒张末期左心室(left ventricular,LV)充盈结束时测得的血压。

SBP:左心室收缩末期射出的血液对血管内壁产生的压力。

MAP:(SBP+2×DBP)÷3。

全身血管阻力(systemic vascular resistance,SVR):外周血管对血液流动的阻力。

分布性休克(distributive shock):SVR 降低和 CO 升高导致的器官灌注不足,又称"血管舒张性休克"。

低血压(hypotension):SBP<90 mmHg,MAP<65 mmHg,基线 SBP 相对下降>(40~50)mmHg;临床上表现为显著的低血压症状及器官灌注不足的体征和症状。

低血容量性休克(hypovolemic shock):血管内容量减少,导致器官灌注不足。

前负荷(preload):右心室舒张末期容积(right ventricular end-diastolic volume,RVEDV)。

$ScvO_2$:心房外上腔静脉(superior vena cava,SVC)的中心静脉血氧饱和度。

休克指数(shock index):$HR \div SBP$,正常值范围为 0.5~0.7。

SvO_2:从肺动脉漂浮导管(pulmonary artery catheter,PAC)(Swan-Ganz 导管)抽血测量的混合静脉血氧饱和度。

临床综合征(基于器官的临床症状)

休克的一般表现因人而异,在某些患者身上可能表现不典型,包括以下方面。

心血管:心肌缺血和梗死。

消化道(gastrointestinal,GIT):与体征不符的腹痛、消化道出血(gastrointestinal bleeding,GIB)和坏死。

神经:精神状态的改变,包括谵妄、嗜睡、脑病和昏迷。

肺脏:呼吸功能不全(呼吸徐缓、呼吸急促),呼吸功增加(辅助肌开始做功、胸锁乳突肌做功、腹式呼吸、出汗、鼻翼翕动),呼吸停止/衰竭,肺不张及肺内分流导致的缺氧。

肾脏:尿量(urine output,UOP)减少。

皮肤:有花斑,毛细血管充盈减少,皮肤弹性差,皮肤温暖、干燥或皮肤温暖、潮湿,出汗,皮温降低,发绀,有网状青斑。

由于休克的发生机制及临床表现复杂,体格检查的结果可能会误导医生。

分布性休克有很多潜在的病因:肾上腺皮质功能不全、过敏性休克、失代偿性肝衰竭、甲亢危象、药物副作用(血管舒张药)、感染性休克、神经源性脊髓休克,以及高胸段平面的硬膜外麻醉导致的交感神经阻滞作用。其典型的体格检查表现是皮肤温热发红、凹陷性水肿、心动过速或呼吸急促(早期代偿),但通常会缺失一个或多个。

低血容量性休克可表现为出血(腹膜后、消化道、腹腔内、创伤、外科手术部位)、消化道丢失(呕吐、腹泻)、肾脏丢失(过度利尿、尿崩)和液体进入第三间隙的过程[重度营养不良、大面积的Ⅲ度烧伤、重症胰腺炎、肝硬化、充血性心力衰竭(congestive heart failure,CHF)、肾病综合征、脓毒症介导的毛细血管渗漏]。其典型的体格检查表现是皮肤苍白、毛细血管充盈延迟、皮肤变凉、肿胀减轻或尿量减少。

心源性休克由右心衰、左心衰(心肌梗死、心室壁破裂)、心律失常[伴快速心室率的心房颤动(atrial fibrillation,AF)/心房扑动、室上性心动过速、完全性房室传导阻滞、交界性心律、窦性心动过缓、二度Ⅱ型房室传导阻滞、室性心动过速(ventricular tachycardia,VT)],以及严重的心脏瓣膜疾病(重度主动脉瓣狭窄、主动脉瓣关闭不全、二尖瓣关闭不全、二尖瓣狭窄)等导致。其典型的体格检查表现是四肢末梢凉、毛细血管充盈延迟、皮肤花斑或尿量减少。

梗阻性休克可由张力性气胸、心包填塞或大面积肺栓塞(pulmonary embolism,PE)引起。典型的体检结果是四肢末梢凉、毛细血管充盈延迟、皮肤花斑、颈静脉怒张(jugular venous distention,JVD)或心肺音低沉。

一般和关键性管理原则

氧合与通气的评估是休克患者管理关键的第一步,这部分内容将在第 3 章中详细讨论。

充分的液体复苏

液体复苏的治疗和监测通过床旁观察,使用有创和无创的工具,同时进行一些实验室检查。传统的体格检查包括测量生命体征和检查皮肤灌注、意识状况和尿量检查,但这些都不能有效地评估复苏是否充分。

因此,通过一些有创监测如 CVP、持续有创动脉压(invasive arterial pressure,IAP)监测,可以更快速地监测液体复苏是否充分。容量反应性比 CVP 值更重要,可以帮助评估是否需要继续液体复苏,但是只有一半的休克患者有容量反应性。液体复苏是否充分比选择液体种类(胶体、晶体、血液)更重要。只有当患者表现出容量反应性(BP、CVP、临床症状)时,才应该给予液体弹丸式推注,过多的液体复苏可能会导致右心过负荷和 CO 减少。另一个简单的试验是让患者平卧,下肢抬高 30°,有创动脉压一过性升高或者脉压增加意味着给予更多的液体弹丸式推注会带来益处。

一些能够连续进行测量的实验室指标可以评价液体复苏是否充分,包括 $ScvO_2$、乳酸和碱剩余。在确保 CVP 正常的情况下,$ScvO_2$ 目标值通常是 70% 或者更高(与之关联的 SvO_2 值是 75%)。计算乳酸清除率,作为一种乳酸每 1~2 h 下降至正常或至少 10% 的指标,是另一种确保充分复苏的方法。

各种有创和无创监测可以帮助评估液体复苏是否充分,指导血管活性药物的使用,从有创的肺动脉漂浮导管(PAC)到无创的多普勒超声,均可以检测 CO 及组织氧代谢。在镇静、插管和机械通气的患者中,用血流动力学监测设备(如 Edwards FloTrac、Pulsion LiCCO、LiDCO Group LiDCO)测量收缩压变异度(systolic pressure variation,SPV)、脉压变异度(pulse pressure variability,PPV)和每搏量变异度(stroke volume variation,SVV)。液体复苏直至 SPV<10 mmHg、SVV<10%、PPV<13%。但这些方法在保留自主呼吸或存在心律失常的患者中是不准确的。如果有创导管产生的波形质量不佳,这些方法也不准确。这些内容将在第 14 章中详细讨论。

血管升压药物的选择

血管升压药物影响血管张力和心肌收缩力以维持 MAP 和组织灌注。儿茶酚胺对心肌收缩力、心率、血管舒张及血管收缩变化的影响各不相同。没有一种血管升压药物比另一种更有效,而是休克的类型决定了使用何种或几种组合的血管升压药物。

在感染性休克中,最常用的药物是去甲肾上腺素(norepinephrine,NE)或多巴胺,因为它们能通过血管中的 α1 受体发挥外周血管收缩作用。由于严重的感染性休克对心肌的抑制,两种药物都因其 β 受体激动剂和对心肌的正性肌力效应而受到青睐,会对 CO 产生积极影响。二线药物包括血管加压素(arginine vasopressin,AVP)和肾上腺素(epinephrine,EPI),由于其强烈的收缩血管特性,这两种药物都最好在进行充分的液体复苏后应用。

肾上腺素的优势包括正性肌力作用,而血管加压素的优点包括对内源性垂体激素的依赖度低,以及 α 受体激动效应。

心源性休克需要不止一种药物或机械设备来增加心肌收缩力,减少后负荷。首选的正性肌力药包括多巴酚丁胺和多巴胺,多巴酚丁胺能够降低心室的后负荷,因而优于多巴胺(表 1.1.1)。两者都能通过激活心脏 β 受体引起心动过速,这对严重的心肌病可能带来不利影响。另一种选择是米力农,该药通过心肌细胞中的 GMP 循环通路代谢,从而提供正性肌力和降低后负荷的作用,其副作用比多巴胺和多巴酚丁胺都小。

对于严重的心源性休克,在发生多脏器衰竭[包括肝衰竭、急性肾衰竭(acute renal failure,ARF)等]之前,需考虑行主动脉内球囊反搏(intra-aortic balloon pump,IABP)减少后负荷。对于严重的心衰,可能需要考虑体外膜肺氧合(extracorporeal membrane oxygenation,ECMO)、左心室辅助装置(left ventricle assist devices,LVADs)、右心室辅助装置(right ventricle assist devices,RVADs),以及双心室辅助装置(biventricular assist devices,BiVADs)。连续经胸超声心动图(transthoracic echocardiography,TTE)或经食管超声心动图(transesophageal echocardiography,TEE)对评估心肌收缩力和室壁运动很重要。

表 1.1.1 血管活性药物的特点

血管活性药物	剂 量	β1	β2	α1	效 应
多巴胺	$5\sim20\,\mu g/(kg \cdot min)$	++	+	++	↑CI[①] ↑MAP[②] ↑SVR[③]
多巴酚丁胺	$2.5\sim20\,\mu g/(kg \cdot min)$	+++	+	+	↑CI
去甲肾上腺素	$0.04\sim1\,\mu g/(kg \cdot min)$	++	−	+++	↑MAP↑SVR
去氧肾上腺素	$0.5\sim5\,\mu g/(kg \cdot min)$	−	−	+++	↑MAP↑SVR
肾上腺素	$0.05\sim2\,\mu g/(kg \cdot min)$	+++	++	+++	↑CI↑MAP↑SVR
血管加压素	$0.04\,U/min$	−	−	+++	↑MAP↑SVR
米力农	$0.375\sim0.75\,\mu g/(kg \cdot min)$	(++)	−	(+)	↑CI

注:①CI,心脏指数;②MAP,平均动脉压;③SVR,全身血管阻力。

评估液体复苏效果的方法

除上述提到的 $ScvO_2$ 持续监测、Swan-Ganz 导管、PPV 之外,还有无创技术包括食管超声、锂稀释心排血量(lithium dilution cardiac output,LiDCO)测定、超声心动图的实时监测,尤其是在判断肺栓塞、心包填塞、心室游离壁破裂时,超声心动图的实用性更强。此外,超声心动图可以评估心室、瓣膜、室壁的运动异常。超声也可以诊断气胸、下腔静脉(inferior vena cava,IVC)大小,动态评估容量或前负荷。早期研究已经证明,单独的 CVP 值不能准确评估容量反应性,因此 CVP 和前负荷的相关性较差。

理想情况下,需采用多种方法来评估液体复苏是否充分。观察短时间滴定治疗(弹丸式推注液体、输血、正性肌力药)的反应性(通过评估尿量、皮肤、神志),结合客观的实验室检查(乳酸、$ScvO_2$),可以对复苏效果提供最佳监测。评估全身灌注没有"金标准",需要结合多种方法评估。

血管升压药物的滴定和撤离

使用血管升压药物和正性肌力药物,需要持续监测各项指标(如 CVP、MAP、乳酸)和体格检查结果(如休克指数、尿量)。治疗低血压,首先通过补液和输血达到足够的前负荷,同时需要控制各种原因引起的出血。分布性休克,大量的循环血容量再分布,早期需要大量液体复苏,也需要进行液体平衡,因为过多的液体负荷会增加患者病死率。分布性休克需要多个指标综合评估,并密切(每小时)关注容量反应性。心源性休克中心脏射血分数较低,也需要足够的前负荷,并且需要滴定血管活性药物维持血压。

儿茶酚胺类药物(去甲肾上腺素、去氧肾上腺素)起效很快。正性肌力药物(米力农、多巴胺、多巴酚丁胺、肾上腺素)可以改善一些心脏指标($ScvO_2$、CO 或 CI)。血管加压素应用于儿茶酚胺难治性休克,并在儿茶酚胺减至适度水平后停用。将 MAP 60～70 mmHg 作为目标,应定时(如每 2～4 h)评估血管升压药物的滴定剂量。

转入重症监护病房

除监测 BP 和查体指标之外,还需要确保对正在进行的治疗进行全面的评估,确保可以平稳地转入重症监护病房(intensive care medicine,ICU)。不论患者在急诊科(emergency department,ED)的时间长或短,动态的评估对于医护人员来说是必不可少的。建议每 2 h 对镇静、尿量和生命体征进行评估,每 4 h 应复查实验室指标,尤其是乳酸、$ScvO_2$、动静脉血气分析和血红蛋白(hemoglobin,Hb),所有这些数据都应该被详细地记录。大部分患者都应保持床头抬高 30°,这有助于防止误吸。

呼吸治疗师每 4 h 评估并调整呼吸机参数。急诊 ICU 的流程应包括神经和血管的专业检查、实验室检查、预防应激性溃疡和深静脉血栓(deep venous thrombosis,DVT),以及抗生素和其他治疗药物的使用。

急诊科医生需要告知家属治疗目的和患者预后。这可能存在一些困难,比如找不到家属,或者找不到安静的地方,但是关于治疗目标、危重病情和预后等沟通也是能够完成的。与家属沟通病情可能会缓解家属的焦虑,与 ICU 团队进行关于复苏终点的沟通可能有助于实施全面的复苏。

早期紧急复苏方法的小结

- 早期的气道评估并保证充足的供氧。
- 建立足够的静脉通道(两个大口径 16 标准尺寸的静脉、导管、导丝,颈内静脉优于锁骨下静脉和股静脉)。
- 获取相关实验室指标(血常规、基础代谢率、凝血全套、血型鉴定、乳酸、动静脉血气分析及肝功能)。
- 弹丸式推注 500～1 000 mL 乳酸林格液或生理盐水,同时判断休克病因。
- 应用超声检查来评估心脏功能、下腔静脉宽度和充盈度,以及检查腹腔内出血情况[扩展的创伤超声重点评估(extended focused assessment with sonography in trauma,eFAST)或 RUSH 检查]。
- 从生命体征和体格检查开始,每小时重新评估一次复苏的终点,包括多个终点(如乳酸或 $ScvO_2$)。

关注要点

(1)早期快速给予液体弹丸式推注的同时,尝试有创[中心静脉导管(central venous catheter,CVC)和动脉导管]和无创(床旁超声和超声心动图)监测,可以优化复苏的成功率。

(2)对复苏的充分性进行多次和多模式的系列评估(如血清乳酸、尿量、CVP、容量反应性、体格检查)是必要的。

(3)在使用二线血管升压药物之前,确保机体有足够的液体容量。

(4)在给予足够的血容量、纠正代谢性酸中毒、血管加压素和正性肌力药物的情况下,应考虑心包填塞、心室(右或左)衰竭和肾上腺功能相对不足。

(5)休克可以同时存在,如分布性和心源性休克并存,因此需要边监测边治疗。

(崔良文　邵敏　译)

选 读 文 献

[1] ARNOLD RC,SHAPIRO NI,JONES AE,et al.Multicenter study of early lactate clearance as adeterminant of survival in patients

with presumed sepsis[J].Shock,2009,32:35-39.

［2］ DELLINGER RP,LEVY MM,CARLET JM,et al.Surviving sepsis campaign:international guidelines for management of severe sepsis and septic shock:2008[J].Crit Care Med,2008,36:1394-1396.

［3］ EMANUEL LL,QUEST TE.The EPEC project.The education in palliative and end-of-life care for emergency medicine (EPEC-TM) curriculum[M].Chicago,IL:Northwestern University,2008.

［4］ JONES AE,SHAPIRO NI,TRZECIAK S,et al.Lactate clearance vs.central venous oxygen saturationas goals of early sepsis therapy: a randomized clinical trial[J].JAMA,2010,303(8):739-746.

［5］ JONES AE,TAYAL VS,SULLIVAN M,et al.Randomized controlled trial of immediate versusdelayed goal—directed ultrasound to identify the cause of nontraumatic hypotension inemergency department patients[J].Crit Care Med,2004,32:1703-1708.

［6］ MARIK PE,BARAM M,VAHID B.Does central venous pressure predict fluid responsiveness? A systematic review of the literature and the tale of seven mares[J].Chest,2008,134:172-178.

［7］ MARIK PE,CAVALLAZZI R,VASU T,et al.Dynamic changes in arterial waveform derivedvariables and fluid responsiveness in mechanically ventilated patients:a systematicreview of the literature[J].Crit Care Med,2009,37:2642-2647.

［8］ MARINO PL,SUTIN KM.The ICU book[M].3rd ed.Philadelphia,PA:Lippincott Williams & Wilkins,2006.

［9］ MCGEE WT,HEADLEY J,FRAZIER JA,et al.Quick guide to cardiopulmonary care[M].2nd ed.Edwards Lifesciences:Irvine,CA: 2010.

［10］ PERERA P,MAILHOT T,RILEY D,et al.The RUSH exam:rapid ultrasound in shock in the evaluation of the critically ill[J]. Emerg Med Clin N Am,2010,28:29-56.

第 2 章　脓毒症与感染性休克

Alan E.Jones and Alan C.Heffner

引言

全美住院患者每年因脓毒症死亡的约有 750 000 人,位列死亡病因第十位。至少 1/2 的脓毒症患者首诊于急诊科(ED),这对于脓毒症的急救治疗管理非常重要。最令人担忧的是,脓毒症的病死率在 20%～50%。

术语定义

菌血症:仅在不足 1/2 的严重脓毒症患者血培养中发现活菌。在一些感染病例中并没有找到细菌病原学指标,但外毒素血症症状明显(如艰难梭菌感染、葡萄球菌毒素休克综合征)。

全身炎症反应综合征(systemic inflammatory response syndrome,SIRS):一种全身免疫激活的临床表现。SIRS 是一种病理生理反应,可以由伤害性刺激(烧伤、创伤)或者无菌性炎症与免疫刺激导致,并非感染所特有。

脓毒症综合征(sepsis syndrome):是脓毒症这一疾病连续变化的病理生理状态,从脓毒症(感染导致的 SIRS)到严重脓毒症(脓毒症伴随器官功能障碍)与感染性休克(脓毒症伴随循环衰竭,见表1.2.1)。更严重的状态伴随更高的病死率,但任何的脓毒症综合征均与预后不良相关。

表 1.2.1　脓毒症症状

感　染	微生物入侵人体
SIRS	入侵人体的微生物导致的炎症反应 以下指标满足两项及两项以上 (1)体温>38℃或者<36℃ (2)心率>90 次/min (3)呼吸>20 次/min 或 $PaCO_2$<32 mmHg (4)白细胞数>12 000/mm³ 或<4 000/mm³ 或未成熟白细胞占比>10%
脓毒症	感染导致炎症反应
严重脓毒症	脓毒症伴随器官功能障碍 急性肺损伤:PaO_2/FiO_2<300 mmHg 急性呼吸衰竭 急性肾损伤:血清肌酐(Scr)较基线值升高>0.5 mg/dL

续表

感　染	微生物入侵人体
严重脓毒症	少尿：UOP<0.5 mL/(kg·h)持续 2 h
	意识改变：出现神志错乱、淡漠、易激惹
	凝血病：血浆凝血酶原时间(PT)>16 s 或者活化部分凝血活酶时间(APTT)>60 s
	血小板减少：<100 000/μL
	高胆红素血症：血浆胆红素>4 mg/dL
	乳酸≥4 mmol/L
	低灌注临床表现：肢端末梢凉、花斑、毛细血管充盈时间延长
感染性休克	脓毒症给予 20 mL/kg 液体后仍然存在低血压
	收缩压(SBP)<90 mmHg 或下降>40 mmHg
	平均动脉压(MAP)<65 mmHg 或下降>25 mmHg

临床表现

大多数情况下,脓毒症没有特征性表现。虽然目前脓毒症诊断依据 SIRS 反应,但是典型表现的病例仍属于少数。无 SIRS 表现的患者不能被排除严重感染,大约 1/4 的严重脓毒症患者评估 SIRS 反应标准不满足两项。发热与外周血白细胞计数高(伴随或不伴随中性粒细胞百分比高)在感染中并非持续存在,并且广泛发生于非感染疾病中。免疫抑制或老年人免疫反应差,同样限制了 SIRS 标准的准确性。实验室检查也同样缺乏一个理想的指标。

患者确认有感染或者怀疑有感染,即需要接受治疗。当患者表现出无法解释的 SIRS 反应、休克,需要立即想到脓毒症的可能,并且给予抗感染治疗。

考虑脓毒症后一定要明确感染灶,大约 1/2 的感染灶来源于肺与腹腔。其他可能的感染灶还有泌尿系统、皮肤、软组织,以及血源性。任何致病菌,包括非典型致病菌(如病毒、螺旋体、立克次体、真菌),均可导致致命性炎症反应。并非全部脓毒症均能找到感染部位,大约 30% 的患者始终无法明确感染灶。

严重脓毒症与感染性休克受累器官

脓毒症患者在心血管、血液、中枢神经系统(central nervous system,CNS)出现功能障碍后,最常见的器官功能损伤是肺脏损伤与肾脏损伤。神志错乱、淡漠、易激惹、谵妄在脓毒症患者中非常常见,却极易被忽视。高胆红素血症、血小板(platelet,PLT)减少、凝血病、高乳酸血症是常见的器官功能障碍表现。即使无少尿,肌酐(creatinine,Cr)较基线值升高超过 0.5 mg/dL 即提示存在急性肾损伤(acute kidney injury,AKI),并与预后不良相关。肾功能恶化提示病死率升高,3 个及 3 个以上器官出现功能障碍,病死率超过 60%。

休克是组织灌注不足导致氧输送不能满足代谢的病理生理状态。对于休克来说,低血压并非必然,血压并不能准确反映心排血量与氧输送,休克发生时可能存在低血压、正常血压,甚至高血压。超过 1/2 的严重脓毒症患者并不存在低血压。低血压是休克失代偿的表现,是急性感染常见的病理状态。MAP<65 mmHg、SBP<90 mmHg 是常见的低血压的诊断标准。

低血压多提示血流动力学紊乱,即使短暂出现,也需要在临床上给予足够重视。

生物标志物

血乳酸是一个有效协助诊断及评估休克程度的实验室指标。高乳酸血症是无氧代谢及组织低灌注的结果。

血乳酸水平是脓毒症患者的独立危险因素,即使轻度乳酸升高(2～4 mmol/L)也预示病死率的增加。疑有感染的患者,血乳酸＞4 mmol/L,病死率＞25％,即使血压正常,其病死率仍是血乳酸正常患者的 10 倍。乳酸林格液及局部止血带的应用同样可以导致血乳酸的升高。

治疗关键点

早期识别严重脓毒症及第一时间给予有效治疗是改善病死率的关键。患者出现休克、高乳酸血症(血乳酸＞4 mmol/L)、器官功能障碍,提示病情危重,积极处理可明显改善预后。

《国际严重脓毒症和感染性休克治疗指南》(surviving sepsis campaign,本章后文简称《指南》)推荐严重脓毒症患者进行早期目标导向治疗(early goal-directed therapy,EGDT),患者依从性与预后改善相关。

> 目标导向治疗内容
> 1.测量血乳酸
> 2.给予抗生素前留取血培养
> 3.急诊 3 h 内、非急诊 1 h 内应用广谱抗生素
> 4.低血压或血乳酸＞4 mmol/L 时
> 　　a.给予至少 20 mL/kg 晶体液复苏
> 　　b.对初始液体复苏后血压仍偏低的患者,可应用血管升压药物维持 MAP＞65 mmHg
> 5.液体复苏后血压持续低或者乳酸仍＞4 mmol/L 时
> 　　a.中心静脉压(CVP)目标＞8 mmHg
> 　　b.中心静脉血氧饱和度($ScvO_2$)＞70％或混合静脉血氧饱和度(SvO_2)＞65％

早期目标导向治疗复苏终点

脓毒症导致循环衰竭的机制复杂,可能包括的因素有低血容量、血管张力下降、心功能抑制。早期干预纠正可以有效避免休克导致的后续一连串病理生理变化,时间越早越好,急诊时间窗一般在若干小时内。

循环支持的关键是恢复氧输送及器官灌注。脓毒症与其他危重症患者的血流动力学支持原则是相同的。一个系统性、定量性、目标导向的策略是快速优化前负荷和维持全身灌注压,平衡氧输送和灌注,以满足组织细胞代谢的需要。

> 复苏终点
> 1.建立满足需求的静脉通路
> 2.前负荷
> 　　a.容量负荷试验指导液体复苏
> 　　b.CVP≥8 mmHg(机械通气时,CVP≥12 mmHg)

    c.应用动态血流动力学指标指导液体管理

3.MAP≥65 mmHg

4.保证器官灌注及氧输送

    a.器官指标

- 皮肤灌注
- 尿量＞0.5 mL/(kg·h)
- 精神状态

    b.全身指标

- $ScvO_2$≥70%
- 乳酸清除率（＞10%）

液体治疗

最初的扩容是在病床旁直接观察，通过快速液体复苏实现的。晶体液（10～20 mL/kg 或 500～1 000 mL）15～30 min 内弹丸式推注。连续弹丸式推注过程中密切关注并发症（如肺水肿）的发生。胶体液弹丸式推注同样可以选择，但与晶体液相比预后无差异。总体液体复苏量很难预测，50～60 mL/kg 一般耐受性良好，可以作为经验性推荐。

液体治疗评估的"金标准"仍然是每搏量（SV）增加。实际情况是，液体治疗并非都能增加 SV，血流动力学监测可以指导液体治疗，避免无效甚至有害的液体复苏。CVP 是一个被广泛应用于评估前负荷的指标，但是 CVP 绝对值很容易错误指导复苏。CVP 并没有确定的界值去明确所有人复苏的终点，CVP 的动态变化价值更大。自主呼吸患者 CVP≥8 mmHg 及机械通气患者 CVP≥12 mmHg 可能是合适的初始目标。

动态指标可以更好地预测容量反应性。被动抬腿（passive leg raising，PLR）时增加的脉压（pulse pressure，PP）或 CVP 改变，可以提示存在容量反应性，特别是在机械通气及窦性心律情况下，可以提高准确性。自主呼吸时，下腔静脉（IVC）的宽度是另一个有价值的指标。IVC 宽度的变异度降低与高 CVP 具有很好的一致性，提示有容量反应性的可能性不大，而吸气 IVC 宽度塌陷大于 50% 则可以预测扩容后每搏量的增加。

升压药物

血管张力下降使得脓毒症患者在充分液体复苏后仍然存在低血压。应用升压药物的目的是恢复器官的灌注压。应用升压药物的理想时间是在完成液体复苏之后，但是在血流动力学严重紊乱时，早期应用升压药物可获益。MAP＞65 mmHg 是《指南》推荐的灌注压目标，但是既往存在基础疾病的患者需要个体化制定血压目标。例如，高血压患者为了维持器官灌注流量，可能需要更高的血压。应用升压药物的患者推荐监测有创动脉压。

目前为止，没有哪一种升压药物优于其他药物，去甲肾上腺素由于其升压稳定、剂量范围宽等优势成为目前升压药物的第一选择。多巴胺被更多地用于合并心动过缓、心肌病的患者，但不良反应是快速心律失常的发生率更多，并且小剂量多巴胺并无肾功能保护作用。血管张力下降导致的休克多伴有血管加压素分泌不足，在常规剂量应用升压药物后效果不理想时，可尝试加用血管加压素。并没有血管加压素可以改善预后的循证医学证据，0.02～0.04 U/min 的剂量持续泵注是安全的，更大剂量由于可能会导致缺血，因此并不推荐。

复苏目标

复苏的最终目标是恢复氧输送与组织灌注以满足机体代谢需求。目前复苏的终点指标仍然存在争议。历史上,临床上的一些指标曾被作为复苏目标,如血压、脉搏、CVP、尿量等,但是临床研究已证实这些指标都无法完全代表器官灌注。

$ScvO_2$ 与乳酸是目前最好的全身灌注指标。氧输送不足会导致组织氧摄取率(oxygen extraction ratio,OER)增加,回到心脏的血氧饱和度(oxygen saturation,SO_2)下降。SvO_2 与 $ScvO_2$ 可用来评估氧输送与氧消耗的平衡。$ScvO_2$ 可以通过专用导管持续测量,或者通过不同上腔深静脉采血监测来评估复苏。在极少情况下,如细胞线粒体功能障碍时,$ScvO_2$ 可以是正常的,甚至是升高的,因此不建议将 $ScvO_2$ 作为单个指标指导复苏。

$ScvO_2$ 是感染性休克复苏中里程碑式的指标,目标 $ScvO_2$ 是达到 70% 或更高。在早期复苏的 6 h 内,$ScvO_2$ 无法达标的患者病死率是达标患者的两倍。

乳酸清除率或者变化趋势同样也可以帮助评估治疗效果。复苏 6 h 乳酸清除率 > 10%,感染性休克患者的生存率增加。乳酸清除率作为复苏终点指标与 $ScvO_2$ 基本等效。

遗憾的是,并没有单一的最佳复苏终点指标。图 1.2.1 列出了脓毒症早期复苏的流程。同时满足全身灌注指标(乳酸、$ScvO_2$)与局部器官灌注指标可能是复苏的最佳评估方法。临床灌注指标需要在复苏的过程中持续监测,组织容量测定、血氧测定、床旁毛细血管显微观察可能成为未来有效的复苏终点指标,但这些指标目前仍缺乏临床实践。

优化灌注

脓毒症患者由于慢性基础疾病或脓毒症相关心肌抑制,常伴有心功能障碍。多巴酚丁胺多用于强心、增加心排血量。监测不良性低血压或心动过速推荐使用低剂量[2.5 μg/(kg·min)]起泵,随后根据临床反应滴定最佳剂量。米力农也是一个好的选择,可以用于心动过速或者既往应用 β 受体阻滞剂的患者。

输血是另一个增加氧输送的选择,但相关的临床研究不多。限制性输血(血红蛋白 7~9 g/L)并不会增加危重症患者病死率。但是,此项研究中并未纳入急诊复苏患者。伴随贫血的感染性休克患者(血红蛋白 < 10 g/dL),在给予液体复苏及升压药后仍存在组织灌注不足表现,可以给予红细胞(red blood cell,RBC)输注。连续输注后的及时评估明显优于确定的血红蛋白复苏目标。由于输血导致肺损伤及提高氧输送的效果有限,激进的输血策略并不被推荐。

降低机体氧消耗是另一个潜在的治疗干预点。感染患者常见的氧消耗增加,来自呼吸做功增加及发热。

早期感染控制

对于威胁生命的严重感染患者,在早期复苏的同时,感染源的识别与有效控制是其生存的关键。应用抗生素前留取血样或者其他病原学标本并不会耽误治疗。严重脓毒症患者推荐 1 h 内应用抗生素,但实际上,临床依从性有限。

经验性广谱抗生素应用覆盖可能的所有致病菌。不恰当的治疗可使生存率降低 5 倍。患者感染耐药菌[如耐甲氧西林金黄色葡萄球菌(methicillin-resistant staphylococcus aureus,MRSA)、耐万古霉素肠球菌(vancomycin-resistant enterococcus,VRE)、产超广谱耐 β-内酰胺酶(extended-spectrum beta-lactamase,ESBL)革兰阴性菌]或者非典型致病菌,更容易出现初始治疗失败。经验性抗生素的选择应个体化,考虑每个患者的药物耐受性、当地的病原学特点、可疑的感染灶和累及的宿主组织情况。

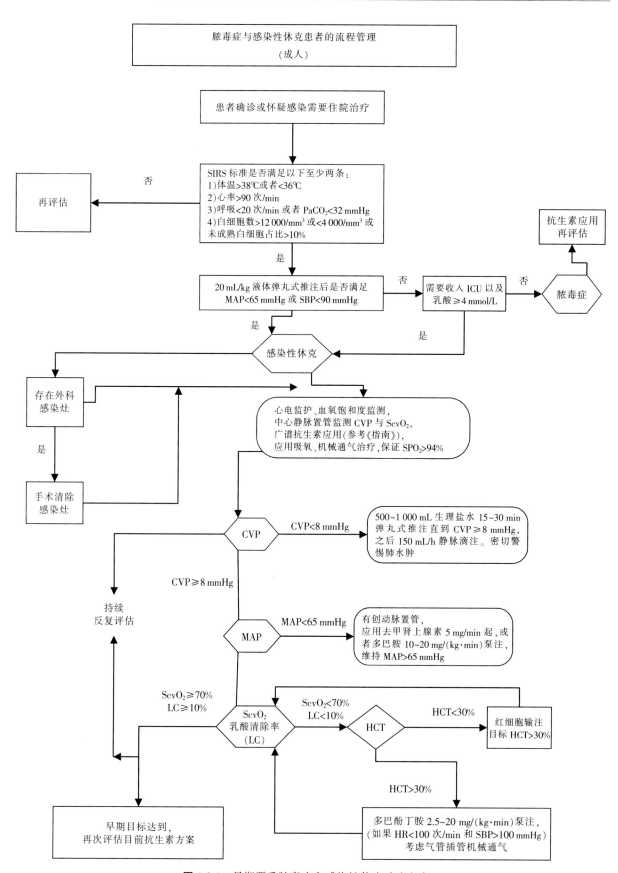

图1.2.1 早期严重脓毒症和感染性休克治疗方案

确定感染部位的同时需明确感染控制措施。常见的需要外科干预的严重感染有腹腔感染、肠缺血坏死、胆囊炎、肾盂肾炎、组织脓肿、血管内植入物、皮肤软组织感染,以及其他深部组织感染。引流、清创及切除感染灶,很多时候需要多学科协同参与,也是复苏的一部分,在有望改善血流动力学稳定时,不应延迟这些控制感染措施。总之,经皮引流优于开放清创,能最小限度地减少额外的生理性伤害。

其他辅助治疗

急性危重症患者发生的肾上腺反应不足称为"肾上腺功能不全"。补充类固醇的目的是替代上述患者的生理激素功能。实验室很难诊断急性肾上腺功能不全,促肾上腺皮质激素(adrenocorticotropin hormone,ACTH)试验也不推荐用于严重感染患者。液体复苏后仍存在血管活性药物不敏感,是临床静脉注射(intravenous,IV)类固醇的适应证,推荐剂量是氢化可的松 $100\sim300$ mg 静脉滴注,与病死率的关系目前仍未有循证医学证据。明确存在肾上腺功能不全及慢性肾上腺功能不全的患者,推荐抗应激剂量的类固醇。地塞米松是二线药物,大剂量皮质类固醇应用对于急性感染患者可能有害。

多价静脉注射免疫球蛋白(intravenous immunoglobulin,IVIG)由于具有免疫通路的调理作用,可能对脓毒症患者有益。到目前为止,在成人严重脓毒症与感染性休克的各种 IVIG 研究中,尚未得出确切结论。IVIG 被推荐用于链球菌中毒性休克治疗。

支持治疗

对危重症患者给予重症监护可以减少并发症的发生,改善预后。具有循证医学证据的治疗方案不仅仅特指 ICU,应该更早地关注危重症患者。由于床位不足导致转入 ICU 困难,应强调转入 ICU 前实施复苏与监护的重要性。

脓毒症是急性肺损伤(acute lung injury,ALI)的第一位病因,多数患者需要机械通气支持。小潮气量通气是目前为止具有循证医学证据的最佳通气策略。充分的气体交换与肺保护是机械通气管理的原则。ALI 与急性呼吸窘迫综合征(acute respiratory distress syndrome,ARDS)患者机械通气的肺保护策略是潮气量(V_T)<7 mL/kg 理想体重(ideal body weight,IBW)及平台压(plateau pressure,P_{PLAT})<30 cmH$_2$O。

预后

准确预测脓毒症的预后仍然困难。重症评分广泛用于 ICU,如急性生理与慢性健康评分(acute physiology and chronic health evaluation,APACHE)在急诊环境下运用有限,在治疗初期不能获取临床资料。急诊脓毒症病死率评分(mortality in ED sepsis,MEDS)可以有效预测脓毒症患者的急诊特异评分系统,但目前尚未显示其可用于判断脓毒症患者的预后。

严重功能障碍器官个数是临床中最为可靠、常用的评估危重症患者预后的方法。因此,在急诊科,序贯器官衰竭评估(sequential organ failure assessment,SOFA)是有效的且易于评估脓毒症严重程度的评分系统。SOFA 的变化趋势价值大于最初评估的绝对值,提供了器官功能障碍恶化或好转的信息。

关注要点

(1)脓毒症是急诊科的常见病与多发病,具有高发病率与高病死率的特点。
(2)血乳酸可以有效地对包括脓毒症患者在内的危重症患者进行危险分层。

（3）早期准确识别严重脓毒症，以及给予及时有效的治疗，可以明确改善预后。

（4）结合全身氧输送指标（ScvO$_2$、乳酸）及局部组织灌注评估进行目标导向治疗，是血流动力学调整的最佳策略。

（5）去甲肾上腺素具有效果明确、剂量范围宽等特点，是目前升压药的首选。

（余超　译）

参 考 文 献

［1］ MARCHICK MR,KLINE JA,JONES AE.The significance of non-sustained hypotension in emergency department patients with sepsis［J］.Intensive Care Med,2009,35:1261-1264.

［2］ HOWELL MD,DONNINO M,CLARDY P,et al.Occult hypoperfusion and mortality in patients with suspected infection［J］.Intensive Care Med,2007,33:1892-1899.

［3］ JONES AE,BROWN MD,TRZECIAK S,et al.The effect of a quantitative resuscitation strategy on mortality in patients with sepsis:a meta-analysis［J］.Crit Care Med,2008,36:2734-2739.

［4］ DE BACKER D,BISTON P,DEVRIENDT J,et al.Comparison of dopamine and norepinephrine in the treatment of shock［J］.N Engl J Med,2010,362:779-789.

［5］ RIVERS E,NGUYEN B,HAVSTAD S,et al.Early goal-directed therapy in the treatment of severe sepsis and septic shock［J］.N Engl J Med,2001,345:1368-1377.

［6］ POPE JV,JONES AE,GAIESKI DF,et al.Multicenter study of central venous oxygen saturation(ScvO$_2$) as a predictor of mortality in patients with sepsis［J］.Ann Emerg Med,2010,55:40-46.

［7］ ARNOLD RC,SHAPIRO NI,JONES AE,et al.Multi-center study of early lactate clearance as a determinant of survival in patients with presumed sepsis［J］.Shock,2009,32:36-39.

［8］ JONES AE,SHAPIRO NI,TRZECIAK S,et al.Lactate clearance vs central venous oxygen saturation as goals of early sepsis therapy:a randomized clinical trial［J］.JAMA,2010,303:739-746.

［9］ SHAPIRO N,WOLFE R,MOORE R,et al.Mortality in emergency department sepsis(MEDS) score:a prospectively derived and validated clinical prediction rule［J］.Crit Care Med,2003,31:670-675.

［10］ JONES AE,TRZECIAK S,KLINE JA.The sequential organ failure assessment score for predicting outcome in patients with severe sepsis and evidence of hypoperfusion at the time of emergency department presentation［J］.Crit Care Med,2009,37:1649-1654.

第3章 呼吸衰竭(包括肺实质、血管和中枢原因)

David F.Gaieski and Munish Goyal

引言

呼吸衰竭在急诊科(ED)就诊患者中的发生率尚未得到确切统计,因其随着急诊患者疾病严重程度的不同而发生显著变化。呼吸衰竭的死亡率也随不同病因而存在差异,急性呼吸窘迫综合征(ARDS)患者的死亡率高达45%。对呼吸衰竭进行识别和初始管理是急诊科医生最基本的工作任务。尽管理论知识看似简单,然而在急诊科对患者做出恰当的诊断和处理措施可能困难而复杂。当患者不能进行氧合和/或通气这两个气体交换过程时,就会出现呼吸衰竭。呼吸衰竭由肺实质、血管或中枢原因导致;呼吸衰竭可分为急性、慢性或慢加急性三种类型。合理且恰当的处理措施取决于呼吸衰竭的发病原因。当患者动脉血氧分压(arterial partial pressure of oxygen,PaO_2)$<60\,mmHg$ 或动脉血二氧化碳分压(partial pressure of carbon dioxide in arterial blood,$PaCO_2$)$>50\,mmHg$ 时,则定义为呼吸衰竭。

患者常常因进行性呼吸衰竭被送至急诊科,这限制了对患者的病史采集和体格检查。医生可能需要根据有限的资料信息并在无血气分析结果的情况下做出临床决策。初始信息应该包括对患者的快速视诊和评估:患者的精神状态、体位和呼吸努力情况如何?患者的生命体征[包括体温、血压、心率和呼吸频率(respiratory rate,RR)]如何?同时应立即进行脉搏、血氧饱和度监测及心脏和肺部听诊。基于这些信息,急诊科医生必须对患者的呼吸状态做出迅速判断:是急性呼吸衰竭、呼吸窘迫即将出现呼吸衰竭、很有可能发展至呼吸衰竭,还是病情平稳暂无呼吸衰竭征象。急诊科医生基于以上简要的初始评估决定是否采取紧急的处理措施。当患者的精神状态明显恶化、丧失气道保护能力且自主呼吸逐渐减弱或停止时,需立即保护患者气道以减少误吸风险和确保充足的呼吸,这要优先于其他基本救治工作。在没有以上需要紧急建立人工气道的情况下,急诊科医生有时间先进行其他的救治工作。

术语定义

弥散(diffusion):O_2从肺泡腔穿过肺泡膜进入肺血管并与血红蛋白结合的能力,以及血液中CO_2扩散到肺泡并从体内排出的能力。

高碳酸血症(hypercapnia):平静呼吸空气时,$PaCO_2>50\,mmHg$。

低氧血症(hypoxemia):平静呼吸空气时,$PaO_2<60\,mmHg$。

低氧血症的五种主要病因:

1.吸入空气中氧含量低

2.肺泡通气不足

3.弥散功能障碍

4.通气与血流灌注比值(V/Q)失调

5.分流

灌注不足（inadequate perfusion）：局部或全身性因素引起肺血管血流不足，无法维持正常的气体交换。

通气不足（inadequate ventilation）：呼吸功能减弱不能维持正常肺泡气体交换，通常导致高碳酸血症，有时还伴有低氧血症。

氧合指数（PaO_2/FiO_2，P/F）：PaO_2 与吸入氧浓度（fraction of inspired oxygen，FiO_2）的比值，通常用来评估肺的氧合状况。

呼吸衰竭（respiratory failure）：肺通气和/或换气功能不足，导致 PaO_2 下降（低氧血症）伴或不伴 $PaCO_2$ 升高（高碳酸血症），且这些指标无法维持在正常范围。

急性肺损伤（ALI）：肺损伤由非心源性肺水肿引起，胸部 X 线摄片（chest X-ray，CXR）表现为双肺渗出性病变，且 P/F＜300 mmHg。

急性呼吸窘迫综合征（ARDS）：肺损伤由非心源性肺水肿引起，胸部 X 线摄片表现为双肺渗出性病变，且 P/F＜200 mmHg。

临床表现（基于症状和器官功能）

呼吸衰竭可分为急性呼吸衰竭和慢性呼吸衰竭。急诊科医生需重点鉴别呼吸衰竭的这两种类型，以及在慢性基础上的急性发作情况。根据基本表现和病理基础，急性呼吸衰竭可进一步分为低氧血症型和高碳酸血症型呼吸衰竭（也分为Ⅰ型呼吸衰竭和Ⅱ型呼吸衰竭）。低氧血症型呼吸衰竭的特点是 PaO_2＜60 mmHg，且常伴 $PaCO_2$ 降低或正常。该类型的呼吸衰竭可由肺实质、血管或呼吸中枢异常引起。

高碳酸血症型呼吸衰竭的特点是 $PaCO_2$＞50 mmHg，且常伴 PaO_2 降低（平静呼吸状态下）。该类型的呼吸衰竭可由以下因素引起：严重的气道阻塞性疾病［如哮喘、慢性阻塞性肺疾病（chronic obstructive pulmonary disease，COPD）］，低通气（如肥胖、低通气综合征、胸壁损伤），以及呼吸中枢异常（如药物过量）。

临床症状

呼吸困难：呼吸费力或气促，是呼吸衰竭患者表达疾病主观感受的主要症状。

胸痛：胸痛是即将发生或已经出现呼吸衰竭患者的常见伴随症状。胸痛可能来自胸膜刺激、胸壁创伤、心肌缺血或缺氧伴随的非特异性表现。

体征

发热：严重脓毒症继发呼吸衰竭时，患者常出现发热。呼吸衰竭通常表现为呼吸急促和张口呼吸，这可能会降低口腔测量的体温值。急诊科医生对于未明确病因的呼吸衰竭患者，需尽可能获取准确的核心体温（经直肠、食管或膀胱）。

呼吸过速：呼吸频率加快是低氧血症型呼吸衰竭的特征表现之一。

呼吸过缓：高碳酸血症型呼吸衰竭患者，尤其是中枢病变或药物过量所致者，会出现呼吸频率明显减慢。

心动过速：低氧血症是儿茶酚胺释放的强有力触发因素，故呼吸衰竭患者常出现心动过速。

高血压：低氧血症是儿茶酚胺释放的强有力触发因素，故呼吸衰竭患者也常出现高血压。

精神状态改变：低氧血症和高碳酸血症可改变整体意识水平。低氧血症会引起躁动或嗜睡，高碳酸血症会导致嗜睡、肌阵挛性抽搐、癫痫发作和昏迷。此外，一些中枢疾病导致的呼吸衰竭，包括脑出血（intracranial hemorrhage，ICH）、脑血管意外和药物过量等，均伴随着精神状态的下降。

发绀：低氧血症常伴有发绀，特别是在口唇和甲床。

器官功能

肺实质：引起呼吸衰竭的肺实质因素包括气道、肺泡和肺实质的病变，如哮喘、COPD、气胸、气道梗阻、肺炎和 ALI/ARDS 等。这些疾病都存在着通气与血流灌注比值（ventilation/perfusion，V/Q）失调的特征，即肺通气和灌注之间存在不平衡，以及在灌注相对正常的低通气区域产生肺弥散功能减退，从而导致低氧血症。

血管：引起呼吸衰竭的血管因素包括心功能障碍、肺栓塞、心包填塞和血管分流等。心功能障碍包括充血性心力衰竭或心源性休克，导致血液灌注不足而无法维持气体交换。肺栓塞导致肺血管的血流量显著减少，从而引起严重的 V/Q 失调。

中枢：引起呼吸衰竭的中枢性因素包括药物过量导致呼吸动力的中枢抑制（如阿片类药物过量）、中枢神经系统损伤、脑出血、脑血管疾病，以及一系列脑病〔如脓毒症脑病、肝性脑病（hepatic encephalopathy，HE）或高血压脑病等〕。

一般和关键性管理原则

当不确定气道是否通畅、通气是否充分时，应快速建立确切的人工气道

面对即将或已经出现呼吸衰竭的患者，即使在有限的就诊信息下，急诊科医生也必须迅速做出决定性的诊疗判断。如果在评估和治疗患者过程中的任何时刻出现紧急情况，无法保护患者的气道，或者出现濒死呼吸，应立即进行气管插管（endotracheal intubation，ETI）建立人工气道并给予机械通气。如果呼吸停止是突然发作或由心源性因素致心搏骤停引起的，建立人工气道可能会被推迟数分钟，优先进行心肺复苏（cardiopulmonary resuscitation，CPR），包括电除颤、胸外心脏按压和抢救给药。

初始机械通气时的补充治疗

许多患者在开始机械通气时的病情极不稳定，从自主呼吸过渡到机械通气时的管理细节问题如没被关注到，可能会引起患者的病情进一步失代偿。应尽可能给予吸入纯氧以取代残余氮气。对于有气道保护能力的严重低氧血症患者，急诊科医生可以尝试使用无创正压通气（noninvasive positive pressure ventilation，NIPPV）来为气管插管做氧气储备，这样就能在氧气充足的情况下，有更充足的时间建立确切的人工气道。此外，一些患者在气管插管前可能需要液体弹丸式推注来维持血压，因为在快速序贯诱导插管（rapid sequence intubation，RSI）过程中使用的诱导剂和麻醉剂会减弱低氧血症引起的儿茶酚胺过量释放。

低氧血症型呼吸衰竭患者通常在发病多日后才被送入急诊科，病程中因呼吸急促引起不显性失水增加及液体摄入量减少，就诊时常存在低血容量性休克。因此，一些患者在 RSI 时除积极的液体复苏外，还需要弹丸式推注血管升压药物（去氧肾上腺素 50 μg）来维持血压。在其他特别是呼吸衰竭发生在代谢性酸中毒情况下的严重脓毒症患者，一段时间的 NIPPV 治疗能增加患者的分钟通气量（minute ventilation，$\dot{V}_E$），改善气管插管前的氧合，并且指导最初的机械通气参数设置来维持合适的机体酸碱平衡状态。

基于治疗反应对病因再评估

尽管不同病因引起呼吸衰竭的初治方案也许截然相反，但它们最初的临床表现相似，且可能很难鉴别。例如一位有充血性心力衰竭病史的中年患者，该患者近期出现进行性呼吸困难和胸痛。患者的病史采集可能受到疾病危重状态的限制。在初始评价时，该患者被检查出存在高血压、心动过速、呼吸急

促和严重的低氧血症,肺部听诊可闻及弥漫性湿性啰音,急诊胸部 X 线摄片提示弥漫性肺水肿。此时临床医生需决定针对该患者的初治方案。如果急诊科医生决定给予患者高流量吸氧、NIPPV、血管扩张剂及利尿剂治疗,则需严密监测这些治疗方案的临床反应性。如果引起患者呼吸衰竭的病因是急性失代偿性心衰,经过以上治疗后,患者的氧合会得到改善,呼吸做功会减少,呼吸窘迫症状会逐渐缓解,生命体征就会趋于稳定。如果患者的病因是重症流感病毒性肺炎和 ARDS,患者对于以上治疗措施可能表现出血压下降、呼吸急促和心动过速症状加重,且氧合无明显改善。急诊科医生只有通过不断评估患者的治疗反应和重新思考呼吸衰竭的病因,才能不断调整诊疗方案以便更好地救治患者。

呼吸衰竭的治疗远不止于建立确切的人工气道

成功建立确切的人工气道仅是急诊科医生救治呼吸衰竭患者的第一步。通过 CO_2 描记术、肺部听诊或胸部 X 线摄片确认气管插管在位并妥善固定后,急诊科医生就必须开始呼吸衰竭的病因诊治。举例来说,急性大面积肺栓塞致呼吸衰竭的患者通常具有前负荷依赖性,需要补液扩容以维持足够的心脏血液充盈,同时还需给予抗凝或溶栓药物治疗。

机械通气管理是急诊科医生的一项重要工作任务

气管插管本身并不是一种治疗方法,而是在患者和呼吸机之间建立了一个安全连接,是治疗呼吸衰竭患者的主要手段。呼吸机模式和参数的设置取决于呼吸衰竭的不同病因。急诊科医生需要制定系统的策略来应对机械通气的初始管理(表 1.3.1)。

对急性酒精中毒的年轻体健患者行气管插管是为了保护气道,而对感染性休克患者行气管插管是为了减少与严重乳酸酸中毒相关的呼吸做功、降低呼吸氧耗,这两种情况下的机械通气参数设置则大不相同。急诊患者的机械通气管理有两大基本目标。一是调整呼吸机参数以维持 $PaO_2 > 60 \, mmHg$,并且快速下调 FiO_2 至最低需要水平,避免动脉血和肺泡氧分压持续过高。二是在条件允许的情况下,调整呼吸机参数,将 $PaCO_2$ 降至 $50 \, mmHg$ 以下或使动脉血 pH 正常化的水平。

表 1.3.1 改善气体交换的措施

降低 $PaCO_2$(增加分钟通气量)	增加呼吸频率
	增加潮气量
	延长呼气时间(吸呼比)
提高 PaO_2	提高吸入氧浓度
	上调呼气末正压水平
	提高平均气道压(bilevel 模式或其他模式)
	纠正肺实质功能障碍因素(肺水肿)
	纠正肺 V/Q 失调因素(肺复张、祛除痰栓等)
降低气道峰压	减少潮气量
	延长吸气时间
	增加患者镇静或肌松的程度
	压力控制通气

无创正压通气能作为相当一部分可逆性呼吸衰竭患者的初治方案

如果急性呼吸衰竭由快速可逆性的病因引起,且患者的呼吸驱动尚能维持,此时可给予试验性 NIPPV 治疗。其他众多就诊于急诊科的病因不明的呼吸衰竭患者,如果他们的呼吸驱动良好且能遵医嘱配合，也是尝试 NIPPV 的候选人群。NIPPV 的禁忌证包括气道梗阻、频繁呕吐或者患者极度不配合。

现有研究数据支持慢性阻塞性肺疾病急性加重（acute exacerbation of chronic obstructive pulmonary disease，AECOPD）患者使用 NIPPV 治疗。2003 年发表的一篇循证医学综述指出，相对于常规医疗措施来说，AECOPD 患者使用 NIPPV 能降低死亡率、气管插管发生率和治疗失败率，并能缩短住院时间及显著改善 1 h 后的 pH、$PaCO_2$ 和呼吸频率。因此，作者推荐 NIPPV 应作为 AECOPD 继发呼吸衰竭的一线治疗措施之一，且应尽早开始使用。

急性心源性肺水肿（acute cardiogenic pulmonary edema，ACPE）是 NIPPV 不太被接受的适应证。最近一项荟萃分析对 ACPE 的治疗方法进行了统计比较。与标准氧疗相比，NIPPV 能降低患者的死亡率和气管插管的发生率。基于 NIPPV 的潜在疗效，对 COPD 或 ACPE 继发高碳酸血症型呼吸衰竭伴精神萎靡的患者，若自主呼吸功能存在，可以尝试 NIPPV 治疗。在治疗过程中，急诊科医生需对这些患者进行严密的病情监测，随时对治疗反应和方案进行评估与调整。

NIPPV 同样被证明对哮喘急性加重或免疫缺陷并发肺炎患者的治疗有效。在诊治期间，如果患者的病情确实需要气管插管，急诊科医生在 RSI 前给予患者 NIPPV，与使用球囊辅助面罩（bag-valve-mask，BVM）和储氧袋吸氧相比，前者能缩短插管期间和插管后动脉低氧血症的发生率。

急诊科机械通气策略对气管插管危重症患者预后的影响

新的数据表明，急诊科的管理措施会影响急性呼吸衰竭行气管插管患者的远期预后，包括出现呼吸机相关性肺炎（ventilator-associated pneumonia，VAP）、ALI、ARDS、器官衰竭，甚至死亡。例如，急诊科住院天数是闭合性创伤紧急气管插管患者发生 VAP 的独立危险因素（图 1.3.1）。尽管在急诊科很少实施公认的 VAP 预防措施，但仍建议尽快对患者实施重症监护病房（ICU）的标准护理措施，包括床头抬高、口腔护理及声门下分泌物的吸引等。另外，机械通气初始潮气量的设定与继发性 ALI 之间也有很强的关联。在 ARDS 肺保护性通气试验中发现，设定潮气量高于 6 mL/kg 时，潮气量每增加 1 mL/kg，发生 ALI 的风险将大大增加。因此，对于 ALI 患者或存在 ALI 高危因素的患者来说，避免大潮气量机械通气可能很重要。

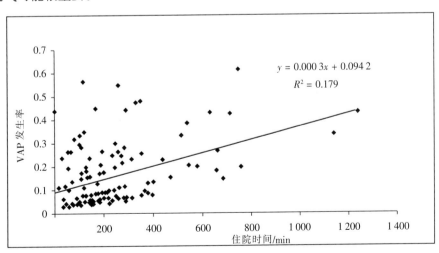

图 1.3.1 急诊科住院时间（x 轴）与 VAP 的发生率（y 轴）

关注要点

（1）呼吸衰竭定义为 $PaO_2 < 60$ mmHg 或 $PaCO_2 > 50$ mmHg。

（2）及时通过液体弹丸式推注或使用血管升压药物纠正气管插管期间的低血压状态。

（3）气管插管为患者和呼吸机之间提供一个安全连接，是呼吸衰竭初始确切治疗的一部分。

（4）对不同类型的呼吸衰竭，如果患者神志清楚、自主呼吸存在且能遵医嘱完成指令，早期可尝试 NIPPV 治疗。NIPPV 也可作为气管插管前的桥梁。

（5）早期实施 ICU 机械通气管理策略能改善患者的预后，并降低 ARDS 和 VAP 等并发症的发生率。

（张玲　译）

选 读 文 献

[1] PETRUCCI N，IACOVELLI W. The Acute Respiratory Distress Syndrome Network，ventilation with lower tidal volumes as compared with traditional tidal volumes for acute lung injury and the acute respiratory distress syndrome[J].N Engl J Med，2000，342(18):1301-1308.

[2] ANDREWS P，AZOULAY E，ANTONELLI M，et al.Year in review in intensive care medicine.2005.I.Acute respiratory failure and acute lung injury，ventilation，hemodynamics，education，renal failure[J].Intensive Care Med，2006，32 (2):207-216.

[3] CARR BG，KAYE A，WIEBE DJ，et al.Emergency department length of stay:a major risk factor for pneumonia in intubated blunt trauma patients[J].J Trauma，2007，63:9-12.

[4] CHONGHAILE MN，HIGGINS B，LAFFEY JG.Permissive hypercapnia:role in lung protective strategies[J].Curr Opinion Crit Care，2005，11:56-62.

[5] GAJIC O，FRUTOS-VIVAR E，ESTEBAN A，et al.Ventilator settings as a risk factor for acute respiratory distress syndrome in mechanically ventilated patients[J].Int Care Med，2005，31:922-926.

[6] GIRARD TD，KRESS JP，FUCHS BD，et al.Efficacy and safety of a paired sedation and ventilator weaning protocol for mechanically ventilated patients in intensive care (awake and breathing controlled trial):a randomized controlled trial[J].Lancet，2008，371:126-134.

[7] GRAY A，GOODACRE S，NEWBY DE，et al.Non-invasive ventilation in acute cardiogenic pulmonary edema[J].New Engl J Med，2008，359:142-151.

[8] LIGHTOWLER JV，WEDZICHA JA，ELLIOTT MW，et al.Noninvasive positive pressure ventilation to treat respiratory failure resulting from exacerbations of chronic obstructive pulmonary disease:Cochrane systematic review and meta-analysis[J].BMJ，2003，326:1-5.

[9] PHUA J，BADIA JR，ADHIKARI NK，et al. Has mortality from acute respiratory distress syndrome decreased over time? A systematic review[J].Am J Respir Crit Care Med，2009，179 (3):220-227.

[10] WENG CL，ZHAO YT，LIU QH，et al. Meta-analysis:noninvasive ventilation in acute cardiogenic pulmonary edema[J].Ann Int Med，2010，152:590-600.

第 4 章　急性心力衰竭

Tertius Tuy and William Frank Peacock

引言

心力衰竭(HF)越来越常见,美国目前存在 500 万例 HF 患者,其发病率每年超过 50 万例。通常好发于具有多种危险因素的老年人。在住院 HF 患者中,80% 的患者年龄超过 65 岁。此外,HF 患者占所有住院人数的 2%~3%,约 80% 的 HF 患者出现在急诊科(ED)。

HF 患者的预后通常较差。随着年龄的增长,30 天再次住院率为 20%~30%。住院患者急性心力衰竭(acute heart failure,AHF)的死亡率波动范围较大,可低至 4%;AHF 合并休克的患者死亡率高达 60%。首次住院的 HF 患者 1 年内死亡率为 20%,5 年增加至 50% 以上。

术语定义

急性失代偿性心力衰竭(acute decompensated heart failure,ADHF):有临床症状和体征、需药物治疗和/或住院治疗、新发或恶化的 HF(表 1.4.1)。

心源性休克(CS):ADHF 的一种严重表现形式,具体表现为尽管血容量充足,但心排血量仍然低下,最终导致器官功能严重受损。

HF:心排血量低下,不能满足人体需求。

表 1.4.1　急性心力衰竭综合征的临床表现

临床表现	症状和体征
ADHF①(急性加重或慢性心力衰竭失代偿)	AHF② 的症状和体征,排除 CS、急性肺水肿、高血压危象
高血压	AHF 的症状和体征 高血压 LV③ 功能相对保留 CXR④ 表现为急性肺水肿
肺水肿	CXR 表现为急性肺水肿 严重呼吸窘迫 肺部啰音 吸空气时 $SPO_2<90\%$
心源性休克	组织灌注不足的证据血压降低(SBP⑤<90 mmHg 或动脉血压下降>30 mmHg) 尿量少[<0.5 mL/(kg·h)] 脉搏>60 次/min
右心衰竭	低 CO⑥ 增加 JVD⑦ 肝肿大 低血压

注:①ADHF,急性失代偿性心力衰竭;②AHF,急性心力衰竭;③LV,左心室;④CXR:胸部 X 线摄片;⑤SBP,收缩压;⑥CO,心排血量;⑦JVD,颈静脉怒张。

临床表现

病因

HF 存在多种病因。多方面因素［如急性心肌梗死(acute myocardial infarction,AMI)、未控制的高血压、心律失常等］可导致心功能不全患者发生失代偿。CS 最常见的病因是 AMI 伴有左心室衰竭,其次为急性二尖瓣反流(mitral regurgitation,MR)、急性室间隔缺损(ventricular septal defect,VSD)、孤立性右心室梗死和心包填塞。

心力衰竭的主要病因:

1. 冠状动脉疾病
2. 心肌梗死的并发症
   - 急性二尖瓣反流(乳头肌断裂)
   - 心脏破裂
3. 持续性心律失常/心动过速
4. 难以控制的高血压
5. 瓣膜破裂或疾病
6. 心肌炎
7. 特发性心肌病
8. 围生期心肌病
9. 急性肺栓塞
10. 心包疾病/压塞
    - 积液
    - 缩窄性心包炎
11. 高心排血量心力衰竭
    - 贫血
    - 甲状腺功能亢进
    - 动静脉瘘(透析等)

病理生理学

心脏功能障碍导致心排血量(CO)降低、充盈压增加、中心静脉压(CVP)升高。左心室充盈压引起肺静水压升高继而出现肺水肿,导致低氧血症、酸中毒和心功能进一步恶化。

当 CVP 增加和 CO 减少时,肾灌注减少。肾灌注下降是神经激素系统及其下游的递质激活的结果,包括肾素-血管紧张素-醛固酮系统(renin-angiotensin-aldosterone-system,RAAS)、交感神经系统和内皮素(endothelin,ET)系统。

心脏收缩减少 25%,很有可能发生 AHF;当收缩减少高达 40% 时,随时可进展为 CS。对已经存在 HF 的患者,轻度心脏缺血即可诱发 CS。

收缩性心力衰竭与舒张性心力衰竭

收缩性心力衰竭是指心肌收缩力减弱,射血分数低于40%。应激时心脏难以代偿,心室压升高,导致呼吸困难、乏力或肺水肿。

舒张性心力衰竭也被称为"收缩功能保留的心力衰竭",即心脏舒张功能障碍。心脏顺应性降低,而舒张末期压力增加,出现血压升高。这些压力传递到肺和全身脉管系统导致与收缩功能障碍类似的充血症状。舒张性心力衰竭射血分数应保持在40%或40%以上。

病史特点

ADHF患者通常伴有气促。表1.4.2列举了其他常见症状。既往存在HF、心功能不全或心肌梗死病史,新发的呼吸困难或乏力提示患者发生ADHF。

表1.4.2 急性失代偿心力衰竭的常见症状

症状	表现
呼吸困难	87%～93%
• 劳累	86%～97%
• 端坐	10%～59%
• 夜间阵发性呼吸困难	13%～39%
• 休息	1%～6%
疲劳	17%～56%
体重增加	5%～15%
咳嗽	3%～51%
胸部不适	28%～37%
水肿	35%～70%
恶心、呕吐	8%～17%

严重的ADHF患者会发生乏力、恶心、低血压症状、精神状态改变或尿量减少。CS表现为心排血量明显减少(低血压)、组织灌注不足(尿量少或皮肤湿冷)或容量过负荷(休息时呼吸困难,肺部听诊湿性啰音)的多个明显表现。

体征

首先评估气道是否通畅,其次评估循环情况,当发生低血压或脉压<20 mmHg时,提示存在CS可能。

HF常表现为代偿性呼吸急促,最终出现呼吸疲劳。灌注不足导致四肢苍白、湿冷或发绀。由于右心室(right ventricular,RV)和静脉顺应性的下降,出现颈静脉怒张(JVD)。体循环淤血导致重力依赖性水肿和肝肿大。

肺部听诊啰音是由于肺间质水肿,呼吸音减低是由于胸腔积液。右心室梗死时,尽管出现JVD,但由于左心室射血功能正常,肺部听诊呼吸音清晰。

心脏听诊出现第三心音奔马律时,EF<50%的阳性预测值为95%,阴性预测值为32%。出现新的收缩期杂音,应怀疑为机械功能并发症。乳头肌功能障碍或腱索断裂会出现急性二尖瓣反流。胸骨左缘听到响亮的全收缩期杂音,可能提示出现室间隔缺损。

ADHF没有单一的诊断"金标准",难以早期诊断。弗雷明汉标准(表1.4.3)根据病史和体格检查,至少符合一个主要标准和两个次要诊断标准。波士顿标准(表1.4.4)在病史和体格检查的基础上增加了胸部 X 线摄片(CXR)的检查。结合多个方面更有利于诊断 HF。波士顿评分≥4 与肺动脉楔压≥12 mmHg,敏感性和特异性分别为 90% 和 85%。单纯依靠体检结果往往不可靠,但由经验丰富的急诊科医生进行综合诊断的准确率大概为 85%。

表 1.4.3 弗雷明汉标准

标准类别	诊断标准
主要标准	• 夜间阵发性呼吸困难
	• 颈静脉怒张或肝颈静脉反流征阳性
	• 肺部啰音或急性肺水肿
	• 心脏扩大或第三心音奔马律
次要标准	• 四肢水肿
	• 劳力性呼吸困难或夜间咳嗽
	• 肝肿大或胸腔积液
	• 肺活量减少 1/3
	• 心动过速(≥120 次/min)

表 1.4.4 波士顿标准

症状	评分	体征	评分	胸部 X 线摄片	评分
静息时呼吸困难	4	第三心音奔马律	3	肺泡性肺水肿	4
端坐呼吸	4	JVD[①] + 水肿	3	间质性肺水肿	3
PND[②]	3	哮鸣音	3	双侧胸腔积液	3
步行时呼吸困难	2	肺底部啰音	2	心胸比例>0.5	3
上楼梯时呼吸困难	1	JVD>6 cmH_2O	2	Kerley A 线	2
		HR[③]>110 次/min	2		
		HR 91~119 次/min	1		
		肺底部水泡音	1		

注:①JVD,颈静脉怒张;②PND,夜间阵发性呼吸困难;③HR,心率。

鉴别诊断

一些疾病的表现与 ADHF 相似,包括肺栓塞、慢性阻塞性肺疾病急性加重、肺炎和急性肺水肿。

诊断方法

心电图

虽然心电图(electrocardiogram,ECG)不能诊断 ADHF,但 ST 段、Q 波、T 波改变可鉴别缺血或梗死。ECG 异常与 ADHF 的短期死亡率和发病率增高相关。慢性心力衰竭和高血压可能表现出心肌劳损、心房肥大、心室肥大或扩张型心肌病。

胸部 X 线摄片

CXR 的灵敏度取决于摄片时机、患者的体位、摄片视野、心力衰竭的严重程度及合并症。X 线无改变并不能排除左心室功能不全。临床表现可早于 X 线改变数小时,但严重呼吸困难的患者 X 线摄片常有异常。轻度 HF 时,超过 60% 的患者 X 线摄片可见肺上叶血管增宽。影像学心影扩大是慢性心力衰竭心脏结构重塑的表现,但是其敏感性差。

实验室检查

利尿肽(natriuretic peptides,NPs)、B 型利尿肽(B-type natriuretic peptide,BNP)或其无活性前体 NT-proBNP,有助于鉴别疑似 HF 或其他原因导致的呼吸困难。导致这些指标升高的其他疾病包括急性肺栓塞、肺炎或急性梗阻性肺病(以上病因都可导致右心室应力增加)。

当 NPs 显著升高时(BNP>500 pg/mL 或 NTproBNP>900 pg/mL),其诊断 HF 的阳性预测值很高,在 90% 以上,这种状况很少出现例外;当 NPs 水平较低时(BNP<100 pg/mL 或 NTproBNP<300 pg/mL),考虑除 ADHF 外的其他诊断。当 NP 值在"灰色区域"时(BNP 在 100~500 pg/mL,NTproBNP 在 300~900 pg/mL),需要结合检验结果和临床来判断是否存在 ADHF。例如,任何心肌负荷增加(如 AMI、肺栓塞)及伴有肾衰竭和肝硬化,都可使 NPs 升高。另外,肥胖可降低 BNP 水平,导致 NP 水平和体质指数(body mass index,BMI)之间成反比关系。

利尿肽水平的升高与短期死亡率增加相关,其机制尚不清楚。急性失代偿性心力衰竭注册中心指出,当 BNP<430 pg/mL 时,急诊患者的院内死亡率是 2.2%;当 BNP>1730 pg/mL 时,急诊患者的院内死亡率为 6%。尚不明确如何将其应用于临床风险评估。

心脏坏死标志物有助于确定 ADHF 的诊断和预后。肌钙蛋白水平升高(如心电图新的缺血性改变)提示心肌损伤或严重应激,且与较高的住院死亡率相关。

其他实验室检查(全血细胞计数、电解质和肾功能)有助于判断预后,但并非 ADHF 诊断的关键。动脉血气(arterial blood gas,ABG)分析可表现为 CO_2 潴留、低氧血症和酸中毒。ADHF 首次发作时,检测促甲状腺激素(thyroid stimulating hormone,TSH)水平有助于发现 HF 的诱发因素,血清乳酸水平有助于发现低灌注和心源性休克。

超声心动图

超声心动图可显示房室大小、收缩功能、心包积液和瓣膜状态。尽管超声心动图对 HF 诊断很重要,但在急诊科环境下很难获取,尤其是对于严重的 ADHF。超声心动图在疾病的鉴别诊断和评估心功能时,价值最大。

气道、呼吸和循环处理

气道、呼吸和循环(airway,breathing and circulation,ABCs)处理如下。对于轻中度呼吸困难的患者,可使用鼻塞吸氧、面罩吸氧或无创辅助通气。对于有严重呼吸窘迫或呼吸肌疲劳的患者,可选择双水平间歇性气道正压通气(bilevel intermittent positive airway pressure,BiPAP,简称"双水平正压通气")或持续正压通气。对于症状严重、不耐受、无创正压通气效果不佳的患者给予气管插管。使用任何形式的正压通气,都会对静脉回流产生影响,可能导致血压下降。在没有肺淤血或血管升压药物应用的情况下进行液体弹丸式推注。

一旦气道和呼吸得到保证,收缩压最好维持在正常水平的下限,只需维持神经功能和尿量即可。如果患者病情不稳定或怀疑心源性休克,可保留中心静脉置管和动脉置管进行监测。建议症状严重的患者保留导尿评估尿量,以追踪治疗反应。急诊科很少推荐其他有创血流动力学监测手段(如肺动脉漂浮导管置入术)。

"血管衰竭"的管理

半数 ADHF 患者会出现 SBP 升高(>140 mmHg),偶尔也被称为"血管衰竭"。这些患者通常有急性发作的呼吸困难。肺淤血是液体分布不均,而非液体潴留的结果。因此,快速给予血管扩张剂是一线治疗手段。

目前常用的血管扩张剂是硝酸甘油和硝普钠。首选舌下含服硝酸甘油,并持续给药至建立静脉通道。数分钟内即见到明显的临床和血流动力学反应。随后的血管扩张剂治疗,可通过局部(症状较轻)或静脉输注(症状严重)给药。30 min 内使用硝酸甘油的剂量可高达 20 000 μg,低血压的发生率<5%。若出现低血压应停止输注,考虑可能为右心室心肌梗死、肺栓塞或脓毒症。

在输注速度为 30～40 μg/min 时,硝酸甘油的主要作用为扩张静脉;更大剂量,特别是高于 250 μg/min 时,同时扩张动脉。静脉注射硝酸甘油的初始剂量为 10～50 μg/min,根据症状、BP 和肺毛细血管楔压(pulmonary capillary wedge pressure,PCWP)(若使用)的调整剂量为 10～20 μg/min。硝酸甘油给药 1～2 h 可出现快速耐药,特别是在剂量较大时。

硝普钠可同时扩张动脉和静脉。静脉给药从 10 μg/min 开始,并以 10 μg/min 递增。并发症是低血压和氰化物中毒(在无肝或肾衰竭的情况下很少见)。

奈西立肽是重组 B 型利尿肽,可引起静脉和动脉扩张。该药也可增加每搏量和心排血量,降低 PCWP,并具有增加尿钠排泄和利尿的功能。由于安全问题,目前不推荐使用。

"心力衰竭"的管理

一些 ADHF 患者,SBP 在 90～140 mmHg,也被称为"HF"。一般表现为逐渐加重的淤血和呼吸困难。利尿是一线治疗方法,减轻容量负荷最常用的药物为袢利尿剂。使用利尿剂的并发症包括低血压、电解质异常、肾功能障碍和神经内分泌激活。为减少不良反应发生,应给予最低有效剂量的利尿剂。呋塞米是最常用的袢利尿剂,未使用过该药物的患者的初始剂量为静脉注射 40 mg,口服剂量等于静脉剂量。

β受体阻滞剂、血管紧张素转换酶抑制剂(angiotensin converting enzyme inhibitor,ACEI)、血管紧张素Ⅱ受体拮抗剂和醛固酮拮抗剂可降低慢性心力衰竭的死亡率,但在 ADHF 初始治疗中的获益尚不确定。用药禁忌是低血压、心动过缓、高钾血症或心源性休克。

硫酸吗啡可以减轻呼吸困难并有镇静作用,会引起静脉扩张,轻度降低前负荷。一项大规模注册研究发现,使用吗啡会增加院内死亡率;然而,该研究设计无法确定因果关系,仅指出接受吗啡治疗的患者与未接受该药物治疗的患者死亡率存在差异。目前推荐慎用吗啡,而非将其作为治疗 ADHF 的主要药物,如有需要,可小剂量使用(弹丸式推注 2～5 mg)。

心源性休克的管理

SBP<100 mmHg 的 ADHF 患者,可能合并 CS,需要积极治疗。若无任何肺淤血症状,可给予 250 mL 生理盐水进行补液试验。如果存在肺淤血,停止补液并给予强心药(参见下文"升压药物和正性肌力药物"部分)。不单独使用血管升压药物(如去氧肾上腺素)。

如发生持续或严重低血压,可使用去甲肾上腺素单药治疗。疗效欠佳时,使用多巴酚丁胺辅助治疗。在无低血压的情况下,多巴酚丁胺可使用在初始作为单药治疗。若药物治疗失败,可使用主动脉内球囊反搏(IABP)等机械辅助手段。

急性室间隔缺损(VSD)或 MR 的主要治疗方法是先使用多巴酚丁胺和硝普钠,如果失败,则使用 IABP。多巴酚丁胺能改善心脏的收缩力并降低前负荷,而硝普钠能扩张血管、改善全身血流。手术修补或瓣膜置换是 MR 的最终治疗手段。

药物支持:升压药物和正性肌力药物

多巴胺具有剂量依赖性,以 2.5～5 μg/(kg·min)的速率静脉注射时,具有 β1 肾上腺素能效应,对心脏产生正性变时和正性变力作用;以 5～10 μg/(kg·min)的速率静脉注射时,同时激动 α 和 β1 肾上腺素能受体;以>10μg/(kg·min)的速率静脉注射时,α肾上腺素能活性占优势,可增加全身血管阻力(SVR)和BP。初始负荷剂量通常为2.5~5μg/(kg·min),以20~50μg/(kg·min)剂量递增。多巴胺可增加SVR、HR和CO。如果SVR的增加相对CO的增加失衡,可能会发生低血压。推荐使用最小剂量多巴胺,以达到预期疗效,减少心律失常、肢体坏疽和局部缺血的发生。

去甲肾上腺素(NE)也是治疗HF的一线药物,具有增强心肌收缩力和收缩血管的双重作用。NE是一种α肾上腺素能受体激动剂,可作为血管收缩剂使用,并发症类似于多巴胺,分别是心律失常、肢端坏疽和继发于心动过速的心肌局部缺血。NE的起始剂量是0.1μg/(kg·min),可增加至2μg/(kg·min)或维持SBP>80mmHg。

SBP>90mmHg并存在灌注不足时,使用多巴酚丁胺可增加CO并降低SVR和左心室压力,对血压影响小。多巴酚丁胺是β1肾上腺素能受体激动剂,同时具有活化α肾上腺素和β2肾上腺素能受体的作用。该药能增加心肌收缩力,改善冠脉灌注和舒张外周血管,可用于无低血压的单纯泵衰竭或使用NE后的低血压患者,以增加心排血量。起始剂量为2~5μg/(kg·min),根据治疗反应可增加至20μg/(kg·min)。心律失常、恶心和头痛是可能的并发症。

米力农能增加心肌收缩力、CO及舒张外周血管,对血管扩张的影响可能会超过其正性应力效应,从而加重低血压。建议在有肺动脉漂浮导管监测的情况下使用。米力农可联合药物治疗,也可单药治疗。起始剂量为在10min内静脉注射50μg/kg,维持剂量为0.5μg/(kg·min)。

机械支持:主动脉内球囊反搏

IABP是一种放置在主动脉内的装置,舒张期充气、收缩期排气,减少心室后负荷和心肌做功,从而减少心肌氧消耗。IABP通过增加舒张期灌注压来改善冠状动脉(简称"冠脉")血流,并减轻左心室负荷。在CS中可考虑使用IABP;然而,单独使用IABP不会提高生存率。

血运重建治疗

AMI合并CS时,最重要的治疗是早期血运重建[如溶栓、支架置入或冠状动脉旁路移植术(coronary artery bypass grafting,CABG)]。诊断CS后6h内是实施血运重建的最佳生存时机,但75岁以上患者除外,这类患者单独使用药物治疗的生存率更高。

机械辅助治疗:体外膜肺氧合和经皮心室辅助装置

体外膜肺氧合(ECMO)和经皮心室辅助装置是经IABP及强心治疗后难治性CS患者的选择。ECMO是一种提供氧合和左、右心室支持的体外循环(cardiopulmonary bypass,CPB)方法。经皮心室辅助装置可以减轻左心室负荷,提供循环支持,改善多个血流动力学参数,包括心脏指数、收缩压、舒张压和肺动脉压(pulmonary artery pressure,PAP),可作为治疗或康复的过渡措施。

处理和转科

任何有持续低氧血症或正压通气需求,存在CS、新发心脏缺血、急性肾损伤(尿素氮升高)或BNP升高的患者,短期死亡率和发病率均较高。这些患者应当在重症监护病房(ICU)中接受更好的治疗,而不是在普通病房中接受治疗。CS患者需转科收住ICU,必要时提供机械治疗。

关注要点

(1)ADHF诊断困难,严重的ADHF和CS需要尽早治疗以提高生存率。

(2)ADHF的诊断依据:病史(已知的既往HF、呼吸困难、端坐呼吸、夜间阵发性呼吸困难、肿胀)、体检(生命体征、JVD、奔马律、啰音)和辅助检查(CXR、选择性使用 BNP 和超声心动图)。

(3)重度 ADHF 的稳定可能需要氧疗/机械通气支持、利尿或液体疗法、正性肌力药物和其他血管活性药物或 IABP。

(4)治疗目标是祛除病因,根据临床表现和血流动力学进行药物治疗和机械辅助治疗。

(5)处理和转科应该遵循的原则:提供充足的监护和支持措施,尽量减少导致死亡的危险因素,遵循患者的意愿。

(洪欢　译)

参 考 文 献

[1] LLOYD-JONES D,ADAMS RJ,BROWN TM.Heart disease and stroke statistics—2010 update:a report from the American Heart Association[J].Circulation,2010,121(7):e46-215.

[2] HOCHMAN JS,BULLER CE,SLEEPER LA.Cardiogenic shock complicating acute myocardialinfarction—etiologies,management and outcome:a report from the SHOCK Trial Registry.Should we emergently revascularize Occluded Coronaries for cardiogenic shock? [J].J Am Coll Cardiol,2000,36 (3 Suppl A):1063-1070.

[3] GOLDBERG RJ,SPENCER FA,SZKLO-COXE M.Symptom presentation in patients hospitalized with acute heart failure[J].Clin Cardiol,2010,33(6):e73-e80.

[4] MCCULLOUGH PA,NOWAK RM,MCCORD J.B-Type natriuretic peptide and clinical judgment in emergency diagnosis of heart failure:analysis from Breathing Not Properly (BNP) Multinational Study[J].Circulation,2002,106(4):416-422.

[5] FONAROW GC,PEACOCK WF,PHILLIPS CO.Admission B-type natriuretic peptide levels and in-hospital mortality in acute decompensated heart failure[J].J Am Coll Cardiol,2007,49(19):1943-1950.

[6] PEACOCK WF,DE MARCO T,FONAROW GC.Cardiac troponin and outcome in acute heart failure[J].N Engl J Med,2008,358 (20):2117-2126.

[7] NAVA S,CARBONE G,DIBATTISTA N.Noninvasive ventilation in cardiogenic pulmonary edema:a multicenter randomized trial [J].Am J Respir Crit Care Med,2003,168(12):1432-1437.

[8] MAISEL AS,PEACOCK WF,MCMULLIN N.Timing of immunoreactive B-type natriuretic peptide levels and treatment delay in acute decompensated heart failure:an ADHERE (Acute Decompensated Heart Failure National Registry) analysis[J].J Am Coll Cardiol,2008,52(7):534-540.

[9] DE BACKER D,BISTON P,DEVRIENDT J.Comparison of dopamine and norepinephrine in the treatment of shock[J].N Engl J Med,2010,362(9):779-789.

[10] FONAROW GC,ADAMS KF,ABRAHAM WT.Risk stratification for in-hospital mortality in acutely decompensated heart failure: classification and regression tree analysis[J].JAMA,2005,293(5):572-580.

第5章 急性心肌梗死、急性冠脉综合征、心律失常、起搏器和植入式自动心脏复律除颤器

Glen E.Michael and Robert E.O'Connor

引言

急诊科(ED)经常会遇到急性冠脉综合征(acute coronary syndrome,ACS)、心律失常和与起搏器及心内除颤器相关的问题。急救人员应该熟练识别这些情况,并做好干预措施以稳定患者的病情。

急性冠脉综合征包括不稳定型心绞痛(unstable angina,UA)、非 ST 段抬高型心肌梗死(non-ST elevation myocardial infarction,NSTEMI)和 ST 段抬高型心肌梗死(ST elevation myocardial infarction,STEMI)。该综合征可能需要紧急的干预措施来降低死亡率和致残率。

危重症患者可能因原发性心律失常,或因其他危及生命的情况(包括急性缺血)出现继发性心律失常而就诊 ED。因此,急诊科医生必须能够迅速识别并合理处置各种心律失常。当心律失常分为快速性心律失常(进一步分为宽 QRS 波和窄 QRS 波)和缓慢性心律失常时,诊断和治疗原则更容易被记住。

植入式心脏除颤器(implantable cardiac defibrillator,ICD)的使用率正在以惊人的速度增长,相较于 1995 年植入 2 万枚,2003 年植入心脏除颤器已超过 15 万枚。美国每年植入类似数量的永久式起搏器。由这些装置植入和故障引起的并发症并不少见,急诊科医生应做好准备,处理这些与装置相关的危及生命的情况。

术语定义

急性冠脉综合征(ACS):是从不稳定型心绞痛到心肌梗死的急性心肌缺血临床综合征。

缓慢性心律失常(bradydysrhythmias):心率低于 60 次/min 且危及心功能的心电活动紊乱。

非 ST 段抬高型心肌梗死(NSTEMI):通过病史、体格检查、升高的心脏生物标志物和非特征性心电图(ECG)诊断。

ST 段抬高型心肌梗死(STEMI):通过病史、体格检查和抬高的 ST 段诊断。

稳定型心绞痛(stable angina):为冠状动脉稳定的狭窄所致。

快速性心律失常(tachydysrhythmias):心率大于 100 次/min 且危及心功能的心电活动紊乱。心室起源的快速心律失常是最不稳定且致命的。

不稳定型心绞痛(UA):由于心脏生物标志物和 ECG 正常或无诊断特异性,UA 通常根据病史和检查诊断。UA 由短暂的血小板聚集、冠脉痉挛或冠脉血栓引起,至少包括以下一种情况:①休息或轻微活动时发作,症状通常持续时间超过 20 min;②严重且伴有新发的胸部不适;③和以前相比,症状更加严重,发作时间更长,发作更频繁。

临床综合征——急性冠脉综合征和急性心肌梗死

ACS 是心肌氧供和氧耗失衡所致。ACS 的典型症状是胸部压榨感,可放射至左肩、左臂、左下颌和(或)左肩。这种压榨感通常伴随腹泻、恶心、呕吐和呼吸急促,但并非所有患者都会出现上述"典型"症状,有的患者可能主诉全身不适、心悸、焦虑或其他不典型症状。任何特定 ACS 症状组合的预测性的诊断效果较差。ACS 不包括稳定型心绞痛(在相同的劳力强度下疼痛发作,休息后缓解)。

通过症状和体格检查诊断 ACS 后,再根据心脏生物标志物和心电图结果对疾病进行分类(图 1.5.1)。UA 的心脏生物标志物和心电图正常或者无诊断特异性。NSTEMI 的心脏生物标志物增高,而心电图无诊断特异性。而对于 STEMI,不管其心肌标志物是否增高,均可通过 ST 段抬高诊断。

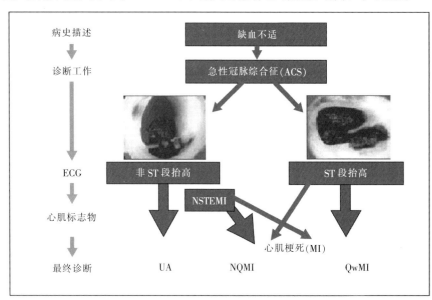

图 1.5.1 对疑似急性冠脉综合征患者的初步评估

注:ECG,心电图;NSTEMI,非 ST 段抬高型心肌梗死;UA,不稳定型心绞痛;NQMI,非 Q 波型心肌梗死;QwMI,Q 波型心肌梗死。

Reproduced from Antman E.The re-emergence of anticoagulation in coronary disease[J].Eur Heart J,2004,6(B3).

一般和关键性管理原则——急性冠脉综合征

ECG 是区分 ACS 各种病因的一种快速而可靠的手段,应在疑似 ACS 患者首次就诊时检查。早期识别 STEMI 至关重要,可立即使用血管成形术或溶栓进行再灌注治疗,提高生存率和促进心功能恢复。急救人员在院前首次接诊患者时,就应采集 ECG,然后立即由现场医生或通过 ECG 传输给专业医生进行分析。如果是医院首次接诊,应在患者到达时立即采集 ECG。如果 ECG 显示是 STEMI,则需通过溶栓治疗(时间目标为接诊患者 30 min 内)或血管成形术(时间目标为接诊患者 90 min 内)进行再灌注治疗。即使首次 ECG 未显示 STEMI,患者可能是 UA、NSTEMI 或者无 ACS。

当前最新的心脏生物标志物是超敏肌钙蛋白 I,可用于可疑 ACS 危险分层、诊断和治疗。传统的生物标志物,如肌红蛋白和肌酸激酶同工酶(creatine kinase-MB,CK-MB),现已不再用于诊断。ED 就诊的 80% 的 AKI 患者发病后 2~3 h 肌钙蛋白增高。

冠脉闭塞数分钟内就可发生 ECG 改变,而 STEMI 刚发生时心脏生物标志物一般是正常或者升高的。为了区分 NSTEMI 和 UA,应在就诊后 6~9 h 多次检测肌钙蛋白。NSTEMI 可能只需 4~6 h 连续检测超敏肌钙蛋白水平即可排除。UA 可能随着心脏生物标志物的特征性升高转变为 NSTEMI，或者根据随后的 ECG 描记演变成 STEMI。因此，在用连续动态监测 ECG 和心脏生物标志物排除心肌梗死前，UA 的处理原则与 NSTEMI 相同。

急性冠脉综合征的急救体系

如果发现疑似 ACS 症状的患者应立即拨打急救电话。在美国，911 呼叫者可使用紧急医疗调度系统对胸痛进行分类，该系统灵敏度较高但特异性较低。呼叫 911 时可以完成以下事情：紧急医疗服务（Emergency Medical Service，EMS）的接线员用流程化问题对患者进行危险分层，提供阿司匹林服用指导意见，需要时指导目击者进行心肺复苏，以及调动 EMS 人员。许多 ACS 患者最初会向其朋友或家人进行咨询，而不是向 EMS 求救。呼叫 911 的公众教育活动未来是否会取得更大的成功尚待确定。

EMS 应基于当地医疗水平发展 ACS 救治系统，缩短 STEMI 患者再灌注时间，所有 EMS 系统应具备院前采集 ECG 的能力，以便首次接诊患者时即可识别 STEMI（有时为 NSTEMI），尽早开始治疗。ECG 必须由有资质识别 STEMI 的人员解读，无论是现场施救人员、医生，还是两者兼。美国的许多系统都在使用辅助 ECG 诊断设备，并发现其非常可靠。

现已开发了许多成功的模式，一旦 ECG 上识别出 STEMI，就可最大限度地缩短再灌注时间。这些模式包括：院前溶栓，然后转运至医院；转至不具备经皮冠状动脉介入治疗（percutaneous coronary intervention，PCI）的医院进行院内溶栓；或送到 PCI 中心进行 PCI，其中可能分流到一个或者多个不具备 PCI 的中心。《2010 年美国心脏协会心肺复苏及心血管急救指南》强烈建议，在院前条件下实施溶栓的系统化流程包括以下特征：溶栓药的使用方案、12 - 导联 ECG 的采集和解读、高级生命支持（advanced cardiac life support，ACLS）、联系接收机构、具经 STEMI 管理培训过和有经验的主管医生及持续质量改进。被诊断为溶栓禁忌或有心源性休克的患者应该被送至 PCI 中心（图 1.5.2）。

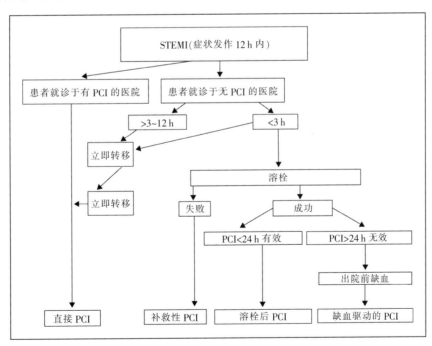

图 1.5.2　急性 ST 段抬高型心肌梗死（STEMI）患者治疗策略的流程图
注：PCI，经皮冠状动脉介入治疗。

Reproduced from Elsasser A，Hamm C. Percutaneous coronary intervention guidelines：newaspects for theinterventional treatment of acute coronary syndromes[J].Eur Heart J，2005，7（K7）.

STEMI 的再灌注治疗

从首次接诊开始,理想情况下 STEMI 患者应在 30 min 内开始溶栓治疗,或者在 90 min 内开始 PCI。在首次就诊时间和球囊成形时间小于 90 min 且转运时间相对较短(大多数情况下小于 30 min)的系统中,可根据需要绕过距离较近的急诊科,直接将患者转运至最近的导管室是合理的。溶栓治疗的患者 ECG 证实再灌注治疗失败,应立即行 PCI。此外,新的证据表明,接受溶栓治疗后 ECG 有好转的患者可在 6~24 h 内接受的心导管术中获益。

排除心肌梗死

对无诊断特异性 ECG 变化的可疑 ACS 患者,应连续检测心脏生物标志物。血清肌钙蛋白水平与死亡风险增加相关,升高的幅度越大预示不良结局的风险越大。血清肌钙蛋白水平升高需数小时,因此,STEMI 和 NSTEMI 初发的数小时内肌钙蛋白水平可能是正常的。至少需要 4~6 h 来诊断或排除 NSTEMI。血清肌钙蛋白水平有助于从早期有创性干预中获益的 ACS 患者。

连续监测的肌钙蛋白水平均正常,且 6 h 后 ECG 仍无法诊断,则排除 NSTEMI,可以安全地进行激发试验。诱发心肌缺血的无创性检查(如运动或多巴酚丁胺负荷试验)或冠状动脉解剖学评估[如冠脉电子计算机断层扫描(computed tomography,CT)造影、心脏磁共振成像(magnetic resonance imaging,MRI)、心肌灌注成像或运动负荷超声心动图],可将需要进一步治疗的患者和适合从 ED 出院的患者区分开来。

急性冠脉综合征的辅助治疗

呼吸短促、充血性心力衰竭或休克的患者应给予吸氧。通过监测无创血氧饱和度确定是否需要给氧,通常动脉血氧饱和度(saturation of arterial blood,SaO_2)<94%时表明需要给氧。

临床试验发现阿司匹林可以降低 ACS 患者的死亡率,因此建议早期服用阿司匹林。多项研究证实使用阿司匹林是安全的。除非明确有阿司匹林过敏史或消化道出血,否则目击者、EMS 人员或医院人员均应尽快给予所有疑诊为 ACS 的患者非肠溶阿司匹林治疗。因过敏或者消化道不适而不能耐受阿司匹林的疑诊 ACS(即使没有 ECG 或心脏生物标志物改变)患者,也可给予氯吡格雷 300 mg 口服。

硝酸甘油对血流动力学有益,包括扩张冠状动脉(特别是斑块破裂区)、外周动脉和静脉。有缺血不适的患者应该每隔 3~5 min 舌下含服或气雾吸入 3 倍剂量的硝酸甘油,直至疼痛缓解或发生低血压为止。

但双肺野清晰而考虑为右心梗死的患者不应使用硝酸甘油,此类患者应行右侧 ECG 检查,可以明确是否存在右心梗死。

对硝酸酯类药物无效的胸部不适患者,应予以止痛药,如静脉注射吗啡。吗啡是 STEMI 患者的首选镇痛药,其他镇痛药可能同样有效,但没有吗啡应用广泛。

STEMI 或中高危非 ST 段抬高的 ACS 患者在标准治疗(阿司匹林、抗凝剂和再灌注治疗)的基础上,应给予负荷剂量的氯吡格雷。普拉格雷(60 mg 口服负荷剂量)可替代氯吡格雷治疗 PCI 术前确诊的 NSTEMI 或 STEMI 患者。

GP Ⅱb/Ⅲa 受体拮抗剂治疗 UA/NSTEMI 患者的作用和疗效已被证实。但是,在近期 ACS 介入治疗和保守治疗的研究进展中,尚无证据支持,应在 STEMI 患者血管造影前常规使用 GP Ⅱb/Ⅲa 受体拮抗剂。

肝素是一种间接的凝血酶抑制剂,被广泛用于 ACS 溶栓的辅助治疗,并与阿司匹林和其他血小板拮抗剂联合用于治疗 NSTEMI 和 UA。对于初始采用保守治疗的 NSTEMI 住院患者,可使用磺达肝癸钠、依诺肝素或普通肝素(unfractionated heparin,UFH)。对择期进行有创性治疗的 NSTEMI 住院患者可使用依诺肝素或 UFH。对住院后或入院前接受 PCI 或溶栓治疗的 STEMI 患者也可使用依诺肝素或 UFH。

　　没有证据支持 ACS 患者在入院前或 ED 初始评估期间常规静脉注射 β 受体阻滞剂。静脉注射 β 受体阻滞剂只适用于有严重高血压或快速心律失常等的特定情况。但是，所有疑诊为 ACS 的患者应该在症状出现后 24 h 内开始口服 β 受体阻滞剂。对于无低血压伴肺淤血或左心室射血分数（left ventricular ejection fraction，LVEF）<40% 的 STEMI 患者，建议在症状出现后 24 h 内口服血管紧张素转换酶抑制剂（ACEI）。许多心脏介入医生对接受择期或紧急血管成形术的患者使用他汀类药物进行预处理，以降低围术期心肌梗死的风险。

临床综合征——宽 QRS 波心动过速

　　宽 QRS 波（QRS>120 ms）的快速性心律失常是最不稳定和最直接危及生命的。心室颤动（ventricular fibrillation，VF）、包括尖端扭转在内的室性心动过速（VT）和宽 QRS 波室上性心动过速构成最大的失代偿风险。

　　VF 是一种节律严重紊乱的室性心律失常，易导致心源性猝死。除非及时识别并治疗，否则 VF 均是致命的。

　　VT 是宽 QRS 波性心动过速的最常见原因，被定义为冲动从房室结下方产生，频率>100 次/min。VT 如果在 30 s 内自行消失则被认为是"非持续性"的，若持续时间>30 s 或需要临床干预则被认为是"持续性"的。单形性 VT 的 QRS 波群形态在任何导联中均是一致的，而多形性 VT 的 QRS 波形和电轴在特定导联上是不断变化的（图 1.5.3）。

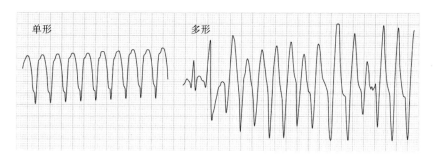

图 1.5.3　单形性和多形性室性心动过速

Reproduced from Edhouse J.Broad complex tachycardia—Part Ⅰ[J].BMJ,2002,324(7339) with permission from BMJ Publishing Group Ltd.

　　尖端扭转型 VT 是一种特殊类型的多形性 VT，其特征是 QRS 波群宛如围绕等电线扭转而得名（图 1.5.4），通常是 QT 延长、先天性综合征、继发于药物、毒素或代谢异常所致。

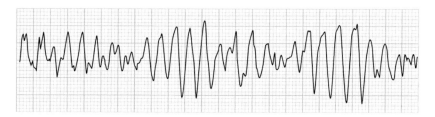

图 1.5.4　尖端扭转性室性心动过速

Reproduced from Edhouse J,Morris F.Broad complex tachycardia—Part Ⅱ[J].BMJ,2002,324(7340) with permission from BMJ Publishing Group Ltd.

伴异常传导或预激综合征的快速室上性心动过速（supraventricular tachycardia，SVT）也可导致宽QRS波心动过速。这些可能很难与VT区分，但可结合心电图进行诊断。腺苷可用于区分VT和宽QRS波SVT，但应谨慎使用，切勿用于不规则宽QRS波心动过速，因其可将伴有预激的SVT转变为VF。

室性心动过速和伴传导阻滞的室上性心动过速的区别

如果是右束支阻滞的心动过速（V1导联主要是正向宽QRS波），如果存在以下情况，考虑为心室起源：

- QRS波时间＞0.14 s
- 电轴偏移
- V6导联出现QR波或者主波向下
- 所有胸前导联均为正向偏移
- V1导联单R波或双R波（QR或RS）
- V1导联出现三相R波，起始R波高于后来的R波，S波贯穿等电线

如果是左束支阻滞的心动过速（V1导联主要是负向宽QRS波），如果存在以下情况，考虑为心室起源：

- 电轴偏移
- QRS波时间＞0.16s
- V6导联出现QS波或者主波向下
- 所有胸前导联均为负向偏移
- V1导联为RS波

Reproduced from Edhouse J，Morris F. Broad complex tachycardia—Part Ⅱ [J]. BMJ，2002，324（7340）with permission from BMJ Publishing Group Ltd.

一般和关键性管理原则——宽QRS波心动过速

内科医生总是对波群异常的SVT过度诊断，而对VT诊断不足。VT比变异性SVT更常见，当不确定时，所有宽QRS波心动过速均应被视为VT。既往有心肌梗死或充血性心力衰竭病史的患者发生宽QRS波心动过速时，98%以上为VT，而不是SVT。将VT误诊为变异性SVT会造成致命性后果。一般而言，SVT患者往往比较年轻且无潜在的冠脉疾病，而VT患者年龄较大且有潜在的器质性心脏病。

VF和无脉性VT的治疗包括高质量的CPR和电除颤。美国心脏协会（American Heart Association，AHA）还建议每3～5 min使用肾上腺素1 mg[IV/骨内注射（intraosseous，IO）]和胺碘酮300 mg（IV/IO）治疗VF或对初始除颤无效的无脉性VT。

对于有脉搏但血压低、精神状态差、缺血性胸痛或其他终末器官功能障碍的不稳定型VT，应立即予100 J能量的同步电复律。多型性VT因无法同步，需进行非同步电除颤。对于血流动力学稳定的疑似VT，治疗应包括静脉注射抗心律失常药物，如胺碘酮（150 mg持续输注10 min，随后以1 mg/min持续输注6 h）或普鲁卡因胺（20～50 mg/min直至心律失常纠正，QRS增宽＞50%或发生低血压，最大剂量为17 mg/kg，然后以1～4 mg/min持续输注）。若VT对抗心律失常药无效或出现不稳定情况，可尝试同步电复律。

尖端扭转型VT通常是非持续性的，需要治疗其潜在的诱因。持续扭转型VT可以通过电复律治疗，若无法同步复律，则需电除颤。超速起搏（＞120次/min）和静脉注射硫酸镁对治疗尖端扭转型VT也有效。

腺苷可终止宽QRS波SVT，但对规律的宽QRS波可谨慎使用，不规律的宽QRS波心动过速禁用，因其可以将伴有预激综合征的SVT转化为VF。

就诊于ED的宽QRS波心动过速患者应收治于ICU，以便进一步监测和评估。

临床综合征——窄 QRS 波心动过速

　　窄 QRS 波心动过速往往比宽 QRS 波心动过速更稳定，但仍可能导致显著的血流动力学变化。窄 QRS 波心动过速出现在房室结水平或以上，包括窦性心动过速、心房颤动、心房扑动、房室结折返性心动过速（atrioventricular nodal reentrant tachycardia，AVNRT）和房室折返性心动过速（atrioventricular reentrant tachycardia，AVRT）。

　　窦性心动过速是指心率超过 100 次/min，且每个正常 P 波与 QRS 波群之间关联一致。窦性心动过速虽不是心律失常，但其出现预示可能存在引起致命性心动过速的其他原因。

　　心房颤动是最常见的持续性心律失常，总发生率为 1%～1.5%。心房颤动是由多个心房去极化不稳定造成的，导致心电图基线呈细波浪形且缺乏可辨别的 P 波。因为心房冲动传至房室结的多变性和不一致性，所以导致 QRS 波群不规则（图 1.5.5）。这种不规则心率的出现取决于影响房室结功能的因素，如使用 β 受体阻滞剂，但在正常房室传导的情况下，心率通常为 100～180 次/min。心室率较快时，由于舒张期充盈时间缩短及心房收缩协调性丧失，心房颤动可导致低血压。心房颤动也可能是特发性的，但经常与潜在的生理应激因素有关，如感染、心肌缺血、血容量不足或代谢异常。除对症处理心房颤动的异常节律外，还应考虑导致心律失常的潜在原因。

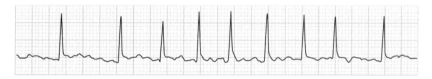

图 1.5.5　心房颤动

Reproduced from Goodacre S, Irons R. Atrial arrhythmias[J]. BMJ, 2002, 324 (7337) with permission from BMJ Publishing Group Ltd.

　　心房扑动产生特征性的宽锯齿波，心房率约为 300 次/min（图 1.5.6）。与心房颤动不同，房室结的传导所致的心室节律通常是规则的。最常见的房室结间传导比率为 2∶1，心室率可达 150 次/min，但 4∶1 传导和不恒定传导也很常见。与心房颤动相似，心房扑动的快心室率和心房收缩不一致也可导致血液动力学不稳定。

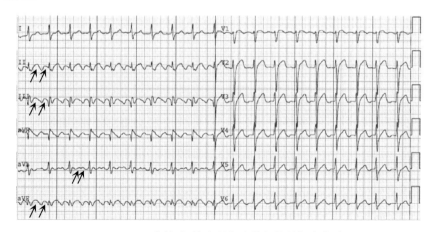

图 1.5.6　心房扑动（箭头所指为特征性的锯齿状波）

Reproduced from Stahmer SA, Cowan R. Tachydysrhythmias[J]. Emerg Med Clin North Am, 2006, 24(1) with permission from Elsevier.

  AVRT 和 AVNRT 都是源于房室交界的室上性心动过速。AVRT 通常与预激综合征相关,总体上 AVNRT 更常见。房室折返环形成时可导致 AVRT 和 AVNRT 发生。在 AVNRT 中,不管是正向或者逆向的折返环都通过房室结。在 AVRT 中,除房室结通路外,心房与心室之间存在旁路通道。AVRT 中的传导可以是经房室结向前正向传导,然后通过旁路逆向传导进入心房,或者首先通过旁路向前传导,然后经过房室结逆向传至心房。正向 AVRT 产生窄 QRS 波群,而逆向 AVRT 产生宽 QRS 波群(图 1.5.7)。AVNRT 和正向 AVRT 节律均规整,速度通常在 130～250 次/min(图 1.5.8)。

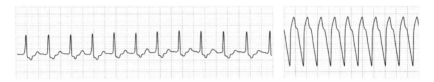

图 1.5.7　正向(左)和逆向(右)房室折返性心动过速

Reproduced from Esberger D, Jones S, Morris F. Junctional tachycardias[J]. BMJ, 2002, 324 (7338) with permission from BMJ Publishing Group Ltd.

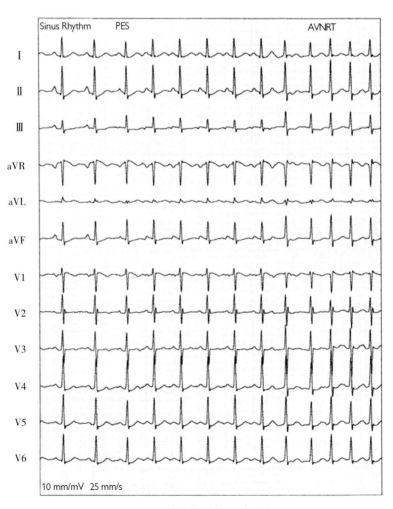

图 1.5.8　房室折返性心动过速

Reproduced from Stahmer SA, Cowan R. Tachydysrhythmias[J]. Emerg Med Clin North Am, 2006, 24(1) with permission from Elsevier.

一般和关键性管理原则——窄 QRS 波心动过速

窦性心动过速的治疗应针对诱发窦性心动过速的潜在病因。

治疗窄 QRS 波心动过速的其他措施，首先应评估患者病情是否稳定。有低血压或外周器官损害征兆（如缺血性胸痛或精神状态改变）的不稳定患者，应立即接受同步心脏电复律。对于心房扑动等规则的窄 QRS 波心动过速，推荐初始复律能量在 50～100 J，而对于不规则的窄 QRS 波（心房颤动）的推荐起始能量为 120～200 J。

对于病情稳定的患者常采取保守的方法，目标是识别和治疗现存的特定心律失常。在准备其他治疗方式时，可以尝试刺激迷走神经。如果怀疑有窄 QRS 波 AVRT 或 AVNRT，给予腺苷可成功终止 95％的病例中的心律失常。通常使用 β 受体阻滞剂（美托洛尔 5 mg IV 1～2 min）或钙通道阻滞剂（地尔硫䓬 15～20 mg IV，2 min 内）控制心房颤动或心房扑动的心室率。对于近期出现的稳定心房颤动或心房扑动患者，尽管针对这类患者的最佳管理措施正在不断改进，仍可通过电复律或抗心律失常药物将其转换为窦性心律。

临床综合征——缓慢性心律失常

大多数缓慢性心律失常病例都是继发性的，仅约 15％的病例主要是心脏传导系统的本身缺陷所致（表 1.5.1）。心动过缓可导致窦性心律（SA）功能障碍，如病态窦房结综合征和窦性停搏，或房室结功能障碍，包括一度、二度和三度房室传导阻滞。

表 1.5.1　心动过缓的病因

病因	发病率
原发性	15％
继发性	85％
急性冠脉综合征	40％
药物/毒物	20％
代谢	5％
神经	5％
永久起搏器功能失调	2％
混合因素	13％

Reproduced from Brady WJ, Harrigan RA. Evaluation and management of bradyarrhythmias in the emergency department[J]. Emerg Med Clin North Am, 1998, 16(2) with permission from Elsevier.

窦性心动过缓通常是生理性的，常见于运动员、健康的年轻人和睡眠中的正常人。其定义是心电图上示心率<60 次/min，PR 间期在 120～200 ms，P 波正常。病态窦性心动过缓常见于急性下壁心肌梗死，但也可见于病窦综合征。

病窦综合征是一种原发性传导障碍，最常见于患有特发性窦房结纤维化的老年患者。最常见的表现为严重持续性窦性心动过缓，心电图上可能有多种表现，包括窦性停搏、窦房传导阻滞、交界性逸搏、快-慢综合征，或阵发性心房扑动或心房颤动。快-慢综合征的特点是阵发性房性快速性心律失常，并伴有心房或心室心动过缓（图 1.5.9）。窦房传导阻滞是指窦房结产生的冲动不能通过心房传导，导致相邻两个或两个以上 PP 间期的 P 波之间出现间歇性停顿。窦性停搏是由于窦房结冲动一过性丧失而导致无 P 波的长间歇。与窦房传导阻滞相反,正常窦性 PP 间期与窦性停搏中的长 PP 间期无倍数关系。

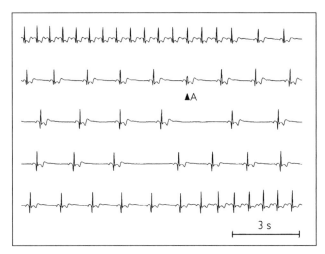

图 1.5.9 快-慢综合征

Reproduced from Ufberg JW, Clark JS. Bradydysrhythmias and atrioventricular conduction blocks[J]. Emerg Med Clin North Am,2006,24(1) with permission from Elsevier.

房室结功能障碍被分为一度、二度或三度,其程度与是否导致传导延迟、间歇性传导阻滞或完全阻滞相对应。一度房室传导阻滞 PR 间期恒定,每个 P 波后均有 QRS 波,但 PR 间期大于 200 ms(图 1.5.10)。一度房室传导阻滞节律稳定,很少发展为完全性传导阻滞或致命性心动过缓。

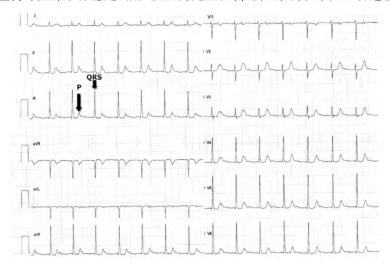

图 1.5.10 一度房室传导阻滞

Reproduced from Ufberg JW, Clark JS. Bradydysrhythmias and atrioventricular conduction blocks[J]. Emerg Med Clin North Am,2006,24(1) with permission from Elsevier.

心房冲动间歇性传至心室,导致部分 P 波后无 QRS 波,则为二度房室传导阻滞。莫氏 Ⅰ 型(或文氏 Ⅰ 型)二度房室传导阻滞,房室结传导异常导致 PR 间期逐渐延长,直至 P 波后无 QRS 波(图 1.5.11)。莫氏 Ⅱ 型不同于莫氏 Ⅰ 型,是由于整个房室结间歇性传导障碍,其 PR 间隔恒定不变(图 1.5.12)。

莫氏 Ⅱ 型的传导阻滞部位通常发生在束支水平,常导致 QRS 波增宽。莫氏 Ⅱ 型更容易发展为完全性房室传导阻滞,莫氏 Ⅰ 型则相对稳定。

三度或完全性房室传导阻滞的 P 波和 QRS 波各自独立(图 1.5.13)。心房冲动被完全阻断,均不能传至心室。心室传导依赖于异位起搏点,心室率在 40～60 次/min。起搏点位于房室结,QRS 波群通常正常;但如果起搏点在房室结以下,则 QRS 波增宽,心室率通常低于 40 次/min。

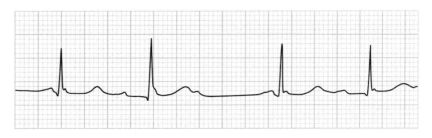

图 1.5.11　二度房室传导阻滞,莫氏 Ⅰ 型

Reproduced from Da Costa D, Brady WJ, Edhouse J. Bradycardias and atrioventricular conduction block[J]. BMJ,2002,324(7336) with permission from BMJ Publishing Group Ltd.

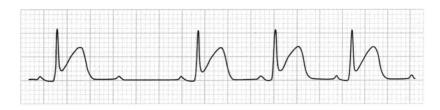

图 1.5.12　二度房室传导阻滞,莫氏 Ⅱ 型
请注意 Ⅱ 导联上 ST 段抬高可能是下壁心梗所致。

Reproduced from Da Costa D, Brady WJ, Edhouse J. Bradycardias and atrioventricular conduction block[J]. BMJ,2002,324(7336) with permission from BMJ Publishing Group Ltd.

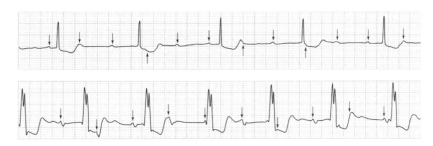

图 1.5.13　三度房室传导阻滞
箭头所指 P 波与 QRS 波互不相关。窄 QRS 波提示起搏点在希氏束以上,宽 QRS 波提示起搏点在希氏束以下。

Reproduced from Da Costa D, Brady WJ, Edhouse J. Bradycardias and atrioventricular conduction block[J]. BMJ,2002,324(7336) with permission from BMJ Publishing Group Ltd.

一般和关键性管理原则——缓慢性心律失常

　　心动过缓的处理取决于患者病情是否稳定及其症状。一般来说,无症状的心动过缓无须紧急干预,但应明确心动过缓的根本原因。某些高风险的心律失常如三度房室传导阻滞或莫氏 Ⅱ 型房室传导阻滞,则需要进行密切监测和心内科会诊。

　　任何不稳定的心动过缓,如出现低血压、精神状态改变或其他外周器官损害,应立即考虑经皮心脏起搏。在安装起搏器之前,静脉注射 0.5 mg 阿托品,但对于高度房室传导阻滞通常无效。对阿托品有反应的患者可能需要连续静脉输注肾上腺素(2~10 μg/min)或多巴胺[2~10 μg/(kg·min)];对阿托品无反应的患者进行经皮起搏,并做好静脉置入起搏器的准备。

对有症状但血流动力学稳定的心动过缓患者需密切监测,也可能从阿托品等药物中获益。还须考虑导致心动过缓的根本病因,包括药物效应(如钙通道阻断剂毒性)、代谢异常(如甲状腺功能减退症和心肌缺血)。

临床综合征——起搏器和植入式心脏除颤器的植入并发症

ICD 和心脏起搏器通常被植入在胸大肌和皮下组织形成的囊袋中。将连接设备和心肌的导联线穿过锁骨下静脉,并终止于右心房或右心室的电极处(图 1.5.14)。植入这些装置的并发症可能与皮下囊袋的外科操作、经静脉放置导线的方法或心肌与导线电极之间的接口有关。

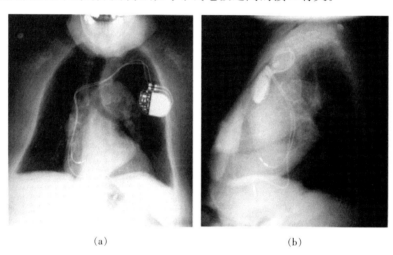

(a)　　　　　　　　　　　(b)

图 1.5.14　正常的双腔心脏起搏器胸部 X 线影像图,后前位(a)和侧位(b)

可以看出,双腔心脏起搏器的两根导线分别终止于右心房和右心室。

Reproduced from Cardall TY,Chan TC,Brady WJ,et al.Permanent cardiac pacemakers:issues relevant to the emergency physician,Part I[J].J Emerg Med,1999,17(3) with permission from Elsevier.

皮下囊袋并发症包括感染、血肿形成、伤口裂开、溃疡和装置移位。皮下囊袋感染可能由轻度局限性蜂窝组织炎发展至脓毒症。植入后不久可能会出现袋状血肿,并可能导致明显的出血或增加感染的风险。如果可触及血肿,则需要处理。伤口裂开和皮下囊袋溃疡通常不会危及生命,但会增加囊袋感染的风险。伤口裂开通常是装置植入后数天内发生的早期并发症,而植入后数年可能会发生溃疡。装置移位是一种慢性并发症,是装置从植入部位逐渐移动到周围组织造成的。

在导线放置相关的并发症包括导线感染、气胸、血胸和静脉血栓的形成。导线相关感染罕见,但死亡率极高。通常会出现发热、寒战、累及肺部等的体征和症状。经锁骨下植入后可出现气胸或血胸。起搏器置入后,气胸的总发生率低于2%,其中约一半需要干预处理。与静脉导管放置相关的静脉血栓可以是急性或慢性的。急性血栓通常表现为同侧手臂疼痛或肿胀,通过多普勒超声检查可确诊。

电极-心肌界面的并发症包括电极移位和导线穿透。从心肌移出电极可能导致导线移位(图 1.5.15),电极与心肌其他部位接触时,可导致起搏器发生故障、血栓或危及生命的心律失常。导线穿透心肌通常是导线置入的急性并发症,但有时可能发现较晚,这类患者往往因心包炎、心包积液或心包填塞就诊于 ED,通过床旁经胸超声心动图确诊。

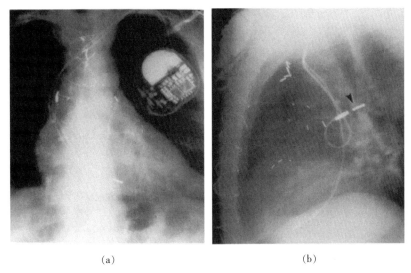

(a)　　　　　　　　(b)

图 1.5.15　在胸前位(a)和侧位(b)X 线影像图上观察到导线脱出和移位

图中双腔心脏起搏器可见两根导线脱落。心房导线和尖端位置由上腔静脉移位至奇静脉(箭头所指)。心室导联已经从心室壁移出，但仍然在右心室内。

Reproduced from Cardall TY, Chan TC, Brady WJ, et al. Permanent cardiac pacemakers: issues relevant to the emergency physician, Part Ⅰ[J]. J Emerg Med,1999,17(3) with permission from Elsevier.

一般和关键性管理原则——起搏器和植入式心脏除颤器的植入并发症

任何疑似皮下囊袋感染都应该被认为是致命，应积极治疗。确诊后需要植入装置。急诊科医生的职责是及时获取培养，启动覆盖 MRSA 的抗生素治疗，完善胸部 X 线摄片，安排手术治疗。囊袋血肿往往需要手术探查，不建议在 ED 进行针吸。伤口裂开和溃疡都需要进行手术清创。除非器械移位发生故障、感染或存在发生溃疡的风险，否则不需要移除。

ED 对导线相关感染的处理与皮下囊袋感染相似，需住院接受正规治疗，包括紧急拔出导线。植入导线相关的静脉血栓治疗与其他静脉血栓相同，都需抗凝。与植入导线相关的气胸和血胸的处理原则，同放置其他中心静脉后发生的上述并发症相同。

电极移位导致的心律失常需要紧急治疗，包括放置临时起搏器。导线穿透心肌所致的心包填塞需要紧急心包穿刺。

临床综合征——起搏器和植入式心脏除颤器的故障

起搏器功能异常包括无法同步、无法捕获、感知功能低下和起搏器诱发的心律失常。如果起搏器未能发出起搏冲动，可能是起搏器感知过度、导线故障、电池故障或电磁干扰所致。感知过度是由于起搏器检测到的电信号(如骨骼肌电位)被认为是正常的心电活动，结果导致起搏器产生抑制冲动。起搏失败的其他原因包括电池故障或导线故障。

如果心脏起搏器试图产生如 ECG 上可见的起搏伪迹，但不能诱发心脏除极化，就会发生捕获失败。这可能是导线损伤、电池耗竭、心肌缺血、药物或代谢异常导致的心肌不稳定，或者电极-心肌界面去极化所需的电压阈值增加所致。后一种情况被称为"输出阻滞"，最常见于植入后的第一个月，是电极界面处心肌组织纤维化和疤痕形成所致。

心脏起搏器无法检测到原发心脏活动时，提示感知功能低下，可能会出现在正常心律下不适当的起搏。感知功能低下可能由机械导联问题或自身心律变化引起,如振幅消失、室性期前收缩、新的束支传导阻滞或心房颤动等。

起搏器介导的心律失常包括起搏器介导的心动过速、起搏器失调,以及导线移位导致的心律失常。起搏器介导的心动过速通常发生在感应心房的双腔起搏器中。这种情况通常是室性期前收缩所致。室性期前收缩引起逆行 P 波,起搏器将其误认为是正常的心房活动。作为对心房感知的回应,起搏器触发心室刺激,进而产生另一个逆行 P 波,随后出现折返性心动过速(图 1.5.16)。起搏器主要部件发生故障可导致起搏器功能失控,起搏器以 400 次/min 的脉冲速度传递刺激诱发了 VT 或 VF。导线移位也可导致心律失常,导线尖端移位至心室壁可诱发 VT 或 VF。

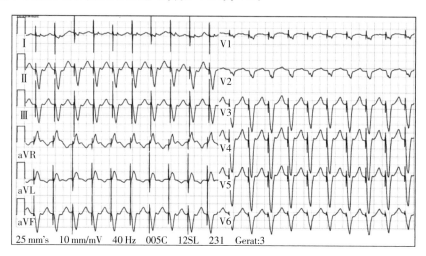

图 1.5.16 起搏器介导的心动过速
宽 QRS 波的心动过速,在每个宽 QRS 波前都有起搏钉样信号。

Reproduced from Ullah W, Stewart A. Pacemaker—mediated tachycardia[J]. Heart, 2010, 96(13) with permission from BMJ Publishing Group Ltd.

ICD 大多会出现和心脏起搏器相同的故障。不成功的除颤或 ICD 感应失败可能导致持续性心律失常和心搏骤停。患者经常在 ICD 电除颤后被收治于 ED。任何一次 ICD 除颤后,应在 ED 等待心内科会诊,并进行相关监测,包括心脏监测、详尽的病史询问和体格检查、心电图检查、实验室检查和胸部 X 线摄片,以确定 ICD 电除颤是否合适,以及是否存在导致电除颤的潜在疾病。

一般和关键性管理原则——起搏器和植入式心脏除颤器故障

感知过度可以通过磁铁纠正,大多数起搏器恢复到异步起搏的模式。使用磁铁时,起搏器的感测功能被关闭,起搏器自动以默认的速率发放冲动。

电池故障或导线故障导致的起搏失败需要治疗潜在的心律失常,需在 ED 进行临时体外起搏。捕获失败可通过调整起搏器的电压设置来纠正,故在检查植入装置和重新编程期间,需在 ED 进行临时经皮起搏。

起搏器介导的心动过速通过在起搏器上使用磁铁来终止,如没有磁铁或磁铁无效,可使用腺苷。磁铁可以减缓起搏器失控的速度,但有时需要通过手术断开起搏器导线的连接才能彻底治疗。由导线引起的心律失常的治疗包括以标准的方式处理由此引起的心律失常,并移除或重新定位移位的导线。

反复遭受不适当 ICD 电击的患者,可能是感知到故障或 NSVT 频率增加所致,需暂时停用他们的设备。大多数现用的 ICD 可通过在 ICD 发生器上放置磁铁实现。

ICD 或起搏器患者心搏骤停的处理与其他患者基本相似,可参照标准的高级生命支持(ACLS)指南。需要注意的是,直接在起搏器或 ICD 上方进行体外除颤极有可能会损坏植入的装置。如必须除颤,除颤器应远离起搏器或 ICD 发生器。最好的方法是将电击板放在患者前胸、后背的位置。对于依赖起搏器的患者,由于除颤可能损伤起搏器,应在除颤后对这类患者进行体外起搏。

小结

ACS 的诊断是一个动态过程,包括从病史和体检中识别关键因素、识别异常的生物标志物和 ECG。ACS 的治疗旨在快速识别 STEMI,并使用溶栓或血管成形术进行早期再灌注治疗。识别 NSTEMI 需明确其潜在的病因,且通常需要紧急行心导管检查。正确诊断和治疗心律失常可挽救生命,是急诊科医生的一项基本技能。装有心脏起搏器和自动植入式心脏复律除颤器(automatic implantable cardioverter defibrillator,AICD)的患者在出现问题时应及时就诊 ED,急诊科医生应具有识别并处理上述设备导致的紧急并发症的能力。

关注要点

(1)疑诊为 ACS 的患者应该在其首次就诊时进行 ECG 检查。
(2)STEMI 患者应行紧急再灌注治疗。
(3)疑诊为 ACS 的患者,特别是在最初的 ECG 不能诊断 STEMI 时,应动态监测生物标志物。
(4)疑似伴有血流动力学不稳定的心律失常患者,应对其进行紧急评估和治疗。
(5)急诊科医生应有能力诊断与治疗起搏器和 AICD 相关的故障。

(孙曼丽　译)

参 考 文 献

[1] JAUHAR S,SLOTWINER DJ.The economics of ICDs[J].N Engl J Med,2004,351(24):2542-2544.
[2] CARDALL TY,CHAN TC,BRADY WJ,et al.Permanent cardiac pacemakers:issues relevantto the emergency physician,Part Ⅰ[J].J Emerg Med,1999,17(3):479-489.
[3] ANDERSON JL,ADAMS CD,ANTMAN EM,et al.ACC/AHA 2007 guidelines for the management of patients with unstable angina/non ST-elevation myocardial infarction:a report of the American College of Cardiology/American Heart Association Task Force on Practice Guidelines(Writing Committee to Revise the 2002 Guidelines for the Management of Patients With Unstable Angina/Non ST-Elevation Myocardial Infarction):developed in collaboration with the American College of Emergency Physicians,the Society for Cardiovascular Angiography and Interventions,and the Society of Thoracic Surgeons:endorsed by the American Association of Cardiovascularand Pulmonary Rehabilitation and the Society for Academic Emergency Medicine[J].Circulation,2007,116(7):e148-e304.
[4] ANTMAN E.The re-emergence of anticoagulation in coronary disease[J].Euro Heart J Suppl,2004,6:B2-B8.
[5] TING HH,KRUMHOLZ HM,BRADLEY EH,et al.Implementation and integration of prehospital ECGs into systems of care for acute coronary syndrome:a scientific statement from the American Heart Association Interdisciplinary Council on Quality of Care and Outcomes Research,Emergency Cardiovascular Care Committee,Council on Cardiovascular Nursing,and Council on Clinical Cardiology[J].Circulation,2008,118(10):1066-1079.
[6] CASALS G,FILELLA X,AUGÉ JM,et al.Impact of ultrasensitive cardiac troponin Idynamic changes in the new universal definition of myocardial infarction[J].Am J ClinPathol,2008,130(6):964-968.
[7] SPORER KA,YOUNGBLOOD GM,RODRIGUEZ RM.The ability of emergency medical dispatchcodes of medical complaints to predict ALS prehospital interventions[J].PrehospEmerg Care,2007,11(2):192-198.
[8] LE MAY MR,DIONNE R,MALONEY J,et al.Diagnostic performance and potential clinicalimpact of advanced care paramedic interpretation of ST-segment elevation myocardialinfarction in the field[J].CJEM,2006,8(6):401-407.
[9] O'CONNOR RE,BOSSAERT L,ARNTZ HR,et al.Part 9:acute coronary syndromes:2010 International Consensus on Cardiopulmonary Resuscitation and Emergency Cardiovascular Care Science with Treatment Recommendations[J].Circulation,2010,122(16 Suppl 2):S422-S465.
[10] ELSASSER A.Percutaneous coronary intervention guidelines:new aspects for the interventional treatment of acute coronary syndromes[J].Euro Heart J Suppl,2005,7(SupplK):K5-K9.
[11] CANTOR WJ,FITCHETT D,BORGUNDVAAG B,et al.Routine early angioplasty after fibrinolysis for acute myocardial infarction

[J].N Engl J Med,2009,360(26):2705-2718.

[12] NARAIN VS,GUPTA N,SETHI R,et al.Clinical correlation of multiple biomarkers for risk assessment in patients with acute coronary syndrome[J].Indian Heart J,2008,60(6):536-542.

[13] MADSEN T,MALLIN M,BLEDSOE J,et al.Utility of the emergency department observation unit in ensuring stress testing in low-risk chest pain patients[J].Crit Pathw Cardiol,2009,8(3):122-124.

[14] O'CONNOR RE,BRADY W,BROOKS SC,et al.Part 10:acute coronary syndromes:2010American Heart Association Guidelines for Cardiopulmonary Resuscitation and Emergency Cardiovascular Care[J].Circulation,2010,122(18 Suppl 3):S787-S817.

[15] PATTI G,CHELLO M,GATTO L,et al.Short-term atorvastatin preload reduces levels of adhesion molecules in patients with acute coronary syndrome undergoing percutaneous coronary intervention.Results from the ARMYDA-ACS CAMs(Atorvastatin for Reduction of MYocardial Damage during Angioplasty-Cell Adhesion Molecules)substudy[J].J Cardiovasc Med(Hagerstown),2010,11(11):795-800.

[16] SHAH CP,THAKUR RK,XIE B,et al.Clinical approach to wide QRS complex tachycardias[J].Emerg Med Clin North Am,1998,16(2):331-360.

[17] EDHOUSE J,MORRIS F.Broad complex tachycardia—Part II [J].BMJ,2002,324(7340):776-779.

[18] EDHOUSE J.Broad complex tachycardia—Part I[J].BMJ,2002,324(7339):719-722.

[19] NEUMAR RW,OTTO CW,LINK MS,et al.Part 8:Adult advanced cardiovascular life support:2010 American Heart Association Guidelines for Cardiopulmonary Resuscitation and Emergency Cardiovascular Care[J].Circulation,2010,122(18 Suppl 3):S729-S767.

[20] TZIVONI D,BANAI S,SCHUGER C,et al.Treatment of torsade de pointes with magnesiumsulfate[J].Circulation,1988,77(2):392-397.

[21] VUKMIR RB.Torsades de pointes:a review[J].Am J Emerg Med,1991,9(3):250-255.

[22] GOODACRE S,IRONS R.Atrial arrhythmias[J].BMJ,2002,324(7337):594-597.

[23] STAHMER SA,COWAN R.Tachydysrhythmias[J].Emerg Med Clin North Am,2006,24(1):11-40.

[24] ESBERGER D,JONES S,MORRIS F.Junctional tachycardias[J].BMJ,2002,324(7338):662-665.

[25] STIELL IG,CLEMENT CM,BRISON RJ,et al.Variation in management of recent-onset atrialfibrillation and flutter among academic hospital emergency departments[J].Ann Emerg Med,2011,57(1):13-21.

[26] BRADY WJ,HARRIGAN RA.Evaluation and management of bradyarrhythmias in the emergency department[J].Emerg Med Clin North Am,1998,16(2):361-388.

[27] DA COSTA D,BRADY WJ,EDHOUSE J.Bradycardias and atrioventricular conduction block[J].BMJ,2002,324(7336):535-538.

[28] UFBERG JW,CLARK JS.Bradydysrhythmias and atrioventricular conduction blocks[J].Emerg Med Clin North Am,2006,24(1):1-9.

[29] AGGARWAL RK,CONNELLY DT,RAY SG,et al.Early complications of permanent pacemaker implantation:no difference between dual and single chamber systems[J].Br Heart J,1995,73(6):571-575.

[30] CHAN TC,CARDALL TY.Electronic pacemakers[J].Emerg Med Clin North Am,2006,24(1):179-194.

[31] ULLAH W,STEWART A.Pacemaker-mediated tachycardia[J].Heart,2010,96(13):1062.

第6章 急性肾损伤

John A. Kellum

引言

急性肾损伤(AKI)和急性肾衰竭(ARF)不是同一概念。肾衰竭特指那些已失去肾功能,并且没有干预措施就无法维持生命的患者,AKI则用来描述存在早期或轻度急性肾功能不全及明确存在肾衰竭的患者。虽然这种比较不完美,但AKI与肾衰竭的关系类似于急性冠状动脉综合征与合并心源性休克的心肌梗死之间的关系。AKI旨在描述疾病从相对轻微到严重的全部范围。与此相反,肾衰竭的定义是指肾功能不足以清除代谢废物,即使没有需要纠正的血流动力学或机械因素。肾衰竭(急性或慢性)的临床表现包括:

- 尿毒症症状(嗜睡、恶心、呃逆、抽搐)。
- 高钾血症。
- 低钠血症。
- 代谢性酸中毒。

而AKI在疾病早期可以表现为症状轻微或无症状。

急性肾损伤的诊断和分类

国际公认的AKI标准已制定,用下述内容的首写字母缩写"RIFLE"来描述肾损害的三个分级(风险、损伤和衰竭)和两种临床结局[肾功能丧失和终末期肾病(end stage renal disease,ESRD)](图1.6.1)。

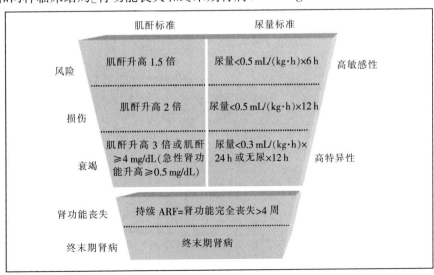

图1.6.1 RIFLE

注:近年来,急性肾损伤网络(AKIN)扩大了"风险"的范畴,包括血清肌酐(Scr)升高至少增加0.3 mg/dL,即使增幅小于基线值的50%,只要有记录显示超过48 h或不足48 h都可诊断。

RIFLE 包括血清肌酐(serum creatinine,Scr)和尿量两个独立的标准,取两者之中最严重的分类结果来定义 AKI 分期。需要注意的是,即使 Scr 增幅为基线值的 3 倍,只要在 Scr 急剧增加至少 0.5 mg/dL 的情况下,新 Scr≥4.0 mg/dL,即可认为达到 RIFLE-F 级别。图 1.6.1 显示,更多的患者(敏感性高)被列入轻度级别,包括一些实际上没有肾衰竭(特异性较低)的患者。相比之下,尽管图形底部的标准更加严格和具体,但也有部分患者会被漏掉。

少尿

持续少尿是急性肾衰竭的特征之一,但非少尿性肾衰竭并不少见。虽然肾小球滤过率(glomerular filtration rate,GFR)下降,但肾脏仍可生成尿液。如果能保持尿量,通常预后会更好,但使用利尿剂促排尿似乎并不能改善预后(有些研究甚至认为这是有害的)。

发病率和进展

AKI 在 ICU 患者中的发病率为 35%～65%,普通住院患者中的发病率为 5%～20%。随着 AKI 的发生,患者死亡率显著上升。大多数研究表明,与无 AKI 的住院患者相比,AKI 患者的死亡风险增加 3～5 倍。此外,AKI 严重程度的增加与死亡风险的逐步增加有关,因此,与没有达到 RIFLE-R 至 RIFLE-I 级别的患者相比,达到 RIFLE-F 级别的患者在出院前死亡的可能性会大大增加。伴有 AKI 的 ICU 患者的住院死亡率:R 级约为 9%,I 级约为 11%,F 级约为 26%;而无 AKI 的 ICU 患者死亡率约为 6%。遗憾的是,超过 50% 的 RIFLE-R 级别患者进展至 I 级(1～2 d)或 F 级(3～4 d),最终约 30% 的 RIFLE-I 级别患者进展至 F 级。

AKI 的危险因素

由 RIFLE 分级标准定义发生 AKI 的危险因素:
- 脓毒症。
- 年龄增加,尤其是年龄＞62 岁。
- 种族:达到 RIFLE-F 级别的黑人患者。
- 根据急性生理和慢性健康评分Ⅲ(APACHE Ⅲ)或序贯器官衰竭评估(SOFA)的更严重疾病。
- 已患慢性肾病(chronic kidney disease,CKD)。
- 先入住普通病房。
- 外科患者比内科患者的可能性更大。
- 心血管疾病。
- 急诊手术。
- 机械通气。

AKI 的病因

临床特征可以提示 AKI 病因,但需要进一步检查。危重症患者很容易出现 AKI,尤其是脓毒症和其他全身炎症反应(如大手术、创伤、烧伤)的患者,但其他原因也必须考虑。脓毒症时,肾脏通常具有正常的组织学外观。

容量反应性 AKI

多达 50％的 AKI 病例存在"容量反应性"，管理 AKI 患者的第一步是确保适当的液体复苏。然而，容量过负荷是增加 AKI 致死率的一个关键因素，因此不鼓励对无容量反应性的患者进行持续液体输注。一般情况下，液体复苏应以血流动力学监测为指导。

脓毒症所致 AKI

脓毒症是 50％以上 AKI 病例，包括那些需要肾脏替代治疗（renal replacement therapy，RRT）的严重病例的主要病因或诱因。脓毒症患者发生 AKI 的比例高达 40％，即使考虑 ICU 以外的患者也是如此。感染性休克是脓毒症所致 AKI 发生的一个重要因素，但没有明显休克的患者发生 AKI 的可能性也不低。

低血压

低血压是 AKI 的重要危险因素，许多 AKI 患者至少经历过一次低血压过程。液体复苏是治疗有容量反应性 AKI 患者的重要步骤，但许多患者也需要血管活性药物（如多巴胺、去甲肾上腺素）来维持动脉血压。尽管医生们普遍认为，与多巴胺相比，去甲肾上腺素并不会增加 AKI 的患病风险，而且脓毒症动物的肾血流量（renal blood flow，RBF）实际上随着去甲肾上腺素用量的增加而增加。

术后 AKI

危险因素包括低血容量、低血压、腹部大手术和脓毒症。外科手术（尤其是妇科手术）可能会因损伤下尿路导致梗阻性肾病而使情况变得复杂。腹主动脉瘤（abdominal aortic aneurysm，AAA）手术可导致肾动脉破裂。心脏手术可导致动脉粥样硬化性栓塞、动脉血压持续降低及全身炎症反应。

其他因素

• 肾毒性物质——可能通过直接损伤肾小管、间质性肾炎或肾小管梗阻引起肾衰竭。对于 AKI 患者，所有肾毒性物质都应该停用。

• 横纹肌溶解症——肌红蛋白尿和肌酸激酶（creatine kinase，CK）升高提示患者曾遭受挤压伤、肢体缺血、昏迷或长时间癫痫发作。

• 肾小球疾病——红细胞铸型、血尿、蛋白尿和全身症状（如高血压、紫癜、关节痛和血管炎）均提示肾小球疾病。需进行肾活检或特殊血液检查（如 Goodpasture's 综合征和血管炎）以确诊及指导适当的治疗。

• 溶血性尿毒综合征（haemolytic uraemic syndrome，HUS）——表现为溶血、尿毒症、血小板减少和神经系统检查异常。

• 结晶性肾病——尿沉渣中出现结晶体。晶体（如尿酸盐、草酸盐）的镜检有助于确诊。嘌呤和尿酸的释放是导致肿瘤溶解综合征患者发生急性肾衰竭的原因。

• 肾血管性疾病——通过肾动脉造影诊断血供丧失。腹部创伤或主动脉疾病（特别是夹层）可能导致动脉血供完全丧失。更常见的情况是动脉血供部分受损（如肾动脉狭窄），以及血流动力学不稳定或局部药物治疗[如非甾体抗炎药（nonsteroidal antiinflammatory drug，NSAID）、ACEI]使血流进一步减少。肾静脉阻塞可能是血栓或外部压迫[如腹内高压（intra-abdominal hypertension，IAH）]所致。

• 腹腔间隔室综合征（abdominal compartment syndrome，ACS）——表现为少尿、体检时腹部张力高和气道内压力增加（继发于膈肌抬高产生的压力）。当腹内压（intra-abdominal pressure，IAP）（仰卧位呼气末测量膀胱内压力）持续升高超过 20 mmHg 时即可诊断，通常需要早期手术减压，建议早期外科会诊。

肾毒素

以下为常见的肾毒素：

- 别嘌呤醇。
- 有机溶剂。
- 氨基糖苷类。
- 百草枯。
- 两性霉素。
- 戊烷。
- 呋塞米。
- 静脉造影剂。
- 草药。
- 磺胺类药物。
- 重金属。
- 噻嗪类。
- 非甾体抗炎药。

急性肾损伤的临床结局

直到现在还有观点认为 AKI 患者的死亡并不是因为 AKI 本身,而是继发于患者本身的基础疾病。研究表明,AKI 导致的真实死亡率,需首先排除包括慢性疾病和急性疾病潜在严重程度在内的其他因素。表 1.6.1 列出了 AKI 更为重要的临床结局。

表 1.6.1　AKI 的临床结局

系统	机制	并发症
电解质紊乱	低钠血症/高钾血症	CNS(见下文) 恶性心律失常
酸碱(氯化物排泄减少,阴离子累积白蛋白减少导致缓冲减少)	1.β受体的下调,诱导性一氧化氧合成酶(iNOS)的增加;2.高氯血症;3.胰岛素抵抗;4.自身免疫力	1.心排血量减少,血压下降;2.肠道屏障功能减弱,肠道功能损害;3.高血糖,蛋白高分解;4.见下文
心血管系统	容量过负荷	充血性心力衰竭 继发性高血压
肺脏	1.容量超载,胶体渗透压降低;2.通过细胞因子渗透和活化肺中性粒细胞;3.尿毒症	1.肺水肿,胸腔积液;2.急性肺损伤;3.肺出血
消化系统	1.容量过负荷;2.消化道缺血/再灌注损伤	1.ACS;2.急性胃和十二指肠溃疡出血,营养吸收障碍
免疫系统	1.组织水肿;2.增加氧自由基清除率;3.白细胞功能障碍	1.感染风险增加;2.伤口愈合减慢
血液系统	1.红细胞合成减少,破坏增加;2.促红细胞生成素增加	1.贫血;2.出血

续表

系统	机制	并发症
神经系统	1.继发性肝衰竭,营养不良,药物代谢改变;2.低钠血症,酸中毒;3.尿毒症	1.神经精神症状;2.癫痫发作,意识障碍,昏迷;3.肌病,神经病变需长期机械通气
药代动力学	增加药物分布容积,利用度降低,与白蛋白结合,消除(分布容积增加,有效浓度降低,蛋白结合率降低,清除延缓)	产生药物毒性或剂量不足

管理

在急诊科 AKI 的管理包括一般支持,同时对 AKI 病因进行检查。识别和纠正 AKI 的可逆性病因至关重要。所有患者都需要精细的液体管理和营养支持。

一般措施

需密切监测尿量和 Scr。尽管可能需要 24～48 h 才能表现出 AKI,但肌酐的早期变化可在数小时内被检测到,尿量的变化(如果发生)甚至可能出现得更早。新的生物标志物,如中性粒细胞明胶酶相关脂质运载蛋白(neutrophil gelatinase associated lipocalin,NGAL)可能在 AKI 过程中更早地被检测到。一旦怀疑 AKI,应排除梗阻或低血容量。肾脏 B 超有助于排除非肾脏疾病,并且还可以测量肾脏大小来检测慢性肾病(如小肾脏)。

尿路梗阻

下尿路梗阻需要置入导尿管减压(如果有尿道断裂,则从耻骨上置入导尿管)。输尿管梗阻需要通过肾造瘘术或植入支架进行尿道减压。由于减压后需要常规大量利尿,为防止继发性 AKI 必须确保足够的循环容量。

血流动力学管理

AKI 的容量反应性在早期阶段是可逆的。确保充足循环容量的精细化液体管理和确保肾脏灌注的任何一种必需的强心药或血管升压药支持,都有助于促进肾功能恢复。所有 AKI 患者都应该接受重症监护治疗和血流动力学监测,对保守治疗没有反应的患者则需要强制执行。

肾小球疾病

只有不到 1% 的 AKI 患者会患有肾小球疾病。有肾脏疾病或血管炎病史的患者应被重点怀疑。尿液中发现红细胞管型几乎可以诊断。确诊后可使用特异性的免疫抑制药物治疗。

间质性肾炎

急性间质性肾炎(acute interstitial nephritis,AIN)最常见的原因是由药物治疗引起的,而其他原因则包括自身免疫性疾病和感染[如军团菌病、钩端螺旋体病、链球菌和巨细胞病毒(cytomegalovirus,CMV)感染]。许多药物都可引起急性间质性肾炎,但最常见的是:
- 抗生素(青霉素、头孢菌素、磺胺、利福平、喹诺酮类)。
- 利尿剂(速尿、布美他尼、噻嗪类)。
- 非甾体抗炎药[包括选择性环氧化酶-2(cyclooxygenase-2,COX-2)抑制剂]。
- 别嘌呤醇。

- 西咪替丁(其他 H_2 受体抑制剂很少见)。
- 质子泵抑制剂(proton pump inhibitors,PPIs)(奥美拉唑、兰索拉唑)。
- 印地那韦。
- 5-氨基水杨酸盐。

尿沉渣通常显示有白细胞、红细胞和白细胞管型。约有 2/3 的病例存在嗜酸性粒细胞尿,其中患间质性肾炎的特异性仅为 80% 左右。AKI 出现嗜酸性粒细胞尿的其他常见原因是急进性肾小球肾炎(rapidly progressive glomerulonephritis,RPGN)和肾动脉粥样硬化。祛除潜在的致病因素是治疗的主要手段。

腹腔室隔综合征

腹腔间隔室综合征是腹腔压力增高的临床诊断,腹内压低于 10 mmHg 时基本上可排除,而达到 25 mmHg 以上即可诊断。基础血压水平和腹壁顺应性会影响可耐受的腹内压。手术减压是唯一有效的治疗方法,应在器官发生不可逆损害之前进行。

肾脏替代治疗

连续性肾脏替代治疗(continuous renal replacement therapy,CRRT)是危重症患者因血液动力学不稳定而不能耐受常规血液透析(standard hemodialysis,HD)的主要替代治疗方法。常规间歇性血液透析(intermittent hemodialysis,IHD)一般不适合低血压患者,但一些中心对 HD 进行改良(主要是延长透析时间),在不能进行 CRRT 的情况下,这可能是一种合理的选择。腹膜透析(peritoneal dialysis,PD)治疗通常是不充分的。危重症患者 AKI 的死亡率高,在 50%～60%。既往研究认为,幸存者的肾功能恢复率可高达 90%,但最新的研究表明,持续的肾衰竭或肾功能不全可能比先前的认识更为普遍,即多达 50% 的幸存者在急性肾衰竭之后,肾功能没有恢复到基线水平。

关注要点

(1)AKI 常见于急诊患者;监测所有高风险患者的 Scr 和尿量。

(2)使用改良版的 RIFLE(AKIN)标准诊断 AKI 和进行分期。

(3)对所有的高风险患者和 AKI 患者停用所有不必要的肾毒性药物,因为肾毒素会影响恢复。

(4)确保所有危重症患者循环血量充足,但避免 AKI 患者容量过负荷。

(5)患者出现 RIFLE-I(损伤)甚至 AKI,应尽早行 RRT。发生 AKI 并发症之前开始治疗。

(张颖颖 译)

选 读 文 献

[1] BELLOMO R,RONCO C,KELLUM JA,et al. Acute renal failure-definition,outcome measures,animal models,fluid therapy and information technology needs:the Second International Consensus Conference of the Acute Dialysis Quality Initiative (ADQI) Group [J].Crit Care,2004,8:R204-R212.

[2] KELLUM JA.Acute kidney injury[J].Crit Care Med,2008,6:S141-S145.

[3] UCHINO S,KELLUM JA,BELLOMO R,et al.Acute renal failure in critically ill patients:a multinational,multicenter study[J]. JAMA,2005,294:813-818.

第 7 章　昏迷和精神异常

J.Stephen Huff and Robert D.Stevens

引言

　　昏迷反映了脑衰竭,既可原发于中枢神经系统(CNS),也可继发于 CNS 与全身代谢的相互作用。昏迷是一个体征,反映 CNS 损伤、功能紊乱或失调。导致精神异常改变的过程可能是静态的过程,也可能是动态的过程,但时间长短是未知的。急诊科医生必须及时发现、改善或纠正这种恶性进展。急诊科医生必须同时进行复苏和诊断干预,首先要对脑功能反应性和稳定性进行简要评估。

　　昏迷通常为中间状态。颅脑外伤或疾病导致的昏迷,其临床结局包括死亡、完全清醒或意识受损,如最小化意识状态或植物状态。精神异常可能是昏迷的前驱症状。准确诊断是正确治疗和预后的保证。

术语定义

　　急诊科医生需要先了解患者的基础精神状态,再评估意识状态改变。患者意识状态的改变存在于整个患病阶段,从意识模糊、谵妄、昏睡至昏迷。昏迷作为最严重的意识状态,可定义为闭眼无反应状态,反映觉醒(觉醒状态)和意识(意识内容)都严重受损。昏迷期间的系列行为包括肢体运动(定位或回缩)、反射运动和非目的运动(过伸或屈曲)。格拉斯哥昏迷评分量表(Glasgow Coma Scale,GCS)(表1.7.1)是衡量昏迷深度的常用工具。

表 1.7.1　格拉斯哥昏迷评分量表

睁眼反应	评分	运动反应	评分	言语反应	评分
正常睁眼	4	遵命动作	6	回答正确	5
呼唤睁眼	3	定位动作	5	回答错误	4
刺痛睁眼	2	肢体回缩	4	含糊不清	3
无反应	1	肢体屈曲	3	唯有叹声	2
		肢体伸直	2	无反应	1
		无反应	1		

　　昏迷是脑干功能障碍引起的觉醒功能中断,或大脑和高级皮层整体功能障碍所致。这两个过程通常是共存的。单侧大脑损害导致局灶性神经功能异常(脑卒中综合征),并不是昏迷。

　　急性昏迷可能会转为长期昏迷或清醒。中间状态包括植物状态或最小意识状态(minimally conscious state,MCS)。植物状态是没有意识的觉醒,负责觉醒的脑干功能良好,但皮层和丘脑系统的结构或功能受损。如患者可睁眼,但对周围环境没有反应。最小意识状态的特点是无反应,间断有意识,患者可能间歇性遵循简单的命令、做出"是"或"否"的回答、追踪物体或显示其他反应迹象。

临床症状与病理生理学

完整意识(觉知和警觉)定位于大脑皮层和脑干。脑干功能障碍、大脑半球功能障碍或全脑(大脑半球和脑干)功能障碍可能导致昏迷或精神状态的改变。大脑半球功能障碍[如颈内动脉或者大脑中动脉(middle cerebral artery,MCA)分布区的卒中]可能改变意识的内容,但不会引起昏迷。如果是脑干受压引起的脑水肿,卒中也会导致昏迷。

大脑高代谢水平,需要不断的氧气和葡萄糖供应作为代谢底物,低水平代谢或缺氧和缺糖将立即导致 CNS 整体功能损伤,此外,许多其他过程可能干扰 CNS 中复杂的神经化学和神经电生理功能。与代谢性脑病一样,外源性和内源性毒素都会干扰神经传递或通过其他机制而改变意识。

局部和全脑血流的维持取决于脑灌注压(cerebral perfusion pressure,CPP),当然也受酸中毒、高碳酸血症和低碳酸血症的影响。CPP 近似为 MAP－ICP,其中 MAP 是平均动脉压,ICP 是颅内压(intracranial pressure,ICP)。虽然 CPP 在一定范围内(健康成年人 50～150 mmHg)可以保证脑血流量(cerebral blood flow,CBF),但短暂的低血压或休克状态也会导致脑缺血。ICP 的增加必然会降低CPP,改善 CPP 需在降低 ICP 的同时维持 MAP。MAP 最好通过动脉导管监测或通过[收缩压＋(2×舒张压)]÷3 来估算。准确 ICP 评估需要行有创颅内压监测置管术。视乳头水肿或视网膜出血提示ICP 上升,但 ICP 增加也可能在无明显眼部体征的情况下发生。

颅内压局部或局灶性增高可能会形成脑疝,其中最常见的是颞叶钩回疝综合征,即颞叶向内侧移动。通常一侧颞叶向内侧扩张或移位,会损伤动眼神经的结构和功能。颞叶钩回疝综合征包含同侧瞳孔散大、眼球运动受损(即动眼神经损伤后,不能对抗外展神经运动,引起眼球凹陷和外展)、意识水平下降、对侧偏瘫和上运动神经元征(因同侧大脑脚受压)。临床上使用渗透性利尿剂或减压手术可缓解脑疝,表明这种损害可能是生理性的,而不是结构性的。

一般性管理

对精神异常或昏迷的原因(表 1.7.2)进行系统性查找的同时,应立即治疗那些危及生命的疾病(表 1.7.3)。

表 1.7.2　昏迷的病因

影响全脑功能的昏迷病因	脑病	缺氧
		高碳酸血症/呼吸衰竭
		代谢
		肝脏
		电解质紊乱
		尿毒症
		高血压
		内分泌
	毒素	
	环境	
	饥饿	
	脓毒症	

续表

原发性 CNS 疾病或创伤性昏迷	CNS 损伤	脑血管疾病
		前循环缺血性脑卒中伴脑干受压
		后循环缺血性脑卒中
		脑出血(大脑出血、小脑出血)
	CNS 感染	脑炎
		脑膜炎
肿瘤伴出血或占位效应	癫痫发作	全身惊厥性癫痫持续状态
		非惊厥性癫痫持续状态

表 1.7.3　昏迷的初步评估

病史	现病史(亲属、院前急救医生、目击者)
	既往史
ABCs	立即以逆转低血压或低氧血症为目的的支持治疗
	检查和治疗低血糖(急诊最常见的昏迷原因)
观察意识水平	GCS
	对言语、触觉或有害刺激的具体反应
考虑结构性因素	外伤性信息
	颅神经异常
	CT 检查
	其他成像(CT 血管造影、CT 灌注,MRI)
考虑非结构性因素	发病过程的病史
	全身性疾病导致的生命体征异常
	代谢紊乱(实验室资料)
	传染性病因(如腰穿)
	非惊厥性癫痫持续状态(脑电图)
	中毒史
特殊治疗	葡萄糖(营养缺乏时,和硫胺素联合使用)
	高血压管理(卒中、蛛网膜下隙出血、脑出血)
	纳洛酮
	抗生素(脑膜炎使用地塞米松时)
ICP 增高的具体管理	甘露醇或其他渗透疗法
	避免长时间过度通气
	类固醇药物治疗肿瘤相关性水肿
	外科处理

在患者病史中可以发现精神异常或昏迷的原因,但通常患者不能准确提供病史。急诊科医生必须从院前急救医生、护工、家属、目击者或其他可能的来源中寻找病因。医疗记录可以提供现有疾病的线索,也显示患者的处方药物,既往有过癫痫发作的病史会对出现癫痫发作前期临床的表现提供诊断依据,职业史和患者发病时的工作也可能提供职业或和环境暴露的线索。发病的过程也会提供帮助,突发

的意识障碍或昏迷可能提示癫痫、脑血管疾病或心脏病,而代谢性脑病可能会在数分钟或数小时内逐步出现症状。

查体首先评估患者的气道、呼吸和循环(ABCs),有些明显的体征变化(如发绀或呼吸暂停)需立即进行临床干预。对呼吸幅度、气道保护或其他反映生命体征平稳指标的判断将指导临床下一步治疗。第15章将介绍气道管理,第16章将介绍低血压和休克。

下一步评估患者意识水平。昏迷是指闭眼的患者对刺激没有反应,也没有适当的运动或面部表情。通过分级刺激(如言语、触觉和伤害性刺激)来评估,以确认其无反应。没有证据表明,那些强烈但不会造成组织损伤的刺激(如按压胸骨角,按压甲床,按压眶上嵴或其他骨性突起)更有效。

GCS是一个简单的评估工具,用来量化最佳的运动反应、最佳的睁眼反应和最佳的言语反应(表1.7.1)。各种异常的反射姿势(屈肌和伸肌反应)都可能存在,应注意记录最好的运动反应。区分活动是否有目的可能很困难。跨越中线的运动被认为是有目的或半有目的的,而反射运动不跨越中线。例如,将手伸向气管插管是有目的的,而上肢的简单屈曲则可能是反射性的。异常运动反映癫痫发作或异常反射姿势。癫痫小发作有时只有面部反应或眼球的异常运动,甚至没有任何异常运动,只在脑电图(electroencephalogram,EEG)中可见痫样发作。

所有的患者均应接受床边血糖监测。虽然缺乏公认的低血糖定义,但是对血糖小于70 mg/dL的患者应谨慎地使用高糖(50%葡萄糖溶液25 mL)。对酗酒、营养状况差、营养不良或肥胖等有潜在营养缺陷风险的患者,应常规使用100 mg的硫胺素。如果患者使用阿片类药物出现毒性反应(呼吸困难、瞳孔缩小),应根据临床病情重复静脉注射纳洛酮0.4~0.8 mg。

检查头部、颈部、胸部和四肢是否有异常的皮疹或创伤。对怀疑颈椎损伤的患者应固定颈椎,并行颈椎和颅脑的影像学检查。

检测脑干功能需评估颅神经反应。"呕吐"将在气道评估章节中提及。应评估瞳孔的大小、对光反应及对称性。与瞳孔对光反应一样,角膜反射有或无,也存在直接和间接两种反射。拍手或其他响亮的声音可能也会反射性眨眼。急诊科不常使用头眼反射或眼前庭反射,但评估这两种反射有助于了解脑干、额叶眼动区及两者之间的联系。颅神经功能检查通常包括传入神经、脑干核团、神经元间纤维、传出神经和幕上调节的完整性。

持续的眼球偏离运动表明癫痫发作、发作后现象,或因颅神经、脑干或脑结构的中枢损伤导致眼球运动受损。眼球偏向破坏性脑损伤(如脑卒中)一侧,远离兴奋性损害(如癫痫)一侧。

低体温很少是反应迟钝的原因,但脓毒症和其他代谢性脑病常出现轻度低体温。中枢性高热确实存在,但临床上很少发生且为排他性诊断。体温升高通常提示感染或毒素入侵。在特定环境中也可能发生热应激。癫痫持续状态会因肌肉的过度运动导致体温升高。

心动过速可能发生于脓毒症、中毒、血容量不足或原发性心脏问题。心动过缓可能是原发性心脏问题或缺氧所致。心动过缓合并高血压可能提示颅内压升高。深快呼吸可能是代谢性酸中毒或中枢性过度通气的代偿。

对初始稳定和复苏操作的反应将指导进一步的评估。如对使用葡萄糖后清醒的低血糖患者(美国急诊科最常见的昏迷原因),需要进一步评估其糖尿病(diabetes mellitus,DM)和饮食不规律的病史。对于持续无反应的患者,应获得初步的实验室检测结果,包括电解质、肝功能、血常规、动脉血气分析和血液酒精水平在内的毒理学指标,还可检查尿常规和血及尿培养。

昏迷的鉴别诊断复杂(表1.7.2),通常在初步评估后,将患者分为三类:①结构性昏迷;②非结构性昏迷;③病因不明的昏迷。查体时结构性昏迷可出现一些不对称的体征。例如,一边瞳孔散大或不对称性的眼球运动可能提示后交通动脉瘤破裂或脑疝形成,如前所述,非结构性原因的昏迷可能是逐渐出现症状,可能与服药饮酒或者毒物暴露有关。全脑神经功能损伤的查体是对称性的。查体的不同,并不能有效地区分结构性和代谢性昏迷。例如,代谢或感染导致的昏迷,后期可演变成因脑水肿导致的结构性问题。进一步的诊断策略和管理需从鉴别诊断开始。

除非在患者临床状况迅速改善的情况下发现容易逆转的昏迷原因，否则都应行头颅 CT 排除结构性病变。头颅 CT 是脑出血、蛛网膜下隙出血（subarachnoid hemorrhage，SAH）、水肿或肿块压迫的敏感筛查方法。头颅 CT 最显著的局限性是对急性脑缺血不敏感。可能需要数小时才能出现缺血的早期迹象，如脑沟消失和其他水肿迹象。在这种情况下，CT 血管造影（无论是否有 CT 灌注），或扩散和灌注加权磁共振成像（MRI）可能有用。没有数据可以指导急诊科医生处理特定病例，不同机构的建议可能会有所不同。

脑疝在头颅 CT 平扫中可见明显的中线结构移位。神经系统查体的异常与影像学的异常之间存在相关性。也有例外，有的患者 CT 上发生明显的脑组织移位或脑疝形成，但神经系统查体可能是正常的。

疑似 ICP 增高可以通过抬高头位和保持头颅位于中线来治疗。类固醇药物对脑损伤或脑卒中导致的 ICP 升高是无效的，但对肿瘤或脑脓肿的水肿有效。任何过度通气对 ICP 升高的改善都是短暂、轻微的，需要将 $PaCO_2$ 降至 $30\sim35\,mmHg$，以避免脑缺血。渗透剂包括甘露醇和高渗盐水，甘露醇常用剂量为 $0.5\sim1\,g/kg$ 弹丸式推注。

管理中的争议

因等待影像学结果，腰椎穿刺检查 CNS 感染的时机往往被延迟。如果高度怀疑 CNS 感染，应开始经验性抗生素治疗并涵盖可能的病原体。根据最近住院的情况和其他抗生素耐药的危险因素，调整抗生素的选择。如果出现急性细菌性脑膜炎，开始使用抗生素治疗时，考虑使用地塞米松辅助治疗（成人为 $10\,mg$）。

昏迷患者的高血压治疗是有争议的。对于有高血压病史的患者，过度或过快降血压可能会降低 CPP，加重局灶性或区域性脑缺血。缺血性脑卒中溶栓治疗的患者，当血压＞$185/110\,mmHg$ 时，应开始使用可滴定的降压药物。不能溶栓治疗的患者，当血压＞$220/120\,mmHg$ 时，应开始使用药物降压。SAH 和未处理的动脉瘤患者应该控制高血压。虽然没有严格的循证指南，各地的做法也各不相同，但收缩压＜$140\,mmHg$ 是一个共同的目标。尽管缺乏有效的证据，目前的指南建议在没有颅内高压的情况下，ICH 患者将血压设定为＜$180/130\,mmHg$。

急诊科不常用 EEG，但最近的研究提倡在 ICU 对昏迷患者进行 EEG 检查，在许多昏迷患者中意外地发现了癫痫样活动。这是潜在疾病的原因还是结果尚不清楚，但未经治疗的全身性癫痫持续状态可能会加重神经元损伤。对接受药物麻痹的患者和观察到癫痫发作的患者，如果他们在大约 $30\,min$ 后意识未改善，可考虑进行 EEG 检查。

神经损伤患者的血糖控制仍然存在争议，持续性高血糖与脑卒中患者的不良预后有关。应避免因积极控制中度高血糖而增加低血糖发作的风险。控制血糖＜$200\,mg/dL$ 在多数情况下都是合理的。

麻醉拮抗剂长期使用很难进行滴定，同时需加强气道管理。使用长效阿片类药物如美沙酮的患者，可能需要反复给予纳洛酮，但由于纳洛酮可能导致麻醉药品的快速戒断反应，现已不再常用。混合配方中含有对乙酰氨基酚，建议合用 N - 乙酰半胱氨酸（N-acetyl-L-cysteine，NAC）。还建议咨询临床毒理学家。

在急诊科，心搏骤停后对患者进行最终的神经功能预测是不可能的，心搏骤停后 $48\sim72\,h$ 可能也无法给予明确的预测。心搏骤停后治疗的思考将在第 8 章讨论。

急诊科的脑死亡判定存在争议，因为经过一段时间的观察和再评估是脑死亡评估的关键部分。

关注要点

(1)关注 ABCs 的支持性治疗监护和稳定是至关重要的。

(2)初步的临床评估允许许多患者被指定存在一些可能的昏迷原因,但是如果诊断上仍然存在疑问,那么应该尝试去获得神经影像学检查来排除结构性病因。

(3)非惊厥性癫痫持续状态需要 EEG 监测。需要警惕癫痫停止发作后 20～30 min 未苏醒的患者。

(4)在急诊科,对患者进行监护治疗的时间范围内,不可能预测心搏骤停复苏后的预后。

(5)某些昏迷患者可能需要进行高级神经影像学检查,如 CT 血管造影、CT 灌注和 MRI 检查。

(韩暄 译)

参 考 文 献

[1] BERNAT JL.Current controversies in states of chronic unconsciousness[J].Neurol Clin Prac,2010,75(Suppl 1):S33-S38.

[2] ROSENBERG RN.Consciousness,coma,and brain death—2009[J].JAMA,2009,301(11):1172-1174.

[3] MARAMATTOM BV,WIJDICKS EFM.Uncal herniation[J].Arch Neurol,2005,62(12):1932-1950.

[4] KOENIG MA,BRYAN M,LEWIN JL,et al.Reversal of transtentorial herniation with hypertonic saline[J].Neurology,2008,70(13):1023-1029.

[5] PROBST MA,BARAFF LJ,HOFFMAN JR,et al.Can patients with brain herniation on cranial computed tomography have a normal neurologic exam? [J].Acad Emerg Med,2009,16(2):145-150.

[6] MORGANSTERN LB,HEMPHILL JC,3rd,ANDERSON C,et al.Guidelines for the management of spontaneous intracerebral hemorrhage:a guideline for healthcare professionals from the American Heart Association/American Stroke Association[J].Stroke,2010,41(9):2108-2129.

选 读 文 献

[1] BROWN EN,LYDIC R,SCHIFF ND.Mechanisms of disease:general anesthesia,sleep,and coma[J].N Engl J Med,2010,363(27):2638-2650.

[2] Emergency Neurological Life Support (ENLS) management algorithms.Available at:http://www.neurocriticalcare.org

[3] WIJDICKS EF,VARELAS PN,GRONSETH GS,et al.Evidence-based guideline update:determining brain death in adults[J].Neurology,2010,74(23):1911-1918.

[4] YOUNG BG.Neurologic prognosis after cardiac arrest[J].N Engl J Med,2009,361(6):605-611.

第8章　心搏骤停后治疗

Stephen Trzeciak

引言

突发心搏骤停是最常见的致死性心血管疾病，也是世界范围内导致死亡的重要原因。即使在心肺复苏(CPR)、电除颤等急诊干预措施下恢复了有效循环，仍有超过半数的患者在住院期间死亡，而且在存活者中有相当一部分留有神经系统后遗症。缺氧性脑损害是导致复苏后患者死亡和残疾的首要因素。现在已明确，在脉搏恢复后立即进行干预能有效提高救治率，特别是治疗性低温(therapeutic hypothermia，TH)能改善复苏后患者的神经功能。这一发现改变了人们对心搏骤停后脑损伤的传统认识，我们现在认识到这一看似毁灭性的打击实际上是可被治疗的，这为改变复苏后危重症患者的预后提供了极大的机会。急诊科医生对心搏骤停后的治疗原则必须有一个基本的认识。

术语定义

心搏骤停：有效的心脏机械活动停止且没有循环迹象。

CPR：对心搏骤停患者实施以恢复自主循环为目的，包括胸外按压和人工呼吸等措施的一种急救程序。

心搏骤停后综合征：心搏骤停患者恢复自主循环后的危重状态，其特征为全身缺血/再灌注损伤(ischemia-reperfusion injury，IRI)，典型表现为心搏骤停后脑损伤的典型表现、全身炎症反应、可逆性心肌抑制，甚至急性冠脉综合征等。

再灌注损伤：缺血一段时间后，组织恢复循环时发生的组织和器官系统损伤，其特点是炎性改变和氧化应激。

自主循环恢复(return of spontaneous circulation，ROSC)：心搏骤停后恢复了持续的有灌注的心脏活动(如可触及的脉搏恢复)。

TH：一种降低患者体温(通常为33～34℃)的治疗策略，有助于降低心搏骤停复苏后永久性脑损伤风险。

临床综合征

心搏骤停复苏后主要表现为全身缺血/再灌注损伤，具体包括：①心搏骤停后脑损伤；②全身炎症反应；③可逆性心肌抑制；④急性冠脉综合征。这一临床综合征最初在19世纪70年代被Negovsky称为"复苏后疾病"，但现在更常用的术语是"心搏骤停后综合征"。

心搏骤停后脑损伤

心搏骤停后治疗的重要原则之一：再灌注所致的细胞损伤是一个动态的过程。最初的缺血性事件已经发生而且不能被减轻，但再灌注损伤的严重程度是有可能被改变的。实验室研究神经细胞死亡发生在 ROSC 后 48～72 h,是治疗心搏骤停后脑损伤的时间窗。

大脑特别容易受到缺血/再灌注损伤的影响。再灌注脑损伤的病理生理机制包括线粒体功能紊乱、脑能量代谢紊乱、细胞钙离子稳态丧失、神经元兴奋毒性、细胞凋亡的触发,以及可能的脑微循环功能障碍。这些过程会对神经元造成长达数小时甚至数天的损伤,这个时间窗是潜在的治疗机会。在急诊科进行起始治疗可为改变这一综合征的自然病程赢得更多的时间。ROSC 后,神经功能低下的部分患者如果处理及时、正确,仍具有很大的临床恢复可能。实施 TH 后,高达 20%～50% 的心搏骤停后昏迷患者在再灌注时有临床改善。ROSC 后数天神志转清,但神经功能的恢复可能需要持续数月。

全身炎症反应

缺血/再灌注是全身炎症反应的有力触发因素。ROSC 引起循环细胞因子和其他炎症反应标志物急剧增加。因此,心搏骤停后综合征又被称为"脓毒症样状态"。严重的全身炎症反应临床表现可能呈现出明显的血流动力学效应,如类似于感染性休克的动脉低血压。心搏骤停后送入 ICU 的患者中,大约 50% 存在血流动力学不稳定,因此需要血流动力学支持(如血管活性药物、高级血流动力学监测)。虽然全身炎症反应综合征肯定会诱发或加剧低血压,但心肌顿抑区是导致 ROSC 后血流动力学不稳定的一个同样重要的因素。

可逆性心肌功能障碍

心搏骤停后 ROSC 患者常出现严重但可逆的心肌功能障碍,其原因是缺血/再灌注损伤,而电除颤进一步加重了心肌损伤。复苏后冠脉血流减少或心肌坏死会导致心肌功能障碍,但急性冠脉综合征引起的心肌缺血也应被认为是心肌抑制的潜在原因。心肌顿抑可能持续 24～48 h,但有可能对正性肌力药物有反应。

急性冠脉综合征

心搏骤停最常见的病因是急性冠脉综合征,因此当没有其他明显的病因时,急诊科医生必须高度怀疑急性心肌缺血是心搏骤停的原因。虽然有 ST 段改变的心肌梗死是紧急血管重建的一个重要指征,但仍不能忽视心电图上提示可能存在心肌缺血的其他更细微的异常,因为这些都是心搏骤停的可能原因。应考虑早期行心导管检查和再灌注治疗(见第 9 章)。

一般性管理原则

当前美国心脏协会(AHA)推荐最佳心搏骤停后治疗建议(图 1.8.1)基于以下 4 个基本要素:
- TH 降低永久性脑损害的风险。
- 危重症技术支持以达到最佳血流动力学状态及重要脏器的有效灌注。
- 经皮冠状动脉介入治疗(PCI)放置导管的能力(必要时)。
- 一种以证据为基础的神经系统预测方法,以防止对神经系统功能障碍患者做出不恰当的早期判断。

治疗性低温

TH 是一种心搏骤停患者恢复脉搏后降低体温的策略,目的是改善心搏骤停后的脑损伤。ROSC 后 12～24 h 将体温控制在 32～34℃。TH 对脑再灌注损伤的保护机制包括以下几个方面:减少脑代谢和线粒体功能障碍,改善生物能量平衡,减少细胞凋亡,减少氧自由基产生,降低神经元兴奋性,改善凝血功能,抑制癫痫发作。关于 ROSC 术后 TH 的两项具有里程碑意义的临床试验显示,在这些最初以心室颤动(VF)为起始表现的院外心搏骤停患者中,接受 TH 的患者(与常温相比)其神经功能预后有明

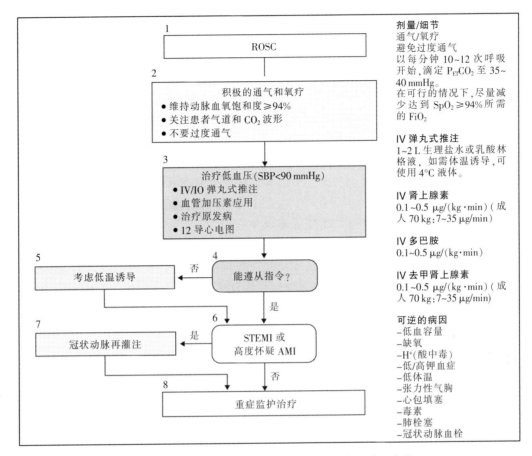

图 1.8.1 美国心脏协会关于心搏骤停后患者的处理流程

注:AMI,急性心肌梗死;IO,骨内注射;IV,静脉注射;ROSC,自主循环恢复;SBP,收缩压;STEMI,ST 段抬高型心肌梗死;$P_{ET}CO_2$,呼气末 CO_2 分压。

显改善。AHA 建议,对于院外因 VF 引起心搏骤停恢复自主循环后昏迷的成年患者采用 TH,目标温度控制在 32~34℃ 并持续 12~24 h(1 级推荐),对于因其他初始心律类型或院内心搏骤停的患者,也可考虑 TH(2B 级推荐)。

TH 也应选择合适的患者,如果患者在 ROSC 后对口头指令缺乏有意义的反应,说明患者已经存在脑损伤,此时强烈推荐 TH。如果患者在 ROSC 后很快就能清楚地遵从指令(这种情况一般发生在 CPR 时间较短且有效的时候),此时严重的脑损伤可能性较小,可不实施 TH。

TH 有三个阶段:诱导期、维持期、复温期。诱导期的治疗尤为关键。TH 应在 ROSC 后尽快启动,可使用多种方法进行低温诱导,包括外部冷却装置、血管内冷却导管或两者结合。外部冷却方法包括冰袋和冰毯,静脉输注生理盐水(4℃)可作为血管内和血管外降温装置的补充。专门用于目标温度管理的设备含有计算机模块,这些模块能根据患者的体温反馈来调节温度。这类设备的优点是可以防止体温过低(体温≤31℃)。与冷却设备相比,冰袋和传统降温毯更容易发生严重低体温。与传统的控制体温方法相比,自动化设备的缺点是成本较高。

在温度快速下降的诱导期出现寒战是比较常见的,会使目标温度难以实现,从而对患者有害。因此,快速识别和处理寒战是当务之急。充分的镇静和镇痛是 TH 的重要组成部分,尤其是诱导期。通常,增加镇静剂和/或阿片类药物的使用量对改善寒战是有效的。必要时,可考虑使用神经肌肉阻滞剂(neuromuscular blockers,NMB)。一旦达到目标温度,患者通常会停止寒战。因此,谨慎的做法是将神经肌肉阻滞剂的应用限制在 TH 诱导期。因为神经肌肉阻滞剂可能会在此阶段之后仍存在后效应。

应避免长时间、不必要的神经肌肉阻滞剂应用,因为停药后神经肌肉无力可持续很长时间,这会在后续治疗中影响患者的神经功能评估。在 TH 诱导期用神经肌肉阻滞剂时,给药剂量应被滴定到寒战消退即可,而不是达到完全肌松的程度,这样做可使神经阻滞剂的用量减少很多。由于 TH 期间药物代谢减少,神经肌肉阻滞的持续时间会明显延长。

如果因为种种原因没能启动 TH,发热显然是有害的(可能增加脑代谢),必须避免。由于缺血/再灌注损伤所致的强烈炎症反应,发热在心搏骤停后患者中并不少见,需要用传统的退热疗法和技术积极处理。

急诊科医生需要关注 TH 相关的并发症,包括凝血病、高血糖、心动过缓、继发性感染风险增加、电解质紊乱,以及与"冷利尿"相关的低血容量。上述并发症发生时通常不会太严重。对心搏骤停后综合征患者是否需要 TH 进行"风险-收益"评估时,需认识到不用 TH 造成持续性脑损害的危害要远大于TH 相关并发症的风险。TH 最显著的禁忌证是持续出血。

重症监护治疗

AHA 的指南建议优化 ROSC 后心肺功能和重要器官灌注,以减少多器官损伤的风险(表 1.8.1)。心搏骤停复苏后患者的血流动力学不稳定非常常见(约 50% 的患者),与高死亡率显著相关。迄今为止,还没有针对 ROSC 后特定目标或血流动力学指标优化策略的相关临床试验。尽管没有相关的试验数据,但谨慎的做法是积极纠正复苏后患者的低血压。ROSC 后的最佳血压目标目前尚不清楚。超声心动图可能有助于心搏骤停后早期的血流动力学评估,以确定是否存在整体心肌抑制,如果确实存在心肌抑制,应尽早使用正性肌力药物及机械辅助装置(如 IABP),直到心肌功能恢复。此时急诊科医生应谨慎使用含有 β 肾上腺素受体激动剂的药物,因为有导致心律失常的可能。总之,目前的专家意见提倡使用精准化指标来优化血流动力学状态和全身器官灌注。具体的最佳治疗目标或最佳血流动力学指标尚待阐明。

表 1.8.1　心搏骤停后治疗要点

系统	治疗要点
心血管	评估 STEMI[①] 或急性冠脉综合征
	再灌注治疗/PCI[②](如有指征)
	保证心脏充足的容量、压力和心肌收缩力来维持血压
肺	尽量降低 FiO$_2$[③]
	避免过度通气
神经系统	对昏迷进行评估
	如有指征,启动 TH
	控制寒战
	监测癫痫发作情况
代谢系统	恢复灌注以纠正代谢性酸中毒
	纠正电解质紊乱

注:①STEMI,ST 段抬高型心肌梗死;②PCI,经皮冠状动脉介入治疗;③FiO$_2$,吸入氧浓度。

应避免过度通气,因为低碳酸血症会导致脑血管收缩,从而带来持续性脑缺血的风险,此外,过度通气还可能严重影响这些患者的血流动力学状态。过度积极的通气(如开始机械通气之前"过度通气",或者设置了过高的分钟通气量)会导致内源性呼气末正压(positive end-expiratory pressure,PEEP),胸膜腔内压增加、心排血量减少。

对 ROSC 后的成年患者的观察性研究显示,存在高氧血症(PaO₂ 过高)的患者往往预后不良。大量的实验室研究已验证,高氧血症潜在危害的理论基础,这些研究观察到 ROSC 后高氧血症加重 ROSC 后动物的脑组织病理改变和神经功能缺损。因此,脑损伤的复氧可能存在一个悖论,持续的低氧血症会加重缺氧性脑损伤,但过量的氧输送通过加速氧自由基形成而加重再灌注损伤。迄今为止,还没有关于"控制性氧疗"策略的临床试验。但目前的专家意见主张,如果可能的话,限制患者长时间暴露于不必要的高浓度氧疗,维持动脉血氧饱和度 94%～96%。

癫痫发作在缺氧性脑损害中并不少见,临床评估中必须警惕任何可能代表癫痫发作的运动反应,以便及时治疗。持续的脑电图监测是有用的,特别是在因种种原因而要使用神经肌肉阻滞剂时。

冠状动脉介入治疗

心电图上有 ST 段抬高型心肌梗死(STEMI)证据的患者应接受急诊心导管置入术和血管再通术。然而,多达 50% 的无 STEMI 但临床高度怀疑存在冠状动脉事件的患者在冠脉造影检查中被发现需要介入治疗的冠脉病变。对于非心脏性因素导致的心搏骤停、临床怀疑冠状动脉缺血,以及 ROSC 后心电图异常的患者,紧急请心脏介入专家会诊是必要的。任何心搏骤停患者,如高度怀疑急性冠脉综合征是诱发事件,应考虑立即进行心导管及冠状动脉造影检查。近年来的研究证实了急诊 PCI 与低温诱导治疗同时进行的可行性。

神经功能预后的评估

虽然神经功能预后的评估通常不在急诊科进行,但对于急诊科医生来说,对评估方法有一个全面的了解很重要,这样才能制订一项有连贯性的治疗计划,并将其传达给患者家属和随后的 ICU 医护人员。众所周知,ROSC 后的最初几天对神经功能预后进行评估是很困难的。虽然许多神经系统体征可能提示预后不良,但直到 ROSC 后 72 h 或更长时间,很少有足够可靠的神经功能预后的评估指标。神经功能预后评估一种谨慎的做法就是避免过早的不恰当预测,因为这不利于积极的治疗,但同时,也应避免医护人员或患者家属对患者康复产生不切实际的期望。

主要争议

对于非 VF 初始节律的心搏骤停患者施行治疗性低温是否能够获益?

具有里程碑意义的 TH 临床试验只包括 VF 初始节律的心搏骤停患者。对于非 VF 初始节律的心搏骤停(如无脉电活动、心脏停搏)患者是否能从 TH 中获益仍有争议。一些可观察到的数据表明,TH 与改善这一人群的预后并无相关性。心搏骤停后脑损伤患者基于心脏起始节律不同而对 TH 产生不同反应的说法尚无生物学依据。相反,由于非 VF 初始节律的心搏骤停患者总体预后均不良(很可能与心搏骤停的潜在病因有关),导致显示组间的统计差异困难。鉴于以下原因:①心搏骤停后脑损伤没有其他治疗选择;②TH 相关并发症相对于整体临床情况而言并不严重;③没有临床数据显示 TH 带来更低的生存率。当非 VF 初始节律的心搏骤停患者在 ROSC 后不能遵从指令时,应考虑 TH。对于该人群,TH 在 AHA 的指南中被列为 2B 级推荐。

治疗性低温必须多快启动才能获益?

一些心搏骤停后复苏患者的观察数据和一项现场降温和到急诊科后实施诱导 TH 的随机对照试验(randomized controlled trial,RCT)均显示,快速 TH 和改善临床预后之间并没有明显的相关性。尽管如此,我们应该谨慎地解读这些临床研究结果。在该项随机试验中,1 h 后两组的平均体温相同,这表明早期进行低温诱导的尝试可能是不必要的。在这些观察研究中,达到目标体温的时间与预后之间的关联可能会被 ROSC 后患者的基础体温所干扰。例如,ROSC 后预后极差的濒死患者常常出现自发的低体温,因此预计这类患者达到目标温度的时间更短。综上所述,目前尚无足够的临床数据对该问题做出基于证据的判断。实验室调查显示,延迟 4～6 h 后 TH 的获益下降。虽然目前对 TH 的最佳时间窗尚不清楚,但在 ROSC 之后尽快启动是明智的。

关注要点

(1)缺血/再灌注造成的细胞损伤是一个动态过程,心搏骤停复苏后存在一个治疗的时间窗,在此期间可减轻损伤,特别是神经系统损伤。

(2)TH 是第一个被证实能改善心搏骤停复苏后患者神经功能的治疗方法,表明心搏骤停相关的脑损伤实际上是一种可以治疗的状态。

(3)TH 适用于 VF 初始节律的心搏骤停 ROSC 后不能遵从指令的患者,非 VF 初始节律的心搏骤停 ROSC 后不能遵从指令的患者也应考虑 TH。

(4)ROSC 后最初几天对神经功能预后进行评估非常困难,大多数情况下应该推迟到 ROSC 后 72 h 进行预测。

(莫宝定　译)

选 读 文 献

[1] ARRICH J,HOLZER M,HERKNER H,et al. Hypothermia for neuroprotection in adults after cardiopulmonary resuscitation[J]. Cochrane Database of Systematic Reviews,2009,4:CD004128.

[2] BERNARD SA,GRAY TW,BUIST MD,et al. Treatment of comatose survivors of out-of-hospital cardiac arrest with induced hypothermia[J].N Engl J Med,2002,346(8):557-563.

[3] Hypothermia after Cardiac Arrest (HACA) Investigators. Mild therapeutic hypothermia to improve the neurologic outcome after cardiac arrest[J].N Engl J Med,2002,346(8):549-556.

[4] KILGANNON JH,JONES AE,SHAPIRO NI,et al. A ssociation between arterial hyperoxia following resuscitation from cardiac arrest and in-hospital mortality[J].JAMA,2010,303(21):2165-2171.

[5] NEGOVSKY VA.The second step in resuscitation—the treatment of the "post-resuscitation disease"[J].Resuscitation,1972,1 (1):1-7.

[6] NEUMAR RW, NOLAN JP, ADRIE C, et al. Post-cardiac arrest syndrome: epidemiology, pathophysiology, treatment, and prognostication.A consensus statement from the International Liaison Committee on Resuscitation (American Heart Association, Australian and New Zealand Council on Resuscitation,European Resuscitation Council,Heart and Stroke Foundation of Canada,Inter American Heart Foundation,Resuscitation Council of Asia,and the Resuscitation Council of Southern Africa);the American Heart Association Emergency Cardiovascular Care Committee;the Council on Cardiovascular Surgery and Anesthesia;the Council on Cardiopulmonary,Perioperative,and Critical Care;the Council on Clinical Cardiology;and the Stroke Council[J].Circulation,2008,118 (23):2452-2483.

[7] PEBERDY MA,CALLAWAY CW,NEUMAR RW,et al. Part 9:post-cardiac arrest care:2010 American Heart Association Guidelines for Cardiopulmonary Resuscitation and Emergency Cardiovascular Care[J].Circulation,2010,122(18 Suppl 3):S768-786.

[8] TRZECIAK S,JONES AE,KILGANNON JH,et al.Significance of arterial hypotension after resuscitation from cardiac arrest[J]. Crit Care Med,2009,37(11):2895-2903.

[9] YOUNG GB.Neurologic prognosis after cardiac arrest[J].N Engl J Med,2009,361(6):605-611.

第 9 章　脑出血和急性缺血性脑卒中

Opeolu Adeoye and Edward C.Jauch

引言

　　脑卒中是导致患者死亡和残疾的主要原因,美国每年大约有 795 000 例新发或复发的卒中患者,其中急性缺血性脑卒中(acute ischemic strokes,AIS)占 87%,脑出血(ICH)占 10%,蛛网膜下隙出血(SAH)占 3%。虽然预防是将负担最小化的基础,但针对急性脑卒中进行适当的早期治疗可以逆转脑缺血,防止急性脑损伤加重,并将继发性脑损伤最小化,从而降低发病率和死亡率。

术语定义

　　梗死:某一区域的组织死亡或坏死。
　　缺血:继发于血管阻塞的血流减少和器官功能障碍。
　　半暗带:与梗死区相邻且可挽救的缺血区域。
　　卒中:继发于脑内局部缺血或出血的突发性神经功能损害。

临床症状

　　AIS 后神经功能障碍是脑内某一区域血流减少所致。如果没有早期再灌注,脑缺血会在数分钟至数小时内发展为梗死和永久性残疾。如果有侧支循环存在,梗死核心区域的邻近组织可存活数小时。血糖、体温、血压或血氧饱和度波动都可能会加重继发性脑损伤,针对这些方面的治疗可使 AIS 和 ICH 造成的继发性脑损伤最小化。

　　全世界每年约有 200 万人发生自发性脑出血,30 d 死亡率在 32%～50%。高达 40% 的脑出血患者在最初数小时内出现血肿扩大,增加了发病率和病死率(图 1.9.1)。血肿扩大更为常见和致命,多与抗凝治疗有关。因此,最小化或防止血肿扩大是 ICH 的重要治疗目标。

一般和关键性管理原则

　　早期急诊干预有 3 个目标:①防止受脑卒中影响的区域扩大;②逆转损伤过程,如 AIS 再灌注;③通过优化生理条件减轻继发性损伤。所有的卒中都可以从常规的干预措施中获益,而其他干预措施因卒中类型而异。急诊科医生在这些治疗的实施过程中起着关键作用。

　　虽然气道、呼吸和循环(ABCs)的早期评估必不可少,但是只有少数 ICH 患者和极少数 AIS 患者在就诊时需要紧急干预。脑水肿进展和血肿扩大可导致急性神经功能恶化,因此,对 ABCs 进行动态评估非常重要。

　　对所有类型卒中的血压(BP)评估很重要。对 AIS 患者的高血压不加控制,会限制重组组织型纤溶酶原激活剂(recombinant tissue plasminogen activator,rt-PA)的静脉应用。目前的指南要求符合条件

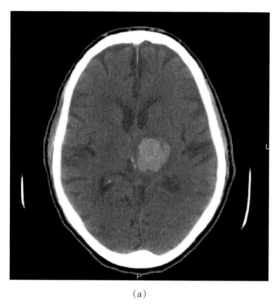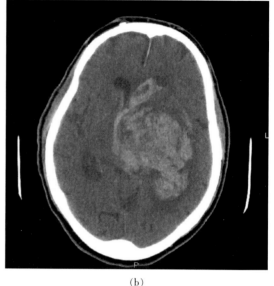

(a)   (b)

图 1.9.1 血肿扩大(a)→(b)

的患者收缩压低于 185 mmHg 且舒张压低于 110 mmHg。静脉滴注或持续输注降压药物(通常用尼卡地平)可以将 BP 控制到适当水平。控制血压的药物包括拉贝洛尔、尼卡地平、氯维地平、肼苯哒嗪、艾司洛尔(表 1.9.1)。因硝普钠的剂量-反应曲线不可靠,神经系统急症和接受 rt-PA 治疗前应避免使用该药。如果患者不适合应用 rt-PA,则提倡允许性高血压,除非患者并发终末器官损伤,如急性心肌梗死、充血性心力衰竭或主动脉夹层,因为这些情况需要控制血压。AIS 患者接受 rt-PA 或其他再灌注治疗之外,应避免积极降压和医源性低血压造成脑灌注进一步减少。

表 1.9.1 急性发作期常用抗高血压药

药名	机制	起始剂量
肼苯哒嗪	直接作用于平滑肌	10~20 mg 弹丸式推注
拉贝洛尔	非选择性 α 和 β 阻滞剂(更强的 β 阻滞剂)	10~20 mg 弹丸式推注,可重复弹丸式推注或 10 mg 弹丸式推注后连续输注 2~8 mg/h
艾司洛尔	选择性肾上腺素能 β_1 受体阻滞剂	80 mg 负荷剂量,给药时间<30 s,然后 150 μg/(kg·min),最大维持剂量 300 μg/(kg·min)
尼卡地平	钙通道阻滞剂	5 mg/h,2.5 mg/h 每 5~15 min 滴定 1 次
氯维地平	钙通道阻滞剂	1~2 mg/h,最初每 90 s 加倍速度,一旦接近目标 BP,每 5~10 min 滴定 1 次

    脑出血时常发生血压升高,与预后差密切相关。然而,早期积极降压一直存在争议,因为脑出血后 24 h 内 BP 快速下降与不良预后相关。虽然 BP 升高可导致血肿扩大,但积极降压可能会影响血肿周围的血流量,加重脑出血后继发性损伤。

    急性脑出血的强化降压临床试验(intensive blood pressure reduction in acute cerebral haemorrhage trial,INTERACT)是对随机抽取出现临床症状伴收缩压(150~220 mmHg)且 6 h 内经过 CT 明确诊断的脑出血患者进行降压(目标收缩压 140 mmHg,n=203)或基于指南标准的血压管理(目标收缩压 180 mmHg,n=201)。与指南组相比,强化降压组血肿扩大的相对风险降低 36%(95%CI 0~59%,P=0.05),强化降压并没有增加 90 d 内不良事件和预后的风险。Ⅲ期确认试验(INTERACT 2)正在进行中。

　　ICH 管理指南推荐合并颅内压增高的脑出血患者维持平均动脉压(MAP)<130 mmHg,脑灌注压(CPP)>60 mmHg。对于没有颅内高压患者 MAP 维持目标为 110 mmHg。对于收缩压为 150～220 mmHg 的患者,将 BP 降至 140 mmHg 被认为是安全的。

　　卒中后高血糖常见,并且与不良的临床结局相关,需要紧急控制血糖水平。医源性低血糖也可恶化临床结局,因此应在不引起医源性低血糖的情况下维持正常血糖水平。急性血糖干预的精确阈值尚不清楚,但近期的指南建议控制血糖水平低于 180 mg/dL。

　　针对各种类型急性脑卒中患者的治疗性低温是有前景的,但迄今为止研究结果尚不明确。急性脑卒中的体温升高(即使是轻微的),明确与不良的临床预后相关。即使是适度的高热也应进行治疗和避免出现。

　　卒中后最佳氧疗效果仍不明确。避免低氧血症有助于防止缺血性梗死范围扩大。超过正常血氧水平并不能使机体获益,可能是由于活性氧生成加重氧化应激而使机体受到损害。目前的指南主张氧供治疗是维持血氧饱和度>94%,仍需等待进一步的证据阐明此问题。

具体干预措施——急性缺血性脑卒中

　　AIS 的再灌注治疗包括单一静脉注射纤溶药物和多种动脉内入路的取栓术。早期的再灌注治疗可逆转缺血性损伤。静脉注射 rt-PA 是唯一被批准用于缺血性脑卒中的治疗药物。美国国立神经疾病和脑卒中研究所(National Institute of Neurological Disorders and Stroke,NINDS)的 rt-PA 研究表明,与接受安慰剂治疗的患者相比,症状出现后 3 h 内接受 rt-PA 治疗的患者在 3 个月内出现轻度残疾或无残疾的可能性更大。随后,欧洲急性脑卒中研究Ⅲ(european cooperative acute stroke study Ⅲ,ECASS Ⅲ)结果显示,发病后 3～4.5 h 让经过仔细筛选符合条件的患者接受 rt-PA 治疗,也改善了临床预后。在上述两项研究中,接受 rt-PA 治疗的患者症状性脑出血的发生率更高,但死亡率没有增加。因此,指南推荐对经过仔细筛选符合条件的脑卒中患者在出现症状 4.5 h 内静脉注射 rt-PA。个体患者接受 rt-PA 治疗越早,获益的可能性就越大。随着再灌注时间的延长,获得良好临床疗效的可能性降低。

　　为避免适合接受 rt-PA 治疗患者在时间窗之外出现,急性脑卒中的公众教育、院前培训及急救管理强调对卒中症状的快速识别,紧急转运到卒中定点医院,急诊科快速分类和评估,以及对有条件接受 rt-PA 治疗的患者进行快速筛查。对有条件接受 rt-PA 治疗的患者在到达急诊科 1 h 内进行治疗。为了实现这一目标,急诊科医生应在患者到达 10 min 之内对其进行评估,15 min 内通知脑卒中小组,25 min 内获得头颅 CT 结果,45 min 内解读 CT 结果。理想的紧急医疗服务是对疑似急性卒中的患者能够在定点医院完成上述联合使用 rt-PA 的血管内治疗,这是 AIS 的一种治疗选择,特别是对于由较大的近端动脉闭塞引起的 AIS。最近的一项 Meta 分析指出,目前支持血管内治疗 AIS 的数据主要来自 Single-arm 非对照研究。最新的指南推荐已证实大脑中动脉(MCA)闭塞患者不适合静脉 rt-PA 治疗,建议在症状出现后 6 h 内接受动脉溶栓。有全身溶栓治疗禁忌证(如近期手术)但无大血管闭塞的患者被认为也可以接受动脉内治疗。对于适合静脉 rt-PA 治疗的患者,不提倡将动脉内治疗作为初始治疗。正在进行的脑卒中Ⅲ期介入治疗试验(interventional management of stroke Ⅲ trial)就是单一静脉注射 rt-PA 与静脉注射 rt-PA 联合血管内治疗的比较。

　　恶性 MCA 梗死是一种迅速产生大面积不可逆缺血伴显著占位效应的水肿,甚至形成脑疝(图 1.9.2)的卒中,其发生率占缺血性脑卒中所有类型的 10%,死亡率高达 80%。最近的随机临床试验显示,与 60 岁以下接受标准治疗、意识水平下降、MRI 显示脑卒中体积超过 145 mL 或 CT 显示 MCA 分布面积超过 50% 的患者相比,症状出现后 48 h 内接受去骨瓣减压术可获得良好的生存和功能结局。因此,大脑半球卒中的年轻患者应在有神经外科支持的卒中中心接受去骨瓣减压术治疗。外科手术也可以挽救生命和改善小脑梗死患者的预后。小脑梗死后迟发性水肿有时会导致神经功能急剧恶化和死亡。疑似后循环卒中的患者应在神经重症监护病房(neurological intensive care unit,NICU)接受监测,并评估其是否有外科手术指征。推荐对继发于小脑梗死后占位性水肿的患者实施减压性手术。

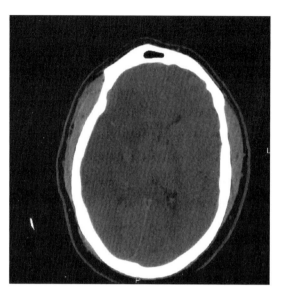

图 1.9.2 恶性 MCA 梗死

具体干预措施——脑出血

促凝药物可减少血肿扩大,但不能明显改善脑出血后的临床结局。总体获益缺乏的原因来自一项试验中脑室内出血(intraventricular hemorrhage,IVH)的患者数量增加,另一项试验中应用重组活化凝血因子Ⅶ(recombinant activated factor Ⅶ,rFⅦa)后动脉血栓的发生率增加20%。亚组分析表明,ICH基线出血量<60 mL,IVH 值小,并在症状出现后 2.5 h 内的年轻患者应用 rFⅦa 可能获益。CT 血管造影显示的"点征"或造影剂外渗也有助于识别 ICH 患者血肿是否易扩大。目前不推荐 rFⅦa 用于 ICH的临床治疗,还有待进一步研究。抗凝血相关脑出血(anticoagulant-associated ICH,AAICH)占所有ICH 病例的1/5,凝血病会导致较大的血肿、血肿扩大和较高的死亡率。AAICH 后 24 h 国际标准化比值(international normalized ratio,INR)的正常化直接取决于在急诊科(ED)快速输注新鲜冰冻血浆(fresh frozen plasma,FFP)。凝血酶原复合物(prothrombin complex concentrates,PCCs)是 FFP 的替代或辅助用药。接受 PCCs 的患者的 INR 校正时间更快,并且接受 FFP 量更少,但临床结果并无差异。目前的指南推荐对继发于华法林的 AAICH 患者停用华法林,静脉注射维生素 K、FFP 或 PCCs。

具体干预措施——蛛网膜下隙出血

动脉瘤性 SAH 患者需注意 ABCs。迄今为止,没有研究明确 BP 控制的最佳目标,然而,血压升高可以用先前推荐的治疗缺血性和出血性脑卒中的药物。血管痉挛的证据通常出现在破裂后 3~5 d。为预防症状性血管痉挛/迟发性脑缺血,应口服尼莫地平。

关注要点

(1)早期和持续的氧合、血压、血糖和体温的生理优化是所有脑卒中的治疗关键。

（2）急诊科应具备对可能发生 AIS 的快速评估系统，以便符合条件的患者接受静脉注射rt-PA。

（3）对于不符合静脉注射 rt-PA 或对静脉注射 rt-PA 无效的缺血性脑卒中患者，可在症状出现后8 h内考虑进行血管内手术。

（4）应考虑将大半球或小脑梗死患者紧急转移至可以挽救生命的神经外科治疗中心。

（5）接受抗凝治疗的患者，即使被转移至另一个中心也应立即在急诊科接受正规治疗。

（杨启纲 译）

参 考 文 献

［1］ MORGENSTERN LB，HEMPHILL JC，3rd，ANDERSON C，et al. Guidelines for the management of spontaneous intracerebral hemorrhage：a guideline for healthcare professionals from the American Heart Association/American Stroke Association[J].Stroke，2010，41（9）：2108-2129.

［2］ HACKE W，KASTE M，BLUHMKI E，et al. Thrombolysis with alteplase 3 to 4.5 hours after acute ischemic stroke[J]. N Engl J Med，2008，359（13）：1317-1329.

［3］ ADAMS HP，DEL ZOPPO G，ALBERTS MJ，et al.Guidelines for the early management of adults with ischemic stroke：a guideline from the American Heart Association/American Stroke Association Stroke Council，Clinical Cardiology Council，Cardiovascular Radiology and Intervention Council，and the Atherosclerotic Peripheral Vascular Disease and Quality of Care Outcomes in Research Interdisciplinary Working Groups：the American Academy of Neurology affirms the value of this guideline as an educational tool for neurologists[J].Stroke，2007，38（5）：1655-1711.

［4］ JAUCH EC，CUCCHIARA B，ADEOYE O，et al. Part 11：adult stroke：2010 American Heart Association Guidelines for Cardiopulmonary Resuscitation and Emergency Cardiovascular Care[J].Circulation，2010，122（18 Suppl 3）：S818-S828.

［5］ BAKER WL，COLBY JA，TONGBRAM V，et al.Neurothrombectomy devices for the treatment of acute ischemic stroke：state of the evidence[J].Ann Int Med，2011，154（4）：243-252.

［6］ MAYER SA，DAVIS SM，SKOLNICK BE，et al.Can a subset of intracerebral hemorrhage patients benefit from hemostatic therapy with recombinant activated factor VII？ [J].Stroke，2009，40（3）：833-840.

选 读 文 献

［1］ ADAMS HP，DEL ZOPPO G，ALBERTS MJ，et al.Guidelines for the early management of adults with ischemic stroke：a guideline from the American Heart Association/American Stroke Association Stroke Council，Clinical Cardiology Council，Cardiovascular Radiology and Intervention Council，and the Atherosclerotic Peripheral Vascular Disease and Quality of Care Outcomes in Research Interdisciplinary Working Groups：the American Academy of Neurology affirms the value of this guideline as an educational tool for neurologists[J].Stroke，2007，38（5）：1655-1711.

［2］ ARIMA H，ANDERSON CS，WANG JG，et al.Lower treatment blood pressure is associated with greatest reduction in hematoma growth after acute intracerebral hemorrhage[J].Hypertension，2010，56（5）：852-858.

［3］ KHATRI P，ABRUZZO T，YEATTS SD，et al.Good clinical outcome after ischemic stroke with successful revascularization is time-dependent[J].Neurology，2009，73（13）：1066-1072.

［4］ MAYER SA，BRUN NC，BEGTRUP K，et al. Efficacy and safety of recombinant activated factor VII for acute intracerebral hemorrhage[J].N Engl J Med，2008，358（20）：2127-2137.

［5］ MORGENSTERN LB，HEMPHILL JC，3rd，ANDERSON C，et al. Guidelines for the management of spontaneous intracerebral hemorrhage：a guideline for healthcare professionals from the American Heart Association/American Stroke Association[J].Stroke，2010，41（9）：2108-2129.

第 10 章　危重中毒患者的管理

Eric J.Lavonas

引言

在美国,每日约有 2000 人由于意外中毒在急诊科(ED)接受治疗,其中 22% 的人需住院治疗。中毒每年可造成 40000 多人死亡,与 1999 年相比人数超过一倍,现在更是超过了机动车事故造成的死亡人数。

所有已知或疑似中毒均可向美国地方毒物中心进行电话咨询(1-800-222-1222),尤其是在病情严重时。然而,电话咨询不能代替床边所做的重要决策。

术语定义

毒素是指可以进入人体并扰乱人体生理过程,从而造成损害的一种物质,与毒药同义。

临床表现

危重症患者可能无法提供准确的病史。病例涉及自我伤害,过量服用多种药物很常见。因此,需要从所有可用的来源获取信息,包括家人和朋友、容器、药房记录和病历。除某些确定的药物(如对乙酰氨基酚、水杨酸盐、抗惊厥药、锂和地高辛)外,很多药物的血药浓度在短时间内很难测出,无法为早期救治提供参考。

"中毒综合征"是指反映特定毒素作用的一组临床症状、体征、实验室检查结果;识别毒素可以更快速地进行紧急情况的稳定处理,并提供有针对性的鉴别诊断。保持广泛的鉴别诊断范围很重要,因为疾病本身也可有严重中毒的表现,反之亦然。

一般和关键性管理原则

对中毒患者的治疗应从有监控的治疗区域开始,特别是在病史不明确的情况下。低血压、心律失常、中枢神经系统(CNS)抑制、肺换气不足、癫痫发作、跌倒、私自离院、反复自残行为都可能随时发生。

对皮肤、头发或衣物受到化学污染的患者,应脱去衣物并进行清洁处理,注意避免将污染扩散至医务人员或其他患者。

消化道去污曾经是处理胃内毒物最常用的方法,但现在作用有限。洗胃和全肠灌洗很少被使用,吐根糖浆在美国是不可用的。

若患者摄入致命毒物 1h 内没有找到适合的解毒剂,可经口或鼻胃管给予单剂量的药用活性炭进行治疗。对一些吸收延迟的药物,如肠溶药物和阿司匹林,需要在 1h 窗口期后使用活性炭。多剂量的活性炭可阻碍特定毒素的延迟吸收或加速其清除。摄入腐蚀性物质、金属、烃类化合物,或误吞无毒物时不应使用木炭。

气道保护是最重要的,可能需要气管插管。卧位时保持头位抬高可有效减少误吸风险。

检查

实验室的一般检查适用于大多数中毒患者。当中毒患者接触史不明确或不可信时,可进行基本的血清化验筛查(电解质、总 CO_2、肾功能、血糖)、心电图(ECG)检查和血清对乙酰氨基酚水平测定,来确定由毒素引起危及生命的病情演变过程。女性患者还应接受妊娠检查。

除了以上检查,还应针对病史、体格检查和其他实验室检查中发现的特定因素进行检查(如进一步研究代谢性酸中毒)。虽然对药物滥用的尿检很少改变治疗方案,但可为精神科会诊医师提供有用的信息。

表 1.10.1 列出了部分用于治疗致命中毒的部分药物。大多数情况下,这些药物的最佳剂量尚未确定。处理严重的中毒患者时,建议咨询区域毒物中心或当地专家,如医学毒理专家。

表 1.10.1　用于治疗危及生命的中毒的部分药物清单

药物	主要应对毒物	成人剂量	儿童剂量	注意事项
活性炭 (单剂量)	1 h 内危及生命的中毒	50 g 口服(PO)/经鼻胃管(NG)	1 g/kg PO/NG	注意保护呼吸道
活性炭 (多剂量)	卡马西平、水杨酸盐类、茶碱	50 g PO/NG 后, 25 g PO/NG q1~2 h	1 g/kg PO/NG 后,0.5 g/kg PO/NG q1~2 h	无肠鸣音时慎用
阿托品	氨基甲酸酯、有机磷农药	1 mg IV,双倍剂量,q3 min 重复给药,无最大量	0.02 mg/kg IV,双倍剂量 q3 min 重复给药,最大量不明	滴定式控制气道分泌物和气道阻力
钙	β 受体阻滞剂、钙通道受体阻滞剂	1~2 g 氯化钙(10% $CaCl_2$ 溶液 10~20 mL)或 3~6 g 葡萄糖酸钙(10% 葡萄糖酸钙溶液 30~60 mL)IV	20 mg/kg 氯化钙(10% $CaCl_2$ 溶液 0.2 mL/kg)或 60 mg/kg 葡萄糖酸钙(10% 葡萄糖酸钙溶液 0.6 mL/kg)IV	葡萄糖酸钙在儿童和外周静脉推注时首选。可按需要重复给药。每小时输液速率与弹丸式推注速率相同
地高辛抗体	地高辛及其相关强心苷类	已知摄入量:每摄入 500~600 μg,IV 1 小瓶地高辛解毒剂;已知血清地高辛浓度:解毒剂量(瓶,IV)=地高辛浓度(ng/mL)×体重(kg)/100;心力衰竭(经验性治疗):10~20 瓶 IV	已知摄入:同成人剂量;已知血清浓度:同成人剂量;心力衰竭(经验性治疗):3~6 瓶	
乙醇	乙二醇、甲醇	负荷剂量:600 mg/kg(10% 乙醇溶液 7.6 mL/kg)IV;维持静脉输液量:在无饮酒史患者:开始剂量 66 mg/(kg·h)[0.83 mL/(kg·h)];长期饮酒患者:两倍维持剂量静脉输入	同成人剂量	首选甲吡唑,若血清含有乙醇,应减少或不用负荷剂量,滴定血清乙醇浓度至 100~150 mg/kg,透析期间调整剂量,强烈推荐使用标准计算器(如 Micromedex)
氟马西尼	苯二氮䓬类	0.2 mg(2 mL)q1 min IV 直至好转,最大量 3 mg	0.01 mg/kg(0.1 mL/kg)q1 min IV 直至好转,最大量 0.05 mg/kg	服用多种药物中毒和有癫痫史的患者禁用
叶酸	甲醇	50 mg, q4~6 h IV	1 mg/kg, q4~6 h IV	可使用亚叶酸(亚叶酸钙),剂量与叶酸相同
甲吡唑	乙二醇、甲醇	15 mg/kg IV×1,然后 10 mg/kg IV q12 h	同成人剂量	透析期间调整剂量

药物	主要应对毒物	成人剂量	儿童剂量	注意事项
胰高血糖素	β受体阻滞剂、钙通道受体阻滞剂	3～10 mg IV 弹丸式推注，然后3～5 mg/h静脉输注	0.05～0.15 mg/kg IV 弹丸式推注，然后每小时0.05～0.10 mg/kg 静脉输注	注意负荷剂量导致的呕吐
维生素 B₁₂	氰化物	5 g IV 超过 5～15 min，必要时15 min内可重复用药	70 mg/kg IV 超过 5～15 min，必要时15 min内可重复用药	可给予硫代硫酸钠（单独 IV）
脂肪乳剂	局部麻醉药、β受体阻滞剂、钙通道受体阻滞剂、其他药物	1.5 mL/kg IV 弹丸式推注，需要时q3～5 min重复给药直至最大量3 mg/kg，然后，以 0.25 mL/(kg·min)IV,持续 30～60 min	同成人剂量	研究最多的 20% 长链脂肪酸溶液（如 Intralipid®）
胰岛素（高剂量）	β受体阻滞剂、钙通道阻滞剂	1～2 IU/kg＋0.5 g/kg 葡萄糖（1 mg/kg D50 溶液）IV 弹丸式推注，然后以 0.5～2IU/kg＋0.5 g/(kg·h)葡萄糖静脉输注（滴定血清葡萄糖 100～150 mg/dL）	同成人剂量，但婴幼儿首选 D10 或 D25 溶液	经常检查血糖和血钾，可给予补钾以维持血清钾2.5～2.8 mEq/L
纳洛酮	阿片类药物	0.04～0.4 mg IV,q2～3 min重复给药,必要时逐步增加剂量至最大量 10 mg	0.1 mg/kg IV,必要时可q2～3 min 重复给药	滴定至逆转呼吸抑制,恢复气道保护。也可以肌肉、骨髓、舌下、鼻腔或气管内给药
奥曲肽	磺脲类药物	0～100 μg,IV 或皮下注射(SC)	1 μg/kg,IV 或 SC	需要时重复给药或输注
维生素 B₆	异烟肼(INH)	5 g IV	70 mg/kg IV	间隔用药;每摄入 1 mg 异烟肼需 1 mg 维生素 B₆
碳酸氢钠	可卡因、三环类抗抑郁药	50～75 mEq 静脉注射(8.4%溶液 50～75 mL),必要时,q3～5 min重复给药	1 mEq/kg 静脉注射(8.4%溶液 1mL/kg),必要时,q3～5 min 重复给药	监测 pH 和血钠。婴幼儿用药前需稀释
亚硝酸钠	氰化物	300 mg IV 持续 3～5 min,必要时重复 1 次	10 mg/kg IV 持续 3～5 min,必要时重复 1 次	首选维生素 B₁₂,贫血患者需减量
硫代硫酸钠	氰化物	12.5 g(25%溶液 50 mL)IV 持续10 min,必要时重复 1 次	400 mg/kg（25% 溶液 1.65 mL/kg）IV 持续10 min	通常与维生素 B₁₂ 或亚硝酸钠同时使用,且与维生素 B₁₂分开 IV

兴奋型谵妄

伴有暴力行为的躁动患者给急诊科医生带来一系列挑战。这种表现可能由毒物摄入、其他内科疾病、精神障碍，或由上述情况叠加在一起引起。

对于躁动患者的管理，应首先尝试语言安抚。向其提供食物可能会产生意想不到的效果。如果语言安抚无效，必须对患者进行安全的身体约束。通过控制患者四肢、肩胛区、股骨弯曲处，可在不增加躯干或腹部压力的情况下固定挣扎的患者。将患者固定后，立即检测指末血糖以排除低血糖，然后用约束带束缚患者的手脚，并使其仰卧在担架上。

对于仍然躁动或挣扎的患者，需要给予镇静剂，常用的有劳拉西泮、氟哌啶醇。急诊科医生应对被束缚的患者给予密切观察，对束缚物进行检查，并帮助其饮水、进食和如厕。兴奋型谵妄是一种医疗突发事件，有猝死的风险。其鉴别诊断非常广泛，包括创伤、感染、低血糖、严重的兴奋性药物中毒、高热、戒断综合征。精神状态改变的检查见第 7 章内容。

反应迟钝/中枢神经系统抑制

许多毒物都能导致 CNS 抑制。一般来说，可以通过支持治疗来处理这类患者，包括气管插管和机械通气。鉴定具体毒物通常是不可能的，也很少有必要。

纳洛酮能有效逆转阿片类药物对 CNS 及呼吸的抑制作用，并可能对其他一些作用于 μ 阿片受体的毒物（如可乐定）也有效。纳洛酮可通过任何途径给药，如静脉注射（IV）、肌肉注射（intramuscular，IM）、气管、鼻腔和舌下。条件允许时，呼吸暂停患者应在使用纳洛酮前辅助通气。尽管纳洛酮的给药通常是安全的，但在阿片类药物依赖患者中，该药会导致急性戒断综合征。

因此，最新指南建议纳洛酮的起始给药剂量要比以往的使用剂量低得多。有时也需要增加剂量，累计剂量可为 10 mg。但是，目前对纳洛酮成功逆转的 CNS 或呼吸抑制患者，尚不清楚需要观察多长时间。对于过量使用吗啡或海洛因的患者可能需要短时间（2~3 h）的观察，而对于过量使用长效或缓释阿片类药物危及生命的患者可能需要更长的时间（8~12 h 或更长）。

观察期间患者出现复发的呼吸抑制，可以重复给予相同剂量的纳洛酮，然后每小时按清醒剂量的2/3 给药。纳洛酮对心搏骤停的治疗没有作用。

尽管氟马西尼能有效地逆转苯二氮䓬类过量造成的 CNS 和呼吸抑制，对不明原因昏迷的患者经验性使用氟马西尼仍存在争议，因为苯二氮䓬类可能对严重的三环类抗抑郁药物过量的患者产生一定的保护作用。在氟马西尼临床试验中，2%~4% 的不明药物过量患者出现不良反应，主要是癫痫发作。

大多数专家对没有苯二氮䓬类用药史或多种药物中毒病史的患者限制使用氟马西尼。单一药物过量的儿童患者和需要逆转苯二氮䓬类药物镇静作用的患者是适合氟马西尼治疗的人群，而蓄意过量服药的成人患者最好接受单独的支持治疗。

癫痫发作

苯二氮䓬类药物是毒素和非毒素诱发癫痫发作的主要治疗方法。对治疗剂量的苯二氮䓬类药物无效的癫痫发作患者，应使用巴比妥类或异丙酚治疗。应避免使用苯妥英钠，因为该药对许多毒素诱导的癫痫发作无效，在茶碱或三环类抗抑郁药过量的情况下，甚至可能造成伤害。

控制癫痫发作的同时，应积极寻找病因，尤其是那些除了支持治疗还需要通过特殊方法治疗的癫痫发作，其发作原因必须要明确。最常见和最易被检测到的原因是低血糖，常由胰岛素或磺脲类药物过量引起，对静脉注射葡萄糖有反应。磺脲类药物过量引起的复发性或难治性的低血糖可用奥曲肽治疗。已知或怀疑是异烟肼过量导致癫痫发作的患者，可用静脉注射维生素 B_6 治疗。

很多有毒物质，包括水杨酸、乙二醇、甲醇和维生素 A，可造成脑水肿，继而引起癫痫发作。乙酰胆碱酯酶抑制剂（如有机磷和氨基甲酸酯类杀虫剂）引起的癫痫发作，用阿托品和苯二氮䓬类药物治疗。此外，氯解磷定还可用于有机磷中毒。服用三环类抗抑郁药或其他钠通道阻滞剂药物过量的患者，除接受综合治疗和苯二氮䓬类药物外，还需要静脉应用碳酸氢钠。

毒素诱发的心律失常

宽 QRS 波心动过速

钠通道阻滞剂如三环类抗抑郁药，IA 类和 IC 类抗心律失常药（如奎尼丁、氟卡尼、普罗帕酮），以及可卡因可影响心肌动作电位的传导。临床上，ECG 表现为宽 QRS 波，表现为右束支形态。患者可发生低血压、室性心动过速、心室颤动、高度房室传导阻滞或心脏停搏。

应立即弹丸式推注碳酸氢钠，直至 QRS 波时限<120~140 ms，尽可能避免碱中毒（pH>7.50~7.55）或高钠血症（钠>150~155 mmol/L）。调整呼吸机参数，可与碳酸氢钠一起使用以控制 PCO_2 和滴定血液 pH。

心动过缓和低血压

毒素诱发的心动过缓与低血压或临床证据显示的低灌注有关,应予以治疗。引起中毒性心动过缓的常见药物包括地高辛、β 受体阻滞剂、钙通道阻滞剂和可乐定。地高辛及其他强心苷类药物如洋地黄,通过抑制细胞壁 ATP 依赖性钠钾交换,导致高钾血症、减慢心率、增加心肌收缩力。地高辛中毒后出现明显的血流动力学改变,如心动过缓、高度房室传导阻滞(莫氏 Ⅱ 型二度房室传导阻滞或三度房室传导阻滞)或高钾($K^+>5$ mmol/L),可给予以地高辛解毒剂治疗。

β 受体阻滞剂和钙通道阻滞剂通过降低心率、心肌收缩力和外周动脉张力导致低血压。采用几种不同机制的治疗方法来处理由此导致的心源性休克。患者同时需要几种治疗方法是很常见的。长期低灌注会造成不可逆转的休克,可以同时采取不同的治疗方法快速升压,直到平均动脉压和核心灌注指标(尿量、乳酸等)好转。这些治疗方法包括使用去甲肾上腺素等血管升压药物。若上述方法无效,经静脉放置起搏器和静注脂肪乳剂治疗被证实有一定的疗效。机械循环支持,如通过体外循环、主动脉内球囊反搏或心室辅助装置可以作为最终的治疗手段。

可乐定和其他作用于中枢的 α_2 受体激动剂通过减少交感神经活动而引起低血压。临床表现为瞳孔缩小、中枢抑制、心动过缓、低血压和呼吸暂停。纳洛酮对中枢和呼吸抑制的作用不明确。心肌和外周动脉的受体不受这些药物的影响,可通过静脉输液、阿托品和低剂量的升压药(如去甲肾上腺素)来改善心动过缓和低血压。

代谢性酸中毒

在急诊抢救的情况下,几乎所有的代谢性酸中毒病例都伴有阴离子间隙增加。阴离子间隙增高型代谢性酸中毒可以通过测定血清乳酸水平来鉴别。与血清乳酸水平升高有关的毒物包括二甲双胍、氰化物、铁,有时包括一氧化碳。乙二醇、甲醇、水杨酸和布洛芬引起的代谢性酸中毒患者的血清乳酸水平是正常的。除布洛芬外,其他每种药物严重中毒时,在常规治疗的同时需要特殊的干预措施。

一氧化碳中毒很少引起乳酸酸中毒,如果血清乳酸水平升高,可能由氰化物中毒(如吸入烟雾)、脓毒症或创伤引起。高压氧治疗具有神经保护作用,许多专家建议重度一氧化碳中毒患者接受该项治疗。氰化物中毒导致中枢抑制和低血压,患者可能出现心动过缓或心动过速。血清乳酸水平与血液中氰化物含量具有相关性,因此是有效的诊断方法。首选的治疗是维生素 B_{12},单独或与硫代硫酸钠同时给药,还可应用氰化物解毒剂(亚硝酸钠和硫代硫酸钠)、高流量氧。

乙二醇的内在毒性最小,可通过乙醇脱氢酶降解为乙醇酸和草酸。这些酸的蓄积会导致代谢性酸中毒和肾衰竭。治疗可用甲吡唑和乙醇阻断乙醇脱氢酶,然后进行血液透析。甲醇比乙醇更容易中毒。和乙二醇一样,甲醇通过乙醇脱氢酶代谢成有毒的代谢物——甲醛和甲酸。这些酸的蓄积会引起代谢性酸中毒和不可逆性失明。其治疗方法包括醇脱氢酶抑制剂(如前所述)、叶酸和血液透析。二甲双胍过量会导致严重的乳酸性酸中毒。二甲双胍和乳酸很容易被透析出来,重度中毒患者早期血液透析可快速缓解症状。水杨酸类药物会引起恶心、呕吐、耳鸣、出汗。随着毒性增加,患者出现代谢性酸中毒,然后中枢呼吸性碱中毒。其最大毒性通常会因为过量吸收水杨酸盐的时间延长而延迟。用晶体液静脉扩容,以及大剂量活性炭和碱性利尿剂[15 mEg 碳酸氢钠＋40 mEg 氯化钾/1 L 5% 葡萄糖溶液(5% dextrose in water,D5W),以 2 倍滴速维持静脉输注]可阻止水杨酸盐进一步吸收。失代偿性或严重代谢性酸中毒、精神状态改变、脑水肿、肺水肿或高水杨酸浓度($>80\sim100$ mg/dL)的患者应接受血液透析治疗。

局部麻醉中毒

局部麻醉时,丁哌卡因、甲哌卡因或利多卡因误入静脉可引起癫痫和心血管崩溃,常规治疗难以奏效。在这种情况下，快速静脉注射脂肪乳剂可能会挽救生命。相关的文献更新很快，可通过网址 http://www.lipidrescue.org.查询。

可卡因中毒

急性可卡因中毒会导致心动过速、胸痛、高血压、出汗、癫痫和高热，主要的治疗药物为苯二氮䓬类、硝酸盐类和阿片类。特殊情况下，可使用 α 受体拮抗剂（如酚妥拉明用于治疗严重高血压）或钙通道阻滞剂（如维拉帕米用于治疗伴或不伴高血压的心动过速）。

广泛复杂的心律失常应予静脉注射碳酸氢钠治疗。β 受体阻滞剂用于可卡因中毒的安全性尚未明确，因此不推荐使用。

关注要点

（1）对中毒患者的治疗应从有监控的区域开始。

（2）仅对有呼吸抑制的患者经验性使用纳洛酮，初始用低剂量（0.04～0.4 mg），根据病情进行滴定。

（3）兴奋型谵妄是一种高风险的临床急症。

（4）对伴有低血压的中毒患者需采用不同机制的方法快速升压。

（5）某些特殊的中毒患者，静脉注射脂肪乳剂是一种新的解毒剂，可能是挽救生命的治疗方法。

（黄锐 译）

参 考 文 献

[1] Centers for Disease Control and Prevention.CDC issue brief：unintentional drug poisoning in the United States[M].Atlanta,GA：National Center for Injury Prevention and Control,2010.

[2] Statistical abstract of the United States：2011.Washington,DC：US Census Bureau,2011.Available at：http://www.census.gov/compendia/statab/2011/tables/11s1102.pdf.[accessed on April 4,2011].

[3] American Academy of Clinical Toxicology,European Association of Poisons Centres and Clinical Toxicologists.Position statement and practice guidelines on the use of multi-dose activated charcoal in the treatment of acute poisoning[J].J Toxicol Clin Toxicol,1999,37：731-751.

[4] ELDRIDGE DL,HOLSTEGE CP.Utilizing the laboratory in the poisoned patient[J].Clin Lab Med,2006,26 (1)：13-30.

[5] MORRISON LJ,DEAKIN CD,MORLEY PT,et al.Part 8：Advanced life support：2010 International consensus on cardiopulmonary resuscitation and emergency cardiovascular care science with treatment recommendations[J].Circulation,2010,122 (Suppl 2)：S345-S421.

[6] VANDEN HOEK TL,MORRISON LJ,SHUSTER M,et al.Part 12：Cardiac Arrest in Special Situations：2010 American Heart Association Guidelines for Cardiopulmonary Resuscitation and Emergency Cardiovascular Care[J].Circulation,2010,122 (Suppl 3)：S829-S861.

[7] Selected Readings Centers for Disease Control and Prevention.CDC's issue brief：unintentional drug poisoning in the United States.2010.Available at：http://www.cdc.gov/HomeandRecreationalSafety/pdf/poison-issue-brief.pdf.[accessed on April5,2011].

[8] ENGEBRETSEN KM,KACZMAREK KM,MORGAN J,et al.High-dose insulin therapy in beta-blocker and calcium channel-blocker poisoning[J].Clin Toxicol,2011,49 (4)：277-283.

[9] JAMATY C,BAILEY B,LAROCQUE A,et al.Lipid emulsions in the treatment of acute poisoning：a systematic review of human and animal studies[J].Clin Toxicol,2019,48 (1)：1-27.

[10] MORRISON LJ,DEAKIN CD,MORLEY PT,et al.Part 8：Advanced life support：2010 international consensus on cardiopulmonary resuscitation and emergency cardiovascular care science with treatment recommendations[J].Circulation,2010,122 (Suppl 2)：S345-S421.

[11] MURRAY DB,BATEMAN DN.Use of intravenous lipids.Not yet in all overdoses with failed resuscitation[J].BMJ,2011,242：d2265.

[12] POLLANEN MS,CHIASSON DA,CAIRNS JT,et al.Unexpected death related to restraint for excited delirium：a retrospective study of deaths in police custody and in the community[J].CMAJ,1998,158：1603-1607.

[13] VANDEN HOEK TL,MORRISON LJ,SHUSTER M,et al.Part 12：Cardiac arrest in special situations：2010 American Heart Association Guidelines for Cardiopulmonary Resuscitation and Emergency Cardiovascular Care[J].Circulation,2010,122 (Suppl 3)：S829-S861.

第11章　多发伤和烧伤

Raquel Forsythe

引言

在美国,创伤是 45 岁以下人群死亡的首要原因,也是发病和长期致残的主要原因。创伤患者约占入住 ICU 患者的 1/3。创伤后大多数死亡病例发生在伤后最初的 4~6 h。虽然创伤现场的死亡最好通过努力预防损伤来解决,但其余的早期死亡通常是由于失血过多和其他潜在的可预防原因,包括在初步检查中发现和处理的损伤,如张力性气胸和气道梗阻。在伊拉克和阿富汗的军事冲突中发展兴起的创伤医学进展,改变了创伤患者的复苏和早期急救管理。

先前提到的外科手术管理中的损伤控制概念,现在已经扩展到需要大量输血(massive transfusion,MT)的创伤患者的复苏。这种损伤控制性复苏(damage control resuscitation,DCR)应该在患者被送到急诊科(ED)时就开始应用。一些严重创伤患者会出现难以控制的稀释性凝血病。最近的研究指出,高达 25% 的重伤患者在大量液体复苏之前就已出现凝血病。这种早期的凝血异常与死亡率增加有关。因此,预防、早期识别和治疗凝血病是止血复苏的关键因素。

烧伤也是一个公共卫生问题,美国每年有超过 100 万人因烧伤而求医。大约 5 万人需要住院治疗,4 500 人死于烧伤。对严重烧伤患者进行恰当的早期治疗应从气道评估开始,以获得足够的氧合和通气。识别呼吸道吸入性损伤很重要,充分的液体复苏对于预防烧伤休克的进展也很有必要。

本章讨论创伤急救复苏方面的核心原则,没有具体损伤的诊断或治疗方法。

术语定义

损伤控制:努力减少损失或损害。这是一个商船术语,用来描述如何营救一艘已损坏的船只及其船员。在 20 世纪 90 年代早期,这个概念被应用于创伤患者的手术处理,重点是初始集中在止血及腹腔污染控制的简化操作。待适当复苏后,损伤得以更加准确地被修复。

损伤控制性复苏:是复苏的全面指导概念,使用允许性低血压的概念(即以 90~100 mmHg 的 SBP 水平作为早期端点,而不是寻求"正常生命体征")迅速处理外科出血,止血复苏。

止血复苏:倡导以浓缩红细胞(packed red blood cell,PRBC)、新鲜冰冻血浆(FFP)和血小板按 1:1:1 的比例进行复苏,减少稀释性凝血病。从入院到进入 ED 这段时间,解冻血浆的使用应争取达到这个比例。在失血性休克患者中限制使用晶体。

大量输血(MT):24 h 内输注 10 IU 或更多的浓缩红细胞。

创伤相关的凝血(trauma-associated coagulopathy,TAC):严重创伤患者发生的低凝状态,多种因素参与发病,确切的机制有待阐明。然而,组织灌注不足可增加蛋白 C 活性,促凝血和纤溶亢进。

血栓弹力图(thromboelastography,TEG):一种利于指导目标导向止血复苏的实验室方法。新的快速 TEG 检测可以即时进行,并定性检测凝血状态。

临床综合征

闭合性及开放性创伤核心综合征

危重创伤患者初始处理必须包括对损伤的评估、是否存在活动性出血、休克的深度和程度、有无凝血病。因创伤常合并多发性损伤，如果合并创伤性脑损伤（traumatic brain injury，TBI），避免低血压和低氧血症是预防继发性损伤的关键。在急诊科，救治目标是保持气道通畅、预防及治疗休克，并迅速评估多发性损伤患者，以便安排进入手术室、血管造影或 ICU 进行适当处理。对活动性出血的患者，DCR 的概念在出血停止前起着关键的作用。

在 20 世纪 80 年代，出现了创伤的"出血恶性循环"概念，继而诞生了损伤控制外科学。这一概念最初使用在腹部，严重肝损伤时进行填塞止血、控制腹腔内出血和消化道污染，推广应用到其他损伤部位，如胸外科的胸部损伤，以及神经外科和骨科。损伤控制理念是"远离麻烦比摆脱麻烦更容易"。简化手术，是为了避免因手术时间长、血液稀释恶化和体温过低而引起的生理紊乱。

军事经验发现 15%～20% 的创伤死亡的主要原因是出血，这是可以预防的。一项对士兵进行 MT 的回顾性分析发现，输注的血浆和 PRBC 比例在死亡率上有显著差异。输注血浆与 PRBC 比例较低（1∶8）时的患者死亡率为 65%，而高比例（1∶1.4）时的患者死亡率为 19%。中间组（1∶2.5）的死亡率为 34%。该项回顾性分析的局限性是存在生存偏差的可能性：由于血浆可能在 PRBC 后输注，有些患者因失血过多而死亡，使得血浆与 PRBC 输注比例较低，而不是因为输注比率低而提高了存活率。然而，战争和民间创伤的进一步研究发现，那些输注血浆与 FFP 比例较高的 MT 患者具有更低的死亡率。这些数据促进制定一个军事协议，目标是以 1∶1 的比例输注血浆与 PRBC。

大多数大型创伤中心制订了大量输血计划（massive transfusion protocols，MTPs）。这些计划允许血库预先规划，以便得以快速输注大量血液、血浆和血小板，这些都是治疗外伤性出血患者所必需的。

在急诊科，MTPs 的实施，包括冰冻血浆的使用，有助于立即开始处理复苏凝血病。DCR 首先要识别需要 MT 的高风险患者，针对以开放性创伤和闭合性创伤为主的军人和平民创伤患者，确立评估潜在 MT 的相关筛查，评估指标包括血压、心率、碱剩余、INR、血红蛋白，以及创伤超声重点评估（focused assessment with sonography for trauma，FAST）法探查腹腔积液。

一旦确定存在大出血，就应尽可能迅速地进行控制。这可能需要手术干预或血管造影。在急诊开始的整个复苏过程中需限制晶体液的使用，以避免血液稀释和恶化凝血功能，还需要采取保温措施，避免患者出现体温过低。MT 会引起低钙血症，需监测游离钙水平并给予治疗。

另一个近期治疗创伤性凝血病的新方法是抗纤溶剂氨甲环酸的应用。最近，一项多国、随机、前瞻性的安慰剂对照试验显示，有活动性出血或有高出血风险的创伤患者应用氨甲环酸后死亡率降低，与对照组相比，未增加血栓栓塞的不良事件。本研究的纳入标准简单且宽泛，任何有出血迹象、SBP 低于 90 mmHg 或心率大于 110 次/min 的患者均被纳入该研究。氨甲环酸可在受伤后 8 h 内使用，但一旦明确有出血，就应立即开始使用。

TEG 可以用于目标导向的输血管理。TEG 从血凝块的最初形成到血凝块溶解来评估凝血情况。TEG 提供对血凝块形成的时间和血栓整体强度的功能检测，是唯一显示血栓形成和溶解的检查方法。快速 TEG 仪器的发展，能在手术室和 ICU 提供即时检测，使这种检测被更广泛地应用。标准和快速 TEG 之间的主要区别是添加了组织因子，从而导致更快速的反应和随后的分析。与传统的凝血研究相比，快速 TEG 的早期研究论证了理论上减少血浆输注的可行性。

神经源性休克

当颈部或上胸段脊髓损伤(spinal cord injury,SCI)时,血管舒缩张力丧失可导致低血压(通常不伴有相应的心动过速)。创伤后低血压首先需考虑是否存在容量不足;如果评估同时存在对侧/四肢瘫或胸颈椎骨质破坏的患者,在通过输液恢复灌注和纠正休克后仍存在低血压,可给予升压药(如去甲肾上腺素、去氧肾上腺素或多巴胺)。

烧伤

烧伤引起的炎症反应,与烧伤创面的大小和深度成正比。在烧伤的最初 24~48 h,毛细血管内膜的完整性发生破坏,导致血浆渗漏进入组织间隙。这种毛细血管内膜完整性的丧失加上最初的心排血量下降,如果不及时处理,将导致致命的烧伤休克。给予适当的补液,可以阻止休克的发展,随后患者将进入高代谢反应状态。

任何烧伤患者的评估都从气道开始(见第 15 章)。昏迷、明显的呼吸窘迫或血流动力学不稳定患者需要立即插管。任何有封闭空间烟雾暴露史的患者都有可能存在吸入性损伤。出现呼吸困难、胸闷、气促、喘鸣、辅助呼吸肌的使用,以及舌和口咽肿胀等症状,预示即将发生气道梗阻。原则上,早期气管插管是为了防止后期出现难以控制的气道阻塞,需要进行紧急气道手术。支气管镜检查可以帮助评估气管及其分支气道损伤。上呼吸道通常受到热灼伤,而下呼吸道则有化学损伤的危险。动脉血气分析可评估一氧化碳或其他吸入毒素中毒。不要依赖脉搏血氧仪,因为数据可能不准确。用 $100\%O_2$ 治疗一氧化碳中毒,直到碳氧血红蛋白(carboxyhemoglobin,COHb)水平低于 10%,将高压氧治疗应用于那些不需要立即手术、血流动力学稳定和有明显的终末器官功能障碍(感觉改变、缺血性胸痛是常见的两种征象)的患者。

对于烧伤的理想复苏液体及配方还存在争议。在初始阶段,晶体仍然是最常见的复苏液体。最初计算量是在避免过度输液的目标下恢复有效灌注。液体给药的不良后果包括肺水肿、胸腔积液、肢体和腹腔间隔室综合征的发生。

计算部分或全部深度烧伤的总体表面积(total body surface area,TBSA)来指导治疗。根据"九分法"来估计成人的烧伤面积。在成人中,解剖区域占 TBSA 的 9% 或其倍数:头颈部或每只手臂各占 9%,前躯干、后躯干和一条腿各占 18%。对于儿童来说,头部相对于身体的尺寸更大,Lund-Browder 图提供了一个更精确的年龄调整估算方法。

最好使用 Parkland 公式来初步估算烧伤患者的液体需求量。所使用的液体总量是根据 $4\,mL/kg$ 乳酸林格液×烧伤占总体表面积百分比来计算的。在第一个 $8\,h$ 内,输注总量的 $1/2$,然后在接下来的 $16\,h$ 内输完剩余部分。按患者需要进行评估,再根据血压和尿量进行液体调整,留置导管后每小时测量 1 次尿量。成人的目标尿量为 $0.5\sim1\,mL/(kg\cdot h)$,儿童为 $1\sim1.5\,mL/(kg\cdot h)$。

有心脏或肾脏重要合并症的患者,可以通过中心监测容量状态获益。在大多数患者中,最佳选择是在未烧伤的皮肤处开放两个大口径外周静脉补液通路。

处理原则

损伤控制性复苏

- 快速识别需要 MT、发生急性创伤性凝血病风险最高的患者。
- 允许性低血压(针对 SBP 为 $90\,mmHg$)直到出血得以控制。
- 快速控制出血(手术、血管造影)。

- 预防和治疗低温、酸中毒、低血钙。
- 减少晶体输注，避免血液稀释。
- 早期输注血浆、血小板与 PRBC 比例高的血制品。
- 使用 TEG 指导血制品应用。

氨甲环酸的应用（CRASH-2 研究）

- 活动性出血患者在伤后 8 h 内早期应用。
- 用量：负荷剂量 1 g（10 min 内输注），随后 8 h 维持输注 1 g。

Parkland 公式

- 前 24 h：每总体表面积×4 mL/kg。液体选择是乳酸林格液。总输液量的 1/2 在前 8 h 内输注，其余在接下来的 16 h 内输注（成人）。

关注要点

（1）创伤患者需快速评估，重点在于发现大出血、神经损伤和可能需要 MT 的患者。
（2）早期 MT 遵循血浆和血小板与 PRBC 高比例原则进行，减少创伤患者死亡率。
（3）严重创伤患者可在伤后早期发生凝血病。损伤控制性复苏原则应从急诊科开始实施。
（4）在严重创伤患者用 TEG 评估凝血状态和指导输血。
（5）烧伤患者早期复苏必须依据烧伤 TBSA 和体重调整输液量，以维持尿量和防止休克。

（彭晓春　译）

选 读 文 献

[1] BORGMAN MA, SPINELLA PC, PERKINS JG, et al. Ratio of blood products transfused affects mortality in patients receiving massive transfusions at a combat support hospital[J].J Trauma,2007,63(4):805-813.

[2] CRASH-2 trial collaborators,SHAKUR H,ROBERTS I, et al.Effects of tranexamic acid on death, vascular occlusive events, and blood transfusion in trauma patients with significant haemorrhage(CRASH-2):a randomised, placebo-controlled trial[J].Lancet, 2010,376(9734):22-32.

第 12 章　大出血(包括消化道出血)

Charles R.Wira Ⅲ and Khoshal Latifzai

引言

非创伤性大出血是一种危及生命的状态,可引起血流动力学不稳定、休克或多系统器官衰竭。早期的识别、积极的复苏治疗,以及对出血的控制是患者存活的关键。在急诊科(ED),最常见原因是上消化道出血(upper gastrointestinal bleeds,UGIBs)或下消化道出血(lower gastrointestinal bleeds,LGIBs),但其他出血原因包括腹主动脉瘤破裂、宫外孕破裂、自发性或医源性腹膜后出血、恶性肿瘤自发性出血、动静脉瘘(arteriovenous fistula,AVF)自发性出血。出血的来源定位对于最终的治疗是不可或缺的。

术语定义

大出血会导致休克和血流动力学不稳定。一些患者可能会出现代偿性休克和血压接近正常[收缩压(SBP)≥90 mmHg 或平均动脉压(MAP)≥65 mmHg],需要进一步的检查来证实休克。休克指数(心率/SBP)是一种常用的监测方法,该指数可以在无明显低血压时量化代偿性休克的存在。任何超过0.8 的休克指数都能识别出代偿性休克,并能预测后续的低血压、输血需求和心血管崩溃。尽管血压看似正常,但血液乳酸升高也可能提示被掩盖的休克。

创伤性失血性休克严重程度评分系统是另一种评估失血的工具(表 1.12.1)。它必须与患者的出血原因和潜在的合并症相结合,因为每一个因素都可能会影响临床表现和对治疗的反应。1 级休克是由大约 15% 的失血量(<750 mL)引起的,并且与轻度的静息性心动过速有关。老年或使用负性心律药物治疗的患者可能会减弱心动过速反应。

表 1.12.1　出血性休克的分级

休克分级	失血比例	失血量/mL	临床特征
1	<15%	<750	轻度静息性心动过速
2	15%~30%	750~1 500	中度心动过速,脉压变小,毛细血管充盈延迟
3	30%~40%	1 500~2 000	低血压,终末器官低灌注,少尿,精神状态改变
4	>40%	>2 000	持续低血压,脏器衰竭

Adapted from American College of Surgeons Committee on Trauma.Shock.In: Advanced trauma life support for doctors[M]. 7th ed.London:First Impression Press,2004:74.

失血量达人体总血量的 15%~30%(750~1 500 mL)为 2 级休克,表现为轻度心动过速、脉压变小和毛细血管充盈延迟。3 级休克失血量达人体总血量的 30%~40%(1 500~2 000 mL),人体对休克的代偿能力丧失,临床表现为外周器官低灌注状态。4 级休克是指失血量超过人体总血量的

40％（＞2 000 mL），并且与持续的低血压、多系统器官衰竭和潜在死亡风险有关。

由于大量出血导致的全身组织缺氧和病变细胞炎症介质的释放诱发多脏器衰竭。器官衰竭或低灌注的标志包括急性肾损伤、严重缺氧、肝衰竭、精神状态改变、心脏生物标志物升高、异常碱缺失或弥散性血管内凝血。

最常见的大出血是消化道出血，大致分为两类：UGIBs 起源于食管的近端到十二指肠和空肠分界的屈氏韧带引起的出血；LGIBs 是指起源于屈氏韧带以下的消化道出血。

临床综合征

上消化道出血

每年约有 10 万人因 UGIBs 住院，其中最常见的原因是消化性溃疡。UGIBs 的总死亡率约为10％，而降低生存率的因素包括年龄在 60 岁以上、严重的并发症、持续的活动性出血、低血压、大量输血需求，以及严重凝血病。一些临床症状可定位出血来源，包括呕血、咖啡色样呕吐物或出现黑便。虽然鲜红血便通常来自较低位置的出血，但也可能发生在快速、大量的 UGIBs 时。应该进行全面的体格检查，包括直肠指检和腹部检查。

急性 UGIBs 分两大类：静脉曲张性和非静脉曲张性。不同分类有不同的治疗意义，应在初步评价时将其区分开。静脉曲张性 UGIBs 的临床指标包括既往静脉曲张病史、潜在的肝硬化，以及体检时发现继发于严重的肝脏疾病的临床表现（如腹腔积液、水母头、毛细血管扩张、指甲上的 Muehrcke 线条、男性乳房发育或性腺机能减退）。相反，非静脉曲张的 UGIBs 的患者可能有其他的诱因，如使用非甾体抗炎药。

下消化道出血

在西方国家，LGIBs 约占所有消化道出血病例的 25％。LGIBs 的死亡率略高于 UGIBs，接近 10％～20％。LGIBs 的临床表现包括排大量红褐色大便或鲜红血便。

LGIBs 部位可分为结肠和小肠。LGIBs 包括憩室疾病（占 LGIBs 的 30％～60％）、血管发育异常、癌症、术后出血（如息肉切除术后）和结肠炎（炎症、感染性或缺血性）。罕见的原因包括因放射和主动脉肠瘘而引起的结肠病。小肠部位的 LGIBs 主要可能包括血管发育不良、肿瘤、肠炎（炎性、感染性或放疗后）、Meckel 憩室，以及罕见的主动脉肠瘘。

对消化道大出血患者而言，进行液体复苏治疗优先于出血部位的定位，但一些既往史可以帮助定位出血的来源，包括凝血病史、抗凝药物使用史、憩室疾病或炎症性肠病史。

大出血的其他原因

腹主动脉瘤破裂通常伴有腹部或背部疼痛，通常伴有晕厥。死亡率接近 60％～90％，如果患者就诊时无休克症状，死亡率可降至约 50％。仅一半患者在体检时有腹部异常搏动，可通过超声或电子计算机断层扫描（CT）确诊。腹主动脉瘤必须通过手术治疗，不能为了稳定血压而推迟手术。控制出血是提高生存率的最佳选择。

对于所有育龄期妇女且有闭经、盆腔疼痛、腹痛或阴道出血，尤其是晕厥或低血压的育龄妇女，需要排除宫外孕。无宫内妊娠、尿妊娠试验阳性、超声检查腹部游离液体，可做出诊断，需进行复苏和手术评估。

腹膜后出血可能是自发性的或医源性的。腹部和盆腔的非增强 CT 平扫有助于诊断，对渗出量较少的特定病例需增强 CT 诊断。血管造影栓塞术可以彻底止血。

一般和关键性管理争议

对出血患者的初步复苏

对大量出血患者的初始治疗应包括对气道、呼吸和循环的初步评估。UGIBs 的患者可能需要气管插管来防止误吸。肉眼可见性出血（如血液透析瘘口溃疡性出血）应直接加压控制。为便于快速输液，至少应放置两个外周静脉导管和/或 8.5F（French）中心静脉导管。为提高输液速度，可使用压力袋和机械快速输血装置。

为减轻由出血和复苏引起的体温过低（如凝血病）的不利影响，加热晶体液（即 0.9% 的正常生理盐水或乳酸林格液）可以用作初始复苏液体。低血压的患者应迅速且反复弹丸式推注 500～1 000 mL，直到 MAP 至 60～65 mmHg，SBP 至 90 mmHg 或休克指数<0.8，以恢复对主要器官的有效灌注。

根据对容量反应性将其分为 3 种类型。快速反应型在晶体复苏后血流动力学稳定。短暂反应型血流动力学最初稳定下来，但随后表现出反复低血压（SBP<90 mmHg），而无反应型在积极的复苏努力下血压仍不稳定。

对于急性大出血患者的治疗，输血应以生命体征和明显失血情况为指导，而不是参照血红蛋白水平。除考虑其他紧急措施（如外科手术）外，还应立即向短暂反应型（输注晶体后，SBP<90 mmHg）或无反应型（尽管输注大量晶体，SBP 仍<90 mmHg）输注浓缩红细胞（PRBC）。

上消化道出血的治疗

当患者用液体或血制品进行复苏时，应开始药物治疗。药物的选择取决于可能的出血类型（静脉曲张性和非静脉曲张性）。对于无法分型的患者应同时针对两种病因进行药物治疗。

对于疑似胃出血，通过大剂量的注射用质子泵抑制剂（PPIs）来维持溃疡附近的 pH 在 6.0 以上来保护血栓免于纤溶。可静脉使用泮托拉唑、兰索拉唑和艾美拉唑。对于静脉曲张性出血的患者，奥曲肽能降低内脏和门静脉循环压力，并限制静脉曲张血管的出血。

鼻胃冲洗可以帮助定位出血部位，缺点是患者难以耐受，是一种不敏感的检查或治疗方法。凝血病患者应谨慎使用鼻胃管，因为放置鼻胃管可引起大量鼻出血。

由于能够直接观察出血的来源，内镜在 UGIBs 的处理中起着诊断和治疗的作用。因为 10% 的血流动力学不稳定的便血患者中有 UGIBs，可考虑在这类患者中行急诊内镜检查。静脉曲张性出血可以通过内镜下使用电凝、硬化剂、套扎或注射凝胶来控制。非静脉曲张性出血可以通过内镜下注射肾上腺素、电凝、双极或单极电凝、血管夹或注射硬化剂来控制。

如果不宜进行内镜检查，则可以用三腔二囊管或类似的导管来压迫止血。如果出血引起持续性低血压或对上述措施不耐受，血管造影栓塞或手术是另一种策略。

下消化道出血的治疗

在患者良好复苏且没有持续出血风险的情况下，可以进行结肠镜检查，以确定 LGIBs 来源并治疗。结肠镜检查期间的治疗选择包括电凝、注射硬化剂或血管收缩剂，或其他内镜介入措施。

对于血流动力学稳定且有持续出血证据的患者，可以进行放射性核素标记红细胞（RBC）扫描，以定位出血部位，但这一操作的可靠性受出血速度影响，临床上只有 45%～55% 的病例能准确定位出血部位。对于血流动力学稳定的患者，下一个选择是通过血管造影术进行诊断和治疗。治疗干预包括灌注加压素或导管引导栓塞。

10%～25% 的 LGIBs 患者需要急诊手术，死亡率在 13%～50%。手术的适应证包括持续的血流动力学不稳定伴活动性出血或再出血。不稳定的患者可能需要进行紧急剖腹探查手术和术中内镜检查。在所有接受手术的患者中,节段性肠切除术是首选,应尝试(术前或术中)定位出血部位。

凝血病的管理

止血的关键是纠正凝血病,需及时逆转抗凝药物引起的凝血病,使用新鲜冰冻血浆、维生素 K 或凝血酶原复合物来拮抗华法林,或硫酸鱼精蛋白来拮抗肝素。可能需要使用血液净化设备协助快速清除新型口服抗凝剂。

大量出血时,输注晶体和库存血会消耗和稀释血小板和凝血因子。必须对大出血的患者检测血小板水平、血浆凝血酶原时间(prothrombin time,PT)/国际标准化比值(INR),以及部分凝血活酶时间(partial thromboplastin time,PTT)。

需要输注 5 个或更多单位 PRBC 的患者,应接受经验性的新鲜冰冻血浆和血小板输注。有肝脏基础病的患者可能有 INRs 升高,需要输注新鲜冰冻血浆,而透析患者可应用去氨加压素(desmopressin,DDAVP)治疗潜在的血小板功能障碍。重组活化因子Ⅶ在某些情况下被用于大出血,但目前还不清楚最佳的使用方法。

争议

许多 UGIBs 或 LGIBs 患者的治疗干预措施存在争议,这些措施包括在胃镜检查前使用促胃肠动力剂(如红霉素),在内镜检查前纠正凝血病,对血流动力学稳定的患者进行输血,对潜在病变进行适当的治疗,并对所有患者进行二次内镜检查。大多数专家认为没必要使用促胃肠动力剂,而对凝血病的纠正不应延迟内镜检查。建议清除血凝块以治疗潜在的病变,而且通常不需要复查内镜。

最后,对于内科大出血患者的允许性低血压(SBP 80～100 mmHg)治疗策略也存在争议。动物研究表明,晶体输注可能导致血凝块溶解,并产生再出血的风险。在创伤性出血时,允许性低血压取得了较好的效果。将其推广到有大出血的患者是合理的。建议患者的复苏目标为至少维持 SBP 90 mmHg,或者 MAP 60 mmHg。

关注要点

(1)大出血是一种临床急症,需早期识别、积极复苏及最后控制出血,以提高患者的生存率。

(2)休克指数升高(心率/SBP>0.8)可识别出失代偿风险的患者。

(3)经晶体复苏后,应给予短暂反应者(血压升高后 SBP<90 mmHg)或无反应者(SBP<90 mmHg)输注 PRBC。

(4)快速逆转凝血病是一种挽救生命的潜在干预措施。

(5)对于所有血流动力学不稳定的大出血患者均应进行手术评估。

（于犇犇　译）

参 考 文 献

[1] American College of Surgeons Committee on Trauma.Shock.In:Advanced trauma life support for doctors.7th ed[J].First Impression Press,2004,74.

[2] FALLAH MA,PRAKASH C,EDMUNDOWICZ S.Acute gastrointestinal bleeding[J].Med Clin North Am,2000,84(5):1183-1208.

[3] VREEBERG EM,SNEL P,DE BRUIJNE JW,et al.A cute upper gastrointestinal bleeding in the Amsterdam area:incidence,diagnosis and clinical outcome[J].Am J Gastroenterol,1997,92:236-243.

[4] GARCIA-TSAO G,BOSCH J.Current concepts:management of varices and variceal hemorrhage in cirrosis[J].N Engl J Med,2010,362:823-832.

［5］ GAYER C,CHINO A,LUCAS C,et al.A cute lower gastrointestinal bleeding in 1 112 patients admitted to an urban emergency medical center［J］.Surgery,2009,146(4):600-606.

［6］ VERNAVA AM,LONGO WE,VIRGO KS.A nationwide study of the incidence and etiology of lower gastrointestinal bleeding［J］.Surg Res Commun,1996,18:113-120.

［7］ RUTLEDGE R,OLLER DW,MEYER AA.A statewide,population-based,time series analysis of the outcomes of ruptured aortic aneurysm［J］.Ann Surg,1996,223:492-505.

［8］ GREEN BT,ROCKEY DC.Lower gastrointestinal bleeding—management［J］.Gastrointest Clin North Am,2005,34(4):665-678.

［9］ HUNTER JM,PEZIM ME.Limited value of technetium 99m-labeled red cell scintigraphy in localization of lower gastrointestinal bleeding［J］.Am J Surg,1990,159 (5):504-506.

［10］ LEITMAN IM,PAULL DE,SHIRES GT.Evaluation and management of massive lower gastrointestinal hemorrhage［J］.Ann Surg,1989,209 (2):175-180.

选 读 文 献

［1］ BARNERT J,MESSMANN H.Diagnosis and management of lower gastrointestinal bleeding［J］.Nat Rev Gastroenterol Hepatol,2009,6 (11):637-646.

［2］ GRANLNEK IM,BARKUN AN,BARDOU M.Management of acute bleeding from a pepticulcer［J］.N Engl J Med,2008,359:928-937.

［3］ GARCIA-TSAO G,BOSCH J.Current concepts:management of varices and variceal hemorrhage in cirrhosis［J］.N Engl J Med,2010,362:823-832.

［4］ LEE J,COSTANTINI TW,COIMBRA R.A cute lower GI bleeding for the acute care surgeon:current diagnosis and management［J］.Scand J Surg,2009,98 (3):135-142.

［5］ MANNUCCI PM,LEVI M.Prevention and treatment of major bleeding［J］.N Engl J Med,2007,356:2301-2311.

［6］ ZUCKERMAN GR,PRAKASH C.Acute lower intestinal bleeding.Part Ⅱ:etiology,therapy,and outcomes［J］.Gastrointest Endosc,1999,49 (2):228-238.

第 13 章　急诊手术的镇痛镇静治疗

John H.Burton

引言

手术镇痛的目标是控制疼痛的同时利于手术实施。通常情况下,手术镇痛就足够了;但一些手术可能会引起仅靠镇痛方法无法缓解的不适,此时镇痛联合镇静可以减轻患者的痛苦。

急诊手术患者的镇静除了能缓解疼痛,还能达到其他许多目的。肌肉放松是许多急诊手术的重要需求,例如主要关节脱位的复位。镇静药物,特别是静脉制剂,可以使肌肉放松,从而提高手术的成功率和缓解组织牵拉引起的疼痛。

急诊或外伤患者常出现焦虑,消除焦虑即抗焦虑治疗是决定患者治疗能否配合和成功的关键因素。例如,儿童的急性面部撕裂伤的修复手术需要抗焦虑治疗。

术语定义

手术镇痛应考虑两种不适的来源:疾病本身引起的疼痛,以及手术相关的疼痛。应该常规用标准化和个体化的方法来治疗疼痛。这种方法应包括镇痛药物,并关注其安全性和有效性。

镇静的目的是减轻患者的焦虑,并在手术过程中抑制患者的意识水平。预期的镇静深度应根据患者和手术的具体需要而定。例如,中心静脉置管可以通过局部麻醉和浅度镇静来完成,而胸腔置管术则可能需要局部麻醉联合全身镇痛和镇静治疗。

医学文献中,引用了"轻度""中度"和"深度"描述镇静的意识程度。这些描述应视为持续镇静下的不同程度。持续深度镇静是全身麻醉,即对所有刺激没有反应,也没有气道保护反射。这通常不是手术镇静的目标,即使是在意想不到的情况下,也可能发生。要为这类事件做好应对准备。

浅度镇静是指患者的警觉性接近基线水平。这种程度的镇静不会削弱对指令的执行或对语言刺激做出反应的能力。在浅度镇静状态下,心血管和呼吸功能不会受到威胁或损害。

中度镇静的意识程度应具备以下特征:眼睑下垂、言语不清、对语言刺激的反应延迟或改变。中度镇静常出现记忆缺失。患者的气道和呼吸通常受到最小的抑制,但随着镇静深度的增加,需要警惕更深的抑制效应。心血管不良事件的可能性很低,但建议监测心血管状态(氧饱和度、血压和心率)。大多数急诊手术是在轻度或中度镇静下完成的。

深度镇静患者对大多数口头指令没有反应,气道的保护性反射消失,对有害、痛苦的刺激也无反应。记忆缺失是深度镇静的典型特征。深度镇静监测应注重通气减少和心血管并发症发生的可能,包括心率、心律和血压的变化。为了防止呼吸抑制和窒息发生的可能,需要应用更为敏感的通气监测技术,包括氧饱和度与呼气末二氧化碳(end-tidal carbon dioxide,$ETCO_2$)水平的监测。在大关节复位、心脏复律或其他严重有害事件中通常需要深度镇静;呼吸抑制可能在手术完成后立即出现,此时痛觉刺激减弱,而镇静药浓度仍处于峰值水平。

适应证

急诊科患者镇静镇痛的实施应该有计划性和综合性的方案。这种方案应该考虑患者的术前疼痛、镇静或抗焦虑目标、预期的手术疼痛,针对患者的特定需求,提高安全性和优化急诊干预措施。方案必须包括预期并发症(特别是呼吸系统或血流动力学),一旦发生,需做好识别和处理的准备。

急诊干预措施有很多,手术镇静治疗的适应证包括:

- 骨科:急性骨折或脱位、复位。
- 小手术:撕裂修复、伤口探查、脓肿切开和清创、伤口清创、异物取出、胸腔造口置管术。
- 全科:中心静脉置管、腰椎穿刺、心脏电复律、影像学检查(小儿患者常为 CT 或 MRI)。

禁忌证

鉴于危重症患者的生命和肢体受到威胁的紧急性,通常适合择期手术患者的中度和深度镇静的禁忌证不适用于急诊患者。许多急危重疾病需要快速的干预治疗以优化疗效,比起择期手术的禁忌证,延迟相关干预所带来的风险要更高。这些禁忌证包括近期经口摄入史、高龄及内科合并症。

镇静深度及镇静或镇痛药物的选择,应结合患者的高危因素综合考虑。对手术镇静的患者风险筛查应包括以下内容:

- 现病史。
- 既往史。
- 麻醉或过敏史。
- 近期经口摄入情况。
- 针对气道和心血管评估的体格检查。

充血性心力衰竭、脑血管意外、心瓣膜病和癫痫发作等急慢性疾病会增加心血管或呼吸系统不良事件发生的风险。肥胖、面部胡须过多、创伤导致面部损伤/解剖学限制可能使监测或气道急救变得困难。失血性休克或脓毒症等疾病可能会增加低血压的风险。

在急诊手术镇痛和镇静中,因镇静前禁食(为了减少误吸风险)而延迟手术的时间和必要性是有争议的。急诊手术过程中短暂的意识抑制和较浅的镇静程度并不适用择期手术前通用的禁食方法。关于急诊手术的数据是有限的,但仅仅为了达到 4～6 h 的禁食阈值而延迟镇痛和镇静,通常是不合理的。

方法

镇痛的安全实施应遵循基于体重的滴定式镇痛策略,应包括安全和有效的"治疗窗",在优化舒适度的同时,避免用药过量及其副作用,如呼吸抑制。

术后持续疼痛,应使用长效镇痛药物,如氢化吗啡酮和吗啡。术后疼痛刺激减弱或急剧下降(这是常见情况),应使用短效镇痛剂(如芬太尼)治疗手术相关的疼痛。

镇痛和镇静药物的联合使用会增加呼吸抑制和血流动力学不稳定的可能性。基于安全考虑,最好避免两者联合使用。更为安全的方法是先用镇痛药物建立合适的镇痛终点,然后根据需要滴定式镇静(图 1.13.1)。

静脉滴定是手术镇痛和镇静的首选方法。但氯胺酮是例外,文献仅支持其静脉注射或肌肉注射。静脉给药通常以弹丸式推注方式进行,随后小剂量地反复弹丸式推注给药(初始剂量的 1/3 到 1/2),滴

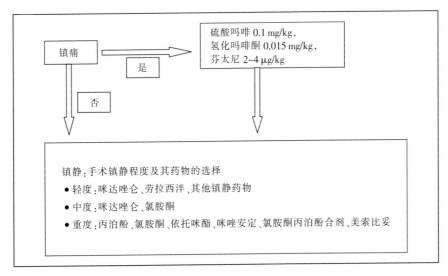

图 1.13.1　基于体重实施镇痛治疗后镇静药物的选择和应用方法

定至所需的临床效果。

镇静药物的选择和剂量

用于浅度镇静,包括下列药物和初始静脉给药方法(然后根据需要调整):

- 芬太尼(给予镇痛和镇静):2~4 μg/kg。
- 咪达唑仑:0.03 mg/kg。
- 劳拉西泮:0.02 mg/kg。

用于中度镇静,包括下列药物和初始静脉给药方法:

- 咪达唑仑:0.05 mg/kg。
- 氯胺酮:0.5 mg/kg(2~4 mg/kg,肌肉注射使用)。

深度镇静的药物和剂量可以达到全身麻醉引起意识深度的改变。用于深度镇静作用包括下列药物和初始静脉注射给药方法:

- 咪达唑仑:0.075 mg/kg。
- 氯胺酮:1.0 mg/kg。
- 丙泊酚:1.0 mg/kg。
- 氯胺酮/丙泊酚合剂:静脉给药各自分别为 0.5 mg/kg。
- 依托咪酯:0.15 mg/kg。
- 美索比妥:1.0 mg/kg。

咪达唑仑和芬太尼常联合用于诱导中度或深度的镇静。最近的许多研究表明,这种联合用药会增加不良事件的发生,特别是呼吸抑制和呼吸暂停。新的方法是使用半衰期短的镇静剂,如丙泊酚、氯胺酮或依托咪酯联合镇痛药物,使手术镇静更安全、更短效。

"Ketofol"是氯胺酮和丙泊酚以 1:1(单位分别为 mg 和 mg)混合后单次弹丸式推注给药的专有名词。该合剂比单独使用丙泊酚或氯胺酮的剂量要小,每种药剂为 0.5~0.75 mg/kg。其优点是减少低血压和呼吸抑制。氯胺酮与小剂量丙泊酚联合使用可抵消氯胺酮单独用药的催吐作用。

镇静深度的监测

最佳镇静深度监测通过一系列查体和监测设备来完成。查体应依次按照标准化的镇静评估量表的内容进行。镇静评估通常采用修订后的镇静-躁动评分和 Ramsay 量表(图 1.13.2)。镇静评估工具作为一套经过临床论证的指标,应考虑到不同年龄患者在评估方面的巨大差异。

Ramsay 评分		
分值	描述	
1	患者焦虑、不安或烦躁	
2	患者合作、定向力良好或安静	
3	患者仅对命令有反应	
4	患者对轻叩眉间或强声刺激反应敏捷	
5	患者对轻叩眉间或强声刺激反应迟钝	
6	患者对轻叩眉间或强声刺激无任何反应	
镇静-躁动评分		
分值	描述	定义
7	危险躁动	拉拽气管内插管,攻击医护人员,翻越床栏
6	非常躁动	不能安静,需要保护性束缚,咬气管内插管
5	躁动	试图坐起,经言语提示劝阻可安静
4	安静合作	服从指令
3	镇静	唤醒困难,并能服从简单指令
2	非常镇静	对躯体刺激有反应,不能服从指令
1	不能唤醒	对恶性刺激无反应或仅有轻微反应

图 1.13.2 修订后的镇静-躁动评分及 Ramsay 量表用于评估镇静水平

(Riker 1999;Ramsay 1974)

避免并发症

随着意识水平的下降,出现并发症的可能性增加,提供及时有效的通气、心血管监测和支持设备至关重要。除颤器、持续吸引器、球囊面罩、吸氧鼻塞、口咽通气管及气管插管装备放在床边备用。除了实施手术的医生,必须配备 1 名专职医生(具有识别和处理气道或血流动力学变化的能力),这是强制性规定,尤其是在中度和深度镇静的情况下。鉴于许多镇静药物可能引起深度镇静和全身麻醉,提倡专职医生负责实施所有的中度和深度镇静。

一般和关键性管理原则

深度镇静的实施者

鉴于短效、强效的镇静药物(如丙泊酚),即使镇静目标为中度或深度,也能诱导全身麻醉,因此关注使用深度镇静药物的人员资质和设施配备是非常重要的。目前的研究支持训练有素的急诊科医生在合适的条件下采用正确的措施,可以提供有效和安全的深度镇静。

但在目前情况下,急诊手术还没有类似常规手术那样的大型注册研究里提及的更为详细的观点和风险。一个务实和安全的方法是,深度镇静的实施应由受过培训的医疗专业人员参与,包括具备气道和心血管并发症救治的专业知识,同时还要有严格的质量保证和报告制度。

常规使用 CO_2 浓度监测仪

在手术镇静的医学文献中,CO_2 浓度监测仪在 $ETCO_2$ 监测方面的常规使用一直是争论不休的话题。这种技术常规使用会产生设备和人员培训的费用,但其在患者的安全优势方面不确定。

常规 $ETCO_2$ 监测技术在检测呼吸抑制和呼吸暂停方面具有更高的灵敏度。CO_2 浓度监测仪代表了对通气量的连续评估,可以检测出手术镇静过程中被临床观察忽略的呼吸暂停。而反对的观点是认为这些呼吸暂停事件缺乏特异性,许多检测到的事件不具有临床相关性。目前,大多赞成在所有深度镇静的病例中使用 CO_2 浓度监测仪,而在轻度或中度镇静下不做推荐。

术前经口摄入情况

急诊情况下许多手术的紧急或危重性质引发了争议,如在手术室以外常规使用术前禁食(nothing per oral,NPO)策略进行手术镇静。

呕吐和误吸风险与镇静深度成正比。急诊手术镇静相关文献未显示,频发的误吸及其不良预后与不执行常规 NPO 策略有关。反对意见认为上述观点低估了不良事件发生。

许多急诊手术的紧急性要求权衡利弊,必须考虑术前禁食情况。为了增加所谓有意义的安全性,让患者的紧急手术延迟至少 4~6 h,可能会对预后产生负面影响。任何一种方案都不全面。最好根据患者的具体情况,权衡手术延迟与误吸的风险,尤其是深度镇静的患者。

关注要点

(1)手术的全身镇痛和镇静必须有计划地实施,以明确的目标深度为基准,充分预判不良反应。

(2)镇痛剂和镇静剂的同时应用,增加了不良事件发生的可能性,特别是呼吸抑制、呼吸暂停和血流动力学不稳定。首先采用滴定式镇痛,然后评估对镇静的需求,达到既定目标。

(3)深度镇静需在严密监护的条件下进行,实施者需在气道和血流动力学处置方面训练有素,同时配有抢救设备。

(4)镇痛和镇静药物的给药应遵循基于体重和滴定的用药策略,同时考虑患者的年龄和合并症。滴定最好采用静脉弹丸式推注的方式,然后以较小的剂量重复弹丸式推注给药(表 1.13.1),直至达到理想的镇静水平。

表 1.13.1　常用中深度程序化镇静药物名称、剂量及注意事项

药物	初始剂量/(mg/kg)	重复剂量/(mg/kg)	注意事项
咪达唑仑	0.05	0.03	滴定至所需的深度,患者反应性是可变的
依托咪酯	0.15	0.1	肌阵挛发生可能不适合电复律和影像学检查
丙泊酚	0.5~1.0	0.5	由于中心静脉压降低导致血流动力学不稳定的患者慎用
氯胺酮/丙泊酚合剂	0.5/0.5	0.25/0.25	两种药物在同一注射剂混匀后同时使用
氯胺酮	1.0	0.5	与昂丹司琼同时使用可减少呕吐;成人出现反应可能不一样

(5)密切关注患者术后的呼吸抑制,此时药物浓度高,但疼痛刺激减弱。

(方明　译)

选 读 文 献

[1] American Society of Anesthesiologists, Task Force on Sedation and Analgesia by Non-Anesthesiologists. Practice guidelines for sedation and analgesia by non-anesthesiologists[J]. Anesthes, 2002,96:1004-1017.
[2] BURTON JH, HARRAH JD, GERMANN CA, et al. Does end-tidal carbon dioxide monitoring detect respiratory events prior to

current sedation monitoring practices？［J］Acad Emerg Med，2006，13：500-504.

［3］ BURTON JH，MINER JR，SHIPLEY ER，et al.Propofol for emergency department procedural sedation and analgesia：a tale of three centers［J］.Acad Emerg Med，2006，13：24-30.

［4］ CHUNG F.Discharge criteria—a new trend［J］.Can J Anaesth，1995，11：1056-1058.

［5］ DEITCH KR，CHUDNOFSKY CR，DOMINICI P.The utility of supplemental oxygen during emergency department procedural sedation with Propofol：a randomized，controlled trial［J］.Ann Emerg Med，2007，49：1-8.

［6］ GREEN SM，ROBACK MG，MINER JR，et al.Fasting and emergency department procedural sedation and analgesia：a consensus-based clinical practice advisory［J］.Ann Emerg Med，2007，49：454-461.

［7］ MINER JR，BURTON JH.Clinical practice advisory：emergency department procedural sedation with Propofol［J］.Ann Emerg Med，2007，50：182-187.

［8］ MINER JR，GRAY RO，BAHR J，et al.Randomized clinical trial of Propofol versus ketamine for procedural sedation in the emergency department［J］.Acad Emerg Med，2010，17：604-611.

［9］ MINER JR，MARTEL ML，MEYER M，et al.Procedural sedation of critically ill patients in the emergency department［J］.Acad Emerg Med，2005，12：124-128.

［10］ PHILLIPS W，ANDERSON A，ROSENGREEN M，et al.Propofol versus Propofol/ketamine for brief painful procedures in the emergency department：clinical and bispectral index scale comparison［J］.J Pain Palliat Care Pharmacother，2010，24：349-355.

［11］ RAMSAY MAE，SAVEGE TM，SIMPSON BRJ，et al.Controlled sedation with alphaxalone-alphadolone［J］.Br Med J.1974，2：656-659.

［12］ RIKER RR，PICARD JT，FRASER GL.Prospective evaluation of the sedation-agitation scale for adult critically ill patients［J］.Crit Care Med，1999，27：1325-1329.

第 14 章　有创和无创监测技术

H.Bryant Nguyen

指征

血流动力学监测的目的是确定和指导不稳定患者的治疗。治疗包括复苏、优化后负荷，以及必要的正性肌力。生命体征(包括心率和动脉血压)不能充分评估组织灌注。直到患者出现低血压时才进行休克复苏就为时已晚，因为组织缺血已经发生。因此，传统生命体征之外的血流动力学指标，可以使急诊科医生鉴别导致血流动力学不稳定的各种病因并进行适当干预。先进的监测技术可作为诊断辅助手段，为患者管理提供治疗目标。

自 20 世纪 70 年代初以来，肺动脉漂浮导管(PAC)一直是血流动力学监测的参考标准，但由于其具有侵袭性且获益不佳，使得 PAC 在危重症患者的管理中较少使用。同时，在急救条件下 PAC 的实施可能不切实际。另一方面，需要知道核心血流动力学，包括心排血量(CO)，这在复苏过程中是至关重要的。在急诊科(ED)，患者处于初始液体复苏后的难治性低血压或有严重的乳酸性酸中毒的条件下，研究感染性休克早期目标导向治疗，测量中心静脉压(CVP)、平均动脉压(MAP)、中心静脉血氧饱和度($ScvO_2$)具有先进的血流动力学监测意义。尽管这种方法更多应用于感染性休克患者，血流动力学监测原理还适用于任何持续性低血压或严重的器官低灌注患者。表 1.14.1 列出了目前可在 ED 中获得的多个血流动力学参数。

表 1.14.1　可在急诊科获得的血流动力学参数

血流动力学指标	测量方法
血红蛋白氧饱和度/%	脉搏血氧饱和度、血气分析
心率/(次/min)	体检、脉搏血氧饱和度、心电图
血压/mmHg	血压计、电子示波测量、动脉导管
中心静脉压(CVP)/mmHg	颈静脉搏动、超声、中心静脉置管
心排血量/(L/min)	胸部生物阻抗或生物反应、经食管或经皮多普勒超声、经食管或经胸超声心动图、脉搏轮廓分析、锂稀释、经肺(动脉)热稀释、肺动脉热稀释
中心静脉血氧饱和度($ScvO_2$)	中心静脉置管间断静脉血取样或连续测量
乳酸/(mmol/L)	动脉、静脉或毛细血管采样

在休克患者的复苏中，有一些实用的规则值得牢记在心：

- 心动过速从来不是好事。
- 低血压总是病理性的。
- 中心静脉压仅在疾病中升高。
- 没有正常的心排血量。
- 周围性水肿只是表面问题。

然而，最重要的是，血流动力学监测技术本身不会改善预后，除非急诊科医生使用这些数据来识别潜在的疾病进程，并开始对特定疾病进程启动有效的治疗。

禁忌证

当前血流动力学监测的方法,包括采用 Seldinger 技术进行中心静脉或动脉置管的有创性技术。动脉或静脉置管的绝对禁忌证包括:

- 感染,如置入部位的蜂窝织炎。
- 置入部位局部缺血或动脉供血不足。
- 置入部位附近的创伤,如四肢骨折。
- 穿刺部位有人工血管。
- 解剖性梗阻的证据,包括同一肢体的血栓,上腔静脉置管部位一侧的上腔静脉综合征,以及靠近置入部位的肿物。

在放置动脉或静脉导管前要考虑到相对禁忌证,包括:

- 凝血病,国际标准化比值>1.5。
- 血小板减少,血小板数量<50 000/μL。
- 存在其他导管,包括起搏器和内部除颤器导线,位于上腔静脉导管的同一侧。
- 置入锁骨下导管时,机械通气患者的高水平呼气末正压。
- 置入颈内静脉导管时,气管切开术和/或分泌物过多。

几种无创技术可用于血流动力学监测。这些技术通常涉及皮肤电极、传感器或探头,以获得血流动力学测量参数。使用这些装置的禁忌通常包括对皮肤上的使用材料有任何可能的过敏反应。在使用任何血流动力学监测技术(有创或无创)之前,患者的舒适度是最后的考虑因素。

技术

动脉压监测

与欧姆定律类似,动脉压力与 CO(或每分钟血流量)和总外周阻力(total peripheral resistance,TPR)成正比,MAP=CO×TPR。

- MAP 可以估计为舒张压(DBP)+脉压的 1/3。
- 收缩压(SBP)是心室射血期间的最大压力。
- DBP 是心室充盈期间血管中的最低压力。

血管保持收缩时存在低 CO,血压可能是正常的。然而,低血压始终是病理性的,反映了正常循环代偿机制的失代偿。

无创监测

在紧急情况下触诊动脉脉搏可以提供估计的最小 SBP:

- 桡动脉压力接近 80 mmHg。
- 股动脉压力接近 70 mmHg。
- 颈动脉压力接近 60 mmHg。

对血压听诊始于 1896 年由西皮奥内·里瓦·罗奇发明的血压计。适当的袖带尺寸、袖带放置、听诊器的放置、袖带充放气程度、Korotkoff 音听诊、心律失常、观察者偏倚和设备故障都会导致血压测量的误差。

在选择袖口尺寸时,请注意以下几点:

- 袖带宽度应为上臂周长的 40%。
- 袖带气囊长度应为上臂周长的 80%。
- 较小的袖带导致血压虚假升高。
- 较大的袖带会导致错误的低血压。

在 ED 的监护仪中大多使用示波法。血压计袖带中的波动(或振荡)的幅度是通过计算机设备进行分析和转换成压力测量的,而不需要听诊器听诊。示波血压监测仪的准确性存在争议。如有疑问,建议用手动血压计测量血压。

有创监测

低血压血管收缩患者的无创血压测量可能会使 SBP 被低估超过 30 mmHg。因此,动脉内血压监测提供了更精确的复苏期间血压不稳定性的评估,特别是接受血管活性药物治疗的难治性休克患者。动脉置管的常见部位包括桡动脉和股动脉。其他部位包括腋动脉、肱动脉、足背、尺骨、胫骨后和颞动脉。建议在桡动脉置管前应用 Allen 试验确认的有无侧支循环,但该试验不能预测谁会发展成缺血性并发症。外周血管疾病、休克和血管活性药物的使用增加了远端缺血的风险。

动脉置管成功后,导管与压力传感器连接应显示动脉波形。方波试验用于确定置管是否在位和压力测量记录系统中是否会衰减(图 1.14.1)。可能需要进一步冲洗系统或更换管道以去除气泡。在休克复苏期间,最佳 MAP 取决于血流动力学不稳定的潜在原因。

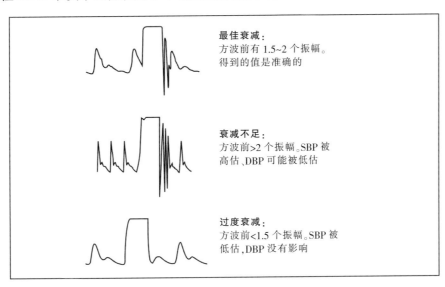

图 1.14.1　动脉血压测量方波试验

在冲洗导管的过程中,观察到一个方波。在弹丸式推注的方波之后,有创血压波形出现之前的振荡次数,可能导致血压被过高或被过低估计。

国际共识会议将以下数值作为目标:
- 创伤导致的未控制出血的 MAP 为 40 mmHg。
- 创伤性脑损伤的 MAP 为 90 mmHg。
- 其他类型休克的 MAP>65 mmHg。

中心静脉压监测

CVP 是全身静脉回流的阻力,数值高表示从体循环回流到心脏的容量大于正常值。临床上,CVP

是中心血容量和右心房压力(right atrial pressure, RAP)的指标。很多研究一直在争论危重症患者的CVP目标是否有效。大多数急诊科医生都认为低CVP提示血容量不足,而升高的CVP提示容量过负荷。也有人认为单一的CVP测量是无用的,如心排血量、胸膜腔内压、血管顺应性、波形分析、心律失常、三尖瓣反流或狭窄和适当的换能器放置等因素都影响其测量。

有创监测

CVP是通过将导管置入颈内静脉或锁骨下静脉,远端放置在右心房附近的上腔静脉来监测的。中心静脉置管的其他适应证包括:

- 液体和血管升压药的管理。
- 频繁抽血。
- 外周静脉条件差或穿刺不成功。
- $ScvO_2$ 的测量。
- 置入肺动脉漂浮导管。
- 经静脉放置起搏器。

在使用Seldinger技术和影像学检查成功置入导管后,通过导管与压力传感器相连,床边监护仪上显示连续CVP波形。传感器放置在右心房水平,或者在胸骨角平面下约5 cm处。测量应在呼气末进行,这时无论是自主呼吸的还是机械正压通气,胸腔压力最小,CVP接近心脏跨壁压力。急诊科医生识别出一个可接受的CVP波形,能准确地解释测量值(图1.14.2)。

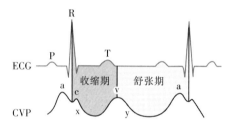

图 1.14.2 中心静脉压(CVP)的波形及心电图(ECG)的关系

c波代表心室开始收缩,三尖瓣向右心房膨出并关闭时的心室内压力,c波的波谷可确定CVP值,因为它是心脏开始收缩之前心室的最终压力,反映了前负荷。测量应在呼气末进行。

从颈内静脉或锁骨下静脉是测量CVP的理想方法。然而,有时用不太理想的股静脉导管法来测量CVP,如凝血病或在锁骨下动脉或颈内静脉置管失败或导致并发症的患者。虽然不提倡通过股静脉进行CVP测量,但研究表明股静脉压力确实接近CVP。同样,从含有少量瓣膜的大外周静脉测得的静脉压力可能与CVP是相关的。

无创监测

体格检查时的颈内静脉充盈,仍然是估计右心房压力或CVP的可行方法。无论患者的体位如何,胸骨角都在右心房中心上方约5 cm处。患者半坐呈45°角时,颈静脉搏动与胸骨角之间的垂直距离加上5 cm(胸骨角至右心房的距离),以估计CVP值(单位为cmH₂O)。

超声可以用作ED中CVP的无创监测。使用高频线性探头(7~9 MHz)观察右侧颈内静脉。检查静脉的纵向面,在静脉逐渐变细的部位,类似于酒瓶的颈部,测量该静脉塌陷点与胸骨角之间的垂直距离(以cm为单位),并将其加上5 cm以获取CVP测量值(单位为cmH₂O)。

监测心排血量

氧输送是动脉氧含量和 CO 的直接体现,灌注压是决定循环 CO 的最重要的驱动力。由于休克复苏的主要目的是逆转组织低灌注,CO 常被认为是改善器官灌注和供氧的理想血流动力学指标。

有创监测

传统热稀释方法通过肺动脉置管进行有创监测心排血量。PAC 置入的并发症与中心静脉置管相似。

其他并发症包括以下内容:

- 心脏穿孔。
- 肺动脉穿孔。
- 三尖瓣和肺动脉瓣损伤。
- 导管打结。
- 心律失常和心脏传导阻滞。

在 Connors 等人的研究中,观察到 ICU 患者进行 PAC 置入术可能增加死亡率和资源利用率,此后其应用的临床疗效和预后多年来一直存在争议。PAC 作为急诊环境下血流动力学监测工具的益处尚未明确。测量心排血量的微创方法可能更具吸引力和实用性。

无创测量

测量 CO 的无创技术是 PAC 有创监测的替代方法。表 1.14.1 列出了测量 CO 的各种方法,一些技术是微创的,如测量 CO 的动脉脉搏轮廓分析。另一些技术是真正无创的,如使用皮肤电极的胸部电生物阻抗,基于穿越胸壁的电阻抗(或电阻)获得 CO。多项研究已经验证了这些技术的可靠性、准确性和实用性。然而,还没有一项技术成功地纳入到治疗方案中,能影响到急诊危重症患者的预后。

确定容量反应性

容量反应性可以指导临床决策,是否给予更多的液体,或者启用血管活性药物治疗,以优化 CO、血压和器官灌注。快速补液后 CO 增加超过 15% 被认为是反映容量反应性的“金标准”。根据 Starling 定律(图 1.14.3),当 CO 对液体治疗无反应时,说明心脏收缩力到达了平台期,进一步的液体复苏会导致容量过负荷和肺水肿。没有绝对的最佳 CO 值,复苏是以 CO 对治疗的反应为指导的。

根据 Weil 等人经典的“5 - 2 规则”,CVP 的变化可用于评估患者的容量状态:

- 弹丸式推注 10～20 mL/min 的生理盐水 10～15 min(如 15 min 内 250 mL)。
- CVP 增加＞5 mmHg,表示容量过负荷、中止液体治疗。
- CVP 增加 2～5 mmHg,表示应该保持液体治疗并在 10 min 后重新评估 CVP。
- CVP 增加＜2 mmHg,表明血容量不足,第二次补液试验是合理的。

在连续测量 CVP 时,需考虑呼吸周期的影响。CVP 测量值在吸气和呼气之间的显著变化表明,心脏壁仍具有顺应性,很可能对容量产生反应。当 CVP 没有呼吸变化时,心脏处于心功能曲线的平坦部分,不再对液体产生反应。

仰卧起坐和被动抬腿(PLR)时血流动力学的改变,可以进一步反映自主呼吸和心律失常患者的容量反应性。两者都瞬间促进了静脉血回流到心脏。将腿抬高至胸部以上 30°并保持 1 min。该操作相当于在 70 kg 患者中产生 200～300 mL 的血液弹丸式推注并持续 2～3 min。PLR 后心率、血压、CVP 或

CO 变化在预测容量反应时是敏感和特异的。

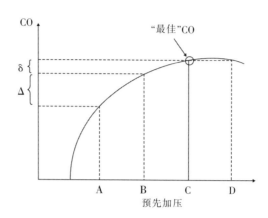

图 1.14.3　Starling 心脏功能曲线说明前负荷增加对 CO 的影响

由于心血管系统在曲线的"前负荷依赖"部分运行,第一次前负荷增加(从 A 到 B)导致 CO(Δ)大幅增加。第二次前负荷增加(从 B 到 C)仅导致 CO(δ)的小幅增加,并且前负荷(从 C 到 D)的进一步增加不会导致 CO 的任何增加,此时心血管系统"容量复苏"与前负荷是无关的。

中心静脉血氧饱和度

最佳血压和 CO 并不是最佳氧输送和器官灌注的唯一决定因素。混合静脉血氧饱和度(SvO_2)监测是一种评估组织氧摄取及氧输送(DO_2)与氧消耗(VO_2)之间平衡的方法。正常氧摄取率(OER)为 25%～35%时,静脉氧含量(反映在静脉血氧饱和度中)大约为动脉血氧含量(arterial oxygen content,CaO_2)的 70%。通过肺动脉血测量的 SvO_2 是理想的静脉血氧饱和度测量方法。临床上,低 SvO_2 值反映了 DO_2 不足和/或 VO_2 过多。

通过颈静脉或锁骨下中心静脉导管测量的 $ScvO_2$ 是 SvO_2 的替代方法。通过从中心静脉导管的远端端口抽取标准的静脉血气并获得测量的氧饱和度,即为 $ScvO_2$。可以使用配备红外血氧测量和反射分光光度计的专用导管和监测仪进行连续测量。这些导管提供 CVP 和 $ScvO_2$ 联合监测。

与 SvO_2 相比,$ScvO_2$ 仅反映身体上部的氧平衡,并不包括来自冠状窦的静脉回流。在休克状态下,$ScvO_2$ 通常比 SvO_2 高 5%～10%,因为血流从腹部血管床再分布到大脑和冠状动脉循环。虽然 $ScvO_2$ 和 SvO_2 的绝对值可能不同,两种测量结果的下降都反映了氧输送的不足,并预示着更糟的结局。最重要的是,这两项指标通常同向平行变化,$ScvO_2$ 的趋势反映了 SvO_2 的趋势。

无论潜在的病理生理状态(如心力衰竭、感染性休克、创伤)如何,$ScvO_2$ 的主要价值在于其能够检测出相对于 VO_2 的隐匿性 DO_2 不足。即使生命体征和尿量恢复正常,低 $ScvO_2$ 仍可反映全身组织缺氧。然而,正常或高 $ScvO_2$ 并不能说明灌注是充足的,因为局部的组织灌注不足仍然存在。此外,在几种疾病状态(如体温过低、终末休克、氰化物中毒)、存在分流或细胞代谢功能障碍时,尽管有严重的休克,仍可能存在高水平的 $ScvO_2$。

乳酸

在危重疾病中,当 DO_2 不足以满足组织需氧量、代偿机制耗尽时,无氧代谢产生乳酸。自 20 世纪 60 年代以来,大量研究证实了乳酸作为各种休克危重症患者的预后指标。

当对急诊患者的乳酸水平升高进行解释时,必须考虑休克和组织缺氧以外的病因:

- 癫痫。
- 糖尿病酮症酸中毒(diabetic ketoacidosis,DKA)。
- 恶性肿瘤。
- 硫胺素缺乏症。
- 疟疾。
- 人类免疫缺陷病毒(human immunodeficiency virus,HIV)感染。
- 一氧化碳。
- 氰化物中毒。
- 线粒体脑肌病。
- 二甲双胍。
- 辛伐他汀。
- 乳果糖。
- 抗反转录病毒药物。
- 烟酸。
- 异烟肼。
- 利奈唑胺。

血乳酸浓度反映了其产生和消除之间的相互作用。由于肝脏清除功能受损,与无肝病患者相比,肝功能不全的危重症患者可能有更高的乳酸水平。如果没有急性损伤,这些患者通常不会有高乳酸水平。因此,慢性肝病患者的乳酸升高提示存在休克,并且仍然预示着不良的预后。

在看似稳定的正常血压中,乳酸水平≥4 mmol/L 与 ICU 入院率和死亡率的增加有关。此外,乳酸持续升高超过 24 h,死亡率高达 90％。作为紧急情况下的器官灌注目标,严重脓毒症或感染性休克患者在早期 6 h 内降低乳酸(或乳酸清除率)与增加 60 d 存活率有关。

并发症

急诊科医生必须注意,紧急情况下进行的任何有创性操作都有一定的并发症。表 1.14.2 和表 1.14.3 列出了与动脉和静脉置管相关的潜在并发症。

表 1.14.2　动脉置管的并发症

并发症	桡动脉	股动脉	腋动脉
永久缺血	0.1％	0.2％	0.2％
临时阻断	19.7％	1.5％	1.2％
脓毒症	0.1％	0.4％	0.5％
局部感染	0.7％	0.8％	2.2％
假性动脉瘤	0.1％	0.3％	0.1％
血肿	14.4％	6.1％	2.3％
出血	0.5％	1.6％	1.4％

表 1.14.3 中心静脉置管并发症

并发症	颈内静脉	锁骨下静脉	股静脉
误穿动脉	6.3%～9.4%	3.0%～4.9%	9.0%～15.0%
血肿	<0.1%～2.2%	1.2%～2.1%	3.8%～4.4%
血胸	N/A	0.4%～0.6%	N/A
气胸	<0.1%～0.2%	1.5%～3.1%	N/A
局部感染	4.6	1.4%	13.2%
血流感染	1.8	0.9%	6.9%

了解解剖标志,充分的准备和置管技术,是避免发生并发症时必要条件。超声引导颈内静脉置管可减少穿刺次数,提高患者舒适度,减少并发症的发生。实施中心静脉置管集束化管理,一直提倡预防导管相关性感染:

- 用肥皂或酒精类杀菌剂洗手。
- 置入过程中采取完全屏障预防措施,包括操作者和助手的帽子、口罩、无菌手术衣和无菌手套。
- 用氯己定清洁皮肤,不要用聚乙烯吡咯烷酮。
- 避免股静脉部位穿刺。

关注要点

(1)使用多个指标评估休克的存在或对治疗的反应(血压、CVP、ScvO$_2$、乳酸),这些指标都与患者病情相关。任何指标都不能明确疾病的深层次原因。

(2)CVP 是评估治疗反应性的最好指标,除非 CVP 明显升高(>16 mmHg)。

(3)休克监护治疗的目标是 MAP>65 mmHg,而不是 SBP。

(孙曼丽　许伦兵　译)

参 考 文 献

[1] RIVERS E,NGUYEN B,HAVSTAD S,et al.Early goal-directed therapy in the treatment of severe sepsis and septic shock[J].N Engl J Med,2001,345:1368-1377.
[2] PINSKY MR.Hemodynamic evaluation and monitoring in the ICU[J].Chest,2007,132:2020-2029.
[3] ANTONELLI M,LEVY M,ANDREWS PJ,et al.Hemodynamic monitoring in shock and implications for management.International Consensus Conference,Paris,France,27-28April 2006[J].Intensive Care Med,2007,33:575-590.
[4] LIPTON B.Estimation of central venous pressure by ultrasound of the internal jugularvein[J].Am J Emerg Med,2000,18:432-434.
[5] CONNORS AF,JR,SPEROFF T,DAWSON NV,et al.The effectiveness of right heart catheterization in the initial care of critically ill patients.SUPPORT Investigators[J].JAMA,1996,276:889-897.
[6] WEIL MH,SHUBIN H,ROSOFF L.Fluid repletion in circulatory shock:central venous pressure and other practical guides[J].JAMA,1965,192:668-674.
[7] VINCENT JL,WEIL MH.Fluid challenge revisited[J].Crit Care Med,2006,34:1333-1337.
[8] WESTPHAL GA,SILVA E,CALDEIRA FILHO M,et al.Variation in amplitude of central venous pressure curve induced by respirationis a useful tool to reveal fl uid responsiveness in postcardiac surgery patients[J].Shock,2006,26:140-145.
[9] MONNET X,RIENZO M,OSMAN D,et al.Passive leg raising predicts fluid responsiveness in the critically ill[J].Crit Care Med,2006,34:1402-1407.
[10] MARX G,REINHART K.Venous oximetry[J].Curr Opin Crit Care,2006,12:263-268.
[11] RIVERS EP,ANDER DS,POWELL D.Central venous oxygen saturation monitoring in the critically ill patient[J].Curr Opin Crit Care,2001,7:204-211.
[12] HUCKABEE WE.Abnormal resting blood lactate,I.The significance of hyperlactemia in hospitalized patients[J].Am J Med,1961,30:833.

［13］ FALL PJ,SZERLIP HM.Lactic acidosis:from sour milk to septic shock[J].J Intensive Care Med,2005,20:255-271.

［14］ KRUSE JA,ZAIDI SA,CARLSON RW.Significance of blood lactate levels in critically ill patients with liver disease[J].Am J Med,1987,83:77-82.

［15］ ADUEN J,BERNSTEIN WK,KHASTGIR T,et al.The use and clinical importance of a substrate-specific electrode for rapid determination of blood lactate concentrations[J].JAMA,1994,272:1678-1685.

［16］ BAKKER J,GRIS P,COFFERNILS M,et al.Serial blood lactate levels can predict the development of multiple organ failure following septic shock[J].Am J Surg,1996,171:221-226.

［17］ NGUYEN HB,RIVERS EP,KNOBLICH BP,et al.Early lactate clearance is associated with improved outcome in severe sepsis and septic shock[J].Crit Care Med,2004,32:1637-1642.

第 15 章 气 道 管 理

Henry E.Wang and Jestin N.Carlson

引言

气道管理是危重疾病管理中的重要步骤之一。尽管气管插管(ETI)是危重症患者常用的标准急救措施,急诊科医生仍有必要熟悉其他形式的气道管理策略和技术。

概论

潜在困难气管插管的特点

以下因素预示患者可能存在气道管理问题:
- 肥胖。
- 颈部短粗。
- 张口困难。
- 上切牙过长/反颌。
- 颈部活动限制。
- 气道创伤或损伤。
- 解剖学异常。

以下临床情况可能增加气道管理的难度:
- 头部或其他重要损伤。
- 低血压。
- 躁动。
- 过敏反应。
- 喘鸣。
- 血管性水肿或任何因素引起的肿胀。

应该早期识别和预测困难气道,有上述因素存在时,插管需谨慎。

气道管理计划和决策

气道管理是一个时间紧迫、多步骤、复杂的过程。气道管理不及时会导致通气失败,对患者造成伤害。医疗团队要在实施干预前计划好气道管理的所有步骤,这是非常必要的。床旁医护人员应该遵循以下指导原则:
- 早期评估患者——在出现气道问题之前。
- 早期准备——在实施干预措施之前。
- 评估困难气道的程度。紧急气管插管都可以被认定为困难气道。
- 建立明确的气道管理计划,包括在第一次尝试气管插管之前就计划好喉镜操作技术流程和气道抢救的干预措施,床边应备有抢救设备,包括建立声门上气道或手术气道相关器材。

• 为避免插管的重复失败,必要时更换插管的工具、方法或插管人员。

• 常见的错误是反复的无效气管插管,没有迅速转为其他气道急救和干预措施。急诊科(ED)尝试全喉镜检查的次数受到限制,一般不超过 3 次(不管操作者人数是多少)。初次喉镜插管失败,重复尝试成功的可能性不大,并容易造成解剖损伤,增加后续气道管理的难度。

• 及时寻求帮助。通常需要上级医生提供关键性的指导,帮助挽救局面。

• 喉镜检查前,应确保患者能够耐受。心动过缓或缺氧可能是心搏骤停的前兆。喉镜检查可增加心搏骤停的风险。在患者的生理状况改善之前,应推迟气管插管。替代方法包括持续面罩通气或插入喉罩(laryngeal mask airway,LMA™)通气。

基础气道干预措施

基础气道干预是危重症患者气道管理和通气支持的基石(表 1.15.1)。鼻导管提供低流量(2～5 L/min)氧气吸入,吸入氧浓度(FiO_2)范围在 20%～40%。氧气面罩包括简单面罩(6～10 L/min 氧流量,FiO_2 为 40%～60%)和单向阀面罩(10～15 L/min 氧流量,FiO_2 接近 100%)。后者包含一个储氧袋,患者使用前必须充分储氧。

表 1.15.1　气道管理干预措施

基础气道干预措施	鼻导管
	储氧面罩
	面罩通气
气管插管	经口气管插管
	经鼻气管插管
其他插管技术	弹性引导导丝
	支气管镜插管
可视喉镜检查插管	—
声门上气道	喉罩(LMA™)
	食管气管联合导管(ETC)
	King 喉管(King LT™)
外科气道	环甲膜切开术
	环甲膜穿刺喷射通气(TTJV)
无创正压通气	持续气道正压通气(CPAP)
	双水平正压通气(BiPAP)

呼吸衰竭(呼吸暂停)或呼吸困难患者应接受球囊辅助面罩(BVM)通气(图 1.15.1)。氧流量范围在 10～15 L/min 时,BVM 提供的 FiO_2 将接近 100%。执行 BVM 操作时,操作者用一只手(通常是左手)将面罩固定在患者的面部,同时让患者的头部向后仰伸以打开气道,然后用右手挤压球囊。由于单人执行 BVM 操作比较困难,一般使用双人操作法,一人用双手扣紧面罩,另外一人挤压球囊。

口咽通气道(图 1.15.2)有多种尺寸,通过将舌头从咽后壁向前提起打开气道。没有呕吐反射的患

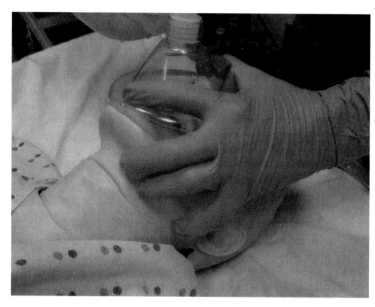

图 1.15.1　面罩通气

者应保留口咽通气道。通过测量门齿至下颌角的距离可以帮助选择口咽通气道的型号。有呕吐反射的患者可用柔软的塑料鼻咽通气管垫高软腭和后舌。测量中切牙至下颌角的距离有助于选择鼻咽通气道型号。医生应避免给面部创伤的患者置入鼻咽通气管，因为鼻咽通气管可能会从断裂的筛骨板置入颅内。

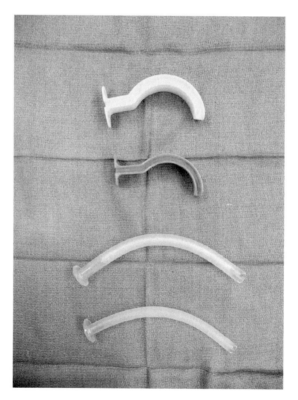

图 1.15.2　口咽和鼻咽通气道

气管插管

气管插管(ETI)是医院内高级气道管理的标准方法,通过建立人工气道,有利于通气和呼吸道分泌物、呕吐物的清理。

经口气管插管

经口气管插管是最常见的 ETI 方法,通过喉镜暴露患者声门,并在气管内放置气管内插管(endotracheal tube,ET)(图 1.15.3)。最佳气管插管要求是没有或近乎没有气道反射;有完整保护性气道反射的患者通常需要镇静和/或神经肌肉阻滞(neuromuscular blockade,NMB)(参见"快速序贯诱导插管")。

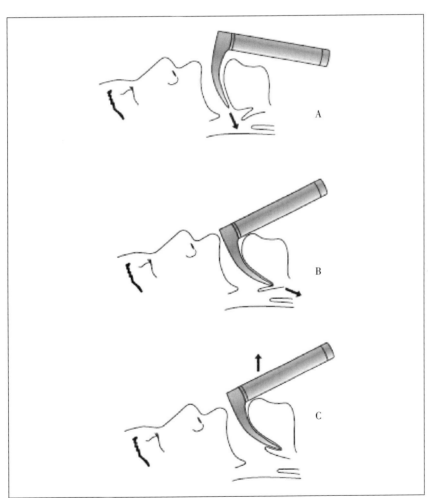

图 1.15.3　标准经口气管插管技术

准备充分是经口气管插管成功的关键。患者取仰卧位,操作者通过储氧面罩或球囊辅助面罩给氧。床边应备有负压吸引装置和通畅的静脉输液通道(参见"快速序贯诱导插管")。整个治疗过程中,所有患者均应进行连续心电监护、血压、脉搏和血氧饱和度监测。没有疑似颈椎损伤的情况下,喉镜检查时垫高头部 2~4 cm 以增强寰枢椎伸展。专家建议,另一位医生使用 Sellick 法或"BURP"手法,向后推环状软骨膜,防止胃内容物的反流和误吸;我们推荐选择性治疗,而不是常规治疗,因为与风险(影响视野或引发呕吐)相比,获益不明显。

正常成年男性通常适合 8.0~8.5 号的 ET,正常成年女性通常适合 7.0~7.5 号的 ET。使用前,注入 10 mL 空气测试 ET 的气囊是否漏气,也可选择插入一个硬质、润滑后的导丝来帮助引导 ET。

操作者首先将喉镜插入患者口腔右侧,将舌头推向左侧。与常识相反,喉镜不会直接抬起舌头。操作者继续推进镜片,暴露会厌和声门结构。关键的解剖位置是会厌前部/上部、杓状软骨后部/下部,以及延伸于会厌与杓状软骨之间的成对声带(图 1.15.4)。

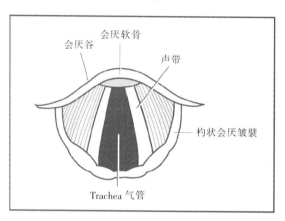

图 1.15.4 喉部解剖结构

两种最常见的喉镜镜片分别是 Macintosh(弯)型和 Miller(直)型,两者的操作技术存在差异(图 1.15.5)。操作者使用弯型 Macintosh 镜片时,镜片的尖端放在会厌谷,推动会厌韧带以间接抬高会厌并暴露声带。相比之下,操作者使用 Miller 镜片时,利用镜片宽侧横向推动舌部,镜片尖端直接抬起会厌。

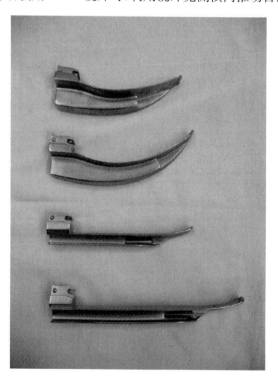

图 1.15.5 Macintosh(弯)型和 Miller(直)型喉镜镜片

如果患者血氧饱和度下降,操作者应将每次喉镜检查时间限制在 30 s 以内。为避免气道损伤,所有操作者都应将喉镜检查次数限制在 3 次以内。

操作者将 ET 通过暴露的声门插入气管。根据 ET 上的刻度标记，ET 的置入深度大约为距唇 22 cm。操作者向气囊内打入约 10 mL 空气，拔出导丝。操作者应在确认导管置入位置正确后再固定插管。

经鼻气管插管

经鼻气管插管是指通过鼻腔将导管插入气管内，适用于具有完整呼吸功能的清醒患者。清醒且气道保护性反射完整的患者使用这种方式是最佳选择，但极少用于不能平卧的患者。快速序贯诱导经口气管插管往往更有效。

操作者应选择比普通经口气管插管尺寸小 1/2 的 ET。操作者先用水溶性润滑剂润滑导管后将导管插入鼻腔，不需要用导丝引导，再缓慢地向声带推进。右侧鼻孔通常更大，更易操作。当导管接近声门时，会见到导管管腔内起雾。部分医生使用贝克高级气道监护仪（Beck airway advancement monitor，BAAM），放置在 ET 的末端引导插管，每次呼气时，该装置都会发出提示音。操作者通过患者吸气时的声带活动配合气管插管。ET 内芯（Mallinckrodt Critical Care，St. Louis，Missouri）有一个触发装置，可以弯曲插管尖端，辅助引导导管通过声门。

其他插管技术

弹性引导导丝（gumelastic bougie，GEB）是一种半硬质插管辅助工具（图 1.15.6）。喉镜检查时，操作者将导丝通过声门插入气管。导丝尖端角度固定，与气管软骨环摩擦时产生触感，可引导常规气管内插管进入气管内。

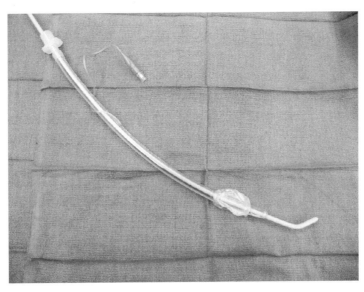

图 1.15.6　弹性引导导丝

在柔性光纤支气管镜的引导下进行插管比较困难，需要经过专门的训练。首先，操作者需要将纤维支气管镜置入气管插管内，在纤维支气管镜的引导下通过口咽、喉咽和声带，看到气管的软骨环后再将气管内插管插入气管内。

可视喉镜是将一个微型数码摄像机安装在经过特别设计的喉镜镜片尖端，当直接观察受限时，该设备可帮助操作者和其他人员在便携式视频监视器上间接观察声门结构。目前，急诊科最常用的视频喉镜是 Glidescope（Verathon，Inc，Bothell，Washington）和 Storz C-Mac（Tuttlingen，Germany）。操作人员可以使用标准技术完成喉镜检查和插管，直接或间接地通过屏幕显示声带结构。有些可视喉镜镜片比常规款式更加弯曲，需要使用专门设计的气管插管导丝。

气管内插管位置的确认

未及时发现 ET 移位,可迅速导致患者缺氧,甚至死亡。尚无任何单一的技术可以明确 ET 的位置。因为插管的位置会随患者的移动而改变,当患者移动或转运后,需再次确认插管位置。

虽然肺部和上腹部听诊是临床判断 ET 是否在位的常用方法,但这种方法并不可靠。$ETCO_2$ 监测是目前确定 ET 位置是否在位最准确的方法。$ETCO_2$ 监测仪会显示出呼出的 CO_2 波形,使其更易解释呼出的 CO_2 模式(图 1.15.7)。波形图还可持续监测管道位置。数字化 $ETCO_2$ 浓度的测定工作原理与此相同,只不过该装置显示的是 CO_2 峰值,而不是波形。$ETCO_2$ 探测装置包含一个化学试纸,当接触 CO_2 时其颜色由紫色变为黄色(图 1.15.8)。$ETCO_2$ 探测装置是一次性使用的,持续时间有限($<$ 2 h),暴露于液体中时失效。

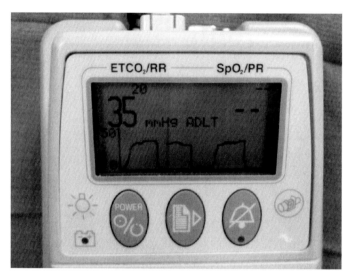

图 1.15.7 CO_2 波形图

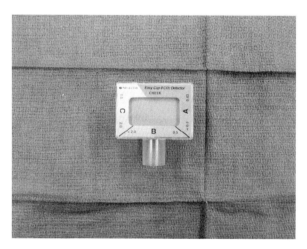

图 1.15.8 CO_2 比色探测仪

气管插管(ETI)后通常需要做胸部 X 线摄片检查,验证插管深度,但不能明确导管位置。用插管内有无气雾形成判断导管是否在位并不准确。用血氧饱和度判断导管是否在位也不可靠,因为氧合下降表现比较延迟。重复喉镜检查是确定 ET 位置可行的办法,但插管已固定时此方法不推荐。

气管内插管固定

为防止导管意外移位或滑脱,必须固定 ET。最常用的方法是,用胶带缠绕颈部和插管(Lillehei 法)。部分机构使用布胶带将插管固定在合适位置。还有很多商用导管固定装置,包括 Velcro 胶带将塑料牙垫固定在患者面部,以及塑料胶带或螺旋夹固定 ET。

插管后通气

过度通气是插管后早期阶段需要避免的常见问题。过度通气对创伤性脑损伤的脑血流、心肺复苏的冠状动脉灌注和出血状态下的心排血量均有不良影响。每分钟通气呼吸频率的设置不应超过12~15次,通气间隔为 4~5 s。目标是正常或接近正常的分钟通气量。

创伤患者插管

创伤患者的一个突出问题是可能存在颈椎骨折或损伤,必须有一名施救者在经口气管插管期间保证患者颈椎处于轴线固定状态,以避免任何损伤加重的风险。开放气道和喉镜检查时须用双手抬起患者的下颌角,避免头颈部过伸。潜在低血容量和创伤性脑损伤患者插管时必须限制使用引起血压下降的药物。

插管不良事件

尝试 ETI 期间,需要避免的不良事件包括:
- 未识别的气管插管异位(食管或声门)。
- 气管插管滑脱。
- 多次喉镜检查。
- 喉镜检查时血氧饱和度降低。
- 喉镜检查时心动过缓。
- 气道损伤。
- 气道管理期间心肺复苏胸部按压中断。部分急诊科医生在这种情况下使用声门上气道以避免胸部按压中断。

声门上气道

将声门上气道装置置入口咽部替代气管插管进行通气。面对 ETI 失败或认为 ETI"可能失败"时,声门上气道可作为过渡干预方法。基于其便利性能,部分急救医生使用 King LT 代替 ETI 作为心搏骤停抢救的主要通气办法。大部分情况下,患者在事发现场和医院救治后,急诊科医生会用气管插管替换声门上气道(参见本章的"声门上气道置换为气管插管")。

喉罩

喉罩用通气囊罩密封在声带结构周围(图 1.15.9)。操作者采用盲插方式将喉罩通过咽部,并用食指将通气囊罩固定在喉腔组织周围,向气囊注射 20~30 mL 空气,密封咽部。医生应根据患者的体重来选择喉罩型号:50~70 kg,4 号;70~100 kg,5 号;>100 kg,6 号。喉罩的主要并发症是误吸。插管型喉罩作为一种新型改良喉罩专门用于为气管内插管提供通道而设计。

食管气管联合导管

食管气管联合导管(the esophageal tracheal combitube,ETC)是一种双腔管,导管远端和近端各有

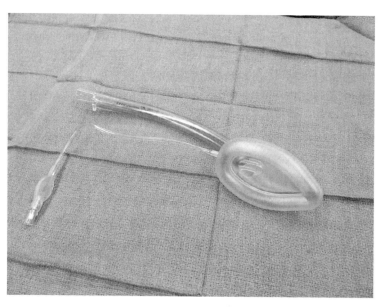

图 1.15.9 喉罩通气

一个球囊(图 1.15.10)。操作者用盲插的方式通过口腔将双腔管置入,远端较小的球囊置于食管,近端较大的球囊置于口咽,并对球囊进行充气。操作者先向较高的蓝色管道送气,如果联合导管位置合适,氧气将从近端和远端气囊之间的气阀进入气管内辅助通气。如果联合导管已经进入气管,却没有通气发生,应将通气开关切换到较短白色端口。可以利用 $ETCO_2$ 检测来判断端口选择是否恰当。联合导管应用导致的相关并发症包括通气端口选择错误、口咽出血、食管穿孔和吸入性肺炎。患者选择食管气管联合导管时,标准 Combitube 适用于身高超过 5 英尺(1 英尺=0.305 m)的患者,而 Combitube SA 适用于身高 4 英尺至 5 英尺 6 英寸(1 英寸=0.025 m)的患者。

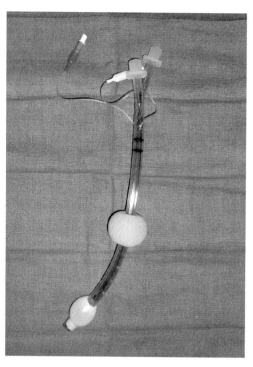

图 1.15.10 食管气管联合导管

King 喉管

King 喉管(King laryngeal tube airway, King LT™)在院前急救和急诊科普遍应用,该导管与食管气管联合导管相似,但只包含一个管腔。单一的进气端可以同时对近端和远端的球囊充气(图 1.15.11)。King 喉管的长度比联合导管短,在食管的位置更加稳定。有研究指出 King 喉管的并发症与联合导管相似,但并发症的发生率尚不明确。King 喉管插入的方法也类似于联合导管。成人常规尺寸:患者身高 4～5 英尺,3 号(黄色);5～6 英尺,4 号(红色);大于 6 英尺,5 号(紫色)。

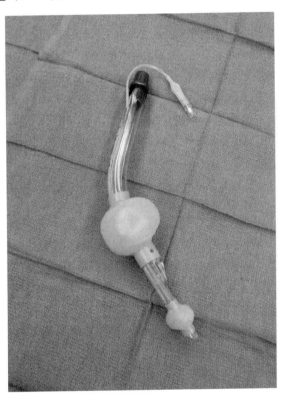

图 1.15.11 King 喉管

声门上气道置换为气管插管

虽然声门上气道适用于临时通气,但为了降低误吸的风险,以及减少声门上气道在使用过程中对黏膜造成损伤,急诊科医生会选择将声门上气道置换为气管插管。将声门上气道置换为气管插管的方法,包括:

• 移除声门上气道时,应进行常规喉镜检查。由于插管困难而选择声门上气道的患者执行喉镜检查具有挑战性。操作人员在执行操作前应仔细评估。

• 对于 Combitube 或 LMA 不可盲目地通过弹性引导导丝置换成 King LT。操作者先通过 King 喉管将一根弹性引导导丝插入气管,然后移除 King 喉管,将弹性引导导丝留在气管中。最后操作者通过弹性引导导丝引导插入 ET。该操作的安全隐患是导致下咽穿孔。

• 可通过纤维支气管镜完成 LMA 或 King LT 置换,但该技术不可用于 Combitube(联合导管)。这项技术要求使用 Aintree 插管导管(Cook Medical, Inc., Bloomington, Indiana),这种导管类似于探针,其特殊之处在于导管中空,可以插入纤维支气管镜(图 1.15.12)。操作者在纤维支气管镜上放置一根 Aintree 插管导管,引导通过声门上气道和声门进入气管。移除纤维支气管镜和声门上气道后,将 Aintree 插管导管置入,最后引导常规 ET 穿过该导管进入气管。

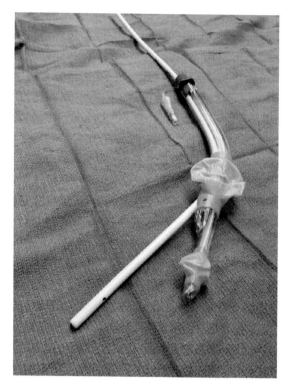

图 1.15.12 用 Aintree 导管替换 King LT

Aintree 导管是中空的,可以插入纤维支气管镜。一旦被引导进入气管,King LT 就可以被移除,气管插管可以通过导管插入气管内。

- 当插管困难或患者可能需要延长机械通气时,部分急诊科医生倾向于选择保留声门上气道,行气管切开术。理论上患者行气管切开术需要在手术室操作,但急诊科患者除外。
- 常见的错误观点是必须立即将声门上气道置换为气管插管。置换为气管插管的适宜性和迫切性取决于声门上气道通气是否充分、患者的生理状态,以及声门上气道置入的原因。

外科手术气道

当 ETI 或声门上气道插入失败,以及由于严重面部创伤等原因导致上述操作不能进行时,应通过外科手术建立气道。外科手术气道建立的主要解剖学标志是甲状软骨、环甲膜和气管(图 1.15.13)。

经典的"开放式"环甲膜切开术,操作者应站在患者右侧,用左手定位和固定甲状软骨,持 11 号刀片垂直从甲状软骨中间切开至环状软骨。确认紧靠甲状软骨下方的环甲膜后,操作者对环甲膜做一个 2 cm 的水平切口。操作者使用拉钩向头侧牵引暴露环甲膜,将尺寸为 6.0 号的气管套管置入气管中。环甲膜切开术需要注意的问题包括:切开甲状腺上膜而不是环状下膜,出血,气管套管异位到软组织中。一种商用组合套件提供了以 Seldinger 法为基础的环甲膜切开术(图 1.15.14)。

环甲膜穿刺喷射通气(transtracheal jet ventilation,TTJV)是通过>16 G 的大口径导管穿过环甲膜注入高压氧气。该技术需要配置特殊的氧气流速调节器,使氧气输送速度的范围在 40~50 L/min,无流速调节装置的氧气瓶或者中心供氧均可使用该装置。TTJV 不能在球囊面罩辅助通气装置或氧流速上限为 25 L/min 的流量表上使用。TTJV 通常用作起始治疗,随后应更改为气管插管或环甲膜切开术。部分急诊科医生误认为 TTJV 仅能改善氧合而不是通气,通过 16 G 导管提供氧流量>40~50 L/min,呼吸频率 12~15 次/min,可以长时间(数小时甚至数天)提供正常或高于正常的分钟通气量。

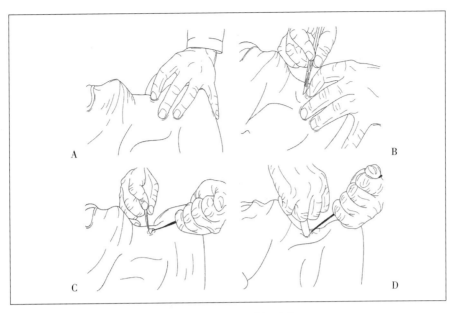

图 1.15.13 环甲膜切开术

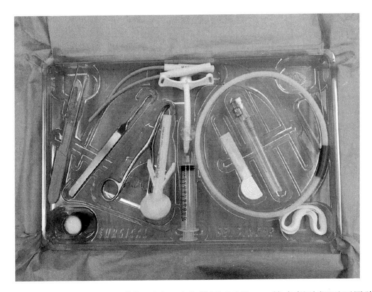

图 1.15.14 Mellker 环甲膜切开盒（可以使用 Seldinger 技术帮助切开环甲膜）

快速序贯诱导插管和其他药物辅助插管术

在清醒、易激惹或具有完整气道反射的患者中完成气管插管比较困难。快速序贯诱导插管（RSI）通过使用神经肌肉阻滞剂（肌松剂）和镇静剂（或诱导剂）来辅助 ETI。RSI 的目标是快速开放气道、保证通气，同时尽量减少不必要的血流动力学改变（如血压或颅内压升高）。此概念与麻醉术语"快速序贯诱导"相对应，即在防止胃内容物反流和误吸的同时，快速实现气管插管。

急诊科医生普遍使用 RSI 处理患者，但使用 RSI 或其他药物应根据个体的情况来决定。RSI 唯一绝对禁忌证是解剖结构异常（如颌骨骨折、严重肿胀、颈部强直等）或球囊面罩辅助通气失败。神经肌肉阻滞剂可使患者保护性气道反射和自主呼吸消失。如果 ETI 或其他通气技术不能在药物麻痹后迅速完成，必须立即停止操作并进行球囊面罩辅助通气，以免缺氧和心搏骤停。如果操作者不能安全地执行

RSI,应选择其他方法。

RSI 包括 6 个主要步骤("6 P's"):①准备;②预氧合;③预处理;④药物麻痹;⑤放置 ET;⑥气管插管后管理。

准备

患者取仰卧位,保持静脉通畅,持续心电监测[心电图、血压、脉搏血氧饱和度(pulse oximetry, SpO_2)],备好吸引装置。操作者应评估患者快速序贯诱导插管的药物禁忌证、气道解剖结构和插管困难程度。此外,至少准备两种床边抢救方法(常规是声门上气道置入和气管切开术)。

预给氧

健康成人在预给氧充分的状态下可以耐受 8 min 的呼吸暂停,随后才会出现氧饱和度下降。危重症患者身体生理和肺功能受损,氧储备较低,即使延长预给氧时间,此类患者耐受呼吸暂停的时间也无法延长。患者应使用单向阀面罩或 BVM 进行预给氧,持续时间大于 3 min,直到氧饱和度达到 100%。不推荐球囊面罩辅助通气进行预给氧,这会增加反流和误吸的风险。

预给药

目前尚无统一的预给药推荐意见。喉镜检查前 3~5 min 静脉给予利多卡因 1.5 mg/kg,可减慢喉镜检查造成心率、血压和颅内压升高的风险,但效果不明显,需要持续给药以增强药效。小剂量非去极化神经肌肉阻滞剂(如维库溴铵 1 mg IV)可减弱琥珀酰胆碱所致的肌束震颤。该方法可能会导致患者呼吸衰竭,而不会出现插管时所需的弛缓性瘫痪。由于儿童在使用神经肌肉阻滞剂后经常出现心动过缓,部分急诊科医生在 RSI 之前会给儿童使用阿托品(0.02 mg/kg,最小剂量为 0.1 mg)。

镇静和肌松

目标是快速创造最佳和安全的插管条件,使患者感到舒适和诱导顺行性遗忘。操作者应迅速(时间大于3~5 s)、连续弹丸式推注。理想的 RSI 镇静剂/诱导剂能在短时间内提供快速和深度镇静,而对血压或颅内压影响最小。谨慎的做法是假设患者在插管前已存在低血容量和创伤性脑损伤。常用的镇静剂/诱导剂包括以下几种:

- 依托咪酯(0.3 mg/kg IV;70~ kg 成人用量为 20 mg)是一种咪唑衍生的麻醉诱导剂。30~60 s 起效,持续时间<10 min。在创伤患者和许多其他危重症患者中,依托咪酯因深度镇静作用稳定和对血压、心率和颅内压波动影响较小而受到青睐。但当患者存在严重低血容量等特殊情况时,使用该药可能导致低血压。依托咪酯的严重副作用是肾上腺皮质抑制,但其临床意义尚不明确。在单一用药时的临床影响尚不明确,但很可能利大于弊。

- 咪达唑仑是一种短效苯二氮草类药物(0.1 mg/kg;70~ kg 成人用量为 7.0 mg)。咪达唑仑和其他苯二氮草类药物可引起临床上显著的低血压。

- 芬太尼是一种阿片类药物(2~5 μg/kg IV;70~ kg 成人用药范围为 150~350 μg),1~2 min 起效,持续时间为 30~40 min。与其他阿片类药物相比,芬太尼不易引起低血压。芬太尼可导致胸壁肌肉僵硬,但在常规剂量中不常见;通常预备神经肌肉阻滞剂和插管来应对这种突发情况。

- 氯胺酮(1~2 mg/kg IV;70~ kg 成人用药范围为 70~140 mg)是一种分离型麻醉剂,30~60 s 起效,持续时间为 5 min。氯胺酮对心率或血压几乎没有影响,可用于低血压或严重低血容量性休克患者。氯胺酮还可扩张支气管,适用于需要插管的重症哮喘患者。氯胺酮可升高颅内压,脑损伤患者慎用。

- 巴比妥类药物用于 RSI;如硫喷妥钠(3~5 mg/kg IV;70~ kg 成人用药范围为 210~350 mg)或甲基己醇(1~3 mg/kg IV;70~ kg 成人用药范围在 70~210 mg)。巴比妥类药物起效快(<1 min),持

续时间短(硫喷妥钠为 5～10 min;甲基己醇为 4～6 min),但可引起严重低血压,紧急复苏抢救时应慎用。我们不建议在非必要情况下(如脑损伤不伴有低血容量或低血压)使用巴比妥类药物。

在插管失败和需要恢复自主呼吸的情况下,不宜使用长效神经肌肉阻滞剂。常用的 RSI 神经肌肉阻滞剂包括:

- 琥珀酰胆碱(1.0～2.0 mg/kg IV;70～ kg 成人用药范围为 70～140 mg)是最常用的 RSI 神经肌肉阻滞剂,因其起效快(<1 min)、作用持续时间短(5～7 min)。琥珀酰胆碱是一种去极化药物,在骨骼肌松弛前会引起一过性的瘫痪。琥珀酰胆碱的主要副作用是医源性高钾血症,可导致心搏骤停。使用琥珀酰胆碱的其他相对禁忌证包括已知或潜在的高钾血症,如急、慢性肾衰竭或横纹肌溶解症。琥珀酰胆碱可被安全地用于烧伤和多发伤患者的初期治疗;与这些大面积损伤相关的高钾血症通常在急性损伤后 2～3 d 出现。其他相对禁忌证包括肌肉萎缩疾病或长期瘫痪(导致高钾血症)、眼球损伤、脑疝前期和假性胆碱酯酶缺乏(使用琥珀酰胆碱可导致长时间的神经肌肉阻滞)。琥珀酰胆碱虽可升高颅内压,但在大部分患者中缺乏临床意义,因此创伤性脑损伤患者使用该药是可以接受的。

- 罗库溴铵(0.6～1.2 mg/kg IV;70～ kg 成人用药范围为 45～85 mg),是一种非去极化药物,起效快(1～1.5 min),持续时间适中(20～30 min)。

- 维库溴铵(0.08～0.10 mg/kg IV;70～ kg 成人用药范围为 5～7 mg)是一种非去极化药物,起效速度中等(2～3 min),作用时间长(30～35 min)。有人主张大剂量(0.15～0.25 mg/kg IV;70～ kg 成人 11～18 mg)用于加快神经肌肉阻滞起效时间。但 RSI 时更推荐罗库溴铵,因其起效快速和持续时间适中。

置入气管插管

常规喉镜技术用于 RSI。

气管插管后管理

气管插管后应确认插管位置及妥善固定(见"气管插管位置的确认")。

插管后,操作者应追加药物以维持镇静。可间断给予劳拉西泮(0.025～0.05 mg/kg IV;70～ kg 成人用药范围为 2～4 mg)、咪达唑仑(0.05～0.1 mg/kg IV;70～ kg 成人用药范围为 3.5～7 mg)、地西泮(5～10 mg IV)或芬太尼(25～50 μg IV)。丙泊酚[5～50 μg/(kg·min)连续静脉输注,根据效果滴定]可用于低血容量和低血压已改善患者。

如需要持续肌松,可使用长效神经肌肉阻滞剂。维库溴铵(初始剂量 0.08～0.10 mg/kg IV;70～ kg 成人用药范围为 5～7 mg)可维持 30～35 min 的肌松。重复低剂量 0.01～0.02 mg/kg IV(70～ kg 成人用药范围为 2～4 mg)可使肌松效果增加 15～20 min。神经肌肉阻断剂的作用是累积性的,重复用药可能导致作用时间延长。

仅限镇静插管

部分观点认为只使用镇静剂,而不同时使用神经肌肉阻滞,是为了在 ETI 治疗失败时保留患者自身反射。这一原则不适用于急诊科,急诊患者常处于易激惹或清醒状态,仅给予镇静无法创造最佳的插管条件。还有部分患者生理储备受损,无法耐受喉镜检查,此类患者可采用表面喷雾麻醉(苯佐卡因等)辅助 ETI 实施。

无创正压通气

作为 ETI 的重要替代方案,NIPPV 通过面罩或鼻罩提供通气支持,匹配并增强患者自主呼吸功能。精神状态良好和气道反射完整的急性呼吸衰竭患者可使用 NIPPV 进行治疗,可避免 ETI。

NIPPV 减少呼吸肌做功,改善肺顺应性,促进肺泡复张,保持小气道开放,增加气体交换面积,减少通气与血流灌注比值(V/Q)失调。NIPPV 通过增加胸膜腔内压来提高静水压,将肺泡中的水转移到循环系统。胸膜腔内压升高还可降低心脏静脉回流、跨壁压力和后负荷。

NIPPV 适用于呼吸力完整、气道保护性反射存在及精神状态良好的急性呼吸窘迫患者。呼吸衰竭、呼吸暂停、无法说话或精神状态差的患者应接受 ETI。NIPPV 常规用于治疗急性心力衰竭,但临床研究也显示其可治疗肺炎或哮喘等其他疾病。

NIPPV 有两种类型。持续气道正压通气(continuous positive airway pressure,CPAP)在吸气相和呼气相提供均匀的压力支持(pressure support,PS)。双水平正压通气(BiPAP)与 CPAP 相似,但交替提供不同水平的吸气相和呼气相压力支持。CPAP 的初始压力支持可设置为 $7\,cmH_2O$,逐渐调整至 $20\,cmH_2O$ 以满足临床治疗需要。在 BiPAP 模式中,吸气相和呼气相的初始压力设置为吸气相压力支持 $10\,cmH_2O$、呼气相压力支持 $5\,cmH_2O$,根据临床效果逐步增加支持。

应通过常规监测呼吸做功、呼吸频率、心率、血气、氧饱和度来评估 NIPPV 的使用效果。NIPPV 治疗效果不佳的患者应接受 ETI。

机械通气管理

本节重点介绍机械通气管理的一般原则,以实现治疗目标。ED 气道管理的最终目的是保证充分氧合和通气。

机械通气参数

呼吸频率是每分钟呼吸的次数。呼吸频率正常范围设置在 $12\sim30$ 次/min,最佳呼吸频率取决于临床实际情况。在急性肺损伤(ALI)患者等特殊患者中,可通过提高呼吸频率获益,但过度通气(导致分钟通气量过高)对创伤性脑损伤、心搏骤停或低血压患者可能有害。

潮气量(tidal volume,V_T)是每次吸入或者呼出气体量,需根据患者体重设定。常规 $10\sim15\,mL/kg$ 的 V_T 在临床中被广泛应用,但吸气时肺泡过度充气、呼气时肺泡塌陷,造成急性肺损伤。研究表明,小潮气量($6\sim8\,mL/kg$)通气可降低死亡率和减少并发症。分钟通气量(呼吸频率×潮气量)是 $1\,min$ 内的总通气量。

吸入氧浓度(FiO_2)是指每次吸入气体中氧含量的百分比,范围在 $40\%\sim100\%$。长期的高浓度吸氧会使氧自由基增加,导致细胞损伤和死亡率增加。因此,在插管后,应尽快将 FiO_2 下调,使动脉血氧饱和度维持在 90% 左右。

通过限制完全呼气,呼气末正压(PEEP)使呼气压力升高,保持肺泡开放,改善气体交换,增加肺顺应性,提高 PaO_2。PEEP 有助于改善肺炎或急性肺损伤等疾病导致的病理性肺损伤。

顺应性(compliance,C)是指气道近端和远端扩张的能力。急性肺损伤等疾病导致肺部顺应性降低,是由于增加了扩张的近端和远端气道所需的压力。由于远端气道对压力增加更敏感,所以顺应性降低会增加肺损伤风险。以下情况可导致肺顺应性下降:急性呼吸窘迫综合征、肺炎、肺水肿、气体陷闭/内源性 PEEP、气胸和肺不张。

气道阻力是指近端气道对压力变化的反应能力。对于哮喘、慢性阻塞性肺疾病(COPD)等气道阻力增加的患者,可能需要增加吸气压力来扩张近端和远端气道。

气道峰压(peak airway pressure,P_{PEAK})是指吸气末气道最大压力。正常范围为 $15\sim30\,cm\,H_2O$。急诊科医生应保持气道峰压低于 $30\,cm\,H_2O$,以避免气压伤。气道阻力增加或顺应性下降可引起气道峰压升高。例如黏液栓塞或支气管痉挛等疾病可导致气道阻力增加,气道峰压单独升高。

平台压是指吸气末至呼气前的气道压力(airway pressure,P_{AW})。正常范围应低于 $30\sim35\,mm\,H_2O$。

平台压与肺顺应性直接相关。气道峰压(气道阻力和顺应性)和平台压(顺应性)之间的差异是气道阻力。气道峰压和平台压都升高,表明肺顺应性下降。

吸呼比(inspiratory：expiratory,I：E)是指吸气时间(inspiratory time,T_I)和呼气时间(expiratory time,T_E)的比值。正常 I：E 为 1：2,吸气流量为 60 L/min。哮喘和慢性阻塞性肺疾病等支气管痉挛时,可能需要更改 I：E,延长呼气时间。

机械通气模式

定容通气模式下,潮气量固定而压力可变。定压模式下,吸气压力固定而潮气量可变。由于潮气量不受限制(>10 mL/kg)会导致肺损伤,所以定容通气模式是首选的通气策略。

辅助-控制通气(assist control ventilation,AC)是标准的通气方式,以固定的潮气量和呼吸频率进行通气。AC 模式可根据患者实际呼吸频率给予超出预设值的额外通气。AC 模式下,每次都是按照设定的潮气量送气,但会造成人机对抗、胸膜腔内压增高、气压伤、静脉回心血量减少、低血压等(图 1.15.15)。

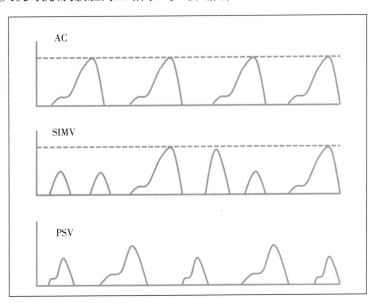

图 1.15.15 机械通气模式
注:AC,辅助-控制通气;SIMV,同步间歇指令通气;PSV,压力支持通气。

压力支持通气(pressure support ventilation,PSV)不设定潮气量或呼吸频率,提供与患者自主呼吸同步的预设吸气压力。PSV 主要用于有自主呼吸能力的患者,常用于机械通气的"撤机"。

同步间歇指令通气(synchronized intermittent mandatory ventilation,SIMV)与 AC 模式相似,但允许患者在指令通气之间以自主的呼吸频率和潮气量进行呼吸。SIMV 的效用仍然存在争议。人机对抗和内源性 PEEP 在 AC 中更常见,但在 SIMV 中也可能发生。左心室功能不全的患者人机对抗和内源性 PEEP 更明显;在此类患者中,使用AC优于 SIMV。

呼吸机参数调整

根据动脉血气分析结果($PaCO_2$ 和 PaO_2)或呼气末 CO_2($ETCO_2$)水平调整呼吸机参数。目标正常水平为 $ETCO_2$ 和 $PaCO_2=40$ mmHg,$PaO_2=75\sim100$ mmHg,如果 $PaCO_2$ 或 $ETCO_2$ 过高,则提高呼吸频率;相反,如果 $PaCO_2$ 或 $ETCO_2$ 过低,则降低呼吸频率。如果 ABG PaO_2 过低,则提高 FiO_2、潮气量、呼吸频率或增加 PEEP。如果 ABG PaO_2 过高,则降低 FiO_2、潮气量、呼吸频率或 PEEP。高浓度氧具有毒性,在插管后应尽快将 FiO_2 降到 50%或更低。以上是常用标准,但具体情况也取决于患者的生理状态及呼吸机选择的模式。

机械通气并发症

急诊科医生必须提前做好处置机械通气常见并发症的准备。如果 ET 气囊压力不够,口腔分泌物和胃内物容易进入气道而导致误吸。频繁吸痰和抬高床头(30°～45°)可减少误吸。气囊充气不足会增加误吸风险,而过度充气又会损伤气管周围组织,导致气管壁坏死。合适的气囊压力应该维持在 20～25 mmHg。即使插管在位并且固定得当,也可能会发生插管滑脱。

黏液栓可阻塞气道,导致肺不张和缺氧。治疗方法包括吸痰、雾化吸入、灌注 N-乙酰半胱氨酸或行纤维支气管镜检查。机械通气患者气胸发生率高达 15%。在机械通气过程中,胸膜腔内压增加和每分钟通气过度会导致心排血量减少,从而降低静脉回流和心脏前负荷,造成心排血量进一步减少。

ALI 的特点是肺组织弥漫性内皮和上皮细胞损伤,导致肺顺应性下降、低氧血症和肺水肿。预防 ALI 的策略包括小潮气量(6～8 mL/kg)通气、限制平台压(<30 cmH₂O)和限制呼吸频率(<30 次/min)。

关注要点

(1)气道准备是关键。这包括确定最佳插管位置、给氧和检查装备是否完好。

(2)预测困难气道。所有需紧急处理的气道都被认定为困难气道。

(3)提前做好气道管理计划。气管插管操作开始前,确定首选方案和至少两种备选方案。

(4)避免在氧饱和度下降或其他紧急情况下才使用抢救/备用气道。延迟气管插管的患者,可考虑直接采取声门上或外科手术建立气道。

(5)避免过度通气。控制通气时需要掌握使用原则和严密监测。

(罗群　徐凤玲　刘钢　译)

参 考 文 献

[1] DAVIDOVIC L,LACOVEY D,PITETTI RD.Comparison of 1-versus 2-person bag-valve-mask techniques for manikin ventilation of infants and children[J].Ann Emerg Med,2005,46:37-42.

[2] GREENLAND KB,ELEY V,EDWARDS MJ,et al.The origins of the sniffing position and the Three Axes Alignment Theory for direct laryngoscopy[J].Anaesth Intensive Care,2008,36(Suppl 1):23-27.

[3] BASKETT PJ,BASKETT TF.Resuscitation great.Brian Sellick,cricoid pressure and the Sellick Manoeuvre[J].Resuscitation,2004,61:5-7.Not for public release 181 CHAPTER 15 Airway management.

[4] COOK RT,STENE JK.The BAAM and endotrol endotracheal tube for blind oral intubation.Beck Airway Air Flow Monitor[J].J Clin Anesth,1993,5:431-432.

[5] CARLSON J,MAYROSE J,KRAUSE R,et al.Extubation force:tape versus endotracheal tube holders[J].Ann Emerg Med,2007,50:686-691.

[6] DAVIS DP,DUNFORD JV,POSTE JC,et al.The impact of hypoxia and hyperventilation on outcome after paramedic rapid sequence intubation of severely head-injured patients[J].J Trauma,2004,57:1-8;discussion-10.

[7] AUFDERHEIDE TP,LURIE KG.Death by hyperventilation:a common and life-threatening problem during cardiopulmonary resuscitation[J].Crit Care Med,2004,32:S345-S351.

[8] PEPE PE,LURIE KG,WIGGINTON JG,et al.Detrimental hemodynamic effects of assisted ventilation in hemorrhagic states[J].Crit Care Med,2004,32:S414-S420.

[9] BENUMOF JL,DAGG R,BENUMOF R.Critical hemoglobin desaturation will occur before return to an unparalyzed state following 1 mg/kg intravenous succinylcholine[J].Anesthesiology,1997,87:979-982.

[10] ZED PJ,MABASA VH,SLAVIK RS,et al.Etomidate for rapid sequence intubation in the emergency department:is adrenal suppression a concern? [J].CJEM,2006,8:347-350.

[11] WALLS RM.Rapid-sequence intubation in head trauma[J].Ann Emerg Med,1993,22:1008-1013.

[12] HILLBERG RE,JOHNSON DC.Noninvasive ventilation[J].N Engl J Med,1997,337:1746-1752.

[13] AMATO MB,BARBAS CS,MEDEIROS DM,et al.Effect of a protective-ventilation strategy on mortality in the acute respiratory distress syndrome[J].N Engl J Med,1998,338:347-354.

[14] KILGANNON JH,JONES AE,SHAPIRO NI,et al.Association between arterial hyperoxia following resuscitation from cardiac arrest and in-hospital mortality[J].JAMA,2010,303:2165-2171.

第 16 章　超声在休克患者中的应用

Robert J. Hyde

引言

　　作为一种快速、无创的检查手段，急诊超声检查能为休克患者提供诊断和治疗决策。虽然不能取代全面的超声检查，但急诊重症超声有可能改善患者预后。急诊科医生可以在获取图像的同时做出诊断。利用急诊重症超声，操作者在收集数据的同时，能够动态监测病情并快速干预。急诊和 ICU 医生不断地将可用、便携和适用的超声技术应用到临床实践中，对快速变化的临床过程进行动态评估。超声检查得到的数据可以帮助急诊科医生确定低血压和休克状态的原因，从而避免认知错误。

　　为解决临床问题，进行针对性目标导向性检查是关键。作为能快速执行的局部评估工具，超声能够探查出许多异常的生理状态，但也不能排除部分病理状态，这时候可能需要采用其他影像学检查，进一步评估及会诊，以排除诊断。

　　适用于超声评估休克的部位，包括：

- 心脏：包括血流动力学。
- 血管：主动脉、深静脉系统。
- 潜在间隙：心包、腹腔、胸腔。

超声也可以检查其他部位，并根据患者的临床特点提供有效的诊断信息。

心脏及超声心动图的角色-目标导向

　　(1)心脏是否仍在搏动？当患者处于低血流或无血流状态特别是昏迷和/或机械通气时，可能很难对此进行临床评估。超声有助于区分无脉性电活动(pulseless electrical activity，PEA)的原因，如严重低血容量、心包填塞、大面积肺栓塞、张力性气胸，超声对以上情况的评估都将在后面单独讨论。明确心室是否活动，可能会改变治疗决策，如无脉性室性心动过速患者与已证明有心排血量的室性心动过速患者，治疗策略是不同的。当完全没有心脏搏动时，之前的复苏策略可能是无效的。

　　为明确心脏情况，建议获取剑突下心脏切面，这个切面常规要求患者处于仰卧位，如果准备或正在进行胸外心脏按压，则剑突下探头不会干扰手在胸骨上的按压动作。

　　(2)心搏是否有效？通过床边超声可快速评估心脏功能，其中对全心收缩功能的评估可通过定性评估或使用多种方法和/或公式计算进行定量评估。评估左心室(LV)大小和 LV 收缩能力以确定休克类型是否为心源性休克或其他类型，特别是在时间紧迫时，半定量评估足以指导初始复苏。常用的方法是将 LV 功能分为超常、正常、受损和严重受损四级，可使用 M 模式分析 LV 功能，通常取心尖部、胸骨旁、剑突下等切面。有时患者不能移动，应尽量让患者将左臂举过头顶或左侧卧位来打开肋间隙使心脏更贴近胸壁，从而改善整体图像采集的效果。

　　(3)是否有心包积液？快速识别心脏周围的积液，对早期确定是否存在心包填塞导致的梗阻性休克非常关键，虽然心包积液的患者很少出现心包填塞的生理学效应，在获得确切的影像学检查和/或进行心包穿刺术前，少量的心包积液即可能是引起危重症患者低血压的原因。临床主要将胸骨旁的长轴切面的胸降主动脉(descending thoracic aorta，DTA)作为参考标志来识别心包积液。在超声心动图中，心包积液是在 DTA 前一个无回声区域。胸腔积液也可能影响评估,但胸腔积液常位于 DTA 的后方。多数患者的心包填塞都由中到大量积液引起,但快速进展的少量积液也可能导致心包内压力梯度快速变化,从而导致血流动力学上的改变。心包积液合并右心房舒张期塌陷对诊断心包填塞高度敏感,剑突下或者心尖四腔心切面为最佳切面。心包填塞的早期超声心动图检查包括心脏瓣膜(三尖瓣、二尖瓣)跨瓣血流速度呼吸变异度。对血流动力学不稳定的患者进行心包穿刺术时,超声可确定从皮肤表面到积液的最短距离及穿刺的最大深度。与传统方法相比,超声心动图能够定向引导穿刺,优化穿刺条件,提高成功率,减少并发症。超声也能够鉴别心包积液病因,如主诉胸痛的患者同时出现心包积液与主动脉根部增大,应考虑主动脉夹层。

大量积液在任何切面都可以被探查到。探查单一切面则难以发现较少量和/或局部积液。因此,需要多切面检查心包腔,进行定性和定量,且更易区分如心包脂肪垫和腹腔积液等征象。

(4)是否有右心室(RV)劳损? RV 功能不全是在危重症患者中常见的症状。可能与急性、慢性或慢性加急性病因有关。与 LV 相比,评估 RV 大小是一种直接、快速、客观、实用的方法,可在胸骨旁长轴切面上来完成评估,也常采取心尖部或剑突下四腔心切面来完成评估。RV:LV 应该<0.6。当 RV:LV>1 时,提示右心室重度扩张。

• 右心劳损并非一种诊断,出现右心室劳损会提示医生,患者可能存在以下情况,包括慢性阻塞性肺疾病、阻塞性睡眠呼吸暂停、肺动脉高压、肺栓塞、RV 梗死、急性左心衰竭导致的继发右心劳损。在血流动力学不稳定的患者中,右心劳损可能继发于大面积肺栓塞,因此可以考虑溶栓治疗。

• 如 RV 未出现增大和功能障碍,也不能排除肺栓塞的诊断。右心或肺动脉内血栓在超声下很少被探查到,一旦见到血栓则提示在生命体征不稳定的患者中需进行积极治疗和/或外科干预。急性肺栓塞的其他间接的超声心动图的表现包括右心室游离壁运动功能减退(McConnell 征)、胸骨旁短轴切面的左心室 D 字征、室间隔运动异常及宽大的下腔静脉(IVC)。当怀疑有肺栓塞时,也应在对深静脉系统进行评估,这点将在稍后单独讨论。

(5)怀疑急性瓣膜病时是否需要外科介入治疗? 虽然超声心动图专业培训建议全面检查瓣膜的结构和功能,但床边超声有针对性检查能帮助评估休克患者。例如,血流动力学不稳定的患者,需考虑急性和严重的二尖瓣和/或主动脉瓣活动障碍,及时请外科专家会诊并进行全面超声心动图评估。

使用经胸超声心动图(TTE)应该重点关注有无严重的瓣膜功能异常,包括瓣膜异常、脱垂,瓣膜关闭不全或瓣膜赘生物。如在胸骨旁左心室长轴切面见到突出的连枷状瓣叶,通常与重度瓣膜反流有关。多普勒超声、频谱多普勒超声、二维超声或经食管超声心动图提供更多的瓣膜信息。

(6)患者血管是否是充盈的? 超声可床边快速评估 IVC,以评估中心静脉压和血管内容量状态。在超声心动图检查中经常使用相同探头进行评估。

• IVC 相对顺应性较好,在吸气过程中,由于胸腔扩张、胸腔负压的增加和静脉回流增加,导致 IVC 塌陷。测量 IVC 直径可以在整个呼吸周期中进行,并作为区分右心房压力和血管内容量状态的替代指标。低右心房压(<5 mmHg)与小直径 IVC(<1.5 cm)和 IVC 随呼吸塌陷(>50%)有关。IVC 扩张(>2.5 cm),无明显呼吸塌陷(<50%),提示右心房压高(>15 mmHg)。由于正压通气过程中发生的生理变化,这些参数可能不可靠。但即使在这部分患者中,小直径或塌陷的 IVC 也能排除右心房压力升高的可能。

• 解读 IVC 的超声影像需结合临床,在左心室容积减小且收缩力较强时,出现小直径 IVC 可能与低血容量状态有关,可以进行恰当的补液。对于左心室收缩力减弱和肺水肿的患者,适当给予正性肌力药物或进行减轻心脏后负荷的治疗。

• 仅凭 IVC 直径的大小并不一定能够预测患者是否需要液体治疗。例如:感染性休克患者进行超声探查时可能会发现心脏收缩功能受损和下腔静脉呼吸变异。在进行血管活性药物治疗之前,选择合适的液体治疗策略是十分复杂的。开始液体治疗后,动态监测下腔静脉变异度可有效反映容量反应性,并可指导使用血管活性药(下腔静脉呈现动态变化时)。

- IVC 的大小并不能预测容量反应性,许多医生认为需对休克患者经验性液体治疗,而非减少液体负荷,因此导致肺水肿。特别是液体复苏过程中,肺部超声探查到 B 线(提示肺水肿)有助于临床判断。B 线是与肺水肿相关的一种伪影,可能存在于任何间质性疾病中。然而,休克患者经过积极的液体复苏后,如出现 B 线常提示静水压增高性肺水肿,且 B 线的出现常早于临床症状。

血管系统——目标

(1)是否存在腹主动脉瘤(AAA)? 仅少数急诊科的 AAA 病例具有如背部疼痛、搏动性腹部肿块和低血压等典型临床特征。腹主动脉瘤在超声下表现为主动脉直径超过 3 cm,或与未累及的近端相比,主动脉的直径增加 50%。超声探查时应从膈肌开始至髂血管分叉,通过矢状面和横切面两个切面进行扫描。为了避免低估血管直径,在横向(短轴)平面测量应从血管外缘-外缘进行测量,尤其是在超声探查发现血管内存在不均质的回声即血栓碎片堆积在主动脉壁的外膜和真正的血管内腔之间时。因此血管直径的测量必须囊括血管外壁。在低血压患者中出现腹部异常体征及超声探查出 AAA 的影像表现后,应当立即请外科医生会诊并进行手术治疗。

(2)是否有主动脉夹层? 胸主动脉夹层的临床表现不典型,可表现为轻微且无典型症状,也可以表现为剧烈背部疼痛("撕裂")、高血压与脉搏搏动不相符、神经功能障碍等一系列临床表现。主动脉夹层血管内膜分离的主要超声征象是一条可移动的线性回声,将血管的真腔和假腔隔离开来,回声条束出现在无回声腔内。另外,主动脉根部扩大(>4 cm)伴有心包积液的征象也提示可能存在胸主动脉夹层,由于心包填塞可能很快出现,因此发现这种征象,应迅速干预。主动脉夹层撕裂内膜逆行扩展并累及冠状动脉根部时,可导致心室壁节段性运动异常,此时推荐进行心电图检查,有助于辅助诊断。主动脉夹层甚至可能迅速进展导致主动脉瓣反流,虽然经验丰富的医生会认识到主动脉瓣反流和室壁节段性运动异常也可能是某些先天性心脏病的表现,但一旦发现这种情况,立即请外科医生会诊。

(3)是否存在深静脉血栓(DVT)? 由于大多数肺栓塞来源于下肢,寻找 DVT 有助于诊断病情不稳定、胸痛、呼吸困难或低血压的患者。超声探头加压试验是一种简单、准确、快速的评价方法。使用高频线阵探头通过短轴切面对相关静脉进行检查,并用探头柔和地向下加压,静脉不能完全塌陷则提示血栓的存在。从股总静脉和与之相连的大隐静脉处开始探查,随之探查并加压近端股深静脉和股浅静脉。应将下肢保持在静脉最大充盈的位置,在腘窝内,采用同样的加压技术和分析方法,对小腿的腘静脉及其分支进行检查。

如果有临床症状或怀疑上肢静脉血栓,可以用同样方法来评估。在准备静脉通路和选择靶血管时,建议对静脉进行超声评估,以检查血栓是否存在。

体腔及潜在间隙——重点检查

(1)使用扩展的创伤超声重点评估(eFAST)用来评估创伤患者。如检查出现阳性征象则可能需要手术。eFAST 有助于监测出现低血压同时无明显外伤的患者。心脏和心包腔在前文已经讨论过,在此我们将关注肝肾间隙、脾肾间隙、直肠膀胱陷凹/直肠子宫陷凹和胸腔。

超声检测到的游离液体可能是血液、腹腔积液、尿液、胸腔积液、空腔脏器破裂漏出的黏性内容物和/或其他腹部液体集聚。仅仅根据病史难以区分血液与其他液体。超声下血液是否表现为不均质回声取决于是否形成血块,活动性出血的患者,新鲜血液仅仅表现为回声,但随着血块的形成,回声中纹理开始出现,因此有必要进行诊断性穿刺明确腹腔积液性质。

(2)有胸腔或腹腔游离液体吗? 腹腔游离液体积聚在体内重力依赖的部位。在仰卧位低血压的患者中,肝肾间隙或脾周间隙是液体的重力积聚区域。为便于探查到积液,可以将患者的头或脚朝下重新进行定位。确保探查邻近器官(即肝脏和肾脏)的整个界面,以免错过关键阳性征象。将探头在皮肤表面移动直到观察到需注意的器官,然后移出视野。这些脏器结构的相对排列,使我们能定位潜在间隙。超声医师在检查时必须保持时刻警惕。

在低血压育龄妇女中应进行妊娠检查。如果腹部或骨盆发现阳性体征或者游离液体,需怀疑异位妊娠并请产科医生会诊。妊娠晚期检查应该保持侧卧位以防止子宫压迫下腔静脉。

(3)是否存在胸腔积液?超声可以用来评估双侧胸腔积血和/或积液。横膈在超声影像中表现为一种强回声曲线影,作为腹腔和胸腔的分界,用来区分胸腔和腹腔的液体。胸腔游离液体的一种细微和间接的征象是脊柱条纹延伸到横膈膜之外。超声探查到胸腔积液之后,需进一步进行细致的胸部评估,确定病理情况。

超声可以快速、准确地诊断气胸,尤其是仰卧位患者。当使用或考虑使用插管和正压通气前可通过超声快速完成排查。探头垂直于皮肤并保持稳定,探查纵向切面可见相邻肋骨之间的胸膜线,并进行动态评估。肺滑动征反映了通气过程中脏壁两层胸膜表面之间有相对移动,据此征象可排除气胸。如超声下表现为垂直回声线即彗星尾样伪影或肺火箭征,也可排除气胸。当诊断不明时,需与对侧胸部进行比较。

关注要点

(1)床旁超声需要培训和实践。
(2)始终将超声影像与临床相结合,以优化决策。
(3)确保超声检查项目不被遗漏,最好将所见的直接征象用来指导治疗。
(4)对所需要探查的器官均进行全面评估,如观察局部则容易遗漏。
(5)存储超声影像,进行动态评估。

（周亮　译）

选 读 文 献

［1］BEAULIEU Y.Bedside echocardiography in the assessment of the critically ill［J］.Crit Care Med,2007,35:S235-S249.

［2］BLAIVAS M,FOX JC.Outcome in cardiac arrest patients found to have cardiac standstill on bedside emergency department echocardiogram［J］.Acad Emerg Med,2001,8:616-621.

［3］LABOVITZ AJ,NOBLE VE,BIERIG M,et al.Focused cardiac ultrasound in the emergent setting:a consensus statement of the American Society of Echocardiography and American College of Emergency Physicians［J］.J Am Soc Echocardiogr,2010,23:1225-1230.

［4］LEVITOV A,MAYO P,SLONIM A.Critical Care Ultrasonography［M］.New York:McGraw-Hill,2009.

［5］LICHENSTEIN DA.Whole Body Ultrasonography in the Critically Ill［M］.Berlin:Springer-Verlag,2010.

［6］MEREDITH EL,MASANI ND.Echocardiography in the emergency assessment of acute aortic syndromes［J］.Eur J Echocardiogr,2009,10:i31-i39.

［7］PERERA P,MAILHOT T,RILEY D,et al.The RUSH exam:rapid ultrasound in shock in the evaluation of the critically ill［J］.Emerg Med Clin N Am,2010,28:29-56.

［8］ROYSE CF.Ultrasound-guided haemodynamic state assessment［J］.Best Pract Res Clin Anaesthesiol,2009,23:273-283.

［9］TSUNG T,ENRIQUEZ-SARANO M,FREEMAN WK,et al.Consecutive 1127 therapeutic echocardiographically guided pericardiocenteses:clinical profile,practice patterns and outcomes spanning 21 years［J］.Mayo Clin Proc,2002,77:429-436.

［10］VOLPICELLI G.Usefulness of emergency ultrasound in nontraumatic cardiac arrest［J］.Am J Emerg Med,2011,29:216-223.

［11］ZOGHBI WA,ENRIQUEZ-SARANO M,FOSTER E,et al.Recommendations for evaluation of the severity of native valvular regurgitation with two-dimensional and doppler echocardiography［J］.J Am Soc Echocardiogr,2003,16:777-802.

第 17 章　血制品和促凝剂的使用

Edward P.Sloan and Donald M.Yealy

引言

急诊科通常在以下三种情况时会考虑输血:①患者大出血;②患者严重慢性贫血,即使少量失血也会引起人体生理功能紊乱;③患者凝血因子或血小板功能障碍,导致止凝血异常。促凝剂可减少由抗凝药物引起或加重的出血,同样也可用于其他情况引起的出血。

患者出血和休克时,输注浓缩红细胞可提高携氧能力和细胞氧合,成分输血通过替代血液成分来促进凝血,如血浆、血小板和凝血因子。患者出血或因治疗性抗凝致止血障碍时,使用促凝药物,如凝血酶原复合物(PCCs)或重组活化凝血因子Ⅶ(rFⅦa)可增强凝血级联放大功能以达到止血目的。目前,血红蛋白氧载体(hemoglobin-based oxygen carrier,HBOC)正在开发,以期用于无血制品情况下急性失血性休克的治疗。

本书的其他章节将讨论具体的血制品或促凝血剂用途。本章回顾其使用的一般原则,并重点介绍几个关键部分。

术语定义

全血输注提供了血液的所有成分,包括红细胞、白细胞、血小板、凝血因子和血浆。过去将献血者的全血用抗凝剂混合后保存,不需对血液进行任何处理,经交叉配血后直接输注;但现在血库遵循成分输血原则,将献血者血液分离成红细胞、血浆、冷沉淀和血小板。

每单位浓缩红细胞(PRBC)体积为 $250\sim310$ mL,红细胞比容(hematocrit,HCT)可达 65%,可在 $1\sim6℃$ 下保存 42 d。在储存过程中,红细胞 2,3-二磷酸甘油酸(2,3-diphosphoglycerate,2,3-DPG)水平的下降会引起氧解离曲线左移,使红细胞向外周血的氧输送能力下降,因此输注的红细胞不能有效改善组织缺氧。每单位 PRBC 可使患者血红蛋白(Hb)上升约1 g/dL,HCT 上升3%~4%。输注 PRBC 时可能因含有的非细胞成分而导致寒战,大量输血时还可引起输血相关性肺损伤(transfusion-related acute lung injury,TRALI)(类似 ARDS 事件)。目前血制品使用流程中,真正与 PRBC 错配相关的反应非常罕见,通常由取样、贴标签或运送过程中的人为错误引起。

新鲜冰冻血浆(FFP)需在采集后 8 h 内分离并冷冻在 $-18℃$ 或更低温度,FFP 可以保存 1 年,37℃ 解冻后使用。献血者每单位 FFP 含有约 250 mL 血浆、蛋白质和非浓缩凝血因子。通常按照 $10\sim15$ mL/kg输注 $3\sim5$ 个单位 FFP,体积范围在 $750\sim1\,250$ mL,可以提供Ⅱ、Ⅴ、Ⅶ、Ⅸ、Ⅹ和Ⅺ因子。输注大量 FFP 后可能发生 TRALI。

血小板的制备是通过提取多达 10 名献血者的全血,或采用血小板单采术从单名献血者的全血分离获得。虽然这两种来源提供的血小板均效果显著,但单采血小板能减少献血者暴露的次数,理论上是更安全的血小板输注方式。每单位全血分离出的血小板计数可达 1×10^{11} 个,每单位单采血小板的数量可达前者的 6 倍。因此,常规血小板治疗是指输注 1 个单位单采血小板,或同时输注 6 个或更多单位全血来源的浓缩血小板。患者血小板计数在输注后 1 h 内增加约 30 000/mL。第 9 章讨论了在使用抗血小板药物期间脑出血患者的血小板输注问题;一般来说,仅因为这一指征输注血小板缺乏强有力的获益证据。输注大量血小板后,仍有可能发生 TRALI。

冷沉淀是从解冻离心的 FFP 中获得的,包含Ⅷ因子、纤维蛋白原、纤维连接蛋白、ⅩⅢ因子和血管性血友病因子(von Willebrand factor,vWF)。虽然这种凝血因子浓缩物可用于恢复纤维蛋白原水平或治疗血友病,但重组因子等其他治疗方法是恢复凝血因子的首选方法。

凝血酶原复合物(PCCs)是从血浆中提取的促凝剂。在美国,PCCs 包含因子Ⅱ、Ⅸ和Ⅹ。在加拿大和欧洲联盟,PCCs 包含因子Ⅱ、Ⅶ、Ⅸ、Ⅹ和蛋白质 C 和 S。在患者出现急性出血或由于肝病、华法林抗凝而导致凝血因子水平降低时,可根据患者初始国际标准化比值(INR)和体重计算剂量输注该制品,并使 INR 在输注后数分钟内恢复正常。

重组活化凝血因子Ⅶ(rFⅦa)是一种在血管损伤时与组织因子相互作用发挥止血作用的蛋白。虽然被美国食品和药品监督管理局(Food and Drug Administration,FDA)批准仅用于血友病患者,但是也可基于体质指数计算剂量用于急性损伤和失血的患者。

HBOC 是一种具有携氧能力的溶液,可模拟血液在治疗急性失血和失血性休克中使用,尤其是在院外无法立即获得血液时。目前,在美国尚未被批准供人类使用。

氨甲环酸(thromboxane A,TXA)是一种非血制品促凝剂,能抑制纤溶酶和纤溶酶原的活性。虽然已使用了几十年,但在创伤相关出血患者治疗中的应用越来越广泛。

维生素 K 用于逆转华法林所致的凝血病,但可能需要数小时。硫酸鱼精蛋白可以逆转肝素相关凝血病。

临床表现与病理生理

急性失血性休克

在急性失血性休克的情况下,首先输注晶体和血制品替代丢失的血管内血容量。在失血性休克患者的早期复苏中,白蛋白或 FFP 等胶体与晶体相比并没有改善预后,因此不予使用。

失血性休克患者输血方案

- 评估Ⅲ级出血和失代偿或部分代偿性休克患者的体征,然后迅速输注晶体(非胶体)
- 当严重失血或持续失血时,不要单独大量输入晶体液,尽早输注多个单位 PRBC
- 在急性大量失血时,育龄妇女使用 O 型 Rh 阴性的 PRBC,其他人使用 O 型 Rh 阳性的 PRBC
- 出现持续的、不受控制的出血时,在容量复苏期间应通过允许性低血压(收缩压目标为 90 mmHg),最大限度地减少失血和凝血病的发生,在出血得到控制后恢复正常血压
- 对于有临床症状的失血患者,立即将血样送到血库化验血型并交叉配血
- 告知血库需要快速交叉配血的 PRBC 单位,以及在输注 O 型血时可能需要大量输血
- 除休克或持续失血外,每单位 PRBC 输注前均应进行交叉配血,以便发现任何可能的输血反应
- 尽早在急诊科对有出血症状的创伤患者启动 TXA 治疗
- 终末期器官功能障碍、急性肺损伤和实验室检查异常的患者在接受大量输血时,需持续评估相关指标变化,包括 Hb/HCT、凝血数值、血钙和血乳酸

急性创伤复苏的治疗目前使用的是允许性低血压,目标收缩压为 90±10 mmHg,而不是寻求"正常血压"。这样可以减少输入液体和血制品的总量,从而降低创伤患者凝血病和肺部并发症的发生率。在急诊科和手术室对大出血患者采用自体血液回输技术,也有助于减少异体输血量。

对失血量约为总血量 5 000 mL 的 30%(或 1 500 mL)和/或持续失血合并失代偿性休克体征的患

者,应立即给予 PRBC 输注。紧急需要时,育龄妇女输注 O 型 Rh 阴性血,男性和所有其他妇女输注 O 型 Rh 阳性血。在一项大的系列研究中,没有观察到使用该方法会出现急性溶血性输血反应,在 10 名接受大量 O 型 Rh 阳性血的人中,只有 1 人产生了抗 Rh 抗原的抗体。

输注 O 型血后若时间允许,可使用经交叉配血的 PRBC 和其他成分输血。理想情况下,交叉配血的血液可以在大约 30 min 内输入,从而限制了对特定类型血液的输血需求。在没有严重失血性休克的情况下,应连续输注单个 PRBC,以更好地评估可能发生输血反应的原因。

出血未控制或严重出血的情况下,重要的是 PRBC 与其他成分输血的输注比例。美国输血协会将大量输血定义为每日输注 10 个单位或更多的 PRBC,并推荐 FFP/PRBC>1∶3。失血性休克患者在急性复苏中应用 FFP 可改善创伤患者的死亡率和发病率。对包括大出血患者的 11 项血液成分与 PRBC 比例的回顾性研究表明,FFP/PRBC>1∶2 对提高生存率有益。创伤患者大量输血时,FFP/PRBC>1∶1 的患者生存率几乎增加两倍,凝血指标改善,并且 48 h 内血制品使用量减少。同样,血小板/PRBC 比例增加>1∶2 与提高 24 h 和 30 d 的存活率相关。

相对于这 3 种成分输血的输注比例,总 PRBC 输注量是这些输血比例中最关键的决定因素。一项对严重创伤患者的研究中,输注超过 10 个单位 PRBC 的严重创伤患者,研究表明 PRBC∶FFP∶血小板为 1∶1∶1,可提高生存率,减少并发症的发生。然而,对 1788 名美国创伤患者做了相似的回顾性研究显示,最初 24 h 内输注少于 10 个单位 PRBC,输注 FFP∶PRBC 和血小板∶PRBC>1∶2 时,机械通气和 ICU 住院时间更长,死亡率没有任何改善。因此,限制 FFP 和血小板输注对那些存在活动性出血并且输入 PRBC 大于 6 个单位的患者可能很重要。

急性创伤性出血中,民用和军事试验显示,在出血最初数小时内给予 TXA,死亡率会降低。但对特定出血部位(如脑出血)的效果不太明显,且没有诱发更多的血栓事件。TXA 尚未被批准用于该适应证,但是它越来越受欢迎且价格低廉。其他类型的大量急性出血,尤其是消化道出血,其作用未明确。TXA 剂量为 10 min 静脉注射 1 g,8 h 后再使用 1 g。

慢性贫血患者的生理紊乱

对于危重或合并创伤的慢性贫血患者,最需要解决的问题是应该积极将血红蛋白补充至 10 g/dL 的高血红蛋白水平,还是维持在 7 g/dL 的低血红蛋白水平。一篇对 45 项研究的综述发现,仅在一项研究和一个亚组患者中,PRBC 输注益处超过风险,他们是急性心肌梗死且 HCT 低于 30% 的患者。另外,PRBC 输注还与更高的死亡率(1.7 倍)、感染(1.8 倍)和 ARDS(2.5 倍)有关。Cochrane 协作网的一篇综述发现,积极输血将血红蛋白补充至 10 g/dL,患者没有明确获益;而以 7 g/dL 的 Hb 作为合理的输血目标,可减少 1/3 输血量和 1/4 的感染率。

虽然大多数慢性贫血患者在 Hb 低于 7 g/dL 时才出现明显的临床症状,但对于有心肺基础疾病的患者,当 Hb 低于 10 g/dL 时就可能会出现症状并且需要输血。对于严重脓毒症且中心静脉血氧饱和度<70% 的患者,早期目标导向治疗使用 Hb 低于 10 g/dL 作为输血阈值。脓毒症治疗在这一方面的临床应用已经受到质疑,因此进一步的详细讨论见第 2 章。

对于儿童,输血指征限制在 Hb 水平为 7～9 g/dL 是合适的。而对于早产、发绀型心脏病、存在严重低氧血症、活动性出血或血流动力学不稳定的患儿,这一指征可适当放宽。

血制品在止血异常患者中的应用

患者由于使用治疗性抗凝或抗血小板药物,或存在凝血因子、血小板功能障碍时会出现止血功能异常。

最常见的情况多发生在使用华法林治疗的患者身上。对于无活动性出血且 INR<5 的患者,最好暂停使用华法林,不需要使用药物拮抗。如果 INR>5,则给予维生素 K(5～10 mg 口服或缓慢静脉注射以避免低血压)。当临床上出现出血或需要快速逆转干预时,可加用其他促凝血剂(FFP 或 PCCs)。

其他较新的口服抗凝剂,如达比加群和利伐沙班没有拮抗剂;有些人主张使用 PCCs 对抗利伐沙班,在达比加群相关性出血控制失败时,可以紧急进行透析治疗,但目前还没有这两种方案的相关研究。

罕见情况下,当出现临床大出血或需要紧急干预治疗时,必须拮抗肝素,每 100 单位肝素给予 1 mg 硫酸鱼精蛋白Ⅳ中和。鱼精蛋白也可以拮抗依诺肝素,但是效果较差。

虽然 PCCs 可以在数分钟内逆转维生素 K 拮抗剂的抗凝作用,但在美国尚未被广泛使用。需根据初始 INR,目标 INR 和患者体重来计算最佳 PCCs 剂量。一项研究发现,接受 PCCs 快速逆转抗凝的 460 名患者中有 1.5% 发生血栓事件。

FFP 更常用于快速纠正除血小板疾病之外的凝血病,且很少引起血栓并发症,但它需要输注的时间比 PCCs 长,可能会导致容量过负荷并且与 TRALI 相关。一篇关于创伤患者凝血因子浓缩物(包括 PCCs)的欧洲综述指出,使用 PCCs 或 FFP 治疗的患者死亡率相当,短期血制品使用较少,器官衰竭并发症发生率较低。

rFⅦa 在创伤和出血患者中得到了广泛的研究,但尚未被批准用于临床。在两项研究中,接受 rFⅦa 治疗的患者 24 h 存活率提高,但长期住院存活率没有提高。美国军方的研究表明,与接受标准治疗的患者相比,在 5 年内使用 rFⅦa 并不能改善预后或增加并发症。对于脑出血、成人心脏手术和躯干创伤患者,与标准治疗相比,尽管 rFⅦa 治疗可使躯干创伤患者发生 ARDS 的风险降低,但无生存获益。Cochrane 协作网显示,因增加血栓栓塞事件风险而使患者没有获益。rFⅦa 未被证明能预防创伤性脑损伤患者的脑出血和改善自发性脑出血患者的预后。

多项研究表明,血小板减少的 ICU 患者对血小板输注反应差,即输注 6 个单位浓缩血小板后,血小板计数增加不到 $30 \times 10^9/L$。通常在血小板计数低于 20 000(特别是低于 10 000)时申请血小板,但相关研究不支持预防性和在骨髓衰竭的血小板减少患者中输注血小板。血小板计数小于 50 000 时,通常在有创性操作前输注血小板,但缺乏有力的证据。对于血栓性血小板减少性紫癜(thrombotic thrombocytopenic purpura,TTP)或肝素诱导的血小板减少症(heparin-induced thrombocytopenia,HIT)患儿,除非发生危及生命的出血,否则不应输注血小板。目前尚无证据支持,仅为纠正抗血小板药物效应而输注血小板。

血红蛋白氧载体的应用

HBOC 是一种不含红细胞的溶液,能够将氧气输送到外周组织。虽然已有多种载体溶液被研发出来,但与包括 PRBC 输注在内的标准出血复苏相比,均没有证据显示能改善预后。成功研发临床上用于治疗失血性休克的 HBOC,要求其不仅安全且至少与 PRBC 一样有效;还需要其能在室温下安全储存,以便在医院外环境中使用,包括不能立即输注血制品的军事领域。

关注要点

(1)失血性休克患者输注 6 个单位及更多 PRBC 时,应采用成比例方式输注 PRBC、FFP 和血小板。

(2)患者严重失血性休克时,立即输注 O 型血,育龄妇女使用 O 型 Rh 阴性血。

(3)急诊科任何需要输血的创伤患者,24 h 内极有可能需大量输血,在最初输注 PRBC 的同时通知血库大量备血。

(4)对于大多数慢性或亚急性贫血患者,Hb 低于 7 g/dL 是合适的输血指征。当存在器官功能障碍时,尤其是心肌缺血时,输血指征为 10 g/dL。

(5)输注 FFP 和/或血小板治疗危重症、创伤及凝血病伴出血的患者。使用 PCCs 和 rFⅦa 促凝治疗将成为一种新的治疗方法。

（6）避免输注血小板用于预防或纠正抗血小板药物的效应。

致谢

作者感谢 James Clark 协助检索医学文献，并感谢医学博士 Patricia Lee 对本章的审读。

（赵东升　译）

选 读 文 献

［1］ BROWN LM,ARO SO,COHEN MJ,et al.A high fresh frozen plasma:packed red blood cell transfusion ratio decreases mortality in all massively transfused trauma patients regardless of admission international normalized ratio［J］.J Trauma,2011,71 (2 Suppl 3): S358-S363.

［2］ CARLESS PA,HENRY DA,CARSON JL,et al.Transfusion thresholds and other strategies for guiding allogeneic red blood cell transfusion［J］.Cochrane Database Syst Rev,2010,10:CD002042.

［3］ CURRY N,HOPEWELL S,DORÉE C,et al.T he acute management of trauma hemorrhage:a systematic review of randomized controlled trials［J］.Crit Care,2011,15 (2):R92.

［4］ HOLCOMB JB,ZARZABAL LA,MICHALEK JE,et al.Increased platelet:RBC ratios are associated with improved survival after massive transfusion［J］.J Trauma,2011,71 (2 Suppl 3):S318-S328.

［5］ IORIO A,MARCHESINI E,MARCUCCI M,et al.Clotting factor concentrates given to prevent bleeding and bleeding-related complications in people with hemophilia A or B［J］.Cochrane Database Syst Rev,2011,9:CD003429.

［6］ LIN Y,STANWORTH S,BIRCHALL J,et al.Recombinant factor Ⅶa for the prevention and treatment of bleeding in patients without haemophilia［J］.Cochrane Database Syst Rev,2011,(2):CD005011.

［7］ NAPOLITANO LM,KUREK S,LUCHETTE FA,et al.Clinical practice guideline:red blood cell transfusion in adult trauma and critical care［J］.Crit Care Med,2009,37 (12):3124-3157.

［8］ PEREL P,ROBERTS I,SHAKUR H,et al.H aemostatic drugs for traumatic brain injury［J］.Cochrane Database Syst Rev,2010,1: CD007877.

［9］ ROBERTS I,SHAKUR H,KER K,et al.Antifibrinolytic drugs for acute traumatic injury［J］.Cochrane Database Syst Rev,2011,1: CD004896.

［10］ YANK V,TUOHY CV,LOGAN AC,et al.Systematic review:benefits and harms of in-hospital use of recombinant factor Ⅶa for off-label indications［J］.Ann Intern Med,2011,154 (8):529-540.

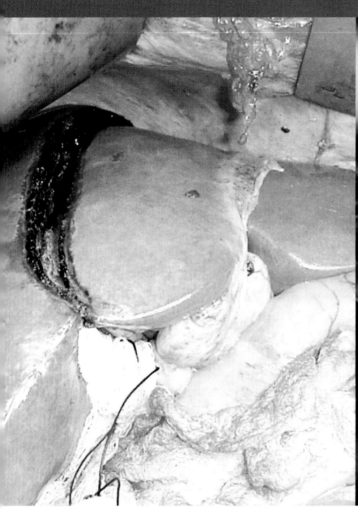
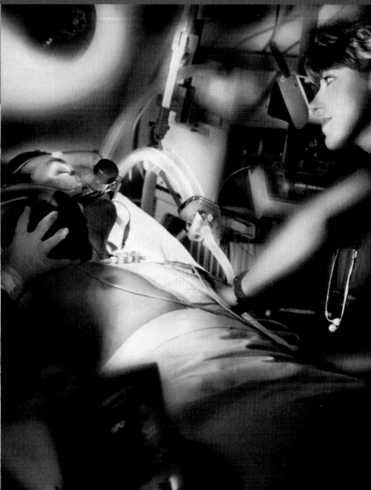

第二部分

腹部器官
移植患者的
重症监护

编者

Ali Al-Khafaji, MD, MPH

Associate Professor of Critical Care Medicine
Department of Critical Care Medicine
University of Pittsburgh School of Medicine
Director, Abdominal Organ Transplant Intensive Care Unit
University of Pittsburgh Medical Center
Pittsburgh, Pennsylvania

我把这本书献给已故的祖母Nazhet，

给向我灌输医学之爱的父母，

给我生命中的爱人——我的妻子Su Min Cho博士，

最后给我的孩子，Nazhet和Amir，是他们让我每天都在进步。

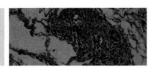

作者的话

当John Kellum医生让我编写这本书时,我有些犹豫。我可以通过编写这本书给这个领域带来什么?因为当下已经有很多优秀的关于护理、麻醉、胃肠病学和移植手术的书籍了。经过初步思考,我认为让读者通过了解移植前后出现的各种医疗和外科问题,学习危重症患者的监护管理,是对重症监护治疗领域的宝贵补充。

随着技术的进步和医疗保健组织的发展,许多患有终末期肝病且在接受肝移植之前就可能死亡的患者,现在可以得到支持和管理,直到他们接受肝移植治疗。免疫抑制患者的行为与其他危重病患者不同。免疫抑制剂过量使用和使用不足之间的微妙平衡会导致严重的并发症和与排斥有关的负面后果,会导致某些极端的结果——多重感染和多器官功能障碍。

本书的第1至第7章提供了一个实用而详细的指南,介绍如何在患者出现终末期肝病并发症时对其进行管理。第8至第23章讨论腹部器官移植患者的围手术期管理。它提供了非常详细而实用的讨论,采取了一些措施来解决可能出现的各种复杂问题。

自从Thomas Starzl医生在匹兹堡大学开始移植工作以来,移植外科医生和重症医学专家之间的关系一直在不断发展,重症医学专家已成为管理这些特殊患者的多学科团队的组成部分。本书的参编者们是他们各自专业领域的权威,他们将丰富的知识、临床经验和实践融入书本内容中。由于缺乏证据,本书中的一些建议并非基于证据的。我非常感谢所有将"匹兹堡之路"以书面形式与读者分享的人。

我希望这本书能够成为重症医学科、胃肠病科、麻醉科和移植外科的初级或高级临床医生和医学生的宝贵的实践参考书。

Ali Al-Khafaji
2012

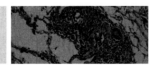

致　谢

我很感谢所有教会我谦逊和理解的患者,虽然我们作为医生治愈患者的能力有限,但同情心无限。我想感谢腹部器官移植重症监护室的所有护士和医生,他们是腹部器官移植重症监护工作成功开展的关键。特别感谢David T. Huang医生持续的帮助和投入。最后,如果没有John Kellum医生一直以来的指导和支持,我就无法做到这一点(编写本书),因此我会永远感激他。

第1章　自发性细菌性腹膜炎

Su Min Cho and Ali Al-Khafaji

终末期肝病(end-stage liver disease,ESLD)患者有着明显的免疫功能障碍、较高的感染率和脓毒症发生率。任何感染都会导致肝功能恶化,包括增加静脉曲张破裂出血的风险。自发性细菌性腹膜炎(spontaneous bacterial peritonitis,SBP)是 ESLD 患者最常见的感染,并可导致肝功能失代偿。SBP 可以无症状或症状不典型,仅靠临床检查不能排除 SBP。

在 ESLD 伴有腹腔积液的危重症患者中,腹腔穿刺应常规进行。大多数临床医生以腹腔积液多核(polymorphonuclear,PMN)细胞计数$>250/\mu L$ 作为 SBP 的标准诊断临界值。

白细胞计数$>1\,000/\mu L$,pH<7.35 或血液-腹腔积液 pH 梯度差>0.1 可作为参考的临界值。

同时也应该进行血培养检查,因为约半数的 SBP 病例中存在菌血症,血培养可以帮助识别病原微生物。

培养结果阴性的中性粒细胞腹腔积液(多核细胞$\geqslant250/\mu L$ 但培养阴性)和细菌性腹腔积液(多核细胞$<250/\mu L$但培养阳性)的处理原则应与 SBP 相同。

抗生素的覆盖范围应该针对革兰阴性需氧菌(大肠杆菌,肺炎克雷伯氏菌)和革兰阳性球菌(链球菌,肠球菌)。

第三代头孢菌素是最常被推荐的,但治疗单位的抗生素谱和患者的抗生素接触史也应该考虑。虽然存在争议,在一项试验中,白蛋白可以降低死亡率,但最近的一项观察性研究表明,白蛋白可能仅对血清肌酐、血尿素氮(blood urine nitrogen,BUN)或血清总胆红素(serum total bilirubin,STBIL)升高的 SBP 患者有益。

很显然,对于急性消化道出血的患者应该进行经验性抗生素治疗,因为这类患者存在 SBP 发生的高风险,隐匿性 SBP 会导致消化道出血。如果腹腔积液检查显示多核细胞计数高达数千个、多种微生物或蛋白水平升高,则应考虑继发性细菌性腹膜炎。如果经验性抗生素使用后临床症状没有明显改善,则应考虑通过腹部影像检查和重复腹腔穿刺来发现耐药菌和/或继发性细菌性腹膜炎。

在一项研究中,与对照组相比,SBP 患者移植时的 Child-Pugh 和 ESLD 评分较高,但两组间长期死亡率无差异。然而,SBP 患者更有可能在 1 年内因肝移植相关的并发症而需要手术治疗,也更有可能死于脓毒症。

(许伦兵　译)

选 读 文 献

RIMOLA A, GARCIA-TSAO G, NAVASA M, et al. Diagnosis, treatment and prophylaxis of spontaneous bacterial peritonitis: A consensus document[J].International Ascites Club.J Hepatol,2000,32:142-153.

第2章 肝性脑病

Prem A. Kandiah，Thiruvengadam Muniraj and Ali Al-Khafaji

引言

肝性脑病（HE）是一个在临床上用来描述与急性肝衰竭（acute liver failure，ALF）、慢性肝衰竭（acute on chronic liver failure，AoCLF）或存在门静脉分流相关神经精神障碍的术语。发生急性肝衰竭时，HE 的致命性更强，其特点是进展为昏迷、颅内高压和脑疝。HE 在终末期肝病（ESLD）或肝硬化患者中，发病更隐匿，具有广泛的认知和运动功能障碍。早期症状包括睡眠模式倒错、淡漠、失眠、易怒和性格改变。后期可出现谵妄和昏迷，伴有神经系统症状，包括扑翼样震颤、反射亢进、身体僵直、肌阵挛。

HE 的两个主要分类系统依据世界胃肠病学大会共识和 West Haven 标准（表 2.2.1 和表 2.2.2）。虽然 ESLD 的这些表现通常被认为是可逆的，但越来越多的证据表明，严重的 HE 患者存在着持续的认知和运动功能障碍，是退行性变化的过程。移植前 HE 与肝移植后神经认知功能缺陷相关，表明一定程度的不可逆损伤可归因于 HE。据报道，部分肝功能迅速恶化的慢性肝病[慢性肝衰竭急性加重（acute chronic liver failure，ACLF）]患者出现了颅内高压，这是急性肝衰竭的特征。这表明任何急性肝损伤的 HE 相关脑水肿的发病机制与慢性无关。肝硬化患者的 HE 被认为是预后不良的信号；在没有肝移植的情况下，初次发生 HE 的患者的 1 年生存率是 42%，3 年生存率是 23%。

表 2.2.1　世界胃肠病学大会制定的 HE 的临床分类标准

分型	肝脏或肝外的病因
A 型	急性肝衰竭
B 型	门体分流术，无明确的肝细胞疾病
C 型	肝硬化、门静脉高压伴门体分流

表 2.2.2　West Haven 肝性脑病严重程度分级标准

分级	症状特点和阳性体征
轻微型	心理测试记忆方面有轻微变化的证据，没有能被察觉的人格或行为变化
1 级	轻度的认知障碍；欣快或焦虑；专注时间缩短；加减法计算能力降低
2 级	倦怠或淡漠；轻度定向异常（时间或空间）；轻微人格改变；行为错乱；容易引出扑翼样震颤
3 级	嗜睡到半昏迷，但是对语言刺激有反应；意识模糊；明显的定向障碍；肌阵挛；眼球震颤；巴氏征阳性
4 级	昏迷（对语言和强刺激无反应）；可能会出现眼球运动失调、眼球震颤、去皮质和去大脑僵直

病理生理

HE 的发生没有一个明确的病因学解释。然而，有证据表明，HE 是脑氨、炎症、神经递质通路改变和脑血流自身调节失调之间复杂相互作用的结果。高血氨仍然在 HE 的发展中起着核心作用。

氨导致细胞毒性和血管源性脑水肿的原因是脑能量代谢衰竭，细胞内过量谷氨酰胺集聚，以及水孔蛋白-4 跨膜蛋白结构的改变。在急性肝衰竭中,血浆氨浓度超过 150 μmol/L,增加脑水肿和脑疝形成的风险。肝性脑病的脑水肿是血管源性和细胞毒性共同作用的结果。炎症、神经传导通路改变和脑血流动力学自身调节失调可能解释某些血氨水平相对较低的患者存在 HE 的原因。

氨平衡

肠道决定氨的产生,肝脏通过鸟氨酸循环促进多余的谷氨酰胺和氨的清除。肾脏则根据人体不同状态产生或清除氨。已证实在疾病状态下,肾脏在氨稳态调节中发挥重要的作用。肌肉和大脑可将大量的氨解毒转化为谷氨酰胺,但仍然依赖于肝脏和肾脏来清除过多的谷氨酰胺。正常的合成代谢可以将循环中的谷氨酰胺结合转化为蛋白质,保持体内稳态;然而,在 ICU 患者中很难达到这种平衡,因为高分解代谢会进一步增加谷氨酰胺的负荷,而谷氨酰胺是氨的前体。目前,肝性脑病降氨治疗策略,是针对促进氨清除或减少氨生成途径的各个靶点。

诊断

HE 是一个排除性的诊断,需要详细的病史、体检和实验室检查。类似的神经精神症状可见于其他疾病的代谢过程,如中毒或药物过量、感染或颅内病变。在肝硬化和门体分流的患者中,有明确的诱发因素和典型的临床表现,临床通常足以诊断为肝性脑病。高血氨的存在有助于肝性脑病的诊断,因为它与其严重程度有关;然而,血氨没有显著升高也不能排除 HE。

及时识别 HE 诱发因素有助于治疗。80% 的 HE 患者有可逆的诱发因素。表 2.2.3 列出了 HE 的常见诱发因素和潜在机制。实验室检查是必要的,以排除可治疗的病因,如缺氧、氮质血症、低钠血症、低血糖,以及精神药物或毒素。进一步的检查包括脑电图、脑部成像和腰椎穿刺可能是必要的,特别是出现一些不太典型的特征,例如癫痫发作、查体发现局灶性或偏侧神经功能缺损表现。在 4 级 HE 体检中,可能会出现眼球运动失调、眼球震颤、去皮质和去大脑强直,与颅内病变难以区分。有报道称,可逆性局灶性神经功能缺损与严重 HE 同时发生,尤其是意识水平持续下降的酒精性肝硬化患者,需考虑硬膜下出血的可能。最后,轻微型 HE 只能通过心理测试来诊断,在 ICU 患者中的意义不大,本文不作阐述。

表 2.2.3　HE 的诱发因素和潜在机制

机制	诱发因素
门静脉外氮负荷过重	消化道出血 输血 便秘 氮质血症 饥饿 摄入过多蛋白质 门体静脉分流(医源性和自发性)
毒素清除受损	过分的液体限制、大量利尿剂的使用、大量放腹腔积液、腹泻导致的脱水 出血或体循环血管扩张导致的低血压 大量腹腔积液引起的腹腔间隔室综合征
神经递质的变化	苯二氮䓬类药物的使用 符合酒精戒断综合征 精神类药物

续表

机制	诱发因素
急性肝细胞损害	酒精性肝炎 药物 急性病毒性肝炎 进展肝细胞性肝癌

治疗

迄今为止,仍无有力的临床证据表明,现有的医疗措施能有效地治疗 HE。在 ICU 患者中,HE 的治疗目标是:

- 去除 HE 的诱发因素与强化支持治疗策略。
- 启动 HE 对症治疗策略。
  ◦ 减少肠道氨的产生和吸收。
  ◦ 血液净化治疗降低血氨和非药物干预。
  ◦ 替代途径治疗。
  ◦ 阻断神经递质。
  ◦ 营养和微量元素的补充。

神经系统

- West-Haven 标准是一种被广为接受的脑病严重程度分类方法,但收治于 ICU 的 HE 患者很快会升到 3 级和 4 级。格拉斯哥昏迷评分量表是监测 3 级和 4 级 HE 患者意识水平的有用的分级系统,更是 ICU 护士常用的评估工具。
- 尽可能避免使用镇静剂。由于肝脏的清除率降低,任何时候都要避免使用中长效的苯二氮䓬类药物。插管患者的镇静药物应选择丙泊酚。
- 酒精戒断综合征与 HE 偶尔会同时存在。使用劳拉西泮时要谨慎。接下来的处理是保护性气管插管,使用丙泊酚镇静,以及控制酒精戒断综合征。
- 颅内高压在 ESLD 中并不常见;然而,一小部分慢性肝衰竭急性加重的患者会进展为颅内高压和脑疝。目前还没有明确的证据来预测何种人群会发生颅内高压。无明显大脑皮层萎缩的患者被认为是最危险的,通常包括持续 4 级 HE 的非酒精性肝硬化年轻患者,并有肝功能急性恶化的证据。

呼吸系统

- HE 患者的诱发因素(如静脉曲张出血)没有得到解决,患者的精神症状会恶化。在这种情况下,早期的选择性插管将避免更复杂的紧急插管,并可能减少误吸的发生。

心血管系统

- 脓毒症常常是 HE 的主要诱发因素,通常很难区分是脓毒症导致的低血压还是早期肝衰竭导致的血管舒张状态。脓毒症早期目标导向治疗方法适用于 HE 血流动力学的初始状态管理。

泌尿系统和电解质

* 最佳的肾功能是治疗高氨血症的关键。在等待移植的患者中,如果患者出现难治性高氨血症,并伴有明显的急性肾损伤或肝肾综合征(hepatorenal syndrome,HRS),则尽早使用连续性肾脏替代治疗(CRRT)。
* 低钾血症和代谢性酸中毒增加了肾脏中氨的生成。低钠血症可能与慢性肝衰竭的脑水肿进展有关。代谢性碱中毒促进氨的形成,氨可以透过血-脑屏障(NH_4^+ 不能透过)。

消化系统和营养

* 尽早控制出血。HE 在活动性消化道出血(GIB)期间和之后往往会加重。
* 在 GIB 期间使用抗生素可以减少感染并改善 HE 患者的短期生存率。
* 除考虑内镜下结扎外,早期对患者行经颈静脉肝内门体支架分流术(transjugular intrahepatic portosystemic shunt,TIPS)。
* 实施 TIPS,预计 HE 可能会恶化,这通常是短暂和自限性的。监测 TIPS 血氨水平,及时使用降氨药物可能有助于减轻肝性脑病的严重程度。
* 便秘应该用乳果糖(口服或灌肠)处理,这仍然是治疗 HE 患者的主要方法。目标是每日至少排便 2 次。如果没有达到目标,可考虑通过鼻胃管和灌肠使用聚乙二醇电解质溶液(Golytely®)。
* 限制蛋白质导致分解代谢增加,氨的生成增多,应该避免。热卡大约为 30 kcal/(kg·d)的肠内配方,碳水化合物与脂肪比应为 3∶1,并添加 1.2 g/(kg·d)的蛋白质,对 HE 患者是合适的。在肝硬化晚期,由于存在水肿和腹腔积液,很难确定患者实际体重,应该采用理想体重制定肠内配方。

内分泌系统

* 低血糖症在肝衰竭中很常见,且在 4 级 HE 患者中不易被发现。低血糖可能会加重肝衰竭和脑水肿。在 HE 的晚期,连续的血糖监测非常重要。

感染、血液和免疫系统

* 获取合适的微生物培养标本,并尽早使用广谱抗生素。肝硬化腹腔积液的住院患者中,自发性细菌性腹膜炎发生率为 8%～30%,同时需要排除非感染性因素。早期使用抗生素可改善预后。根据临床表现和培养结果,合理降阶梯使用抗生素。

启动 HE 对症治疗策略

1.减少肠道氨的产生和吸收
(1)乳果糖(β-半乳糖果糖)和乳糖醇(β-半乳糖山梨醇):
这两种非吸收性双糖都是治疗 HE 的一线药物。然而,迄今并未证实这两种药物能够降低死亡率。
作用机制
* 乳果糖转化为乳酸和乙酸,从而降低肠道的 pH。这有利于将 NH_3^+ 转化为 NH_4^+,而 NH_4^+ 相对难以透过黏膜屏障,不容易被吸收。

- 肠道酸化抑制了大肠杆菌产氨,导致非产氨乳酸杆菌的水平升高。
- 乳果糖作为导泻剂,促进胃肠蠕动,减少氨在肠道中的停留时间,可在氨被肠道吸收之前清除。

剂量

口服或通过鼻胃管:起始剂量为 45 mL,随后每小时重复 1 次,直至患者排便。此方法更适用于清醒或保留气管插管的低误吸风险的患者。一旦大便通畅,乳果糖给予维持剂量(15~45 mL 每 8~12 h),达到每日排便 3 次。应该避免出现稀水样粪便,因为这会使患者的营养状况恶化,并进一步加剧分解。

灌肠

将 300 mL 乳果糖加入 700 mL 的水中,在 Trendenlenberg(头低脚高倾斜 20°的仰卧位)体位保持 1 h。此方法更适用于误吸风险高的 3~4 级 HE 的患者。

(2)AST-120:

AST-120 未经 FDA 批准,不能在美国使用。AST-120 是一种球形的碳吸附剂,最初在日本用于治疗尿毒症性瘙痒。AST-120 是无毒的,在肠道中具有结合氨的能力。初步人体研究已经证明了它和乳果糖一样有效。

2.降氨抗生素

(1)利福昔明:

最近被美国食品和药品监督管理局(FDA)批准用于慢性 HE,利福昔明是一种口服非全身性抗生素,吸收率低于 0.4%。最近在门诊进行的一项多中心临床试验中使用利福昔明,剂量为 550 mg,每日 2 次,持续 6 个月,与安慰剂相比,可显著地预防 HE 复发和减少住院时间。利福昔明在治疗 1 至 3 级急性 HE 方面与乳糖醇一样有效。这两种治疗方法的有效率都超过 80%。此外,利福昔明在降低血氨水平和改善脑电活动方面明显优于乳糖醇。

(2)新霉素:

支持新霉素使用的研究非常少且结果矛盾,但美国 FDA 仍批准其用于急性 HE 的治疗。急性 HE 的治疗剂量为每 6 h 1000 mg,最长 6 d。对于慢性 HE,可以每日使用 1~2 g。尽管它的吸收率很低,但长期服用新霉素可能导致肾毒性和耳毒性。

(3)甲硝唑:

未被美国 FDA 批准用于治疗 HE。一项小规模研究显示,它与新霉素一样有效,剂量为 250 mg,每日 2 次。由于甲硝唑吸收后可能导致耐药性艰难梭菌结肠炎和神经毒性,应限制其在 HE 患者中的常规使用。

3.降血氨装置和非药物性干预

(1)血液透析和连续性肾脏替代治疗:

连续性肾脏替代治疗,特别是血液滤过(hemofiltration,HF),联合高通量血液透析,是一种快速降低血氨水平的有效方法。常规血液透析可以达到更高的流速,但由于这些患者的血流动力学不稳定,很少能耐受常规血液透析。在特定的少数患者中,可以联合使用血液滤过和高通量血液透析。对于疑似颅内高压患者,应避免血液透析,因为体液的转移可能加重脑水肿。

(2)分子吸附再循环系统:

分子吸附再循环系统(molecular adsorbent recirculating system,MARS)是一种基于白蛋白透析的血液排毒系统,可以清除与蛋白结合和水溶性的毒素。美国 FDA 已批准将 MARS 作为中毒和药物过量情况下的毒素清除装置,但未批准用于 HE。在美国,MARS 在一些医学中心用于治疗药物过量或中毒所致的急性肝衰竭。在一项对 3 级和 4 级 HE 患者的随机、双盲、多中心的研究中显示,与标准药物治疗组相比,MARS 透析治疗组的患者精神状态有更明显和快速的改善。

4.替代途径治疗

(1)苯甲酸钠和苯乙酸钠:

已有证据表明,苯甲酸钠和苯乙酸钠通过替代途径促进氨的代谢。氨基酸中甘氨酸和谷氨酰胺是促进氨代谢的含氮中间产物。苯甲酸盐与甘氨酸结合形成马尿酸,苯乙酸盐与谷氨酰胺结合形成苯乙酰谷氨酰胺,以上两种结合产物可经肾排泄。目前,美国 FDA 批准 Ammonul(10%苯乙酸钠+10%苯甲酸钠的复方制剂),常规用于治疗尿素循环紊乱的高氨血症。一项小规模研究显示,HE 可从该药物治疗中获益。在另一项小规模研究中,每日 2 次口服 5 g 剂量的苯甲酸钠,在降低血氨水平方面,与乳果糖一样有效。使用这两种药物的前提是人体具备良好的肾功能,而 ICU 收治的肝硬化患者多伴有多系统器官衰竭。在美国,唯一可用的制剂是 Ammonul,与欧洲应用的苯甲酸钠相比,其价格非常昂贵。

(2)L-鸟氨酸-L-门冬氨酸:

尽管静脉注射 L-鸟氨酸-L-门冬氨酸(L-ornithine L-aspartate,LOLA)在多个小规模的研究中显示了降低血氨水平和改善脑病的前景,但最近的一项随机双盲安慰剂对照研究未能显示 LOLA 有降氨效果或能降低死亡率。

(3)鸟氨酸苯乙酸盐:

动物研究证明了其促进氨转化为谷氨酰胺,随后与乙酸苯酯结合而以苯乙酰谷氨酰胺的形式从肾脏中排出。其他观点则认为该药物的降氨效果源于促进肌肉谷氨酰胺合成酶和使肠道谷氨酰胺酶恢复活性。

5.神经递质阻断

一项涉及 13 项对照试验的系统综述,共涉及 805 名患者,使用氟马西尼显著改善 HE 的症状,但未能显示出可以长期获益或改善预后。作为一种短效的苯二氮䓬类药物拮抗剂,氟马西尼可以抑制内源性 GABA 物质和长效苯二氮䓬类药物的先前残留效应。肝硬化患者体内有更多的苯二氮䓬类受体被激活,但只有一部分患者会对氟马西尼有反应。严密监测氟马西尼的应用,因为它可能引发癫痫。

剂量

血氨水平低且对乳果糖治疗没有反应的 3 级和 4 级 HE 患者,可以考虑将 1~2 mg 氟马西尼溶入 20 mL 生理盐水后予以静脉注射,持续 3~5 min。

6.营养和微量元素的补充

(1)补充锌和肉碱:大量报道和小规模研究阐述口服补充锌和肉碱具有降氨的疗效,但仍需要进一步的研究来证实。

(2)补充支链氨基酸(branched-chain amino acid,BCAA):主要使门诊治疗的 HE 患者症状得以改善,但死亡率没有改善。它对 ICU 中 HE 患者的疗效尚未得到证实。

(方明　译)

选 读 文 献

[1] ALS-NIELSEN B,GLUUD LL,GLUUD C.Nonabsorbable disaccharides for hepatic encephalopathy:Systematic review of randomized trials[J].BMJ,2004,328:1046.
[2] BASS NM,MULLEN KD,SANYAL A,et al.Rifaximin treatment in hepatic encephalopathy[J].N Engl J Med,2010,362:1071-1081.
[3] SHARMA BC,SHARMA P,AGRAWAL A,et al.Secondary prophylaxis of hepatic encephalopathy:An open-label randomized controlled trial of lactulose versus placebo[J].Gastroenterology,2009,137:885-891,e881.

第 3 章　上消化道出血

S Chandra，Su Min Cho and Ali Al-Khafaji

上消化道出血(UGIBs)是终末期肝病(ESLD)的主要发病和死亡原因,且多数情况下是门静脉高压(portal hypertension,PH)的直接后果。尽管治疗方案和支持疗法已有所改进,但 6 周内的死亡率仍然很高:Child-Pugh C 级患者死亡率在 15%～30%。UGIBs 在肝硬化和 PH 患者中的年发病率在 25%～35%。

食管和胃底静脉曲张破裂出血是肝硬化患者发生 UGIBs 的主要原因。一项对 465 例肝硬化患者的研究指出:UGIBs 的病因依次为食管静脉曲张(64%)、胃底静脉曲张(8.4%)、门静脉高压性胃病(portal hypertensive gastropathy,PHG)(9.5%)和消化性溃疡(7.5%),其他还有食管炎、胃十二指肠糜烂、食管溃疡。

静脉曲张出血的治疗重点是实现三个主要目标:预防首次出血、处理活动性出血和预防再次出血。

在作者所在的重症监护病房(ICU),所有出现 UGIBs 的 ESLD 患者在内镜检查前均会确保气道安全,以防止误吸。这也为内镜医生提供一个可控的环境来进行内镜治疗。

预防首次出血

肝硬化患者每年出现食管静脉曲张的概率约为 7%,失代偿期肝病患者的发生率更高。30%～40% 的代偿期肝病患者和约 60% 的失代偿期肝病患者在疾病诊断时即存在静脉曲张。门静脉压力在静脉曲张的形成中起着关键作用,肝静脉压力梯度(hepatic venous pressure gradient,HVPG)大于 10 mmHg 被认为是静脉曲张形成的阈值。

静脉曲张出血的年发生率在 5%～15%,出血的高风险预测因素包括静脉曲张的范围、晚期肝病(Child-Pugh B 级或 C 级)及曲张静脉呈现红色征。

- 对于无静脉曲张的患者,不推荐预防治疗。
- 对于出血风险较低的轻度静脉曲张患者(没有红色鞭痕征和晚期肝病),可以考虑使用非选择性 β 受体阻滞剂进行预防,尽管目前支持这种疗法的数据有限。
- 对于出血风险很高的轻度静脉曲张患者(存在红色征和晚期肝病),推荐使用非选择性 β 受体阻滞剂。
- 对于中/重度静脉曲张患者,应考虑将非选择性 β 受体阻滞剂作为预防首次出血的首选治疗方法;而对于存在 β 受体阻滞剂使用禁忌证或不能耐受的患者,应采用食管静脉曲张套扎术。

处理活动性出血

食管静脉曲张引起的活动性 UGIBs 是一种急症,死亡率在 20%～30%。初始治疗目标包括保持气道通畅、通过液体复苏稳定血流动力学、输血和控制出血原因。所有此类患者均应收住在 ICU 以利于多学科团队合作救治。在治疗过程中,应经常评估患者保持气道通畅的能力,对存在脑病和 UGIBs 的患者应确保其气道安全。液体复苏和输血的目标应该是将收缩压维持在 100 mmHg 左右,血红蛋白在 80 g/L 左右。过度积极的扩容可能会引起门静脉压力增加和出血加重。虽然没有文献支持,但大多数医疗机构通常在内镜检查前会纠正凝血功能障碍。不推荐对静脉曲张出血的患者使用重组人凝血因子Ⅶ。

药物联合内镜下皮圈套扎(endoscopic band ligation,EBL)治疗仍然是处理急性静脉曲张出血最合理的方法。

血管活性药物治疗

使用血管活性药物是处理急性静脉曲张出血的一线治疗方案。一旦怀疑为静脉曲张出血,应在食管胃十二指肠镜检查确认之前即开始治疗。血管活性药物通过降低门静脉压力来减少静脉曲张的血流量,并有可能控制出血量。临床有两类药物可供使用:血管加压素及其类似物(特利加压素),生长抑素及其类似物(奥曲肽/伐普肽)。

血管加压素可导致内脏血流量减少,从而显著降低门静脉压力。然而,由于血管加压素能引起心脏和外周血管缺血的严重副作用,临床应用受到限制。它只应在没有其他药物选择的情况下使用,并需联合硝酸甘油使用。特利加压素是一种合成的加压素类似物,作用时间更长,且副作用更少。它是唯一一种被证明可以提高生存率的药物,5 d 内控制静脉曲张出血的总有效率在 67% 左右。然而,特利加压素也可引起缺血性并发症,对缺血性心脏病、血管疾病和心律失常患者应避免使用。

奥曲肽是一种天然生长抑素的合成类似物,具有相似的作用机制,是美国唯一被批准用于治疗急性静脉曲张出血的药物。随机对照试验表明,奥曲肽与内镜治疗联合应用可能会增加获益,但单独使用奥曲肽的效果尚不能确定。血管活性药物的治疗持续时间一般为 5 d,因为在此期间再出血的风险最高。

内镜治疗

由于内镜兼顾诊断性和治疗性,因此是处理活动性 UGIBs 的"金标准",建议在达到初步血流动力学和呼吸功能稳定后尽早考虑内镜治疗。

可采取的两种内镜治疗方法是内镜下皮圈套扎(EBL)和内镜下硬化剂治疗(endoscopic sclerotherapy,EST)。

内镜下皮圈套扎

该手术通过在静脉曲张处套扎橡皮圈,导致其闭塞和血栓形成。随后这些组织会在几天到几周内坏死脱落,留下浅表的黏膜溃疡并迅速愈合。并发症很少见,包括吞咽困难、胸痛、出血和感染。更严重的并发症包括静脉曲张破裂大出血、溃疡出血和食管狭窄。

内镜下硬化剂治疗

EST 是第一项用于处理静脉曲张出血的内镜技术。食管静脉曲张的硬化剂治疗是向曲张静脉和/或扩张的静脉旁区域注射一种强刺激性溶液(硬化剂)。乙醇胺或十四烷基硫酸钠是最常使用的硬化剂,会导致组织坏死、纤维化,最终使静脉曲张消失。EST 的并发症包括食管炎、食管狭窄和极少见的食管穿孔。

尽管 EBL 和 EST 都是控制急性静脉曲张出血的有效策略,但大多数专家认为 EBL 是内镜治疗的首选;如果无法采取 EBL,则应考虑 EST。

抢救治疗

在 10%～20% 的急性静脉曲张出血患者中,常规的血管活性药物和内镜联合治疗仍不能控制出血。在这些难治性出血的情况下,可采用抢救治疗方案。

第一,经颈静脉肝内门体支架分流术(TIPS)。TIPS 是通过在肝内门静脉放置一个扩张导管,使门静脉和肝静脉之间形成一个低阻通道，从而降低门静脉高压的方法。该手术的止血成功率超过 90%；然而当其作为抢救治疗方案时，患者 6 周内的死亡率仍然很高（35%）。最近一项研究表明：早期 TIPS 对出血高风险人群（Child-Pugh B 级，内镜检查有活动性出血或 Child-Pugh C 级）存在益处。在这项研究中，接受联合治疗（血管活性药物＋内镜治疗）的患者，在入院 96 h 内接受 TIPS 治疗能显著降低治疗失败率和患者死亡率。该研究结果提示：TIPS 可作为再出血高风险的急性静脉曲张出血患者的一线治疗方案。

第二，球囊压迫止血。在大出血或血管活性药物联合内镜治疗失败的情况下，球囊压迫是一种暂时性控制出血的尝试，并为再次行内镜或 TIPS 治疗提供机会。双囊压迫管最初由 Sengstaken 和 Blakemore 在 1950 年研发制成，它由一个胃球囊、一个食管球囊和一个胃引流管组成。为了防止食管内容物反流吸入，随后又增加了食管引流管，即所谓的明尼苏达管。球囊压迫最初可控制 60%～90% 的出血病例，但在进行更确切的治疗之前，球囊压迫仅作为一种临时性措施。球囊压迫的相对禁忌证包括食管狭窄、近期摄入腐蚀性物质、近期食管手术、巨大食管裂孔疝、近期硬化剂治疗、充血性心力衰竭、呼吸衰竭、心律失常、未经证实的静脉曲张出血来源，以及未受正规培训的操作人员等。建议在 24 h 内及早进行球囊放气并拔管，以防止胃和食管黏膜的压迫性坏死。

第三，预防并发症。因 UGIBs 入院的肝硬化患者发生感染的风险很高，且随着肝病的严重程度而增加。最常见的感染是自发性细菌性腹膜炎和自发性菌血症（50%），其次是尿路感染（urinary tract infection，UTI）（25%）和肺炎（25%）。建议所有 UGIBs 的肝硬化患者接受为期 7 d 的预防性抗生素治疗。

预防再次出血

急性出血后再出血的风险在一天内可高达 30%～50%，在一年内可高达 60%～80%，因此需要采取有效的预防措施来防治再出血。可用于预防再出血的治疗方法包括药物（非选择性 β 受体阻滞剂和硝酸盐）、EBL 和分流手术。根据美国肝病研究协会（American Association for the Study of Liver Disease，AASLD）发布的指南，非选择性 β 受体阻滞剂联合应用 EBL 是二级预防的最佳方案。非选择性 β 受体阻滞剂应调整至患者最大耐受剂量。EBL 应每隔 1～2 周重复一次，直至静脉曲张闭塞为止；随后在 1～3 个月内再次进行内镜检查，而后每隔 6～12 个月检查静脉曲张复发情况。不能耐受 EBL 的患者，推荐联合使用单硝酸异山梨酯和非选择性 β 受体阻滞剂治疗。对于非选择性 β 受体阻滞剂联合应用 EBL 治疗失败的 Child-Pugh A 级和 B 级患者，应考虑行 TIPS。最后，在其他情况下，符合移植候选的患者应转至移植中心进行评估。

胃底静脉曲张出血

与食管静脉曲张相比，胃底静脉曲张在门静脉高压患者中的发病率较低，范围在 5%～33%；据报道，其 2 年内出血的发生率约为 25%。然而，胃底静脉曲张出血患者往往病情更严重。胃底静脉曲张出血的危险因素包括胃底静脉曲张的范围、Child-Pugh 分级（C 级＞B 级＞A 级），以及内镜下见静脉曲张呈现红色征。与 EST 或 EBL 相比，内镜下使用组织黏合剂封闭治疗（如 N-丁基-氰基丙烯酸酯或异丁基-2-氰基丙烯酸酯）对急性胃底静脉曲张出血更有效。该方法控制首次出血的成功率较高，且再出血率较低。但在没有组织黏合剂或者无熟悉该技术专家的情况下，TIPS 应被认为是一线治疗策略。手术干预是另一种治疗选择，包括门体静脉分流术或胃底静脉断流术。

门静脉高压性胃病

PHG 是由门静脉高压引起的胃黏膜病变，一般表现为慢性消化道出血和慢性贫血。然而这些病变也可能导致急性消化道大出血。患者的典型胃黏膜改变呈类似于蛇皮的"马赛克样图案"，伴或不伴红色征。内镜检查是诊断 PHG 的"金标准"。根据 NIEC 分类，内镜检查仅发现"马赛克样图案"病变时为轻度；而无论有或没有"马赛克样图案"病变，当出现红色征时即为重度。PHG 引起急性上消化道出血的发生率在 2%～12%。急性 PHG 出血可以使用奥曲肽或普萘洛尔治疗。推荐使用非选择性 β 受体阻滞剂对 PHG 出血进行二级预防。

（张玲　译）

<h2 style="text-align: center">选 读 文 献</h2>

[1] GARCIA-TSAO G,BOSCH J.Management of varices and variceal hemorrhage in cirrhosis[J].N Engl J Med,2010,362:823-832.

[2] GARCIA-PAGAN JC,CACA K,BUREAU C,et al.Early use of TIPS in patients with cirrhosis and variceal bleeding[J].N Engl J Med,2010,362:2370-2379.

第4章 难治性腹腔积液和肝性胸腔积液

Su Min Cho and AliAl-Khafaji

  终末期肝病(ESLD)患者可出现与胸腔积液(胸水)或腹腔积液(腹水)有关的一些临床症状。肝性胸腔积液是由腹腔积液通过膈肌缺损部位从腹腔进入胸腔的。反应性腹腔积液仅仅通过液体对膈肌的压力作用就可导致肺不张。即使存在极少量的腹腔积液,在自主吸气期间产生的胸腔内负压也可导致液体从腹腔流向胸膜腔,因此,许多患者仅存在少量或无临床可检测到的腹腔积液。

  自发性细菌性脓胸(spontaneous bacterial empyema,SBEM)可使单纯的渗出性积液变得复杂,这对肝性胸腔积液的治疗有一定的影响。SBEM 定义为胸腔积液细菌培养阳性,或肝硬化没有肺炎旁积液的情况下,PMN 计数大于 500 个/μL。

  胸部 X 线摄片用于诊断肺不张或肝性胸腔积液,应进行超声引导下的胸腔穿刺,以明确诊断并排除胸腔积液的其他原因。单纯肝性胸腔积液患者的细胞计数低(<500 个/μL),且总蛋白质浓度低于 2.5 g/dL。在胸腔穿刺术后或确认目前无胸腔积液的情况下,向腹腔内注射放射性同位素,如果放射性同位素从腹部迁移到胸腔,可以确认胸腔和腹腔之间直接相通。

  诱发肺量计和其他正压通气策略常有助于治疗肺不张。对于肝性胸腔积液患者,初始治疗包括限制钠摄入、注射利尿剂和胸腔穿刺引流术。对于难治性腹腔积液,可选择经颈静脉肝内门体支架分流术(TIPS)或膈肌修补,包括胸膜粘连和外科网片加固术。

  对于难治性腹腔积液,除限制钠摄入和采用连续腹腔穿刺抽液(静脉容量置换)外,TIPS 也可作为一种治疗方案,但肝移植是唯一有效的治疗方案。

(邵敏 袁晓 译)

选 读 文 献

[1] ALBILLOS A,BANARES R,GONZALEZ M,et al. A meta-analysis of transjugular intrahepatic portosystemic shunt versus paracentesis forrefractoryascites[J].J Hepatol,2005,43:990-996.
[2] D'AMICO G,LUCA A,MORABITO A,et al. Uncovered transjugular intrahepatic portosystemic shunt for refractory ascites:A meta-analysis[J].Gastroenterology,2005,129:1282-1293.
[3] GINES P,ARROYO V,VARGAS V,et al.Paracentesis with intravenous infusion of albumin as compared with peritoneovenous shunting in cirrhosis with refractory ascites[J].N Engl J Med,1991,325:829-835.

第 5 章　急性肾衰竭(包括肝肾综合征)

A Maarouf and Ali Al-Khafaji

定义

急性肾损伤(AKI)在肝功能障碍的患者中并不少见。一般来说,AKI 被定义为肾小球滤过率(GFR)快速下降,导致氮质代谢产物积聚和电解质、酸碱平衡紊乱及体液失衡。在对 AKI 进行统一定义的过程中建立了 RIFLE 分级标准(表 2.5.1),该分级依据尿量、GFR 和血清肌酐(Scr)的变化。RIFLE 标准后来被修改,专门用于描述 AKI 的分期,并改变分期的名称,同时去掉了在 RIFLE 分期中用于描述预后的 L 期和 E 期,并将肌酐(Cr)增长倍数和 Cr 增加绝对值相结合(表 2.5.2)。这一变化在代偿性肝病、终末期肝病(ESLD)或原位肝移植术(orthotopic liver transplantation,OLTx)后的患者中诊断 AKI 时非常重要,因为此时 Scr 升高可能不大,但 GFR 下降已非常明显。Cr 是肌肉分解代谢的最终产物,因其成本低、易监测,是目前应用最广泛的反映肾小球滤过功能的标志物。其血清浓度受消瘦、营养不良和蛋白质摄入量不足的影响,这些因素在慢性肝病和 OLTx 后的患者中普遍存在。肝肾综合征(HRS)的患者常常需要液体复苏,且在围手术期大量输注血制品,可能会稀释 Cr 的血清浓度,使其成为检测 AKI 的次优指标。AKI 的诊断和是否需要进行肾脏替代治疗(RRT)通常取决于患者的尿量、电解质、酸碱和容量状况等因素,而不是 BUN 和 Scr 的增加率。

表 2.5.1　急性肾衰竭的 RIFLE 分级标准

分级	Scr 或 GFR	尿量
R(风险)	Scr 升高>1.5 倍,或 GFR 下降>25%	<0.5 mL/(kg·h),时间>6 h
I(损伤)	Scr 升高>2 倍,或 GFR 下降>50%	<0.5 mL/(kg·h),时间>12 h
F(衰竭)	Scr 升高>3 倍,或>4 mg/dL,或急性增加>0.5 mg/dL;或 GFR 下降>75%	<0.3 mL/(kg·h),时间>24 h 或无尿>12 h
L(肾功能丧失)	持续肾衰竭>4 周	
E(终末期肾病)	持续肾衰竭>3 个月	

表 2.5.2　急性肾损伤分级(RIFLE 分级修订版)

分级	肌酐	尿量
1 级	升高>0.3 mg/dL,或升高 1.5~2 倍	<0.5 mL/(kg·h),时间>6 h
2 级	升高 2~3 倍	<0.5 mL/(kg·h),时间>12 h
3 级	升高>3 倍,或升高>4 mg/dL,伴急性升高>0.5 mg 或需要 RRT	<0.3 mL/(kg·h),时间>24 h 或无尿>12 h

病理生理学

肝病患者存在几种增加肾衰竭发生风险的病理过程,其中最关键的就是循环功能紊乱,也就是全身血管阻力降低,这是内源性血管舒张因子(如一氧化氮、一氧化碳和内源性大麻素)的产生和增加所致,进而导致内脏动脉血管扩张。由门静脉高压引起内脏动脉血管扩张导致心排血量(CO)增加,以代偿全身血管阻力的降低,从而使动脉压力和有效循环血容量保持在正常范围内。这一代偿性 CO 增加被晚期肝脏疾病的全身血管扩张所掩盖,随着疾病的发展,循环衰竭随之发生。这使血管收缩系统被激活,如肾素-血管紧张素-醛固酮系统(RAAS)、交感神经系统和精氨酸-血管加压素系统,这有助于维持动脉血压和有效循环血容量,但同时也有一些不利的影响,包括水钠潴留导致的腹腔积液和水肿加重,它还会引起肾血管收缩,导致肾灌注不足,从而使患者发生肾前性氮质血症、急性肾小管坏死(acute tubular necrosis,ATN)和HRS。细菌移位与肝病患者内脏血管扩张的发病机制有关。它可能引发炎症反应,导致促炎细胞因子[如肿瘤坏死因子(tumor necrosis factor,TNF)-α和白细胞介素(interleukin,IL)-6]和血管舒张因子(如一氧化氮)的释放,从而出现内脏血管扩张和相关的血流动力学变化。一项用诺氟沙星进行选择性肠道去污的研究显示,该药能部分逆转肝硬化相关的高动力循环状态,这表明细菌移位可能是其发病机制之一。自发性细菌性腹膜炎(SBP)和其他感染过程一样,可能导致肾衰竭;只不过SBP相关的肾衰竭与其他感染引起的肾衰竭相比更加严重。这可能是腹腔感染引起严重的炎症反应所致,但SBP相关的肾衰竭大部分是可逆的。由于肝衰竭引起血流动力学改变,肾灌注更加依赖于前列腺素-腺苷的合成,而给予非甾体抗炎药(NSAID)会阻断这种代偿机制,这可能导致肝硬化患者出现急性肾衰竭。

流行病学

肝病患者出现肾衰竭的发生率难以统计,因为肝脏疾病的潜在病因多种多样,而且还与是急性肝衰还是慢性肝衰有关。例如,约75%的对乙酰氨基酚过量导致的急性肝衰竭患者出现AKI。2002年发表的一项研究报告统计了1988—1996年期间接受OLTx的患者,约有33%存在不同程度的肾损害。因为肾功能不全不仅影响着等待移植患者的存活,还会影响到移植及移植后患者的存活。肝硬化患者1年内HRS(定义见下文)发生率达18%,5年内达35%。发展成HRS的独立危险因素包括低血钠、高肾素活性、无肝肿大、低CO、肾脏多普勒超声显示肾阻力指数升高大于0.7。

病因与临床表现

临床中,多种病理生理过程会同时影响肾脏和肝脏,例如,一些感染过程(钩端螺旋体病或病毒性出血热)可能同时影响肝功能和肾功能,脓毒症可导致由全身低灌注引起的肝功能和肾功能障碍,而对乙酰氨基酚过量时也会引起肝脏和肾脏损害。临床和动物模型已充分地证实了梗阻性黄疸与术后肾衰竭之间的关系,并且一些研究表明,GFR下降水平与高胆红素血症的程度直接相关。在肝病患者中,鉴别肾前性、肾性或肾后性肾衰竭并对其进行治疗是很重要的,并应定期检查AKI的常见原因,这些原因在晚期肝癌患者中更易出现。全身和内脏的血管扩张增加了他们患肾前性氮质血症的风险。急性消化道出血(静脉曲张、胃病、溃疡等)、利尿剂使用(治疗腹腔积液)、恶心、呕吐、腹泻(因过度使用泻药而导致)可能会导致肾前性氮质血症甚至ATN。穿刺引流大量腹腔积液是肾前氮质血症和2型HRS的常见诱因。另一方面,大量腹腔积液导致腹内压增加,肾灌注不足而导致患者AKI的风险增加。SBP和其他感染可能会引起严重的炎症反应,并提高促炎细胞因子的水平,从而导致血流动力学改变,诱导AKI的发生。

这些患者可能合并与肝脏病理相关的内在肾脏疾病。例如,丙型肝炎(简称"丙肝")或乙型肝炎(简称"乙肝")患者可能合并膜增生性(1型)或膜性肾小球肾炎。肾脏受累的依据是存在蛋白尿(500 mg/d)、血尿(>50个红细胞/高倍视野),或两者兼而有之。

此外,应通过放置Foley导尿管排除肾后性因素,特别是老年男性或由凝血病引起的血尿患者,因为这类患者有较高的血块堵塞尿道和肾积水的风险。

肝肾综合征

HRS 是一种在晚期肝病患者中发生的功能性肾衰竭，以肾血管收缩为特征，无明显的组织学异常。HRS 的诊断标准分为主要标准和次要标准，其中主要标准是诊断所必需的。

主要标准是排除肾衰竭的其他潜在病因，如低血压和休克、SBP、肾毒性药物（药物或静脉造影剂）、肾脏超声异常和实质性肾脏疾病（蛋白尿＞500 mg/d 和/或血尿＞50 个红细胞/高倍视野）。排除以上病因，满足以下条件可诊断 HRS：Scr 水平＞1.5 mg/dL，几天或几周内恶化，停用利尿剂并使用白蛋白 1 g/kg（最大量 100 g/d）扩充血容量 2 d 仍无改善。

次要标准包括尿量（UOP）＜500 mL/d，尿钠＜10 mmol/L，尿液渗透压大于血清渗透压，尿红细胞每高倍视野小于 50 个，血清钠浓度低于 130 mmol/L。HRS 分为 1 型 HRS 和 2 型 HRS。1 型 HRS 更为严重，呈急性发病，未经治疗的患者存活期仅为几周，其定义是 2 周内 Scr 加倍或＞2.5 mg/dL，或者肌酐清除率（creatinine clearance rate，Ccr）下降 50％或＜20 mL/min。2 型 HRS 的特点是肾功能恶化缓慢，未经治疗的患者生存期通常是几个月，主要表现为顽固性腹腔积液，对利尿剂效果差。

鉴别诊断

以下情况可出现肝肾同时衰竭：休克（低血容量性、心源性、脓毒症等）和感染［钩端螺旋体病、布鲁氏菌病、结核病（tuberculosis，TB）、EB 病毒（epstein-barr virus，EBV）、乙型肝炎病毒（hepatitis B virus，HBV）和丙型肝炎病毒（hepatitis C virus，HCV）、HIV 等］。可能导致这两种器官衰竭的药物有四环素、利福平、磺胺、扑热息痛、别嘌呤醇、甲氨蝶呤和对乙酰氨基酚，也可发生于毒素中毒时，如四氯化碳，三氯乙烯，元素磷、砷、铜等中毒，以及进食含鹅膏蕈毒素的鹅膏菌属蘑菇。一些全身性疾病和恶性肿瘤也可导致这两种器官同时受累，如结节病、干燥综合征、系统性红斑狼疮、淀粉样变性、冷球蛋白血症、淋巴瘤和白血病。在妊娠期妇女中，妊娠急性脂肪肝（acute fatty liver of pregnancy，AFLP）、HELLP 综合征（hemolysis elevated liver function and low platelet count syndrome，HELLP syndrome）和子痫也可导致肝肾衰竭。

肝硬化患者出现肾衰竭后的治疗

肝硬化患者出现 AKI 后的治疗方案取决于其肾衰竭的严重程度和病因，具体包括潜在病因的治疗，解决与肾衰竭相关的并发症，以及在 HRS 的情况下使用血管收缩药物、经颈静脉肝内门体支架分流术（TIPS）和最终的肝移植术。肝硬化患者有明显的肾衰竭时通常在 ICU 内进行治疗，因为这些患者多数存在血流动力学异常，需要进行严密的血流动力学监测。对于需要扩容的肝病患者，很难评估其最佳容量，尤其是当有外周水肿存在时。除了从病史中获得患者容量不足的征象，还可以使用中心静脉压来指导液体管理（在没有心功能不全和肺动脉高压时）。早期评估和确定肾衰竭的病因并及时解决可逆的病因是必要的。例如，避免 NSAID 的应用和将氨基糖苷类抗生素更换为毒性较小的抗生素方案可以明显改善肾功能。对于由恶心、呕吐和过度使用乳果糖引起的消化道液体丢失所致的肾前性氮质血症，患者的容量状态评估和适当的容量复苏可改善肾功能。对于过度使用利尿剂引起的肾衰竭，停止使用利尿剂和进行容量复苏将有助于改善肾功能，避免进展为 ATN。对于肝硬化合并消化道出血，除扩容和输血外，还需要内镜介入治疗以控制静脉曲张出血。对于肝硬化和 SBP 导致的脓毒症，第三代头孢菌素是治疗的首选，补充氢化可的松可使肾上腺皮质功能不全的患者受益。腹腔穿刺大量释放腹腔积液的患者应静脉补充白蛋白（按每升腹腔积液损失 8 g 白蛋白的量来计算），以帮助减小快速容量丢失对肾脏灌注的血流动力学影响。丙型肝炎患者可能患有冷球蛋白血症,并快速发展为血管炎所致的急进性肾小球肾炎,可以用类固醇、细胞毒药物和血浆置换治疗,但出现感染和副作用的风险可能超过其获益。

肝肾综合征的治疗

治疗 HRS 的方法包括血管收缩剂、肾血管扩张剂、TIPS、RRT 和分子吸附再循环系统(MARS)。使用前列腺素、罂粟碱、酚妥拉明和多巴胺等肾血管扩张剂并没有明显获益,其他一些干预措施如避免应用肾毒性药物、适当的容量复苏、腹腔积液引流和使用血管收缩剂可以预防和治疗 HRS。

HRS 患者应以静脉应用白蛋白(以 $1 g/kg$ 起始,最大量为 $100 g/d$,随后 $20 \sim 40 g/d$,最多持续 15 d)进行最佳的容量复苏,与特利加压素联合使用已被证明能逆转 1 型 HRS。

已有报道白蛋白可以改善 SBP 患者的全身血流动力学状态并降低 HRS 的发病和患者死亡风险。

研究表明 HRS 患者在腹腔积液引流后肾功能得到改善,可能归因于静脉回流增加和心功能改善,以及肾静脉压力和肾内压下降。

内脏血管床的血管收缩导致有效的动脉血容量增加被认为可以逆转 HRS,从而抑制肾素-血管紧张素-醛固酮和交感神经系统激活,并逆转代偿性肾血管收缩并最终增加肾脏灌注。

目前的机构用米托君联合奥曲肽和白蛋白来治疗 HRS。

特利加压素是一种血管加压素类似物,已被证实可有效逆转 HRS。一项研究表明,特利加压素与对照组相比,可以改善 HRS 患者的 GFR。欧洲的一项回顾性研究显示,特利加压素能提高患者的生存率,特别是作为肝移植的桥接治疗。另一项研究也证实,特利加压素治疗可改善肾功能。在特利加压素治疗的基础上静脉输注白蛋白也可使 HRS 患者获得明显的治疗效果。

血管加压素、去甲肾上腺素和 N-乙酰半胱氨酸可能在 HRS 的治疗中发挥作用。

非药物疗法在治疗 HRS 中的应用尚不明确。一项非对照研究表明,在不可移植的 HRS 患者中,TIPS 的长期效应包括肾功能改善和生存率提高。另一项小型临床研究结果显示,在药物治疗基础上使用 TIPS 能够改善肾功能、减轻腹腔积液,并且对药物治疗后复发的患者也有效。TIPS 本身有一定的并发症发生率和死亡率,需权衡手术风险和获益。

一些小规模临床试验研究了 MARS 在 HRS 治疗中的应用。一项针对 13 例肝衰竭和 1 型 HRS 患者的前瞻性对照研究中,8 例患者接受 MARS 和药物治疗;此外,有血液透析滤过(hemodiafiltration,HDF)指征时,5 例患者仅接受 HDF 和药物治疗。该项研究结果表明,患者在生存率、血清钠水平和胆红素方面均有改善,Scr 水平也明显降低。但是,很难弄清楚 MARS 和 HDF 对 Scr 水平的影响机制,尤其是因为这两种治疗方式都具有清除血液中 Cr 的能力,从而对 GFR 没有真正的影响,这就使得更难将 Scr 的下降归因于肾功能的真正改善,且尿量的轻微增加并没有统计学意义。

RRT 包括间歇性血液透析、腹膜透析和连续性肾脏替代治疗(CRRT),因其具有毒素清除作用而被应用于肝性脑病的治疗。目前缺乏前瞻性随机研究数据支持采用 RRT 的 HRS 患者具有生存优势,也缺乏数据支持对未行 OLTx 的肝衰竭患者使用 CRRT 的数据。目前还没有研究比较 RRT 与血管收缩剂在 HRS 患者中的应用,因此,后者仍然是目前治疗 HRS 的最佳选择。

长期透析的 HRS 患者是否适合 OLTx 一直存在争议,主要是因为这些患者在依赖透析维持生命的过程中,并发症发生率和住院时间都明显增加。当准备 OLTx 或急性肝衰竭肝功能有望改善时,治疗 HRS 患者的决定是容易的,但在非移植候选人中,应该根据具体情况做出决定。

预后

合并晚期肝衰竭的肾衰竭患者总体预后较差，1 个月和 6 个月的总生存率分别约为 50％和 20％。HRS 患者的生存率似乎更差，1 型 HRS 和 2 型 HRS 的中位生存期分别为 1 个月和 6 个月。因此，肾衰竭的病因似乎会影响生存率；在最近的前瞻性研究中，1 型 HRS 和终末期肝病模型（model for end-stage liver disease，MELD）评分被认为是预后不良的独立预测因素。与此不同的是，2 型 HRS 的结局与其他病因导致的肝衰竭合并肾衰竭的患者相似。目前还不确定血管收缩药物是否会改善 HRS 患者的预后，但对血管收缩药物存在良好反应性的患者似乎生存期更长。最终，肝移植是唯——种被证实能提高患者生存率的治疗方法，而严重的肾衰竭提示肝移植术后预后不良，增加了术后脓毒症的发病率、患者 ICU 住院时间和术前、术后透析发生率，并且降低患者的存活率。

（莫宝定　译）

选 读 文 献

［1］ DAVENPORT A，AHMAD J，AL-KHAFAJI A，et al．Medical management of hepatorenal syndrome［J］．Nephrol Dial Transplant，2012，27（1）：34-41．
［2］ NADIM MK，KELLUM JA，DAVENPORT A，et al．Hepatorenal syndrome：the 8th international consensus conference of the Acute Dialysis Quality Initiative（ADQI）group［J］．Crit Care，2012，16（1）：R23．

第6章　终末期肝病患者的呼吸衰竭

Matthew Cove and Ali Al-Khafaji

慢性肝病患者出现呼吸道症状很常见,50%～70%的患者存在呼吸急促,这反映了呼吸衰竭的高发生率,当呼吸衰竭定义为动脉血氧分压(PaO_2)低于 75 mmHg 时,半数慢性肝病患者存在呼吸衰竭。导致呼吸衰竭的原因很多,虽然门脉性肺动脉高压(portal pulmonary hypertension,PPHTN)和肝肺综合征(hepatopulmonary syndrome,HPS)引起很多的关注(表 2.6.1),但只有不到 20%的慢性肝衰竭患者会出现这些特殊情况。下文将对它们进行更详细的描述,但肝病对呼吸功能的影响远远超出以上两种特殊情况。

表 2.6.1　门脉性肺动脉高压与肝肺综合征的区别

	门脉性肺动脉高压	肝肺综合征
存在门静脉高压	是	是
原因	肺血管收缩 内皮平滑肌增生 原位血栓和纤维化 动脉管壁重塑	右向左分流 肺血管扩张
存在右心衰竭	在晚期发生	无
存在肺动脉高压	是	否
诊断	劳动性呼吸困难 乏力 重症病例出现晕厥和胸痛 高平均动脉压 高肺血管阻力	仰卧呼吸 直立性低氧血症 正常肺血流动力学 经食管超声心动图发现右向左分流 一氧化碳的弥散能力降低 肺血管造影可见肺内血管扩张
治疗	血管扩张剂 肝移植	吸氧 肝移植 选择性分流栓塞术
肝移植后是否缓解	是,但可能需要几个月至几年	是

Adopted from:Al-Khafaji A,Huang DT.Critical care management of patients with end-stage liver disease[J].Crit Care Med,2011,39(5):1157-1166.

首先,慢性肝病在病理上可能对呼吸力学产生重大影响。例如,肝脏疾病经常产生大量腹腔积液导致腹内压增加,使得膈肌运动受限并向上移位,从而显著降低肺顺应性。此外,腹腔积液可能通过膈肌薄弱部分的微小缺损渗漏入胸腔,导致肝性胸腔积液。膈肌腱部缺损被认为是先天性的,会随着腹内压的升高而增大。吸气时胸腔内负压会进一步促进液体从腹腔进入胸腔。约 5%的终末期肝病(ESLD)患者会出现肝性胸腔积液及压迫性肺不张,导致用于气体交换的肺容量减少。

除呼吸力学改变外,肝病也会引起呼吸肌群功能显著减弱。这是因为肌肉蛋白代谢增加、瘦体重下降,从而导致肌无力。蛋白质代谢异常也会诱发肝性脑病,从而导致吸入性肺炎并引起呼吸衰竭。慢性肝病患者也更容易继发细菌性肺炎。

肝病患者也容易出现与自身肝病无关的呼吸系统疾病。例如,高达 46% 的肝硬化患者有吸烟史。因此,肝病患者常常合并肺气肿、慢性支气管炎或阻塞性气道疾病。即使肝病患者存在肝肺综合征(见下一节),也常合并慢性阻塞性肺疾病。

治疗

肝病患者发生呼吸衰竭的原因有很多,因此治疗是多方面的,需要对患者进行全面评估。通过改变患者在床上的体位可以立即减少腹腔积液对膈肌的压迫,改善其对呼吸的影响。腹腔穿刺引流腹腔积液是一种更确切的治疗方法。然而,更有效的长期方法是限盐、利尿和治疗隐匿的门静脉高压。可以通过胸部 X 线摄片评估是否存在肝性胸腔积液或隐匿的肺炎。肝性胸腔积液也可以像腹腔积液一样通过利尿和限盐进行治疗。过去曾提倡胸腔引流后进行胸膜固定术,但是常无效且导致死亡率增加。

因此,对慢性肝病合并呼吸衰竭患者的治疗需要多学科协作,通常涉及内科医生、消化科医生、呼吸科医生、物理治疗师和营养学家在内的合作处理。

肝肺综合征

自 19 世纪末首次报道肝硬化、杵状指和缺氧的综合征以来,肝脏和肺之间的关系就引起医生的关注。然而,直到 1977 年才确立了 HPS 这个术语。10%～20% 的慢性肝病患者合并 HPS,即原发性肝病、氧合障碍和肺内血管扩张所构成的三联征。

HPS 作为肝病患者合并呼吸衰竭的原因得到广泛关注的理由如下:首先,这类患者的预后较差,中位生存期少于 11 个月,而单纯肝硬化患者的中位生存期超过 40 个月;其次,观察到 HPS 在肝移植后有所改善,使其成为优先确定移植受者的重要决定因素。

病理生理

对 HPS 病理生理的认识最初来自在一些肝硬化死亡患者中观察到肺血管显著扩张。肺毛细血管直径的增加不仅导致血流量增加,还会引起氧气弥散至血管内红细胞的距离增加,从而减少肺泡的气体交换。当同时存在毛细血管壁增厚时,显著扩张的毛细血管则起到分流作用。这是因为血液经过毛细血管而没有充分氧合,导致通气与血流灌注比值(V/Q)严重失调,这称为弥散-灌注障碍或肺泡-毛细血管氧失衡。

诊断

HPS 的诊断需要有典型临床表现、肺内分流和肺内血管扩张的确切证据。HPS 患者常出现呼吸困难,然而,这并不具有特异性,因为慢性肝病患者发生呼吸困难的原因很多。HPS 患者呼吸困难的一个特征是仰卧呼吸,表现为直立位呼吸短促加重而在仰卧位时改善。出现仰卧呼吸的原因是直立位时血流的重力效应导致肺底部灌注增加,从而加重 V/Q 失调。诊断 HPS 的其他临床特征是蜘蛛痣(皮肤小血管末端扩张,类似肺血管扩张)、杵状指和发绀。

确诊 HPS 所必需的实验室检查包括动脉血气分析以明确低氧血症。虽然低氧血症存在许多不同的临界值,但在无其他心肺疾病的情况下,PaO_2 低于 70 mmHg 对诊断 HPS 具有很高的预测价值。此外,与仰卧呼吸相似,慢性肝病患者出现直立性低氧血症对诊断 HPS 具有高度特异性。根据定义,当患者由仰卧位转为直立位时，PaO_2 下降大于 5%（或 >4 mmHg），就存在直立性低氧血症。为进一步明确肺部病变情况，在出现血气异常后应进行肺功能检测。此外，一氧化碳弥散能力的下降对诊断 HPS 具有高度敏感性。胸部 X 线摄片通常无特异性，即使在严重 HPS 中也可能表现正常。

诊断还包括动态影像学检查。最简单和使用最广泛的方式是经胸超声心动图，通过发泡试验可证实分流。正常情况下，由于生理盐水中的微气泡被完好的肺血管系统截留和吸收，因此应仅出现在右心。然而，当存在心内或肺内分流时，可以看到气泡进入左心，这两种情况的区别在于微气泡出现在左心室中的速度。心内分流时，微气泡可在三个心动周期内直接进入左心室，肺内分流时需要三个或三个以上的心动周期才会在左心室内出现微气泡。其他支持 HPS 诊断的超声心动图表现包括右心室舒张功能不全和左心房（left atrium，LA）容积大于 50 mL。

[99]锝白蛋白大聚体肺灌注扫描可定量评估肺内分流程度。正常肺内白蛋白大聚体被肺血管系统捕获，但存在心内或肺内分流时，它们可以进入体循环，并滞留在其他器官中。如果大脑的摄取量大于 6%，则很可能存在 HPS。但是这种方法不能区分心内和肺内分流。

肺动脉造影是证实肺内血管扩张的"金标准"。但这是一项有创性检查，因此建议仅对可能从此项检查中获益的患者使用。肺动脉造影显示出 HPS 分为两种模式：I 型可见弥漫性毛细血管和毛细血管扩张且无动静脉瘘；II 型可见局灶性动静脉瘘。II 型代表 HPS 有真正的分流，吸入纯氧的情况下 PaO_2 低于 200 mmHg 应考虑 II 型 HPS。这些患者可能会对动静脉分流的栓塞治疗有效果，因此应继续接受肺动脉造影检查。

治疗

尽管目前对血管活性物质在 HPS 发展中的作用有更多的了解，但对其有效的治疗方式仍在探索。支持性氧疗对 I 型 HPS 患者有帮助。通过提高氧浓度利于氧气弥散过增厚的毛细血管壁并进入扩张血管，从而有助于改善肺泡-毛细血管氧失衡。

既往观察显示原位肝移植可逆转 HPS 的病情，从而改变了 HPS 的治疗方式，也改变了对慢性肝病患者低氧血症的管理，低氧血症已从肝移植的禁忌证转变为明确的适应证。如果 PaO_2 为 50～60 mmHg，欧洲呼吸学会（European Respiratory Society，ERS）工作组建议进行原位肝移植治疗。如果 PaO_2 低于 50 mmHg，则根据具体情况考虑。

门脉性肺动脉高压

PPHTN 最早报道于 1951 年，当时对一例食管异常患者进行手术探查，发现其不仅有肺静脉曲张，还有肺动脉扩张。尽管 PPHTN 在慢性肝病患者中的发生率小于 5%，但仍引起了关注，因为该并发症影响了原位肝移植的候选资格。

PPHTN 定义为与门静脉高压相关的肺动脉高压。然而，门静脉高压的病因不一定是慢性肝病，PPHTN 也可出现在以下情况中：肝外静脉阻塞致门静脉高压、系统性红斑狼疮相关非肝性门静脉高压、特发性门静脉纤维化和原发性胆道闭锁。

病理生理

PPHTN 的病理变化与其他类型的肺动脉高压相似，主要是累及小动脉和微动脉的血管壁结构异常。典型变化包括内膜纤维化、中膜肥厚、外膜增生和纤维素样坏死。由内皮细胞组成的复杂血管结构——肺动脉丛状病变是特征性表现。血栓性病变和血管再通也可见，但并不认为是栓子栓塞，而是原位血栓形成所致。

这些改变的确切机制尚不清楚，并且由于缺乏重建 PPHTN 的有效动物模型，从而导致研究受阻。

目前认为很可能有两个因素触发了疾病的进程。首先,门静脉血液回流和心排血量增加导致通过肺血管的血流量增加,从而引起血管壁损伤。这会导致血管壁剪切力增加,从而触发体液级联反应及促进异常血管重塑。

其次,血管活性物质失衡,即血管收缩物质水平升高和血管扩张物质水平降低。研究表明,慢性肝病患者体内的血管收缩物质内皮素-1 水平升高,其在其他形式的肺动脉高压患者中也呈现高水平。同时,某些血管扩张物质(如前列环素)的活性由于合成减少而降低。以上两种因素共同导致肺血管系统的失衡。

诊断

诊断 PPHTN 主要需证明门静脉高压的患者存在肺动脉高压。根据定义,肺动脉高压是平均肺动脉压(mean pulmonary artery pressure,MPAP)等于或大于 25 mmHg,且肺动脉楔压低于 15 mmHg。与 PPHTN 相关的症状多种多样,可表现为轻度呼吸困难,甚至胸痛和晕厥。与 HPS 不同的是,PPHTN 患者呼吸困难多表现为端坐呼吸而非仰卧呼吸。PPHTN 的临床特征与右心衰竭相关,且通常到疾病晚期才显现。这部分是因为外周性水肿和腹腔积液等早期特征很难与肝脏疾病本身区分开。与晚期右心衰竭相关的临床表现包括颈静脉压升高、P2 亢进伴第二心音分裂、右心室肥大和肝脏搏动。动脉血气分析通常表现轻度缺氧,心电图提示右心室劳损样改变(V1 导联出现 R 波、右束支传导阻滞和电轴右偏)。胸部 X 线摄片(CXR)检查结果不具特异性,肺功能检测仅有助于排除呼吸功能不全的其他原因。

通常使用经胸超声心动图间接测量肺动脉压(PAP)来确认 PPHTN 的诊断,肺动脉收缩压可以通过测量三尖瓣反流的速度来估算。通过使用简化的伯努利方程,反流速度可用于确定收缩期的跨三尖瓣压力梯度,再加上估计的右心房压力,可以确定右心室收缩期及肺动脉压。与此类似,可以使用心脏舒张期反流经过肺动脉瓣的速度来计算肺动脉舒张压和平均肺动脉压。这些测量值在一些患者中可能很难获得,并且不同操作者之间的结果差异较大。因此,建议对估计肺动脉收缩压大于 50 mmHg 的患者进行右心导管检查以直接测量压力。

治疗

与 HPS 不同的是,因为未经治疗的持续性 PPHTN 与围手术期高死亡率有关,所以是移植的禁忌证。MPAP 大于 50 mmHg 的患者移植后死亡风险为 100%,MPAP 在 35～50 mmHg 的患者死亡风险为 50%。但 MPAP 低于 35 mmHg 不是移植手术的禁忌证,如果 PPHTN 患者的 MPAP 通过药物管理后能低于 35 mmHg,肺血管系统可以在移植数月或数年后恢复正常。因此,门脉性肺动脉高压的治疗目标是控制 MPAP 以允许进行原位肝移植治疗。

门脉性肺动脉高压的管理与其他类型的肺动脉高压相似。支持性氧疗以维持血氧饱和度大于90%,可减少缺氧引起的肺血管收缩。适度利尿有助于逆转这些患者通常存在的容量过负荷状态,但当存在严重的右心衰竭时会降低心排血量。钙通道阻滞剂已被证明对于大多数肺动脉高压患者有效,但在 PPHTN 患者中使用血管扩张药物需要慎重考虑,这类药物可能会使肝静脉压力升高并增加静脉曲张出血风险。研究最多的用于治疗 PPHTN 的血管扩张剂是前列腺素类和磷酸二酯酶-5 抑制剂。依前列醇是一种前列腺素类药物,通过激活内皮前列环素受体来降低 PPHTN 患者的 MPAP,从而使血管舒张和平滑肌增生减少;其用法很复杂,只能通过中心静脉导管给药。虽然尚不清楚单用前列腺素类药物是否可改善死亡率,但的确能提高原位肝移植患者生存率。西地那非是一种磷酸二酯酶-5 抑制剂,已在 PPHTN 的治疗中显示出潜在前景,通过阻止一氧化氮第二信使(环磷酸鸟苷)的降解,从而增强其血管舒张作用。与依前列醇相比,西地那非的优点是可以口服。因此,治疗 PPHTN 的合适方法包括支持性氧疗和使用西地那非；如果这些措施不能使 MPAP 低于 35 mmHg，则应考虑在原位肝移植手术之前使用依前列醇。

（赵东升 译）

选 读 文 献

KROWKA MJ，PLEVAK DJ，FINDLAY JY，et al. Pulmonary hemodynamics and perioperative cardiopulmonary-related mortality in patients with portopulmonary hypertension undergoing liver transplantation[J].Liver Transpl,2000,6:443-450.

第7章 营养不良和慢性肝病

Rebecca Gooch,Ali Al-Khafaji and Stephen O'Keefe

　　肝脏在调控碳水化合物、脂肪、蛋白质和维生素代谢的过程中发挥着重要作用,因此营养不良是肝病常见且严重的并发症。

　　与腹腔积液、食管静脉曲张和肝性脑病一样,营养不良是一种严重的并发症,在轻度肝病患者中,营养不良发生率甚至高达 25%。合并营养不良的肝硬化患者的发病率和死亡率显著增加,已有研究表明,针对肝硬化患者的营养需求进行早期干预可以延长患者预期寿命,提高生活质量,减少并发症,并能为成功进行肝移植做好准备。

营养不良的原因

摄入减少

- 神经性厌食症。
- 小肠吸收不良。
- 医源性病因。

营养素和微量元素的合成或吸收不足

　　营养摄入减少是慢性肝病中营养不良的常见原因,是食欲下降和过早产生饱腹感的结果。食欲下降是多种因素综合作用的结果,这些因素包括循环中细胞因子水平,特别是 TNF - α、IL - 1b 和 IL - 6 水平升高,以及酒精引起的厌食症。锌缺乏是人体对锌吸收减少和使用利尿剂导致锌排出过多所致,缺锌也会导致食欲下降。高血糖和限钠、限蛋白质饮食也会导致锌缺乏。

　　胃顺应性下降及腹腔积液导致的胃扩张受限常导致过早产生饱腹感。研究证实,大量腹腔积液引流能够减轻胃受压,改善 3 d 内肠内营养(enteral nutrition,EN)的耐受性。

　　肠道吸收不良能导致营养摄入减少。门静脉高压使消化功能受损,胆汁淤积性肝病导致营养素,尤其是脂溶性维生素(fat-soluble vitamins,ADEK)的吸收减少。细菌滋生、合并小肠疾病、胰腺功能不全、黏膜充血和肠绒毛萎缩也是营养物质吸收和利用障碍的原因。营养不良的原因有很多,常见原因是采用医源性低蛋白饮食来预防肝性脑病。反复住院和检查会导致饮食不规律和禁食时间延长。

高代谢状态

　　肝硬化患者常合并代谢紊乱。研究表明,大约 34% 的肝硬化患者处于高代谢状态,静息能量消耗(resting energy expenditure,REE)为正常人的 120%。高代谢状态是由多种因素造成的,其中肝硬化引起的高动力循环状态包括血管扩张和血管内血容量增加会导致心脏做功增加,增加了对营养素和微量元素的需求。高代谢状态也和肝硬化患者体内促炎和抗炎细胞因子水平升高有关。糖原储备的减少还会导致低血糖和诱导糖异生,继而出现蛋白水解和分解代谢增加。肝硬化患者可能出现多种并发症——自发性细菌性腹膜炎、肝性脑病和出血,可导致应激和能量消耗的增加,从而导致患者分解代谢增加。这些情况常导致患者营养状况显著恶化。

营养素合成或吸收不足

肝硬化和肝功能受损时,肝糖原储备减少。研究表明,当肝硬化患者禁食过夜后,人体会动员骨骼肌中的氨基酸启动糖异生,提供葡萄糖,而健康人禁食3d后才出现氨基酸糖异生。

如前所述,脂溶性维生素吸收不良主要是由胆汁淤积和门静脉高压性肠病引起的。骨质疏松症可能是维生素D和钙缺乏所致,维生素K缺乏会加重凝血功能障碍。维生素A、叶酸、核黄素、烟酰胺、泛酸、嘧啶、维生素 B₁₂、硫胺素、锌、镁、钠和磷等也常出现缺乏。缺锌会影响食欲和味觉,也会影响伤口愈合、蛋白质代谢和免疫系统。

肝硬化患者蛋白质容易流失的原因:食管胃底静脉曲张导致隐性或显性出血;蛋白质丢失性肠病导致的肠道功能下降。

任何病因引起的蛋白质缺乏都会导致支链氨基酸(BCAA)(亮氨酸、异亮氨酸和缬氨酸)和芳香族氨基酸(苯丙氨酸、蛋氨酸和酪氨酸)比例失衡。两者正常比例为3.5∶1,而终末期肝病(ESLD)患者中比例下降至1∶1,导致大脑对假性神经递质的摄取增加,进而影响神经认知功能,总之,肝性脑病患者的大脑增加了对色氨酸的吸收。BCAA和色氨酸在血脑屏障上竞争相同的氨基酸转运受体,当BCAA比例降低时,将有更多的色氨酸进入脑循环,最终导致肝性脑病。

营养不良评估

评估肝病患者营养不良的程度,必须对完整的病史、体格检查和饮食史等多方面进行评估。需要特别评估的是患者的厌食程度、过早饱腹感、体重变化、味觉异常和慢性腹泻情况,以上指标构成了营养评估的主观整体评估法,这也是欧洲临床营养和代谢学会(European Society of Parenteral Enteral Nutrition,ESPEN)目前推荐的床边评估营养不良患者的实用方法。ESPEN建议使用简单的人体测量参数,包括上臂中部肌肉周长和三头肌皮褶厚度来评估营养不良,这些参数不受腹腔积液和周围组织水肿的影响。重要的实验室检查包括全血细胞计数(评估贫血)、胆红素、血浆白蛋白,以及凝血酶原时间(反映肝脏合成功能),这些检查能够反映肝功能障碍和门静脉高压,但不一定与体细胞质量相关。体细胞质量代表了身体新陈代谢活跃部分,反映了基础能量消耗。上臂中部肌肉周长和握力测量是反映体细胞质量损耗的敏感指标。评估体细胞质量的其他方法包括生物电阻抗分析,它通过评估人体电导率和电阻来确定肝病患者的净体重和脂肪含量。这项检查成本低,但是因为大多数ESLD患者存在水肿,测量结果可能不准确。双能X线吸收法是另外一种测量全身骨骼、矿物质、脂肪和非脂肪组织质量的方法,但对液体潴留的患者可能不准确。

营养摄入不足

营养健康是ESLD患者的一个重要营养目标,应该通过富含营养素和微量元素的饮食来保持体重。为防止饥饿导致低血糖,建议肝硬化患者每日摄入35～40kcal/kg的热量,病重患者每日可以持续输注1.6g/kg蛋白质。代偿期肝病患者的饮食没有特别限制。失代偿期肝病患者可能需要更具体的饮食方案,包括补充膳食及不限制蛋白质摄入。

40%～50%的ESLD患者合并糖尿病,最常见的原因是胰岛素抵抗,其他原因包括酒精中毒导致的胰腺损伤、肝糖原储备能力下降,以及从骨骼肌摄取葡萄糖的能力受损。尽管这样,也不应限制ESLD患者对碳水化合物的摄入。由于肝细胞合成功能下降和胰岛素水平升高,在ESLD患者中,低血糖很常见并且提示病情严重,低血糖会导致脑损伤。ESLD患者比较合理的饮食方式是少食多餐,特别推荐此类患者睡前进食一次,以避免夜间处于空腹状态。

　　肝硬化患者缺乏合成极低密度脂蛋白(very low-density lipoprotein,VLDL)的能力,人体不能从肝脏转运出脂肪。当脂肪被肠道吸收并通过门脉系统转运至肝脏时,肝细胞对脂肪摄取和储存增加,使得本已受损的肝细胞的压力进一步增加。当患者的口服摄入量不能满足每日热量需求时,推荐进行肠内营养。即使患者有食管静脉曲张或静脉曲张出血,也建议进行管饲。应根据个人需求选择管饲配方。建议合并腹腔积液的肝硬化患者使用高热量、高蛋白的浓缩配方奶粉。肝性脑病患者补充肠内营养时可选用 BCAA 制剂。因为芳香族氨基酸只能被肝脏清除,而 BCAA 却能被骨骼肌快速代谢,因此富含 BCAA 的无芳香族氨基酸配方的肠内营养制剂理论上是肝衰竭患者的最佳营养配方,ESPEN 推荐肝硬化患者服用富含 BCAA 的肠内营养制剂。

　　如前所述,BCAA 是肝性脑病中的一个重要因素,它在能量代谢中发挥作用。除作为蛋白质合成的底物外,它还有助于调节蛋白质合成和保持骨骼肌的完整。BCAA 补充剂有助于肝硬化患者从分解代谢状态转变为合成代谢状态,因此可作为 ESLD 患者的口服补充剂。

　　多项研究已发现了 BCAA 补充剂的作用,夜间进食 BCAA 补充剂效果最好。研究证实 BCAA 补充剂可以改善肝硬化患者夜间的空腹状态,并能增加肝脏白蛋白的合成。研究发现,日间给药,BCAA 主要用于能量代谢,而非白蛋白合成,因此日间服用时获益有限。另外,需要补充维生素和电解质以预防营养不良。

　　某些情况下,如患者肠道功能出现障碍时,肠外营养可能是必不可少的。表 2.7.1 为重症医学会(Society of Critical Care Medicine,SCCM)/美国肠外和肠内营养学会(American Society of Parenteral and Enteral Nutrition,ASPEN)基于 BMI 的对有关热量和蛋白补充的推荐。

表 2.7.1　SCCM/ASPEN 基于 BMI 的对有关热量和蛋白补充的推荐

BMI	体重	热量(kcal/kg)	蛋白质**(g/kg)
<30	实际体重	25	1.5
30～34.9	理想体重	22	2.0
35～39.9	理想体重	22	2.0
≥40	理想体重	22	2.5
存在明显的腹腔积液或水肿*	理想体重或者干重	25	1.5

注:* 水肿或腹腔积液患者的 BMI 不准确。

　　** 失代偿性肝病和无须透析的肾衰竭患者的蛋白质需求可能需要调整。

（周亮　译）

选 读 文 献

O'KEEFE SJD,EL-ZAYADI AR,CARRAHER TE,et al.Malnutrition and immuno-incompetence in patients with liver disease[J].Lancet,1980,2(8195 pt1):615-617.

第 8 章 免疫抑制的一般原则

移植后的免疫抑制治疗包括多种药物的应用,根据患者的个体情况、移植器官和目前该领域的药物发展情况选择。基于这些因素,移植后免疫抑制治疗方法包括:

· 诱导性免疫抑制。该方法通过移植后早期给予强化剂量药物预防急性排斥反应,但不用于长期免疫抑制的维持。相关药物包括甲泼尼龙、抗胸腺细胞丙种球蛋白、含兔抗胸腺细胞免疫球蛋白、OKT3、巴利昔单抗(舒莱)或达利珠单抗(赛尼哌注射液)。

· 维持性免疫抑制。维持治疗包括移植前、移植过程中或移植后需长期使用的所有免疫抑制药物。这些免疫抑制剂不包括用于排斥反应或诱导的药物。主要包括泼尼松、环孢素(cyclosporine,CyA)、他克莫司、霉酚酸酯(mycophenolate mofetil,MMF)、硫唑嘌呤和雷帕霉素。

· 抗排斥免疫抑制。包括用于治疗急性排斥反应的所有免疫抑制药物。包括甲泼尼龙、抗胸腺细胞丙种球蛋白、OKT3、含兔抗胸腺细胞免疫球蛋白、巴利昔单抗、达利珠单抗或坎帕斯。

虽然根据器官移植类型、排斥史和移植中心的不同,有多种方案和组合可供选择,但均不在本章讨论的范围内。

硫唑嘌呤

从 20 世纪 60 年代初到 20 世纪 80 年代初,硫唑嘌呤和类固醇一直是免疫抑制治疗的主要药物,直到环孢素问世。目前,硫唑嘌呤已基本上被 MMF 和西罗莫司所取代,后两种药物都是抗增殖剂,其主要作用机制是通过阻止嘌呤合成前体之间的相互转化来抑制 DNA 和 RNA 合成,还可抑制嘌呤的从头合成。硫唑嘌呤在体外阻止淋巴细胞增殖和 IL-2 产生(这是其抗增殖活性的一个重要方面)。

副作用

硫唑嘌呤的主要副作用是骨髓抑制,主要造成白细胞减少,使用硫唑嘌呤的患者需定期检测白细胞。也可出现巨幼细胞性贫血。其他副作用有肝脏毒性(罕见,应积极寻找其他原因)和脱发。

类固醇

使用硫唑嘌呤的急性排斥反应患者的类固醇使用量增加。Thomas Starzl 医生把类固醇作为维持性免疫抑制剂,以防止排斥反应。在此期间的类固醇使用剂量很大,6~12 个月内逐渐减少至维持剂量。20 世纪 70 年代,几项随机试验和观察性研究使用了低剂量的类固醇方案。尽管类固醇将继续用于预防和治疗排斥反应,但随着强效抑制新药的出现,类固醇减量的方案正在研究中。

作用机制

常用的类固醇是泼尼松或泼尼松龙。类固醇具有抗炎和免疫抑制作用,其机制复杂且尚未被完全了解。在人体发生急性排斥反应时,抗炎活性可产生即时效应。在预防方面,免疫抑制作用则占优势。

类固醇在体外能抑制 T 细胞增殖,阻断 IL-2 产生。其他作用(如阻止 IL-1 和 IL-6 的诱导)也可增强类固醇的免疫抑制活性。其抗炎作用可能通过抑制单核细胞向炎症部位的迁移而实现,同理也可影响伤口愈合。

急性排斥反应的治疗

大剂量类固醇是急性排斥反应的一线治疗方案。早期的方法是将口服剂量增加到大剂量(200 mg/d,持续 3 d),在 10 d 内迅速降低至之前剂量或静脉弹丸式推注甲泼尼龙剂量(0.5～1 g/d,3～5 d)。

副作用

类固醇维持治疗有许多副作用。然而,现在使用的类固醇减量和低剂量类固醇方案,副作用似乎有所减少。

- 库欣面容——曾经是使用类固醇患者的标志,包括满月脸、水牛背、痤疮和向心性肥胖。剂量较低时很少发生。
- 伤口愈合——是抗炎作用产生的结果。这个问题并不难解决,对于移植患者而言,手术夹和缝合线应保留 2～3 周。
- 糖尿病——糖尿症和胰岛素/非胰岛素依赖型糖尿病很常见,与类固醇使用有关。当类固醇与钙调磷酸酶抑制剂(calcineurin inhibitors,CNIs)同时使用时更常见。
- 高脂血症——环孢素会增加血脂水平。已有研究表明,停用类固醇可改善血脂状况。
- 骨病——很常见,尤其在绝经后妇女。股骨头缺血性坏死在移植后 2 年内发生率在 10%～15%。低剂量方案可使发病率下降。
- 肥胖——类固醇可增加食欲和水钠潴留。
- 高血压——部分患者的高血压与使用类固醇有关,因为停用类固醇可改善血压。
- 精神障碍——使用类固醇的患者有两种表现:大剂量类固醇表现出明显的情绪变化,而停药期间表现为抑郁。
- 白内障——肾移植(renal transplantation,RT)术后类固醇相关性白内障的发生率可高达 25%。

环孢素

环孢素是从土壤样品中的两株不完全真菌(柱孢属露丝藻和多孢菌)中分离出来的抗真菌剂。1978 年在剑桥开始了肾移植的临床试验。环孢素在 20 世纪 80 年代开始用于移植。

作用机制

环孢素的主要作用是针对 CD4(T 辅助)淋巴细胞,可以阻止淋巴因子,特别是 IL-2 的产生,而 IL-2 可以抑制 CD4+ T 细胞的进一步增殖和细胞毒性 T 细胞前体产生细胞毒性 T 细胞。

环孢素在胞浆中与在蛋白质和多肽的折叠中起作用的环孢素结合蛋白(顺式-反式-多肽多聚异构酶)结合。大部分的药物与环孢素结合蛋白 A 结合,环孢素和环孢素结合蛋白组成的复合物是免疫抑制分子。这种复合物与钙和钙调蛋白依赖性磷酸酶(钙调磷酸酶)结合。钙调磷酸酶是钙依赖信号转导中导致 IL-2 激活的关键。

尽管 IL-2 产生和 IL-2 受体表达的减少及由此导致的 T 细胞活化减少是主要的作用途径,但也存在其他途径。

剂量

环孢素可以与类固醇联用或单独使用。美国医院倾向于使用大剂量类固醇,但许多移植患者可不使用类固醇或早期停药。过去,通过使用大剂量环孢素(17.5 mg/kg/d)实现单药治疗的目的。环孢素的许多副作用与大剂量有关,可根据谷浓度水平减少剂量,术后早期目标浓度为200~400 ng/mL,随后降低为100~200 ng/mL。传统监测的是谷浓度水平(Co浓度)。谷浓度与肾毒性之间呈非线性关系,与排斥反应发生率也不相关。

药物相互作用

环孢素在肝脏中几乎全部由细胞色素P(cytochrome P,CYP)450系统代谢,大部分药物从胆汁中排泄。CYP450系统的诱导剂会降低环孢素水平,常见的药物包括萘夫西林、奥曲肽、苯妥英钠和利福平。CYP450的抑制剂会增加环孢素水平,包括别嘌呤醇、胺碘酮、地尔硫䓬、氟康唑、大环内酯类和甲氧氯普胺。两性霉素B、环丙沙星、庆大霉素、雷帕霉素、他克莫司、增效磺胺甲基异恶唑和万古霉素与环孢素有协同作用。饮食方面也会有影响,同时服用环孢素和西柚汁会使环孢素浓度增加37%,而维生素C和维生素E会降低它的浓度。

副作用

环孢素最大的副作用是肾毒性。其毒性作用分别出现在三个阶段:①移植结束后即刻(通常与缺血有关)。②急性肾毒性通常超过2~3周,表现为肾功能下降,通常环孢素谷浓度较高。鉴于环孢素引起的肾毒性与急性细胞排斥反应(acute cellular rejection,ACR)治疗方法不同,区分肾损害原因很重要。通常需要进行肾活检鉴别。③慢性毒性表现为肾功能缓慢而稳定地恶化,组织学可能显示出严重的间质纤维化。

环孢素的其他副作用包括:
- 肝毒性——通常肝功能指标短暂性升高。
- 肿瘤——通过血管内皮生长因子依赖性机制促进肿瘤血管生成。
- 皮肤病——皮肤是积聚的主要部位,包括牙龈肥厚和多毛症。
- 代谢——高钾血症,剂量减少时可恢复,其机制尚不清楚,可能与血清醛固酮减少或原发性肾小管缺陷有关。还包括随着环孢素浓度增高导致尿酸升高和低镁血症,并且可引发糖尿症和高血糖(可能是胰岛素分泌受抑制和葡萄糖不耐受所致)。
- 神经系统——震颤、抽搐、感觉异常、躁狂症和抑郁症。
- 心血管——高血压和高脂血症。
- 血液系统——ABO自身免疫性溶血性贫血(O型肾脏供给A或B型受体,在肝移植中更常见)。
- 抗病毒——环孢素可以通过与环孢素结合蛋白A结合而起到抗HIV和抗HCV作用。环孢素结合蛋白A参与HIV-1和HCV环孢素结合蛋白B的成熟和复制。

他克莫司

他克莫司在肝肾移植中有着优越的临床效果。该药于1984年从链霉菌属(一种土壤有机物)中分离出来,1990年作为肝移植的主要免疫抑制剂在匹兹堡大学医学中心(University of Pittsburgh Medical Center,UPMC)进行了初期临床试验。

作用机制

他克莫司与一种细胞内蛋白FK BP-12结合,他克莫司复合物(FK BP-12、钙、钙调蛋白和钙调磷酸酶)抑制钙调磷酸酶活性。该复合物阻止活化的T细胞核因子的去磷酸化和移位,后者启动形成IL-2的基因转录。他克莫司的药效是环孢素的10~100倍。它还通过抑制NO合成酶的激活和细胞凋亡,增强类固醇在细胞凋亡中的作用。

他克莫司由 CYP3A4 同工酶代谢。钙通道阻滞剂、咪唑类抗真菌药、大环内酯类抗生素和促胃肠动力药可增加他克莫司的浓度。抗惊厥药和利福平及其他药物可降低其浓度。

副作用

其副作用与环孢素非常相似。因为其急慢性肾毒性,禁止同时使用两种钙调磷酸酶抑制剂。肾毒性与剂量相关,且随剂量减少而好转。

其他副作用包括:

- 与以环孢素为基础的方案相比,高脂血症的情况相对较轻。
- 钙调磷酸酶抑制剂导致的高血压也很常见。
- Meta 分析报告他克莫司和环孢霉素出现移植后糖尿病的发生率分别为 9.8% 和 2.7%。
- 脱发。
- 震颤。
- 头痛。
- 失眠。
- 呕吐。
- 腹泻。
- 低镁(发生率超过环孢素)。

霉酚酸酯

MMF 是来自短密青霉和相关真菌的发酵产物。它的主要作用是抑制核酸合成。

作用机制

霉酚酸(mycophenolate acid,MPA)对次黄嘌呤核苷酸脱氢酶(inosine 5'-monophosphate dehydrogenase,IMDPH)具有快速可逆的非竞争性抑制作用,IMDPH 是鸟嘌呤从头合成的限速酶。MPA 在细胞增殖的 G1/S 期抑制合成新的 DNA,GTP 水平降低至未激活 T 细胞的 10%。

副作用

在初期临床试验中,MMF 没有钙调磷酸酶抑制剂的肾毒性、神经毒性和肝毒性,仅具有轻微的骨髓抑制和消化道副作用。

消化道副作用可能包括腹泻、消化不良伴恶心、呕吐、腹痛和反流。腹泻是最常见的症状,结肠活检显示出肠腺上皮细胞凋亡。MMF 引起的腹泻可降低环孢素浓度,但显著增加他克莫司浓度。

MMF 引起的骨髓抑制需与移植器官功能不良、缺铁和病毒感染相鉴别。骨髓抑制常表现为白细胞减少,可能与中性粒细胞形态明显异常有关。还与口腔炎有关。

与硫唑嘌呤相比,MMF 导致 CMV 感染、疱疹、带状疱疹和 BK 病毒感染等的发病率和严重程度增加。与环孢素联用时,HCV 感染风险显著增加。一项大型前瞻性观察性队列研究未显示,与其他免疫抑制剂相比,MMF 相关的淋巴瘤或恶性肿瘤风险增加。然而,MMF 不像西罗莫司那样能减缓肿瘤细胞分裂,如患者罹患肿瘤时可将 MMF 换为西罗莫司。

患者出现咳嗽、呼吸困难和痰量增加表示可能有支气管扩张,将 MMF 更换为其他药物可缓解上述症状。

西罗莫司或雷帕霉素(mTOR 抑制剂)

该药通过抑制哺乳动物的雷帕霉素靶点(mTOR)进而抑制 T 细胞增殖。该药是从复活节岛(拉帕努伊岛)土壤中采集的吸水链霉菌的发酵产物,最初被分离用作抗真菌剂,后来发现其还可抑制肿瘤细胞生长和降低淋巴细胞增殖。

作用机制

西罗莫司进入细胞并与名为 FK506 结合蛋白的免疫亲和素蛋白家族之一结合。西罗莫司-FKBP12 与 mTOR 55 结合,mTOR 55 是一种丝氨酸-苏氨酸激酶,是结合其他蛋白质的支架,也是细胞周期调控信号通路的关键成分。最终结果是使细胞周期停滞在 G1 后期。西罗莫司对树突状细胞也具有直接抑制作用,通过与生长因子信号相互作用而导致其凋亡,并通过 CYP450 3A(CYP3A4 和 CYP3A5)系统进行代谢。

还有与其他免疫抑制药物的相互作用。环孢素和西罗莫司可互相提高彼此的浓度。联合用药可减少他克莫司的暴露量。抗生素和他汀类药物也可影响西罗莫司的浓度,还可增加 MMF 的暴露量。

副作用

西罗莫司的显著副作用是高脂血症。2/3 的患者会出现甘油三酯升高,其中 1/2 伴有高胆固醇血症。血脂与心血管疾病的发展和慢性排斥反应的发生有关。动物研究表明,将载脂蛋白 E 缺陷小鼠用胆固醇喂养,尽管其胆固醇水平高,但可延缓血管硬化的发生。

其他常见副作用包括:

- 以进行性呼吸困难、干咳、乏力、发热为特征的肺炎,并导致肺衰竭。
- 创面愈合不良,与肺移植中气管吻合口愈合不良有关。
- 血液系统副作用包括贫血、血小板减少和白细胞减少。
- 与环孢素联合使用可能会增加肝动脉血栓(hepatic artery thrombosis,HAT)的风险。
- 黏膜炎表现为牙龈或口腔黏膜溃疡。
- 皮疹主要是发生在手和手指上的炎症性痤疮样疹或皮炎样皮疹。
- 溶血性尿毒综合征[血栓性微血管病变(thrombotic microangiopathy,TMA)]。
- 眼睑和舌头的血管性水肿。
- 低钾血症。
- 低磷血症。

抗体

多克隆抗体

多克隆抗体包括兔源(抗胸腺球蛋白)和马源(抗胸腺细胞丙种球蛋白)的抗胸腺细胞球蛋白。自 20 世纪 60 年代以来,这些抗体一直被用于免疫抑制治疗,主要用于诱导和抢救治疗。没有单一的作用机制。

在 20 世纪 60—70 年代,多克隆抗体用于增强类固醇和硫唑嘌呤的作用,以降低 ACR 的发生率。通常 2~3 周的多克隆抗体疗程会延迟排斥反应的发生,并减少早期大剂量类固醇的使用。自从发现和使用环孢素以来,鉴于多克隆抗体增加感染和恶性肿瘤发生的风险,其使用已经减少。

多克隆抗体用于类固醇抵抗 ACR。使用环孢素或他克莫司时的大多数 ACR 对大剂量类固醇弹丸式推注有反应,可将多克隆抗体作为二线治疗。在抢救方案中,抗胸腺球蛋白比抗胸腺细胞丙种球蛋白好。

抗胸腺球蛋白需要通过中心静脉给药来避免血栓性静脉炎。通常剂量为每次 1.5 mg/kg,总共 7.5～10 mg/kg。每次注射时间为 4～6 h。急性副作用与短时间内细胞因子释放有关,包括发热和寒战。通常通过预先使用类固醇、退热剂和抗组胺药,有效预防副作用发生。多克隆抗体的长期副作用与巨细胞病毒(CMV)、单纯疱疹病毒(herpes simplex virus,HSV)、EB 病毒(EBV)感染和水痘等病毒性疾病的再激活及发展有关。

发生白细胞减少和血小板减少时可调整胸腺球蛋白的剂量。发热、荨麻疹、皮疹和头痛也很常见,与 TNF-γ、IL-1 和 IL-6 的释放有关。少见的副作用有肺水肿和严重的高血压或低血压可导致死亡。

单克隆抗体

单克隆抗体(monoclonal antibodies,mAb)与多克隆抗体的不同之处在于,所有抗体都来源于单一基因模板,并且成分是相同的。最常用的 mAb 是鼠单抗(OKT3),一种小鼠抗 CD3 药物。OKT3 是一种可与人 CD3(在所有 T 细胞上表达)的 ε 成分结合的 IgG2a 鼠抗体。一旦结合,抗体介导补体依赖性细胞裂解和 ADCC,从而迅速从循环中清除 T 细胞。

在没有维持免疫抑制的情况下,OKT3 不能预防实际输注以外的 ACR。通过延迟钙调磷酸酶抑制剂的使用和避免肾毒性,在致敏患者和移植物功能延迟恢复(delayed graft function,DGF)中发挥重要作用。其主要用途是经活检证实的类固醇抵抗的 ACR,在 80% 的患者中排斥反应可逆转。

OKT3 的副作用包括发热、恶心/呕吐、严重全身不适,类似于严重的流感样症状。它可增加血管通透性并可能导致肺水肿。偶尔会引起无菌性脑膜炎,并报告有 3 例同种异体移植血栓形成。它也可以增加移植后淋巴增殖性疾病(post-transplant lymphoproliferative disorder,PTLD)的发生率,特别是阴性受者接受阳性供者时。

常用剂量为 5～10 mg/次,术前加用类固醇、对乙酰氨基酚和苯海拉明。须缓慢给药,观察有无肺水肿迹象。疗程为 10～14 d,总共 70 mg。

白细胞介素-2 受体(CD25)特异性单克隆抗体

IL-2 受体具有三条链——α、β 和 γ 链。β 链通过激活诱导产生,β 链(或 CD25)的存在表明 T 细胞曾被激活。CD25 被用于抑制活化的细胞和休眠细胞。

市面上有两种 CD25 分子。达珠单抗(人源化抗 CD25 IgG1,Zenapax)和巴利昔单抗(嵌合小鼠-人抗 CD25 IgG1,Simulect),两者均可避免免疫清除,并在不产生中和抗体的情况下长期使用。这些制剂避免了与小鼠、兔或马源抗体相关的血清病。

阿仑单抗(人源化抗 CD52),Campath-1H

这是一种人源化的大鼠抗人 CD52 的 IgG1 衍生物。CD52 是一种非调制的糖基磷脂酰肌醇-锚定的膜蛋白,其功能未知,但在大多数 T 细胞、B 细胞和单核细胞中具有较高的密度。其主要用途是作为一种标示外诱导剂。在肾移植中通过在中枢和外周快速消耗表达 CD52 的淋巴细胞发挥作用。

CD52 还可延缓钙调磷酸酶抑制剂水平的启动,对 DGF 很有益,并已被证明与抗体介导的排斥反应(antibody-mediated rejection,AMR)或增加供体特异性抗体(donor specific antibody,DSA)的形成有关。需要进一步的研究来确定其在抢救治疗中的疗效。

坎帕斯一次给药 30 mg,可在 1 h 内几乎完全消除 CD3T 细胞,但二次淋巴细胞耗竭至少需要 48 h 和 2 次治疗剂量。与其他抗体一样,应在坎帕斯使用之前预先给药以预防细胞因子释放。坎帕斯还没有中和抗体。

利妥昔单抗(人源化抗 CD20)

　　CD20 是参与 B 细胞活化和成熟的表面糖蛋白,其天然配体尚不明确。已批准利妥昔单抗用于淋巴细胞癌和 CD20＋B 细胞淋巴瘤和 PTLD,还认为其可用于治疗抗体介导的排斥反应和排斥相关的血管炎,并且可在致敏患者中使用以减少抗体来促进移植。其作用机制主要是通过诱导细胞凋亡达到耗竭 B 淋巴细胞的目的。

　　利妥昔单抗仅用于血浆置换、IVIG 或两者兼用的供体特异性增敏的诱导。利妥昔单抗用于挽救性治疗目前尚在研究阶段。其最重要的适应证是治疗 PTLD。

(张颖颖　译)

选 读 文 献

[1] BRAUN F,LORF T,RINGE B.Update of current immunosuppressive drugs used in clinical organ transplantation[J].Transpl Int,1998,11:77-81.
[2] GUMMERT JF,IKONEN T,MORRIS RE.Newer immunosuppressive drugs:A review[J].J Am Soc Nephrol,1999,10:1366-1380.
[3] HALORAN PF.Immunosuppressive drugs for kidney transplantation[J].N Engl J Med,2004,351(26):2715-2729.
[4] MORRIS PJ,KNECHTLE SJ.Kidney transplantation principles and practice[M].6th ed.philadelphia,PA:Saunders,2008:220-332.
[5] SUSSMAN NL,VIERLING JM.Overview of immunosuppression in adult liver transplantation[J].UpToDate,2010.

第 9 章　腹部实体器官移植术后的感染并发症

Federico Palacio and M. Hong Nguyen

引言

实体器官移植(solid organ transplantation,SOT)因感染而变得复杂,对移植受者构成严重威胁。感染的风险、感染的表现和病原体的类型,根据移植器官的类型、使用的外科技术、免疫抑制方案和移植后感染的时间而有很大不同。一般来说,感染的风险取决于受者的免疫抑制状态、流行病学因素和预防性使用抗菌药物。近年来,整个移植实践发生了一些变化,改变了感染性并发症的流行病学。预防性使用广谱抗菌药物覆盖真菌、病毒和细菌,使以前常见感染的发生率下降,新出现的耐药病原体却越来越多见。本章讨论了腹部器官移植患者的免疫状况、移植后易感染的流行病学暴露、感染的时间和器官移植特异性感染(肾脏、肝脏、胰腺/胰肾联合、小肠和多器官移植)。

腹部器官移植受者的免疫状况

免疫抑制的净状态是一个术语,用于描述 SOT 受者感染发展过程中可能涉及的所有可能的危险因素。决定免疫抑制净状态的因素包括免疫抑制方案、器官移植类型及其相关技术并发症、抗菌药物预防、病毒感染[如巨细胞病毒(CMV)、EB 病毒(EBV)、丙型肝炎病毒(HCV)]、黏膜皮肤屏障完整性丧失、药物诱导的白细胞减少,以及基础疾病和合并症。移植时使用诱导治疗和随后的免疫抑制方案是决定受者免疫状态的最重要因素。表 2.9.1 总结了最常见的免疫抑制剂种类及其对感染的潜在影响。

表 2.9.1　免疫抑制剂及其相关感染风险

药物种类	药物	常见副作用/毒性	常见病原体及其相关疾病
钙调磷酸酶抑制剂	环孢素	肾毒性、HTN[1]、HLP[2]、多毛症、牙龈增生	多瘤病毒相关的 PML[3] 和 PVAN[4]、PTLD[5]、细胞内病原体、牙龈感染
	他克莫司	神经毒性、糖耐量异常、脱发、皮肤癌	
类固醇	泼尼松,长期服用	创面愈合不良	肺孢子虫、细菌、霉菌、活动期的乙型肝炎和丙型肝炎病毒
	泼尼松,弹丸式推注	不确定	CMV[6]、PVAN
抗代谢药物	硫唑嘌呤	白细胞减少、血小板减少、肝毒性、消化道副作用	乳头瘤病毒
	霉酚酸酯、霉酚酸钠	白细胞减少、腹泻	早期细菌感染、CMV、EBV[7] 和多瘤病毒引起的迟发性感染
多克隆抗体	抗胸腺细胞球蛋白(ATGAM[8])	白细胞减少、低血压、肌痛、腹痛	病毒(HSV[9]、VZV[10]、CMV、EBV 相关的 PTLD、BKVAN[11]);真菌(特别是用于治疗排异反应而非诱导),包括肺孢子虫;加速丙型肝炎病毒感染
	胸腺球蛋白		

续表

药物分类	药物	常见副作用/毒性	常见病原体及其相关疾病
单克隆抗体	莫罗莫那（OKT3）	白细胞减少、低血压、肌痛、腹痛	病毒（HSV、VZV、CMV、EBV、BKVAN），晚期真菌感染,增加丙型肝炎复制
	达利珠单抗	水肿、低血压、过敏反应	数据有限
	巴利昔单抗		
细胞周期抑制剂	西罗莫司	HLP、DVT[12]、淋巴囊肿、全血细胞减少、TTP[13]、HAT[14]、肝毒性、创面愈合不良	肺炎（与钙调磷酸酶抑制剂联合应用时更易感染）
	依维莫司		
单克隆抗淋巴细胞	阿仑单抗（贝拉西普、硼替佐米、依法利单抗、依库珠单抗）	持续性淋巴细胞减少	病毒（HSV、VZV、CMV、BKVAN、EBV 相关 PTLD）；真菌感染（特别是用于治疗排异反应），包括肺孢子虫。HBV 和 HCV 引起的并发症可能增加

注：①HNT,高血压；②HLP,高脂血症；③PML,进行性多灶性白质脑病；④PVAN,多瘤病毒相关性肾病；⑤PTLD,移植后淋巴增殖性疾病；⑥CMV,巨细胞病毒；⑦EBV,EB 病毒；⑧ATGAM,抗胸腺细胞球蛋白；⑨HSV,单纯疱疹病毒；⑩VZV,水痘带状疱疹病毒；⑪BKVAN,BK 病毒相关性肾病；⑫DVT,深静脉血栓；⑬TTP,血栓性血小板减少性紫癜；⑭HAT,肝动脉血栓。

流行病学暴露

流行病学暴露包括 4 类：供体来源的感染、受体来源的感染、社区获得性感染和医院获得性感染。

供体来源的感染

一般来说,所有可能的器官捐献者都要接受人类免疫缺陷病毒（HIV）-1 和 HIV‑2、乙型肝炎病毒（HBV）、丙型肝炎病毒（HCV）、巨细胞病毒、EBV、单纯疱疹病毒（HSV）和水痘带状疱疹病毒（varicella zoster virus,VZV）、梅毒和弓形虫的血清学检测。此外,核酸检测最近已被用于从高风险生活方式捐赠者的器官中筛查 HIV、HBV 和 HCV。器官获取和移植网络（Organ Procurement and Transplantation Network,OPTN）建议根据当地流行病学进行其他血清学检测,例如在高风险地区进行西尼罗河病毒（West Nile Virus,WNV）或在美国加利福尼亚州进行克鲁斯锥虫的检测。经过筛查,供体来源的感染极少发生。一旦发生,必然与高发病率和死亡率相关。迄今为止,由病毒、细菌、真菌和寄生虫引起的感染都与供体来源的感染有关（表 2.9.2）。医护人员都应该认识到,由于处于免疫抑制状态,移植受者感染的体征和症状可能不典型。当临床症状在移植后 4～6 周内出现,且不能用常见的移植后并发症（包括医院获得性感染）来解释时,应高度怀疑供体相关感染。当怀疑存在供体来源的感染时,医护人员应迅速与接受同一供体器官的其他移植中心的医生、器官捐献组织（Organ Procurement Organizations,OPOs）和卫生行政部门沟通,及时干预（如果存在）可能会挽救生命。

表 2.9.2 已报告的供体来源的感染和供体筛查的建议

分类	病原学	移植受体常见的临床症状	供体筛选标准
病毒	HTLV-1、HTLV-2	亚急性脊髓病、成人 T 细胞淋巴瘤/白血病、热带痉挛性截瘫	仅在高流行地区进行系统筛查*
	西尼罗河病毒（WNV）	发热、神经系统症状、脑炎	• 如果供者来自疫病流行区,或有无菌性脑膜炎或脑膜脑炎,则进行 NAT① 筛查 • 如果居住在人类 WNV 流行地区的供者有不明原因的脑膜脑炎或脊髓炎症状,需推迟器官捐献

续表

分类	病原学	移植受体常见的临床症状	供体筛选标准
病毒	狂犬病毒	导致昏迷和死亡的进行性神经系统疾病;脑炎	• 如果供者有动物咬伤或暴露于蝙蝠的病史,有不明原因的精神或神经症状,无菌性脑膜炎或脑膜脑炎,用血清学方法筛查(补体结合试验,酶联免疫吸附测定法);PCR②;皮肤活检,唾液试验,脑组织活检 • 如果供者有狂犬病感染风险且不能行上述检查时,则应推迟器官移植
	淋巴细胞性脉络丛脑膜炎	无菌性脑膜炎、脑炎、不明原因发热、肝炎或多器官衰竭	如果供者有无菌性脑膜炎或脑膜脑炎,则用PCR进行筛查
真菌	粗球孢子菌	迅速致死的播散性球孢子菌病	若供者来自流行区,应进行血清学筛查(补体结合试验和免疫扩散试验)
	荚膜组织胞浆菌	播散性组织胞浆菌病	如果供者来自流行区,或影像学提示组织胞浆菌病活动期或陈旧性病灶,应进行血清学筛查
	新型隐球菌	隐球菌血症、肺炎、脑炎	没有明确的建议,但有不明原因神经系统症状的患者应考虑新隐球菌感染
寄生虫	弓形虫(腹部移植罕见)	眼部感染、中枢神经系统感染、播散性弓形虫病	评估供者和受者弓形虫血清学;考虑对D+/R-和R+患者进行预防
	疟原虫属	血小板减少、神经系统症状,昏迷	如果供者在过去3年内去过流行区,在接受器官之前用厚的和薄的血细胞涂片或PCR进行筛查
	克鲁斯锥虫	无症状性寄生虫血症,急性感染伴发热、肝脾肿大、南美锥虫病性心肌炎	如果供者来源于流行区,则用血清学或PCR筛查
	粪类圆线虫	皮疹,消化道症状,过度感染综合征	如果供者在过去3年内去过流行区,可用血清学筛查
其他	结核分枝杆菌	肺内、肺外的播散性肺结核	• 活动性肺结核供者的器官需延期移植 • 活体供者应进行结核菌素皮肤试验或定量结核菌素检查;结果为阳性者应在器官捐献前接受抗结核治疗 • 供者结核菌素皮肤试验或定量结核菌素"金标准"试验显示(+),受者应接受INH③预防

注:＊目前还没有针对HILV-1/HILV-2的酶联免疫吸附测定法。根据美国献血者中HTLV-1/HTLV2的发病率极低(＜0.05％),OPTN/UNOS董事会于2009年投票决定不再要求对已故供者进行前瞻性筛查。

①NAT,核酸试验;②PCR,聚合酶链反应;③INH,异烟肼。

受体来源的感染

一般来说,移植前应详细了解受者的既往史、传染病、疫苗接种、远距离和近期旅行史及冶游史,以确定移植后感染的潜在危险因素。此外,仅对接受高危供体的受者进行血清学筛查。供者和受者的筛查结果应匹配(特别是针对巨细胞病毒、EBV和弓形虫),以确定移植后抗感染预防的风险分层。移植后的感染通常与移植前的定植或感染有关。如果可能的话,移植前需要根治移植受者的活动性感染,因为免疫抑制会加重潜在或活动性的感染。

社区获得性感染

与普通人群相似,移植受者一旦进入社区,就有面临社区获得性感染的风险。与普通人群相比,器官移植患者的感染更常见,并且感染更严重,死亡率更高。例如,移植受者患侵袭性肺炎球菌感染的风险是普通人群的12.8倍。此外,2009年器官移植患者感染甲型 H1N1 流感病毒的发病率和死亡率比普通人群更高,其中71%的患者需要住院治疗,16%的患者需要入住 ICU,死亡率为4%。这些社区获得性感染虽然发生在移植后,但也使患者易发生排斥反应。常见的社区获得性细菌病原体包括肺炎链球菌、军团菌、肺炎支原体、单核细胞增生李斯特菌和沙门氏菌。常见的病毒病原体包括流感病毒、副流感病毒、呼吸道合胞病毒、腺病毒和人嗜肺病毒。还有一些地方性真菌如球孢子菌、荚膜组织胞浆菌、皮炎芽生(霉)菌,或环境真菌,如新型隐球菌和曲霉菌属,即使患者生活在社区,也可能引起感染。

医院获得性感染

移植受者因移植后长时间机械通气和/或住院、出现手术并发症及处于免疫抑制状态而面临院内感染的高风险。他们还面临定植和感染多重耐药(multi-drug resistant,MDR)病原体的风险。最近的报道表明,影响器官移植受者的耐药菌增加,其中包括耐万古霉素肠球菌(VRE)、耐多药或泛耐药革兰阴性杆菌和艰难梭菌。这些耐药菌的流行病学概述如下。

艰难梭菌感染

器官移植患者艰难梭菌感染(clostridium difficile infection,CDI)的发生率高于非移植群体(1%~2%),并且因移植器官而异:肾脏和心脏移植的发生率最低(1%~16%),而肠道(9%)、肝脏(3%~7%)和肺(7%~31%)的发生率最高。尽管迟发感染也是一个问题,但 CDI 在移植后的前3个月最为突出。高达13%的器官移植患者的 CDI 发展为暴发性结肠炎,但是 CDI 的总死亡率并不比非移植患者高。普通人群 CDI 的典型危险因素也适用于器官移植患者。此外,免疫抑制,通常与肺移植、心脏移植和肝移植相关的低-γ-球蛋白血症,以及胃酸抑制剂如质子泵抑制剂和 H_2 受体拮抗剂的常规使用也使器官移植患者易发生 CDI。预防器官移植患者 CDI 的最佳手段是限制广谱抗生素的使用,避免使用 H_2 受体拮抗剂或质子泵抑制剂,以及严格的手卫生以防止院内传播。目前尚未有针对 CDI 的有效抗菌预防措施,也不推荐使用益生菌,因为缺乏器官移植患者的有效性和安全性数据。

肠球菌感染

肠球菌是腹部移植后常见的病原体,可引起血流、腹腔、泌尿系统和创面感染。器官移植患者感染 VRE 的情况与全球普遍趋势一致。肝脏和肾脏受者中 VRE 定植和感染的患病率分别为3%~55%和4%~11%。对肝移植患者的纵向研究表明,移植前 VRE 定植的患者中有32%在移植后发展为 VRE 感染。此外,18%的肝移植患者在移植后出现 VRE 定植,这些患者的情况比移植前 VRE 定植的患者相似。总的来说,移植患者的 VRE 感染与持续和反复感染、使用更多医院资源和更高的死亡率有关。

多重耐药革兰阴性杆菌感染

过去的十年里,器官移植患者的 MDR 革兰阴性杆菌定植和感染呈上升趋势。这些细菌包括产超广谱β-内酰胺酶(ESBL)的肠杆菌、产碳青霉烯酶(klebsiella pneumoniae carbapenemase,KPC)的肺炎克雷伯杆菌,以及泛耐药或全耐药的鲍曼不动杆菌。例如,1998年的监测数据显示,分别有22%和54%的肝脏和肠道移植受者存在产 ESBL 的克雷伯杆菌定植。已有关于 AmpC β-内酰胺酶和产生 ESBL 的革兰阴性杆菌及 KPC 引起感染的报道,尤其是在肾移植、胰肾联合移植(simultaneous pancreas-kidney transplant,SPK)和肝移植受者中。此外,还发现由这些耐药细菌引起零星的院内爆发。泛耐药鲍曼不动杆菌也是器官移植受者的重要病原体,但这种病原体主要影响肺和心肺移植患者。由于缺乏有效的治疗手段,耐药革兰阴性杆菌引起的感染具有很高的发病率和死亡率。此外,已有报道称,治疗泛耐药和全耐药革兰阴性杆菌感染最常用的两种药物替加环素和黏菌素已出现治疗失败和/或耐药性的情况。

移植后感染的时间

实体器官移植后,发生特异性感染的时间线通常分为 3 个阶段:移植后早期(0~1 个月)、移植后中期(1~6 个月)和移植后晚期(>6 个月)。一般来说,在早期,最常见的感染与手术或院内感染相关。在中期,感染由潜伏微生物和机会致病菌重新激活引起。在晚期,包括细菌、病毒和真菌在内的社区获得性病原体占主导地位。使用这条时间线可以帮助医生在评估移植后患者时进行鉴别诊断,以及选择抗菌预防方案。然而,在这些时间线之外的感染仍然是可能发生的,特别是在需要更长时间或更强的免疫抑制方案的慢性排斥患者中。只要免疫抑制仍然显著,不管移植后时间长短,患者仍易发生机会性感染。因此,每次制定强化免疫抑制方案时,都应该重新设定时间表。表 2.9.3 总结了常见的机会性病原体及其感染时间表、临床表现,以及推荐的预防和干预措施。

移植后早期(0~1 个月)

在移植后的第 1 个月,感染与任何外科手术患者中观察到的感染相似,由于存在免疫抑制,感染可能会更加频繁和严重。在这个阶段,免疫抑制的净状态还没有发展到出现机会性感染的程度。移植器官和外科技术在很大程度上决定了感染的范围(请参考下面器官移植-特异性感染部分)。在该阶段,最常见的是手术相关感染,但也可能发生其他院内感染,如医院获得性或呼吸机相关肺炎、导管相关血流感染(catheter related blood stream infection,CRBSI)、抗生素相关腹泻和导管相关尿路感染。最后,上述供体来源的感染和受体来源的感染也是早期感染的原因。

细菌

在此期间引起感染的主要细菌是在医院内的院内获得性细菌,如金黄色葡萄球菌、各种革兰阴性杆菌、艰难梭菌和军团菌,以及源自手术切口或吻合部位的内源性细菌,如肠球菌属、革兰阴性肠杆菌和念珠菌属。

真菌

腹部脏器移植术后 1 个月内真菌感染主要由念珠菌引起,受手术因素影响较大。除了侵袭性念珠菌病的常见危险因素,如广谱抗生素、中心静脉导管和需要透析的急性肾衰竭,还有以下因素:首次移植失败、手术再探查和念珠菌定植。此外,特定的外科手术也容易导致侵袭性念珠菌病,例如肝移植中的胆肠吻合术和胰腺移植(pancreatic transplant,PTx)中的肠内引流。对于有这些危险因素的患者,应该考虑使用抗念珠菌药物进行预防。

既往侵袭性曲霉病发生在移植后的早期,但最近的研究表明,也可在中期发生。外科技术的进步,对迟发性 CMV 感染起到有效预防的作用,由复发 HCV 感染引起的移植物功能障碍或失败,被认为是迟发感染的因素。对于肝移植受者来说,侵袭性曲霉菌病的危险因素包括再次移植和需要透析的肾衰竭,分别使风险增加 30 倍和 15~25 倍。其他危险因素,如具有移植指征的暴发性肝衰竭,以及移植后第 1 个月内的腹腔或胸腔再探查,也使患者易患侵袭性曲霉病。侵袭性曲霉病的发病率和死亡率很高,尤其是在肝移植后早期,对于有这些危险因素的患者,应考虑使用对霉菌有效的抗真菌药物进行预防。

由念珠菌以外的真菌引起的感染,如新型隐球菌,以及由皮炎芽生菌、荚膜组织胞浆菌和球孢子菌引起的地方性真菌感染在此期很少见,但已有报道。

表 2.9.3　器官移植后感染时间表

分类		早期(<1 个月)	中期(1~6 个月)		晚期(>6 个月)
病原体	细菌	院内感染菌,包括 MRSA、VRE、MDR 革兰阴性菌、艰难梭菌	诺卡氏菌属、李斯特菌、院内感染菌、结核分枝杆菌		社区获得性细菌、诺卡菌
	真菌	念珠菌属(主要)、曲霉菌(少见)	• PCP(如果没有接受预防) • 曲霉菌 • 地方性真菌		霉菌、新型隐球菌、地方性真菌
	病毒	受体来源:HSV、HBV、HCV	• 巨细胞病毒、HSV、VZV(如果没有接受预防) • EBV、HHV-6、HHV-7 • BK 多瘤病毒 • HBV、HCV • 腺病毒、流感病毒		• 迟发性 CMV(特别是 D+/R−不匹配患者) • HSV、VZV • EBV 相关的 PTLD • HBV、HCV • 社区获得性呼吸道病毒 • JC 多瘤病毒
	寄生虫	克鲁斯锥虫	粪类圆线虫、弓形虫、利什曼原虫、克鲁斯锥虫		
感染类型	感染类型	院内切口感染、肺炎、导管相关性菌血症、尿路感染、艰难梭菌感染	机会性感染 院内感染: • (早期发病) • 呼吸道病毒	机会性感染 社区获得性: • 肺炎 • 尿路感染	社区获得性肺炎或泌尿系统机会性感染(如果受者处于高水平的免疫抑制状态)
	供体来源感染	• 移植物相关病毒感染(LCMV、WNV、狂犬病、HIV) • 移植相关寄生虫感染(克鲁斯锥虫)	结核分枝杆菌、地方性真菌粪类圆线虫、弓形虫、利什曼原虫、克鲁斯锥虫		• CMV、EBV、HBV、HCV
	受体来源感染	• 细菌(MRSA、VRE、革兰阴性杆菌) • 真菌(念珠菌属、曲霉菌)	结核分枝杆菌地方性真菌		• CMV、HSV、VZV、HBV、HCV
	病原体来源	• 院内感染 • 受体(内源性、定植菌、再激活) • 供体	受体(再激活,定植) 供体来源 医院内 社区		
易感因素	危险因素	医院感染 外科手术相关感染 吻合口并发症 再灌注损伤	强化免疫抑制治疗 院内感染(如果患者仍住院) 外科手术相关感染 吻合口并发症		免疫抑制治疗 社区感染

病毒

病毒病原体在此时期很少致病。如果发生,病原体要么是 HSV,要么是来源于供体移植物的病毒〔如淋巴细胞脉络丛脑膜炎病毒(lymphocytic choriomeningitis virus,LCMV)、WNV、狂犬病、HIV〕。自从移植后广泛使用抗病毒预防措施以来,HSV 感染的发生率已经显著下降。

寄生虫

寄生虫病原体在此期也很少致病,但已有克鲁斯锥虫、粪类圆线虫、疟原虫、巴拉姆希阿米巴或弓形虫引起的供体来源的感染(表 2.9.2)。

移植后中期(1～6 个月)

在此期间,移植受者达到免疫抑制的最高净状态,因此容易发生机会性感染。然而,围手术期遗留的并发症,以及供体和受体来源的感染仍可持续存在。如果移植受者继续住院,医院内感染也是一个问题。总的来说,地域和流行病学因素、免疫抑制方案和各个机构的抗菌预防措施都会影响在此期间观察到的机会性感染的发生率和类型。

病毒

如果没有进行抗病毒预防,这一时期最常见的发热原因要么是病毒感染,要么是同种异体移植排斥反应。随着预防措施的应用,疱疹病毒感染已经不常见了,但是在没有普遍进行抗病毒预防的中心,疱疹病毒感染仍然是一个主要问题。其他病毒,包括 BK 多瘤病毒(请参考下文的"肾移植后特异性感染"部分)、HBV 和 HCV,可以被重新激活。

大约 19％的器官移植受者发生 CMV 感染。CMV 感染最重要的危险因素是移植前接受来自 CMV 血清阳性的供体器官给 CMV 血清阴性的受者(CMV D＋/R－)。其他危险因素包括需要增强免疫抑制的移植排斥反应,由人类疱疹病毒-6 和人类疱疹病毒-7(HHV-6 和 HHV-7)引起的病毒感染,以及抗淋巴细胞抗体的使用。肺移植、肠移植和胰肾联合移植比肝移植、心脏移植和肾移植感染 CMV 的风险更高。在器官移植中,肾移植中的 CMV 感染率分别为 6％和 45％;肝移植中分别为 18％和 44％;肠移植中分别为 62％和 62％。

尽管抗病毒预防和治疗取得了进展,但 CMV 引起的感染仍然是器官移植人群的一个主要问题。CMV 对器官既有直接致病作用,又有间接作用,威胁同种异体移植物功能,使患者易受感染,并使死亡率增加。CMV 感染包括广泛的临床表现,从无症状的 CMV 血症和 CMV 综合征(CMV 血症背景下的发热性疾病)到器官侵袭性 CMV 疾病。在器官移植患者中,最常见的受累器官是移植的同种异体器官——肺移植患者的肺炎、肝移植患者的肝炎、胰腺移植患者的胰腺炎、肠移植患者的结肠炎和肾移植患者的肾炎。CMV 的间接影响是通过调节免疫系统,导致细菌、病毒(EBV、HHV-6、HHV-7 和 HCV)和真菌,以及淋巴增生性疾病感染的风险增加。活跃的 CMV 复制与急性和慢性同种异体移植物排斥反应有关,如心脏移植的加速血管病变和肺移植中的闭塞性细支气管炎综合征,以及同种异体移植物功能障碍,如肝移植后的胆管消失综合征,肾移植后的肾小管间质纤维化和肾小球病变。

鉴于 CMV 的负面影响,在器官移植中预防 CMV 感染已成为研究的热点。一般有两种方法:普遍预防和抢先治疗。表 2.9.4 总结了这些方法的优缺点。抢先治疗的持续时间约为 3 个月,而普遍预防的持续时间尚不清楚。一般来说,对于移植前 CMV 血清阳性的受者,建议肾脏、肝脏和胰腺的预防性治疗时间为 3 个月,肠道移植为 6 个月。D＋/R－的预防时间至少为 6 个月。迄今为止,预防的方法取决于器官移植和机构。现有的数据支持在高危移植患者中使用普遍预防而不是抢先治疗。除药物成本和毒性之外,这种方法的主要局限性是迟发性巨细胞病毒感染的进展,尤其是在 CMV D＋/R－患者中。现在已经很清楚,在一部分患者中,抗病毒预防治疗并不能消除,而只能延缓 CMV 感染。一般来说,29％～37％的患者在停药后 3 个月内发生迟发性 CMV。迟发性 CMV 的危险因素是 CMV D＋/R－,同种异体移植物排斥反应和较强的免疫抑制。迟发性 CMV 感染与移植 1 年后的总死亡率增加独立相关。

表 2.9.4　器官移植后 CMV 感染的普遍预防和抢先治疗的利弊

分类	普遍预防	抢先治疗
定义	对所有有 CMV 感染风险的患者实施抗病毒治疗	仅在有 CMV 复制证据时才进行抗病毒治疗
特点	实施简便	取决于治疗时机和医生的能力水平,CMV 检测方法不标准
成本	药品成本	实验室监测成本
效果	预防 CMV 感染	预防 CMV 感染
毒性	潜在的更高的骨髓毒性	潜在的更低的药物毒性
迟发性疾病	潜在问题	发生率比预防治疗低
间接效应	移植物失功能率较低 较少机会感染 移植物存活率更高	

Adapted from: Humar A, Snydman D. Cytomegalovirus in solid organ transplant recipients[J]. Am J Transplant, 2009, 12 (9 Suppl 4): S78-86.

　　EB 病毒(EBV)感染近 90% 的成年患者,通过口腔分泌物传播,并在休眠记忆 B 细胞中建立潜伏期。EBV 特异性细胞毒性 T 细胞在慢性免疫抑制下被抑制,这反过来促进了由 EBV 驱动的 B 细胞不受控制的增殖和肿瘤形成。大约 15% 的器官移植受者会发生与 EBV 相关的移植后淋巴增殖性疾病 (PTLD)。移植后 1 年内发生的 PTLD 病例中,80% 来自 B 细胞。与 EBV 相关的 PTLD 病最重要的风险因素是 EBV 血清阴性受体接受来自 EBV 血清阳性供体器官的 EBV 错配状态。其他危险因素包括器官移植和免疫抑制的类型和强度。PTLD 在肠移植(31%)、肺移植(3.8%~11.7%)和肝移植(6.8%~13.1%)患者中的发病率较高,肾移植患者的发病率较低(1.2%~9%)。很广泛感染和慢性 HCV 感染也易使器官移植患者发生 PTLD。EBV 的临床表现,从伴有发热和体重减轻的良性多克隆 B 细胞单核细胞增多症到恶性单克隆淋巴瘤。大多数患者发展为淋巴结外实体瘤,但 PTLD 也累及同种异体移植物。成人 PTLD 患者的死亡率接近 50%。目前没有普遍接受的预防策略。由于高 EBV 载量通常早于 PTLD,一些机构对高危患者进行抢先治疗,但是到目前为止,还没有足够的数据来建议最佳方法。PTLD 的治疗仍然是一个挑战,减少免疫抑制是关键,因为这可能导致多达 50% 的患者 PTLD 逆转。辅助治疗包括手术切除肿瘤并进行或不进行局部照射,用利妥昔单抗进行单克隆 B 细胞抗体治疗,以及细胞毒性化疗。

真菌

　　在这段免疫抑制的高峰期,器官移植受者感染真菌霉菌的风险很高,尤其是烟曲霉。侵袭性曲霉菌病的发病率在 1%~15%,发病率取决于移植器官的类型。发病率较高的是肠移植(0~10%)和肝移植 (1%~8%)患者,肾移植患者的发病率最低(0~4%)。在移植相关感染监测网络(Transplant-Associated Infection Surveillance Network, TRANSNET)的一项前瞻性研究中,侵袭性曲霉菌病的累积发病率为 0.7%,而隐球菌病、曲霉菌病和接合菌病以外的霉菌感染,以及地方性真菌感染的累积发病率仅为 0.2%。这项研究有一个值得注意的发现是,各部位之间真菌感染的发生率存在差异,这可能是由移植受者的复杂性和敏感性、手术技术、抗真菌预防和经验性治疗策略、免疫抑制方案和诊断方法的差异造成的。

　　既往未行常规预防时,5%~15% 的器官移植受者患有由肺孢子虫引起的肺孢子虫肺炎 (pneumocystis pneumonia, PCP)。甲氧苄啶-磺胺甲噁唑在预防感染方面非常有效,建议移植后至少使用 6~12 个月。

地方性真菌病包括荚膜组织胞浆菌、球孢子菌和不太常见的皮炎芽生菌在此期间可能会被重新激活，但感染大多出现在移植后第 6 个月。

表 2.9.5 总结了器官移植后常见机会性感染的临床特征，以及目前对预防的建议。

表 2.9.5　常见机会性感染的特点及其预防建议

分类		未进行预防的感染率*和移植后感染的发生时间	危险因素	常见临床表现	预防建议
病毒	CMV	D−/R−：<5% R+：6%～18% D+/R−：44% 1～6 个月（接受抗病毒预防的患者发生 CMV 感染会延迟）	免疫抑制，急性排斥反应，高龄，移植肾功能不良。小肠移植和胰腺移植在腹部器官移植中 CMV 感染风险最高	• 无症状的 CMV 血症 • CMV 综合征 • CMV 病	普遍预防或抢先治疗还可以预防 HSV 和 VZV 感染
	HSV	40%～50% 至 75% 再激活发生在最初的 6 个月内（尤其在 3 周内），原发性感染会发生在任何时候	淋巴细胞抗体诱导，霉酚酸酯	• 口腔或生殖器黏膜皮肤损害 • 器官疾病：肝炎、肺炎、播散性内脏疾病	移植后预防治疗 1 个月；CMV 预防期间不需要额外预防 HSV
	VZV	1%～12% 再激活发生在移植后4～23 个月 原发性感染会在任何时候发生	没有明确的危险因素。移植受者高龄，高强度免疫抑制，霉酚酸酯	• 皮肤疱疹 • 播散性内脏疾病	移植后进行超过 1 个月感染预防 在有效 CMV 预防期间不需要额外预防 HSV
	EBV	原发性 EBV 感染：6 周 EBV 感染再激活：2～3 个月，移植后第 1 年发生率最高	• 早期 PTLD（<12 个月）：原发性 EBV 感染、低龄、器官移植类型、CMV 失配或疾病、抗体诱导 • 晚期 PTLD（>12 个月）免疫抑制、器官移植类型、高龄	• 传染性单核细胞增多症 • 肝炎、肺炎、消化道症状和血液系统疾病 • 移植后淋巴增殖性疾病（PTLD）	预防作用尚不清楚 抢先治疗 低强度免疫抑制
结核分枝杆菌	结核分枝杆菌	1%～6%（发达国家），15%（流行地区） 中位数：9 个月（2/3 的患者感染再激活发生在 1 年内）	结核菌素皮肤试验阳性，去过结核病流行地区，接受 T 细胞耗竭性抗体，老年人	• 肺结核 • 肺外结核病 • 播散性肺结核	潜伏期肺结核的治疗建议： 1.结核菌素皮肤试验（+）或结核分枝杆菌特异性细胞免疫反应检测（+）； 2.影像学确诊陈旧性肺结核； 3.接受结核菌素试验（+）的供者； 4.与活动性肺结核患者密切接触的病史
双相真菌	荚膜组织胞浆菌	0.4%～2% 中位数：17 个月 2 个月至 7 年		肺部、肝和脾肿大（25%～60%），CNS 受累（10%） 感染性休克、皮肤、黏膜、肾上腺、骨、胰腺炎、心包炎、肾盂肾炎、骨髓受累播散（75%）	不建议移植前进行血清学筛查，因为感染可能性低 对于在移植前 2 年内有活动性组织胞浆菌病的患者，可考虑进行二级预防

续表

分类		未进行预防的感染率*和移植后感染的发生时间	危险因素	常见临床表现	预防建议
双相真菌	球孢子菌病	3%~9% 50%<3个月 70%<1年	急性排斥反应 球孢子菌病病史或移植前血清学检查(＋)	肺部、角膜、骨关节、中枢神经系统播散(75%)	旅行史对有球孢子菌病或血清学检查(＋)的供者或受者进行初级抗真菌预防
双相真菌	皮炎芽生菌	0.14% 12 d至250个月 55%>2年	由于病例数少,没有明确定义	• 肺部67%合并急性呼吸窘迫综合征 • 肺外部位:皮肤、软组织、真菌血症 • 播散性(48%)	血清学试验尚不完善;不建议采取初级或二级预防措施
其他真菌	曲霉属	1%~15% <1~6个月	再次肾移植,肾衰竭需要透析	肺、肺外、中枢神经系统播散性曲霉菌病	对于再次移植或再次手术、需要透析的肾衰竭、因暴发性肝衰竭而进行移植的患者,可考虑进行针对性预防
其他真菌	新型隐球菌	0.3%~5% >6个月	诱导性抗淋巴细胞抗体治疗排斥反应	中枢神经系统,肺部,真菌血症,播散症状	没有明确的预防措施
其他真菌	肺孢子虫	2%至10%~15% 1~6个月	抗体诱导,钙调磷酸酶抑制剂 长期使用类固醇,CMV病	肺炎(间质性肺炎更常见)	普遍预防 >6~12个月 还可预防大多数由弓形虫和李斯特菌引起的感染 单核细胞增多症

注:* 机会性感染发生率随器官移植类型和免疫抑制方案的不同而不同。

在腹部移植患者中,推荐对小肠移植、既往 PCP 感染或慢性 CMV 病的患者终身预防 PCP。对接受强化免疫抑制治疗的患者也推荐终身预防。

寄生虫

在此期间,弓形虫病通常使用甲氧苄啶-磺胺甲噁唑来预防。潜伏的寄生虫可被重新激活引发感染,如美洲锥虫病和类圆线虫病。消化道寄生虫(如隐孢子虫和小孢子虫)可能会在此期间引起腹泻。

移植后晚期(>6 个月)

移植 6 个月后,大多数患者都生活在社区,接受基础水平的免疫抑制,因此发生机会性感染的风险很低。然而,与普通人群类似,这些患者会发生细菌、病毒和真菌引起的社区获得性感染(见上文"社区获得性感染")。预防抗病毒治疗停止后,先前被抑制的潜伏病毒(如 VZV 和 CMV)可能被重新激活。其他病毒感染(如 HBV、HCV 和 EBV)也可能出现。

由结核分枝杆菌、地方性真菌病和曲霉菌病引起的感染在这一时期达到高峰。根据疾病的流行情况,器官移植后结核病的发病率从 0.35% 到 15% 不等。也有其他不太常见的真菌,如接合菌属、镰刀菌属、赛多孢菌属、丝孢菌属和暗色霉菌属(外瓶霉属、链格孢属、指状霉属、枝孢霉属、弯孢霉属等)引起的感染。这些真菌感染的大多数患者都有独立的危险因素,如中性粒细胞减少、糖尿病控制不良、营养不良、肾衰竭和免疫抑制增强。虽然很罕见,但也有报道移植 6 个月后诊断出的供体来源的荚膜组织胞浆菌感染。0.3%~5% 的腹部器官移植患者通常在移植后 6 个月出现隐球菌病。值得注意的是,肝移植(<12 个月)受者比接受其他器官(16~21 个月)的受者发生隐球菌病的时间相对较早,使用抗淋巴细胞

抗体诱导和治疗排斥反应是危险因素。53%～72%的隐球菌病患者可播散至中枢神经系统或肺外器官,肝移植受者的播散风险最高。

慢性排斥反应、需要反复进行强化免疫抑制治疗或基础免疫抑制水平较高的患者发生机会性耶氏肺孢子菌感染和更严重的社区病原体感染的风险更高。对这些患者进行更长时间的 PCP 预防是有必要的。

器官移植特异性感染

除所有器官移植中常见的感染外,每种类型的器官移植都有一系列技术和医学问题,这些问题容易导致一系列独特的感染并发症。下面将讨论这些器官的特异性感染。

肾移植后特异性感染

尿路感染(UTI)是肾移植受者中最常见的细菌感染,高达 86%的患者会发生尿路感染。UTI 多发生在移植后的前 3 个月内。UTI 的危险因素包括留置尿管、女性、高龄、糖尿病、多囊肾病(multicystic dysplasic kidney,MCDK)、免疫抑制史、膀胱输尿管反流(vesicoureteral reflux,VUR)、复发性尿路感染史、移植前透析时间(尤其是腹膜透析)过长。移植的手术并发症(包括输尿管吻合术、术中放置输尿管支架、同种异体移植损伤等)也是发生 UTI 的易感因素。病原体与普通人群的 UTI 病原体相似,但 MDR 病原体(包括铜绿假单胞菌和肠球菌)和念珠菌已经成为重要的病原体。移植后 UTI 可能有许多不同的表现,从无症状的菌尿和无并发症的膀胱炎到更严重的感染,如移植部位念珠菌病、急性同种异体肾盂肾炎或气肿性肾盂肾炎。与移植后 6 个月以上发生的迟发性 UTI 相比,早发性 UTI 的并发症(肾盂肾炎、菌血症或复发)的发生率更高。事实上,迟发性 UTI 通常不复杂,如伴有菌血症或复发感染,应立即检查是否存在解剖异常或功能异常。移植后 UTI,无论是早发还是晚发,均与移植预后不良相关。

切口感染是肾移植术后最常见的手术并发症。浅表切口感染通常继发于皮肤污染,而深层切口感染通常与感染性尿漏有关。手术切口并发症的危险因素包括肥胖、供体或受者高龄和糖尿病。其他可能导致感染的手术并发症有血管(静脉或动脉血栓形成/狭窄)和泌尿系统并发症(如尿性囊肿、梗阻、淋巴囊肿、血尿)。尿性囊肿很少感染,但当感染发生时,病原体通常是肠杆菌科细菌属。

移植部位的念珠菌病是一种罕见的并发症,每 1000 例肾移植中有 1 例发生,表现为肾或髂动脉炎、孤立的移植物部位脓肿、感染性尿性囊肿或手术部位感染。如果移植后早期出现念珠菌血症,则应考虑念珠菌性动脉炎或肾动脉瘤,因为这与不良预后相关,50%～70%的病例需要进行肾切除术。需要指出的是,念珠菌血培养阴性并不能排除念珠菌移植物部位感染或动脉炎。

菌血症也是肾移植术后的重要并发症之一。60%的菌血症起源于泌尿道或泌尿道周围,50%的菌血症性 UTI 与手术相关的技术并发症有关,如输尿管漏、狭窄或肾周血肿。

由 BK 病毒和少量 JC 病毒引起的多瘤病毒感染,是肾移植患者移植肾功能丧失的重要原因。与疱疹病毒类似,BK 病毒在初次感染后进入潜伏期;潜伏的部位是肾皮质、髓质、尿路上皮细胞和膀胱。BK 病毒在 10%～60%的肾移植患者体内被重新激活。大多数的再激活发生在移植后的第 1 年,再激活的部位决定了其临床表现:如果再激活发生在输尿管,就会出现输尿管狭窄;如果再激活发生在膀胱,就会出现出血性膀胱炎。如果再激活发生在肾内,则会发生 BK 病毒相关性肾病(BK virus-associated nephropathy,BKVAN),通常表现为 Scr 进行性升高。诊断 BKVAN 需要肾活检显示核内病毒包涵体伴炎症,并通过免疫组化或原位杂交证实。标准做法是在移植后的头两年至少每 3 个月监测尿液中的病毒复制[诱饵细胞或聚合酶链反应(polymerase chain reaction,PCR)],然后每年监测一次,直到第 5 年。发现 BK 病毒尿就应进行血浆中 BK 病毒检测。阳性的血浆病毒血症,特别是持续存在时,应立即减少免疫抑制治疗。通过这种监测,80%～90%有 BKVAN 风险的患者可以在出现明显的 BKVAN 之前被识别出来。针对 BKVAN 的药物治疗是有限的。西多福韦和左诺米特在体外有抗 BK 病毒活性。西多福韦与较低剂量的免疫抑制联合使用时前景广阔,但该药应用受肾毒性的限制。BKVAN 术后移植肾存活的总体预后较差,1%～4%的移植肾失功能与 BK 病毒感染有关。

肝移植后感染

在过去的十年中,尽管随着手术技术的改进缩短了手术时间,免疫抑制药物也取得了进展,但感染并发症的发生率仍然很高(54%～67%),感染和脓毒症仍然是最常见的死亡原因。肝移植是一项复杂的外科手术,术后并发症和感染的发生率很高。例如,Roux-en-Y 胆肠吻合术与胆道并发症(胆管狭窄、漏和感染性胆管炎)的风险较高相关。肝动脉血栓(HAT)影响肝移植术后 2%～11%的受者,与移植物失功能、感染(如胆管炎)、复发性肝脓肿和菌血症等的高发生率有关,并会提高死亡率。原发性胆汁性肝硬化(primary biliary cirrhosis,PBC)患者术后胆道并发症发生率高,导致术后胆道吻合口狭窄和细菌性胆管炎最常见。术后感染最常见的危险因素是:

- 手术时间。
- 再次移植。
- 术中输血。
- 腹腔内积血。
- 总缺血时间长。

大约 32%的肝移植受者会发生手术部位感染。腹膜炎、肝内脓肿和胆管炎是最常见的感染,占移植后早期所有细菌感染的 27%～48%。腹膜炎和脓肿可能会使胆漏复杂化,这在活体移植后尤为常见。这些感染通常是 MDR 肠道革兰阴性菌、厌氧菌和念珠菌所致的多重耐药病原体感染。多重耐药革兰阳性菌(如 VRE、MRSA)在肝移植受者中也很常见,尤其是当使用选择性肠道去污时。

肝移植后大约有 12%的患者发生胆汁瘤。肝内或肝周积液是 HAT 或狭窄,胆道坏死、狭窄或漏的并发症。医院内 MDR 革兰阳性菌(如 VRE 和念珠菌属)最为常见,其次是 MDR 革兰阴性菌。凝固酶阴性葡萄球菌也是一种重要的病原体,尤其是在胆汁瘤与 T 管引流相关时。如果胆汁瘤与 HAT 相关,则需要再次移植。

53%～68%的肝脏受者会发生念珠菌感染,是侵袭性真菌感染的最常见原因。血流感染和腹腔脓肿是由念珠菌引起的最常见的感染,其次是腹膜炎、食管炎和播散性疾病。侵袭性念珠菌病的危险因素包括:胆总管空肠吻合术,手术时间过长(≥11 h),需要大量血制品(>40 IU),移植后 3 个月内念珠菌定植或感染。肝移植后有上述危险因素的患者应考虑预防念珠菌感染。

曲霉病是肝移植受者中第二常见的侵袭性真菌感染,发病率为 11%。肝移植受者发生侵袭性曲霉病的危险因素:再次移植、需要肾脏替代治疗的肾衰竭、具有再移植指征的暴发性移植肝衰竭、移植后 1 个月内再次腹腔或胸腔手术探查。与其他 SOT 受者相比,肝移植受者中侵袭性曲霉病的死亡率最高。

胰腺移植、胰肾联合移植后感染

胰腺移植和胰肾联合移植(SPK)受者尤其容易发生手术相关感染。一般来说,胰腺移植被引流到肠道(称为肠道引流)或膀胱[称为膀胱引流(bladder drainage,BD)]。引流部位对感染性并发症有重要影响。肠道引流有腹腔和移植物感染的风险,而膀胱引流则有尿路感染和膀胱炎的高风险。SPK、胰腺移植受者易受感染的几个因素:第一,患者的糖尿病可能由于并发血管病变,导致移植后血流不佳和切口愈合受损。第二,移植前肾衰竭是移植后感染的危险因素。第三,在移植过程中,被污染的供体十二指肠(用于胰腺移植物与肠或膀胱的吻合)的溢出物会污染腹腔。第四,吻合口漏可导致腹腔感染。

7%～35%的胰腺移植受者会发生手术切口感染,并且在 SPK 后比单纯肾移植后更常见。与肾移植相似,SPK 后浅表伤口感染常由革兰阳性球菌引起。深层创面感染通常与腹腔内感染有关,约 50% 的病例涉及多种细菌和念珠菌。

腹腔感染是胰腺移植后最严重的并发症之一,有 5%～10% 的发生比例。它与移植物失功能有关,可危及生命。腹腔感染的来源包括供体十二指肠内容物外溢、与肠道引流有关的十二指肠漏、移植物炎症或胰腺炎。危险因素包括供者年龄、肥胖、受者对腹膜透析的需求和移植前透析时间。腹腔感染可分为两大类:危及生命的弥漫性腹膜炎伴腹腔积液和局部腹腔内脓肿。在超过 50% 的病例中,这两种感染都是由多种病原体和酵母菌引起的。弥漫性腹膜炎的处理需要紧急进行剖腹探查术以确定和修复感染源,并使用广谱抗细菌和抗真菌药物。局部脓肿的处理需要充分的引流和针对可疑病原体的抗菌药物。腹腔内脓肿的病原学可分为单一病原体、多种病原体和真菌感染。约 50% 的腹腔内感染由一种病原体引起,如肠球菌属、大肠杆菌属、克雷伯菌属和假单胞菌属。最近报道了产生超广谱 β-内酰胺酶和碳青霉烯酶耐药的革兰阴性杆菌。多种病原体和真菌感染均有较高的死亡率。真菌感染可导致髂动脉真菌性动脉瘤破裂。总的来说,腹腔内感染会导致移植物 1 年存活率低、移植物切除率高(约 50%)、死亡率高(6%～20%)。

尿路感染在胰腺移植后很常见,其中 10%～20% 的感染与复发有关。胰腺移植受者发生尿路感染的危险因素与糖尿病并发的神经源性膀胱、膀胱引流患者胰腺分泌物中碳酸氢盐导致的尿液碱化、留置 Foley 导管,以及供体十二指肠的污染有关。在此期间,最常见的病原体包括肠球菌、念珠菌和假单胞菌。

菌血症在胰腺移植后的前 3 周内很常见,特别是在有肠道引流的患者中。在一项研究中,26% 的胰脏移植患者肠道引流后出现菌血症,其中 17% 复发。在 69% 的病例中,菌血症与感染部位同时存在,包括腹部、血管导管和泌尿道。总体而言,菌血症与较高的死亡率和移植物失功能及较高的排异率有关。

BK 病毒相关性肾病在 SPK 受者中已有报道,发病率从 3% 到 6% 不等。平均发病时间约为移植后 1 年。BK 病毒对胰腺移植物的影响尚未见报道。

肠道或多器官移植后感染

感染是小肠和多器官移植受者发病和死亡的最重要原因。多器官移植包括胃、十二指肠、胰腺、小肠和肝脏。一般来说,多器官移植的感染风险最高。到目前为止,细菌是最重要的病原体,因细菌脓毒症死亡的病例占肠道移植患者死亡病例的 46%。多种因素使患者易受感染。第一,肠道是一种免疫原性器官,比其他器官更具免疫原性,异体移植需要强化免疫抑制治疗。第二,移植后留置中心静脉导管以获得全肠外营养(total parenteral nutrition,TPN)支持,一般至少需要 1 年。这是移植后血流感染的主要来源。第三,移植手术时间长、范围广,对再次手术的要求高。与手术过程相关的并发症包括术后出血、血管渗漏或阻塞、胆道渗漏或阻塞、肠穿孔,以及血管并发症,如动脉血栓导致移植物缺血和坏死。这些并发症可导致腹膜炎、腹腔内脓肿、切口裂开。此外,引流管孔的存在和一期腹壁闭合不全也可能导致伤口感染。第四,在移植后早期,由于缺血/再灌注损伤,或排斥反应,或感染性结肠炎引起的细菌过度生长和易位也可能导致腹腔脓肿、腹膜炎和菌血症。

一般来说,文献报道的肠道移植相关的感染率高于其他腹腔内器官移植相关的感染率,且以菌血症为主。在一项研究中,97% 的患者在移植后出现感染。血流是最常见的感染部位(41%),其次是肺部(18%)、腹腔(16%)、外科切口(11%)和尿路(8%)。60% 以上的患者在肠道移植后出现菌血症,其原因是血管导管/TPN 或消化道微生物易位,在大约 35% 的病例中,感染源无法确定。在大约 50% 的病例中,血流感染由多种病原微生物引起。与菌血症相关的最常见微生物为肠球菌属和葡萄球菌属。一项对 2000—2009 年肠道移植患者血流感染的 10 年回顾性分析显示,由革兰阳性菌引起的菌血症从 2000—2003 年的 54% 下降至 2007—2009 年的 44%。另一方面,由革兰阴性菌引起的菌血症从 2000—2003 年的 22% 增加至 2007—2009 年的 43%($p = 0.02$)。念珠菌和厌氧菌分别占血流感染的 11% 和

9%,其比例随时间变化不明显。沙雷氏菌属和大肠杆菌(2000—2003 年和 2007—2009 年分别为 0～6.2%,$p=0.02$;2%～7%,$p=0.05$)的增长最为显著。移植前后反复使用抗生素疗程可能会为 MDR 细菌和真菌的出现提供选择性压力。

腹腔感染,表现为弥漫性腹膜炎、腹腔内脓肿和感染性积液,也是肠移植后的重要感染。葡萄球菌、肠球菌、铜绿假单胞菌和肠杆菌科细菌是最常见的病原体。弥漫性腹膜炎的死亡率高达 50%。

结论

器官移植后感染的发病率和死亡率都很高。详细了解器官移植后的免疫抑制、手术技术和感染时间表,对有效预防、及时识别和治疗这些感染至关重要。感染性疾病的流行病学可能会不断变化,但免疫抑制疗法和诊断及抗菌药物使用的进步正在为识别更罕见的疾病提供帮助。

(黄锐 译)

选 读 文 献

FISHMAN JA.Infection in solid-organ transplant recipients[J].N Engl J Med,2007,357(25):2601-2614.

第10章 重症监护病房患者的综合管理

Faraaz Shah and Sachin Yende

拟行移植或近期接受过腹部器官移植的危重症患者在治疗上面临独特的挑战,ICU 的常见预防策略也同样重要。本章讨论危重症患者的综合管理原则,并强调移植患者的相关重要注意事项。将重点关注以下情况:

- 床头抬高——预防卫生保健相关性肺炎(health care-associated pneumonia,HCAP)。
- 静脉血栓栓塞(venous thromboembolism,VTE)的预防策略。
- 应激性溃疡的预防策略。
- 镇静中断(sedation Interruption,SI)和自主呼吸试验(spontaneous breathing trial,SBT)。

床头抬高

HCAP 是 ICU 住院患者感染性死亡的主要原因。在最近一项 ICU 院内感染的队列研究中,超过 2/3 的院内感染是肺炎。发生医院获得性肺炎的患者平均住院时间延长 7～9 d,继而导致资源消耗和住院费用的增加。据统计,医院获得性肺炎患者的死亡率比未发生医院获得性肺炎的患者高出 20%～50%。

ICU 特别关注呼吸机相关性肺炎(VAP),其定义为在机械通气开始 48 h 后发生的肺炎。与医院获得性肺炎相似,VAP 有着高死亡率,20%～30% 的 VAP 患者在住院期间死亡。目前尚不清楚高死亡率是由肺炎本身造成的,还是因为基础病和多器官功能障碍引起的。VAP 的归因死亡率尚无统一结论,最近两项对 ICU 患者的大数据研究表明归因死亡率在 7%～10%。VAP 中耐药菌逐步增加,如铜绿假单胞菌和耐甲氧西林葡萄球菌,以及治疗这些相关病原体的困难,再加上住院时间和资源消耗的增加,突显了实施降低发病率策略的重要性。

卫生保健相关性肺炎的危险因素

下面描述了危重症患者中 HCAP 的风险。ICU 中最重要的危险因素是机械通气。尽管尚未广泛研究肝病患者或移植患者 HCAP 的风险因素,以下因素可能造成这些患者感染风险增加。

医院获得性肺炎的危险因素
- 机械通气
- 基础心脏病
- 中枢神经系统损伤
- 男性
- 明确的误吸
- 创伤
- 烧伤

第一,由于移植前的感染、脑病或消化道出血(GIB),患者在移植前和手术后需要立即进行机械通气。

第二,肝病患者免疫反应受损。移植后使用的免疫抑制药物可能会损害细胞介导的免疫反应。插管使患者无法利用自身的天然防御(如咳嗽反射和下呼吸道分泌物的黏液纤毛清除)来阻止发生肺炎。

第三,肝性脑病引起的精神状态改变也可能增加误吸的风险,进而增加了吸入性肺炎的风险,与既往在神经系统疾病患者中 VAP 发生风险相似[优势比(odds ratio,OR)为 3.4]。

第四,反复的插管操作(如上消化道出血病例),可能会损伤呼吸道和增加感染的易感性。

第五,移植患者通常合并慢性疾病,感染风险通常增加,如呼吸系统疾病(OR＝2.8)和心脏病(OR＝2.3),这与较高的肺炎风险相关。

预防策略

医院获得性肺炎和 VAP 是新移植患者感染发病率和死亡率增加的重要原因。预防肺炎发生对新移植患者至关重要。据报道,肝移植后总感染率高(33%～66%),在第 1 个月,多为细菌感染。常见的感染部位是外科手术部位、肺部、泌尿道和置管部位,常见致病菌为革兰阴性菌(包括铜绿假单胞菌)。术前低蛋白血症、需要血液透析和入住 ICU 时间延长增加了原位肝移植受者感染的风险。

目前已经研究了几种预防策略来降低 HCAP 的风险,包括口咽去污、益生菌、镀银气管内插管、密闭式吸痰管和改变患者体位。在这些策略中,对机械通气患者的床头抬高进行了最广泛的研究,床头抬高操作简单,不需要额外的成本,并且几乎没有任何不良影响。

美国疾病控制中心建议,在理想情况下机械通气患者应该处于半卧位,床头抬高 30°～45°。几项随机对照试验表明,保持患者处于半卧位可降低 VAP 的发生率。在 Drakulovic 等人的随机对照试验中,仰卧位患者 VAP 的发生率为 34%,而半卧位患者 VAP 的发生率为 8%($p＝0.003$)。同样,确诊 VAP 病例分别为 23% 和 5%($p＝0.018$)。

一项研究报告称,与仰卧位相比,头部抬高可使肺炎发病率降低 50%(OR＝0.47,95% CI＝0.27～0.82)。当床头的高度没有持续保持时,这些效果会大大降低。这项荟萃分析也发现似乎可以提高生存率和减少住院时间,但没有统计学意义。与仰卧位相比,床头抬高的保护作用被认为是减少了胃内容物的吸入及随后在呼吸道的定植减少所致。

尽管有这些益处,抬高床头仍然没有被贯彻执行,部分原因是患者和护理人员受到其他因素的制约。改善依从性的潜在策略包括纳入呼吸机集束化和入院流程设置,这些策略可能与其他预防 VAP 的有效措施相结合。加强护理人员和呼吸治疗师合作,并强调抬高床头的重要性可能会提高依从性,在 ICU 的显著位置进行检查来评估干预措施的遵守情况,从而鼓励改进并激励员工。

俯卧位也被评估为降低 VAP 发生率的潜在措施。尽管俯卧位确实改善了急性肺损伤患者的氧合,但它并没有改变医院获得性肺炎的发生风险,也没有降低相关死亡率。

预防血栓

危重症患者血栓栓塞的风险增加,移植后患者的适当预防是必不可少的。然而 ICU 内部的依从性各不相同,一些地区的预防率低至 33%。

尽管普通人群中 VTE 的发生率仅为 0.2%～0.3%,但住院患者中的发生率上升至 10%～25%。VTE 的发生是由内皮损伤、静脉血流淤滞和高凝状态(hypercoagulable states,HCS)发展而来的。危重症移植受者合并许多危险因素,使他们处于高风险中。

静脉血栓栓塞形成的危险因素

- 年龄＞75 岁
- 癌症
- 急性感染
- 慢性呼吸系统疾病
- 围生期
- 中心静脉导管
- 心力衰竭

　　然而这些患者也极易出血。例如,肝病患者或近期移植患者有凝血病和与门静脉高压相关的并发症,这可能会增加出血的风险。因此,VTE 预防通常难以实施。肝硬化患者的 VTE 发生率通常低于普通人群,但患者仍会发生深静脉和门静脉血栓(portal vein thrombosis,PVT)。INR 水平升高并不反映 VTE 的保护状态,患者可能仍会出现血栓。其原因可能是终末期肝硬化患者体内蛋白 C 和蛋白 S,以及抗凝血酶Ⅲ合成缺陷所致。根据患者出血或近期出血事件的风险,在相关患者中谨慎使用预防措施。值得注意的是,肝硬化患者中 VTE 相关的危险因素(如 MELD 评分增加、更差的 Child 分级和甲胎蛋白水平升高)也是消化道出血的危险因素。合并肝硬化和肝恶性肿瘤的患者的 VTE 发生率比无肝硬化和肝恶性肿瘤的患者增加 4～7 倍,对于这些患者强烈建议预防 VTE。拟行小肠移植或接受过小肠移植的患者同样存在高凝状态,如蛋白 C 和蛋白 S 缺乏。因此,这些患者也是 VTE 的高危人群。

预防静脉血栓栓塞的非药物措施

　　抗 VTE 的非药物方法是可行的,如果没有禁忌证,优先选用药物预防。弹力袜可以防止血液在下肢聚集,防止静脉血栓的形成。如果使用得当,弹力袜可降低深静脉血栓的发生率。可考虑给患者穿上尺寸合适的弹力袜,尺寸不合适的弹力袜会增加 VTE 的风险。

　　下肢加压充气治疗通过间歇性充气和挤压增加静脉回流来降低静脉淤滞的风险。在内科和外科 ICU 中使用下肢加压治疗已经显示出有利于降低 VTE 风险,但与低分子肝素(low-molecular-weight heparins,LMWHs)相比,预防率较低。一项综述荟萃分析表明,在常规预防基础上加用下肢加压治疗,心脏手术患者术后肺栓塞的发生率降低到 1.5%,相比之下,单独皮下注射肝素的发生率为 4%,相对降低了 62%。

预防静脉血栓栓塞的药物干预

　　普通肝素(UFH)最常用于预防 VTE。与安慰剂相比,UFH 和 LMWHs 均可降低临床 VTE 的发生率。UFH 和 LMWHs 的对照试验具有相似的预防率和出血率。许多试验也表明,使用 LMWHs,如依诺肝素,预防效果略有改善,特别是在恶性肿瘤患者中。因担心在肾功能不全的患者中积聚,LMWHs 经常被谨慎使用。

　　维生素 K 拮抗剂(如华法林)被用于治疗 VTE,并预防血栓栓塞的发展。然而维生素 K 拮抗剂并不常用于术后早期的一级预防。

　　最新的选择包括直接凝血酶抑制剂,如达比加群,在最近的临床试验中与 LMWHs 相比,达比加群在预防 VTE 方面效果稍差。磺达肝癸钠,一种合成因子 Xa 抑制剂,也被批准用于外科和内科患者的 DVT/PE 预防。直接 Xa 因子抑制剂阿哌沙班和利伐沙班也正在成为治疗和预防 VTE 的新选择,与依诺肝素相比,能预防髋关节置换术后患者 VTE 而不增加大出血的风险。

　　所有患者都应该使用标准的 VTE 预防措施,即使用弹力袜和下肢加压充气治疗。此外,UFH 可以酌情用于近期没有出血和明显凝血病的患者。LMWHs 已被证明是治疗肝硬化和门静脉血栓患者的安全选择,对于 VTE 高危人群(如恶性肿瘤患者)也可选用。

应激性溃疡的预防

住院患者的消化道出血,特别是上消化道出血,与住院患者并发症的发生率和死亡率增加有关。在入住 ICU 的最初几天内,ICU 患者可能会发生与应激相关的黏膜损伤。消化道出血最重要的危险因素是凝血病和机械通气,其他危险因素包括消化道出血史、低血压和多器官功能障碍。这些危险因素在移植前和移植后早期都很常见。肝移植后消化道出血增加了移植后的死亡率,并增加再次探查手术的可能。消化道大出血一般发生在肝移植后的最初几个月内。一项早期研究发现胃溃疡是最常见的原因,其次是肠炎和门静脉高压。此外,小肠移植患者可能会发生吻合口出血。

预防措施侧重于抑制胃酸。早期的抑酸试验使用制酸剂、硫糖铝和 H_2 受体拮抗剂,并报道了其在降低临床显著的和危及生命的消化道出血发生率方面有益。早期临床试验发现,使用 H_2 受体拮抗剂后出血的发生率降低了 40%,因此许多临床实践指南推荐对机械通气患者和危重症患者进行消化道出血的预防。

质子泵抑制剂(PPIs)通过对 H^+/K^+ ATP 酶的拮抗作用来增加胃液 pH,现在被常规用作预防消化道出血的措施,甚至超过了危重症的界限。质子泵抑制剂在提高危重症患者胃液 pH 方面比 H_2 受体拮抗剂更有效;然而,没有研究显示 PPIs 可以提高预防消化道出血的效果。目前的指南提倡在危重症患者中预防消化道出血;然而后续研究显示,常规抑制胃酸并不能降低消化道出血死亡率,同时会增加感染的发病率。最近的研究指出,与早期的试验相比,危重症患者应激性溃疡和消化道出血的发生率下降至 1%~2%。这些结果改善背后的原因尚不清楚,这可能与患者更积极的早期复苏和早期肠内喂养有关;后者会增加胃液的 pH,并有助于防止胃黏膜溃疡。在这些研究中纳入了出血风险不高的患者也可能会导致出血率降低。

长期使用 PPIs 会增加社区获得性肺炎及 HCAP 和艰难梭菌感染的风险。感染风险的增加与抑酸药物引起的胃黏膜菌群变化及继发的细菌过度生长有关。

这种感染风险是腹部器官移植患者在接受应激性溃疡预防之前的一个重要考虑因素,这些患者在手术前免疫受损,在移植后免疫受到抑制。对于具有一般出血风险的患者,H_2 受体拮抗剂常规预防将有助于降低临床上大出血的风险,而不会增加感染风险。在消化道出血的风险超过潜在感染的风险时,包括对患有消化性溃疡疾病或有高出血风险的患者,就可以考虑使用质子泵抑制剂。

每日镇静中断试验

由于使用机械通气,患有肝脏疾病或肾脏疾病(kidney disease,KD)的患者在移植前或手术后需要镇静或使用阿片类药物。镇静剂通常用于插管时增加舒适度和同步性;然而,这类药物可能会增加谵妄并导致过度镇静,因此应该保持患者舒适,同时尽量减少镇静剂和止痛药的使用。

在肝病患者中,应谨慎使用镇静剂,因为肝功能障碍会降低药物清除率并改变这些药物的药代动力学。血浆蛋白结合率、胆汁排泄、肠肝循环的改变和有无肾脏疾病引起的肾脏清除率的改变也可能改变药物的代谢,因此需要密切监测。此外,这些患者的临床效果可能会有所不同,与药物生物利用度无关,因为大脑药物受体的改变导致对阿片类药物和镇静剂的敏感性不同。一般来说,应使用最低剂量的短效镇静剂和阿片类药物。

每日镇静中断

一项针对 128 名成年患者的 2×2 析因随机对照试验,评估每日镇静中断策略的功效,并比较异丙酚和咪达唑仑在接受机械通气患者中的镇静效果。有明确镇静需求的机械通气患者被随机分配到干预组,每日镇静中断,直到患者苏醒。在对照组中,镇静仅由临床医生决定中断。根据医生的评估,干预组在 4h 内出现痛苦或躁动迹象的患者被判断为失败,并恢复镇静,没有出现痛苦的患者保持镇静中断。干预组机械通气的平均持续时间为 4.9d,对照组为 7.3d,ICU 的平均住院时间分别为 6.4d 和 9.9d。干预组镇静剂的使用较少。这项研究镇静中断的益处是它可能防止药物及其代谢物的积累,这是肝病患者的一个重要考虑因素。

镇静中断的唤醒试验可能会增加 ICU 住院患者晚期情感后遗症的风险,并有增加 ICU 并发症(包括 VAP、气压伤、血栓栓塞性疾病和消化道出血)的风险。但随后的研究表明,唤醒试验不增加 ICU 住院期间并发症的风险,也不增加随后几个月创伤后应激障碍的风险。

自主呼吸试验

SBT 的启动需要停止或减少镇静和镇痛药物的使用,随后的试验将镇静中断方案与 SBT 配对,结果显示有效。唤醒和呼吸对照试验随机分配了 336 名机械通气危重症患者,接受原计划配对唤醒试验和 SBT,或者常规治疗与 SBT 相结合。干预组的患者每日镇静中断镇痛药物,并评估唤醒试验的安全性。镇静中断失败的患者以先前一半的镇静剂量重新开始,并逐步滴定,而通过试验的患者则进入了 SBT 方案。在低氧和较低呼气末正压支持情况下,进行自主呼吸并保持动脉血氧饱和度高于 88% 的患者接受了 SBT,同时减少了通气支持,例如通过 T 管回路或低参数的持续正压通气进行呼吸。在 SBT 时出现躁动、心动过速、呼吸急促或呼吸衰竭的患者被判断为试验失败。通过 SBT 试验的患者被认为可以拔管。在 SI/SBT 后,如果患者不能拔管,则使用先前一半的剂量重新开始镇静。

接受 SI/SBT 方案的患者在 28d 内不使用呼吸机的时间更长(平均差为 3.1d,95% CI 为 0.7~5.6d),出 ICU 时间更早(与对照组相比为 9.1d 对 12.9d),1 年生存率更高[风险比(hazard ratio,HR)为 0.68,95% CI 为 0.50~0.92]。

随后的研究证明,与 SI 配对的 SBT 试验在减少机械通气时间和总体死亡风险方面是有效的。接受配对镇静和唤醒试验的患者的意外拔管率略高于未接受镇静和苏醒试验的患者;然而再插管率是相似的。

另一种方法是在机械通气时仅使用阿片类药物镇静。最近的一项单中心随机对照试验比较了使用异丙酚和咪达唑仑的持续镇静方案和按需弹丸式推注吗啡的实验方案,发现仅使用阿片类药物组的患者机械通气天数减少了 4.2d,在 ICU 的天数减少了 9.7d,但此类患者有更高的躁动率,这项试验的一个重要局限是增加了护理负担。例如,如需要护理人员来安抚焦虑的患者,护患比为 1∶1。尽管采取了这些干预措施,这些患者仍然需要镇静。这项研究强调了一种替代策略,这种策略可以最大限度地减少使用镇静剂,包括苯二氮䓬类药物。这种方法对于患有肝功能异常的危重症移植患者来说,可能是很好的选择。

镇静中断还允许患者参与早期的物理和专业康复治疗。经证实,在机械通气的同时将镇静中断与物理治疗相结合,患者进行可耐受范围的活动,也有助于缩短自主活动的时间,并促进危重症患者的康复。因此,移植后应立即开始配对镇静中断和自主呼吸试验,以改善预后和减少 ICU 住院时间。

(于犇犇　译)

选 读 文 献

[1] COOK DJ,CROWTHER MA.Thromboprophylaxis in the intensive care unit:focus on medical-surgical patients[J].Crit Care Med,2010,38(2 Suppl):S76-S82.

[2] DELLINGER RP,LEVY MM,CARLET JM,et al.International Surviving Sepsis Campaign Guidelines Committee.international guidelines for management of severe sepsis and septic shock[J].Crit Care Med,2008,36(1):296-327.

［3］ DRAKULOVIC MB，TORRES A，BAUER TT，et al. Supine body positioning as a risk factor for nosocomial pneumonia in mechanically ventilated patients：A randomized trial［J］. Lancet，1999，354（9193）：1851-1858.

［4］ GIRARD TD，KRESS JP，FUCHS BD，et al. Efficacy and safety of a paired sedation and ventilator weaning protocol for mechanically ventilated patients in intensive care（Awakening and Breathing Controlled trial）：a randomized controlled trial［J］. Lancet，2008，371（9607）：126-134 .

［5］ MARIK PE ，VASU T，HIRANI A，et al. Stress ulcer prophylaxis in the new millennium：a systematic review and meta-analysis［J］. Crit Care Med，2010，38（11）：2222-2228 .

第 11 章　护 理 要 点

Susan DeRubis，Kate Foryte，Kristy Bayer and Tracy Grogan

高质量护理是移植成功的重要组成部分之一。移植手术通常耗时较长,会给患者带来高度的生理压力。ICU 护士需要执行多项护理任务,提前做好组织和准备工作非常重要。患者从手术室转入 ICU 之前,ICU 护士有责任确保有效配置床位,床边设备必须处于完好状态。如图 2.11.1 所示。

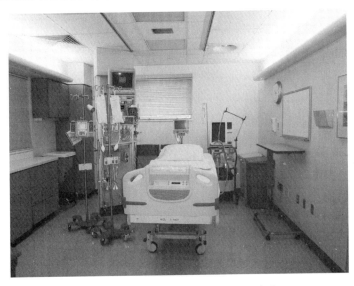

图 2.11.1　移植患者入住前的 ICU 病房

注意以下设备从左边开始,顺时针排列:

- 多个静脉输注通路。
  - 心脏输液。
  - 镇静。
  - 镇痛。
  - 静脉输液。
- 加压盐水冲洗袋。
- 传感器支架。
- 安装在吊塔上的心脏监护仪。
- 位于床头的连续心排血量(continuous cardiac output,CCO)监测仪。
- 呼吸机。

大多数移植患者到达时都带有以下中心通路:一个带有多腔肺动脉漂浮导管的大孔径右颈内静脉通路,一个次级血管通路(通常位于左颈内静脉),以及两个动脉导管。此外,患者还带有可以监测血管通畅信号的内置多普勒导管,监测装置(未附图)与患者左侧的电极连接。医护人员紧密细致的组织和配合,使者能够平稳安全地从手术室转运到 ICU。

当患者从手术室转出时,包括护士、重症医生、呼吸治疗师和技师在内的 ICU 医护团队都需要在场。患者一旦到达 ICU,手术/麻醉团队和床边护士会进行安全交接报告。报告内容包括:患者内科/

外科病史、手术期间和手术结束时的主要临床事件、近期的实验室检查结果、液体平衡、当前是否需要使用血管活性药物、其他用药、当前麻醉和疼痛控制情况。为患者连接监护仪,固定气管插管,检查呼吸机设置。完成气道、呼吸和循环的初步评估。采集血液标本获得初始值,包括动静脉血气、电解质、全血细胞计数和血小板、钙、镁、磷、BUN、肌酐、肝功能和凝血指标。对有创性监测设备进行波形评估和校准。胸部 X 线摄片可确认气管内插管和有创导管放置情况,同时进行肺部并发症的影像学评估。测量体温并采取措施来达到/维持正常体温。对引流管及引流液的量、颜色和黏稠度进行评估,如图 2.11.2 所示。切口的大小和形状取决于器官移植的手术类型和手术中遇到的并发症。可对切口进行全层缝合,也可仅缝合皮肤层,并用吻合器或缝合线固定。有时,也可使用补片或负压敷料来保持腹腔开放,便于下一步手术。大多数移植患者术后都保留引流管,但引流管的数量和类型因手术类型和外科医生的偏好而异。图 2.11.2 显示肝移植患者的术后腹部情况,典型的倒 Y 或 Mercedes 切口。患者右侧有两个 Jackson-Pratt (JP) 引流管。患者到达 ICU 时,移植外科医生与护士一起检查每个引流管的确切位置。一般来说,至少放置两个引流管,一个位于靠近下腔静脉吻合口的肝脏后面,第二个位于肝门附近以评估胆漏。评估胆漏的引流管,预计会有少量胆汁引出。在某些情况下,胆道引流管放置在右上腹。有引流液时,护士检查引流出的胆汁量和性状的变化。如果放置 Surgicel® 管,术后初期引流出深棕色液体的情况并不少见。最后,腹部左侧内置两个多普勒导管,通过连续监测血流信号判断血管是否通畅。护士需要密切注意引流液的变化,发现异常立即向外科医生报告。

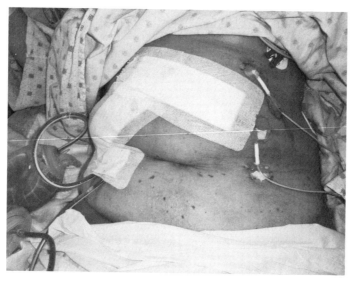

图 2.11.2 腹部移植术后相关的导管和引流

如果患者转入 ICU 时血流动力学不稳定,护士和医生需要在床边协同工作,判断并纠正各种紧急问题。给予血管活性药物的同时,液体和(或)血制品也应有序快速输注。极少数情况下,可能需要护士协助进行紧急床边手术。

一旦完成了初步评估,心肺功能稳定,就必须仔细检查术后医嘱。包括以下内容:
- 维持静脉输液,包括补液类型和速度。
- 滴定和停用镇静药物。
- 镇痛。
- 常规和连续的实验室检查。
- 深静脉血栓预防。
- 呼吸机参数,包括撤机参数。
- 将血糖控制在一定范围内。

- ICU 护理常规治疗,如补充电解质。
- 静脉液体弹丸式推注和/或申请血制品。
- 滴定血管活性药物。
- Foley 导尿管。

最后,护士必须确保常规药物的给予,尤其是抗排斥药要特别注意首次给药时间。护士还要确保抗生素、抗病毒药、抗真菌药、预防应激性溃疡药物、抗高血压药和止吐药的给药顺序。

接下来是完整的身体评估(表 2.11.1),可结合全身擦浴,为患者家属的探视做好准备。评估期间,检查皮肤表面是否有破损、发红或苍白。建立患者术后的基线评估,并预测未来变化。表 2.11.2 总结了常见的术后问题。床边护士要密切监测患者细微的病情变化,如果不及早发现,可能会造成严重不良后果。

表 2.11.1　腹部移植术后患者全身护理的评估指标

项目	内容
神经系统	镇静水平及随后的唤醒模式;瞳孔等大、等圆,对光和调节反应存在(PERRLA);疼痛评估
心血管系统	血流动力学参数:血压、心排血量、肺动脉压、中心静脉压、脉压变异度,实验室检查结果,可能导致心功能不全或心律失常的代谢失衡,出血的体征和症状,移植物血管的多普勒监测,脉搏(表现和特点),水肿
呼吸系统	呼吸机设置和撤机参数,呼吸音,分泌物(量、颜色、性质),实施 VAP 预防措施,连续脉搏血氧饱和度监测,混合静脉血氧饱和度(SvO_2)监测
消化系统	评估所有导管或引流管,包括鼻胃管、鼻十二指肠管、胃空肠管、Jackson-Pratt 引流管、T 管、造口和瘘引流管。每根管道和/或引流管都需要评估是否通畅,引流液颜色、量、黏度,出血迹象或胆汁渗漏。切口部位是否有裂开、引流、发红、水肿或化脓。监测肠鸣音和肠道排气情况,观察肠道动力是否恢复
泌尿生殖系统	标明尿管类型,评估尿液性质、颜色、浓度、沉淀物、气味、每小时尿量。密切监测,指导静脉补液
皮肤系统	需要关注切口和皮肤的压力性损伤。推荐实施恰当的皮肤护理
感染性疾病	评估潜在的感染区域,如有创性器械插入部位;按照无菌技术使用敷料;用肥皂和清水冲洗会阴部位;清洁并用敷料覆盖切口部位;评估发红、发热和脓液引流的区域;监测实验室检查结果
内分泌系统	监测血糖水平,并按照医嘱控制血糖

表 2.11.2　移植术后并发症的床旁护理监测

项目	内容
神经系统	镇静滴定有助于评估患者从全身麻醉中苏醒、服从指令的能力、镇静对 VS 的影响、呼吸机撤机的准备情况和拔管。如果患者不能从镇静中被唤醒,可能需要进一步检查(CT 扫描、EEG)。评估疼痛程度,并按医嘱用药。持续观察精神状态的变化,可能是发现以下问题的关键,如 CO_2 潴留、抗排斥药物中毒、ICU 精神异常、既往服用精神病药物的戒断症状等
心血管系统	密切监测血流动力学参数(心排血量、血压、脉压变异度、中心静脉压、肺动脉压、SvO_2、体温等),这可能是发现出血或容量不足或早期脓毒症的首要指标。连续对 H/H、凝血因子和电解质进行实验室检查,以了解疾病变化情况。电解质补充方案可使护士能够独立地纠正早期电解质紊乱。管理所有有创管路对于患者安全至关重要。ICU 护士遵医嘱置入新管路和移除旧管路
呼吸系统	为准备早期拔管进行监测。监测通气状况的变化,如判断是否需要增加 FiO_2 和 PEEP,密切关注呼吸音变化和气道分泌物。护士的护理对预防 VAP 的发生有很大影响,包括增加口腔护理次数、抬高床头,以及增加翻身次数,帮助肺部排痰。除此之外,如果有胸腔引流管,还需进行相应的护理
消化系统	评估腹部切口和引流情况,观察引流液量、颜色、黏稠度是否改变。管理多个切口、引流管和内置的多普勒导管。进行消化道溃疡的早期预防管理和遵医嘱有序进行营养供给。仔细观察腹部是否有压痛、肿胀、排气恢复和排便情况。造口护理和造口排出量监测

续表

项目	内容
泌尿系统	严格监测每小时出入量(I&O),注意尿液的量和性状变化。按医嘱每小时记录小便量。需要注意尿量变化,因其与血流动力学变化有关
免疫抑制	每日监测免疫抑制血药浓度。与移植团队密切沟通,及时调整药物剂量。密切监测排斥反应的可能表现和早期症状,即实验室指标的变化、黄疸增加、腹腔积液增加、造口外观或引流量变化及尿量变化
感染	确保所有医护人员和患者家属严格洗手。认真做好口腔护理、导尿管护理、有创导管的护理(包括早期拔除),同时用抗菌清洁剂洗澡,并控制体液排泄,以免污染切口和打开的皮肤区域。对可能预示早期脓毒症的血流动力学参数进行严密监测
皮肤护理	至少每2h翻身和姿势改变。早期活动,做好皮肤护理,包括清洁和保湿,每日调整 ET 位置,以及气管切开部位减压,检查发红或开放皮肤区域的情况。必要时,按医嘱给予促进伤口愈合的药膏

在床边护理中,经常被忽视但又很重要的部分是家庭支持。移植患者的家庭承受着巨大压力,压力是多方面的:与患有慢性、衰弱、危及生命疾病的患者一起生活的恐惧和焦虑,经济压力、孤独和承担更多家庭责任的额外压力。床边护士是经常与家属联系的人,也是重要信息的传递者。家属对患者病情的接受往往是复杂和难以承受的,需要床边护士掌握技巧,以小而易懂的片段多次提供给他们。护士通常是唯一可以倾听家属的担忧并为他们的需求提供支持的人。床边护士必须善于化解潜在的不稳定局面,并找到令人满意的解决方案,安抚家属的沮丧情绪。移植病房护士不仅需要具有高超的临床技能,还必须具备出色的社会心理沟通技能。在术后恢复期间,移植病房护士必须时刻关注患者情况。最终患者的康复效果可能直接与床边护士的护理技能及识别病情变化并对其做出适当反应的能力相关。

(罗群 徐凤玲 任艳 陈浩 译)

第 12 章 肝移植适应证

Jana G. Hashash and Kapil B. Chopra

引言

肝移植是失代偿终末期肝病(ESLD)、急性或暴发性肝衰竭和原发性肝恶性肿瘤患者治愈和存活的唯一希望。移植一个新器官不仅需要合适的患者和匹配的捐赠者,还需要社会支持系统和一个经验丰富的多学科团队,由移植协调员、肝病学家、肝移植外科医生、精神病学家、社会工作者和 ICU 医生组成。在整个移植前阶段,以及同等重要的术后阶段,医疗服务提供者和患者及其支持系统都是作为一个整体发挥作用。目前,肝脏疾病和对器官的需求正在上升,超过了可供捐赠的肝脏数量。本章拟概述接受肝移植的患者进入移植名单的标准、肝移植的适应证及绝对和相对禁忌证。

背景

1963 年,Thomas Starzl 博士实施了人类首次肝移植手术。接下来的 20 年里,移植手术的入选标准、手术技术及术后管理(包括免疫抑制治疗、积极康复和随访)都发生了变化,提高了移植手术成功率。当前,接受死亡供肝移植患者的 1 年生存率约为 86%,5 年生存率为 72%,10 年生存率为 56%。由于移植受者的受损肝脏在同一解剖位置被健康的同种异体肝脏替代,这项手术被命名为原位肝移植。与所需的肝脏数量相比,大多数移植包括死亡供体移植的供体数量很少,所以活体供肝移植、劈离死亡供肝移植,以及使用边缘或扩展供肝来增加可用的器官供应。边缘供体包括老年患者和无心跳供体的肝脏。活体肝移植比其他手术风险要高,因为会引发供体潜在的并发症。

入选标准

终末期肝病模型

过去,器官分配采用 Child-Pugh-Turcotte(CPT)评分系统和其他临床标准。肝移植的最低入选标准包括:①CPT 评分≥7 分;②腹腔积液;③继发于门静脉高压的消化道出血;④自发性细菌性腹膜炎。

截至 2002 年 2 月,终末期肝病模型(MELD)评分已用于优先等待肝移植名单上的患者。CPT 评分系统用于评估肝病的严重程度,而 MELD 评分是预测肝硬化患者短期死亡率的客观评分系统。尽管 CPT 评分广泛用于评估肝硬化患者,但目前仅有 MELD 评分对等待移植名单上的患者进行分层。多种原因促使器官共享联合网络(United Network for Organ Sharing,UNOS)适应这种评分变化。这种评分变化的原因包括部分 CPT 参数的主观性,如确定腹腔积液和肝性脑病的存在和程度。此外,CPT 评分系统还具有"天花板效应",即患者的国际标准化比值(INR)为 2.4 与 INR 为 4 甚至 9 的评分相似,而血清总胆红素(STBIL)为 10 mg/dL 与总胆红素为 3.1 mg/dL 的评分相同。表 2.12.1 显示 CPT 参数和评分系统。评分在 5 至 6 之间代表 A 级肝硬化,7 至 9 之间为 B 级肝硬化,10 分及以上者为 C 级肝硬化。至少有 35% 的 C 级肝硬化患者在等待移植的 1 年内死亡,而没有进行肝移植的 90% 的 A 级肝硬化患者可以存活 5 年。

表 2.12.1　Child-Pugh-Turcotte 评分

项目	分数		
	1	2	3
肝性脑病	无	轻度	重度
腹腔积液	无	轻/中度	重度/难治性
总胆红素	$<2\,mg/dL$	$2\sim3\,mg/dL$	$>3\,mg/dL$
INR①	<1.7	$1.7\sim2.3$	>2.3
白蛋白	>3.5	$2.8\sim3.5$	<2.8

注:①INR:国际标准化比值。

MELD 评分是基于患者的血清肌酐(Scr)、STBIL 和 INR 进行客观计算,通常采用以下公式(http://www.MayoClinic.org/meld/mayomodel6.html):

$$MELD\ 评分=[0.975\times\ln(Scr)+0.378\times\ln(STBIL)+1.120\times\ln(INR)+0.643]\times10$$

血液透析患者的 Scr 值自动默认为 4.0。

等待肝移植的名单使用 MELD 评分作为肝脏优先分配的依据。MELD 评分较高的患者病情较重,短期死亡率较高。因此,与 MELD 评分较低的患者相比,这类患者在名单上的排名更靠前。Meriance 等人提出了基于生存效益的死亡捐赠的肝脏分配概念,为慢性肝衰竭患者分配死亡捐献的肝脏时,通过移植生存效益对患者进行优先排序以改善其生存状况。MELD 评分低于 15 的患者,不进行移植的生存率更高。评分低于 10 分的患者不会被列入分配名单,除非他们符合例外情况和获得加分,详见下文。如果预测这些患者的 1 年生存率低于 95% 时,就应转诊进行肝移植。

终末期肝病模型例外

某些情况下,MELD 评分并不能反映患者的真实临床状况,因为这类患者的短期死亡率并不直接由其基础肝病导致。由于 MELD 评分不能准确地反映危重症患者的整体临床状况的严重程度,使得这类患者等待移植的时间延长,甚至死亡。促使 UNOS 修改了等待移植名单的标准,并允许适用于某些例外情况。由例外情况获得的额外分数可以添加到患者的初始 MELD 分数中,使这些患者在名单上排名靠前,而其他例外情况只允许在不改变 MELD 绝对分数的情况下优先考虑某些患者。这些例外情况将在下文中加以说明,如下所示。肝移植器官分配中使用"MELD 例外"的情况在美国存在地区差异。

MELD 例外
- 腹腔积液(难治性或重度)。
- 肝性脑病。
- 多囊性肝病。
- 消化道出血。
- 肝肺综合征。
- 门静脉肺综合征。
- 布-加综合征。
- 原发性高草酸尿症。
- 家族性淀粉样多发性神经病。
- 囊性纤维化。
- 胆管细胞癌。

- 胆管炎。
- 罕见肿瘤。
- 异常代谢病。
- 小肝综合征。
- 遗传性出血性毛细血管扩张症。

1.腹腔积液

腹腔积液是肝硬化的常见并发症(图 2.12.1),与死亡风险增加有关。尽管腹腔积液的存在不会自动增加患者的 MELD 评分,但顽固性或复杂性腹腔积液患者应该被优先考虑。顽固性或复杂性腹腔积液的诊断标准除符合下列六项标准中的两项外,还需包括经影像学证实的大面积腹胀:

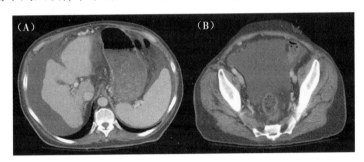

图 2.12.1　(A)肝周腹腔积液和(B)盆腔腹腔积液(同一患者)

(1)经颈静脉肝内门体支架分流术;

(2)发生自发性细菌性腹膜炎至少 2 次;

(3)过去 60 d 内,治疗性腹腔穿刺引流至少 3 次(每次至少引流 2 L);

(4)每日最大剂量(安体舒通 400 mg、呋塞米 160 mg)利尿治疗腹腔积液无效;

(5)血清钠低于 125 mEq/L;

(6)胸腔穿刺治疗至少 2 次。

2.门体分流性脑病

与腹腔积液相似,肝性脑病是肝硬化常见的并发症,也与死亡率增加相关。肝性脑病患者不会获得额外的积分,但是如果脑病严重,这类患者就需要被优先考虑移植。严重脑病包括脑水肿和高颅压患者,需要气管插管的Ⅳ级脑病患者,以及由于门体分流过大而导致严重脑病的患者。

3.多囊性肝病

多囊性肝病很少引起 ESLD 并发症,但通常会导致营养不良和囊肿本身的问题,包括感染或破裂。大面积多囊性肝病(总囊肿体积/肝脏实质体积比＞1)、严重营养不良、严重肝囊肿并发症患者应优先考虑。无肾功能不全的患者可获得 MELD 15 分,而肾功能不全的患者可获得 MELD 20 分。此外,患者重新申请肝移植后每 3 个月可增加 3 分。

4.门静脉高压

肝硬化患者因门静脉高压而出血并不少见。通常需通过内镜止血。尽管顽固性门静脉高压性消化道出血者应优先考虑肝移植,但这类患者的 MELD 评分并没有额外增加。

5.肝肺综合征(见第 6 章)

6.门脉性肺动脉高压(见第 6 章)

7.急性布-加综合征

急性布-加综合征(Budd-Chiari syndrome)患者类似于急性或暴发性肝衰竭。这类患者通常被列为 1A 级——意味着肝移植的高度优先权。

8.原发性高草酸尿症

符合 MELD 额外评分的原发性高草酸尿症患者必须进行肝活检证实丙氨酸乙氧基化氨基转移酶缺乏,且不能有严重的肾损伤。当合并严重肾损伤时,患者只有在肝-肾联合移植的名单上才能获得额外的 MELD 评分。

9.家族性淀粉样多发性神经病

患有家族性淀粉样多发性神经病的患者,如病情不稳定,其改良体质指数大于 700,则是获得额外的 MELD 评分的合格候选者。对于心脏被淀粉样蛋白广泛受累的患者,应考虑进行心脏-肝脏联合移植或不进行联合移植。

10.囊性纤维化

囊性纤维化会影响肝脏功能,如图 2.12.2 所示,表现为结节状肝硬化伴肝裂隙增宽。对于肺功能代偿良好的囊性纤维化患者,没有额外的 MELD 评分。肺功能失代偿的患者,如果被列入肺和肝脏联合移植名单,则 MELD 评分可提高至 40 分。

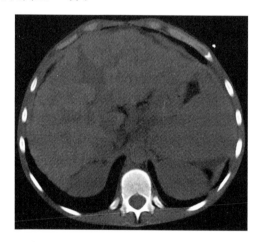

图 2.12.2 囊性纤维化导致肝硬化,表现为肝结节和肝裂隙增宽

11.胆管细胞癌

部分胆管细胞癌患者获得 MELD 的额外评分。为使患者获得评分,移植中心需向 UNOS 提交协议,申请例外情况。该协议是严格的,涉及具体的病理、先前的新辅助治疗、手术备选部分肝切除术、存在淋巴结病变或局部转移性疾病,以及其他因素。

12.原发性硬化性胆管炎

已有标准允许某些复发性细菌性胆管炎患者符合 MELD 升级条件。导致复发性细菌性胆管炎的胆道结构性疾病最常见的病因是原发性硬化性胆管炎(primary sclerosing cholangitis,PSC)(图 2.12.3)。6 个月内微生物培养证实有两种细菌感染,或有细菌性胆管炎脓毒症并发症的患者符合 MELD 升级条件。对仅有瘙痒症的患者则不需要特别考虑。

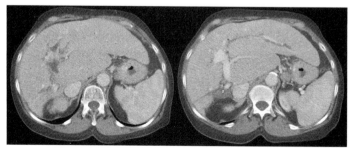

图 2.12.3 以胆管扩张及串珠状改变为特征的 PSC 所致肝硬化

13.肝细胞癌

其中一项已获批准的例外情况与肝细胞癌(hepatocellular carcinoma,HCC)的出现有关。2009 年,超过 20 000 人被诊断为 HCC。虽然 HCC 患者的 MELD 积分可能较低,表明短期死亡率较低,但等待移植直到 MELD 分数增加的风险是以肿瘤进展为代价,由于肿瘤的存在,这类患者不再是移植的候选者。正因为如此,UNOS 现在扩大了关于 HCC 的建议,即 2 cm 及以上、5 cm 及以下或不超过 3 个病灶,最大病灶小于 3 cm(T2 期肿瘤),可在 3 个月内以相当于移植候选者死亡概率为 15％的 MELD 评分进行登记。目前,患者的 MELD 评分为 22 分时,等待移植名单上每 3 个月增加 3 分。

14.其他情况

此时,可能符合更高优先级名单的异常肝脏肿瘤,包括存在糖原贮积病的肝上皮样血管内皮细胞瘤和肝腺瘤。

活体供者移植后出现小肝综合征,进展为移植物抗宿主病(graft-versus-host disease,GVHD)的患者,如果符合实验室参考值(血清胆红素≥10 mg/dL,INR≥1.5)或胆管缺血/胆瘘、腹腔积液、肝活检异常(中央小叶气球样变、坏死和胆汁淤积),或移植后 5 d 或之后出现症状的 6 项标准中的 4 项,则获得移植优先权。

要牢记符合 MELD 评分升级条件的罕见代谢性肝病,但这些病例因人而异。遗传性出血性毛细血管扩张症或遗传性出血性末梢血管扩张症患者不具备自动升级 MELD 评分的资格。这类患者发生急性胆道坏死就可获得 MELD 40 分,而出现顽固性心力衰竭患者则可获得 MELD 22 分。

评估肝移植患者转诊的合适时机对这类患者的治疗至关重要。慢性肝病和继发性肝硬化患者一旦出现下列一种肝失代偿征象,如腹腔积液、门静脉高压引起的消化道出血、肝肾综合征、门体分流性脑病或发展为肝细胞癌,应立即进行评估。美国肝病研究协会(AASLD)建议,肝移植患者的 MELD 评分等于或大于 10 分、Child B 分级及以上或首次出现严重并发症时,推荐进行转诊。急性/暴发性肝衰竭患者在入院后应立即转诊进行肝移植。需要认识到肝病患者有一个短暂的窗口期,因为患者只有在此期间才可接受肝移植。这类患者通常非常虚弱,等待移植时间过长会导致他们失去生存的唯一机会。表 2.12.2 列出肝移植最常见的适应证,图 2.12.4 列出 1992—2007 年每个适应证的比例。

表 2.12.2　肝移植的适应证

分类	适应证	
慢性肝病	酒精性肝病	
	丙型肝炎肝病	
	乙型肝炎肝病	
	非酒精性脂肪肝	
	胆汁淤积性肝病	原发性胆汁性肝硬化
		原发性硬化性胆管炎
	其他原因	代谢疾病,如肝豆状核变性(Wilson病)、血色素沉着症、原发性高草酸尿症
		自身免疫性肝炎
		血管疾病,如布-加综合征、肝窦阻塞综合征和高凝状态
		包括成人多囊性肝病、囊性纤维化、BMT① 后移植物抗宿主病
急性/暴发性肝衰竭	对乙酰氨基酚诱导	
	急性病毒性肝炎	
	药物诱导,如酒精、氟烷、异烟肼、苯妥英、利福平、NSAID②、胺碘酮、磺胺酰胺等	
	血管性疾病,如门静脉血栓、布-加综合征、缺血性肝炎和静脉闭塞性疾病	
	代谢性疾病,如妊娠急性脂肪肝和威尔逊病	
恶性肿瘤	肝细胞癌	
	胆管细胞癌	

注:①BMT:骨髓移植。②NSAID:非甾体抗炎药。

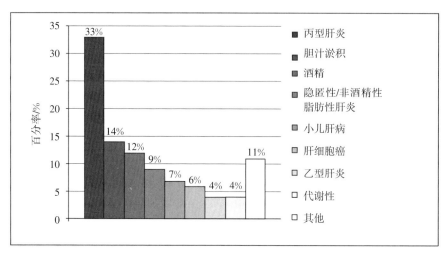

图 2.12.4　1992—2007 年肝移植适应证的比例

慢性肝病

酒精性肝病

在西方国家,肝硬化最常见的病因是酒精性肝病,占肝移植手术中近 12% 的比重。酒精性肝病通常伴随慢性丙型肝炎,是这类患者易迅速发展为肝硬化的原因。列入移植名单之前,酒精性肝硬化患者必须戒酒至少 6 个月,但很多移植中心推行更长的戒酒时间。这类患者必须对所患疾病有深刻认识,必须意识到并理解他们的患病是由酒精中毒引起的,必须参加由精神病学家或心理学家参与的正规康复计划来治疗任何潜在的精神疾病。此外,还需要有一个强有力的社会支持系统。尽管这些患者在肝移植前得到了密切的监测和建议,但其中 20%～40% 的患者在移植后会恢复饮酒。酒精性肝硬化患者移植后的预后很好,移植物和患者的存活率都很高,那些没有再次酗酒的酒精性肝硬化患者移植后的存活率会更高。

丙型肝炎所致肝病

虽然酒精性肝病是肝病最常见的原因,但丙型肝炎肝硬化是肝移植最常见的适应证,占所有肝移植的近 1/3 的比重。美国大约有 500 万人感染丙型肝炎,其中 400 万人是慢性感染。这些患者中大约 100 万人最终会发展为肝硬化。与其他慢性肝病的病因相比,丙型肝炎肝硬化患者发生肝癌的风险更高。与因酒精性肝病而接受移植的患者不同,丙型肝炎肝硬化患者接受移植的预后并不理想,其原因是移植物有再次感染丙型肝炎的风险。有报道显示,几乎所有检测到丙型肝炎病毒水平的患者都会再次感染病毒。因此,所有丙型肝炎患者最好在发生肝纤维化之前进行治疗。

与乙肝肝硬化的肝移植患者不同,丙肝患者移植后不能接受经验性预防治疗,因此,移植物反复感染丙型肝炎病毒的负担仍然存在。在这种情况下,如果这种感染在组织学上被定义为 3 级或 4 级炎症或至少 2 级纤维化时,大多数移植中心选择治疗移植物中复发的丙型肝炎病毒感染。许多研究已经将一系列预测因素与移植肝中严重丙型肝炎复发联系起来。这些因素包括丙型肝炎 1b 基因型、移植前和移植后 2 周病毒载量增加、老年供肝者、非白种受肝者、反复发作的急性细胞排斥反应,以及许多其他因素等。重要的是,患者要意识到存在移植物出现丙型肝炎复发的潜在风险和发生纤维化胆汁淤积性肝炎的可能,后者在移植 1 年后的死亡率极高。目前用于治疗复发性丙型肝炎的抗病毒药物是 α-干扰素联合利巴韦林。随着新的蛋白酶抑制剂(如泰拉普利和波塞普雷韦)问世,一旦该适应证获得批准,肝移植后丙型肝炎复发的治疗将大大加强。

乙型肝炎所致肝病

乙型肝炎肝硬化的发病率在下降,是因为目前对这类感染有充分的抗病毒治疗方法。对于那些需要移植的乙型肝炎患者来说,主要问题是移植物的乙型肝炎病毒感染复发。再感染的预测因素包括患者在移植前的传染性,即患者的乙肝 e 抗原和乙肝 DNA 水平。慢性乙型肝炎患者在移植后需要进行长期预防性抗病毒治疗,以尽量减少移植后再次感染乙型肝炎病毒的风险。我们仍在努力寻找预防再次感染的最佳方案。目前,在核苷类似物拉米夫定的基础上,加用大剂量乙肝免疫球蛋白(hepatitis B immune globulin,HBIG)可以降低移植物的再感染率;然而,随着新的核苷/核苷酸药物(如恩替卡韦和替诺福韦)的问世,乙肝免疫球蛋白的使用时间可能会缩短。

非酒精性脂肪肝

非酒精性脂肪肝,以前被称为隐匿性肝病,一直是肝硬化的主要原因,也是肝移植的适应证。非酒精性脂肪肝患者往往存在肥胖、高脂血症,并伴有糖尿病或胰岛素抵抗。肝移植前后,针对性的减肥和控制并发症(包括高脂血症和糖尿病)仍然是管理这类患者的关键。虽然移植后仍有非酒精性脂肪性肝炎复发的可能,但移植肝的衰竭并不常见。

胆汁淤积性肝病——原发性胆汁性肝硬化和原发性硬化性胆管炎

原发性胆汁性肝硬化(PBC)和原发性硬化性胆管炎(PSC)是导致胆汁淤积和肝衰竭的胆道疾病。肝移植是唯一的治疗方法。虽然移植后的结局是成功的,但是移植肝总是有原发病复发的风险,尤其是 PSC 患者的复发率高达 20%。总体来说,PBC 患者发展成为高胆红素血症的趋势开始下降。PSC 患者易反复发生由胆道梗阻引起的胆道脓毒症。这类患者可能会依赖胆道引流。在某些移植中心,虽然 PSC 患者符合 MELD 的升级条件,但该类患者往往不能充分利用 MELD 评分系统,因为这类患者群体有发生胆管细胞癌的风险,应考虑进行活体肝移植。

其他肝病

任何影响肝脏的长期代谢、遗传、自身免疫,甚至血管疾病,都可能导致 ESLD,因此需要进行肝移植。代谢性疾病,如血色素沉着症和肝豆状核变性可导致肝硬化,肝移植是唯一的治疗方法。与肝豆状核变性相关的神经系统并发症在肝移植后是可逆的,因此,肝豆状核变性危象患者需要紧急进行肝移植。虽然原发性高草酸尿症患者会出现肾损害,而不是肝脏损害,但这种缺陷是由肝脏导致的,因此这类患者需要进行联合肝肾移植。自身免疫性肝炎患者的一线治疗包括类固醇和免疫调节剂。某些情况下,如果药物控制炎症失败就会导致肝硬化,需要进行肝移植。尽管这类患者预后良好,但移植后发生急性细胞排斥反应的风险更高。布-加综合征患者的肝静脉阻塞导致肝脏淤血,其表现与伴腹腔积液和门静脉高压的失代偿性慢性肝病非常相似。对这类患者进行肝移植,还是经颈静脉肝内门静脉系统分流或断流术,取决于肝脏活检的组织学检查结果。肝移植的其他适应证还包括成人多囊性肝病、糖原贮积病、淀粉样变性病和肉样瘤病。

急性肝衰竭或暴发性肝衰竭

早期识别是正确处理急性肝衰竭患者的关键。急性肝衰竭是指肝功能正常(肝豆状核变性或慢性乙型肝炎病毒感染外)患者突然发生的严重肝损伤。这类患者的肝脏合成功能受损,在 8 周或更短的时间内表现为肝性脑病。隐匿性慢性肝病患者的肝功能也可能失代偿,其表现与急性肝衰竭患者相似。这种情况被称为慢性肝衰竭急性加重(ACLF)。虽然部分急性肝衰竭患者可以存活并自然恢复,但更多的患者需要肝移植。如图 2.12.5 所示,国王学院标准(the King's College criteria,KCC)有助于决定哪些患者需要进行肝移植。对乙酰氨基酚中毒占急性肝衰竭病例的 40%,其中 65% 的病例可自行恢复。ACLF 的并发症包括肝性脑病,范围从轻度混乱和言语含糊不清(Ⅰ级),至中度混乱和嗜睡(Ⅱ级),明显意识混乱、不连贯和昏睡状态(Ⅲ级),再至昏迷状态(Ⅳ级)。其他并发症包括高达 80% 的Ⅳ级肝性脑病患者发生更严重的脑水肿,高达 50% 的急性肝衰竭患者发生急性肾衰竭、代谢紊乱、感染和脓毒症。对于需要进行肝移植的患者,紧急肝移植可获得良好的预后,1 年生存率超过 80%,尤其是在脑水肿所致的不可逆神经系统并发症出现之前进行移植。因此,ACLF 患者应自动转诊到专门的肝移植中心,以便进行充分的颅内压监测和适当的重症监护管理。

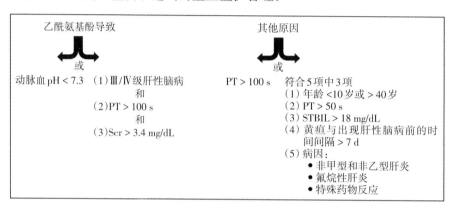

图 2.12.5　肝移植治疗急性肝衰竭(国王学院标准)
注:PT,凝血酶原时间。

肝恶性肿瘤——肝细胞癌与胆管细胞癌

　　HCC 占所有肝脏恶性肿瘤的 90%。HCC 发病率在过去的几十年里一直在上升,主要是因为慢性丙型肝炎的感染率增加,也因为肥胖、糖尿病和肝硬化的发生率增加。在 MELD 时代,HCC 仍然是肝移植的适应证。尽管肝移植为肝癌患者提供了明确的治疗方法,但对转诊患者进行肝移植之前,必须对患者进行非常仔细的筛选。入选前的工作重点是通过获取胸部、腹部和骨盆的 CT 及骨扫描来排除转移性疾病和血管侵犯的存在。

　　符合米兰标准的患者被认为是肝移植的候选者。基于既往研究,5 年期患者和移植物存活率与非 HCC 患者相当。该标准考虑到病灶的数量和大小,并假定没有血管侵犯,没有转移性疾病,也没有肿瘤浸润。单发肿瘤的最大直径小于 5 cm,或总共有 3 个肿瘤,大小均小于 3 cm,仍被认为符合米兰标准。由于担心该类患者在移植名单上等待时间过长而导致肿瘤转移和增加肿瘤负荷,因此符合米兰标准的患者可以获得 MELD 的额外分数,以提高他们在肝移植名单上的排名,如上文 MELD 例外部分所述。对于积分略低于米兰标准的患者来说,尝试缩小肿瘤(即降级),如射频消融、化疗栓塞和放射治疗等积极的定向治疗仍然存在争议。米兰标准的使用存在地区差异,某些地区使用扩展的标准,如加利福尼亚大学旧金山分校(University of California,San Francisco,UCSF)的标准:单发肿瘤 6.5 cm 或更小,3 个肿瘤中最大不超过 4.5 cm,累积肿瘤大小为 8 cm 或更小。迄今为止,胆管细胞癌的最佳治疗方案仍有待明确。研究表明,这类患者移植的预后非常差,因为胆管细胞癌的复发率很高。

　　近年来,肝门部胆管细胞癌患者已经显示出可以接受的 5 年生存率,特别是在接受化疗与放疗的多模式治疗后。因此,肝门部胆管细胞癌是移植的相对禁忌证,而其他胆管细胞癌则是绝对禁忌证。

肝移植禁忌证

如表 2.12.3 所示,肝移植的禁忌证可能是绝对的,也可能是相对的。绝对禁忌证意味着患者的某些情况会使肝移植过程复杂化,使得成功的可能性非常渺茫。另一方面,相对禁忌证更为宽松,因为包括一些不太理想的条件,这些条件降低了成功的机会。不同的移植中心有自己的相对禁忌证,取决于所进行的肝移植病例的数量、移植外科医生的专业水平,以及移植中心是否有正在进行的临床试验。随着时间的推移,相对的禁忌证往往会发生变化,取决于在治疗某些共存疾病(如与 HIV 合并感染)方面所取得的进展,以及可以处理解剖变异和门静脉血栓等并发症而开发的新外科技术。虽然不同中心之间的相对禁忌证不同,但所有中心对于肝移植的绝对禁忌证都是一致的。

表 2.12.3　肝移植禁忌证

绝对禁忌证	活动性肝外恶性肿瘤 符合米兰标准之外的肝细胞癌 恶性血管皮内细胞瘤 活性物质滥用(酒精、麻醉药品、药物使用) 严重的心肺疾病 活动性和未控制的感染和脓毒症 增加外科技术难度的解剖学异常 病态肥胖(BMI[①] >40) 依从性差
相对禁忌证	既往肝外恶性肿瘤——现已治愈 年龄 门静脉血栓 肝外胆管细胞癌 人体免疫缺陷病毒感染 慢性或难治性感染 社会支持力度弱 精神疾病活动期

注:①BMI:体质指数。

绝对禁忌证

活动性肝外恶性肿瘤是肝移植的绝对禁忌证。如果肝细胞癌患者符合米兰标准,则可考虑进行肝移植。肝血管肉瘤具有很强的侵袭性,仍然是肝移植的绝对禁忌证。无论是酒精、娱乐性药物还是麻醉剂滥用,都是肝移植的绝对禁忌证。大多数中心要求患者必须在肝移植前至少"戒药"6 个月。有药物滥用史的患者通常会被转诊给精神科医生,以帮助他们克服毒瘾,并建议他们加入戒毒计划。患者在就诊期间随机进行药物筛查很常见。吸烟不是禁忌,但强烈建议不要吸烟,因为吸烟不仅会增加患恶性肿瘤的风险,还会增加肝动脉血栓形成的风险。严重的心肺疾病是肝移植的绝对禁忌证,因为这类患者的术中和术后死亡率均较高,并且不能耐受手术,如果他们术后存活,往往会经历一个旷日持久的伴有多种术后并发症的过程,包括心力衰竭恶化和机械通气依赖。术前测试包括经胸超声心动图和多巴酚丁胺负荷试验,有时还会进行右心导管检查等,以鉴别患有肝肺综合征和门脉性肺动脉高压的患者。侵袭性和难以控制的感染是移植的绝对禁忌,必须在接受大手术和免疫抑制治疗之前得到充分的治疗。

由于可能存在的某些解剖学异常,外科医生无法进行肝移植。这些病例包括整个门静脉和肠系膜上静脉(superior mesenteric vein,SMV)系统的广泛血栓形成。在专门的中心,很少有外科医生倾向于进行广泛的血管重建,以便于进行肝移植。病态肥胖是指 BMI>40,这类患者的术后死亡率较高,是肝移植的禁忌证。某些社会心理因素,如没有依从性,被认为是肝移植的绝对禁忌证,因为在移植后不能遵嘱进行药物治疗,肯定会导致排斥反应和浪费宝贵的器官。

相对禁忌证

综上所述,活动性肝外恶性肿瘤是肝移植的绝对禁忌证。相反,既往曾接受治疗并已治愈的恶性肿瘤史是相对禁忌证。移植名单的选择依据肿瘤的类型、诊断分期、既往的治疗或手术,以及"无癌"状态的持续时间。这类患者最好在被列入名单之前接受肿瘤医生的评估。大多数患者必须在被列入名单之前至少 2 年内"无癌",但对于有结肠癌、乳腺癌和恶性黑色素瘤病史的患者,则倾向于更长的时间。一般情况下,如果确定患者 5 年内复发的风险小于 10%,移植是可以接受的。年龄是肝移植的相对禁忌证。毫无疑问,年轻患者比老年患者更易耐受大型手术,然而,生理健康状况的评估将更适合于患者的选择。门静脉血栓是移植的相对禁忌证,会使手术变得复杂,然而如果移植外科医生的专业知识和血栓形成的程度允许,手术仍然可以进行。

由于高复发率导致的不良预后,胆管细胞癌仍然是肝移植的相对禁忌证。人体免疫缺陷病毒感染使患者更容易出现并发症,然而,如果进行充分的抗逆转录病毒治疗,艾滋病患者的移植后结局与未感染 HIV 的患者相似。艾滋病患者在移植后需要更密切的监测,因为已发现许多免疫抑制药物与抗逆转录病毒药物相互作用。有些患者患有对标准治疗方法不敏感的慢性感染,包括骨髓炎和肺部真菌感染,这些疾病是移植的相对禁忌证。每一个病例都应该在进入移植名单之前进行个性化分析。为肝移植患者提供最佳的社会支持系统是影响肝移植成败的重要因素。同样,某些精神疾病可随着时间的推移和专家的干预而得到解决,并不是肝移植的绝对禁忌证,而是相对禁忌证。

(杨启纲 译)

<h2 align="center">选 读 文 献</h2>

[1] CHO SM,MURUGAN R,AL-KHAFAJI A.Fulminant Hepatic Failure In Fink MP,Abraham E,Vincent JL,and Kochanek P,ed. Textbook of Critical Care[M].6th ed. philadelphia,PA:Saunders,2010.
[2] O'LEARY JG,LEPE R,DAVIS GL.Indications for liver transplantation[J].Gastroenterology,2008,134(6):1764-1776.
[3] STARZL TE,SHUNZABURO I,VAN THIEL DH,et al.Evolution of Liver Transplantation[J].Hepatology,1982,2(5):614-636.

第 13 章 肝移植的麻醉管理

Charles Boucek

　　肝移植已由早期实验室阶段发展为临床挽救终末期肝病(ESLD)患者生命的重要治疗选择。从手术和麻醉的角度来看,肝移植手术仍具有挑战性,需要充分的准备与丰富的临床经验。肝移植的受者通常需要接受完善的术前检查,以确保肝衰竭是不可逆的,以及无影响移植成功的因素存在。

　　肝移植手术的时间常不确定,取决于移植器官的获取,经常在晚上开始。器官捐赠可能发生在远离移植中心的医院。为了计划的连续性,移植器官通常为择期手术获取。器官运输到移植中心、传染性疾病血清学检测、移植物检查,以及供肝的后台准备都可能会导致冷缺血时间的延长。尽管使用保存液并降低保存温度(冰浴),但随着缺血时间增加,器官功能会出现恶化。因此,肝移植(除了活体捐献者)是急诊手术。应在术前对接受者进行充分评估,以防止一旦有合适的器官出现不必要的延误。

　　肝移植候选者的术前评估:首先确定候选者是否在移植清单(以下简称"清单")中,由于实施移植手术和相关筛查的时间有限,需立即再次对候选者进行术前评估。在筛选评估期间,患者由主治医师、胃肠病专家或肝病专家转诊至移植中心。如有指征,根据需要由外科医生和其他专家对其进行评估,包括社会工作者、精神科医生、麻醉医生和其他医生。检查一般包括病史、体格检查、实验室生化检查和MELD类型的确定,肝脏体积的影像学及恶性程度的评估。本文对肺功能检查,影像学检查(胸部 X 线摄片、腹部 CT 检查)和动脉血气分析(具有指征时)进行了综述。仔细评估心血管功能尤其重要。除心电图(ECG)外,超声心动图或类似的心脏结构功能检查是必要的,因为 ESLD 可能导致病理性血管扩张,需要极高的心排血量,特别是在移植器官再灌注期间。右心衰竭、缺血性心脏疾病、瓣膜狭窄、心律失常,以及肺动脉高压引起的心脏储备受限可导致再灌注应激,进而出现心血管崩溃。如果超声心动图不能明确,则可进行心脏核医学(腺苷-铊扫描)或心导管检查。

术前评估

当合适的供体出现,肝移植受者入院。术前获得手术同意并保障血制品的需求是非常重要的。

肝移植有三个阶段,每一个阶段都面临不同的生理及临床挑战。

第一阶段:无肝前期开始于麻醉诱导到病肝切除。

第二阶段:无肝期是从切除病肝至肝循环再恢复的时期。

第三阶段:新肝期是从肝脏再灌注开始至手术结束。

　　第一阶段包括麻醉诱导、建立血管通路和术中的监测,在下腔静脉(IVC)和肝切除术血管阻断过程中提供静脉回流。ELSD 患者的生理改变包括血管扩张、心排血量增加和 SvO_2 升高。终末期肝病常表现为局部血管扩张,对儿茶酚胺反应性下降。使用升压药物可短期升高血压,肝衰竭常伴血管张力调节障碍,特点是器官异质性,对升压药物反应良好的器官可能在血管活性药物作用下出现血管过度收缩,器官缺血。

　　第一阶段的问题包括维持适当的血管内容量、治疗代谢性酸中毒及低钙血症。这一时期的低血压可能是腹腔积液、出血、低钙血症和静脉回流障碍所致。血管内容量和钙离子水平的纠正应在增加血管加压素或升压药物之前进行。在这一阶段,有扩容补液及补充钙难以纠正的低血压或出现显著的纤溶亢进(通过血栓弹性图)均提示有菌血症可能。

麻醉诱导

对于基础情况不良患者,至少应建立一条绝对可靠的静脉通路;在诱导前可使用局部麻醉桡动脉置管。肝移植患者如果存在腹腔积液,即使术前禁食,也被认为是饱胃,通常需要进行快速诱导。应当认识到肝衰竭常见的凝血病可能会使微创性的气管插管变得复杂,困难气道患者可能需要清醒插管、纤维支气管镜气管插管或其他气道管理技术的支持。诱导药物包括依托咪酯、苯二氮䓬类药物、硫喷妥钠或丙泊酚,应适当剂量给药;琥珀胆碱、罗库溴铵或其他非去极化肌松剂,需要肝脏代谢的药物,其作用时间延长。应避免使用氧化亚氮,可选择异氟醚、七氟醚和地氟醚;由于氟烷可能对移植物具有毒性,也应谨慎使用。肝移植手术时间长,多种因素可能造成肺损伤,包括腹腔积液、胸腔积液、通气与血流灌注比值(V/Q)失调及肺血管异常,因此合适的机械通气是必不可少的。

在诱导过程中,应常规监测体温、神经肌肉功能、CO_2 浓度、血氧饱和度、通气量及血压。动脉置管后应取下血压计袖带,以防止回流受阻引起肢体肿胀,甚至肢体缺血。留置尿管和胃管应谨慎操作。鼻出血持续时需要填塞压迫止血。如果进行经食管超声心动图(TEE)检查,胃管应继续保留。尽管食管静脉曲张发生率高,但 TEE 提供了大量有价值的血流动力学数据。置入时应将探头充分润滑并小心置入。近期(2 周内)发生食管静脉曲张或存在其他食管病变的患者应避免 TEE 检查。

清醒患者常难以耐受肝移植围术期所需血管通路的建立,需局部麻醉下进行操作。标准血管通路包括两条动脉管路,以便在动脉采血期间进行持续的有创血压监测。多位操作者同时置管可能增加意外损伤的风险;操作者在置入有创监测时,应密切观察患者的生命体征。股动脉置管,应在腹股沟韧带下方。在肝移植早期阶段,股动脉压和桡动脉压相似,但肝脏再灌注后,股动脉压测量更可靠。在存在一条可靠通路的情况下,放置静脉鞘管引导肺动脉漂浮导管,用于血管活性药物的输注和两条专用扩容静脉通路,每条管路能够支持 400 mL/min 的输液速度。需建立专用通路用于输注缓冲液(碳酸氢钠或氨丁三醇)治疗肝切除术中代谢性酸中毒。深静脉置管可经皮置于右颈内静脉。大口径静脉导管也可置于左、右颈内静脉,颈外静脉和肘前静脉。右颈内静脉需容纳深静脉导管及肺动脉鞘管,建议穿刺点间留出 1~2 cm 的距离,在放置套管或鞘管之前超声定位,以减小第二针误穿现有导管的风险。肺动脉漂浮导管能够测量 CVP、肺动脉压、SvO_2、右心室舒张末期容积,以及右心室射血分数(right ventricular ejection fraction,RVEF)。

静脉回流

对于成人,肝上、下腔静脉简单的交叉夹闭是不可行的。肝静脉通过仔细的解剖分离后进行选择性夹闭,可以维持肝静脉不断流。在夹钳后增加了液体及输血要求,可能导致后期出现血容量过多。此外,内脏循环血液回流可能需要暂时的门体分流,另一种方法是建立静脉-静脉旁路。一个引流管被放置到髂静脉,另一个被放置到门静脉,由 Y 形管连接。使用血液泵使血液回流到颈静脉或腋静脉的插管中。该回路不包括储液器、氧合装置、热交换器或气泡检测器。这个循环并不需要足量全身肝素化,小剂量的肝素(2~3 000 IU)可以用于血栓栓塞风险较高的患者(原发性胆汁淤积性肝硬化、肝细胞癌或高凝状态)。监测通过导管的血流速,低于 2 L/min 会增加血栓形成的风险。如果通过回路的流量不足,那么应重新调整导管、扩容补液以增加流量。当旁路启动时,麻醉医生应观察患者生命体征、面部肿胀及脑电双频指数(bispectral Index,BIS)的变化,并通过 TEE 观察右心房和右心室。右心的湍流应在几秒内消失;持续的湍流回声可能提示空气进入回路。在再灌注前,门静脉血流将从回路转回,导入移植器官。维持静脉-静脉旁路进入第三阶段可恢复心脏前负荷,减少手术区域的静脉淤血,并且如果肝静脉逆行出现再灌注后出血,可暂时重新使用钳夹止血。使用无静脉插管的门静脉的回路常具有较小的血流量,需要在移植肝脏再灌注之前终止旁路血流。

麻醉维持

通常使用肺泡内最低有效浓度吸入麻醉剂配合静脉麻醉药物维持合适麻醉深度，并使用苯二氮䓬类药物以保证镇静效果。BIS 监测可用于评估麻醉深度。基于血压调节吸入麻醉药物的浓度是不合适的，短暂低血压通常是由手术操作引起的，而不是麻醉药物过量。停止吸入麻醉药物无法解决低血压问题。必要时，可停止吸入麻醉药物，依赖静脉全麻技术。尽管认为肝脏清除率降低，但大剂量的麻醉药物、苯二氮䓬类及肌松剂仍在广泛使用。如果计划在手术结束时拔管，麻醉药物的代谢是一个问题，且术后立即拔管仅适用于患者合并症少、供体器官理想及手术顺利的情况。虽然移植肝脏可有效代谢麻醉药物，但大多数患者术后都需要继续留住 ICU 监护及机械通气治疗。

容量评估

整个手术过程成功的关键是血容量不足时立即给予纠正。出血、第三间隙液体大量丢失和循环阻断都会导致低血容量。再灌注过程中，肝上、下腔静脉的恢复，静脉回流突然增加会导致血管内容量过负荷，进而引发出血增加、肝充血、静脉吻合口压力增加等并发症，增加手术操作难度。仅仅纠正低血容量是不够的，积极主动地预防应激状态导致的低血压更为重要。虽然最初低血压可能会对快速补液产生反应，但持续低血压不再具有容量反应性，最终因氧输送不足导致多器官功能障碍。应联合应用 CVP、肺动脉舒张压、SvO_2、右心室舒张末期容积、脉压变异度（PPV）、每搏量变异度（SVV）、TEE 对血管内容量状态进行评估。红细胞比容与估计失血量都不是可靠的指标；前者受腹腔积液影响，而后者受测量误差（$\pm 10\%$）的限制。尿量是评估器官氧输送的指标，但使用利尿剂后，尿量失去评估价值。部分移植患者可能需要肾脏替代治疗。患者围术期需要有理想的血管通路、充足的血制品和适宜的输液装置，以补充丢失的循环血量。

病肝的切除多伴随严重代谢性酸中毒。碳酸氢钠治疗虽有效，但可能导致分钟通气量升高或高钠血症。为降低脑桥中央脱髓鞘风险，24 h 血清钠含量升高不应超过 10 mEq/L。氨丁三醇是一种不含钠的碱性缓冲液，应用不会发生高钠血症。氨丁三醇和碳酸氢钠可结合使用，以保持稳定的 pH 和血钠水平。如果没有氨丁三醇，碳酸氢钠可与 5% 葡萄糖溶液混合稀释，以纠正代谢性酸中毒，而不增加钠水平；这可能导致过多液体输注，需要及时利尿对症处理。

肝移植的第二阶段从移除病肝开始。当病肝切除时，心排血量需求略有下降。第二阶段，枸橼酸盐作为一种抗凝剂在库存血液中是无法代谢的。由此产生的枸橼酸中毒可导致离子钙水平降低，伴有血压和心脏收缩力的下降。输注氯化钙是枸橼酸中毒重要的治疗方法。对于乙型肝炎患者，乙肝免疫球蛋白（HBIG）可在切除病肝和植入移植肝脏期间输入，以清除病毒。可尝试用抗组胺或皮质类固醇进行预处理，因为 HBIG 输注可引起低血压，特别是快速输注时。

再灌注准备

第二阶段，应将各生化指标调节至生理范围内。再灌注时，血钾水平维持在 4 mEq/L 以下，可实施措施包括过度通气、应用利尿剂、输注极化液、洗涤库存血，以及胃液抽吸等。当肝糖原储存不足时，血糖可能下降。血糖应维持在 80～250 mg/dL。血细胞比容应为 25%～35%，较低时会增加心排血量并降低血液黏稠度；增高时可能导致高凝状态，应尽可能纠正。可采用血栓弹力图（TEG）评估凝血功能，应避免输注除红细胞和血浆以外的血制品（鱼精蛋白或抗纤溶药物）。第二阶段结束时合理的血流动力学调整可以减少再灌注损伤。亚甲蓝（一氧化氮清除剂）证明可以减少儿茶酚胺用量，并可能改善肝肺综合征，推荐剂量为 1 mg/kg 弹丸式推注。注射后血压暂时升高，SaO_2 和 SvO_2 会出现一过性降低。在大多数患者中，这两个指标在 5 min 内恢复到亚甲蓝注射前水平。许多外科医生要求在再灌注前给予大剂量皮质类固醇进行免疫抑制，但给予的剂量和时间不完全一致。淋巴细胞毒性交叉配型阳性的患者出现早期排斥的可能性较高。在第二阶段期间,如果使用静脉-静脉分流术,门静脉插管应随即拔除,以便将门静脉吻合至移植器官。当血管吻合即将完成时,外科医生可以在肝静脉未开放前允许门静脉血流入移植肝脏,目的为应用患者自身血液"冲洗"移植肝脏。血液将移植器官内残留的保存液排出体外。再灌注时应该提前升高血压,以防止血压快速下降30%时出现明显低灌注。当低温、乏氧、高钾液体从移植器官流入心脏时,可出现心动过缓。应立即给予肾上腺素、血管加压素、钙、阿托品,甚至准备除颤和/或心脏起搏设备支持。

第三阶段,新肝期,从再灌注开始,血液从门静脉循环通过移植肝脏流向肝静脉和右心。常见并发症为血压降低,常见原因包括移植肝脏灌注血液充盈,肠系膜血管内血液快速回流,核心体温再灌注时快速下降,缺血代谢产物对血管张力的影响,以及残余的保存液、血凝块、气泡对循环的影响。再灌注损伤综合征发生时,全身血压降低超过30%。立即给予儿茶酚胺药物。低血压常伴有心动过缓,如合并高钾血症,应立即静脉注射钙剂;效果不良时可给予肾上腺素、阿托品、临时起搏,甚至胸外心脏按压。血气及电解质应在再灌注后(30 s)和5 min重复检查。如果移植肝脏开始发挥生理作用,会因为枸橼酸盐的代谢而出现离子钙升高。高钙血症很少持续存在,再灌注后30 s检测可出现高血钾,但如果保持循环稳定,则会迅速纠正至正常。由于静脉回流恢复,CVP会因为血液在血管钳移除后急剧升高。急性血容量过多,甚至可能需要使用注射器从静脉通路中抽血减压。抽出的血液可以放置在细胞保护器或输液泵中,并配以适量的枸橼酸盐,作为自体血必要时再次输注。肝移植过程中可发生心腔内原位血栓形成。即使此时给予低剂量重组组织型纤溶酶原激活剂溶栓治疗,仍有可能发生心搏骤停。

血管损伤致出血需要外科止血时,使用血小板或激活的凝血因子浪费资源,并可能导致血栓形成或其他并发症。由于损伤的位置和血管壁的脆性,下腔静脉损伤引起的出血可能是巨大的,在技术上很难进行修复。可暂时使用填塞出血,以换取液体复苏时间。明确部位的出血大于400 mL/min,一般需要再次手术治疗,用快速扩容争取止血时间。弥漫性出血没有明确的位置,原因可能包括凝血病、低体温、低钙血症,需要及时纠正。

血栓弹力图

三通道TEG可用于指导抗凝药物应用及血制品的输注。再灌注后即刻取血进行TEG检查,包括"原血标本"通道,加入鱼精蛋白的通道及应用抗纤溶药物[如ε氨基己酸(AMICAR)]的第三通道。R值是开始出现凝血的时间,代表了血小板活化所需的时间,延长原因包括肝素的抗凝、凝血因子缺乏及严重的纤维蛋白溶解。α角评估血凝块增大的速度,过大时可输注血小板及冷沉淀。最大振幅(maximum amplitude,MA)可以评估血凝块的最大强度,数值主要依赖于血小板数量和功能。血凝块形成后MA下降到一条平坦直线为纤维蛋白溶解过程。如果AMICAR通道比其他通道反应更快、更剧烈,则可以早期诊断纤溶亢进。有文献报道纤溶亢进时应使用小剂量(250~500 mg Ⅳ)的AMICAR或其他抗纤溶药物进行干预。仅输血而不给予抗纤溶药物则纠正出血效果差。肝脏损伤后即使不给予肝素也会出现凝血功能降低的现象。鱼精蛋白的应用应建立在TEG监测的基础上。在一些患者中,特别在持续大量出血时,所有三个TEG通道都会出现平直线,这一现象表明凝血因子已经完全耗尽。可能有效的干预措施是抗纤溶及鱼精蛋白中和肝素,进而输注血小板,冷沉淀和新鲜冰冻血浆,继续监测TEG指导后续治疗。

小尺寸肝移植

正常肝脏为双重血供:门静脉及肝动脉。肝移植通常选用门静脉进行再灌注。小尺寸移植肝脏可能无法适应肠系膜循环的大量血流,导致充血过度。使用血管加压素、奥曲肽或通过钳夹脾动脉(splenic artery,SA)可实现门静脉血流减少。

肝动脉

将肝动脉重新吻合以将氧合血供应给肝脏及胆道系统。胆道系统灌注依赖于肝动脉。肝动脉血栓未积极处理将会导致胆道缺血，出现并发症，甚至导致移植失败。多普勒超声可以用来评估肝动脉血流。

胆道重建

根据解剖结构，胆道系统可以选择胆管直接吻合，也可以进行 Roux-en-y 吻合。Roux-en-y 吻合可能会增加手术操作时间。

移植器官功能评估

移植器官的功能可以通过多种方式进行评估。移植器官的颜色和外观是最直观的。胆汁的产生是移植器官功能建立的一个强有力指标。如果移植器官功能良好，那么血气 pH、碳酸氢盐、乳酸、渗透压，以及碱剩余会逐步恢复正常。血糖高时，葡萄糖被肝脏摄取形成糖原，血糖偏低时，糖原储存释放葡萄糖。由于枸橼酸盐的代谢，离子钙含量可能会暂时升高。移植器官功能良好的另一个表现为血流动力学稳定。排除出血、菌血症等常见休克原因后，儿茶酚胺剂量升高则可能提示移植器官功能障碍。

关腹和 ICU 转运

充分止血后进行关腹，腹腔内器官严重肿胀时需考虑延迟关腹。即使术中进行了器械的清点，也需 X 线摄片确认针头和海绵没有遗留在腹腔。ICU 医师应了解术中血管活性药物剂量、术中发生事件及预计到达 ICU 病房的时间。将患者转移到 ICU 需要团队协作，包括需要便携式监测、持续使用血管活性药物和镇静药物，以及手动通气。ICU 医师应密切监测术后生命体征、引流液量及性质。

高危患者

某些情况下肝移植更为复杂，其中包括暴发性肝衰竭、肺动脉高压及门静脉血栓。暴发性肝衰竭最常见于对乙酰氨基酚过量。终末期肝病常合并脑肿胀导致颅内压增高是一个棘手的问题，需要有创监测颅内压，测量颅内压可以指导镇静和肌松药使用。机械通气、头部抬高、脑电抑制剂巴比妥酸盐、全身降温、甘露醇，以及高渗盐水是降低颅内压的有效方法。当心排血量需求增加时，伴有肺动脉高压的患者可能发生右心衰竭。如果尝试进行血栓切除术，门静脉血栓患者往往会并发出血，甚至需要进行多脏器联合移植。

（余超 译）

选 读 文 献

[1] BURTENSHAW AJ, ISAAC JL. The Role of Trans-Oesophageal Echocardiography for Perioperative Cardiovascular Monitoring during Orthotopic Liver Transplantation[J]. Liver Transplantation, 2006, 12: 1577-1583.

[2] KANG YG, MARTIN DJ, MARQUEZ J, et al. Intraoperative Changes in Blood Coagulation and Thromboelastographic Monitoring in Liver Transplantation[J]. Anesth Analg, 1985, 64: 888-896.

第 14 章　肝移植外科技术

Juan Mejia and Abhinav Humar

　　肝移植的手术流程在过去 30 年中经历了许多技术上的改良和变化,因为存在严重手术并发症的可能,因此对手术技术仍然有很高的要求,这与手术本身的规模有关,也与手术患者通常为失代偿期肝病,易并发门静脉高压和凝血病有关。但只要遵循基本步骤,大多数患者可以安全有效地开展手术。

成人尸肝移植

肝切除术

　　移植手术流程从移除肝移植受者的病肝开始,大多数病例选择原位的手术方式。一般通过双侧肋下腹正中线切口进入腹腔,紧贴肝脏解剖第一肝门结构,尽可能在高位分离出肝动脉,如果肝总动脉在此水平上的内径较细,则可以追溯到胃十二指肠动脉(gastroduodenal artery,GDA)或脾动脉的近端进行血管吻合。在肝门的右侧寻找胆总管(common bile duct,CBD),胆管向近端分离并结扎,注意保留足够长度的肝外胆管以利于与供肝胆管的吻合。下一步解剖位于动脉和胆管深部的门静脉系统,在此阶段可以进行门静脉转流术。下一步分离右侧三角韧带及肝右叶至肝脏裸区的附着物。

标准的静脉重建

　　将肝左叶牵向右侧,暴露下腔静脉的左后侧缘,从腹膜后附着物开始解剖该边缘,从肝下下腔静脉一直到左膈静脉与下腔静脉汇合部。将肝脏推向左侧,使肝后下腔静脉的右侧缘完全从腹膜后组织中显露出来。将肝上下腔静脉和肝下下腔静脉沿周围充分解剖分离后,用血管钳钳夹阻断,分离出下腔静脉,将肝脏与肝后段腔静脉一起切除。通过将肝静脉与下腔静脉形成统一的开口吻合肝上下腔静脉(图 2.14.1)。

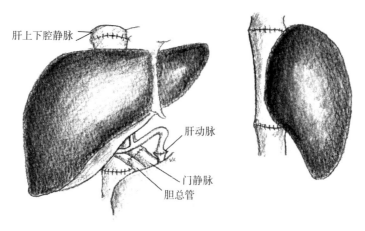

图 2.14.1　肝移植术中的标准腔静脉置换术

背驮式静脉重建

背驮式技术(图 2.14.2)包括通过解剖肝脏的肝后下腔静脉前壁来保留下腔静脉。解剖包括分离直接进入肝脏的肝短静脉,分离肝下腔静脉韧带,并将肝尾状叶从腔静脉附着处分离。由下方开始解剖肝后下腔静脉前壁,向上直至主肝静脉水平。解剖肝静脉并在其间放置阻断钳,接下来离断肝静脉和肝脏。将肝脏从手术野中移走后,将肝静脉之间的隔膜组织分割构造一个联合的开口,用于肝上下腔静脉的吻合。供体肝上下腔静脉和受体肝静脉之间采用连续缝合的方式进行吻合。

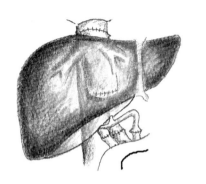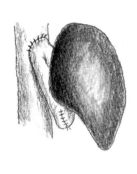

图 2.14.2 背驮式肝移植术保留受者自体腔静脉

侧侧腔静脉重建术

如前所述,游离出肝脏并保留肝后段下腔静脉。移除肝脏后,在下腔静脉上放置一个侧咬钳进行部分腔静脉阻断。纵向打开受体的下腔静脉前壁,供肝的下腔静脉后壁也以类似的方式切开形成匹配受者的下腔静脉开口。进行两个下腔静脉开口的吻合时,首先缝合右侧再缝合左侧,外科医生站在患者左侧,由站在患者右侧的外科医生协助。

门静脉重建

供肝门静脉需保持合适的长度,不宜过长,供肝的门静脉分叉处可以作为避免静脉扭曲或折叠的标记。如果供肝和受体门静脉明显不匹配,那么较小的门静脉末端可以做"鱼嘴状"整形以增加内径宽度,与受者的门静脉以端端的方式用 6－0 缝线进行缝合。助理外科医生需要注意在随后的操作中不要过度地收紧缝线,Prolene 线的末端打结后,需留下 2 cm 或门静脉直径 3/4 长度的"增宽因子",使门静脉充分扩张以防止门静脉狭窄(portal vein stenosis,PVS)。较充裕的"增宽因子"会导致缝合处少量出血,可以间断加缝予以纠正。门静脉吻合完成后肝脏恢复新鲜血液灌注,而一些外科医生倾向于在肝脏恢复灌注前完成动脉重建。

在有些极端的情形下,受体门静脉无法使用,可使用供者的髂静脉搭桥,选择肠系膜上静脉(SMV)作为流入道。在这种情况下,可以在门静脉吻合前进行动脉重建和肝脏复流。先进行供肝门静脉和供者髂静脉血管的吻合,之后,搭桥血管可以通过胃后壁、胰腺前方、横结肠系膜根部到肠系膜上静脉,在肠系膜上静脉上放置侧阻断钳,将搭桥血管以端侧方式吻合于肠系膜上静脉前壁。

动脉重建

需要选择健康并且尺寸充分匹配的动脉,在口径良好的血管上进行吻合来重建动脉系统以获得最佳的动脉灌注。对于具有标准解剖结构的常规病例,将供者的具有分支(胃十二指肠动脉或脾动脉)的肝动脉袖片缝合到受者的肝总动脉或分支袖片上。如果供者的肝总动脉或动脉分支袖片口径较小,则可以使用供者腹腔干动脉的 Carrel 袖片与受体吻合。注意在使用腹腔干动脉进行吻合时,需要确保动脉没有明显折叠。

由于存在变异的肝动脉,外科医生可能会根据不同的情况制定动脉重建方案。如果存在变异的话,供体的胃十二指肠动脉或脾动脉可用于与供者的副肝右动脉或肝左动脉进行重建,以保障动脉的连续性。如果受者的替代肝右动脉(right hepatic artery,RHA)足够大的话,则可与供肝的肝总动脉或腹腔干动脉进行动脉吻合。

在受者没有合适的肝动脉与受体血管进行吻合的情况下,供者髂动脉可以作为搭桥血管。在此过程中,显露位于肠系膜下动脉正上方的腹主动脉。腹主动脉进行侧阻断后,髂动脉以端侧的方式吻合于腹主动脉,然后将搭桥血管穿过横结肠系膜、胃后壁和胰腺前方,在肝门部与供肝的肝总动脉或肝动脉分支的袖片进行端端吻合。

胆道重建

可在后续手术中切除胆囊,根据患者的解剖结构和基础疾病,胆管吻合主要包括以下三种:
- 胆总管胆总管端端吻合术。
- 胆总管十二指肠吻合术。
- 胆总管空肠吻合术。

一般普遍将供者的 CBD 以端对端的方式缝到受者的胆总管上(侧侧或端端吻合)。如果受者的胆总管不能使用(例如硬化性胆管炎),则进行胆总管空肠吻合。如果受者的胆总管无法使用,并且由于广泛的粘连使用空肠 Roux 袢进行胆总管空肠吻合也并不安全,则可以选择使用十二指肠在肝门部进行胆总管十二指肠吻合术。

可在胆管吻合口放置内部或外部胆管支架,支架用可吸收缝线固定在管壁黏膜上,以防止其过早脱落。外部支架可使用 Witzel 技术,使其从管腔内穿出后引出腹壁。Witzel 技术有助于防止 4~6 周后移除胆管支架时发生胆漏,而且放置外部支架便于胆管吻合口和肝内胆管的术后检查。

活体肝移植流程

在健康的供者中进行部分肝切除是一项重要的工作。参与活体供肝手术的外科医生必须具有丰富的肝内和肝外解剖学知识;熟悉肝实质横断技术和受体胆道及血管重建是必要的。这一程序除严格的技术方面要求之外,术前良好的临床判断对于确保选择合适的捐献候选人至关重要。这包括评估个体的健康状况、肝脏解剖结构的影像学及心理状况。多学科例行讨论捐助者和受援者,术前必须获得相关专业的批准。

成人受者

供者手术:肝右叶切除术

离断右侧镰状韧带、三角韧带,通过解离肝右叶至肝脏裸区的附着物将肝脏翻向左侧,显露肝后下腔静脉的右侧缘,分离并结扎直接从肝右叶发出汇入下腔静脉的肝后静脉。任何直径 0.5 cm 以上或更大的肝后或肝短分支都应该保留,用于随后的受者血管重建。腔静脉外侧的解剖朝着肝右静脉方向进行。肝下腔静脉韧带位于肝右静脉的右下方,该韧带可能含有静脉,因此,需要分离和缝合结扎。在这个阶段,人们可以继续解剖肝右静脉并用脐带线围绕。

取下肝门板,确定肝总管分叉处。仔细解剖通常位于胆总管右侧的肝右动脉。接下来,解剖肝十二指肠韧带的右外侧,至肝右动脉的后方以识别门静脉和门静脉右支。沿门静脉右支解剖,并确定左侧门静脉及其分叉区域。如果存在从右侧门静脉到尾状叶的小分支,应仔细分离并结扎。因为所有的胆道系统结构都是不一样的,因此应进行胆管造影描绘胆道树解剖形态并安全地切断胆总管。根据胆道系统解剖结构,在横切之后,例如在右侧胆管扇形汇入左侧胆管的情况下,可能有一个以上的胆管要重建。右肝管应保留足够长的残端进行缝合并且在不影响左肝管管腔的情况下离断。术中超声可以鉴别肝中静脉和来自Ⅴ、Ⅷ段的任何重要静脉分支。在肝中静脉右侧进行肝实质离断。脐带线通过肝右静脉和肝中静脉的交界处,置于肝右叶后方和肝右动脉前方,然后在一定的张力下帮助引导肝实质离断。肝实质离断时在肝脏表面使用电刀进行标记,然后进一步使用任何可用于肝切除的装置和/或夹钳技术进行肝实质离断。标记任何汇入至肝中静脉的直径≥5 mm的大分支血管,并在受体侧进行后期重建。一旦肝实质离断完成后,移植供肝仅通过血管和胆管相连(图2.14.3)。如果右肝管分离完成,并且受者手术组准备就绪,则可以进行肝动脉分离,然后是门静脉和肝右静脉。肝右动脉在阻断钳之间分离。右侧门静脉离断可使用血管吻合器,确保吻合器以前后方式切割而不会导致左侧门静脉狭窄。肝右静脉用腹腔镜血管吻合器分离。移植供肝切取后交于受体手术组。小心完成肝脏切缘的止血,使用连续缝合重新连接镰状韧带以保持肝左叶的稳定。根据外科医生的偏好决定是否放置引流管,然后关腹。

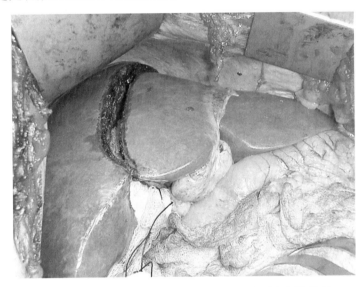

图 2.14.3　术中照片显示肝右叶移除前肝实质离断的情况

供者肝左叶切除术

原理与肝右叶切除术的原理相似。离断镰状韧带和左三角韧带,向前解剖肝上下腔静脉。小心地打开肝胃韧带,以寻找可能来自胃左动脉的替代或副肝左动脉。接下来切除胆囊,置入胆囊管插管用于术中胆管造影。注意解剖肝门结构,按顺序依次解剖左肝管,肝左动脉和左侧门静脉。在分离出肝门结构后,将左叶朝右侧抬起,沿着肝后下腔静脉的左外侧继续解剖,直到肝左静脉汇入部。分离并结扎从肝左叶发出直接汇入下腔静脉的静脉分支。肝后解剖完成后,分离肝左静脉和肝中静脉。在此阶段,术中胆管造影可以确定胆管解剖结构,并安全地进行左肝管的分割。术中超声用于识别肝中静脉和任何主要分支,肝左叶切取应在肝中静脉的右侧进行。再次,脐带线绕过肝左叶后方并在肝门前面进行“肝脏悬吊”以指导肝实质离断。肝实质离断完成后进行血管结构分离,肝左动脉被阻断钳钳夹后分离,随后分离左侧门静脉,最后分离肝中静脉和肝左静脉汇合部。分离肝静脉时,必须要避免缝合或结扎对供体脉管系统的影响。

受者手术

进行标准的保留下腔静脉的肝切除术。供肝的肝右静脉与受体的肝右静脉进行吻合重建静脉,必要时可扩大受体下腔静脉前壁的肝静脉口径以确保流出道顺畅。在进行肝左叶移植时,受者的肝左静脉和肝中静脉分别与供肝的肝左静脉和肝中静脉进行吻合,必要时可以扩大供肝的肝静脉口径与受体的肝右静脉或肝下下腔静脉前壁吻合。注意供肝的肝静脉长度应适当,避免保留过长发生扭转。在静脉吻合前先在后台手术重建重要的静脉分支,静脉分支可以与下腔静脉的前壁或者受体的肝上静脉其中一支直接吻合。采用可选择冻存的异体静脉或受体股静脉对较大的静脉分支进行移植血管重建。供体的肝右静脉或肝左叶门静脉与相应受体的门静脉或主要门静脉吻合,注意门静脉对齐是关键。当供肝有两个门静脉分支如肝右叶移植时供肝的右前门静脉和右后门静脉分支需与供肝吻合时,只要对齐允许,可以使用冻存的髂静脉制成合适长度的 Y 形搭桥血管与受体的左、右门静脉进行血管重建。肝静脉和门静脉吻合完成后,移植肝恢复再灌注。对于肝动脉重建,分离受体肝动脉时尽可能在接近肝脏处离断肝动脉各分支,以便在需要一个或多个动脉进行动脉重建时提供选择。以 7 - 0 或 8 - 0 Prolene 线间断缝合来完成动脉吻合,选择胆管端端吻合或胆管空肠 Roux-en-y 吻合来完成胆管重建术。在肝门部尽可能高位分离出受者的胆总管,对于胆管端端吻合术是很重要的,这种长度的胆管可以进行无张力吻合,并且在供肝需要进行多个胆管重建时提供右侧、左侧肝管和胆囊管作为选择。胆管吻合术通常在内支架上完成。在供肝有一个或多个胆管需要吻合的情况下也可以选择胆总管空肠吻合术。所有的胆管吻合口都应该是无张力的,并且在吻合完成后检查是否有胆漏发生。可以在肝断面放置闭合吸引引流管。

死亡供肝的劈离手术

死亡供肝的劈离手术方式主要有两种,在原位分离技术中,劈离手术作为多器官获取过程中"暖"解剖的一部分来完成。在离体分离技术中,供体器官被整体取出,在后台冷保存溶液中完成劈离手术。在开始肝脏劈离手术前应完成腹部器官获取的标准步骤,包括胸骨切开术,解剖分离腹腔上和肾下腹主动脉,以及进行肠系膜下静脉血管插管,这样在供体变得不稳定时可以中止肝脏劈离术,并快速进行主动脉插管、主动脉阻断、肝上腔静脉排气,实现器官的冷灌注。

扩大的右半肝/肝左外侧叶劈离手术(分别移植给成人和儿童受者)

手术开始时先取下镰状韧带分离至膈顶,然后取下左三角韧带。解剖分离出肝左静脉用血管带提拉标记。在一些情况下,肝左静脉和肝中静脉的分叉部在肝实质内,并且只有切开一定程度的肝实质后才能控制肝左静脉。分离出肝左静脉后,继续解剖左侧肝门板,解剖分离出肝左动脉和左侧门静脉向上至脐裂。最好能够将来自于肝左动脉的肝Ⅳ段动脉分支保留到肝左叶。如果肝Ⅳ段动脉直径较大且在肝左动脉的分支位置较高,则应将其与受体的胃十二指肠动脉进行吻合来重建。分离出门静脉在这水平面到肝Ⅳ段的几个静脉小分支。上述解剖完成后,打开左肝门板,分离肝门结构后,围绕肝左静脉的血管阻断带在肝动脉和门静脉分叉处的前方通过,给予适度的牵张后引导肝左静脉和肝中静脉之间的肝实质离断。

在体外技术中,以标准尸体供体获取程序移除整个器官,在后台手术中完成肝实质离断。在肝实质离断结束时,两个待移植供肝仅通过肝门板连接,这也是非常利落的切取方法。

在原位技术中,使用传统的肝脏手术技术完成肝实质离断。当离断完成后,有两种冷灌注方法。一是将血管钳夹后离断,移除左外侧叶在后台进行冲洗,留下而扩大的右半肝与其他器官进行原位灌注,这种情况适用于肝左叶移植在前,肝右叶移植在后。二是先在原位灌注两部分移植供体,然后在后台手术离断两部分待移植供体的脉管系统。

右半肝/左半肝劈离手术(分别移植给两个成人受者)

血管控制和肝实质离断技术与肝右叶活体捐献基本一致。但是仍有少许差异和关键点,必须认识到,由于尸体供肝的一般情况较差,以及缺血时间较长,进行尸肝移植相对活体移植而言需要更多的肝脏组织。在原位进行肝大部分离断是减少缺血时间的有效方法。尸体供肝的优势在于可在肝脏获取的同时获取下腔静脉,从而提供大的静脉袖口,也包括从尾状叶发出的小肝静脉,而肝尾状叶是肝左叶重要的部分。

(刘念　译)

选 读 文 献

[1] NEUHAUS P,BLUMHARDT G,BECHSTEIN WO,et al.Technique and results of biliary reconstruction using side-to-side choledococholedochostomy in 300 orthotopic liver transplants[J].Ann Surg,1994,219(4):426-434.

[2] TROTTER JF,WACHS M,EVERSON GT,et al.Adult-to-adult transplantation of the right hepatic lobe from a living donor[J].N Engl J Med,2002,346(14):1074-1082.

第 15 章　肝移植术后移植物功能障碍及手术相关并发症

Abhideep Chaudhary and Abhinav Humar

引言

肝移植术后并发症的发生与患者的术前状况、供肝质量、供受者手术质量、移植器官的初始功能、围手术期麻醉和重症监护管理相关。移植术后早期并发症的发生主要与手术技术或移植器官的功能有关。与手术直接相关的并发症包括术后出血(血管和/或胆道)和吻合口并发症。移植器官排斥反应也是移植器官功能障碍的一个重要原因,移植物功能障碍可发生在移植后的早期和晚期。

移植物功能障碍

肝移植功能障碍的鉴别诊断取决于发生的时间。移植后早期肝功能异常可能是功能性或手术相关问题所致,如原发性移植物无功能、缺血/再灌注损伤、血管或胆道并发症,甚至可能继发于休克和脓毒症。

原发性移植肝无功能

原发性移植肝无功能(primary nonfunction,PNF)是致命性的,发生率<5%,如果不再次移植,死亡率超过80%。PNF反映了肝移植手术后肝功能不佳或无功能。PNF的原因尚不清楚,供体的因素,如高龄、脂肪肝、器官获取前供体住院时间长、冷缺血时间过长(>18 h)和移植肝体积缩小等可能预测该并发症的发生。

早期预测PNF对于识别是否需要再次移植是很有价值的。同样重要的是要排除与PNF表现类似的情况,如肝动脉血栓、超急性排斥反应和严重感染。对于患者术后功能未恢复、肝功能损害加重、持续血流动力学不稳定、凝血酶原时间延长或持续性低血糖等情况,应考虑PNF。天冬氨酸转氨酶(aspartate aminotransferase,AST)大于5 000 IU/L,Ⅷ因子含量小于正常值60%,再灌注4~6 h后的PT大于20 s,胆汁生成减少,提示PNF的发生。

针对PNF尚无有效的治疗方法。静脉注射前列腺素E1(prostaglandin E1,PGE1)有一定的效果,但需要进一步评估其疗效,其通过对内脏血管的扩张作用,增加新肝血流。受者疑似发生PNF,应持续输注PGE1,并做好再移植的紧急准备。PGE1起始剂量为$0.005\,\mu g/(kg \cdot min)$,根据血压情况逐渐增加至最大剂量$0.03\,\mu g/(kg \cdot min)$。最终,这样的受者在再次移植后可取得较好的效果。如果再次移植要取得良好疗效,再移植手术必须在多器官衰竭(multiple organ failure,MOF)发生之前完成。在15例发生PNF的肝移植受者中,持续发生四个或更多系统器官衰竭的患者都在再移植后死亡。

再灌注损伤

缺血/再灌注损伤(IRI)又称保存性损伤,是导致早期移植物功能障碍的重要原因,并且对肝移植的成功有重要影响。IRI是指缺氧器官在氧输送恢复后细胞损伤加重的现象。

在实体器官移植中,IRI 引起的移植物损伤可能是造成移植物功能延迟,甚至在极端情况下导致 PNF。在肝移植中,一定程度的 IRI 是不可避免的,其原因是多因素的。

目前已确定了导致 IRI 或移植物功能障碍的危险因素,包括供体年龄大于 60 岁、大泡性脂肪变性、正性肌力药物使用、高钠血症、重症监护住院时间延长、心死亡的供体、冷缺血时间延长,以及受者无肝期的延长。

有上述危险因素的移植受者,如果实验室检查出现持久的高胆红素血症,可疑似为缺血/再灌注损伤,并通过肝活检确诊。缺血/再灌注损伤通常在 2～4 周内得到缓解,但严重的 IRI 与并发症、移植物失功能和死亡率的增加有关。

血管并发症

肝移植后血管并发症的发生率在 5%～10%。血栓形成是最常见的早期并发症;狭窄、夹层和假性动脉瘤的形成较少见。任何血管吻合口都可能受累,但肝动脉血栓(HAT)的形成最为常见。

肝动脉血栓

HAT 是肝移植术后最常见的血管并发症,成人发生率在 3%～5%,儿童发生率在 5%～8%。早期 HAT 的危险因素包括再次移植、动脉导管的使用、手术时间和冷缺血时间延长、低体重受者、严重排斥反应、动脉解剖变异和低血容量。影响动脉血液层流的技术因素(如内膜剥离、吻合处张力和动脉弯曲等)也与 HAT 的发生有关。由于血管口径较小,需要进行复杂的动脉重建,因此劈离式肝移植和活体肝移植术后血栓形成率较高。

HAT 后,肝移植受者可能无症状或出现继发于广泛坏死的严重肝衰竭,这取决于移植和 HAT 发病之间的间隔时间。术后早期血栓形成的成人患者,有显著的体征和症状,如血清转氨酶水平明显升高、感染性休克、脑病和整体病情急剧恶化。多普勒超声是 HAT 首选的评估方法,其敏感性和特异性在 90% 以上(图 2.15.1),可以通过血管造影来确诊。如果能够早期确诊,则应立即再次探查,切除血栓并修补吻合口。如果肝广泛坏死,则需再次移植。CT 或 MRI 扫描可能有助于确定坏死范围。大多数中心在移植术后常规使用多普勒超声检查,但包括本中心在内的一些中心使用植入式多普勒探头对发生 HAT 的高危患者进行连续血流监测。

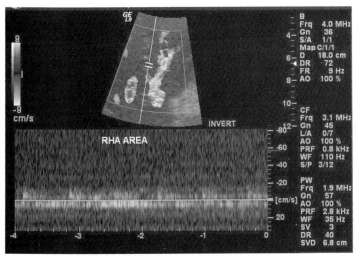

(A)肝动脉血流无信号的多普勒频谱表现

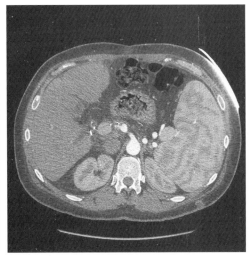

(B)CT血管造影显示

图 2.15.1 肝动脉血栓

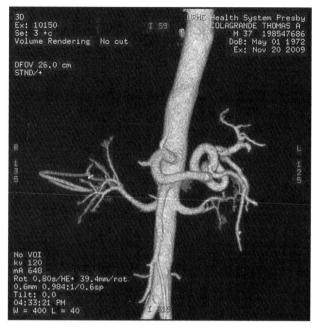
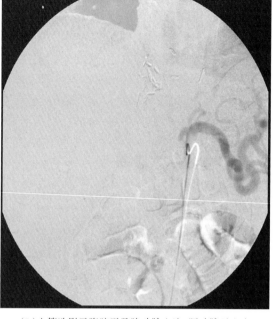

（C）重建CT血管造影显示HAT　　　　　　　（D）血管造影示腹腔干及脾动脉血流，肝动脉无血流

图 2.15.1　肝动脉血栓（续）

　　肝动脉血栓也可能表现出非典型的症状。供体胆管接受来自肝动脉的血液供应，因此，血栓形成可能引起胆总管缺血，导致吻合口局部或弥漫性胆汁泄漏、肝内脓肿、胆管炎和脓毒症，或更长期的慢性弥漫性胆管狭窄（图 2.15.2）。针对这些患者，最好的治疗是再次移植，但在找到可用的供体器官之前，可以通过内镜逆行胰胆管造影（endoscopic retrograde cholangiopancreatography，ERCP）和支架置入术或经皮肝穿刺胆管造影（percutaneous transhepatic cholioangiography，PTC）及抗生素来治疗。

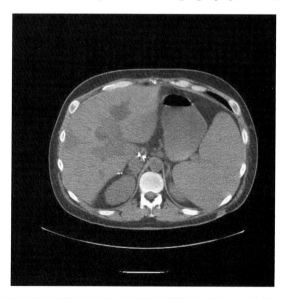

图 2.15.2　CT 扫描显示晚期 HAT 患者肝内胆管扩张伴中央界限不清的胆总管

　　晚期血栓形成可能无症状，特别是在儿童患者中，因为沿着胆管吻合口的侧支提供了足够的动脉血流，这些患者可以根据症状进行适当治疗。

　　HAT 患者的预后取决于诊断的时机和症状的严重程度。通过及时的血管再探查、血栓切除和吻合口的修补，10%～25%的病例可以实现挽救移植物功能（在多普勒超声筛查诊断的 HAT 中挽救率更高）。有 50%～70% 的 HAT 患者需要再次移植，尽管采取了治疗措施，HAT 的死亡率仍很高（10%～30%）。

肝动脉狭窄

吻合部位肝动脉狭窄（hepatic artery stenosis，HAS）的发生率约为 10%。HAS 可导致胆道缺血和肝功能障碍，严重时可以形成血栓。常规多普勒超声检查是敏感的诊断方法，通过腹腔血管造影可以确诊。腹腔动脉狭窄可能由内侧弓形韧带综合征或动脉粥样硬化改变引起，可通过弓状韧带的外科离断术或主动脉介入手术进行治疗。经皮腔内血管成形术结合支架置入常用来治疗肝移植后的动脉狭窄（图 2.15.3）。

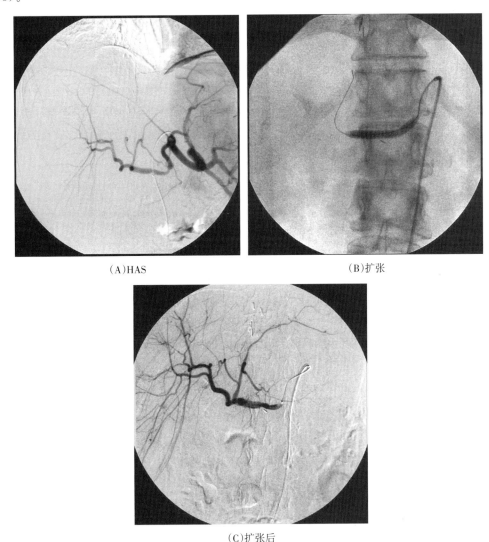

(A)HAS　　　　　　　　　　(B)扩张

(C)扩张后

图 2.15.3　肝动脉狭窄

门静脉血栓形成和狭窄

与肝动脉血栓相比，门静脉血栓发生率较低（<2%）。PVT 可能与手术相关因素有关，如吻合口狭窄或门静脉过长扭曲。需要使用静脉导管的受者继发 PVT 的风险较高。其他危险因素包括移植前门体分流术、既往脾切除术或高凝状态。小儿肝移植受者的 PVT 发生率略高，特别是婴儿和胆道闭锁儿

童。术后早期 PVT 会导致严重的肝功能障碍。门静脉和肠系膜静脉压力的急剧升高可导致张力性腹腔积液和静脉曲张破裂出血。如果术后出现这些症状,需紧急行多普勒超声检查,以评估门静脉的通畅程度(图 2.15.4)。如果早期诊断,可以施行血栓切除术和吻合口修正,但严重肝功能不全的患者可能需要行紧急再移植术。门静脉血栓也可以通过非手术治疗,如经皮门静脉溶栓、全身抗凝和支架置入术等。如果血栓形成时间较晚,由于侧支循环的存在,肝功能通常得以代偿。在这种情况下,通常是不必施行再移植术,主要是行保守的全身性抗凝治疗,治疗的重点应转向减轻左侧门静脉高压。

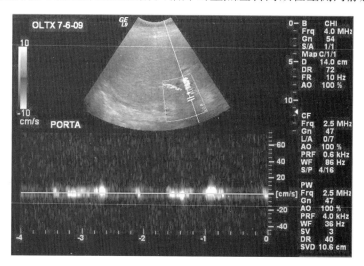

图 2.15.4 门静脉血栓多普勒无频谱信号提示门静脉无血流

门静脉狭窄(PVS)是一种罕见的并发症,发生率在 $1\%\sim2\%$,通常继发于上述 PVT 类似的相关因素。门静脉狭窄的患者常由于门静脉压力升高被疑诊,或通过常规多普勒超声检查诊断出来。PVS 的超声检查结果包括门静脉局灶性狭窄、吻合口血流速度大于 150 cm/s,或吻合前后的血流速度之比小于 1∶4(图 2.15.5)。门静脉狭窄(图 2.15.5)可以用经皮球囊扩张术或手术修复吻合术来治疗。

肝静脉/下腔静脉的并发症

肝静脉并发症(如血栓形成和狭窄)很少见,尸体供肝移植发生率低于 1%,活体供肝移植发生率为 $1\%\sim10\%$。布-加综合征的复发和手术因素(如吻合口狭窄)是最常见的原因。背驮式肝移植术或活体供肝移植术,更具体的原因还包括静脉的扭转或受压。供肝为左外侧叶的移植受者发生血栓的风险更高,无论供肝是来自活体供肝还是来自劈离式肝移植的一部分。这段供肝可能游离度大,如果没有正确对齐,可能会使静脉扭曲,导致流出梗阻。通常表现为伴有大量腹腔积液、移植物功能障碍,偶尔出现水肿或肾功能不全。多普勒超声可证实,超声检查显示,正常肝静脉和下腔静脉均为三相波,但明显的下腔静脉狭窄可导致肝静脉和下腔静脉的血流逆流或缺乏相位。静脉造影中固定压力梯度>10 mmHg 可确诊。

伴或不伴支架置入的静脉球囊扩张术均可成功治疗肝静脉/下腔静脉狭窄(图 2.15.6)。如果这种方法不成功,那么肝上、下腔静脉梗阻的患者则需要直接手术或再次移植。布-加综合征术后需早期抗凝以预防复发。只有在肝静脉血栓形成或腔静脉接近完全阻塞的罕见情况下才需要再次移植。

胆道并发症

肝移植后胆道系统的并发症仍较常见。接受全肝移植的患者中有 $10\%\sim15\%$ 发生胆道并发症。

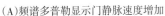
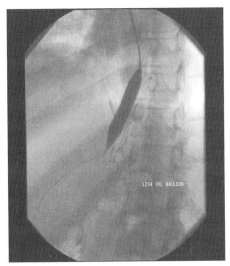

(A)频谱多普勒显示门静脉速度增加　　　　　　　(B)门静脉造影显示门静脉吻合部位狭窄

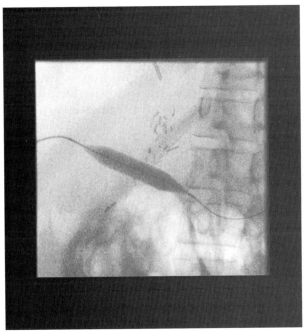
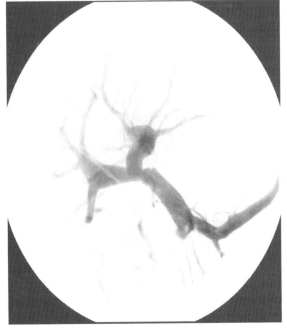

(C)狭窄部位的球囊扩张　　　　　　　　　　　(D)门静脉狭窄的消除

图 2.15.5　门静脉狭窄

据报道,活体肝移植、劈离式肝移植或减体积肝移植的胆道系统并发症发生率在 15%～30%,并发症相关的死亡率低于 5%。胆道并发症可能由分离肝门部时胆管离断、未能识别异常的分支胆管、困难胆道重建(小胆管、多支胆管等),以及部分肝移植中肝脏断面的胆漏等引起。

　　胆漏和胆管狭窄是最常见的胆道并发症,但壶腹部狭窄或功能障碍、胆道出血和由胆囊管黏液性囊肿、胆管结石、胆管淤泥或胆管铸型引起的胆道梗阻等也有报道。大部分胆道并发症发生在移植手术后的 3 个月内。发病时间往往决定了并发症的类型和临床预后。

胆漏

　　大部分胆漏发生在移植术后的 30 d 内。胆漏可发生在吻合口或非吻合口部位。在全肝移植受者中,胆漏常发生在吻合口部位。吻合口周围的血供不足:供体的胆总管(CBD)和受者的 CBD 部分均由

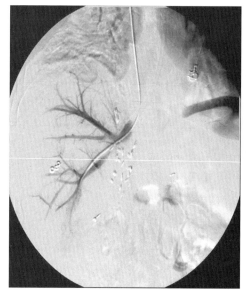

(A)背驮式肝移植术后肝静脉吻合部位的狭窄

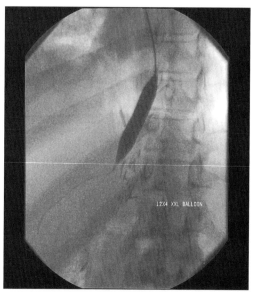

(B)狭窄部位的球囊扩张

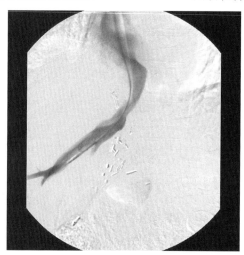

(C)狭窄的消解

图 2.15.6　肝静脉狭窄造影

终末动脉供血。供体或受体的 CBD 周围的过度剥离或烧灼可进一步破坏血供,导致缺血性并发症。胆道并发症的另一个重要原因是 HAT:供体 CBD 接受来自肝动脉的血供。出现任何胆道并发症后,应仔细评估肝动脉。其他原因包括缝合位置不当、缝线过多,以及吻合口张力过大等。非吻合口部位的胆漏可发生在 T 管插入的部位。大多数医疗中心已经不再使用外部 T 管支架,因为高达 33% 的病例在 T 管拔除的部位发生胆漏。在行部分肝移植术的患者中,高达 20% 的病例发生胆漏,最常见部位是肝脏断面。移植 3 个月以后出现胆漏是少见的,且通常是由于持续存在的早期并发症或晚期发生的 HAT。

　　胆漏的临床症状包括发热、腹痛和腹膜刺激征等。若腹腔引流管引流出胆汁,应高度怀疑胆漏,但引流管中没有胆汁也不能排除该诊断。胆漏的血液检查可能会出现白细胞计数、胆红素和碱性磷酸酶的升高;但没有任何一项实验室检查结果对胆漏诊断有特征性的意义。超声可显示液体聚集,但通常需要胆管造影才能诊断。如果放置了外部胆道支架,胆管造影很容易操作。在没有放置胆道支架的情况下,可以选择包括磁共振胆管造影(magnetic resonance cholangiography,MRCP)、内镜逆行胰胆管造影(ERCP)或 PTC 等检查来辅助诊断(图 2.15.7)。

　　移植术后立即发生的胆漏最好通过手术探查来治疗。修补吻合口,或者对于小的渗漏,在渗漏部进行加强缝合。如果胆管端端吻合口张力过大,可改为胆总管空肠吻合。

　　内镜下支架置入术治疗非移植性胆漏越来越常见,这一技术也被用于治疗与移植相关的胆漏。如果漏口局限且无严重胆道外渗,内镜下支架置入术治疗吻合口漏的成功率在 90% 以上。

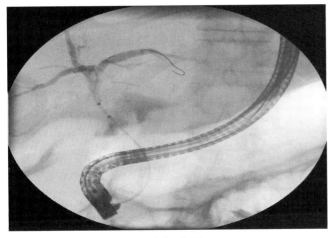
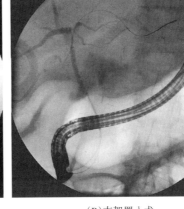

(A)吻合口胆漏　　　　　　　　　　　　　　　　(B)支架置入术

图 2.15.7　内镜逆行胰胆管造影 1

　　如果吻合口漏或胆漏严重,则需要手术修补。若放置 T 管的部位发生渗漏,可以通过开放 T 管来分流胆汁或使用内镜下支架置入来处理。行减体积肝移植术或 LDLT 术的患者可能会发生肝脏离断面的胆漏。这些胆漏可以通过 ERCP 和括约肌切开术来降低胆管内的压力,实现最佳的胆汁引流;在胆肠吻合的情况下可临时经皮引流来处理胆漏。迟发性胆漏可伴有缺血性损伤后的胆管狭窄。腹腔内胆汁积聚(胆汁瘤)的患者应行经皮超声或 CT 引导下的引流治疗。

胆管狭窄

　　胆管狭窄占肝移植术后胆道并发症的 1/3,并在术后晚期发生。在吻合口部位最为常见,可能与局部缺血、纤维化或技术偏差等有关。根据一系列全肝移植术后报道显示,与直接的胆管端端吻合相比,肝管空肠吻合术后,吻合口狭窄的发生更为常见。非吻合口狭窄多发生在肝门区,但也可呈弥漫性肝内表现,通常预后较差;非吻合口狭窄与 HAT 或 HAS、延长的冷缺血时间和 ABO 血型不相容的供体相关。

　　胆管狭窄患者通常伴有胆汁淤积(胆红素、碱性磷酸酶和 γ-谷氨酰转移酶均升高)或胆管炎,或两者兼有。胆管炎常表现为白细胞数增多、发热和右上腹疼痛。超声诊断可能会误诊,因为超声可能不显示扩张的胆管;但超声仍是一个关键性检查,因为可以排除潜在的肝动脉血流并发症,这是发生胆管狭窄的一个潜在原因。胆管造影是诊断胆管狭窄所必需的,可依据胆道重建的类型选择 T 管胆管造影、ERCP、MRCP 或 PTC 等(图 2.15.8 和 2.15.9)。

　　吻合口和胆总管狭窄通常不采用手术治疗,而是通过经皮或内镜下球囊扩张和支架置入狭窄部位来解决(图 2.15.8 和图 2.15.9)。这些操作的远期成功率在 50%～70%。如果这些治疗失败,则需要进行手术。由 HAT 引起的非吻合口狭窄预后较差,应考虑采用介入治疗,以桥接患者再次行肝移植术。与 HAT 无关的供体肝管狭窄患者,需要重复进行内镜或经皮介入治疗。对于球囊扩张和支架置入失败的患者,选择 Roux-en-Y 吻合术。弥漫性肝内狭窄的治疗更加困难,明显狭窄的患者使用球囊扩张和支架置入术可能会暂时缓解症状,但晚期胆道疾病需要进行再次移植。

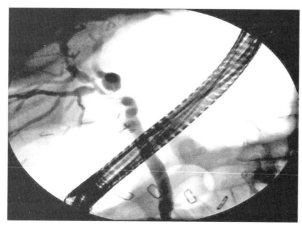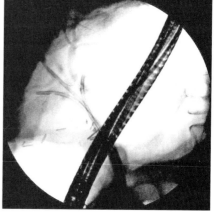

（A）胆管狭窄延伸至供肝内三个主肝管　　　　　　　（B）支架置入术后

图 2.15.8　内镜逆行胰胆管造影 2

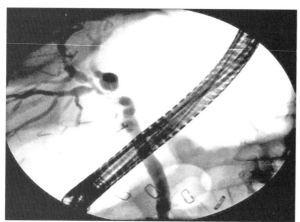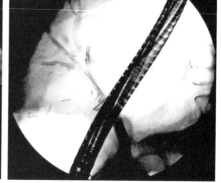

（A）胆管狭窄延伸至供肝内三个主肝管　　　　　　　（B）支架置入术后

图 2.15.9　内镜逆行胰胆管造影 3

排斥反应

肝移植后急性排斥反应很常见，20%～30%的受者在移植术后的某个阶段至少会发生一次排斥反应，尽管采取了抗排斥反应治疗，仍由急性细胞排斥反应发展成严重的胆管消失性排斥反应，有 5%～10%的肝移植受者需要再次移植治疗。

早期急性细胞排斥反应通常发生在肝移植后的 1～6 周，并且通常不会对非丙型肝炎患者的移植物或患者预后产生不利影响。然而，迟发性细胞性排斥反应与移植物存活率降低相关，而且通常在免疫抑制剂低血药浓度的情况下出现。

目前由于免疫抑制药物的使用，急性排斥反应的体征和症状往往相当轻微。最常见的是血清胆红素和/或转氨酶水平升高，也可能完全无症状或有轻度伴随症状，例如发热和不适等。鉴别诊断必须包括机械性并发症（如血栓形成和胆漏等）及潜在的脓毒症。最终，需要对移植物进行组织学的评估，以确定急性排斥反应的诊断，最常见的方法是经皮肝脏活检。

有三种主要的组织学特征与细胞排斥反应相关（汇管区炎症、胆管炎症和静脉内皮炎症），并从 0 分到 3 分评分。三项评分相加得出最终排斥活动指数（rejection activity index，RAI）。虽然没有明确的共识,但评分 1～2、3～4、5～6、7 及更高的 RAI,分别被认为是临界性、轻度排斥、中度排斥和重度急性排斥反应。

治疗急性排斥反应的方案取决于丙型肝炎的状况和排斥反应的严重程度。如果不确定或有轻度急性排斥反应(特别是在丙型肝炎患者中),最初只需将他克莫司的血药浓度提高到 12～15 即可。如果无效,可用 1 000 mg 甲泼尼龙单次静脉注射冲击治疗(表 2.15.1)。

表 2.15.1　匹兹堡大学移植研究中心的成人肝移植术后标准的免疫抑制治疗方案

肾功能正常	肾功能不全或神经功能障碍	正交叉匹配	肝肾联合移植	排斥反应
泼尼松或者甲泼尼龙:有自身免疫基础疾病的患者再灌注前 1 000 mg 静脉注射 肝炎或者 PSC 患者:术后第 1 日开始,每日 1 次,每次 10 mg,直至 12 周,之后每日 1 次,每次 5 mg 吗替麦考酚酯:无 巴利昔单抗:无 他克莫司:在术后立即开始服用,2.0 mg bid 按期调整剂量:术后 0～3 个月 10～12 mg 术后 3～6 个月 8～10 mg 术后 6 个月后 6～8 mg	肾功能不全是指在术前或术后,需要透析、Cr>2.5 或尿量<30 mL/h 神经功能障碍是指移植前患 3 级或 4 级脑病 泼尼松或者甲泼尼龙:再灌注后 1 000 mg 静脉注射 术后第 1 日开始 20 mg 当开始使用他克莫司且达到合适的血药浓度时停止 吗替麦考酚酯:术后立即服用,1.0 g bid。持续到移植后 3 个月,然后停用 1 个月 如果不能耐受消化道毒性,可以使用霉酚酸酯,720 mg bid 巴利昔单抗:术后第 1 日和第 5 日 20 mg 静注 或者在第 1 日和第 5 日按 1 mg/kg 的剂量使用赛尼哌 他克莫司:当肾功能改善(透析结束,Cr<2.5,尿>30 mL/h)或神经功能改善时使用,剂量为 1.0 mg bid 按期调整剂量:术后 0～3 个月 10～12 mg 术后 3～6 个月 8～10 mg 术后 6 个月后 6～8 mg 注意:不要持续使用他克莫司超过 7 d *:对于具有自身免疫性疾病或 PSC 的患者,不要停止服用泼尼松。需要终身服用,5 mg/d	泼尼松或者甲泼尼龙:再灌注后 1 000 mg 静注 术后第 1 日 200 mg 术后第 2 日 160 mg 术后第 3 日 120 mg 术后第 4 日 80 mg 术后第 5 日 80 mg 术后第 6 日 40 mg 20 mg 持续 2 周 15 mg 持续 2 周 10 mg 持续 2 周 7.5 mg 持续 2 周 5 mg 持续 2 周 2.5 mg 持续 2 周后停药 吗替麦考酚酯:术后立即服用,1.0 g bid。持续到移植后 3 个月,然后停用 1 个月 如果不能耐受消化道副作用,可以使用霉酚酸酯,720 mg bid。 巴利昔单抗:无 他克莫司:术后立即开始服用,2.0 mg bid。按期调整剂量 术后 0～3 个月 10～12 mg 术后 3～6 个月 8～10 mg 术后 6 个月后 6～8 mg * *:对于有自身免疫性肝炎的患者,不要停止服用泼尼松。剂量降到 5 mg/d 时,持续终身服用	泼尼松或者甲泼尼龙:再灌注后 1 000 mg 静注 术后第 1 日开始 20 mg 当开始使用他克莫司且达到合适的血药浓度时停止 吗替麦考酚酯:术后立即服用,1.0 g bid。持续到移植后 3 个月,然后停用 1 个月 如果不能耐受消化道毒性,可以使用霉酚酸酯,720 mg bid。抗淋巴细胞球蛋白:术后第 1、第 3、第 5 日按 1.25 mg/kg 剂量给药 他克莫司:肾功能改善时开始使用 (透析结束,Cr<2.5,尿>30 mL/h)或神经功能改善时使用,剂量为 1.0 mg bid 按期调整剂量 术后 0～3 个月 10～12 mg 术后 3～6 个月 8～10 mg 术后 6 个月后 6～8 mg 注意:不要持续使用他克莫司超过 7 d *:对于具有自身免疫性疾病或 PSC 的患者,不要停止服用泼尼松。需要终身服用,5 mg/d	甲泼尼龙:第 1 日 500 mg 静注 第 2 日 250 mg 静注 第 3 日 125 mg 静注 类固醇抵抗:抗淋巴细胞球蛋白 1.25 mg/kg 静注,持续 7 d 给药前监测 ALC[①] 在给予抗体治疗时,持续使用 CMV 6 周以预防口服念珠菌感染

①ALC:绝对白细胞计数。

如果是中度或重度急性排斥反应,则给予1000 mg甲泼尼龙静脉注射1次后口服泼尼松序贯治疗并逐渐减量(20 mg持续2周,15 mg持续2周,10 mg持续2周,7.5 mg持续2周,5 mg持续2周,2.5 mg持续2周,然后停止)。如果无效,需进行重复的组织学活检,如果活检结果没有改善或恶化,则用抗淋巴细胞球蛋白(1.25 mg/kg 5 d)或阿仑珠单抗(30 mg单次静脉注射)治疗。对于慢性排斥反应,可将他克莫司血药水平增加到10～15 ng d/L,直到重复肝活检显示组织学改善,肝功能恢复到基线水平。尽管进行了抗排斥反应治疗,但进展到严重慢性胆管消失性排斥反应的受者,仍需进行再次移植治疗。

(刘小四　译)

选 读 文 献

[1] DEMETRIS AJ,QIAN SG,SUN H,et al.Liver allograft rejection:an overview of morphologic findings[J].Am J Surg Pathol,1990,14(Suppl 1):49.

[2] FREISE CE,GILLESPIE BW,KOFFRON AJ,et al.Recipient morbidity after living and deceased donor liver transplantation:findings from the A2ALL Retrospective Cohort Study[J].Am J Transplan,2008,8(12):2569-2579.

[3] GREIF F,BRONSTHER OL,VAN THIEL DH,et al.The incidence,timing,and management of biliary tract complications after orthotopic liver transplantation[J].Ann Surg,1994,219(1):40-45.

第16章 肾 移 植

Michael C. Koprucki and Jerry McAuley

移植的评估和禁忌证

肾移植可降低病死率并提高生活质量,现已成为终末期肾病(ESRD)患者的首选治疗方法。肾移植候选者的评估包括识别并最大限度地减少移植的手术风险和移植后所需的免疫抑制,并平衡移植的风险与获益。

任何无绝对禁忌证的 ESRD 患者都应考虑肾移植。肾移植绝对禁忌证相对较少。潜在移植受者应该早期识别禁忌证,可以节约与全面移植评估相关的有限医疗资源。绝对禁忌证包括依从性差、滥用药物、未控制的精神疾病、活动性感染、恶性肿瘤、严重肥胖和无法纠正的非肾脏衰竭。

> **移植禁忌证**
> - 治疗依从性差。
> - 药物滥用。
> - 难以控制的精神疾病。
> - 活动性感染。
> - 进展期恶性肿瘤。
> - 严重肥胖。
> - 难以逆转的非肾脏衰竭。
> - 原发性草酸盐沉着症。

肥胖是移植后预后不良的危险因素。尽管 AST 建议目标 BMI 小于 30,但目前没有证据确定拒绝移植的目标体重或 BMI 数据。肥胖患者在移植前进行减重手术可能获益。肥胖会增加感染、伤口并发症和死亡率的风险。移植物功能延迟恢复和长期移植物失功能在肥胖患者中更常见。

年龄通常不是肾移植的禁忌证,前提是移植的益处大于风险。老年受者多伴有合并症,须仔细评估,以确定预期存活时间是否会超过预期的等待时间。60 岁以上的患者移植后的存活率比继续接受透析者高。移植器官和患者存活率随着移植和免疫抑制方案的进步而提高,以及老年 ESRD 人口的稳步增长,越来越多的老年患者被推荐接受移植评估。

移植前应检测巨细胞病毒和 EB 病毒抗体,指导移植后的管理和预防。患者在移植前应及时接受免疫接种,包括肺炎球菌疫苗、流感疫苗和乙型肝炎疫苗。不应在移植后免疫抑制状态下接种活疫苗。应该追问病史和可能的暴露史来筛查分枝杆菌,并行 PPD 试验。移植候选者应接受 HIV 筛查。有关 HIV 阳性患者接受移植的证据很少,尽管最近有报道称,对 CD4＋ T 细胞计数≥200 个/mm³ 的 HIV 阳性患者,在接受稳定、高效的抗逆转录病毒治疗过程中,血浆 HIV 1 型 RNA 检测阴性时,移植可获得成功。

应根据适龄普通人群癌症筛查指南对患者进行筛查,有恶性肿瘤病史但无复发病史的患者应考虑移植。根据辛辛那提移植肿瘤登记,移植的等待时间在 2 年以内时,患者癌症复发率在 54％;等待时间为 2～5 年时,癌症复发率为 33％;超过 5 年,癌症复发率为 13％。大多数患者在癌症治疗后 2 年再进行移植,但乳腺癌、结肠癌、大细胞型肾癌和黑色素瘤患者至少应等待 5 年(表 2.16.1)。

表 2.16.1 AST 推荐指南推荐的最小无癌等待期

肿瘤	推荐等待时间/年
肾细胞癌	无(B)
偶发性肾癌(<5 cm)	2(B)
症状性病变(>5 cm)	5(B)
乳腺癌	5(B)
结肠癌	5(B)
甲状腺癌	2(B)
淋巴瘤	2(B)
白血病	2(B)
肾母细胞瘤	2(B)
宫颈/子宫癌	2(B)
前列腺癌	2(B)
睾丸癌	2(B)
膀胱癌	2(B)
原位癌	无(B)
黑色素瘤	5(B)
基底细胞癌	无(C)
其他非黑色素瘤皮肤癌	未知(C)
骨髓瘤	未知(C)

肾衰竭的病因会影响复发率,因此病因是重要的评估因素之一。移植患者可能会经历数年的透析,移植仍是首选的治疗方法。但是,应在移植前了解其原发性肾脏疾病复发的可能性(表 2.16.2)。

表 2.16.2 肾移植后的复发率和移植物功能丧失率

肾病	复发率	丧失率
特发性肾小球疾病		
局灶节段性肾小球硬化症	20%～30%	40%～50%
膜性肾小球肾炎	10%～20%	50%
Ⅰ型膜增生性肾炎	20%～30%	30%～40%
Ⅱ型膜增生性肾炎	80%～100%	10%～20%
IgA 肾病	40%～50%	6%～33%
抗肾小球基底膜(GBM)病	10%	少有
继发性肾小球疾病		
过敏性紫癜	15%～35%	10%～20%
狼疮性肾炎	<10%	少有
溶血性尿毒综合征/血栓性血小板减少性紫癜	28%	40%～50%
糖尿病肾病	100%	<5%
淀粉样变性	30%～40%	未知
韦格纳肉芽肿	17%	<10%
原发性混合型冷球蛋白血症	50%	频发
非肾小球疾病		
草酸盐沉着症	90%～100%	大多数
胱氨酸病	～0	少有
法布瑞氏症	100%	少有
镰状细胞性肾病	少有	未知

续表

肾病	复发率	丧失率
硬皮病	20%	经常
Alport 综合征	~0(抗 GBM)	~0

非肾小球疾病也会导致肾病复发。原发性草酸盐沉积症，即肝乙醛酸先天性代谢缺陷导致草酸钙沉积在肾和其他器官中，患者不通过肝移植纠正这种代谢缺陷，其复发率为 100%。无严重全身性疾病的患者可单独进行肾移植，有严重全身性疾病的患者推荐同时行肝-肾联合移植。

终末期肾病患者存在多种并发症，包括尿毒症、高钾血症、心包疾病、心力衰竭和高血压急症等，需在 ICU 密切监测和治疗。

尿毒症

尿毒症是伴随肾功能恶化而出现的液体、内分泌和电解质紊乱相关的一组临床综合征。通常，当估计的肾小球滤过率（GFR）小于 $20~mL/(min \cdot 1.73~m^2)$ 时，会出现尿毒症临床症状。当 GFR 小于 $55~mL/(min \cdot 1.73~m^2)$ 时，可出现如疲劳和耐力降低等一般症状。由于正常人体新陈代谢遭到彻底破坏，尿毒症可能会出现各种症状，胃及各器官系统。表 2.16.3 列出了尿毒症的一些临床特征，最常见的初始症状表现在消化系统，包括厌食、恶心和食物的"金属味"。

在 ICU 中可以观察到尿毒症的所有症状，但在 ICU 治疗的并发症常常包括尿毒症性脑病、出血倾向、高钾血症、心力衰竭和心包炎。

表 2.16.3　尿毒症的临床特征

系统	临床特征
神经系统	疲劳
	注意力不集中
	扑翼样震颤
	癫痫
	痴呆
	周围神经病变
	睡眠障碍
心血管系统	高血压
	心力衰竭
	心包炎
	血管钙化
	瓣膜钙化
呼吸系统	胸腔积液
	肺泡水肿
	间质水肿
消化系统	厌食
	恶心
	呕吐
	消化道出血
	胃排空延迟
	呃逆
泌尿生殖系统	闭经
	勃起功能障碍

续表

系统	临床特征
血液系统	血小板功能障碍
	粒细胞和淋巴细胞功能障碍
	贫血
耳鼻喉	金属味道
肌肉骨骼系统	抽搐
	不宁腿综合征
皮肤	色素沉着
	瘙痒症
代谢系统	葡萄糖耐受不良
	高甘油三酯血症
	高钾血症
	低钾血症
	酸中毒

尿毒症性脑病是指肾衰竭患者并发的器质性脑综合征。症状可因肾衰竭的严重程度和进展速度而异,通常急性肾损伤的症状更严重。与其他原因导致的代谢性脑病一样,从尿毒症早期的厌食、嗜睡和注意力下降,到尿毒症中期认知功能下降及尿毒症晚期的扑翼样震颤、定向障碍、昏迷、癫痫发作和昏迷等。

尿毒症性脑病是启动透析的指征之一。急性神经症状通常可通过透析快速逆转,但在氮质血症改善后症状可持续 1~2 d,进展性肾衰竭可能持续更长时间。此外,慢性肾病(CKD)患者临床症状改善后,脑电图改变仍会持续存在,也可能在开始透析几个月后仍然存在。

尿毒症性出血是肾衰竭的重要并发症。尿毒症性出血在皮肤损伤或手术中常见,消化道出血并不常见。尿毒症性出血是血小板功能受损所致,凝血因子和血小板的数量一般正常。尿毒症患者的血小板功能障碍继发于血小板与血管内皮受损,从而导致血小板聚集和黏附障碍。尿毒症性出血的发病机制尚不完全清楚。尿毒症毒素,尽管不是尿素本身,被认为与此有关。BUN 与出血时间之间没有相关性。与红细胞数目正常时相比,贫血(肾衰竭的常见并发症)阻碍了有效的血小板活化,更多的血小板在血管中心而非靠近血管内皮表面。此外,尿毒症时血小板聚集抑制剂——一氧化氮也会增加。

去氨加压素是急诊纠正尿毒症血小板功能障碍最常用的药物。去氨加压素的确切机制尚不清楚,目前认为是通过从存储位点释放因子Ⅷ发挥作用。去氨加压素在 1 h 内起效,可以持续24 h。去氨加压素特别适用于需要手术的尿毒症患者。此外,纠正贫血可减少出血时间并增加血小板聚集。已有研究显示,雌激素可通过减少氧化亚氮前体 L-精氨酸的产生控制尿毒症患者的出血。雌激素可缩短出血时间,起效时间约为 6 h,5~7 d 内效果最佳,持续时间长达 21 d。因为尿毒症患者存在获得性血小板功能缺陷,所以输注血小板无效。尿毒症血小板功能障碍的治疗包括透析,但应尽量少使用抗凝剂。

高钾血症

心律失常和传导异常是高钾血症最主要的临床表现。高钾血症导致的心律失常包括窦性心动过缓、慢性室性心律失常、室性心动速、心室颤动和心脏停搏,而传导异常包括束支传导阻滞和房室传导阻滞。高钾血症的心电图(ECG)变化遵循经典模式:T 波高尖进展至 QRS 波增宽,PR 间期延长,QT 间期缩短,P 波波幅降低,最后是 QRS 波和 T 波融合的正弦波。临床上,ECG 变化对高钾血症及其严重程度的诊断并不敏感,必须监测每个病例的血钾水平和与之相关的 ECG 改变。高钾血症还可引起运动无力和感觉异常,通常呈加重趋势。

高钾血症是 ICU 常见的急症,既可作为入院诊断,又可作为其他疾病的并发症。应明确高钾血症的病因,筛查导致高钾血症的相关药物原因,包括 NSAID、ACEI、肝素和 β 受体阻滞剂。此外,还应筛查静脉补液和营养补充(包括管饲),以限制钾摄入量。

治疗严重高钾血症首先应静脉注射钙。钙可以起到稳定心脏细胞膜以防止心脏毒性的作用。钙在数分钟内起效,但其作用持续时间仅约 30 min。钙不会降低钾的浓度,因此必须立即使用降钾的药物。静脉注射钙可能会导致周围组织坏死,应优先通过中心静脉给予。

稳定细胞膜后,治疗的下一步包括通过增加 Na^+-K^+-ATP 酶泵的活性将钾重新分布到细胞中。通常静脉给予 $10\sim20$ IU 胰岛素,30 min 起效,持续 $2\sim3$ h。应在 1 h 内给予 $25\sim50$ g 葡萄糖避免静脉注射胰岛素后患者发生低血糖。胰岛素已被证实为降低 ESRD 患者血钾水平的有效手段,虽然有发生低血糖的风险,但可给予葡萄糖纠正。沙丁胺醇是一种增加 Na-K-ATP 酶活性的 β 受体激动剂,具有与胰岛素相似的起效和作用持续时间,可以通过吸入给药,剂量为 $10\sim20$ mg。不良反应包括心动过速及冠心病患者可能出现心绞痛。ESRD 患者同时使用胰岛素和沙丁胺醇降钾效果是显著的。碳酸氢钠已用于治疗高钾血症,可增加全身 pH,使氢离子转移出细胞外,钾转移至细胞内。许多研究表明,碳酸氢钠降钾作用缓慢,数小时后才可能起效。此外,如果在高渗溶液中给予碳酸氢盐,例如按照标准的 50 mEq/50 mL,血浆渗透压的升高可促进水和钾在细胞外转移。碳酸氢盐与胰岛素及沙丁胺醇联合使用时对于降钾是否有叠加效应仍存在争议。

通常使用静脉注射呋塞米及生理盐水增加远端小管钠转运和尿量来促进钾排泄,但对于无尿性肾衰竭患者是无效的。最具代表性的树脂是聚苯乙烯磺酸钠,通过与肠道内钾结合治疗高钾血症。尽管树脂的长期使用可以降低钾的浓度,但单独使用聚苯乙烯磺酸钠并不比安慰剂降钾更有效。另外,含有山梨糖醇的树脂可导致肠坏死。

对于 ESRD 患者或不能通过上述医疗干预控制的高钾血症患者,建议进行透析治疗。钾的清除量取决于多种因素,其中最重要的是透析液钾浓度。钾的清除受透析膜总表面积、透析持续时间、血流量(blood flow,Qb)和透析液流量(dialysate flow,Qd)的影响。随着钾从细胞内快速转移到细胞外,透析后钾水平可能一过性升高,因此,在透析后和反弹效应之前,钾离子水平可能会被误读。

心力衰竭

大多数 ESRD 患者存在心功能异常。充血性心力衰竭(CHF)在开始透析的患者中的发病率为 36%。ICU 中 CHF 最常见的并发症是肺水肿。虽然透析患者的肺水肿通常是由容量过负荷引起的,但 ESRD 患者心脏疾病的发生率很高,因此,需筛查引起肺水肿的其他原因,包括急性心肌缺血。ICU 患者通过透析治疗实现液体平衡,避免透析过程中低血压,维持有效血容量,通常很困难。同时由于脓毒症、低白蛋白血症或药物可能会加剧低血压。因此,预防透析过程中低血压的措施包括避免快速超滤(ultrafiltration,UF),在透析后而非透析前使用降压药,以及使用 $35.5\sim36$℃的较低透析液温度。与传统的间歇性血液透析相比,连续性肾脏替代治疗的容量和溶质清除速度较慢,适用于血流动力学不稳定的患者。ESRD 患者治疗肺水肿的方法与无肾衰竭患者相同,如氧疗、血管扩张剂、ACEI、血管紧张素 Ⅱ 受体阻滞剂和吗啡。

ESRD 患者可因动静脉瘘(AVF)而发展为高动力型心力衰竭。许多病例报告发现,有瘘管的患者出现心力衰竭恶化,但瘘管流量减少时,心力衰竭会得到改善。动静脉瘘高动力型心力衰竭在有基础心脏病患者中可能更常见。

心包疾病

心包疾病在 ESRD 患者中很常见，约 20% 的透析患者可发生心包炎。肾脏疾病中的心包炎分为尿毒症性心包炎和透析性心包炎，尿毒症性心包炎发生于非透析患者或透析开始 8 周内，透析性心包炎发生于透析 8 周后。

尿毒症性心包炎患者通常没有其他心包炎患者中典型的 ECG 改变——广泛性 ST 段抬高。尿毒症渗出液的炎症细胞不能穿透心肌，心外膜下心肌炎是导致心电图改变的原因。如果 ECG 上存在广泛性 ST 升高，则必须考虑心包炎的另一个原因——感染。ESRD 患者的心包积液可经胸超声心动图确诊。此外，ESRD 患者可能发生粘连性纤维性心包炎，但没有积液。透析性心包炎主要发生在分解代谢增加期间，如脓毒症和创伤，或疗程不规范导致透析不足。

对于尿毒症性心包炎患者，尤其是尚未接受透析的晚期肾衰竭患者，首选的治疗方案是开始透析。由于透析需要抗凝和容量清除，考虑到存在心包腔出血的风险，因此，不推荐全身抗凝。此外，透析时液体清除必须谨慎，因为有效血容量不足可能导致心包填塞患者发生心血管崩溃。对于发生了透析性心包炎的患者，每日强化透析治疗为一线治疗方案。尿毒症性心包炎对强化透析的反应率超过 90%，而透析性心包炎对强化透析反应率明显较低，通常低于 60%，尽管非甾体抗炎药可用于治疗非尿毒症患者的心包炎，但尚无证据证明其可改善透析性心包炎的临床转归。

随着透析强度的增加，应监测心包渗出量。如果积液在 10～14 d 后没有消失，或者如果有心血管崩溃的迹象，则应引流积液。一般来说，心包切开术（在心包内做手术切口）是首选的干预手段。心包切除术成功率高，复发较罕见，但会增加肺部并发症的发病率。心包内注射类固醇能增加痊愈率及降低复发率。

ESRD 合并心包炎患者存在心包填塞的风险。并发心包填塞通常表现为呼吸困难、低血压或精神状态改变。非 ESRD 患者发生心包填塞通常会出现颈静脉怒张，但在尿毒症患者中，由于经常出现容量过负荷，因此颈静脉怒张不太可靠，诊断应结合临床可疑征象和超声心动图检查；心包内压超过心内压时，在血液动力学不稳定之前，超声心动图可显示右心房或右心室塌陷。

心包填塞的治疗需迅速降低心内压。当存在严重血流动力学不稳定时，超声心动图引导下的心包穿刺置管术是治疗的首选。心包穿刺术具有较高的发病率和死亡率，在血流动力学异常或有渗出症状的尿毒症和透析性心包炎患者中，心包穿刺术的复发率为 70%。因此，对于循环衰竭患者应保留该治疗方案，同时建议使用超声心动图随访是否复发。

高血压急症

高血压急症的定义是血压明显升高并伴有终末器官损害。高血压急症的器官损害包括脑梗死和出血、脑病、心脏缺血、肺水肿和视网膜缺血。迫切需要治疗的是终末器官损害，而并不完全是高血压。

（孙曼丽 译）

选 读 文 献

KASISKE BL，CANGRO CB，HARIHARAN S，et al. The evaluation of renal transplantation candidates：clinical practice Guidelines[J]. Am J Transplant，2001，1(Suppl 2)：3-95.

第 17 章 肾移植受者的麻醉护理

Ibtesam Hilmi，Ali Abdullah and Raymond Planinsic

引言

肾移植(RT)为终末期肾病(ESRD)患者提供了更高的生活质量,使患者的 5 年生存率提高到 70％,而透析患者的生存率仅为 30％。术前准备、麻醉护理和外科技术的不断改进使 RT 成为一种相对安全的手术,改善移植器官和患者的预后。与其他实体器官相比,同种异体肾移植可耐受的冷缺血时间相对较长,因此有足够的时间进行受体准备。大多数受体已充分做好术前准备,如透析、容量优化、开始接受免疫抑制治疗等。

术前准备

如果在患者需要透析之前进行 RT,患者和移植肾的预后会得到显著改善。如果患者已经开始透析,那么患者接受透析的时间越短,结局越好。ESRD 患者通常会出现多种临床问题,这些问题可能与肾衰竭或治疗干预有关,也可能无关。

术前检查

目前,推荐对患有糖尿病的 ESRD 患者进行运动耐量试验,对于 50 岁以上的患者,该试验的特异性和敏感性不高,可能无法预测围手术期的心脏风险。心肌灌注扫描具有良好的敏感性和特异性,在此类患者中应予考虑。腺苷或多巴酚丁胺超声负荷试验是最常用的筛查试验,创伤较小,能够评估心肌和瓣膜功能,并且可以检测有无肺动脉高压。

血液透析患者应常规进行病毒性肝炎(特别是 HCV)的筛查。HCV 的高发病率是未遵循感染控制流程造成设备和输血的交叉污染所致。然而,HCV 慢性感染本身可能导致肾小球肾炎,从而诱发 ESRD。其他常规检查有 Hb/Hct、凝血试验、动脉血气分析和电解质。透析既可以纠正其中的一些问题,其本身又会导致新问题。透析的时机至关重要,在活体供者的选择性 RT 中,时机常容易把握。接受死者供体 RT 的患者可在透析后立即到达手术室,如果他们错过了预定的透析,医疗团队必须做好准备,以应对因这种情况而产生的问题。

术中监测

监测对于接受 RT 的 ESRD 患者的术中管理至关重要。术中监测可以延伸至术后阶段,指导液体管理和药物使用。监测的选择应根据患者个体情况和是否存在合并症而定。选择监测的重要因素包括手术技术、手术团队的经验、失血的可能性、麻醉医生在某些监测技术或设备方面的经验及监测技术的可用性。

动脉导管对于连续血压监测和用于动脉血气分析及其他检验的血液采样至关重要。虽然建立动脉通路是最为理想的,但外周动脉置管往往非常困难,利用多普勒超声则有助于建立动脉通路。

中心静脉压(CVP)监测已广泛应用于 RT 围手术期,但其在左心室前负荷监测的准确性上仍有争议。

经食管超声心动图是监测前负荷及其他血流动力学和心脏参数非常好的工具,但其在很大程度上依赖操作者经验,需要开展广泛的培训。

肺动脉漂浮导管(PAC)具有与 CVP 相同的局限性,但仍然是测量肺动脉压的"金标准"。PAC 联合了心排血量(CO)、右心室舒张末期容积、右心室射血分数和 SvO_2 的连续监测,提高了 PAC 提供的数据质量。

临床应用的新技术包括无创心血管监测,利用动脉示踪法计算每搏输出量、心脏指数、每搏量变异度、每搏量指数和脉压变异度。这种技术适用于 RT 患者的监测,特别是多次静脉插管引起静脉血栓或狭窄而导致中心静脉通路建立困难的患者。

有前景的新技术利用了生物电抗原理,通过分析胸腔内液体含量随心脏跳动的节律性变化而带来的电信号,并将这种信号与 SV 的绝对值相关联,计算 CO 和其他血流动力学参数。尽管这些监测仪已经问世多年,但没有研究证实其在 RT 受者中的有效性。

终末期肾病的药代动力学和药效学

ERSD 会影响所有经肾脏排泄的药物。此外,还可以通过改变药物与血浆蛋白的结合、分布容积(volume of distribution,V_D),以及通过肝药酶诱导或抑制作用而改变药物在体内的代谢过程。

苯二氮䓬类和巴比妥类等亲脂性药物的分布容积增加,清除率增加。亲脂性药物游离部分的增加将导致清除率不变。丙泊酚和依托咪酯的药代动力学和药效学(pharmacodynamics,PD)基本不变,可安全地用于 ESRD 患者。

阿片类药物

ESRD 不会改变最常用的阿片类药物(芬太尼、阿凡太尼、舒芬太尼和瑞芬太尼)的药代动力学和药效学,无须调整剂量即可安全使用。哌替啶代谢产生的活性代谢物(去甲哌啶)通常由肾脏排泄,可在体内蓄积并对 ESRD 患者产生神经毒性。吗啡代谢产生的活性代谢物[吗啡-6-β 葡糖苷酸(morphine-6-β glucuranide,M6G)和吗啡-3-β 葡糖苷酸(morphine-3-β glucuranide,M3G)]通常由肾脏排泄。M6G 和 M3G 在 ESRD 患者体内蓄积并缓慢透过血脑屏障,导致严重的呼吸抑制。吗啡和哌替啶可引起组胺释放,从而破坏 ESRD 患者的血流动力学平衡。最好不要使用这类麻醉剂。氢吗啡酮可安全用于 ESRD 患者,尤其是用于术后疼痛控制。然而,无论使用哪种阿片类药物,密切监测是预防不良副作用的关键。

肌松剂

琥珀酰胆碱是一种去极化肌松剂,如果血清 K^+ 通过透析或其他肾脏支持疗法恢复正常,则可以安全地用于 ESRD 患者。琥珀酰胆碱使血清 K^+ 增加 $0.5\sim1.0$ mEq/L,可持续 15 min。应用琥珀酰胆碱辅助气管插管前,应将血清 K^+ 控制在 5.5 mEq/L 以下。

对于神经性胃炎、肥胖等误吸风险高的 ESRD 患者或因大量透析液残留的腹膜透析患者最好使用去极化肌松剂。大多数现代非去极化肌松剂可用于 ESRD,如罗库溴铵和瓦库溴铵,但可延长作用时间。顺阿曲库铵通过酯水解和霍夫曼途径代谢,完全不依赖肾脏和肝脏功能。顺阿曲库铵可作为肝衰竭或肾衰竭患者的首选药物,使用过程中可引起组胺释放,但通常无不良反应。泮库溴铵是一种长效肌松剂,30% 的活性代谢产物经肾脏清除。ESRD 患者可以安全地使用葡萄糖酸盐和新斯的明逆转神经肌肉阻滞。新斯的明可表现出轻度的延迟效应,由于大多数神经肌肉阻滞剂也存在药效延迟,因而此类患者可从中获益。

吸入麻醉

甲氧基氟醚已不再使用,因其无机氟化物及肾毒性问题已被证实。七氟醚是新一代的吸入剂,可在肝脏中代谢生成六氟异丙醇和无机氟。相同 MAC/h 条件下,使用七氟醚后,血清无机氟化物水平可达到高于氟烷的水平,但仍低于毒性水平($50\,\mu mol/L$)。当低流量($<1.5\,L/min$)使用七氟醚时,气体混合物中产生的热和湿气能够诱导麻醉剂呼吸回路中七氟醚的降解,在含有氢氧化钡石灰或纯碱石灰的 CO_2 吸收装置中降解为化合物 A。化合物 A 已被证明对动物有肾毒性。七氟醚在肾功能不全患者中的安全性尚不清楚,在 RT 中的应用尚未引起足够重视,对移植肾的影响也知之甚少。地氟醚和异氟醚均不会增加血清无机氟化物水平,也没有肾毒性作用,可以安全地用于接受 RT 治疗的 ERSD 患者。一般情况下,麻醉剂和麻醉技术的间接效应加上手术创伤和应激因素对肾功能的影响比直接效应更明显。麻醉和手术应激对自主神经系统、心血管系统和体液调节的间接效应可显著影响肾功能。这些因素是否会影响受者和同种异体肾移植的结果还需要进一步研究。总体而言,大多数麻醉药物对肾功能和肾脏的直接效应是良性的。

正性肌力药物

RT 手术期间可能需要血管升压药或正性肌力药来增加 CO 和肾脏灌注压。升压药在某些情况下可能会帮助患者平衡麻醉剂的 CVS 效应,或在移植物再灌注期间维持血流动力学稳定性。尽管多巴胺是 RT 期间最常用的药物,但几乎没有证据支持其可以改善肾灌注和/或移植肾功能。多巴胺可能诱发心动过速和心律失常,这可能会损害心肌灌注并对患者预后产生不利影响。最近,部分研究显示,非诺多泮(一种具有选择性多巴胺-1 受体激动剂的药物)可改善肾脏灌注。然而,非诺多泮并非没有副作用,可能发生心动过速和全身性低血压。强效 α-激动剂,如去甲肾上腺素通过增加灌注压对肾血流有影响,尚未得到充分证实。血管加压素是另一种对多个血管床具有强烈血管收缩作用的药物,可能会减少内脏供血,并可能损害肾血流量。

当需要血管升压药来改善心功能和/或增加肾脏灌注压时,应考虑几个因素:是否患有心血管疾病、受体的前负荷状态、麻醉剂、技术或 CVS 的影响。

术后护理要点

在考虑 RT 受者的术后护理类型时,麻醉医生需考虑多种因素,包括:

(1)是否合并心血管疾病、阻塞性睡眠呼吸暂停、呼吸功能减退、肥胖和年龄因素。

(2)术中情况及并发症,如大出血、持续使用正性肌力药、麻醉相关并发症(误吸、意外的药物副作用)等。

(3)同种异体移植肾功能。肾功能的恢复是确定这些患者所需术后护理类型的一个非常重要的因素。原发性移植物失去功能或移植物功能延迟意味着受者迫切需要 HD,以优化前负荷状态,纠正任何酸碱和电解质紊乱。

当出现上述任何一种情况时,重症监护是 RT 受者合适的选择。

(罗群　徐凤玲　任艳　陈浩　译)

选 读 文 献

LEMMENS, HARRY JM. Kidney transplantation: recent developments and recommendations for anesthetic management [J]. Anesthesiology Clin N Am,2004,(22):651-662.

第 18 章　肾移植外科

Abhideep Chaudhary，Ron Shapiro and Martin Wijkstrom

Kuss 在 1951 年首先描述了肾移植的髂窝技术，此后，此类手术的技术无显著改变（Shapiro，1998）。

患者的准备

肾移植被认为是清洁-污染手术，因此需手术开始前 30 min 预防性地使用抗生素。通常使用第一代头孢菌素，如头孢唑啉，如果患者对青霉素过敏，则考虑联合使用万古霉素和环丙沙星。许多外科医生倾向夹闭 Foley 导管时用含 0.25% 的硫酸新霉素或 1 g/L 头孢唑啉的生理盐水来充盈膀胱。

显露

肾移植是一种异位手术，将移植肾置于腹膜外髂窝，便于经皮肾活检，因为右髂静脉的位置相对较浅，所以通常选择右侧髂窝放置移植肾；在受者可能需要进行胰腺移植或者是二次移植，以及右侧动脉有明显疾病的情况下，则应选择左侧髂窝。对于体重<15 kg、髂血管较小的儿童或既往有肾移植的成人受者，移植肾置于腹腔内，移植肾血管与髂总血管吻合或直接与腹主动脉和下腔静脉进行吻合。

肾脏准备

需要对肾脏进行不同程度的解剖，特别是待移植的尸肾。通常在手术开始前进行尸肾的准备工作，以确保器官可用于移植。

尸体供肾通常会同时获取一段腹主动脉和下腔静脉，并根据血管的大小和受者的体型进行修整。在供体获取手术中，重要的是保持供体肾动脉与供体主动脉瓣（carrel patch）的连续性，使端侧吻合更容易，有利于多根肾动脉的吻合。

活体肾移植由于不能提供供体的下腔静脉和腹主动脉，其供肾的肾动脉和静脉明显短于尸体供肾。在存在多支动脉的情况下，通常在后台手术中进行血管重建，将动脉在其口部连接形成共同的主干（V 成形术），或者将较小的动脉以端侧方式与较大的肾动脉吻合。将肾下极动脉进行重建是非常重要的，因为可能会影响输尿管的血供。

血管吻合及再灌注

首先将肾静脉以端侧的方式与髂外静脉吻合，然后将肾动脉以端侧的方式与髂外动脉吻合。在移植过程中，可以通过将肾脏包裹在冰毯中或通过用冰盐水局部冲洗来保持低温。静脉吻合完成后，缓慢输注 1 mg/kg 的呋塞米和 1 g/kg 的甘露醇，在开放血管阻断钳之前，给予 500 mg 甲泼尼龙。恢复灌注确认止血彻底后，再给一次呋塞米。

输尿管重建术

以无张力的方式将输尿管连接到膀胱黏膜,并覆盖远端 1 cm 的输尿管形成黏膜下隧道防止反流。一般保留 Foley 导尿管 3 d 左右,如有膀胱异常可能需要留置 7 d。无论采用何种技术进行输尿管吻合,由移植外科医生自行决定是否放置支架。对于泌尿系统并发症发生风险较低的患者,不必常规放置支架。如果放置了支架,则应在移植术后 6 周取出。

免疫抑制

现代移植的成功在很大程度上归功于免疫抑制药物的研发。免疫抑制最重要的目的是避免急性排斥反应,因为即使是急性排斥反应的单次发作,也可能导致慢性病变,并可能降低移植器官的长期生存率。用于肾移植患者的免疫抑制剂可根据其用途分类:

(1)诱导剂:移植时在有限的时间间隔内使用。

(2)维持剂:长期使用,用于维持免疫抑制状态。

(3)抗排异药物:短时间或大剂量使用,用于逆转急性排异反应发生。

诱导治疗

所有受者在移植时都需要接受免疫抑制治疗。免疫抑制诱导治疗的目的是在移植期间提供强有力的免疫抑制,降低排斥反应的总发生率,并可以延迟使用免疫抑制维持药物,如钙调磷酸酶抑制剂。

用于诱导治疗的试剂被分为多克隆抗体(例如抗胸腺细胞球蛋白:胸腺球蛋白)或单克隆抗体(例如巴利昔单抗:抗 IL-2 受体抑制抗体,舒莱;或阿仑单抗:抗 CD52 淋巴细胞耗竭抗体,达拉宾)。

选择免疫抑制诱导药物很重要,虽然抗胸腺细胞球蛋白和阿仑单抗是强效的诱导剂,但会引起明显的副作用,包括发热、白细胞减少、血小板减少、CMV 病毒和其他感染的风险增加,而 IL-2 受体拮抗剂的副作用较少,但药效低。鉴于此,在排斥风险显著增加的患者中,建议更积极的免疫抑制诱导治疗。2009 年出版了《肾病临床实践指南》,以提高全球肾移植的预后。根据这一指南,所有患者都应接受免疫抑制诱导治疗,并建议对急性排斥发生风险较高的患者使用淋巴细胞耗竭剂。如果存在以下一种或多种情况,受者被认为是急性排斥发生的高风险人群:

- 人类白细胞抗原(human leukocyte antigen,HLA)错配数目的增加。
- 较年轻的受者和较年长的供者。
- 非洲裔美国人(美国)。
- 群体反应性抗体(panel reactive antibody,PRA)大于 0%。
- 供体特异性抗体的存在。
- 血型不合。
- 移植物功能延迟。
- 冷缺血时间大于 24 h。

在匹兹堡大学医学中心,我们对所有接受肾移植的患者进行免疫抑制诱导治疗。丙型肝炎的病情和恶性肿瘤病史决定了药物选择。对于大多数丙型肝炎阴性的患者,在术前给予 10~15 mg/kg 甲泼尼龙后,或在手术室麻醉后恢复肾灌注前再次给予同等剂量的甲泼尼龙之前,单次输注阿仑单抗 30 mg。对于丙型肝炎阳性患者,给予两剂单次剂量为 20 mg 的巴利昔单抗:第一剂在麻醉诱导后的手术室内给予,第二剂在术后 2~4 d 内给予。或者,对于排斥反应风险增加的丙型肝炎阳性患者,可以在手术室内和移植后的前 4 d 内每日给予 1 mg/kg 抗胸腺细胞球蛋白。

免疫抑制维持治疗

免疫抑制维持治疗是预防急性排斥反应和移植器官功能恶化的终身治疗手段。从 20 世纪 60 年代仅有两种药物——硫唑嘌呤和泼尼松开始,治疗移植患者的医疗手段已大大增加,目前有多种药物的组合和方案可供选择。在大多数移植中心,钙调磷酸酶抑制剂是免疫抑制治疗方案的基础。这些药物可以单独使用,也可以与抗代谢类药物或类固醇类药物联合使用。阿仑单抗免疫抑制诱导后,使用他克莫司单药治疗可降低肾移植患者急性排斥反应的发生率。对于所有的免疫抑制方案,监测药物水平并将钙调磷酸酶抑制剂水平维持在规定的药物范围内对预防移植术后早期急性排斥的发生至关重要。前瞻性随机试验表明,钙调磷酸酶抑制剂联合吗替麦考酚酯可降低急性排斥反应的发生率。

现已设计不含钙调磷酸酶抑制剂的免疫抑制方案,主要目的是避免钙调磷酸酶抑制剂相关的肾毒性。西罗莫司和吗替麦考酚酯的联合使用可以避免肾毒性,但这两种药物都需要大剂量,且排斥反应发生率高,患者和移植器官生存率低。

一直以来,免疫抑制维持治疗的主题是在发生急性排斥风险最高的移植术后早期阶段使用较大剂量的免疫抑制药物,发生急性排斥反应的风险随着时间的推移降低,从而减少剂量。

目前在大多数移植中心,肾移植的免疫抑制维持治疗是基于钙调磷酸酶抑制剂的三联药物治疗,主要是他克莫司、吗替麦考酚酯和类固醇药物。在本中心,我们使用他克莫司联合吗替麦考酚酯的双药治疗。他克莫司在术后第 1 日开始给药,在术后 6 个月内每日给药 2 次,12 h 的血清药物目标谷浓度为 8~10 ng/mL,以后的目标谷浓度为 5~7 ng/mL。吗替麦考酚酯也在术后第 1 日开始口服,每日 2 次,每次 500 mg。如出现中性粒细胞减少或消化道副作用,需要减少剂量。避免常规使用类固醇药物。

免疫学监测

免疫学监测目前仍然是临床研究领域的热点。在匹兹堡大学医学中心,我们在移植术前和移植术后每 3 个月用酶联免疫吸附测定(enzyme-linked immunosorbent assay,ELISA)法进行 Ⅰ 类和 Ⅱ 类抗 HLA IgG 抗体筛查,结果可以直观地反应体液免疫反应状态。如果 ELISA 法检测到 Ⅰ 类或 Ⅱ 类抗体达到 10% 或更高,或者怀疑发生抗体介导的排斥反应(AMR),可使用发光流式细胞仪检测受体血清中的供体特异性抗体(DSA)。随着其他的免疫监测标志物被证实有效,它们也将会被纳入系列测试中。

预防性抗微生物治疗(见第 9 章)

免疫抑制的肾移植受者有感染的风险。移植后某些特殊类型的感染及所涉及的病原微生物往往遵循一定的时间模式。

感染是导致移植术后早期并发症和死亡的主要原因。在围手术期需使用广谱抗生素来预防切口感染。此外,积极的肺部理疗和早期下床活动可降低医院获得性肺炎的发病率。

移植后 1~6 个月,肾移植受者易发生 T 细胞缺乏症特有的感染。巨细胞病毒(CMV)感染在这一时期最常见,一旦肾移植受者出现发热、关节痛、肌痛或其他类似症状,应考虑巨细胞病毒感染。急性排斥反应和移植受者的年龄是 CMV 感染的独立危险因素,供体和受者的排斥反应和血清状态也是 CMV 感染发生的独立危险因素,CMV 血清阳性肾脏移植给 CMV 血清阴性受者为极高危。淋巴细胞耗竭抗体治疗排斥反应也容易引起 CMV 感染。由于 CMV 感染的发生率和严重程度,应预防和治疗肾移植受者的 CMV 感染。所有受者均口服 6 个月的缬更昔洛韦进行预防。术后半年内每个月对所有肾移植受者进行一次 CMV 聚合酶链反应(PCR)检查,术后 2 年内每 3 个月复查一次。EB 病毒(EBV)可导致严重的淋巴组织增生症。供体携带 EBV 和在移植前进行淋巴细胞耗竭抗体诱导的患者中 EBV 感染的发病率较高。因此,对于从 EBV 阳性供体中获得肾脏的 EBV 阴性受者,在术后第 1 日静脉使用 100 mg/kg EBV IgG 抗体,然后口服缬更昔洛韦(根据肾功能调整剂量)1 年,在术后第一年每个月进行定量 EBV PCR 检测,在随后的一年内隔一个月检测一次。

移植术后 1～6 个月内常见的其他机会性感染,包括卡氏肺囊虫、李斯特菌、疱疹和真菌。应在术后立即开始预防性使用抗菌药物。所有患者在术后 3 个月内每日进行复方磺胺甲噁唑治疗,随后在免疫抑制维持期改为每周 3 次。复方磺胺甲噁唑不仅能有效预防卡氏肺囊菌、李斯特菌和诺卡氏菌感染,而且有助于降低移植术后尿路感染的发生率。所有受者在移植术后 4 个月内给予制霉菌素,预防口腔念珠菌病。

BK 病毒感染仅见于免疫抑制的患者。通过 PCR 在尿液和血液中检测到高滴度的 BK 病毒可预测移植物 BK 病毒相关性肾病的发生。术后前半年内每个月对血浆和尿液中的 BK/多瘤病毒进行一次 PCR 检测,随后的 2 年中每 3 个月进行一次检测。所有同种异体器官活检,常规开展 BK 病毒包涵体染色,并进行 BK/多瘤病毒的原位杂交。减少免疫抑制对于降低 BK 病毒相关性肾病导致的移植器官功能丧失的发生率至关重要。血液内病毒滴度大于 10^4/mL,或活检(原位杂交)证实 BK 病毒相关性肾病,是重要的治疗指征。将他克莫司血清谷浓度调整到 5～6 ng/mL 或者更低,并根据需要停用吗替麦考酚酯或西罗莫司来减少免疫抑制。很少用小剂量西多福韦静脉治疗除 BK 病毒相关性肾病以外的病毒血症,如果西多福韦效果欠佳的话,可选用来氟米特。

移植手术 6 个月以后,移植器官功能稳定的患者发生感染的情况与普通人群相似。少数患者有病毒感染的并发症,如 EBV 相关的淋巴组织增生性疾病、CMV 再次活跃导致 CMV 视网膜炎或其他侵入性疾病(肺、肝和消化道疾病)。由于排斥反应而接受较高剂量免疫抑制药物或长期使用类固醇治疗的患者,同移植术后 1～6 个月内的患者一样,可能发生类似的机会感染。表 2.18.1 为匹兹堡大学医学中心(UPMC)肾和胰腺移植免疫抑制方案。

液体管理与肾脏替代治疗

液体管理的目标是获得足够的心室充盈压力以保证最佳心排血量。患者有显著的心脏舒张或收缩功能障碍或其他合并症时,可通过中心静脉导管或肺动脉漂浮导管进行监测,将中心静脉压维持在 8～12 mmHg 或将肺毛细血管楔压维持在 8～10 mmHg。微创监测装置可以测量心排血量、脉压变异度和每搏量变异度,对容量反应性的评估有更高的灵敏性和特异性。

在标准情况下,无论患者是否在透析,通常在术中即血管吻合完成之前给予患者 2～4 L 的晶体液。一般情况下,如果患者已经在透析治疗,那么其到达手术室时将呈现出低血容量状态。开始静脉吻合时给予静脉利尿剂,对新肾脏开始利尿,利尿剂一般为 1 g/kg 的甘露醇和 1 mg/kg 的呋塞米。

低血容量患者的主要风险是低血压和移植器官血栓形成。高血容量可能导致高血压、肺水肿和氧需求增加,患者拔管困难,增加了入住 ICU 的概率。其他的一些临床参数也可用来评估容量状态,如用胸部平片来评估肺水肿情况、清醒患者诉口渴和口腔黏膜的湿润程度。

在 ICU 接受移植后管理的患者多数会进行有创监测,在这种情况下,液体管理可基于直接测定的静脉充盈压。但是多数的肾移植受者在从术后监护单元出来后可以直接下床活动。例如对新肾无尿患者的液体管理就需要在常规方案的基础上考虑个体化。液体方案取决于尿量:当尿量小于 300 mL/h 时,输注等量的液体;而尿量大于 300 mL/h 时,输注相当于尿量 80% 的液体。

表 2.18.1 UPMC 肾和胰腺移植免疫抑制方案

活体供肾受者	尸肾受者	接受血浆置换和静脉用丙种球蛋白或者接受静脉丙种球蛋白和利妥昔单抗的患者	胰腺移植	丙型肝炎病毒阳性的肾移植受者
甲泼尼龙： 麻醉诱导后,500 mg 静脉注射(针对较小的儿童受者进行调整)×2,苯海拉明、泰诺和法莫替丁,一剂在阿仑单抗之前,一剂在动脉吻合期间 阿仑单抗： • 成人：30 mg • 儿童：0.4～0.5 mg/kg(患者体重＜60 kg)麻醉 • 诱导2～3 h后,在阻断钳开放之前,术中给予 他克莫司： 术后1～3 mg,移植后前4个月目标水平为8.5～10 mg/mL；4 个月至 1 年为5～7 mg/mL。 霉酚酸酯： 术后1500 mg 霉酚酸酯或360 mg霉酚酸钠(适用于所有患者,但 HLA 相同的活体供体受体除外)	相同方案	他克莫司/吗替麦考酚酯：在血浆置换和静脉用丙种球蛋白使用第一天开始,目标他克莫司水平为 10 mg/mL,吗替麦考酚酯500 mg bid,移植后继续使用甲泼尼龙和阿仑单抗；根据活体供体和死亡供体方案	雷帕鸣：等同于活体和尸肾供体 他克莫司/吗替麦考酚酯：在手术后第一天开始,目标他克莫司水平为 10 ng/mL,吗替麦考酚酯500～1 000 mg 口服 bid 肾移植后进行胰腺移植 • ＜3 个月：在第 0 天,第4 日使用巴利昔单抗 20 mg • 3～6 个月：Campath 1H 20 mg • 6 个月：Campath 1H 30 mg	IL-2 受体拮抗剂巴利昔单抗在术中和术后第 4 日为 20 mg/d 对于死亡的供体合并(CIT＞24 h)或高群体反应性抗体的受者,在术中和手术后第 4 日考虑胸腺球蛋白1 mg/kg,他克莫司的目标水平为 12 mg/mL,吗替麦考酚酯或麦考酚钠 1g bid

急性细胞排斥反应Banff 1A-1B	Banff2A/类固醇抵抗性排斥反应	体液排斥反应(C4d阳性,DSA ＋)	钙调磷脂酶抑制剂毒性	BK 病毒	中性粒细胞减少
• 甲泼尼龙 500 mg 静脉滴注,qd×3 d (儿科患者为10 mg/kg) • 调整他克莫司和吗替麦考酚酯的剂量 • 临界：一些变异情况,1～3 倍剂量的类固醇和调整他克莫司和吗替麦考酚酯剂量	静脉用丙种球蛋白 500 mg/(kg·d)×4 d 或胸腺球蛋白1mg/(kg·d)×7～10 d 或 Campath 1H 30 mg	血浆置换/静脉用丙种球蛋白注射100 mg/kg 3 次/周；如果无效,考虑利妥昔单抗、硼替佐米 如果存在急性细胞排斥反应,也可由治疗临床医生酌情弹丸式推注少量类固醇	减少钙调磷脂酶抑制剂剂量 • 考虑更换为西罗莫司	病毒血症10⁴,肾病 • 减少他克莫司的剂量,目标为 5～6 ng/mL 或更低 • 减少 50%剂量的吗替麦考酚酯或西罗莫司 • 考虑西多福韦0.25～0.33 mg/(kg·w)用于肾病 • 考虑来氟米特100 mg/d×5 d；然后40～60 mg/d(术后目标水平为50～100)	定义为中性粒细胞绝对数 ＜500 Neupogen：300 μg sc qd×3 d 或 480μg sc×1 d 如果耐药的话可能需要重复治疗 将缬更昔洛韦剂量减少至 450 mg qod,甚至停止；或者,可能需要将吗替麦考酚酯剂量降低至 250 mg bid(或麦考酚钠 180 mg bid)；或者,可以考虑将复方新诺明降低到M、W、F(可能性较小)

续表

免疫监测	感染预防	感染疾病监测	新生儿 DSA（在先前移植的患者中）	抗凝血
Ⅰ 型 和 Ⅱ 型 ELISA 法在 1 个月和 3 个月进行，发生重大变化后 1 个月和 3 个月进行，慢性病变每 3 个月进行一次检测 Cylex 研究在同一时间点进行	• 制霉菌素 5 mL，每日 4 次，共 4 个月 • 丙更昔洛韦 450 mg，术后 6 个月，每日 1 次（CMV 血清阳性患者或 CMV 至病例可降至 3 个月），复发新诺明单药，每日 1 片，持续 3 个月，然后 M，W，F • 对捐助者 EBV 阳性而受者 EBV 阴性者 • Cytogam 100 mg/kg 术后第 1 日 • 缬沙坦 450 mg/d（或儿科等效）×1 年 • 每日 EBV PCR 检查×1 年，然后每 2～3 个月检查一次 • 对于拟杆菌过敏患者，氨苯砜 100 mg/d，或吸入性喷他脒 300 mg/m，或美仑 1500 mg/d	BK 病毒：前 6 个月尿液和血浆 PCR 每个月 1 次，前 2 年每 3 个月 1 次 CMV：前 6 个月 PCR 每个月 1 次，然后每 3 个月 1 次×2 年	稳定的肌酐：放弃间断停药（如果间隔停药）至每日一次他克莫司。如果使用 qd，则可将他克莫司增加至 qd。考虑 MMF 上升肌酐：活检，治疗体液排斥	常规肾：ASA 81 mg/d×3 个月→无限期 胰腺：ASA 81 mg/d 加依诺肝素 0.5 mg/（kg·d）（适用于 SPK），1 mg/（kg·d）（适用于 PAK，PTA）×1 周或直到出院：ASA 81 mg/d，依诺肝素 0.5 mg/（kg·d），（重新）1 周开始服用库马汀

根据患者的需要选择静脉液体类型，糖尿病患者通常选择 0.45% 氯化钠溶液，而非糖尿病患者则选择每升含 50 mEq 碳酸氢钠和 25 g 葡萄糖的 0.45% 氯化钠溶液。一般来说，糖尿病患者围手术期通过输注胰岛素来严格控制血糖。手术应激和围手术期使用皮质类固醇来预防阿仑单抗输注后潜在的细胞因子风暴和免疫抑制，均可引起高血糖。

移植后透析

对于那些需要在肾脏替代治疗之前进行肾移植的预防性移植的患者，很少需要移植后透析。对于已经接受常规血液透析或腹膜透析的患者，移植后一周内需要进行透析则被定义为移植物功能延迟恢复（DGF）。透析的适应证与移植前透析相同，包括高钾血症或其他电解质失衡、液体超载（肺水肿）、代谢性酸中毒或心包炎。DGF 的发生主要与供体器官的质量有关；危险因素包括供体的脑死亡、供体使用正性肌力药物、供体的肌酐、冷缺血时间、年龄、供体合并症等。美国肾移植受者的一项大规模研究表明，心死亡供肾 DGF 的发生率为 42%，而脑死亡供肾的发生率为 23%。而在同一个中心的 1 200 名活体肾移植受者中，DGF 发生率仅为 1.5%；美国国家统计数据显示，活体肾移植受者 DGF 的发生率为 5%～6%，且原发性移植物无功能的发生率较低。

移植肾功能延迟恢复，有时也称为急性肾小管坏死，是影响移植肾长期功能和生存率的独立危险因素。DGF 及其继发事件的发生机制尚不清楚，但与缺血/再灌注损伤有关。移植肾的急性损伤易导致急性排斥反应和慢性移植肾肾病的发生。

血压管理

围手术期的血压管理目标为维持收缩压在 130～140 mmHg 或平均动脉压在 70～90 mmHg。未经治疗的高血压主要外科风险是出血。大多数患者在术前需保持血压稳定。接受活体供肾的患者在移植当天早晨不要服用降压药物，对于患高血压的捐肾者也是如此，但是从患者接到通知到进行移植手术的这段时间，可能会导致患者中断规律的药物治疗。

移植术后恢复术前的降压药物非常重要，特别是 β 受体阻滞剂和可乐定，以防止血压反弹。通常术后早期高血压的治疗同监护患者一样，术后早期的疼痛、低温和缺氧都会导致高血压。排除前述可能性因素后，一线治疗包括单独静脉使用短效 β 受体阻滞剂，如拉贝洛尔和美托洛尔，以及静脉使用肼屈嗪或 ACE 抑制剂依那普利。如果需要持续输注降压药物，建议使用钙通道阻滞剂尼卡地平，或者视心率情况选择艾司洛尔。

移植术后低血压，首先应该明确原因，低血压主要与出血、急性心肌梗死或低血容量有关，也可继发于电解质紊乱、脊髓或硬膜外麻醉引起的交感神经阻滞、术中使用 β 受体阻滞剂的药物影响或药物过敏反应，但这些情况相对较少。在不延误治疗的情况下启动适当的检查以明确病因。如果进行液体复苏后没有获得预期的效果则应考虑进行有创监测，并使用升压药和/或正性肌力药物。多巴胺、去甲肾上腺素或血管加压素都是合理的选择。

术后并发症

切口并发症

肾移植患者感染性和非感染性切口并发症与普外科患者的情况相似。浅表切口感染、裂开和切口疝的发生率为 2%～5%。2005 年马里兰大学报告了 2 499 名肾移植患者，其中 41 人（1.6%）发生切口疝，需要整形外科进行辅助修复。大部分下腹部缺损采用阔筋膜张肌移植修复，而腹中线缺损采用组织成分分离技术进行自体组织修复。

出血

术后出血是肾移植手术比较少见的并发症。导致术后出血风险增加的因素包括移植前血液透析，使用如阿司匹林、香豆素、氯吡格雷等抗凝药物，术前和围手术期进行血浆置换，多支肾动脉需要进行重建，以及术后高血压。

血液透析过程中血液和人工材料表面之间的相互作用和使用抗凝剂是透析增加出血风险的原因。既往有经皮心脏或外周血管支架植入病史的患者使用氯吡格雷和/或阿司匹林抗凝，导致弥漫性出血。在这些情况下，放置 10 号 Jackson-Pratt 引流管，置于球形负压中并保持持续引流，直到引流液呈浆液血性且日引流量减少。移植肾脏超声检查有助于评估移植肾周围血肿情况，大的血肿可能造成肾脏压迫或继发感染，需要手术清除。

对于未经神经肌肉阻滞充分治疗的患者来说，一种可怕（但罕见）的术中并发症是在取出牵开器后腹肌的"剪断"，导致肾脏从血管蒂上被拔下，或血管吻合口破裂、大出血和移植物功能丧失。出现这种情况时，最好先钳夹阻断髂血管，取出肾脏，冲洗后再重新植入。

高钾血症（见第 16 章）

少尿

一般将尿量<500 mL/24 h 称为少尿，少尿合并血清肌酐和血钾升高则认为发生急性肾损伤。对既往尿量正常的肾移植术后患者，快速处理少尿至关重要。第一步是静脉液体弹丸式推注以排除肾前性氮质血症。如果存在循环问题或患者有明确的心脏病史，则考虑进行有创监测及透析来缓解有症状的容量过负荷。

肾移植术后尿量突然减少的原因是移植肾血栓形成（下文单独讨论）。尿量的较慢下降合并肌酐升高可能与移植物功能延迟恢复和/或钙调磷酸酶抑制剂等的药物毒性有关。当血清药物水平为治疗剂量时，尿量和肌酐应恢复正常。少尿后通常进入多尿期，多尿期的血清肌酐没有下降，随后尿量和肌酐水平均恢复正常。

移植肾血栓形成

在平衡出血和血栓形成风险时，一般更倾向于出血。通过输血、纠正凝血病或再次手术识别修复出血部位并清除血肿,很少会使患者或移植肾处于危险中。然而,移植肾或同侧下肢的血栓形成会危及移植肾和患者腿部。超声可以确诊移植肾血栓形成,静脉血栓比动脉血栓更常见,并需要急诊手术来挽救肾脏。术中超声可以发现血栓形成的征象和确切位置。需要缩短肾血管长度以防扭转,如果肾脏沿其血管轴发生扭转,血供就会中断。如果能够快速诊断,则可以通过重新放置肾脏并将其固定在安全位置来重建血流。髂血管或肾血管可以沿长轴打开,使用 Fogarty 导管清除血栓。这种情况下,大多数肾脏无法挽救,必须切除。明尼苏达大学的一项研究表明,933 例移植肾中的 15 例(1.6%)由于早期血管内血栓形成而丧失功能(Matas 等人,2002 年)。

导致受体髂动脉损伤发生的最常见原因是在移植肾血运重建期间实施血管钳夹阻断。移植后应持续监测外周动脉搏动,如果体检发现变化或患者主诉单侧肢体疼痛或出现其他肢体受损的迹象,应立即进行多普勒超声检查。

尿漏

尿漏的发生率据报道在 0～9.3%,手术技术可能会影响尿漏的发生率,全层切开(Leadbetter-Politano 术)比膀胱外切开(Lich 术)的尿漏风险更高。使用输尿管支架可能会增加尿漏发生率,但存在争议,并可能增加感染并发症。匹兹堡大学医学中心的尿漏发生率在 2% 以下。其他导致尿漏发生的因素包括受者年龄、存在多支下极动脉、急性排斥反应或受者的膀胱问题。

尿漏通常在移植术后早期可表现为发热、移植物疼痛、切口渗液、持续性引流液和血清肌酐升高。这些患者应进行腹部影像学检查,积聚的液体可以经皮引流,引流液肌酐测定可以明确诊断。如果肾脏放置于腹膜内,没有明显的液体积聚或者呈非特异性表现,可进行肾脏核素扫描。

如果早期诊断或大量渗液表明尿漏明显的话,在无法通过保守治疗愈合的情况下可以进行外科手术探查。大多数尿漏可经皮肾造瘘置入支架或延长 Foley 导尿管引流时间来达到治疗的目的。

输尿管梗阻

输尿管梗阻的发生率在 1%～8.3%,早期输尿管梗阻主要与血肿压迫、水肿、扭曲和血凝块有关。晚期梗阻可由纤维化、缺血或急性排斥引起。肾积水多数因为发现血清肌酐升高进而通过超声检查得出诊断。Lasix 冲洗肾图有助于诊断输尿管梗阻,但最敏感的技术是肾造瘘术,有利于肾脏减压,并最终通过扩张输尿管和置入支架来治疗梗阻。感染的肾脏必须进行外引流,只有在肌酐恢复到基线水平且感染已得到充分治疗后,才应考虑治疗梗阻。如果介入治疗失败,根据狭窄部位选择手术治疗方式。远端狭窄段切除后建立新的膀胱输尿管吻合,近端狭窄可以切开输尿管进行旁路手术。

溶血性尿毒综合征

典型的溶血性尿毒综合征(HUS)以溶血性贫血、血小板减少和肾功能损害为特征。HUS 也被称为血栓性微血管病变(TMA),最常见于儿童,典型的病因是大肠杆菌感染(O157:H7 血清型)。非典型HUS(atypical HUS,aHUS)中约 10% 的病例由少见感染性病原体引起,预后差,死亡率高达 25%,约50% 可能发生肾功能不全并导致终末期肾病。

Ponticelli 和 Banfi 2006 年的回顾性分析发现,肾移植患者可能会 HUS 复发,而且预后非常差。其治疗方法是输注血浆或血浆置换,还可以使用大剂量的静脉用丙种球蛋白和利妥昔单抗,但临床疗效尚不确切。

对肾移植后新发 TMA 的患者进行血浆置换,可以达到约 80% 的治愈率。据估计,1%～5% 的肾移植受者会被诊断出移植后新发 TMA。危险因素包括边缘供体肾、巨细胞病毒感染、细小病毒 B19 感染或恶性肿瘤。最重要的危险因素是免疫抑制药物他克莫司、环孢素及雷帕霉素靶蛋白抑制剂。对于新发 TMA 的机制了解甚少,普遍认为新发 TMA 多在术后早期,但也有移植术后 6 年才发生的个例。

排斥反应

随着更有效的免疫抑制剂的出现,肾移植受者术后第一年的排斥反应发生率从 20 世纪 80 年代的 40%～50%下降到 10%以下。然而,急性排斥反应仍是发生慢性移植物功能障碍和移植物功能丧失的潜在危险因素。

排斥反应类型

临床上排斥反应主要有三种类型:

(1)超急性排斥反应。

(2)急性排斥反应:分为两种根据组织学定义的急性排斥类型。

• 急性细胞排斥反应。

• 急性抗体介导的排斥反应。

(3)间质纤维化/肾小管萎缩(以前称为慢性同种异体移植肾病或慢性排斥反应)。

超急性排斥反应

超急性排斥反应是由预先存在的供体特异性抗体引起的,如 ABO 异凝集素、抗内皮素抗体和抗 HLA 抗体。发生在移植肾血运重建至移植后 48 h 的任何时间段内,通常发生后 1 h 内移植物功能丧失。超急性排斥反应通常在术中发现,在移植肾恢复灌注后肾脏变软且呈紫色,没有血流充盈。

肾脏活检显示小动脉血栓形成和肾小球、肾皮质坏死。移植肾功能不能保留,一旦确诊后必须立即切除。大多数超急性排斥反应可通过在术前确认交叉配血试验结果阴性来预防。

急性排斥反应

急性排斥反应是指移植物功能的急性恶化,并在活检中显示出特殊的病理变化。通常在移植后的 1 年内发生。

在使用现有的免疫抑制药物的情况下,急性排斥反应的体征和症状较轻,甚至完全没有症状。最常根据血清肌酐水平的升高来诊断排斥反应,可能出现轻微的伴随症状,如发热、移植部位疼痛、尿量减少和全身不适。鉴别诊断必须包括继发于肾前、肾性或肾后因素的移植肾功能障碍,如脱水、药物毒性、感染、原发病复发或尿路梗阻。最终,需要对移植肾进行组织学检查以确诊急性排斥反应,如经皮肾活检。急性排斥的两种主要组织学形式,一种是急性细胞排斥反应(ACR),特征是淋巴细胞和其他炎性细胞浸润同种异体移植器官;另一种是抗体介导的排斥反应(AMR),特征是在表现出移植器官功能障碍时发现受体血清中的供体特异性抗体,并有 C4d 染色阳性等免疫组织学证据。

Banff 分类系统不仅为移植肾活检提供了诊断类别,而且根据排斥反应的严重程度和类型来指导急性排斥反应的治疗策略:

1 类:正常——正常的组织学表现。

2 类:抗体介导的变化——可能与 3—6 类同时发生,根据循环抗供体抗体、C4d 和同种异体移植物病理学的分类。

• 不确定 AMR——有 C4d 沉积无主动排斥的形态学证据

• 急性 AMR

• 慢性活动性 AMR

3 类:边界变化——怀疑急性 T 细胞介导的排斥反应。"可疑"的急性 T 细胞介导排斥反应,可能与 2 类、5 类和 6 类一致。

4 类:T 细胞介导的排斥——可与 2 类、5 类和 6 类同时发生。

5 类:间质纤维化和肾小管萎缩,没有任何特定病因的证据,以往被称为慢性移植肾肾病。

6 类:其他——该类别主要包括不继发于急性和/或慢性排斥反应的变化,包括慢性高血压、钙调磷酸酶抑制剂毒性、慢性梗阻、肾盂肾炎和病毒感染。

对已确诊的急性排斥反应治疗包括类固醇冲击、单克隆或多克隆抗体、调整免疫抑制水平和/或其他治疗,如血浆置换。治疗取决于排斥反应的类型、严重程度,如果存在 BK 病毒、CMV 或 EBV 感染、细菌感染或恶性肿瘤,则不进行强化免疫抑制治疗。

匹兹堡大学医学中心使用以下方案:

- 活检——边界变化。
  - 1~3 次类固醇治疗。
- 活检——ACR Banff 分类 IA-IB。
  - 每日 500 mg 甲泼尼龙冲击 3 d。
  - 必要时增加他克莫司和吗替麦考酚酯的剂量。
  - 如果使用甲泼尼龙冲击 3 次后临床反应不良或移植物功能恶化,再次活检如果发现排斥反应无改善或更严重,将按下述方法处理类固醇抵抗性排斥反应。
- 活检——ACR Ⅱ—Ⅲ级/类固醇抵抗性排斥反应。
  - 胸腺球蛋白,每日剂量为 1 mg/kg,持续 7~10 d。
  - 或口服 Campath 1H 30 mg。
  - 或静脉用丙种免疫球蛋白 500 mg/(kg·d),使用 4 次。
  - 如果该方案没有较好的效果,重新活检,以及重复 C4d 染色和供体特异性抗体分析。

无论何时使用胸腺球蛋白或 Campath,都建议使用缬更昔洛韦预防性抗病毒治疗 6 个月和制霉菌素抗真菌治疗 3 个月。

- 活检——AMR 或 AMR 联合细胞型排斥反应。
  - 积极清除或抑制循环中的抗供体抗体,每周进行 3 次血浆置换,同时使用静脉用丙种球蛋白 100 mg/kg 冲击治疗。某些与 ACR 相关的情况也可以弹丸式推注类固醇。在初始治疗前和治疗过程中每周检查供体特异性抗体。
  - 在对上述治疗难以耐受或复发性 AMR 的病例中,可以使用一次利妥昔单抗(靶向 B 细胞的抗 CD20 抗体)。在某些情况下,还可以使用硼替佐米(蛋白酶体抑制剂)。

慢性排斥反应

Banff 分类第 5 类中描述的"间质纤维化和肾小管萎缩,没有任何特异病因的证据"被认为是最准确的表述,而不是慢性排斥或慢性同种异体移植肾病,是移植器官功能丧失最常见的原因。

如果出现移植肾功能逐渐恶化,如血清肌酐缓慢升高、蛋白尿增多、高血压加重,可考虑临床诊断;病理诊断证实病变累及肾实质的所有部位,包括血管、肾小球、肾间质和肾小管。

确诊后可以通过减少钙调磷酸酶抑制剂的剂量,同时加用或不加用非肾毒性免疫抑制剂来治疗,如果有指征,建议进行再次移植评估。

(刘念　译)

选 读 文 献

［1］PONTICELLI C，BANFI G．Thrombotic microangiopathy after kidney transplantation［J］．Transpl Int，2006，19(10)：789-794．

［2］LI EN，SILVERMAN RP，GOLDBERG NH．Incisional hernia repair in renal transplantation patients［J］．Hernia，2005，9(3)：231-237．

［3］MATAS AJ，HUMAR A，GILLINGHAM KJ，et al．Five preventable causes of kidney graft loss in the 1990s：A single-center analysis ［J］．Kid Internat，2002，62：704-714．

［4］SHAPIRO R．The transplant procedure．In：Shapiro R，Simmons RL，Starzl TE，eds．Renal Transplantation（p.1）［M］．Stamford，CT：Appleton & Lange，1998．

第 19 章 胰 腺 移 植

Peter Abrams，Mark Sturdevant，Abhinav Humar and Ron Shapiro

引言

胰腺移植可以为 1 型糖尿病(type 1 diabetes mellitus，T1DM)或 2 型糖尿病(T2DM)并发症患者提供最佳和最持久的血糖管理治疗方式。功能良好的实体胰腺移植可为晚期糖尿病患者建立正常血糖，提供强化血糖控制的所有公认益处，同时消除持续监测和应用外源性胰岛素所带来的显著经济负担和生活质量下降。过去十年中，免疫抑制治疗的新策略，包括诱导治疗和快速类固醇停药，已经显著降低了胰腺移植的排斥率，提高了移植物的存活率，并证实了胰腺移植在部分复杂糖尿病患者中的作用。

胰腺移植的适应证

患有糖尿病严重和致残并发症的患者可能是单纯胰腺移植(pancreas transplant alone，PTA)、胰肾联合移植(SPK)或肾移植后胰腺移植(pancreas after kidney transplant，PAK)的候选人。大多数胰腺移植受者是尿毒症糖尿病患者，因此 SPK 是最常见的胰腺移植手术。根据美国糖尿病协会(American Diabetes Association，ADA)的数据，胰腺移植的两个标准是：

(1)强化治疗持续失败，无法建立合理的血糖控制和预防继发性并发症；

(2)外源性胰岛素治疗难以控制临床和精神问题。

在不符合第一个标准的情况下，第二个标准需要进行仔细的临床判断，以决定患者是否为合适的胰腺移植候选人。符合第二个标准的患者通常会反复因糖尿病酮症酸中毒或者低血糖昏迷入院治疗。

胰腺移植的禁忌证

除与其他实体器官移植相似的禁忌症外，胰腺移植最明确的相对禁忌证是合并有胰岛素抵抗的 2 型糖尿病。因为胰岛素抵抗在理论上可能会抑制或阻碍同种异体胰腺移植后实现血糖正常化，故既往在进行潜在胰腺移植候选者评估时会明确患者是否存在胰岛素抵抗，但实践中该类患者移植后血糖可能控制正常。虽然有单中心数据显示，在 2 型糖尿病患者中胰腺移植效果良好，但并非所有中心都会为该类患者进行胰腺移植。

胰腺移植的评估

移植前评估的目的是确定胰腺移植的总体可行性，并识别增加患者死亡、移植物功能丧失或显著发病率的风险因素。为了优化胰腺移植的潜在益处，确定进行哪种类型的胰腺移植和仔细评估患者是必不可少的。自身肾功能正常或是移植肾功能正常的终末期 DM 患者可考虑行 PTA 或 PAK。患有不同程度慢性肾病(CKD)肾小球滤过率(GFR)<40 mL/min 的 DM 患者可考虑行 SPK。该类患者群体中的危险因素包括高龄、肥胖、不良心理社会因素、先前存在的心血管疾病、慢性病毒性疾病(丙型肝炎、

HIV)、消化道疾病(消化性溃疡和胰腺炎)、慢性阻塞性肺疾病和先前治疗的恶性肿瘤。

大多数糖尿病患者死于心血管并发症。动脉粥样硬化恶化和相关的血栓形成对心血管疾病有显著的影响。心脏并发症是胰腺移植受者面临的重大风险,因此,患有冠状动脉疾病的候选人在移植前需要心脏专科医生,甚至心脏外科医生来评估。由于至少1/3的无症状1型糖尿病和终末期肾病(ESRD)患者在血管造影时会发现明显的冠状动脉疾病,仅仅依靠超声心动图检测这些高危患者的冠状动脉疾病明显不可靠。心导管介入术通常是45岁以上所有胰腺移植候选人常规术前评估的一部分。此外,既往证据表明,在尿毒症糖尿病患者中检测无症状的冠状动脉疾病和移植前进行血运重建可能改善心脏并发症的发病率和患者死亡率。

由于同种异体胰腺血栓形成仍然是胰腺移植后移植物功能丧失的主要非免疫学因素,建议对候选人进行高凝状态(HCS)评估,尤其是V因子功能紊乱引起的凝血异常。HCS不是胰腺移植的绝对禁忌证,但在移植后可能需要进行长期的抗凝管理。

(彭晓春 译)

选 读 文 献

[1] GRUESSNER AC,SUTHERLAND DE.Pancreas transplant outcomes for United States(US) and non-US cases as reported to the United Network for Organ Sharing(UNOS) and the International Pancreas Transplant Registry(IPTR) as of June 2004[J].Clin Transplant,2005,19:433-455.

[2] WHITE SA, SHAW JA,SUTHERLAND DER.Pancreas tansplantation[J].Lancet,2009,373:1808-1817.

第 20 章　胰腺移植受者的麻醉管理

Ibtesam A. Hilmi, Ali R. Abdullah and Raymond M. Planinsic

引言

胰腺移植(PTx)受者的麻醉及围手术期管理,与是否存在合并症,以及由慢性高血糖引起的终末器官损害的严重程度密切相关。

胰腺移植的术前评估与准备

可以接受胰腺移植的糖尿病患者通常需要经历以下评估过程:

(1)中心静脉压(CVS)评估:检查是否存在冠心病、高血压和外周血管疾病及其严重程度,同时应做详细的病史询问和严格的临床体检,此外,建议进行进一步的诊断检查,如运动负荷试验(或多巴酚丁胺负荷 ECHO)和/或冠状动脉造影和双侧颈动脉多普勒检查,特别是针对周围血管疾病的患者。

(2)肾脏评估:尿微量白蛋白、肾小球滤过率(GFR)的估计值和血清肌酐值可以明确肾脏是否受累及其严重程度,对于存在 ESRD 的糖尿病患者,可以考虑采用胰肾联合移植。

(3)神经系统评估:躯体状况和自主神经系统功能应该由神经疾病专家小组进行合理评估。

(4)肌肉骨骼受累的评估:包括关节僵硬的情况,尤其是颈椎和颞下颌关节,因为这些关节的受累可能会影响到手术过程中气道的管理。

(5)血糖控制:可通过测定糖化血红蛋白(glycosylated hemoglobin,HbA1c)来进行正确评价,其不受短期内血糖波动的影响。长期增高的 HbA1c 不仅反映血糖控制不良,还能提示糖尿病血管病变的存在。

术中监测

PTx 期间的监测类型在很大程度上取决于是否存在合并症,以及麻醉医生使用某种监测技术的经验。

胰腺移植手术的成败与稳定的血液循环和最小的失血量有密切关系,然而,患者可能有复杂的病史,因此移植手术管理具有挑战性。对于没有严重 CVS 或肾脏疾病的患者,只需要通过桡动脉置管进行有创血压监测,同时只保留外周静脉通路。某些胰腺移植受者及接受胰肾联合移植的患者,由于合并复杂的心血管疾病,需要中心静脉通路和/或肺动脉漂浮导管、经食管超声心动图等监测手段。

术前用药

胃轻瘫患者应考虑使用甲氧氯普胺和 H_2 阻滞剂。由于术中会注射免疫诱导剂,在麻醉和手术开始前常规使用甲泼尼龙 1 g,苯海拉明 50 mg,扑热息痛(对乙酰氨基酚)650 mg,法莫替丁 20 mg。Campath 的使用应在麻醉诱导和建立起必要的监护后开始,因为它有可能引起低血压、支气管痉挛,甚至过敏反应等严重并发症。

术中管理

对于胰腺移植全麻优于局麻。糖尿病患者可能更易发生局部麻醉所致的神经损伤。在糖尿病患者中,发生感染和硬膜外脓肿的风险高于非糖尿病患者,如同其他移植受者一样,此类患者需要接受更强的免疫抑制治疗,发生并发症的风险更大。

因为发生被动反流和误吸的风险较高,胰腺移植患者最好接受快速诱导麻醉。如果患者本身气道有问题或插管困难,清醒状态下的气管镜引导插管可能是最安全的。诱导麻醉药物的选择、剂量和注射速率取决于是否存在合并症及麻醉医生的习惯,肌松剂的选择取决于肾功能状态;在终末期肾病(ESRD)患者中,罗库溴铵可能是更好的选择,罗库溴铵和瓦库溴铵主要由肝脏代谢,在 PTx 期间也可以安全使用。如果患者有肾病,麻醉药品要谨慎使用,如哌替啶和吗啡,其代谢产物都是由肾脏排泄的,芬太尼和瑞芬太尼通常情况下是安全的。手术需要 2~4 h,麻醉的主要目的是通过必要的方法提供绝对的血流动力学稳定,以确保包括胰腺在内的所有重要器官能获得足够的血供。血管加压剂的选择取决于患者的心血管状况,但 β-激动剂优于 α-激动剂,以避免直接刺激血管收缩。

动脉血气采样每小时监测 1 次,再灌注后监测更频繁(20~30 min 监测 1 次),通过血糖对胰岛素分泌的反应来早期监测胰腺功能。

麻醉苏醒时,控制心率和血压很重要,最好使用短效 β 受体阻滞剂(艾司洛尔)和/或硝酸甘油,这可能有助于改善对苏醒和拔管的交感应激反应。

术后监护

患者大多被送入 ICU,以确保精确监测血糖来判断移植胰腺的功能状态。术后入住 ICU 的其他指征包括严重的心血管疾病、肾脏问题、自主神经病变或呼吸道疾病,以及术中出现的意外并发症等。术后的镇痛通常采用患者自主控制模式,但需要对其进行严密监测,并严密监测缺氧和高碳酸血症导致的呼吸反应受损。

(邵敏　袁晓　译)

第 21 章　胰腺移植的外科技术

Peter Abrams，Mark Sturdevant，Ron Shapiro and Abhinav Humar

器官获取和后台手术

　　胰腺的成功移植始终需要在器官恢复、准备和移植的各个环节对细节和操作技术予以关注。匹兹堡大学医学中心和其他研究中心已在数千例病例中成功开展了肝胰联合快速整体获取技术，死亡供体的整体胰腺器官获取包括胰腺、大部分十二指肠和脾脏。有 18%～22% 的器官捐献者的替代肝右动脉(RHA)起源于肠系膜上动脉(superior mesenteric artery，SMA)。替代 RHA 的存在以往被认为是分离肝脏和胰腺的禁忌证，而现在许多胰腺移植中心通过分离 SMA 远端至替代 RHA 的起始端获得足够的血管长度，来保证胰十二指肠下动脉(inferior pancreaticoduodenal artery，IPDA)的血流，从而进行下一步的胰腺获取。

　　仔细检查胰腺对于是否进行下一步移植非常重要，需要确定胰腺有无创伤、手术损伤，或者同种异体移植器官继发纤维化或脂肪浸润导致移植器官质量降低。同种异体移植胰腺的动脉血供应包括胰腺体尾部的脾动脉(SA)和胰头部的 IPDA 和近端 SMA。保留 IPDA 对于胰腺移植至关重要。通常由获取小组在原位进行结扎和分离胃十二指肠动脉(GDA)。同种异体移植胰腺的静脉回流包括在脾静脉和肠系膜上静脉(SMV)汇合处上方的一小段门静脉。即使缺少一小段门静脉也不应被视为移植的绝对禁忌证，可以通过改变移植物静脉汇合部的位置，使用静脉搭桥及改变受体的髂外静脉位置来解决门静脉过短的问题。

　　胰腺的后台手术完成后，同种异体移植胰腺应再次用冷保存液冲洗，注意冲洗时应使用新鲜溶液以避免将组织或脂肪的小颗粒灌注到同种异体移植胰腺中。外科医生在冲洗时评估血管重建并分辨被忽略的需要结扎的血管。如果同种异体移植器官获取合适的话，移植胰腺静脉中应该流出非血性的冲洗液。冲洗后证实移植胰腺灌注良好，血管重建满意，器官即做好植入准备。

移植

　　胰腺移植有很多不同的手术方式，区别主要在于切口类型、胰腺在腹腔放置的位置、选择体循环或门静脉回流，以及胰腺外分泌的膀胱或肠道引流等。从 2004 年到 2008 年，肠内引流是美国的器官移植中心在胰腺移植中最常用的技术，也是匹兹堡大学的首选技术。在过去十年中，门静脉回流术式的使用有所减少。在肠内引流术式的胰腺移植报道中，选择门静脉作为静脉回流术式分别占到 SPK 的 21%，PAK 的 17% 和 PTA 的 15%。本节简要介绍了本中心最常用的移植方案，各种手术术式优缺点的讨论不在本章讨论范围内。

　　沿腹下中线切开皮肤后，显露右下腹的右侧髂总动脉和髂外动静脉。当使用体循环静脉回流时，可结扎并分离右髂内静脉以游离出远端髂外静脉用于血管吻合。首先进行静脉吻合，胰腺以"头朝下"的方式定向，使得胰腺的上方面向后部，胰腺的尾部指向头部，十二指肠指向尾部。不管有没有静脉导管，门静脉都与远端髂外静脉进行端侧吻合。动脉与髂外动脉近端进行端侧吻合，或与髂内动脉进行端端吻合。血管吻合完成后，移植物恢复血流灌注。正常的同种异体胰腺会以相对均匀的方式恢复血流灌注，几乎立刻变成棕褐色。恢复血流灌注后需确切止血，最后进行外分泌引流。选择小肠的中远端空肠段进行十二指肠空肠吻合,在确保空肠祥的肠系膜没有张力的情况下,将空肠祥移至右下腹的供体十二指肠段,使用双层手工缝合进行十二指肠空肠侧侧吻合。一些外科医生会在关腹前放置引流管。

胰腺移植术后的管理

胰腺移植受者早期的术后管理按普通外科的原则进行,常规术后监护包括进入 ICU 1～2 d、持续生命体征监测、每日进行实验室检查、术后前几天鼻胃管减压、肺功能锻炼、Foley 导管引流、镇痛,以及充气加压袜预防 DVT。

容量管理

静脉补液以低渗生理盐水为主,并根据尿量选择输注速度。充盈压不足导致的尿量下降应行晶体液或胶体弹丸式推注。许多胰腺移植受者在术前长期处于低血容量状态,部分是因为血糖控制不佳引起的液体分布失衡,术后管理也需要进行适当的液体复苏。大多数移植中心都有急性钾、镁的替换方案,用于维持电解质平衡。膀胱引流(BD)术式的胰腺移植受者每日从胰腺外分泌和十二指肠黏膜分泌中丢失 1～3 L 碳酸氢钠到尿液中,因此应给予足量的口服和静脉用碳酸氢钠,以防止高氯代谢性酸中毒、脱水、体位性低血压。

优化心血管功能

维持合适的移植器官灌注压是胰腺移植成功的关键。在"高危"患者中,可以使用有创血流动力学监测来评估心脏充盈压。为了避免肺淤血和心力衰竭,糖尿病患者的液体治疗必须谨慎对待,避免高血压危象导致出血,以及严重的心脏并发症。而低血容量继发的低血压会导致左心室充盈压力不足、心排血量减少和同种异体移植器官灌注不足,增加了同种异体胰腺血栓形成的风险。

维持血糖稳定

进行强化血糖监测,维持血糖水平在 80～120 mg/dL,避免同种异体移植胰腺的 β 细胞毒性,必要时可持续静脉内使用胰岛素治疗。通常术后 1～2 d 内停用静脉胰岛素。血糖的突然升高说明可能有同种异体器官血栓形成。确认急性高血糖并排除非手术原因后,通过急诊多普勒超声检查评估移植器官动脉和静脉血流情况。如果有任何明显异常的血流信号,则应进行外科手术探查。伴有血栓形成的同种异体移植胰腺应立即切除。

术后抗凝治疗

由于移植胰腺内微循环流量较低,本中心的抗凝治疗以 0.5 mg/kg 的依诺肝素开始,每日 1 次或 2次,并持续到出院。所有患者从术后第一天开始服用阿司匹林 81 mg/d。其他的治疗包括在手术后立即予以小剂量肝素持续静脉使用。

术后血清淀粉酶和脂肪酶

术后血清淀粉酶和脂肪酶水平升高是正常的,与缺血/再灌注损伤有关。术后早期血清淀粉酶和脂肪酶升高具有自限性,不需要特殊的处理;有时对于显著升高的血清淀粉酶和脂肪酶,可皮下注射奥曲肽。

术后的肾功能

胰腺移植后肾功能的评估和管理取决于是否同时进行肾移植。虽然 PTA 和 PAK 患者的肾功能在围手术期应接近正常,但 SPK 患者可能需要在移植前后进行透析。当肾功能不全患者入院接受胰腺移植时,术前透析仅用于紧急适应证,如高钾血症和/或中重度的容量过负荷,以避免冷缺血时间延长。接受 PAK 的既往肾移植患者,术后的尿量变化通常是因为容量变化和急性肾小管坏死(ATN)相关的移植肾损伤。由于此时免疫抑制的程度通常远高于肾移植的维持方案,因此在胰腺移植的围手术期不可能发生原先同种异体移植肾脏的排斥反应。

免疫抑制

急性细胞排斥反应(ACR)是手术成功的胰腺移植患者移植器官功能丧失的最重要因素。用于预防胰腺移植患者 ACR 的药物方案包括诱导淋巴细胞耗竭或非耗竭抗体,以及钙调磷酸酶抑制剂、抗代谢药物和皮质类固醇的三联药物维持。20 世纪 90 年代中期,他克莫司(FK 506,普乐可复)和吗替麦考酚酯(MMF,骁悉)的使用降低了排斥反应发生率,显著提高了免疫抑制维持的质量。胰腺排斥反应的发生率因移植类型而异:非尿毒症 PTA 患者最高,其次是体位性 PAK 患者,尿毒症 SPK 患者最低。因此,PTA 患者的免疫抑制水平最高,而 PAK 和 SPK 患者的免疫抑制水平稍低。许多情况下,免疫抑制水平与指南的要求有所偏差,特别是在发生排斥反应的高风险人群中,例如非常年轻的患者、非洲裔美国患者、群体反应性抗体滴度高的患者和再移植患者都需要更强的免疫抑制。

根据美国国家统计数据,2004 年至 2008 年接受 PTA、PAK 和 SPK 治疗的患者中分别有 88％、80％和 84％的病例接受了不同形式的抗体诱导治疗。虽然不同移植中心使用的诱导治疗的抗体类型有很大差异,但有 50％～60％的患者使用了淋巴细胞耗竭的多克隆抗胸腺细胞球蛋白(胸腺球蛋白)进行诱导治疗,而 9％～15％的患者使用了耗竭单克隆抗体阿仑单抗(Campath 1H)。其他诱导剂包括抗胸腺细胞丙种球蛋白、OKT3 和非耗竭性单克隆达利珠单抗(赛尼哌,现在不再提供)和巴利昔单抗(舒莱)。

美国的胰腺中心的多种免疫抑制维持方案以使用他克莫司和吗替麦考酚酯为基础,联合或不联合其他药物,现在联合西罗莫司(雷帕鸣)或用西罗莫司替代其他药物,以及最小化或排除类固醇类药物的使用成为趋势。2004—2008 年,1/3 的 SPK 和 PAK 患者使用了全新的无类固醇的免疫抑制维持方案。2007 年,PTA 患者术后 1 年最常用的免疫抑制维持方案是他克莫司和类固醇(27.3％)、他克莫司联合吗替麦考酚酯和类固醇(22％)、他克莫司和吗替麦考酚酯(18％),以及他克莫司联合吗替麦考酚酯和西罗莫司(10.7％)。2007 年,PAK 患者术后 1 年中有 45％接受了他克莫司联合吗替麦考酚酯和类固醇治疗,24％接受了他克莫司和吗替麦考酚酯治疗,7.8％接受了他克莫司和吗替麦考酚酯联合西罗莫司治疗。2007 年,SPK 患者中的 53％接受了他克莫司、吗替麦考酚酯和类固醇的三联免疫抑制,而 20％接受了他克莫司和吗替麦考酚酯的无类固醇方案。

感染管理

预防这些高度免疫抑制状态患者的感染需要从多方面考虑潜在的病原体,包括细菌、真菌和病毒。所有胰腺移植患者在围手术期进行 3～5 d 的广谱抗生素和预防性抗真菌治疗。大多数移植中心在术后早期即开始口服制霉菌素、复方新诺明和一些预防性抗 CMV 感染的药物。高危 CMV 错配即供者血清阳性和受体血清阴性的患者应接受更长时间的预防性抗 CMV 治疗。

有报告显示,胰腺移植患者手术部位的感染曾经高达 30%,感染的临床症状包括切口裂开、细菌性腹膜炎、腹腔脓肿、尿路感染、肺炎和脓毒症。BD 胰腺患者的尿路感染普遍存在。一旦高度怀疑感染,特别是在胰腺移植后的 4~6 周时间内,早期诊断和及时准确的治疗至关重要。

CMV 感染可表现全身性感染综合征或移植胰腺的局部感染。典型的临床表现是急性胰腺炎伴消化道出血。在急性 CMV 感染的情况下,即使经验丰富的移植病理学家也难以排除伴随的急性细胞排斥反应。移植胰腺 CMV 感染的标准治疗包括减少免疫抑制和启动强化抗 CMV 治疗。

胰腺移植患者中移植后淋巴增殖性疾病(PTLD)的发生率在 2.2%~12%。PTLD 通常是在免疫抑制条件下 EB 病毒感染的并发症,PTLD 可以发生在全身系统也可以局限于移植胰腺内。与肝移植或肾移植患者相比,胰腺移植患者的 PTLD 更具攻击性,预后更差,具有更高的临床分期和更易累及骨髓。停用或减少免疫抑制剂对许多患者的 PTLD 有效。对上述治疗无应答者可用利妥昔单抗进行抗 B 细胞治疗和/或化疗;治疗后的临床结局有较大差异。在诊断 PTLD 前需排除移植胰腺严重急性排斥反应,因为对排斥反应的治疗是加强而不是减弱免疫抑制。

移植胰腺功能监测

移植胰腺内分泌功能的监测主要通过连续测量空腹血糖,以及 C 肽和糖化血红蛋白来实现。胰腺移植后 2~3 个月内出现轻中度的胰岛素抵抗并不少见,通常可通过逐渐减少类固醇维持剂量来解决。血清淀粉酶和脂肪酶水平的测定可以评估移植胰腺的外分泌功能,但用来评估胰腺炎症状态的话则仅具有敏感性而缺乏特异性。与管理移植后早期升高的血清淀粉酶和脂肪酶不同,如果这些酶在移植后中期(一般是在 4 周至 6 个月内)突然升高,提示存在并发症,包括感染、中毒、反流相关性胰腺炎、脓肿形成或排斥反应可能,并需要进一步的医学评估。

并发症

尽管外科手术技术不断进步,但仍有超过 10% 的移植胰腺功能丧失与手术技术相关。手术失败的原因一半以上是同种异体移植胰腺的血栓形成,其他原因包括感染、胰腺炎、吻合口漏和出血。肠道引流和 BD 患者的感染发生率、吻合口漏发生率和出血发生率相似。相比之下,BD 患者的移植胰腺胰腺炎发生率更高。SPK 手术失败仍然是同种异体移植器官功能丧失的最常见原因。对于 PTA 患者而言,手术失败是第二大常见的同种异体移植器官功能丧失的原因,排斥反应仍然是最常见的原因。大规模胰腺移植的单中心回顾性多变量分析已经确定体质指数>30 的肥胖患者和>24 h 的冷缺血时间是导致手术失败的重要危险因素。

同种异体移植胰腺的血栓形成仍然是一个重要的临床问题,发生率从 5% 到 13% 不等。各移植中心普遍在术后早期开始采用不同的抗凝方案进行抗凝治疗,以尽可能地降低同种异体移植器官血栓形成的风险,导致出血成为一种相对常见的移植术后并发症。因大出血而再次进行手术探查对同种异体移植器官功能和患者死亡率的影响很小。及时清除同种异体移植器官周围血肿至关重要,因为血肿继发感染可能是导致术后早期大出血的重要原因。

胰腺移植术后吻合口漏仍是一种常见的并发症。已经尝试了许多不同的方案来解决移植胰腺外分泌的引流问题,包括使用聚合物进行胰管注射和开放腹膜引流,但均会导致较高的胰瘘形成率。膀胱引流和肠内引流是两种最常用的胰腺外分泌引流技术,单中心吻合口漏的发生率在 9%~14%。在移植后早期发生胰漏的原因中,继发于移植手术或供体获取的技术因素,包括冷缺血时间延长、未予重视的十二指肠损伤、再灌注后胰腺炎和腹腔感染。移植后3个月以上的晚期吻合口漏的发生率较低,美国明尼苏达大学报告为2.5%,晚期吻合口漏与非手术因素有关,主要是ACR和CMV感染。

胰腺移植患者吻合口漏的主要表现为白细胞增多、血清淀粉酶和脂肪酶水平升高,明显的腹痛和腹部压痛。CT扫描通常可以发现周围软组织的液体积聚伴有炎性改变。早期和晚期吻合口漏在表现出弥漫性腹膜炎或无法控制的脓毒症时需要进行外科手术探查,并且可能需要切除同种异体移植胰腺,经皮积液引流和静脉抗生素等保守治疗仅仅用于有局部症状和体征而血流动力学稳定的患者。

早期吻合口漏导致BD术式移植胰腺功能丧失的发生率超过20%,死亡率为7%。肠内引流术式的早期吻合口漏导致的移植器官功能丧失率更高,达55%,死亡率为18%。晚期吻合口漏导致移植器官功能丧失的发生率与早期吻合口漏相似,而死亡率明显低于后者。

排斥反应的处理

胰腺移植后ACR最容易在移植术后3~12个月内发生。因为典型的伴随症状和体征是非特异性的,所以及时诊断胰腺ACR仍然是一个难题。胰腺移植患者ACR可能的临床表现包括发热、胰腺压痛、腹痛、肠梗阻、血尿(BD术式)和移植胰腺肿胀。实验室检查可在动态测量中发现血清淀粉酶和脂肪酶水平升高或尿淀粉酶水平降低(BD术式)。血糖升高是ACR相对较晚的表现,意味着持续的严重排斥反应,具有很大的同种异体移植器官功能丧失的可能性。对于PAK和PTA患者,只有通过胰腺活检才能确诊ACR。对于移植肾和胰腺来自同一供体的SPK患者,监测血清肌酐是检测肾和胰腺ACR的可靠手段。在不伴有同种异体肾移植排斥反应且血清肌酐基线值无变化的情况下,仅对SPK移植胰腺产生排斥是可能的,但并不常见。

超声或CT引导下的经皮穿刺活检是移植胰腺活检的标准方法。在经验丰富的胰腺移植中心中,232例在超声引导下移植胰腺活检的并发症发生率为2.6%,包括3例腹腔内出血、1例肉眼血尿、1例移植胰腺胰腺炎和1例严重疼痛需要住院治疗。

与肾移植患者ACR的类固醇单一疗法相比,大多数同种异体移植胰腺的排斥反应需要更强的免疫抑制治疗,包括联合使用类固醇和淋巴细胞耗竭抗体。移植患者科学登记(SRTR)数据库的数据表明,2007年,PTA移植患者的ACR治疗中94.6%使用了皮质类固醇,54.1%使用了耗竭抗体。PAK患者中85%使用了皮质类固醇治疗,73%使用了抗体治疗,多数为抗胸腺细胞球蛋白。而在SPK患者中,67%使用了皮质类固醇治疗,51%使用了抗体治疗。

胰腺移植的现状

患者生存率

虽然还没有统一的意见,但是受体选择的恰当与否似乎是提高胰腺移植患者生存率的一个重要因素。患者的生存率在过去的十年中不断提高,现在所有三种类型的胰腺移植术后1年的生存率都超过了95%,而3年生存率都在90%以上。SPK患者和PTA患者未校正的5年和10年生存率分别为(87%、70%)和(89%、73%),显著高于PAK患者(84%、65%)。三种类型患者的15年生存率分别为PTA 59%,SPK 56%,PAK 42%。移植受者10年死亡最常见的原因仍然是移植器官功能丧失(53%),其次是慢性排斥反应(33%)。

年龄匹配的1型糖尿病(DM)患者与活体肾移植患者相比,SPK的长期生存优势似乎并不明显。同样,尚不清楚50岁以上SPK患者在接受尸肾移植时是否比年龄匹配的1型糖尿病患者更有生存优势。最近对OPTN/UNOS数据库的数据分析表明,与匹配良好的SPK患者相比,1型糖尿病患者接受活体肾移植和尸体胰腺移植后,尽管移植胰腺的生存率较低,但移植肾和患者生存率都有所改善。

移植器官存活率

从肾移植后1年开始进行SPK移植,移植胰腺的存活时间最长,1年和10年移植胰腺生存率分别为86%和53%。PAK患者的长期移植器官功能明显优于PTA患者,但这种差异近年来变得不太明显。PAK和PTA未校正的1年移植器官生存率分别为77%和81%,但随着时间推移逐渐显示出差异,10年移植器官生存率分别为35%和26%。PTA和PAK患者的同种异体排斥反应和免疫移植器官功能丧失明显高于SPK患者,导致了移植器官功能寿命的差异。SPK患者术后1年移植器官功能丧失率为2%,PTA和PAK为6%。PTA和PAK患者的免疫移植器官功能丧失率在短期内相似,但PTA患者术后3年的移植器官功能丧失率显著高于PAK患者。

对生活质量的影响

虽然对胰腺移植后患者生活质量的改善不能一概而论,因为生活质量的描述是高度主观的,并且经常被糖尿病并发症所混淆,这些并发症太严重而无法逆转,但是很明显,停止连续血糖测量、胰岛素注射和对饮食摄入的限制可以代表日常生活总体质量的显著改善。然而,这些改善可能被强制免疫抑制、排斥反应、手术并发症或与移植相关的经济问题所抵消。

对糖尿病视网膜病、肾病和神经病的影响

因为缺乏大规模和良好控制的长期研究,而且胰腺移植主要在复杂糖尿病的晚期,胰腺移植对1型糖尿病的主要并发症(如视网膜病、肾病和神经病)的长期影响仍不清楚。已经证实,超过75%的成年1型糖尿病患者在10年后会发展成视网膜病变。患有视网膜病的成年人群,1/3的患者会表现出增殖性视网膜病,大约40%的患者会在3年后失明。胰腺移植后,10%~35%的临床不稳定眼病患者会出现视网膜病变。此外,与1型糖尿病无关的眼病(包括白内障),也可能继发于类固醇的使用。

与1型糖尿病相关的肾病是细胞外基质蛋白在肾系膜、肾小球和肾小管基底膜及间质中的累积所致。胰腺移植后,正常血糖的建立可以阻止糖尿病肾小球疾病的进展,但一般受损肾小球的功能不会恢复。在单独接受肾移植的1型糖尿病患者中,经验丰富的病理学家早在移植后2~3个月就可以通过活检检测到与糖尿病肾病一致的同种异体移植肾脏的形态学变化。接受SPK治疗的患者显示的肾脏同种异体移植的糖尿病肾病变化程度要小得多,有时甚至根本没有变化。

胰腺移植后1型糖尿病相关神经病变的改善已有文献报道。这些改善可能是微妙的,很少有证据表明晚期神经病变患者在移植后有明显的症状改善。总的来说,胰腺移植仍然是治疗1型或2型糖尿病患者合并严重终末器官功能障碍的合理方式。

(刘念 译)

选 读 文 献

[1] CORRY RJ,CHAKRABARTI P,SHAPIRO R,et al.Comparison of enteric versus bladder drainage in pancreas transplantation[J]. Transplant Proc,2001,33:1647.
[2] HUMAR A,RAMCHARAN T,KANDASWAMY R,et al.Technical failures after pancreas transplants:why grafts fail and the risk factors—a multivariate analysis[J].Transplantation,2004,78(8):1188-1192.

第 22 章　胰 岛 移 植

Ely M. Sebastian，Abhinav Humar and Martin Wijkstrom

1974 年,首例人同种异体胰岛移植在美国明尼苏达大学进行。1977 年,第一次成功地在全胰腺切除的同时进行了自体胰岛移植,患者在 6 年后死于与胰腺无关的疾病。1978 年首次报道了两次成功的全胰腺切除和同期异位节段性自体胰腺移植;一名患者在移植 3 年后功能正常,另一名患者失访。1980 年,Largiader 等人首次报道了 1 型糖尿病(T1DM)患者在同时进行胰岛移植和肾移植后达到胰岛素独立。这位患者接受了一个 2.5 岁的捐赠者的胰腺微片段的脾内移植。该患者在移植后 8 个月达到胰岛素独立,同时每日服用 20 mg 泼尼松。1990 年,匹兹堡大学报告了实体器官-胰岛联合移植后实现胰岛素独立,9 例上腹部切除(包括全胰腺切除术)的外科糖尿病患者接受单供体同种异体胰岛移植。1993 年,明尼苏达大学在两名 T1DM 患者移植了来自单一成人供体的未纯化胰岛后,实现了持续的胰岛素独立性。在接下来的几年里,平均 1 年的胰岛素独立率约为 10%。

2000 年,新英格兰医学杂志上报道了埃德蒙顿艾伯塔大学主持的一项具有里程碑意义的临床试验,这也是胰岛移植史上的一个标志性的转折点。在 7 例接受 2~4 名供者胰岛的患者中,移植后 1 年内接受了不含类固醇的免疫抑制方案,包括抗 IL - 2 受体拮抗剂诱导,西罗莫司和小剂量他克莫司维持。本研究确立了胰岛同种异体移植作为 T1DM 患者治疗选择的安全性和有效性。尽管这项初步研究通过纠正高血糖和保持受者 1 年的无胰岛素输注来验证胰岛素独立的概念,但 5 年随访结果清楚地表明,随着时间的推移,移植物功能丧失或显著降低,只有不到 10% 的患者保持了胰岛素的独立性。移植物功能缓慢丧失的原因是多方面的,包括同种异体排斥反应、反复发生的自身免疫、免疫抑制的糖尿病性副作用、胰岛新生的可能与免疫抑制相关的有害作用、缺血/再灌注损伤和/或即刻血液介导的炎症反应所致胰岛质量损失,以及不恰当的植入部位。

胰岛移植可与肾脏或其他实体器官移植同时进行或在之后进行。然而,最常见的情况是对那些无症状低血糖的 T1DM 患者进行胰岛移植,或因重症慢性胰腺炎接受胰腺全切除的患者进行自体胰岛移植。国际胰岛移植注册中心(Collaborative Islet Transplant Registry,CITR)汇编了 1999—2008 年 800 多个胰岛同种异体移植的结果(81% 的移植在北美进行,其余 19% 在世界其他地区进行)。最多有 32 个中心参加了 CITR,有几个中心在报告移植物远期功能不良后就不再上报。

指征

胰岛同种异体移植是治疗 T1DM 时替代全胰腺移植的一种方法。目标是维持正常血糖而无低血糖的风险,在最近的临床试验中,血清 HbA1c 正常是作为改善血糖控制和没有发生低血糖事件的标志。与全胰腺移植相比,同种异体胰岛移植的优点是避免了并发症,如移植物血栓形成、吻合口瘘、移植胰腺炎、与大手术相关的心脏并发症,以及扩大的供体器官库(BMI 较高的供体具有良好的胰岛素生成,但避免实施全胰腺移植)。胰岛同种异体移植的缺点包括在分离过程中和移植后立即丧失 β 细胞,导致需要来自两个或多个供体的连续胰岛注射(根据 CITR 2009 数据,26% 的受体接受一次输注,49% 接受 2 次输注,23% 接受 3 次输注,2% 接受 4 次输注),以及通过首关代谢从肠道输送至血液而获得高浓度的胰岛。因此,有些患者可能会从不同的手术中获益。

胰岛移植被认为是一种实验性治疗,因此由美国食品和药品监督管理局(FDA)根据新药研究申请进行监督。因此,临床试验和生物制品(即胰岛)的生产受美国 FDA 的管制。具体而言,美国 FDA 规定了用于确定胰岛是否应该移植到患者体内的释放标准。测定其安全性(内毒素水平、革兰染色)和效力(葡萄糖刺激后胰岛素释放指数、活力和免疫缺陷小鼠的生物测定)。

患糖尿病超过 5 年的患者,至少符合以下情况之一,且在强化胰岛素治疗(定义为每日在家至少监测 3 次血糖值,每日至少 3 次注射胰岛素或用胰岛素泵治疗,并密切联系内分泌科医生,即在过去 12 个月中至少有 3 次接触)期间仍然持续存在,应被视为合适的候选者:

(1)代谢的易变性或不稳定性,其特征是在过去 12 个月内出现 2 次或 2 次以上的严重低血糖发作(定义为症状与低血糖症相一致,与血糖测量值低于 50 mg/dL 或口服碳水化合物、静脉葡萄糖或胰高血糖素迅速恢复)或因糖尿病酮症酸中毒而住院 2 次或 2 次以上。对低血糖的感知减退(定义为低血糖调查表上的 4>"R"回答或作为低血糖性自主神经功能障碍的临床表现)。

(2)进展性继发性并发症。定义为:①使用 ETDRS 分级系统时至少有三级进展,或由熟悉糖尿病视网膜病变的眼科医生证明有同等的进展;②自主神经病变,症状与胃轻瘫、体位性低血压、神经源性肠道或膀胱一致,持续性或进行性严重、外周疼痛性神经病变,对常规治疗无效(如三环类、加巴喷丁或卡马西平);③进展性肾病,定义为尽管在过去 2 年内开始使用 ACE 抑制剂,微白蛋白尿 3 个月内至少增加了 50 $\mu g/min$(72 mg/24 h)。

胰岛自体移植也适用于因慢性胰腺炎引起的严重慢性疼痛而行全胰腺切除术的病例。手术过程中,将含有 β 细胞的已消化的胰腺组织注入门静脉。在这种情况下,胰岛没有被纯化,可以尽可能减少胰岛损失和在手术室中花费的时间。使用未经纯化的胰岛的缺点是,较多的移植组织会导致门静脉高压,无法移植全部已消化的胰腺,从而导致血糖控制不佳。

胰岛分离和移植

1988 年,Ricordi 等人描述了胰岛分离的方法。尸体中胰岛的获取类似于全胰腺移植。胰腺炎患者的全胰切除术程序与标准程序的不同之处在于保留了血管蒂(脾动脉和脾静脉),直到移植物被完全切除,然后用冷保存液冲洗。

获取的胰腺被带到胰岛分离实验室。修剪掉外周组织(淋巴结和脂肪),小心地将十二指肠和血管从移植物中取出。将含有消化酶、胶原酶和蛋白酶的溶液注入胰管。腺体的酶消化与物理搅动相结合能有效解离胰腺组织。这种消化组织(如果<15 mL)可以直接移植到胰腺切除术后进行自体胰岛移植的患者体内。

用于同种异体移植受体(如果胰岛体积>15 mL,则为自体移植受体)的胰岛是通过密度梯度分离纯化的,这使密度较低的胰岛与外分泌组织分离。通常,同种异体移植需要 30% 的纯度。同种异体胰岛在分离后 24~36 h 内进行培养,以便进行批量释放测试,通常包括葡萄糖刺激的胰岛素释放、活力和纯度评估、胰岛计数、革兰染色和内毒素含量的测量。

自体胰岛移植

(1)全胰切除术。

(2)消化系统重建。

(3)门静脉内注射:在实验室中,胰岛制剂悬浮在含有白蛋白和肝素的组织培养基中(35~70 IU/kg 受体体重)。在手术室中,通过重力作用输注胰岛并监测门脉压力。如果压力超过 22 mmHg,则停止输注,压力低于 18 mmHg 时恢复。

同种异体胰岛移植

(1)门脉通路:通过介入经皮肝穿刺置管或在手术室行小切口网膜或肠系膜门静脉插管,解除脐静脉闭塞,或者行经颈静脉肝内门体支架分流术。

(2)门静脉内灌注(同上)。

胰岛移植的临床试验

临床胰岛移植(clinical islet transplantation,CIT)协议 CIT‐07 目前使用了以下纳入和排除标准(详见 www.isletStudy.org)。

纳入标准

(1)年龄在 18 至 65 岁之间的男性或女性患者。

(2)有能力签署书面知情同意书。

(3)精神稳定,能够遵守研究方案的程序。

(4)临床符合 T1DM 病史,年龄小于 40 岁时发病,入院时胰岛素依赖 5 年或更长时间。

(5)开始进食后 60～90 min 的混合膳食耐量试验中缺乏刺激性 C 肽(<0.3 ng/mL)。

(6)在内分泌科医生、糖尿病医生或糖尿病专家的指导下参与强化糖尿病管理,随机分组前 12 个月内至少进行 3 次临床评估。

(7)入组前 12 个月至少发生 1 次严重低血糖事件。

(8)随机入组前 6 个月内,对低血糖的感知减退(如 Clarke 评分、HYPO 评分或血糖不稳定评分的组合)。

排除标准

(1)BMI 大于 30 或体重在 50 kg 以下。

(2)胰岛素需求大于 1.0 IU/(kg·d)或小于 15 IU/d。

(3)HbA1c 大于 10%。

(4)未处理的增殖性糖尿病性视网膜病。

(5)血压:SBP 大于 160 mmHg 或 DBP 大于 100 mmHg。

(6)测得的肾小球滤过率小于 80 mL/(min·1.73 m^2)。

(7)存在或有大量蛋白尿病史(>300 mg/g 肌酐)。

(8)通过流式细胞检测出群体反应性 HLA 抗体或具有相关病史。

(9)女性受试者:妊娠试验阳性、目前正在哺乳期或不愿意在研究期间和停药后 4 个月内采取有效的避孕措施。

男性受试者:在研究期间或停药后 4 个月内有生育意愿或不愿采取有效的避孕措施。

(10)存在活动性感染(或其实验室证据)或病史,包括乙型肝炎、丙型肝炎、HIV 或结核病(TB)。

(11)EB 病毒(EBV)IgG 测定阴性。

(12)入组前 1 年内感染侵袭性曲霉病、组织胞浆菌病或球孢子菌。

(13)除已完全切除的鳞状细胞或基底细胞癌外的任何恶性肿瘤病史。

(14)已知酗酒或药物滥用。

(15)血红蛋白低于当地实验室正常值下限,淋巴细胞减少、中性粒细胞减少或血小板减少。

（16）Ⅴ因子缺乏的病史。

（17）移植后需要长期抗凝治疗的任何凝血病或内科疾病（允许小剂量阿司匹林治疗）或国际标准化比值（INR）大于1.5的患者。

（18）并发严重的心脏疾病，表现为以下任意一种情况：

- 近期心肌梗死（近6个月内）。
- 过去1年心功能检查有缺血证据。
- 左心室射血分数小于30％。

（19）进入研究时，肝功能指标持续升高（数值大于正常值上限的1.5倍）。

（20）症状性胆囊结石。

（21）急性或慢性胰腺炎。

（22）症状性、消化性溃疡疾病。

（23）严重的持续腹泻、呕吐或其他可能干扰口服药物的消化道疾病。

（24）需要药物治疗的高脂血症。

（25）因身体状况需要长期使用全身类固醇而接受治疗，但每日使用5 mg或5 mg以下的泼尼松或等量的氢化可的松（仅用于生理替代）除外。

（26）入组4周内用除胰岛素以外的任何抗糖尿病药物治疗。

（27）入组4周内使用任何研究药物。

（28）入组2个月内使用减毒活疫苗。

（29）研究者认为会影响安全参与试验的任何健康状况。

（30）入组时接受任何免疫抑制方案治疗。

（31）既往接受过胰岛移植。

（32）既往胰腺移植，除非移植物在第一周内由于血栓形成而失败，随后行胰腺切除术，且移植发生在入组前6个月以上。

胰岛移植患者的ICU管理

如前所述，胰岛移植适用于两类患者：自身免疫性T1DM和伴有严重慢性疼痛的慢性胰腺炎患者，均行全胰切除术后自体胰岛移植。

对于接受完全胰腺切除术和自体胰岛移植的患者来说，需常规接受ICU管理。这类患者有明显的与消化道和胆道重建相关的出血和并发症的风险。此外，这些患者对镇痛药的耐受性高，因此术后疼痛治疗可能需要连续输注吗啡类似物和/或氯胺酮，通常需持续呼吸监测。另一个主要并发症是输注后7 d内的门静脉血栓形成，有此风险的患者（通常是输注后门静脉压力显著升高的患者）可能需要全身肝素化治疗。

CITR总结了胰岛移植患者的不良事件信息。第六次年度报告显示，62％的仅接受胰岛素的患者在移植后第一年至少发生了一次不良事件，而44％患者经历了一次或多次严重不良事件（根据美国FDA定义，患者死亡、危及生命、需要住院治疗、残疾或永久性损伤、先天性异常或先天性缺陷，或发生其他严重/重要的医疗事件时，应向美国FDA报告）。最常见的严重不良事件包括中性粒细胞减少、血清肌酐升高和肝功能指标升高、手术出血、腹痛、肺炎、门静脉血栓、腹泻或低血糖。在首次输注胰岛的患者第一年报告的不良事件中，32％与免疫抑制治疗有关，27％与输注过程有关。

CITR报告了9例胰岛同种异体移植患者死亡的病例。其中1例在最后一次胰岛输注3年后发生病毒性脑膜炎，可能与免疫抑制有关。其他死亡原因是药物中毒（急性美沙酮和苯海拉明中毒）、脑卒中、急性呼吸窘迫综合征、肺炎、糖尿病酮症酸中毒、动脉粥样硬化性冠状动脉疾病，还有一例原因不明。

移植后血糖的控制和代谢监测

术后血糖的管理与实体胰腺移植相同。

成功的同种异体胰岛移植与移植的 β 细胞量[＞10 000 胰岛当量(islet equivalent，IEQ)/kg 体重] 相关，导致 T1DM 患者移植功能(测量通过 C 肽水平)和早期胰岛素独立率较高。然而，移植 1 年后胰岛素独立率下降的原因尚不清楚。相反，即使估计移植的胰岛质量比同种异体胰岛移植要少，自体胰岛移植受者在移植后表现出更高的胰岛素独立率。这种差异可能与供体因素(脑死亡)、冷缺血时间、受者异体免疫反应、自身免疫复发、免疫抑制药物的存在及未知因素相关。

胰岛移植物功能可以是完整的、部分的，或者无功能的。完整的胰岛移植功能体现为胰岛素独立，部分功能定义为在血清 C 肽存在的情况下使用小剂量的外源胰岛素，如果患者外源性胰岛素方案与移植前相比无变化，则为无功能。患者移植后通过连续监测 HbA1c 水平和葡萄糖(或 L-精氨酸)刺激的 C 肽水平。非胰岛素依赖者通常表现出良好的 C 肽反应(2h 刺激 C 肽水平≥0.5 ng/mL)和 Hb1Ac≤7%。

胰岛移植的未来发展方向

胰岛移植物供体的不足为寻找 β 细胞组织替代来源的研究创造了机会。这些研究方向包括 β 细胞的扩增，人类胚胎干细胞向胰岛素分泌细胞的分化或异种移植。匹兹堡大学最近加入了一些研究小组，为以转基因猪为供体的胰岛异种移植的临床试验提供了理论依据。基因工程技术可以改善移植，避免细胞死亡或损伤，也可用于局部免疫抑制。目前正在进行的工作是优化基因修饰的组合，并确定如何在异种胰岛移植中进行安全有效的自身免疫抑制。

胰岛移植的效果正在逐步改善。然而，仍然需要有效的免疫抑制。免疫耐受策略的发展将避免同种异体排斥反应和自身免疫介导的 T1DM 复发，以及与免疫抑制剂相关的副作用和费用。造血细胞移植(HCT)已经发展成为治疗血液系统恶性肿瘤的新方法，然而，移植物抗宿主病阻碍了 HCT 在非恶性疾病中的应用。建立混合异基因嵌合体(即宿主和供体造血都存活)可以成功地实现对小鼠、猪和猴子的耐受性。

另一个研究领域是利用半透性屏障对胰岛进行免疫隔离，以保护胰岛细胞不受免疫排斥，从而不需要持续的免疫抑制。这些免疫屏障设备利用了半透膜的特性，半透膜允许营养物、葡萄糖和胰岛素与宿主交换，但不允许免疫球蛋白、补体和免疫活性细胞通过。胰岛的免疫隔离已经在小动物中得到成功应用。

近年来，在所有这些领域的研究都取得了重大进展，为 T1DM 患者提供了未来的治疗手段。希望这些进展能够延伸至 T2DM 患者，然后可以影响 2580 万美国儿童和成年人(来自 2011 年国家糖尿病概况介绍，可在疾病控制和预防中心网站 www.cdc.gov 上查阅)。

(韩暄 译)

选 读 文 献

SHAPIRO AM，LAKEY JR，RYAN EA，et al.Islet transplantation in seven patients with type 1 diabetes mellitus using a glucocorticoid-free immunosuppressive regimen[J].NEJM，2000，343(4):230-238.

第 23 章　小肠和多器官移植

Guilherme Costa，Richard J. Hendrickson，Jose Renan da Cunha-Melo
and Kareem Abu-Elmagd

引言

肠道是外科医生最早尝试移植的实体器官之一，但直到 1990 年，只有 2 名接受尸体小肠移植的患者存活下来。近 30 年来，小肠由于相关的大量淋巴组织、高抗原性和微生物定植而被认为是被临床禁止进行移植的。随着 1989 年他克莫司、FK506（普乐可复）的革命性引入，人类小肠单独移植或作为联合脏器移植中的一部分成为可能。通过对 2000 年美国医疗保险和医疗补助服务中心（Centers for Medicare and Medicaid Services，CMS）的数据研究，获得了较好的生存结果和重新认识，小肠和多器官移植已被越来越多地用于那些无法维持全肠外营养（TPN）治疗，或无法有效治疗的复杂腹部外科疾病的不可逆性胃肠衰竭患者。

适应证

表 2.23.1 显示了肠衰竭的外科和非外科原因。外科病因通常是创伤、扭转、动脉或静脉血栓形成而进行的广泛肠切除，或者是克罗恩病、放射性肠炎和粘连导致的狭窄和瘘管的反复切除后造成有功能小肠的大量缺失。在肠衰竭的非外科原因中，小肠的解剖长度和大体形态得到保留，如消化道假性梗阻、先天性巨结肠，还有一些吸收功能疾病，如小儿微绒毛包涵体病。

全肠外营养是肠衰竭患者的标准治疗，这些患者无法单独通过消化道维持正常的营养、液体和电解质平衡。

表 2.23.1　单独和联合小肠移植的适应证

非外科因素	外科因素
假性肠梗阻	腹裂（畸形）
肠道闭锁	坏死性小肠结肠炎
微绒毛包涵体病	肠扭转
肠息肉病	创伤
先天性巨结肠	肠系膜上动脉血栓形成
放射性肠炎	克罗恩病
	纤维瘤
	家族性息肉病
	胃泌素瘤
	消化道间质瘤
	布-加综合征
	肠粘连
	炎症性肠病

不可逆转的肠衰竭和复杂的腹部脏器疾病，以及包括 TPN 在内的现有常规治疗方法的失败，是小肠和多器官移植的先决条件。2000 年 10 月，CMS 批准在优秀的移植中心进行小肠、肝/肠联合和多器官移植，作为治疗具备以下任何一项标准而无法维持 TPN 的不可逆肠衰竭患者：①TPN 相关的肝损

伤,表现为黄疸或肝酶升高、临床表现为脾大、静脉曲张、凝血病、造口出血或肝硬化;②主要静脉通路丧失,两个以上大血管(锁骨下静脉、颈内静脉或股静脉)血栓形成;③中心静脉导管导致的脓毒症,每年有两次以上全身性脓毒症发作,或一次与中心静脉导管相关的感染性休克或急性呼吸窘迫综合征;④在进行静脉输液的情况下反复发作严重脱水。小肠移植,无论是单独移植还是与其他腹部器官(肝、胃、十二指肠-胰腺、结肠)联合移植,可能是挽救这类患者生命的唯一手段。

移植前受者的评估

移植推荐

通常建议发生危及生命并发症的肠衰竭患者进行移植手术。全肠外营养和短肠是 TPN/短肠综合征合并肝衰竭的原因。与单独的小肠移植候选人相比,等待肝/肠联合移植候选人的延迟转诊显著升高了发病率和死亡率。来自肠道移植登记的数据显示,与因终末期疾病住院的患者相比,在家中等待接受移植的患者的存活率明显更高。依赖 TPN 的患者长期有中心静脉通路的问题。肠衰竭患者特别容易发生中心静脉导管的感染性并发症,由外部污染,或者肠道屏障功能不足,微生物通过肠道移位引起。在 ICU 进行过一次或多次治疗的静脉导管相关性脓毒症是一项重要诊断标准。革兰阴性菌和真菌引起的感染常见,导致高发病率和高死亡率。静脉导管相关性脓毒症的发作导致肾功能和肝功能的进一步恶化。血栓形成后中心静脉通路消失是 TPN 依赖患者中的另一常见事件。

营养评估

初始完善的患者营养状态的评估,包括完整的内科和外科病史、临床检查和生化标志物。在不使用 TPN 的情况下或停用 TPN 的过程中未能将患者维持在计算的理想体重范围内,是提示肠功能储备较差和不可逆性胃肠衰竭的简单实用参数。

消化道

从解剖和功能的角度研究消化道是评价过程的一部分,需对空腔脏器和肝脏进行影像学、内镜和组织学检查。有消化道假性梗阻病史的患者,无论梗阻是肌源性、神经源性还是混合性的,都需要进行胃肠动力研究,以确定病变程度和病因。

高凝状态

血液系统检查排除凝血级联失活蛋白的缺陷、凝血因子的遗传突变和血栓形成抗体的存在,对这些病情复杂的患者非常重要。血栓形成通常是这些患者肠衰竭的原因,或者由于短肠综合征的发展而呈现高凝状态。

> 高凝状态的检查
> - 蛋白 S
> - 蛋白 C
> - 抗凝血酶Ⅲ
> - 狼疮抗凝物
> - 抗心磷脂抗体
> - 凝血酶原基因突变
> - 活化蛋白 C 耐药
> - 因子 V 莱顿
> - JAK2 激酶突变,排除真性红细胞增多症
> - 流式细胞术检测 CD55 和 CD59,排除阵发性睡眠性血红蛋白尿

中心静脉评估

用血管造影来评估上、下中心静脉系统,对于保持通畅性和指导中心静脉置管以进行 TPN 和静脉输液至关重要,更重要的是在移植时建立足够的静脉通道。图 2.23.1 静脉造影示右锁骨下静脉、右头臂静脉、上腔静脉血栓形成,CT 显示主要中心静脉血栓形成后的上胸壁静脉交通支。对于需要同时进行肝脏和小肠移植的患者,在外科手术的无肝期间,膈肌上方合适的中心静脉通路对于容量复苏和血制品输注是必需的。中心静脉通路消失患者的替代静脉通路技术已有报道。

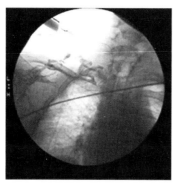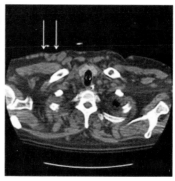

图 2.23.1 左图显示中心静脉血栓的静脉图:右锁骨下静脉、右头臂静脉和上腔静脉。右图 CT 显示中心静脉血栓形成后上胸壁皮下组织的静脉交通支

内脏血管造影

在有完全性血管血栓病史的患者中,必须进行完整的内脏血管造影以评估内脏血管闭塞的程度,包括动脉(肠系膜上动脉和腹腔干)和门静脉(肠系膜上静脉、脾静脉和门静脉)系统,并且对指导所需内脏移植物的类型很重要。伴有内脏静脉系统弥漫性血栓形成的高凝状态患者(图 2.23.2),多器官移植可治疗肝衰竭和胃食管静脉曲张出血而不仅仅是肠衰竭。对于这些复杂的患者,单独进行肝移植是不可取的,因为广泛的门静脉血栓会导致移植物无法恢复门静脉血流。

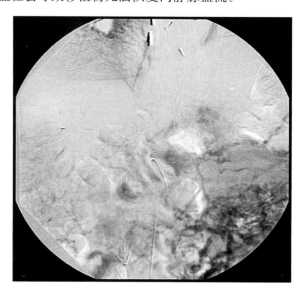

图 2.23.2 肠系膜上动脉造影显示门静脉-肠系膜静脉系统完全血栓形成

肝功能

肝功能障碍程度的评估(高胆红素血症、转氨酶异常、低白蛋白血症、血小板减少和凝血病)、门静脉高压、肝动脉灌注状态,以及通过组织病理学确诊肝病状态(肝纤维化或肝硬化)至关重要,以确定是否需进行联合肠肝移植。加强对 TPN 的专业管理可以显著改善肝功能障碍,尽可能避免肝移植手术。

肾功能

由于这些患者通常存在因低血容量和导管相关性脓毒症并发急性肾衰竭的多次入院病史,在某些情况下,联合肾移植是必须的。

心血管功能

可以使用心电图、经胸超声心动图或经食管超声心动图(在与中心静脉导管相关的可疑腔内血栓形成的情况下)进行心功能评估。对于那些属于冠心病高发年龄组或有心脏病史需要进一步检查的患者,要求进行心脏压力测试。在某些情况下,需要置入左心导管来评估冠状动脉疾病的程度,当超声心动图发现肺动脉高压时,需置入右心导管来测量肺动脉压。

肺功能

对有肺部疾病史或吸烟史的患者进行胸部 CT 和动脉血气分析来完成肺功能评估。

进一步评价

其他系统的进一步检查取决于患者的年龄、病史、手术史,以及消化道疾病的性质。有恶性肿瘤病史和有恶性肿瘤高风险的患者要求血清肿瘤标志物检查(如前列腺特异性抗原、甲胎蛋白和癌胚抗原)。

免疫学

进行免疫学评估,通过流式荧光检测技术,双重确认患者 ABO 血型和人类白细胞抗原(HLA)分型、群体反应性抗体(PRA),以及抗 HLA Ⅰ 和Ⅱ类抗体的检测。具有高水平抗 HLA 抗体的患者,在接受对抗 HLA 过敏供体中的特定器官时需进行虚拟交叉配型,以指导决策过程。虚拟交叉配型是一种降低抗体介导的急性细胞和慢性排斥反应引起的移植物功能丧失的尝试。

肾上腺功能

皮质类固醇刺激试验用于充分评估肾上腺功能,以确保对移植中涉及的强烈外科应激做出适当反应。这些患者通常有慢性疾病史,并长期或间断服用外源性皮质类固醇。此外,肝硬化与肾上腺功能不全的相关性也已得到很好的证实。

心理-精神评估

完整的精神病学评估应该让患者对这类外科治疗的重要性和必要性有充分的认知,治疗潜在的心理和精神疾病,并解决与疼痛有关的问题。经皮给药的缓释镇痛方案是首选。

移植前手术

一些患者在移植前需要剖腹探查手术,以控制腹部脓毒症、引流腹盆腔积液、修复肠瘘,以及手术评估剩余肠道长度和健康状况。在移植前控制腹腔感染对于这些具有挑战性手术的成功至关重要。

移植清单

进行一次全面的多学科讨论,涉及病例管理人员、社会工作者、心理或精神病学工作人员、移植协调员、胃肠病专家、免疫专家、心脏病专家和移植外科医生,以最终确认并列出移植患者名单。

等候期间的护理

在移植前评估和等待期间,密切随访患者。经常调整全肠外营养以优化营养状态、维持足够的补液、纠正电解质异常和最小化 TPN 引起的肝功能障碍。指导患者和护理人员管理中心静脉导管、造口和引流管。定期采集血培养标本。

移植禁忌证

小肠、肝肠和多器官移植的禁忌证主要是根据其他腹部器官移植的历史经验确定的。这些禁忌证是相对的或绝对的,包括但不限于严重心肺功能不全、无法治愈的恶性肿瘤、持续危及生命的腹腔或全身感染,以及严重免疫缺陷综合征。消化道恶性肿瘤病史、可切除的纤维瘤或间质瘤及转诊时处于急性期的腹腔感染不应被视为移植的绝对禁忌证。此外,中心静脉通路消失不应排除移植,年龄也不应被视为禁忌证,除非它与一个或多个禁止证危险因素相关。

移植候选人的 ICU 管理

小肠和肠肝衰竭患者在 ICU 遇到的难题主要分为两类:①TPN 和相关血管通道问题;②TPN导致肝功能异常的进展。入住 ICU 的最常见原因是与中心静脉导管感染相关的脓毒症、伴或不伴肝功能失代偿的静脉曲张出血,以及严重低血容量。由于患者反复暴露于多种广谱抗生素,并且肠黏膜屏障受损,肠衰竭患者的感染可由多重耐药病原体引起。与普通人群相比,真菌感染在这类患者中更常见。此外,肝衰竭患者的免疫功能受损,中性粒细胞和枯否细胞氧化爆发功能受损,补体水平降低。

肾上腺功能不全伴应激性皮质类固醇反应衰竭常见于有皮质类固醇长期治疗史和急慢性肝衰竭的患者。应在维持剂量的基础上,弹丸式推注足够的皮质类固醇替代。肾上腺功能不全、相对免疫缺陷和肠移植候选人有创性手术,导致了感染、脓毒症和休克的高度易感性。

患有肝病的小肠移植候选人的心功能并不正常,处理感染性休克时应牢记这一点。严重肝衰竭的患者可能具有高血流动力学状态,但心肌应激反应性降低,心脏收缩和舒张功能都可能受损。液体复苏应适当,注意循环内容量过负荷的迹象,因为患者可能伴有肝肺或肝肾综合征。超声心动图可用于评估心脏充盈情况和心脏功能,因为中心静脉通路的缺失而无法进行 Swan-Ganz 导管有创监测。在终末期肝病患者中,白蛋白可能比晶体液更适合作为复苏液,以避免全身水肿加重。在已明确的肝脏疾病中应避免使用含盐液体(如生理盐水)。

如果临床症状提示患者循环容量充足,应使用正性肌力药物和升压药。早期感染性休克存在血管扩张,可能对升压药物有反应。同样,对于对儿茶酚胺治疗无反应的感染性休克患者,应考虑肾上腺功能不全的可能,必要时进行治疗。

必须移除感染的中心静脉导管,并且放置临时中央通路用于液体复苏、抗生素和 TPN。感染的导管移除后,应建立新的中心静脉通路。通常在超声和血管造影的引导下利用介入的手段来置管。

患者的营养通过 TPN 来维持并用脂类药物镇静,当继发于真菌脓毒症时,应暂停输注脂类药物。

单独小肠移植的移植候选人可能有轻度、可逆的肝病。另一方面,等待联合肝肠或多器官移植的患者可能会出现明显的肝衰竭。这部分患者都可能出现凝血病、伴有腹腔积液和肝肿大的门静脉高压、静脉曲张出血、低白蛋白血症、高胆红素血症、伴有肝性脑病的高血氨症、肝肾综合征和肝肺综合征。

如有适应证,应立即考虑机械通气,但是需要尽可能早期安全拔管,以避免产生镇静、呼吸肌功能失调和呼吸机相关肺炎等相关问题。尽可能不使用神经肌肉阻断药物来改善人工通气,因为这些营养不良和肌肉功能失调的患者在拔管后有非常长的神经肌肉功能恢复期,可能妨碍他们接受移植手术。由于出血和感染相关的问题,气管切开时应格外小心。

腹腔积液引流须仔细权衡感染的风险,导管相关性腹膜炎是明确的手术禁忌证。凝血病的治疗可以使用凝血因子如新鲜冰冻血浆、冷沉淀、血小板。这些措施可能也无法使凝血功能正常化;相反,治疗应该以出血为导向。对于肾功能和心功能损害的患者,应避免大量输血。在严重或反复出血的情况下,血浆置换和重组Ⅶ因子的使用已经成功地纠正凝血功能且没有容量过负荷。然而,这些措施应谨慎用于高凝状态患者。

移植

同种异体肠移植的类型

胃肠衰竭患者可选择小肠、小肠-胰腺、肝-肠、改良的多内脏器官或全内脏器官移植。每个患者所需的同种异体肠移植物的类型(图 2.23.3)由每个实体和空腔腹部器官的解剖和功能状态决定。大肠的整体或部分节段可以包括在同种异体移植物中,特别是在那些可以受益于牵拉手术或任何外科重建手术的患者中。对已确诊或即将发生肾衰竭的患者也可以移植整体或异位同种异体肾脏。

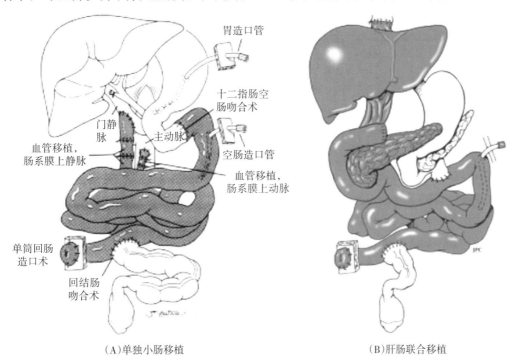

(A)单独小肠移植　　　　　　　(B)肝肠联合移植

图 2.23.3　肠道同种异体移植的类型

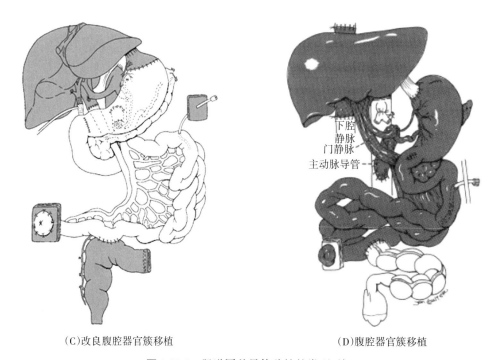

(C)改良腹腔器官簇移植　　　　　　　　　(D)腹腔器官簇移植

图 2.23.3　肠道同种异体移植的类型(续)
对于(A)、(B)和(D)同种异体移植物是深色部分。对于(C)同种异体植物是白色部分。

术中管理

作为移植前评估的一部分,移植麻醉团队的麻醉医生检查患者、评估病情并确定麻醉策略,需考虑中心静脉通路的状态、心血管状态和总体医疗状况。

手术过程的持续时间和复杂性,以及麻醉团队的围手术期监护强度,将取决于待移植的含肠同种异体移植物的形式。单独的肠移植通常涉及较少的外科解剖,并且患者通常具有更好的全身营养状态和肝功能,以及更好的心肺功能储备。另一方面,需要进行改良的多内脏器官移植、肝-肠移植或全内脏器官移植无论是否伴有同种异体肾移植,患者将明显需要更长的手术时间,伴有大血管内容量变化、代谢紊乱、大量输注血制品和凝血病。

因为手术过程可能非常长,所以应特别注意保持适当的体位和保护患者身体的不同部分,以避免诸如足下垂、压疮、臂丛神经拉伸、尺神经和腓骨神经受压,以及上肢或下肢的筋膜室综合征等的并发症。此外,这些患者皮下脂肪和肌肉重量的严重减少并不少见,需要足够的衬垫避免突出的骨骼与手术台直接接触。加热垫可放置在手术台的台垫上,并且使用肢体加热装置。

应放置用于起搏或除颤的体外除颤垫,以便在恢复灌注阶段发生心律失常或心搏骤停时迅速采取行动。

麻醉团队需要的麻醉和监测设备包括具有容量控制(volume control,VC)和压力控制(pressure control,PC)的麻醉呼吸机、CO_2 浓度检测仪、脑电双频指数(BIS)监测仪、心电图、血压袖带、直接动脉血压监测仪、脉搏血氧计、经食管超声心动图(TEE)、血栓弹力图(TEG)、快速输液系统、肺动脉漂浮导管和连续心排血量监测仪。由于有多次手术、肠瘘、腹腔感染和脓肿病史的患者存在腹腔污染的高风险,在肠移植术中不建议使用血液回收系统。

全身麻醉通常通过外周静脉通路进行诱导,此类患者则更多地通过用于全肠外营养的中心静脉通路进行诱导。由于存在细菌或真菌定植的高风险,移植前用于 TPN 和输液的留置中心静脉导管在手术期间不再使用,并在手术完成前后立即取出。全身麻醉诱导之前,在局部麻醉下进行桡动脉置管。术前静脉造影在进入手术室前完成,用于指导两条大口径中心静脉导管的放置。置入 8 号半或 9 号的 French 鞘管用于容量和药物管理及肺动脉漂浮导管插入术。血栓形成导致中心静脉消失的患者,通过动脉通路给药诱导全身麻醉,外科医生通过 1 个或 2 个性腺静脉或肠系膜下静脉途径获得腹腔内的静脉通路。中心静脉血栓不建议放置肺动脉漂浮导管,TEE 用于评估患者的容量状态和心功能。选择一条股动脉进行第二次动脉置管,用于直接动脉血压监测和血液采样。常规放置鼻胃管和 Foley 导尿管。输尿管支架适用于既往有多次腹部手术、腹部或盆腔放射治疗、泌尿系统手术或腹膜后肿瘤病史的患者。

接受任何形式的小肠移植患者通常会伴有胃排空延迟,应使用快速序贯诱导以保证气管内插管的安全。全身麻醉由空氧气混合物中的吸入麻醉剂、静脉麻醉药、苯二氮䓬类药物和肌松剂来维持。

麻醉诱导和手术过程中给予广谱预防性抗生素:氨曲南(每 8 h 2 g)、万古霉素(每 12 h 1 g)或用于对万古霉素过敏的患者使用利奈唑胺(每 12 h 600 mg)、甲硝唑(诱导时 1 g,此后每 8 h 500 mg)和两性霉素 B 脂质体(每 24 h 5 mg/kg)。

麻醉诱导时开始使用淋巴细胞耗竭剂 rATG(胸腺球蛋白)或阿仑单抗(Campath-1H)进行预处理,输注时间超过 4～6 h,并在同种异体移植物恢复灌注之前完成输注。必要时口服扑热息痛(对乙酰氨基酚)650 mg、静脉推注苯海拉明 25 mg 和推注甲泼尼龙 1 g 进行药物预处理。当同种异体移植物转入手术区域准备进行移植时,再次静推 1 g 甲泼尼龙。

在入院接受移植时,避免使用含钾的静脉溶液,并停止含钾的全肠外营养。患者的补液和血糖由葡萄糖氯化钠溶液维持,直到到达手术室。钾水平保持在 4 mEq/L 以下,以避免移植物恢复灌注时发生高钾血症,导致心律失常和心搏骤停。

常规监测心排血量、中心静脉压(CVP)、平均肺动脉压(MPAP)、肺毛细血管楔压(PCWP)、混合静脉血氧饱和度(SvO_2)、右心室射血分数、右心室舒张末期容积和核心温度。手术过程可分为 3 个不同的阶段:切除剩余的患病器官和准备同种异体移植物的动脉和静脉(阶段Ⅰ)、血管吻合(阶段Ⅱ),以及同种移植物恢复灌注和消化道重建(阶段Ⅲ)。在解剖阶段,手术粘连的程度、与部分或完全门静脉血栓相关或不相关的门静脉高压程度,以及继发于脾功能亢进或 rATG 或阿仑单抗导致的血小板减少可造成显著的失血和凝血病。此外,在此阶段,当腹主动脉在腹腔上或肾下位置的部分钳夹阻断将导致股动脉搏动减弱时,移植外科医生应告知麻醉团队。当阻断开放时,受者的下半身恢复灌注时有全身血压下降的可能性,也应及时沟通。在第二阶段,同种异体移植物进入手术台,构建血管吻合,器官恢复灌注。器官再灌注期将在随后详细讨论。在外科手术的第三阶段,患者有望实现血流动力学稳定,改善代谢并充分止血。在此期间可进行胃(在改良多器官或多器官移植中)、胆道系统(在去除原来的胰腺和十二指肠的改良的多器官移植中)、近端和远端肠吻合,以及营养性空肠造口术和回肠造口术。

为了在手术过程中保持血流动力学的稳定性,应同时以 50∶50 的比例输注 0.9% 氯化钠和 5% 白蛋白。移植含肠同种异体移植器官可能需要 12～15 h,并且需要数小时的解剖,导致腹腔大面积的裸露。腹腔内感染病灶释放的内毒素和手术操作病变内脏时继发的毛细血管通透性的变化,导致液体向第三间隙(血管外间隙)的强烈外渗,表现为腹腔内液体的快速渗出和积聚。外科和麻醉团队之间需保持持续沟通,讨论液体复苏中的必要变化。大部分外科性失血发生在手术的第一阶段;输注红细胞的目标是达到 28%～30% 的红细胞比容水平,此水平允许最佳的氧输送,避免在较高血细胞比容水平下增加血液黏稠度,并提高危重症患者术后的生存率。

需要单独肠移植或任何其他形式的含肠器官移植的患者通常表现为高凝状态,尽管常规凝血检测如凝血酶原时间、活化部分凝血活酶时间(activated partial thromboplastin time,APTT)、国际标准化比值和血小板计数正常。血栓弹力图(TEG)可以进行全血凝血状态的检测,进行全面的凝血状态评估,以指导对这类患者进行术前、术中和术后管理。血栓弹力图(图 2.23.4)是全血凝固试验。允许测量初始状态纤维蛋白原,通过 10～14 min 内的反应时间(r)进行测量。凝块形成率(α)或凝块形成速度通常为 53°~67°,是纤维蛋白原和血小板功能的指标。正常凝血表现为振幅逐渐增加,可达到 59~68 mm 的最大振幅(MA)。

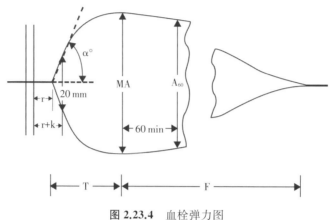

图 2.23.4 血栓弹力图

注:A_{60},MA 后 60 min 的振幅;A_{60}/MA×100,全血凝块溶解指数大于 85%;α,凝块形成率(53°~67°);F,全血凝块溶解时间大于 300 min;MA,最大振幅(59~68 mm);r,反应时间(10~14 min);r+k,凝固时间(13~20 min);T,开始到 MA 的时间。

最大振幅是血凝块弹性功能的指标,血小板功能、纤维蛋白原和因子Ⅷ(纤维蛋白稳定因子)的改变增加了该值。在需要含肠器官移植的患者中观察到 r 时间的显著减少和 α 角的显著增加。TEG 应结合最小凝血曲线(凝血酶原时间、活化部分凝血活酶时间、国际标准化比值和血小板计数)指导血制品的输注或抗纤溶剂(如氨基己酸)的使用。由于大多数患者处于高凝状态,因此建议谨慎地输注成分血制品,如 FFP、冷沉淀和血小板,以防止心腔内血栓或血管吻合口血栓形成等严重并发症。血小板减少是我们输注免疫预处理药物(如 rATG 或 Campath 等抗淋巴细胞制剂)的一个常见副作用,迅速和预先纠正这种紊乱对于避免广泛解剖的腹部出现无法控制的手术出血至关重要。

精确的血流动力学参数监测显示移植物再灌注后即刻心排血量、MPAP、CVP 和 PCWP 显著升高。此外,进腹手术后约 2 h,全身血管阻力的基线水平降低 20%,剩余的过程中达到较低的水平(比基线低40%)。平均动脉压小于 60 mmHg 的低血压状态被定义为"再灌注后综合征",在含肠同种异体器官移植的受者中发生率可高达 47%,显著高于接受单纯肝移植的受体。血管活性物质如肾上腺素、去甲肾上腺素和多巴胺对于维持明显伴有血管扩张的患者的血压是必要的。一些患者在外科手术过程中持续输注小剂量的去甲肾上腺素并不罕见,在入住 ICU 的最初几个小时通常停用。

应密切注意电解质,特别是钾和钙水平。如前所述,血清钾应保持在 4 mEq/L 以下。在肾功能不全或肾衰竭的患者中,可能需要进行术前血液透析,因为降钾药物如胰岛素-葡萄糖输注、碳酸氢钠和沙丁胺醇吸入对于降低体内总钾含量和维持血钾正常水平是无效的。

在某些情况下,应考虑在术中进行血液透析来清除和/或超滤。将同种异体移植器官内的血液通过肝下下腔静脉排空,以防止同种异体移植物在冷缺血期间潴留过多的钾和其他炎症介质。对于需要大量输血的患者监测游离钙是必需的,以避免凝血病、心律不齐和心肌抑制。低镁血症和低磷血症在短肠综合征中也并不少见,应适当纠正。

术中乳酸水平通常稳定升高,直到恢复再灌注后开始下降,并在入住 ICU 恢复的 1 h 后达到正常范围。一些需要进行含肠同种异体器官移植的患者存在继发于 TPN 的肝脏疾病,由于短肠综合征导致肝脏的肝营养素缺乏,或者继发于缺血性肝炎的后遗症,术中和术后表现出乳酸代谢缓慢。

同种异体移植物恢复再灌注之后开始静脉连续输注 1 mg/24 h 的他克莫司。

恢复再灌注后,开始以 0.1~0.6 μg/(kg·h)的剂量连续输注前列腺素 E1(PGE 1),以增加进入到同种异体肠的血流量,减少缺血/再灌注损伤,最小化血小板对血管内皮的黏附。因为 PGE 1 可以引起低血压,所以需要患者血压正常、不使用血管活性药物时才开始使用。

在血管吻合完成并确切止血后,外科医生进行胃肠吻合术。对于接受单独小肠或小肠-胰腺移植的患者,将受者的十二指肠或近端空肠与供者的空肠进行近端吻合。对于接受改良多内脏器官移植或全内脏器官移植的患者,在自体胃的残端和同种异体胃的胃底形成近端吻合。幽门成形术也是必要的,因为迷走神经被切断后需要防止胃出口梗阻。然后将同种异体回肠末端和自体大肠的剩余段形成远端吻合,留下烟囱段,从体内引出作为回肠造瘘,用作使用内镜检测同种异体肠黏膜和活检的通道。既往接受过直肠结肠切除术患者,回肠被从体内引出进行最终的末端回肠造口术。空肠营养造瘘是关腹前的最后一个手术步骤。在这一组患者中,由于多次腹部手术,腹部筋膜状况不佳,常常无法闭合肌肉层,仅缝合皮肤后被转运到 ICU。

移植后监护

对于移植前肝衰竭的受者,术后监护类似于(可能强度更高)单独的肝移植受者。对肝功能稳定的小肠移植受者进行常规的 ICU 初始疗程。

免疫抑制

表 2.23.2 列出了匹兹堡大学 1990—2011 年使用的免疫抑制方案。目前,阿仑单抗(Campath-1H)被用作淋巴细胞耗竭剂,移植后免疫抑制策略是他克莫司单药治疗,并尽可能避免类固醇维持治疗。手术中恢复再灌注后开始静脉输注他克莫司,并在术后第 3 天达到 10～15 ng/mL 的 12 h 谷浓度水平。手术后前 3 个月需要维持这一目标水平,之后维持在 5～10 ng/mL 的水平。在 T/B 细胞淋巴细胞交叉匹配阳性患者和出现血清病综合征、肾上腺功能不全、同种异体移植排斥和移植物抗宿主病的患者中加入不同疗程的甲泼尼龙,或更常见的氢化可的松。高 HLA 敏感的患者可能需要使用抗 B 淋巴细胞药物(如蛋白酶体抑制剂硼替佐米)。

表 2.23.2 匹兹堡大学按年代分列的肠移植免疫抑制方案

年代	药物治疗方案
1990 年 5 月至 1994 年 5 月	他克莫司/类固醇
1995 年 1 月至 1998 年 5 月	他克莫司/类固醇/环磷酰胺
1998 年 5 月至 2000 年 4 月	他克莫司/类固醇/达利珠单抗
2000 年 4 月至 2001 年 6 月	他克莫司/类固醇/达利珠单抗＋体外移植器官放疗
2001 年 6 月至 2003 年 8 月	抗淋巴制剂＋异体移植放射＋供体骨髓扩增
2003 年 8 月至 2011 年	抗淋巴制剂/ 他克莫司 /±类固醇

通气管理

进入 ICU 后,应进行胸部摄片检查,以确定气管插管、中心静脉导管和 Swan-Ganz 导管的位置。呼吸机管理的目标是尽早拔管。单独的肠移植受者具有更好的储备功能,并且通常能够在移植当天或术后第一天拔管。肺功能下降、术后移植器官状态、脓毒症、无法关闭腹腔、膈肌无力和瘫痪是计划撤机时应考虑的因素。需要返回手术室继续完成外科手术、进行二次手术探查止血是移植受者维持机械通气的指征。疼痛是机械通气过程中影响撤机的一个严重的复杂因素,因为许多慢性疾病患者长期服用止痛药,可能难以做到在合理控制疼痛的同时进行深呼吸锻炼。拔管后,呼吸治疗小组应实施肺膨胀通气方案,以避免肺不张、肺炎和再次插管。应安排支气管扩张剂雾化治疗和每小时使用激励式肺活量计进行锻炼,床头升高至 40°。鼻胃管的通畅性和正确位置每日至少保证检查 3 次,以防止胃潴留后呕吐和灾难性的吸入性肺炎。

血流动力学概况

对中心静脉导管、肺动脉漂浮导管(Swan-Ganz 导管)和动脉导管的精细管理在静脉通路不良和周围动脉病变的患者中尤其重要。失去静脉或动脉通路可能危及移植,并造成危及生命的情况。

小肠移植受者的血流动力学监测的指标为 CVP、动脉血压和尿量。接受肝移植的患者术前放置肺动脉漂浮导管以连续监测心排血量、肺动脉压、舒张末期容积(end-diastolic volume,EDV)指数和混合静脉血氧饱和度。如果需要使用血管活性药物,最好从小剂量去甲肾上腺素开始,滴定至最小必要剂量。最常见的情况是患者在入住 ICU 后立即停止血管升压药物维持,这类药物很少维持 24 h 以上。如果由于某种原因需要使用第二种血管活性药物,则应考虑血管加压素。开始输注血管活性药物前应进行适当的液体复苏。

一旦血流动力学稳定,即在术中或 ICU 开始以小剂量 $0.2 \mu cg/(kg \cdot h)$ 连续输注至最大剂量为 $0.6 \mu g/(kg \cdot h)$ 的前列腺素 E1(PGE1)。在血压允许的情况下建议滴定至最佳剂量。PGE1 的血管舒张和抗血小板聚集作用旨在保护再灌注同种异体移植器官的微血管。

感染控制(见第 9 章)

凝血病

术后凝血病应慎重处理。由于进行移植所需的外科解剖程度,术后凝血因子的消耗仍在继续,因此预先纠正血小板减少症和凝血因子消耗是合理的。另一方面,凝血病的过度纠正对于血管吻合的同种异体移植器官和继发于缺血/再灌注损伤的微血管病变可能是有害的。血小板计数在75 000/μL以上通常足以维持手术后止血。高 HLA 敏感的患者输注 HLA 匹配的血小板是获得足够数量的循环血小板的唯一选择。血小板计数偏低可能由预处理中使用的抗淋巴细胞制剂引起,或者反映了由同种异体移植物排斥反应引起的炎症反应的严重程度。如果需要输注凝血因子,要优先输注冷沉淀而不是 FFP,因为其凝血因子浓度较高。接受同种异体多器官移植患者术后前 2 日可能需要每日输注 2 次或 3 次冷沉淀。

肾上腺功能

围手术期后不继续使用皮质类固醇的患者应在术后第 5 日重复进行皮质类固醇刺激试验,以确定肾上腺在移植期间的反应能力。移植前对 ACTH 刺激试验正常反应者也不能保证移植后肾上腺对应激充分适应。皮质类固醇刺激试验异常应进行充分的替代治疗,最好用氢化可的松。

神经功能

干扰撤机的异常精神状态或拔管后精神状态的变化应引起对感染过程引起的毒血症或移植排斥反应引起的循环细胞因子增加的关注。药物的毒性,主要是钙调磷酸酶抑制剂他克莫司和抗生素的毒性,在导致精神状态变化的原因中不应被低估。

代谢概况

肝脏储备正常的单独小肠移植受者在手术过程中代谢紊乱的程度最低。有一定程度肝损伤的患者可出现代谢性酸中毒,进入 ICU 24 h 内恢复正常。肝-肠或多器官同种异体移植受体表现出转氨酶短暂升高,通常在离开手术室前需要纠正代谢性酸中毒。

肾功能

术中充分的水化可预防急性肾损伤,术后肾功能即刻恶化并不常见。对于急性肾衰竭的连续静脉-静脉血液透析(continuous veno-venous hemodialysis,CVVHD)优于间歇性血液透析,因为液体和电解质在短时间内清除有限,而在24 h内液体的清除效率更高。患者的液体负荷应当保持足够的心脏充盈压力和适当的组织灌注。过度水化会干扰肺的气体交换,导致CVP升高并伴有同种异体器官静脉淤血,延缓缺血/再灌注损伤的恢复。

营养

中重度营养不良常见于肠衰竭或肠肝衰竭患者。皮质类固醇治疗可增强分解代谢状态,术后立即开始营养干预(nutritional intervention,NI),防止营养状态进一步恶化。术后第1日恢复正常肠外营养,如果造口处良好、无水肿,第一次小肠黏膜活检未见排斥反应,肠功能恢复明显即开始肠内喂养。基础肠内配方通常在术后第7日开始。如果患者在没有鼻胃管的情况下耐受完全肠内喂养,则开始口服。早期转诊进行移植的患者可以进行快速康复和口服,而不需要肠内喂养。

并发症处理

移植排斥

临床上,同种异体小肠移植物排斥反应可能无典型症状或伴有发热、腹痛、腹胀、恶心、呕吐或造口输出增加或减少。造口可能看起来正常或失去其正常的天鹅绒外观,并变得水肿、易碎、溃烂或充血。组织学上排斥反应按上皮损伤程度分级。在轻度排斥反应中,上皮细胞凋亡导致深层隐窝上皮细胞丢失。在中度排斥反应中,观察到更严重的隐窝丢失导致的隐窝损伤。严重排斥反应导致黏膜剥脱。再生发生在没有隐窝的固有层的表面上皮上(图2.23.5)。接受抗淋巴细胞制剂作为预处理的患者50%发生急性排斥反应。大多数情况下,轻度同种异体排斥反应给予静脉弹丸式推注甲泼尼龙和优化他克莫司的水平来处理。弹丸式推注1次甲泼尼龙,然后类固醇减量,是中度排斥反应的初始治疗。对类固

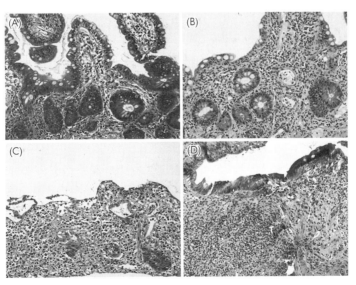

图2.23.5 轻度排斥(A)以隐窝细胞凋亡为特征。中度排斥(B)伴有细胞凋亡和隐窝损伤。严重排斥(C)显示黏膜剥脱和隐窝细胞减少。再生黏膜(D)具有强烈的上皮细胞增殖

醇抵抗的中度排斥的病例或严重排斥的病例用去淋巴制剂 rATG（胸腺球蛋白）或阿仑单抗（Campath-1H）治疗。已知抗 HLA 供体特异性抗体的高 HLA 敏感受者可使用类固醇和免疫抑制剂药物的组合来治疗，例如剂量为 2 g/kg 的多克隆静脉免疫球蛋白和 1.3 mg/m² 的硼替佐米。约 15％的患者发生了肠移植的慢性排斥反应。联合器官移植中肝脏的排斥反应也同时出现，但发生率较低。含肝同种异体移植器官（肝肠、多器官移植物）的慢性排斥反应存活率明显高于单独肠道和改良多内脏器官移植。

临床表现可包括体重减轻、慢性腹泻、间歇性发热、腹痛和消化道出血。组织学上，肠镜黏膜活检可见绒毛变钝、局灶性溃疡、上皮化生和少量细胞浸润。全层肠活检显示肠小动脉闭塞增厚。

肺脏并发症

基本上肠移植受者离开手术室时都有一定程度的容量过负荷，这种情况更可能发生在含肝同种异体移植器官的受者中，因为这些受者在移植前的一般状态更差，并且经受更长时间的手术。如果存在肺水肿，应给予适当的利尿治疗。图 2.23.6 显示急性呼吸窘迫综合征和严重肺水肿患者的胸部 CT 扫描。

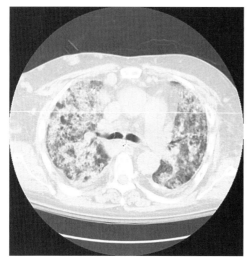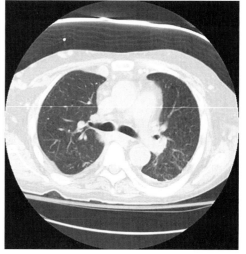

（A）CVVHD 成功治疗严重急性呼吸窘迫综合征和肺水肿　　　　　（B）8 d 后随访 CT 扫描

图 2.23.6　胸部 CT 扫描

如果确诊肺动脉高压患者的平均肺动脉压低于 35 mmHg，那么可以接受移植。手术后，对这些患者进行密切监测，以避免容量过负荷和右心功能失代偿。

如果不及时拔管，会显著增加肌肉质量下降和免疫抑制严重的患者呼吸机相关性肺炎的概率。

胆道并发症

随着供体技术的改进，保留供体十二指肠和整个胰腺的同时维持肝胰胆道系统，避免了胆胰吻合口漏和狭窄等并发症。部分患者显示出异常胆道树的体征和影像学表现。去神经支配的同种异体移植器官的壶腹部功能障碍可能是此类问题的原因，可以通过经皮经肝胆管造影方法和球囊扩张和/或通过内镜逆行胰胆管造影和支架置入或乳头切开术来解决。

改良的多内脏器官同种异体移植通过胆管端端吻合或 Roux-en-Y 胆肠吻合来重建胆道的连续性。患者可能会发生胆道并发症（如胆漏和梗阻）。

感染

肠移植术后感染性并发症仍是一个影响发病率和死亡率的严重问题。目前免疫抑制方案的改进降低了危及生命的细菌感染的发生率，真菌和病毒是感染性疾病的主要来源。

真菌感染在治疗严重排斥反应、广泛使用抗生素、肠瘘和多次手术探查后更常见。由于有了新的有效药物,包括两性霉素 B 脂质体、卡泊芬净和伏立康唑,真菌感染的预防和积极治疗已取得了成功。

移植后淋巴增殖性疾病

随着免疫抑制的减弱,移植后淋巴增殖性疾病(PTLD)在成年人群中的发生率显著降低至 5% 以下。尽管受体部分淋巴细胞耗竭,但与 PTLD 相关的死亡率已降低。PTLD 发生的危险因素是免疫抑制强度、接受者年龄(儿童更易受感染)和脾切除术。PTLD 的临床表现有 EB 病毒肠炎和全身症状、出血、淋巴结肿大或肿瘤,可能不同于常规内镜检查的无症状表现。治疗包括减少免疫抑制、抗病毒治疗、单克隆抗 CMV 免疫球蛋白、抗 CD20 单克隆抗体利妥昔单抗和化疗。

巨细胞病毒感染

目前巨细胞病毒(CMV)感染的发病率为 7%。巨细胞病毒-聚合酶链反应(PCR)用于新发感染或病毒再激活的早期检测和后续治疗。临床常表现为肠炎。大多数病例可以成功治疗。预防性静脉用更昔洛韦 2 周,并在必要时用于治疗。此外,单克隆抗 CMV 免疫球蛋白作为更昔洛韦的辅助药物用于治疗活动性疾病。CMV 阳性供体器官移植到 CMV 阴性的受体中是 CMV 疾病发生的一个重要危险因素,但是通过监测 CMV-PCR 进行抢先治疗已经允许并成功地使用 CMV 错配的器官。

移植物抗宿主病

有 5% 的成人患者通过组织病理学标准诊断出某种程度的移植物抗宿主病(GVHD),并通过免疫组织化学研究证实供体细胞浸润到病灶,或通过流式细胞术检测外周血供体细胞嵌合体的升高。治疗包括优化免疫抑制和有限的类固醇治疗。在 4 例含肝移植的成人接受者中发现了全供体来源的多系完全嵌合体。

结果

本中心的生存率

图 2.23.7 显示了患者和移植器官的存活情况。移植物功能丧失的原因主要为原发性器官无功能(1%),技术并发症(4%),同种异体移植排斥反应(20%),GVHD(1%),感染(11%),PTLD(3%)和其他(8%)。肝肠同种异体移植物有最好的长期生存率(图 2.23.8)。对于单独的小肠同种异体移植,在既往 TPN 治疗小于 12 个月进行早期移植有更好的生存率:5 年 57%,10 年 50%(图 2.23.9)。

全球生存率

肠移植登记处的数据显示,截至 2011 年,全球共进行了 2 611 例移植手术。79 个中心已经进行了小肠移植,目前有 35 个中心仍在运作。移植器官中,单独小肠 1 148 例(43.9%),肝小肠 845 例(32.4%),多内脏器官 619 例(23.7%)。图 2.23.10 显示了按移植器官类型划分的全球生存率。

目前,全世界有 1 341 名(51.3%)患者存活,包括成人和儿童。1 148 例存活患者中,813 例为成人,其中的 158 例(19.4%)是在匹兹堡大学医学中心进行的移植。在 528 名存活的儿童中,139 名(26.3%)在匹兹堡大学医学中心接受移植。

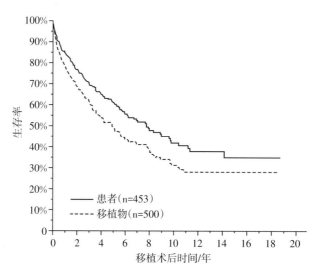

图 2.23.7 Kaplan-Meier 曲线表示从 1990 年 5 月至 2008 年 11 月采用匹兹堡经验的患者和移植物存活情况

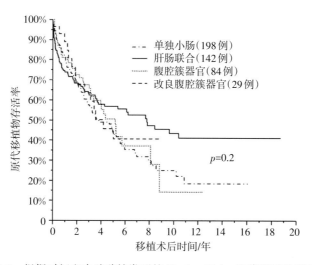

图 2.23.8 根据时间和内脏移植类型的 Kaplan-Meier 原代移植物存活曲线

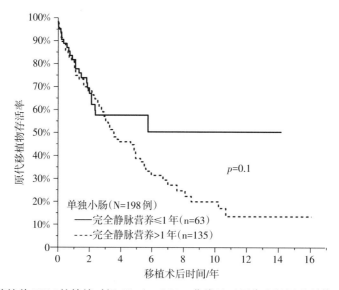

图 2.23.9 根据移植前 TPN 的持续时间,Kaplan-Meier 曲线显示原代小肠同种异体移植物的存活情况

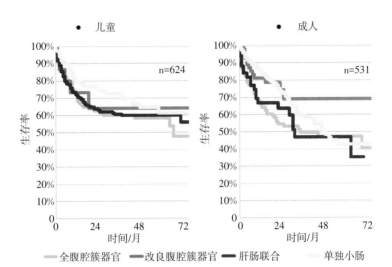

图 2.23.10　根据世界经验(2006—2011)，不同腹腔器官同种异体移植物的 Kaplan-Meier 存活率
（数据来自肠移植登记处）

（刘　念　译）

选 读 文 献

[1] ABU-ELMAGD KM, MAZARIEGOS G, BOND G, et al. Intestinal transplantation: current status and future considerations[J]. Am J Gastroenterology, 2006, 101: 307.

[2] ABU-ELMAGD KM, COSTA G, BOND GJ, et al. Five Hundred Intestinal and Multivisceral Transplantations at a Single Center. Major Advances With New Challenges[J]. Ann Surg, 2009, 250(4): 567-581.

[3] American Gastroenterology Association(AGA). American Gastroenterological Association Medical Position Statement: Short bowel syndrome and intestinal transplantation[J]. Gastroenterology, 2003, 124: 1105-1110.

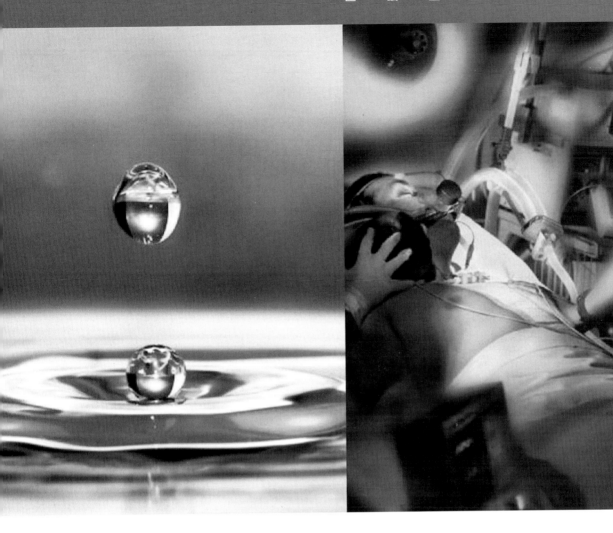

第三部分

肾脏和
代谢紊乱

编者

John A. Kellum, MD

Professor and Vice-Chair
Department of Critical Care Medicine
University of Pittsburgh
Pittsburgh, PA

Jorge Cerdá, MD

Clinical Professor of Medicine
Department of Medicine
Division of Nephrology
Albany Medical College
Albany, NY

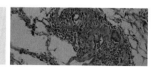

  我们很荣幸将这本书介绍给参与重症监护病房危重症患者护理的全才、专家、住院医生和医学生。

  本书的受众是那些处理代谢和肾脏紊乱类患者错综复杂并发症的同事,希望本书能够帮助他们更加流畅和自信地识别、理解和管理发生的这些情况。

  当危重症患者进展为急性肾损伤或严重的、通常是危及生命的电解质和内分泌紊乱时,问题的复杂性、多种相互作用以及作用或无作用的严重后果会导致应激情况的发生。虽然标准教科书是有用的参考文献,但当问题既严重又不熟悉的时候,通常需要快速回顾由较少文本提供的基础知识。

  基于这些情况,我们在整本书中努力保持流畅、整洁的方式,以保证查询时的快速、便捷,指导匆忙翻阅的医务人员如何采取快速、有效的行动。

  我们一直在努力强调过程之间的相互作用(冒着内容重复的风险)。每一章都强调了器官和代谢过程之间的相互作用。

  本书作者均为各自领域的专家,他们都实际参与过危重患者的护理。我们希望本书能够展示专家们如何在快速发展的领域中应用现有知识,并让您对这些经验丰富的专家的思维过程有所了解。

  我们非常感谢能够有机会编写本书,并希望它能成为管理这些复杂情况的有用工具。

John A. Kellum and Jorge Cerdá
2012年,春

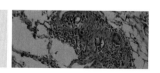

  我们将这本书献给我们的ICU患者、他们的家人及照顾他们的护理专业人员,希望我们能够共同改变他们的生活。

第1章　急性肾损伤Ⅰ:危重症患者

Aditya Uppalapati and John A.Kellum

急性肾损伤(AKI)和急性肾衰竭不是同一个概念。肾衰竭是指那些已失去肾功能,并且没有干预措施就无法维持生命的患者,而 AKI 则用来描述存在早期或轻度急性肾功能不全及明确存在肾衰竭的患者。虽然这种比较不完美,但 AKI 与肾衰竭的关系类似于急性冠状动脉综合征和合并心源性休克的心肌梗死之间的关系。AKI 旨在描述疾病从相对轻微到严重的全部范围。与此相反,肾衰竭的定义是肾功能不足以清除代谢废物,即使没有需要纠正的血流动力学或机械因素。肾衰竭(急性或慢性)的临床表现包括:

- 尿毒症症状(困倦、恶心、呃逆、抽搐)。
- 高钾血症。
- 低钠血症。
- 代谢性酸中毒。

少尿

持续少尿是急性肾衰竭的特征之一,但非少尿性肾衰竭并不少见。尽管肾小球滤过率下降,但肾脏仍可生成尿。如果能保持尿量,通常预后会更好,但使用利尿剂促排尿似乎并不能改善预后(有些研究甚至认为这是有害的)。

分类

国际公认的 AKI 标准已制定,用下述内容的首写字母缩写"RIFLE"来描述肾损害的 3 个分级(风险、损伤和衰竭)和两个临床结局(肾功能丧失和终末期肾病)。

RIFLE 包括血清肌酐和尿量两个独立的标准,取两者之中最差值来定义 AKI 分期。需要注意的是,即使 Scr 增幅<基线值的 3 倍,只要在 Scr 急剧增加至少 0.5 mg/dL 的情况下,新 Scr≥4.0 mg/dL,即可认为达到 RIFLE-F 级别。图 3.1.1 显示更多的患者(敏感性高)被列入轻度级别,包括一些实际上没有肾衰竭(特异性较低)的患者。相比之下,尽管图形底部的标准更加严格和具体,但也有部分患者会被漏掉。

发病率和进展

AKI 在 ICU 患者中的发病率为 35%～65%,在普通住院患者中的发病率为 5%～20%。随着 AKI 的发生,死亡率显著上升。大多数研究表明,与无 AKI 的住院患者相比,AKI 患者的死亡风险增加 3～5 倍。此外,AKI 严重程度增加与死亡风险逐步增加相关,因此,与没有达到 RIFLE-R 至 RIFLE-I 分级的患者相比,达到 RIFLE-F 级别的患者在出院前死亡的可能性会大大增加。伴有 AKI 的 ICU 患者的住院死亡率:R 级约为 9%,I 级约为 11%,F 级约为 26%,而无 AKI 的 ICU 患者的死亡率约为 6%。遗憾的是,超过 50% 的 RIFLE-R 级别的患者进展至 I 级(1～2 d)或 F 级(3～4 d),最终约 30% 的

RIFLE-I 级别的患者进展至 F 级。

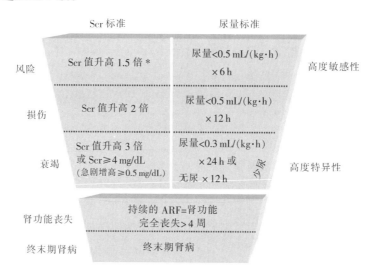

图 3.1.1　急性肾损伤(AKI)的 RIFLE 标准(修订版)

如果患者符合任一条标准,就可诊断为急性肾损伤,然后按照最严重的标准进行分期。* 近年来,急性肾损伤网络(AKIN)扩大了"风险"范畴,包括 Scr 至少增加 0.3 mg/dL,即使增加幅度小于基线值的 50%,只要有记录显示超过 48 h 或不足 48 h 都可诊断。

AKI 的危险因素

按 RIFLE 分级标准定义发生 AKI 的危险因素:
- 脓毒症。
- 年龄增加,尤其是年龄>62 岁。
- 种族:达到 RIFLE-F 级别的黑人患者。
- 根据急性生理和慢性健康评分Ⅲ(APACHE Ⅲ)或序贯器官衰竭评分(SOFA)的更严重疾病。
- 已患慢性肾病。
- 先入住普通病房。
- 外科患者比内科患者的可能性更大。
- 心血管疾病。
- 急诊手术。
- 机械通气。

AKI 病因学

临床特征可以提示 AKI 的病因,但需要进一步检查。危重症患者很容易出现急性肾损伤,尤其是脓毒症和其他全身炎症反应(如大手术、创伤和烧伤)的患者,但其他原因也必须考虑。脓毒症时,肾脏通常有正常的组织学外观。

AKI 容量反应性

多达 50% 的 AKI 病例存在"容量反应性",管理 AKI 病例的第一步是确保适当的液体复苏。然而,容量过负荷是增加 AKI 死亡率的一个关键因素,因此不鼓励对无容量反应性的患者进行持续液体输注。一般情况下，液体复苏应以血流动力学监测为指导。

脓毒症所致 AKI

脓毒症是 50% 以上 AKI 病例，包括那些需要肾脏替代治疗（RRT）的严重病例的主要病因或诱因。脓毒症患者发生 AKI 比例高达 40%，即使考虑 ICU 以外的患者也是如此。感染性休克是脓毒症所致 AKI 发生的一个重要因素，但没有明显休克的患者发生 AKI 的可能性也不低。

低血压

低血压是 AKI 的重要危险因素，许多 AKI 患者至少经历过一次低血压过程。液体复苏是治疗有容量反应性 AKI 患者的重要步骤，但许多患者也需要血管活性药物（如多巴胺、去甲肾上腺素）来维持动脉血压。尽管许多医生普遍认为，与多巴胺相比，去甲肾上腺素并不会增加 AKI 的患病风险，而且脓毒症动物的肾血流量实际上是随着去甲肾上腺素用量的增加而增加。

术后 AKI

危险因素包括低血容量、低血压、腹部大手术和脓毒症。外科手术（尤其是妇科手术）可能会因损伤下尿路导致梗阻性肾病而使情况变得复杂。腹主动脉瘤手术可导致肾动脉破裂。心脏手术可导致动脉粥样硬化性栓塞、持续低血压及全身炎症反应。

其他因素

- 肾毒性物质——可能通过直接损伤肾小管、间质性肾炎或肾小管梗阻引起肾衰竭。对于 AKI 患者，所有肾毒性物质都应该停用。
- 横纹肌溶解症——肌红蛋白尿和肌酸激酶升高提示患者曾遭受挤压伤、肢体缺血、昏迷或长时间癫痫发作。
- 肾小球疾病——红细胞铸型、血尿、蛋白尿和全身症状（如高血压、紫癜、关节痛和血管炎）均提示肾小球疾病。需进行肾活检或特殊血液检查（如 Goodpasture 综合征和血管炎）以确诊及指导适当的治疗。
- 溶血性尿毒综合征——表现为溶血、尿毒症、血小板减少和神经系统检查异常。
- 结晶性肾病——尿沉渣中出现结晶体。晶体（如尿酸盐、草酸盐）的镜检可以帮助确诊。嘌呤和尿酸的释放是导致肿瘤溶解综合征患者发生急性肾衰竭的原因。
- 肾血管性疾病——通过肾动脉造影诊断血供丧失。腹部创伤或主动脉疾病（特别是夹层）可能会导致动脉血供完全丧失。更常见的情况是动脉血供部分受损（如肾动脉狭窄），以及血流动力学不稳定或局部药物治疗（如 NSAID、ACEI）使血流进一步减少。肾静脉阻塞可能是血栓形成或外部压迫（如腹内高压）所致。
- 腹腔间隔室综合征——表现为少尿、体检时腹部张力高和气道内压力增加（继发于膈肌抬高产生的压力）。当腹内压（仰卧位呼气末测量膀胱内压力）持续升高超过 20 mmHg 时即可诊断。

肾毒素

下列为常见的肾毒素：

> 常见肾毒素
> - 别嘌呤醇
> - 氨基糖苷类
> - 两性霉素
> - 呋塞米
> - 中药材
> - 重金属
> - 非甾体抗炎药（NSAID）
>
> - 有机溶剂
> - 百草枯
> - 潘他米丁
> - X 线造影剂
> - 磺胺类药物
> - 噻嗪类

急性肾衰竭的管理

识别和纠正 AKI 的可逆性因素至关重要。所有患者都需要精细的液体管理和营养支持。

尿路梗阻

下尿路梗阻需要置入导尿管减压（如果有尿道断裂，则从耻骨上置入导尿管）。输尿管梗阻需要通过肾造瘘术或植入支架进行尿道减压。由于减压后需要常规进行大量利尿，为防止继发性 AKI，必须确保足够的循环容量。

血流动力学管理

AKI 的容量反应性在早期阶段是可逆的。确保充足循环容量的精细化液体管理和确保肾脏灌注的任何一种必需的正性肌力药或血管升压药支持都有助于促进肾功能恢复。所有 AKI 患者都应该接受重症监护治疗和血流动力学监测，对保守治疗没有反应的患者则需要强制执行。

肾小球疾病

确诊后进行特异性免疫抑制治疗可能是有效的。

间质性肾炎

急性间质性肾炎最常见的原因是由药物治疗引起的，而其他原因则包括自身免疫性疾病和感染（如军团菌病、钩端螺旋体病、链球菌和巨细胞病毒感染）。许多药物都可引起急性间质性肾炎，但最常见的是：
- 抗生素（青霉素、头孢菌素、磺胺、利福平、喹诺酮类）。
- 利尿剂（呋塞米、布美他尼、噻嗪类）。
- 非甾体抗炎药（包括选择性 COX-2 抑制剂）。
- 别嘌呤醇。
- 西咪替丁（其他 H_2 受体抑制剂很少见）。
- 质子泵抑制剂（奥美拉唑、兰索拉唑）。
- 茚地那韦。
- 5 -氨基水杨酸盐。

尿沉渣通常显示有白细胞、红细胞和白细胞管型。约有 2/3 的病例存在嗜酸性粒细胞尿，其中患间质性肾炎的特异性仅为 80% 左右。AKI 出现嗜酸性粒细胞尿的其他常见原因是急进性肾小球肾炎和肾动脉粥样硬化。

祛除潜在的致病因素是治疗的主要手段。

腹腔间隔室综合征

腹腔间隔室综合征是腹腔压力增高的临床诊断，腹内压低于 10 mmHg 时可基本排除，而达到 25 mmHg 以上即可诊断。基础血压水平和腹壁顺应性会影响可耐受的腹腔压力。手术减压是唯一有效的治疗方法，应在器官发生不可逆损害之前进行。

肾脏替代治疗

连续性肾脏替代治疗是危重症患者因血流动力学不稳定而不能耐受常规血液透析的主要替代治疗方法。常规间歇性血液透析一般不适合低血压患者，但一些中心对常规血液透析进行改良（主要是延长透析时间），在不能进行连续性肾脏替代治疗的情况下，这可能是一种合理的选择。腹膜透析治疗通常是不充分的。危重症患者急性肾衰竭的死亡率较高，约 50%～60%。既往研究认为，幸存者的肾功能恢复率可高达 90%，但最新的研究表明，持续的肾衰竭或肾功能不全可能比先前的认识更为普遍，即多达 50% 的幸存者在急性肾衰竭之后，肾功能没有恢复到基线水平。

直到现在，还有观点认为，AKI 患者的死亡并不是因为 AKI 本身，而是继发于患者本身的基础疾病。研究表明，AKI 导致的真实死亡率需首先排除包括慢性疾病和急性疾病潜在严重程度在内的其他因素。表 3.1.1 列出了 AKI 更为重要的临床结局。

表 3.1.1　AKI 的临床结局

系统	机制	并发症
电解质紊乱	低钠血症 高钾血症	中枢神经系统（见下文） 恶性心律失常
酸碱平衡 ［氯离子排泄量减少，有机阴离子（如 PO_4^{3-}）的积累，白蛋白减少→缓冲作用减弱］	1.β 受体下调，一氧化氮合成酶（iNOS）升高 2.高氯血症 3.抑制胰岛素抵抗 4.先天免疫	1.降低心排血量和血压 2.肺、肠损伤，降低肠屏障功能 3.高血糖，增加蛋白质分解
心血管	容量过负荷	充血性心力衰竭 继发性高血压
肺脏	1.容量过负荷，胶体渗透压下降 2.细胞因子对肺中性粒细胞的浸润和活化 3.尿毒症	1.肺水肿、胸腔积液 2.急性肺损伤 3.肺出血
消化道	1.容量过负荷 2.肠缺血/再灌注损伤	1.腹腔间隔室综合征 2.急性胃十二指肠溃疡、出血→营养吸收障碍
免疫	1.组织水肿 2.氧自由基清除减少 3.白细胞功能障碍	增加感染风险，延迟伤口愈合
血液学	1.红细胞合成减少，红细胞破坏和失血增加 2.红细胞生成素产生减少、血管性血友病因子减少	1.贫血 2.出血

续表

系统	机制	并发症
中枢神经系统	1.继发性肝衰竭、营养不良、药物代谢改变 2.低钠血症、酸中毒 3.尿毒症	精神状态改变、癫痫发作、意识障碍、昏迷、肌病、神经病变→机械通气时间延长
药动学和动力学	分布容积增加,药物有效性、白蛋白结合率和消除率下降	药物毒性或低剂量

（杨启纲　译）

选 读 文 献

[1] BELLOMO R,RONCO C,KELLUM JA,et al. Acute renal failure-definition,outcome measures,animal models,fluid therapy and information technology needs:the Second International Consensus Conference of the Acute Dialysis Quality Initiative (ADQI) Group [J].Crit Care,2004,8:R204-R212.

[2] KELLUM JA.Acute kidney injury[J].Crit Care Med,2008,36:S141-S145.

[3] UCHINO S,KELLUM JA,BELLOMO R,et al.Acute renal failure in critically ill patients:a multinational,multicenter study[J]. JAMA,2005,294:813-818.

第 2 章　特殊情况下的急性肾损伤

Shamik Shah and Jorge Cerdá

在目前临床诊疗中,急性肾损伤(AKI)最常见于脓毒症,或发生在心脏手术或使用造影剂后。过去 40 年 AKI 的发病率和相关病死率几乎没有变化,这表明目前仍缺乏有效的预防措施。即使在幸存患者中,相关的发病率也与医疗资源利用率增加和远期不良预后有关。由药物诱发的间质性肾炎引起 AKI 的情况较少见。极少数情况下,AKI 是重症肾小球肾炎患者的最初临床表现。讨论了较常见的"特殊情况"之后,我们将讨论这些不太常见的病因。

心脏手术和急性肾损伤

引言

急性肾损伤是心脏手术的一种常见并发症。然而,由于缺乏 AKI 的标准定义,文献报道的发病率在 2%～25%。尽管大多数接受心脏手术的患者不需要透析,但研究表明,即使是血清肌酐的轻度升高也会增加死亡率。此外,尽管在该问题的认识、诊断和管理方面取得了进展,但死亡率仍然很高,在 40%～60%。

发病机制

心脏手术可能通过以下几种机制促进 AKI 发生:

1.细胞缺血

(1)血压波动:手术过程中的平均动脉压水平通常低于自身调节的血压范围。接受心脏手术的患者也可能存在其他影响自身血压调节的合并症,例如高龄、动脉粥样硬化、摄入非甾体抗炎药(NSAID)或血管紧张素转换酶抑制剂(ACEI)。

(2)炎症:缺血/再灌注损伤、血液成分与体外循环(CPB)膜的接触,以及手术创伤都可能通过激发全身炎症反应而导致肾损伤。

(3)自由基的产生:体外循环期间,溶血产生的游离血红蛋白和铁导致肾脏损害。

2.输血

库存红细胞可能损害组织氧合,加重氧化应激,激活白细胞并引发促炎状态。

3.贫血

诊断标准

根据改良的 RIFLE(风险、损伤、衰竭、肾功能丧失、终末期肾病)或 AKIN 标准定义急性肾损伤,参见第 1 章。

生物标志物

虽然 RIFLE 和 AKIN 分类系统有助于标准化 AKI 的定义,但它们依赖于血清肌酐和尿量标准,可能导致诊断延迟。因此,寻找可靠的生物标志物将有助于早期发现和预测 AKI。

已经用于评估 AKI 的几种生物标志物,见表 3.2.1。

表 3.2.1　评估 AKI 的生物标志物

名称	样本来源	体外循环(CPB)	造影	重症监护	肾移植(Tx)	检测
NGAL[①]	尿液	体外循环后<2 h	造影后 2 h	AKI 前 48 h	肾移植后 12~24 h	ELISA, ARCHITECT
IL-18[②]	尿液	体外循环后 6 h	不升高	AKI 前 48 h	肾移植后 12~24 h	ELISA
KIM-1[③]	尿液	体外循环后 12 h	不检测	不检测	不检测	ELISA
L-FABP[④]	尿液	体外循环后 4 h	造影后 24 h	不检测	不检测	ELISA
NGAL	血浆	体外循环后<2 h	造影后 24 h	AKI 前 48 h	不检测	ELISA, Triage

注:①NGAL,中性粒细胞明胶酶相关脂质运载蛋白;②IL-18,白介素-18;③KIM-1,肾损伤分子-1;④L-FABP,肝脏型脂肪酸结合蛋白。

危险因素

肾保护性干预措施

临床上预防或治疗已确诊 AKI 的办法不多。干预措施大致分为外科手术干预和药物干预。下面将简单地讨论这些措施:

外科干预

(1)体外循环与非体外循环手术:非体外循环手术似乎对患者的肾功能并无益处。

(2)镶嵌技术和血管内支架置入术:这些技术理论上似乎很有吸引力,因为可以避免开放手术和体外循环手术。回顾性研究表明,基于导管入路和小切口的二尖瓣和主动脉瓣手术治疗有助于降低 AKI 发生率。

药物干预

(1)抑肽酶:是一种抗纤维蛋白溶解剂,常被用作心脏手术的血液保护剂。有几项研究对该药临床应用的安全性提出担忧,随后该药被撤出市场。

(2)N-乙酰半胱氨酸(NAC):Meta 分析和随机对照试验显示预防性使用 NAC 并不能降低(或减少)AKI 的发生率、术后并发症、术后干预、死亡率或 ICU 住院时间。

(3)血管扩张剂:几项试验研究了血管扩张剂在预防心脏手术后 AKI 中的作用。多巴胺、非诺多泮、多培沙明、地尔硫䓬、前列环素、ACEI 和甘露醇都被证明是无效的。

其他干预措施

(1)严格控制血糖:最近的单中心研究表明,围手术期严格控制血糖有益,但随后的研究和涉及3 658名危重症患者的 Meta 分析发现围手术期严格控制血糖对降低死亡率或透析率并无益处。

(2)贫血和血细胞比容:当急性贫血超过基线水平下降 50% 的阈值时,不良预后发生率逐渐增加。

结论

心脏手术患者常出现急性肾损伤,且与发病率和死亡率显著有关。采用新定义有助于诊断标准化,新的生物标志物可能有助于早期诊断。虽然药物干预基本上无效,但改进手术术式可能会改善预后。

造影剂和急性肾损伤

引言

造影剂引起的急性肾损伤(contrast-induced acute kidney injury,CIAKI)是医源性肾功能不全最常见原因。尽管 CIAKI 的病理生理、危险因素和自然病程已被熟知,但其仍会导致较高的发病率、死亡率和经济负担。

病理生理

肾小管和肾血管病变可导致肾灌注下降。

1.肾小管

(1)大量利尿和尿钠排泄会刺激管球反馈(tubuloglomerular feedback,TGF),相反,TGF 反过来又会增加肾血管阻力(renal vascular resistance,RVR)并降低肾小球滤过率(GFR)。

(2)肾小管内压力升高和 Tamm-Horsfall 蛋白阻塞肾小管。

2.血管

(1)刺激内皮素(ET)、血管加压素、血管紧张素Ⅱ、多巴胺-1 等强效血管收缩剂释放。

(2)降低一氧化氮和前列腺素等肾血管扩张剂活性。

(3)引起红细胞聚集,导致血液黏稠度增加和氧输送减少。

3.结构改变

(1)近端肾小管细胞空泡化。

(2)髓袢升支粗段(thick ascending loop of Henle,TALH)细胞坏死。

危险因素

- 慢性肾病。
- 糖尿病。
- 血容量不足。
- 肾毒性药物。
- 血流动力学不稳定。
- 高龄。
- 周围血管疾病。

干预措施

造影剂的选择

根据碘造影剂的渗透性分为 3 组:
- 高渗造影剂(high-osmolar contrast media,HOCM):2 000 mOsm/kg。
- 低渗造影剂(low-osmolar contrast media,LOCM):600～800 mOsm/kg。
- 等渗造影剂(iso-osmolar contrast media,IOCM):290 mOsm/kg。

目前一致认为 LOCM 的危害比 HOCM 小,但在比较 LOCM 和 IOCM 时,证据不太明确。

造影剂的剂量

众所周知,造影剂的剂量是发生 CIAKI 的重要独立因素之一。即使是小剂量的造影剂也会对高危患者产生有害影响。

动脉内给药与静脉内给药

研究表明：与静脉注射给药相比，动脉内给药后发生 CIAKI 的风险更高。

扩容

几项研究比较了等渗盐水、低渗盐水或口服补液作为弹丸式推注或持续摄入的方案。研究几乎一致认为，适当的容量管理可降低 CIAKI 的发生。所有用等渗盐水使细胞外液（extracellular fluid，ECF）量增加500～1 000 mL的方案均有效，但充血性心力衰竭（CHF）或慢性肾病（CKD）患者需要谨慎使用。

文献报道的一些扩容方案如下：
- 造影前 12 h 输注 0.45%氯化钠溶液 0.5 mL/(kg·h)。
- 造影前 1 h 输注碳酸氢钠 3 mL/(kg·h)，造影后 6 h 为 1 mL/(kg·h)。
- 现在一致认为，用 0.9%生理盐水进行等渗扩容是合理的。碳酸氢钠的益处目前尚有争议。0.45%氯化钠溶液可能对人体有害。

N-乙酰半胱氨酸

N-乙酰半胱氨酸（NAC）是一种可清除多种氧自由基的强效抗氧化剂，通过改善肾脏血流动力学和减少直接组织氧化损伤来预防 CIAKI。然而，大量研究没有显示出 NAC 的益处。

碳酸氢钠

有学者认为通过碳酸氢钠（$NaHCO_3$）碱化尿液可以降低活性氧的 pH。因此，对正在接受急诊手术而无足够时间使用等渗盐水进行预水化的患者来说，这是一个较好的选择。然而，输注碳酸氢钠能否很好地替代等渗盐水进行标准预水化处理还有待证实，尤其是容量不足的患者。

透析和血液滤过

虽然造影剂可以通过透析清除，但没有充足的证据表明透析可以预防 CIAKI，因此不推荐使用。

钆

由于碘造影剂有造成 CIAKI 的风险，促成了磁共振成像（MRI）增强造影剂钆（Gd）的使用。游离Gd 对肝细胞有毒性。因此，为了清除循环血中的游离 Gd，现已研发了几种 Gd 螯合物。

初期研究表明，使用 Gd 的 MRI 是相对安全的。2000 年首次发表的肾源性纤维化皮肤病（nephrogenic fibrosing dermopathy，NFD）的报告描述了透析患者皮肤增厚的情况。该症状与 Gd 的因果关系在 6 年后被首次提出。从那以后，除大环螯合物外，几乎所有的 Gd 螯合物都有大量的病例报道，最显著的是线性螯合物。肾衰竭患者的 Gd 半衰期延长，Gd 对肾脏的影响也可能呈剂量依赖性。皮肤增厚的确切机制尚不清楚，但被认为是 Gd 对成纤维细胞活性改变的结果。

根据目前的证据，GFR<30 mL/min 的患者不应使用线性螯合物。使用环状螯合物似乎安全，但应在权衡潜在风险和获益之后使用。

急性肾小管间质性肾炎

接受肾脏活检的 AKI 患者中有 15%～27%的人被发现患急性肾小管间质性肾炎（acute tubulointerstitial nephritis，ATIN）。

病因

1.药物过敏

(1)抗生素：

- β-内酰胺类——甲氧西林、青霉素、氨苄西林、苯唑西林、萘夫西林。
- 其他抗生素——磺胺类药物、利福平、乙胺丁醇、多黏菌素、万古霉素、阿昔洛韦、茚地那韦、α-干扰素。

(2)非甾体抗炎药：布洛芬、消炎痛(吲哚美辛)、双氯芬酸。

(3)利尿剂：噻嗪类、呋塞米、氨苯蝶啶。

(4)其他：阿司匹林、别嘌呤醇、卡马西平、苯妥英钠、苯巴比妥、硫唑嘌呤。

2.感染

(1)细菌：链球菌、葡萄球菌、白喉、布鲁氏菌、军团菌。

(2)病毒：HIV、巨细胞病毒(CMV)、EB 病毒。

(3)其他：弓形虫、支原体、立克次体、钩端螺旋体。

3.免疫介导的疾病

4.肾小球疾病

5.特发性疾病

临床表现

- 突然发生肾功能障碍、肾功能不全和蛋白尿——通常发生在接受过多种药物治疗的感染住院患者。这类患者发生 AKI 的病因并不清楚。
- 只有不到 10％的患者出现发热、皮疹和嗜酸性粒细胞增多的经典三联现象。
- 异质性表现。

实验室诊断

- 尿液分析——Wright、Hansel 或 Giemsa 染色显示存在白细胞、白细胞管型、游离红细胞、蛋白尿(一般小于 1 g/d)和嗜酸性粒细胞尿。
- 血尿素氮和血清肌酐迅速升高。
- 电解质紊乱。
- 肾脏大小正常至增大,伴皮质回声增强。

组织病理

组织病理是诊断的"金标准"。

间质内出现由 T 淋巴细胞、单核细胞、浆细胞和嗜酸性粒细胞组成的弥散性或片状炎性细胞浸润。

治疗

- 去除危险因素。
- 目前尚无确凿的证据支持使用免疫抑制剂作为辅助治疗。下列药物使用已取得了不同的疗效：
  - 皮质类固醇通常以 1 mg/kg 的剂量开始,并在 1 个月内逐渐减量。
  - 环磷酰胺 1～2 mg/(kg·d)。
  - 血浆置换：每日置换 3～4 L,持续 5 d;下一周为隔日 1 次。

急性肾小球肾炎

主要病因

该病的主要病因见表 3.2.2。

表 3.2.2 引起急性肾小球肾炎的主要病因

分类	低血清补体水平		正常血清补体水平
系统性疾病	系统性红斑狼疮		结节性多动脉炎
			韦格纳肉芽肿病
	冷球蛋白血症		过敏性血管炎
			过敏性紫癜
	亚急性细菌性心内膜炎		肺出血肾炎综合征
	分流性肾炎		内脏脓肿
肾脏疾病	急性链球菌感染后肾小球肾炎		IgG-IgA 肾病
	膜增生性肾小球肾炎	• Ⅰ型	特发性急进性肾小球肾炎(RPGN)
			抗 GBM 病
		• Ⅱ型	寡免疫复合物性肾小球肾炎

临床表现

- 水肿——65%。
- 高血压——60%~80%。
- 尿量减少——50%。
- 肉眼血尿——30%。
- 肾病综合征——5%。
- 背部疼痛——5%。

实验室诊断

- 尿液分析——蛋白尿、血尿、管型尿——100%。
- 血清肌酐>2 mg/dL——25%。
- 低水平的 C3、C4 和/或 CH50——见表 3.2.2。
- 肾病范围蛋白尿——10%。

自然病程与预后

总体预后很好,疾病的最初死亡率低于 0.5%,最终死亡或发展为终末期肾病的患者不到 2%。治疗基础病及其并发症都有助于改善患者的预后。儿童的预后优于成人,40 岁以上的快速进展性肾衰竭和新月体肾小球肾炎患者的预后较差。

治疗

急性链球菌感染后肾小球肾炎(post-streptococcal glomerulonephritis,PSGN)患者的治疗是对症处理,并取决于疾病的临床严重程度。急性肾炎治疗的主要目的是控制血压和处理容量过负荷。在疾病急性期,应限制盐和水的摄入。如果出现严重的水肿和/或高血压,应使用利尿剂。呋塞米通常可以迅速利尿并降低血压。对于利尿剂无法控制的高血压,血管扩张剂(即钙通道阻滞剂或 ACEI)通常是有效的。通常不推荐使用类固醇或免疫抑制剂。

继发于全身性疾病的急性肾小球肾炎的治疗,推荐使用大剂量类固醇、多种免疫抑制剂方案和血浆置换。

溶血性尿毒综合征

引言

溶血性尿毒综合征(HUS)是一种严重的危及生命的临床综合征,以溶血性贫血、血小板减少和进行性肾衰竭为特征,是全世界儿童急性肾损伤最常见的原因之一。

分类

1.志贺样毒素相关 HUS

志贺样毒素(shiga-like toxin,Stx)相关 HUS(Stx-HUS)是一种 2～3 岁以下儿童多发的疾病,与产志贺样毒素大肠杆菌的食源性感染有关,尤其在夏季容易发生,大约 75% 的患者出现腹泻。因此,这种形式表示为 D+HUS。另外 25% 的患者不会出现腹泻,描述为 D−HUS。约 70% 的患者发生急性肾损伤,但其中 70%～85% 的患者肾功能可恢复。

2.非志贺样毒素相关 HUS

非 Stx-HUS 也称为非典型 HUS(aHUS),与许多疾病(如遗传因子 H 缺乏、恶性肿瘤、HIV、药物和妊娠等)有关。这种疾病与高死亡率、永久性肾损伤和高复发风险有关。

发病机制

在北美和西欧,70% 的 Stx-HUS 病例继发于大肠杆菌血清型 O157：H7,其他大肠杆菌血清型也已被发现。在亚洲和非洲,它与志贺氏痢疾杆菌产生的 Stx 有关。

摄入受污染的食物或水后,大肠杆菌进入肠道,与肠黏膜紧密结合,导致细胞死亡而出现血性腹泻。随后,毒素进入全身血液循环,通过阻碍蛋白质的合成并破坏内皮细胞引起靶器官的微血管损伤。

临床表现

症状

- 腹部绞痛和血性腹泻。
- 无尿(55%)。
- 呕吐(30%～60%)。
- 发热(30%)。
- 烦躁、嗜睡、惊厥。

体征

- 水肿、容量过负荷(69%)。
- 高血压(47%)。
- 严重苍白。

诊断

实验室诊断

- 尿液分析：存在蛋白尿、红细胞，偶见红细胞管型。
- 粪便：检出大肠杆菌或志贺氏菌。
- 血红蛋白：严重贫血和出现破碎红细胞。
- 血小板计数：严重的血小板减少。
- 溶血反应：乳酸脱氢酶(lactate dehydrogenase，LDH)升高、血浆结合珠蛋白降低、胆红素升高。
- 肾功能：BUN 和血清肌酐均升高。

组织学特征

小动脉闭塞性病变及小动脉和组织微梗死。

不良预后指标

- 年龄<2 岁。
- 严重的消化道前驱症状。
- 白细胞增多。
- 早期无尿。
- 肾皮质坏死。
- 肾小球受累率>50%。

治疗

支持治疗

- 保持液体和电解质平衡。
- 积极控制血压。
- 输血纠正症状性贫血。
- 出血性结肠炎的肠道休息。
- 预防性使用苯妥英钠控制有神经系统症状患者的癫痫发作。
- 透析：氮质血症患者进行血液透析或腹膜透析。

除非出现菌血症，否则不建议使用抗生素。但在痢疾杆菌感染中，抗生素必须在发病早期开始使用。

血浆置换或输注仅推荐用于累及肾脏和神经系统的血栓性血小板减少性紫癜(TTP)的成人患者。

应避免使用类固醇、肝素和抗血栓药物。双侧肾切除术对难治性高血压、严重神经功能障碍和持续血小板减少的患者可能有帮助。

肺出血肾炎综合征(抗 GBM 病)

引言

肺出血肾炎综合征是一种表现为迅速进展的肾衰竭和肺出血的罕见疾病，是由肾小球基底膜

(glomerular basement membrane,GBM)的特定成分引起的自身免疫性疾病。据报道,白种人的发病率为每年 0.5～0.9 /100 万。黑人和亚洲人的发病率低于白种人。

发病机制

患者血液循环中出现抗 GBM 自身抗体,与肺(肺泡)和肾(肾小球)基底膜发生免疫反应。

临床表现

症状

- 咳嗽。
- 咯血。
- 乏力。
- 劳力性呼吸困难。
- 肉眼血尿。

体征

- 苍白(贫血导致)。
- 水肿(容量过负荷)。
- 干性吸气性爆裂音和啰音(肺出血)。
- 肺实变征象。
- 心脏杂音(贫血引起)。
- 肝大。

诱因

- 吸烟。
- 呼吸道感染。
- 容量过负荷。
- 膜性肾病。
- 累及肾小球的小血管炎。

诊断

实验室诊断

- 尿液分析:出现蛋白尿、红细胞,偶见红细胞管型。
- 血红蛋白:严重贫血。
- 白细胞计数:白细胞增多。
- 肾功能:血尿素氮、血清肌酐升高。
- 抗 GBM 滴度:超过 90％的患者抗 GBM 滴度升高。
- 抗中性粒细胞胞浆抗体(antineutrophilic cytoplasmic antibody,ANCA)滴度:约有 30％的患者升高,通常是 p-ANCA 升高。

影像学特征

胸部 X 线摄片显示中下肺片状或弥漫性浸润影而上肺野清晰,数天内可以消退。

组织学特征

肺:非特异性出血伴有不同程度的炎症和纤维化。肺活检标本可见肺泡间隔 IgG 染色阳性,这对抗 GBM 病具有诊断价值。

肾脏:弥漫性肾小球肾炎,伴肾小球节段局灶性、部分或完全坏死,全部肾小球周围的节段性或环状细胞新月体。免疫荧光检测可以观察到沿 GBM 的线性 IgG。2/3 的活检样本中出现沿 GBM 的线性 C3。

治疗

1.清除血液循环中的抗体

血浆置换:用 5% 人血白蛋白进行每日 1 次的血浆置换,持续 14 d 或直到循环抗体不再产生为止。

2.预防新抗体产生

免疫抑制剂:

(1)口服皮质类固醇:口服泼尼松龙,以 1 mg/(kg·d)为起始剂量。每周减量 1 次,8 周减至起始剂量的 1/6。然后维持该剂量 3 个月后逐渐减量,并在 1 个月内停用。

(2)环磷酰胺:对于年龄小于 55 岁的患者,口服剂量从 3 mg/(kg·d)开始,并逐渐减量至 50 mg。对于年龄超过 55 岁的患者,推荐剂量为 2.5 mg/(kg·d)。

(3)利妥昔单抗:对于血浆置换、口服类固醇和环磷酰胺治疗无效的患者,建议使用利妥昔单抗 375 mg/(m^2·剂量),每周 1 次,连续 6 周。

(赵东升 译)

选 读 文 献

[1] CHERTOW GM, BURDICK E, HONOUR M, et al. Acute kidney injury, mortality, length of stay, and costs in hospitalized patients[J].J Am Soc Nephrol,2005,16(11):3365-3370.

[2] MCCULLOUGHPA, STACULF, BECKERCR, et al. Contrast-Induced Nephropathy (CIN) Consensus Working Panel: executive summary[J].Rev Cardiovasc Med,2006,7(4):177-197.

[3] PARIKH CR,DEVARAJAN P.New biomarkers of acute kidney injury[J].Crit Care Med,2008,36(4 Suppl):S159-S165.

[4] PENFI ELD JG,REILLY RF.What nephrologists need to know about gadolinium[J].Nat Clin Pract Nephrol,2007,3(12):654-668.

第3章　急性肾损伤和脓毒症

Jorge Cerdá

　　脓毒症是危重症患者最常见的并发症,发生率在30%～40%。其中入住ICU时诊断为脓毒症的患者高达25%。脓毒症最常见的感染源是呼吸道和腹腔。随着脓毒症发病率的增加,患者的死亡率也在增加。

　　急性肾损伤(AKI)是脓毒症的常见并发症之一。感染性休克患者并发AKI的发病率高达65%,死亡率则为20%～60%。若脓毒症和感染性休克患者初始应用抗生素延迟,则更易出现并发症且致命。脓毒症相关AKI的死亡率增加可延长至损伤一年后,即使是病情较轻的社区获得性肺炎患者。

　　脓毒症相关AKI的发病机制尚未明确,包括缺血/再灌注损伤、直接炎性损伤、凝血和内皮细胞功能障碍,以及细胞凋亡的多重损伤途径。

　　脓毒症时肌酐合成减少,新的生物标志物可能比血清肌酐更早发现肾损伤。通常认为脓毒症相关AKI与肾小管坏死有关,但近期研究对脓毒症相关AKI肾实质损伤提出了质疑。

　　最新研究表明肾血流量(RBF)实际是增加而非减少,感染性休克的肾内血流动力学也受到质疑。目前尚不清楚RBF如何在肾内分布,肾小管中易损部位可能缺血更严重,如Henle升支粗段。肾小球前后动脉扩张可以解释RBF为何增加,而出球小动脉扩张可导致肾小球毛细血管滤过压和肾小球滤过率减少。

容量复苏

　　容量复苏的时机和力度对于提高感染性休克患者的生存率至关重要。血管升压药和液体治疗的时机,而不是特定的药物,是改善患者预后的决定因素。一旦诊断感染性休克,立即进行抗感染治疗和其他改善预后的措施,避免AKI等并发症的发生。这些协议已成为"拯救脓毒症运动"的基础,并构成当代感染性休克治疗的主体。该方案可显著改善患者生存率,过去两年死亡率降低了5.4%,并降低了脓毒症相关AKI的发生率和损伤程度。

　　Rivers等人的早期目标导向治疗(EGDT)研究发现,入院6h内优化心脏前负荷、后负荷和收缩力使氧输送和氧需达到平衡,对照组和干预组的死亡率从46.5%显著下降至30.5%。虽然EGDT组的患者在最初6h内接受了更多的静脉液体复苏,但在72h观察终点两组的容量基本相同(13.4L)。

　　最近对EGDT策略的重新评估引起了关注。3个多中心的前瞻性随机对照试验正在招募患者以回答这些问题。从肾脏的角度来看,由于脓毒症引起的AKI和/或容量过负荷(图3.3.1),关注的问题包括未报告的但已存在肾功能不全的患病率,以及最终需要肾脏替代治疗(RRT)的患者人数。

　　多项儿童和成人的脓毒症研究显示,容量过负荷、少尿及RRT启动较晚与患者预后不良相关。生存差异取决于能否实现液体负平衡。最近有关急性呼吸窘迫综合征患者的研究也表明保守的液体治疗策略是有益的。

　　脓毒症患者显然更容易出现肺水肿和肺功能恶化。脓毒症相关AKI患者初期表现为心脏充盈压升高,表明存在早期心肌抑制和肺水肿的风险,体现了受损器官之间"交互作用"的重要性。鉴于此类患者在扩容的情况下仍会发生AKI,快速补液具有较大的风险。如肾功能或氧合无法改善,应避免快速补液。

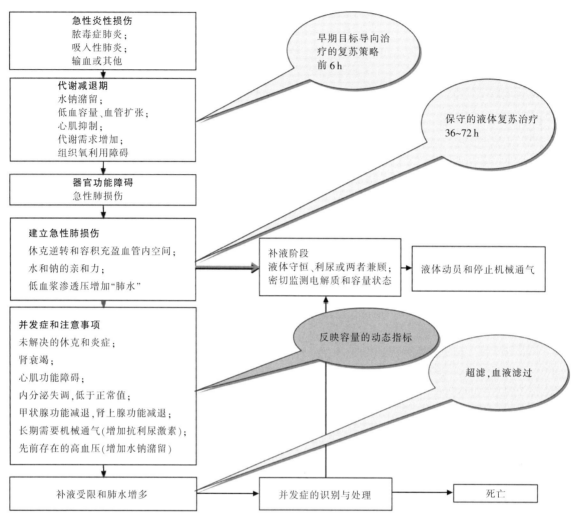

图 3.3.1 AKI 液体管理的拟定时间线

From Cerdá J, Sheinfeld G, Ronco C. Fluid overload in critically ill patients with acute kidney injury[J]. Blood Purification,2010,29:11-18.

早期充分的液体复苏和随后的保守性输液策略已被证实可以显著改善患者的预后。

对此类患者的最佳处理是需要早期(6 h 内)积极的容量复苏,随后进行保守的液体策略,通常需要利尿剂和液体限制。随着器官衰竭进一步加重,如第 6 章中所述,对容量状态的动态评估比对中心充盈压的静态测量更准确。若患者的病情继续恶化,出现更多器官衰竭,对利尿剂反应消失,尽早实施连续性肾脏替代治疗(CRRT)是必要的,可避免容量过负荷的不良影响。

血管收缩剂

复苏策略包括早期积极的液体扩容和血管升压药,包括儿茶酚胺类(去甲肾上腺素、多巴胺、肾上腺素)和血管加压素[精氨酸加压素(arginine vasopressin,AVP)]。在 AKI 期间,RBF 的肾自身调节功能丧失,肾灌注高度依赖于平均灌注压。本部分第 7 章"急性肾损伤的药物治疗"对这部分内容进行了详尽的评述。

脓毒症治疗指南建议早期使用强效血管收缩剂去甲肾上腺素(NE)治疗血管舒张性休克。随着肾平均灌注压的增加,皮质和髓质的血流也会增加,利尿作用也会增强。

尽管最近的研究没有显示疗效上的差异,但肾上腺素(EPI)的代谢(即诱发乳酸血症)和内分泌(即诱发高催乳素血症)作用妨碍了它的使用。血管收缩剂多巴胺与 NE 作用相当,但与 NE 相比,心律失常的发生率更高。所谓"肾性剂量多巴胺"并没有任何益处,应被临床实践摒弃。

在早期的高动态状态下,感染性休克患者可能会儿茶酚胺受体下调、诱导型一氧化氮合成酶(inducible nitrous oxide synthase,iNOS)激活和代谢性酸中毒而对儿茶酚胺反应不佳。纠正代谢性酸中毒可抑制由酸中毒和乳酸引起的平滑肌超极化。

AVP 是一种内源性释放的肽类激素,已成为严重感染性休克患者儿茶酚胺类的辅助药物。脓毒症患者体内 AVP 相对缺乏,以及 AVP 可恢复儿茶酚胺受体反应性、抑制 iNOS 活化和血管细胞超极化的能力使之成为临床应用的基础。小规模试验显示 NE 联合 AVP 可减少对儿茶酚胺的需求并改善利尿效果,但最新的随机对照试验未能证明其可降低死亡率。没有证据支持 AVP 可作为"减少儿茶酚胺"的血管收缩药。最近研究表明,AVP 对 AKI 患者有益,尤其是初期阶段(RIFLE 标准中的"R"),可能支持脓毒症相关 AKI 患者早期应用 AVP。

最近对脓毒症的动物实验研究已经引起了人们对 AVP 所致肾功能障碍和损伤的关注。

作为临床上有效的血管收缩剂的儿茶酚胺和 AVP 都可导致严重的副作用,包括外周和内脏缺血。

一项在感染性休克患者中使用皮质类固醇的大型安慰剂对照试验中显示了相互矛盾的结果。建议对内源性皮质类固醇缺乏的患者延长小剂量输注皮质类固醇的疗程。皮质类固醇是否改善 AVP 的疗效同样存在争议。

脓毒症的肾脏替代治疗

在脓毒症中,RRT 不仅作为单纯的肾脏替代,还被认为具有免疫调节和器官支持的潜在功能。

从肾脏角度来看,方法学问题包括起始时间、透析剂量和 RRT 模式。迄今为止,早期 RRT 并未显示出益处。即使在需要清除液体的情况下,连续性肾脏替代治疗(CRRT)并不会加重病情,反而可改善血管扩张的脓毒症患者的血流动力学。纠正酸中毒可提高血管收缩药的反应性,降低发热患者的体温有助于稳定血流动力学。参见第 10 章。

在过去的 10 年里,高对流透析剂量被推测可改善脓毒症患者的治疗。许多具有抗炎和促炎作用的水溶性介质,如 TNF-α、IL-6、IL-8 和 IL-10 在脓毒症综合征中发挥着重要作用,通过持续血液滤过降低可溶性介质的峰值可能有助于恢复稳态("峰值浓度假说")。迄今为止,这种益处尚未在充分有力的研究中得到证实,且这种技术与方法的复杂性和风险相关。目前正在探索的其他替代方法包括使用高截留膜,通过利用连续血浆滤过吸附(continuous plasma filtration adsorption,CPFA)去除蛋白结合溶质和高分子量毒素。最近一项 RCT 研究显示,利用滤膜结合并固定多黏菌素 B(一种具有高内毒素亲和力的抗生素)的血液灌流(hemoperfusion,HP)是有益的,仍迫切期待更大规模的研究去证实。

最后,利用"肾小管细胞疗法(renal tubule cell therapy,RAD)"的研究正处于 Ⅱ 期阶段,对脓毒症的初步研究结果显示前景良好,可显著降低脓毒症患者的死亡率。

(孙曼丽　译)

选 读 文 献

[1] VINCENT JL,SAKR Y,SPRUNG CL,et al.Sepsis in European intensive care units:results of the SOAP study[J].Crit Care Med,2006,34:344-353.

[2] BAGSHAW SM,UCHINO S,BELLOMO R,et al.Septic acute kidney injury in critically ill patients:Clinical characteristics and outcomes[J].Clin J Am Soc Nephrol,2007,2:431-439.

[3] BELLOMO R,WAN L,LANGENBERG C,et al.Septic acute kidney injury:New concepts[J].Nephron Exp Nephrol,2008,109:e95-e100.

［4］ CERDÁ J,SHEINFELD G,RONCO C.Fluid overload in critically ill patients with acute kidney injury[J].Blood Purification,2010,
29:11-18.

［5］ DELLINGER RP,LEVY MM,CARLET JM,et al.Surviving Sepsis Campaign:International guidelines for management of severe
sepsis and septic shock:2008[J].Crit Care Med,2008,36:296-327.

［6］ BAGSHAW SM,BELLOMO R,KELLUM JA.Oliguria,volume overload,and loop diuretics[J].Crit Care Med,2008,36:S172-S178.

［7］ KELLUM JA,CERDÁ J,KAPLAN LJ,et al.Fluids for prevention and management of acute kidney injury[J].Int J Artif Organs,
2008,31:96-110.

［8］ BELLOMO R,WAN L,MAY C.Vasoactive drugs and acute kidney injury[J].Crit Care Med,2008,36:S179-S186.

［9］ SCHRIER RW,WANG W.Acute renal failure and sepsis[J].N Engl J Med,2004,351:159-169.

［10］ PARRILLO JE.Septic shock-vasopressin,norepinephrine,and urgency[J].N Engl J Med,2008,358:954-956.

第4章 慢性肾病的危重症患者

Anjali Acharya and Belinda Jim

背景

慢性肾病(CKD)是一种常见病,20 岁以上成年人中约有 10％的人患该病。CKD 发病率呈上升趋势。CKD 患者容易出现复杂的并发症,导致住院率增加。根据美国肾脏数据中心(United States Renal Data System,USRDS)统计,即使 CKD 处于早期阶段,患者的住院率和每位患者的年住院天数也比普通人群高 3 倍。

定义

国家肾脏基金会-肾脏疾病结果质量倡议(National Kidney Foundation—Kidney Disease Outcomes Quality Initiative,NKF-K/DOQI)工作组将 CKD 定义为:

肾脏损伤≥3 个月,肾损伤的定义是肾脏结构或功能的异常,伴有或不伴有肾小球滤过率(GFR)的下降,有下列依据:病理学异常;肾脏损伤的标记,包括血液或尿液成分的异常,或影像学检测的异常。或者 GFR<60 mL/(min · 1.73 m^2)时间≥3 个月,伴或不伴有肾脏损伤。

CKD 的分期

CKD 的分期见表 3.4.1。

表 3.4.1 CKD 的分期

分期	标准
1 期	GFR 正常[大于 90 mL/(min · 1.73 m^2)]伴持续性蛋白尿
2 期	GFR 为 60～89 mL/(min · 1.73 m^2)伴持续性蛋白尿
3 期	GFR 为 30～59 mL/(min · 1.73 m^2)
4 期	GFR 为 15～29 mL/(min · 1.73 m^2)
5 期	GFR 低于 15 mL/(min · 1.73 m^2)或终末期肾病

ICU 中 CKD 和 AKI 的关系

- ICU 中有 35％～65％的患者会发生 AKI,其中脓毒症占比大。
- ICU 内发生 AKI 的其他危险因素包括容量不足和低血压。
- CKD 的存在增加了发生 AKI 的风险,并与 CKD 分期成正相关,3～5 期的 AKI 发生率比1～2期更高。

CKD 患者的肾脏转归

- 需要注意的是，入院时的血清肌酐并不能反映真实的基线水平。
- 肾脏结局和患者预后已被证明基于入住 ICU 时的血清肌酐基线水平而有所不同。
- 一些研究表明，潜在 CKD 患者发生 AKI 的风险显著增加，并且风险与 CKD 的分期成正相关。
- 最近的数据表明，AKI 可促进 CKD 进展。
- 既往有 CKD 病史的 AKI 患者很可能会促进 CKD 进展。
- 住院期间发生 AKI 和既往有 CKD 的患者更可能依赖透析治疗。

CKD 患者的预后

- AKI 住院患者的死亡率非常高。
- 基于 AKI 患者的 CKD 状态的死亡率数据尚无定论，一些研究显示与既往 CKD 相关的死亡率较低。

ICU 危重症患者的特定综合征

以下重点介绍 ICU 中常见的 AKI 综合征。CKD 患者患这种疾病的风险更高。

充血性心力衰竭

- 心肾综合征（cardiorenal syndrome，CRS）被用于描述充血性心力衰竭（CHF）伴 CKD 的患者。
- 虽然利尿剂仍然是急性失代偿性心力衰竭（ADHF）的主要治疗手段，但因合并 CKD 存在利尿剂抵抗导致治疗困难。经常性使用大剂量利尿剂可导致 AKI 和 CKD 恶化。
- 虽然 ADHF 患者经常接受超滤，尤其是存在利尿剂抵抗时，但目前的共识是，ADHF 患者使用超滤并不比利尿剂有更多优势。
- 清除液体可能会改善肾功能和/或恢复肾脏对利尿剂反应。

心脏手术后的 AKI

- 心脏术后 AKI 和 CKD 恶化是常见的。
- 术前血清肌酐水平是心脏手术后发生 AKI 的主要危险因素，可用于识别高危患者。
- 有人提出"非体外循环"的冠状动脉旁路移植术（CABG）可减少 AKI 的发生，但尚未有随机对照试验证实这一点。
- 目前尚无证据支持使用 N-乙酰半胱氨酸（NAC）或甘露醇等药物对 CKD 患者进行 AKI 预防。

造影剂诱导的肾病

- 由于经常使用碘造影剂进行诊断和治疗，造影剂诱导的肾病（contrast media-induced nephropathy，CIN）是 ICU 患者常见的并发症。
- CKD、糖尿病、容量不足和高龄是主要的危险因素。
- 最有效的预防策略包括：
  ◦ 避免或禁用利尿剂、非甾体抗炎药（NSAID）、血管紧张素转换酶抑制剂和血管紧张素受体阻滞剂（angiotensin receptor blocker，ARB）。
  ◦ 使用等渗晶体预扩容。
  ◦ 使用低渗或等渗造影剂。

• 目前还没有确切的数据表明,肾功能正常或轻度肾功能损害患者可以预防性使用血液滤过和血液透析清除血液循环中的造影剂,故不推荐用于 CKD 3~4 期。

CKD 危重症患者管理中的特别注意事项

心肌肌钙蛋白对于肾脏疾病的作用

心肌肌钙蛋白酶在 CKD 患者中的意义有待商榷。正常情况下,心肌损伤患者心肌肌钙蛋白 I(cTnI)和心肌肌钙蛋白 T(cTnT)升高。虽然它们是诊断肾功能正常患者心肌损伤的首选生物标志物,但它们在 CKD 人群中的诊断价值尚不清楚。即使在没有急性心肌损伤的情况下,CKD 患者也常伴有轻度至中度的血清肌钙蛋白升高。确切的机制尚不清楚,但可能包括亚临床心肌损伤、心肌肌钙蛋白漏出进入循环中、左心室肥厚(left ventricular hypertrophy,LVH)和肾脏清除肌钙蛋白片段的功能受损。CKD 和 ESRD 患者的 cTnT 升高比例高于 cTnI(53%~71% vs. 7%~17%),这可能是由于与 cTnT 相比,非心肌组织中的 cTnI 表达缺乏。尽管其诊断效用存在争议,但已有充分证据表明,该人群中肌钙蛋白水平升高预示心血管预后和死亡风险增加。

在危重症治疗中,我们需要适当地解释这些数据。

• 无论基线值如何,心肌肌钙蛋白在真正的心肌坏死时都会在 6~8 h 内升高。
• 动态监测肌钙蛋白水平。
• CKD /ESRD 的 cTnT 升高比例高于 cTnI。
• 用于定义急性冠脉综合征的心肌肌钙蛋白的动态变化需超过基线水平 20%。

肾毒性药物

由于肾脏储备能力下降,因此避免在 CKD 人群中使用肾毒性药物尤为重要。除住院用药外,还应检查患者的门诊用药是否有肾毒性。应谨慎使用以下常用药物,如二甲双胍、ACEI/ARB、螺内酯和地高辛等。对这些药物要么避免使用,要么密切监测其血药浓度(如地高辛)。ICU 中常见的肾毒性药物包括氨基糖苷类、万古霉素、NSAID、放射性造影剂、静脉注射免疫球蛋白(IVIG)、羟乙基淀粉(hydroxyethyl starch,HES)。

氨基糖苷类会导致近端小管细胞重吸收功能受损。

• 导致非少尿型肾衰竭。
• 新霉素的肾毒性最大,其次是庆大霉素、妥布霉素、阿米卡星和链霉素。
• 危险因素包括氨基糖苷的类型、血清药物峰浓度、累积剂量、给药持续时间和频率、CKD。
• 为了最大限度地减少氨基糖苷类的肾毒性,推荐每日 1 次给药并监测谷浓度。

无论是单独使用还是与氨基糖苷类药物联用,万古霉素的肾毒性越来越被人们重视。下列几点非常重要:

• 直接通过肾小球滤过以原形排出体外。
• 肾毒性发生率为 6%~30%。
• 损伤机制尚不清楚。
• 危险因素包括联合使用其他肾毒性药物、谷浓度 $>15\ \mu g/mL$、高龄、治疗持续时间。
• 必须密切监测肾功能和谷浓度,特别是在肾功能波动的情况下,避免用药过量或不足。

ICU 中 CKD 患者应避免使用 NSAID,包括选择性 COX-2 抑制剂,原因如下:

• NSAID 抑制前列腺素介导的血管扩张,尤其在容量不足时,有助于保护肾血流量和 GFR。
• NSAID 可引起急性间质性肾炎和肾病综合征(微小病变或膜性肾病)。

- 常见的药物包括在家中服用的布洛芬和在医院服用的酮咯酸。

利尿剂在 CKD 患者中的作用

重症 CKD 患者容量过负荷时须使用袢利尿剂,特别是在 GFR 降低的急性损伤时。对利尿剂有反应者预后良好,但更可能提示肾脏疾病较轻。由于肾灌注减少和药物到达肾脏的量减少,以及药物在肾小管近端分泌减少,肾衰竭时需要使用更大剂量的利尿剂。肾衰竭患者使用利尿剂时需要注意以下几点:

- CKD 患者可能需要 2～3 倍剂量的袢利尿剂。
- 袢利尿剂和噻嗪类利尿剂联合使用可以改善利尿作用。
- 已证明静脉输注与弹丸式推注效果相当。
- 唯一不含磺胺基的利尿剂是依他尼酸,适用于对磺胺基过敏的患者。
- 密切监测电解质异常(低钾血症、代谢性碱中毒、高尿酸血症和低钠血症)。
- 密切监测是否有低灌注征象(低血压和肾功能恶化)。
- 如果患者对利尿剂不再有反应,或者血清尿素浓度过高,则应考虑肾脏替代治疗。

血管紧张素转换酶抑制剂和血管紧张素受体阻滞剂的作用

血管紧张素转换酶抑制剂(ACEI)和 ARB 是一类独特的药物,可以减少 CKD 患者的肾小球内高压和蛋白尿。

重症 CKD 患者使用 ACEI 和 ARB 受限,因为:

- 在急性肾功能损害的情况下,它们的使用与肾功能恶化有关,因为抑制了血管紧张素 Ⅱ 介导的肾小球出球小动脉收缩,从而降低 GFR。
- 也可能导致高钾血症。
- 对无论是否存在 CKD 的 AKI 患者,最好停用这类药物直至肾功能稳定。
- 可考虑在危重症患者中预防性地停用这些药物,以预防由于低血压或其他肾毒素引起的肾缺血。

静脉注射免疫球蛋白和羟乙基淀粉

- 静脉注射免疫球蛋白(IVIG)和羟乙基淀粉的损伤机制可能是渗透性肾病。
- 渗透性肾病是指由于近端小管不能分解再吸收物质引起的细胞质空泡化而导致近端小管细胞肿胀。
- IVIG 通常用于治疗 ICU 中免疫介导疾病,其稳定剂蔗糖是引起肾损害的罪魁祸首。
- 蔗糖被近端小管细胞吸收时,会引起细胞肿胀、管腔变窄和闭塞。
  - 为了最大限度地减少肾毒性,应延长 IVIG 输注时间,或使用非蔗糖制剂。
  - 羟乙基淀粉常用于血流动力学不稳定患者扩容,也与渗透性肾病的发生有关。
- 大分子量羟乙基淀粉和 C2-C6 摩尔取代比高的淀粉似乎风险最大。为了最大限度地减少这两种药物的肾毒性,我们建议如下:
  - 为了将肾毒性降至最低,避免使用高渗透压的羟乙基淀粉或使用较低渗透压液体。

初始复苏建议

循环不稳定、低血压的 CKD 患者的初始复苏与肾功能正常的患者相似。患者出现血压下降或血清乳酸升高超过 4 mmol/L 时应立即开始复苏,目的是实现 CVP 在 8～12 mmHg,平均动脉压＞65 mmHg,尿量＞0.5 mL/(kg·h)。由于患者容易发生容量过负荷,因此密切监测 CKD 患者的容量状态对于调整正性肌力药物维持血压至关重要(请参阅前面使用羟乙基淀粉进行液体复苏的内容)。

贫血管理

- 尽管促红细胞生成素(erythropoiesis-stimulating agents,ESAs)可提高创伤者的生存率,但最

新证据不支持通过该药改善危重症患者的贫血以减少输血的需求。

• 不推荐对危重 CKD 患者使用促红细胞生成素,除非该药的使用符合目前非危重 CKD 患者的治疗原则。

• CKD 患者的 Hb<7.0 g/dL 时,针对成人患者需达到 7.0～9.0 g/dL 的目标,推荐输血治疗,同时需密切监测容量状况和利尿剂的使用情况。

CKD 患者深静脉血栓的预防

CKD 患者使用低剂量普通肝素(UFH)预防深静脉血栓(DVT)的注意事项如下:

• UFH 可能会加重消化道血管发育不良及心包炎患者的出血风险,这两种情况在 CKD 患者中并不少见,尿毒症毒素可能会进一步增加出血风险。

• UFH 可能会导致低醛固酮血症从而引起严重的高钾血症。

• 如果使用低分子肝素(LMWHs),尤其是阿司匹林或氯吡格雷联合使用时需减少剂量。

• 建议经常密切监测并发症。

• 如果有肝素使用禁忌证或不能耐受,可以使用机械预防措施,如使用弹力袜或间歇式充气加压装置(pneumatic compression devices,PCD)。

预防应激性溃疡

• 使用 H_2 阻滞剂或质子泵抑制剂(PPIs)。

• PPIs 使用后可能导致过敏性间质性肾炎(allergic interstitial nephritis,AIN),使目前存在的 CKD 恶化。

蛋白质摄入

• 为 CKD 急性加重患者提供充足的蛋白质摄入量可能会比较困难。推荐的蛋白质摄入量会伴随高分解代谢状态导致血尿素氮水平升高从而需要启动 RRT。

镇静和神经肌肉阻滞

• 了解 CKD 患者的药代动力学、副作用和毒性反应至关重要。

• 例如:阿片类活性代谢物在 CKD 患者体内清除缓慢。长期使用以丙二醇作为载体的丙泊酚可导致阴离子间隙性酸中毒,从而加重 CKD 的酸中毒。

• 去极化 NMB 药物可导致高钾血症,这可能会对 CKD 患者造成影响。

控制血糖

• 如果需要使用胰岛素,需注意 CKD 患者的胰岛素半衰期延长,此外,这类患者的肾脏糖异生受损。这两种因素都会导致 CKD 患者发生低血糖。因此,建议从小剂量胰岛素开始。

对下列疾病状态考虑进行有限支持

• 由于 CKD 患者合并症的负担很高,与患者和家属一起预先制订治疗计划至关重要。讨论可能的结局并设定对现实的预期非常重要。

• RRT 的启动时机及其影响因素,以及"限时"的透析方案有待进一步讨论。

(张颖颖　译)

选 读 文 献

[1] CHARYTAN C,KAPLAN A,PAGANINI E,et al.Role of the nephrologist in the Intensive Care Unit[J].AJKD,2001,38(2):426-429.

[2] CORWIN HL,GETTINGER A,FABIAN TC,et al.EPO Critical Care Trials Group:Efficacy and safety of epoetinalfa in critically ill patients[J].N Engl J Med,2007,357:965-976.

[3] KANDERIAN AS,FRANCIS GS.Cardiac troponins and chronic kidney disease[J].Kidney International,2006,69:1112-1114.

[4] LEE PT,CHOU KJ,LIU CP,et al.Renal protection for coronary angiography in advanced renal failure patients by prophylactic hemodialysis:A randomized controlled trial[J].J Am Coll Cardiol,2007,50:1015-1020.

[5] NAVANEETHAN SD,SINGH S,APPASAMY S,et al.Sodium bicarbonate therapy for prevention of contrast-induced nephropathy:A systematic review and meta-analysis[J].Am J Kidney Dis,2009,53:617-627.

[6] U.S.Renal Data System,USRDS 2000 Annual Data Report:Atlas of end-stage renal disease in the United States,National Institutes of Health,National Institute of Diabetes and Digestive and Kidney Diseases,Bethesda,MD,2000:AD-PMID-11077892.

[7] WANG AY-M,LAI K-N.Use of cardiac biomarkers in end-stage renal disease[J].J Am Soc Nephrol,2008,19:1643-1652.

[8] WU AH,JAFFE AS,APPLE FS,et al.National academy of clinical biochemistry laboratory medicine practice guidelines:use of cardiac troponin and B-type natriuretic peptide or N-terminal pro B-type natriuretic peptide for etiologies other than acute coronary syndromes and heart failure[J].Clin Chem,2007,53:2086-2096.

第5章 液体管理原则

Rinaldo Bellomo and Sean M.Bagshaw

引言

液体平衡的控制和优化是连续性肾脏替代治疗(CRRT)的临床重要组成部分。液体清除不充分可导致组织水肿和重要的器官水肿(如肺水肿)。容量过负荷可导致机械通气时间延长,伤口愈合延迟。容量过负荷是危重症患者死亡率增加的独立危险因素,同样当血容量不足时,患者需要更多的血管活性药物才能维持循环稳定,使得患者面临不必要的β受体和α受体过度兴奋带来的副损伤。容量不足可能会诱发低血压,从而加重组织器官损伤,尤其可能会延缓或者阻碍肾功能的恢复。因此,需要进行精准化的液体状态评估,选择合适的 CRRT 处方,以及对这种评估和处方动态监测。

患者液体平衡:指 24 h 内总的液体平衡,即输入患者体内的液体(间断和持续的药物输注、血液、血制品、营养液、额外的液体)与可测量的排出液体(胸部或腹部引流液、尿液、失血和 CRRT 滤出的液体)之间的平衡。

CRRT 液体平衡:指在过去的 24 h 内由 CRRT 控制的液体平衡,即输入患者体内的液体(透析液或者置换液——取决于 CRRT 技术及额外的输入抗凝剂)与 CRRT 滤出的液体(透析液或超滤液——取决于 CRRT 技术)之间的平衡。

废液:即通过 CRRT 排出的液体总量。在连续静脉-静脉血液滤过(continuous veno-venous hemofiltration,CVVH)中,即超滤液。在连续静脉-静脉血液透析(CVVHD)中,等同于透析液+机器额外产生的超滤液。在连续静脉-静脉血液透析滤过(continuous veno-venous hemodialfiltration,CVVHDF)中,等于透析液和超滤液的总和(也称为超滤液消耗)。

净重:指的是患者在疾病发作前的正常/最佳体重。在择期手术患者中,净重通常是在手术前测量所得。在其他情况下,可能需要对其进行估计。

水肿:指的是细胞外间隙中积聚了过多的液体。在皮下可以通过凹陷性水肿来判断,在肺组织中,如果组织水肿明显,可以通过 X 线摄片来明确。

液体状态评估:指的是评估血管内外液体状态的临床过程。这样的评估往往是复杂且不完善的,它需要将生命体征、无创和有创监测获得的血流动力学指标、液体平衡、体重和影像学资料考虑进去。在 CRRT 运转期间,这种评估对于指导液体平衡是非常有必要的。

CRRT 期间液体平衡的方法

CRRT 相关的液体平衡和患者的总的液体平衡可以通过在机器上的参数调整来实现(表 3.5.1)。

表 3.5.1 CRRT 期间液体平衡的设置

技术	透析流量	置换液流量	废液流量	抗凝剂剂量	机液平衡
CVVHDF	1 000 mL/h	1 000 mL/h	2 300 mL/h	100 mL/h	−200 mL/h

表 3.5.1 能告诉护士如何设置机器参数,以及如何有计划地实施每小时液体平衡。然而,在 ICU

中,患者对液体的需求是动态变化的,因而时常需要重新评估。例如:如果一名患者在接受有创操作之前需要花费 2 h 以上的时间来输注 600 mL 新鲜冰冻血浆,那么,此时 CRRT 的治疗参数就应该进行适当的调整(表 3.5.2)。

表 3.5.2　CRRT 液体平衡变动方案

技术	透析流量	置换液流量	废液流量	抗凝剂剂量	机液平衡
CVVHDF	1 000 mL/h	1 000 mL/h	2 600 mL/h	100 mL/h	−500 mL/h(仅在输注 FFP 的 2 h 内使用此设置)

适当的液体平衡的设置对患者来说是有益的,液体平衡处方指每 12 h 作为一个周期患者总的液体平衡情况,目的是让护士了解特殊患者液体治疗的目标。这一目标可以记录在前一台机器液体管理表的附加处方上(表 3.5.3)。

表 3.5.3　患者体液平衡的设置

患者	医疗编号	从午夜到中午 12 点的液体平衡	从中午 12 点到午夜的液体平衡	右心房压力的变化范围
×××	00123	−1 000 mL	−1 000 mL	<6 mmHg 或者>15 mmHg

实际问题

液体管理目标的实现需要医生和护士接受过良好的培训,且这些目标被清晰明了地书写、签名并附有医生的印刷体姓名和联系电话,否则不能够开始 CRRT。需要每小时记录液体平衡情况,校正最终的液体出入量。数据的处理可以在电脑系统中完成,也可以由护士在床边用计算器手工计算完成,但是最后都要汇总填表。这样的过程可以准确地记录每小时的液体平衡,以便于确保我们以适当的速度、适当的方向和规定的处方剂量进行转机。

预期的临床结局、潜在问题、预防措施和益处

在 CRRT 期间,处方剂量、输送和液体监测系统能够确保患者以安全有效的方式接受治疗。这种方法可以最大限度地减少错误及其不良后果,如持续的容量过负荷或容量不足。

尽管我们在治疗过程中非常谨慎,但仍有问题会出现。一个相对常见的问题是停机时间(指由于滤器凝血,必要的操作或外出 ICU 做检查)。在这种情况下,处方脱水量就难以达到计划的量。如果停机 5 h,其结果可能是患者有接近 1 L 的液体不能按计划清除(假设脱水量设为 200 mL/h)。此外,在这段时间内患者可能会接受额外的液体,如果发生这种情况,医生和护士需要警惕后果并采取适当对策。需要在随后的 12 h 或 24 h 内调整脱水剂量,通过增加每小时液体清除量(如每小时额外增加 100 mL)来补偿停机时间内没有按计划清除的液体量。对于特殊的患者,这样的脱水方案可能会出现问题,需要给予特殊的考虑。通常情况下容量过负荷患者对 300~400 mL/h 的超滤率(ultrafiltration rate,Qf)有很好的耐受性。尽管如此,仍应谨慎操作,患者的病情也应经常加以评估。

另一个常见的问题是因机器频繁报警而中断治疗。如患者明显躁动,患者有股动脉置管经常需要弯腿,患者有锁骨下静脉置管而经常坐起来和在床上活动,则可能经常触发机器压力报警。此外,其他与置换液袋或废液袋更换有关的报警都会中断治疗。反复如此,每小时有 5~10 min 的中断时间,一天就会有显著的停机时间,这些都会导致液体平衡不达标。通常比较谨慎的做法是,给出比需要脱水量多出一些的处方脱水量来弥补这些因素。大多数机器允许操作者在给定时间内检查实际脱水量。这样的检查可以保证在计算液体平衡时设置正确的脱水量。一些护士操作手册要求每小时进行这种检查,尤

其是对于没有经验的护士。

对液体输注和清除进行连续监测的益处有很多,包括经常评估患者、对其他同步治疗保持警觉、关注细节、避免液体状态的快速波动,以及熟练和细致的机器操作等。

小结或结论

关注 CRRT 期间的液体平衡具有重要的临床意义。容量过负荷会导致一系列临床并发症的出现,尤其与机械通气的撤机困难有关。大量的液体清除可导致血容量不足和低血压,延缓肾功能恢复。只有系统和动态的评估、密切关注细节、严格限制液体出入量、密切监测、针对机器设置和患者管理有明确的目标,才能实现液体的最佳管理。

(崔良文 邵敏 译)

选 读 文 献

[1] BAGSHAW SM,BALDWIN I,FEALY N,et al.Fluid balance error in continuous renal replacement therapy:A technical note[J].Int J Artif Organs,2007,30:435-440.
[2] BAGSHAW SM,BELLOMO R.Fluid resuscitation and the septic kidney[J].Curr Opin Crit Care,2006,12:527-530.
[3] BAGSHAW SM,BELLOMO R.The influence of volume management on outcome[J].Curr Opin Crit Care,2007,13:541-548.
[4] BAGSHAW SM,BROPHY PD,CRUZ D,et al.Fluid balance as a biomarker:Impact of fluid overload on outcome in critically ill patients with acute kidney injury[J].Crit Care,2008,12:169.

第 6 章　功能性血流动力学监测

Xaime García and Michael R.Pinsky

血流动力学监测具有评估心血管参数[如血压、心率和心排血量(CO)]及其模式的功能。临床用途在于定义正常范围的变异和以心血管特殊病理状态(如低血容量、心力衰竭和脓毒症)为特征的一系列异常参数。另一方面,功能性血流动力学监测是对血流动力学变量在有明确干扰的情况下进行动态相互作用的评估。这种动态反应会产生一些常见变量的应急参数,大大提高了这些监测指标明确心血管状态和预测治疗反应的能力。

任何一种血流动力学监测手段都是基于数据的。监测与功能性监测的关系类似于心电图(ECG)与运动负荷时 ECG 的关系。运动负荷 ECG(stress ECG)可以反映增加负荷后的心肌缺血监测。目前临床试验显示有效的血流动力学监测的主要类型是与识别隐匿性心功能不全(代偿性休克)和预测容量反应性有关。

利用组织氧饱和度(tissue O_2 saturation,StO_2)对血管闭塞试验(vascular occlusion test,VOT)的反应来识别心功能不全,而对容量反应性的识别则来自正压通气对左心室每搏量变异度和动脉脉压变异度(分别为 SVV 和 PPV)的影响,或自主呼吸时被动抬腿试验对中心静脉压或心排血量变化的影响。

识别心功能不全:记录 StO_2 到 VOT 变化评估心血管储备能力

已证明近红外光谱(near-infrared reflectance spectroscopy,NIRS)无创测量 StO_2 是评估微循环状况的有效方法,尤其是对脓毒症和创伤患者。由于 StO_2 通常在休克出现前保持在正常范围内,因此对 StO_2 绝对值的鉴别具有局限性。然而,增加动态的缺血/再灌注实验(如 VOT)提高和拓展了 StO_2 识别组织低灌注的预测能力。VOT 测定全身血管闭塞诱导的组织缺血和释放对 StO_2 下游的影响。StO_2 用血压计测量患者手臂瞬间快速的血管闭塞情况,测量血压需高于收缩压 30 mmHg 的时间间隔,通常为 3 min,或直到 StO_2 下降至阈值最小值(通常为 40%)。脱氧率反映局部代谢率和线粒体功能,复氧率反映局部心功能储备和微循环流量。

容量反应性

复苏的主要问题是患者能否通过对血管内容量反应而增加 CO。弹丸式推注 500 mL 液体后 CO 增加 15% 以上,则认为有容量反应性。尽管存在容量反应性并不等同于必须要输注液体,但是输入液体后 CO 确实会增加。重要的是,所有前负荷的静态血流动力学评估[包括中心静脉压、肺动脉楔压、右心室舒张末期容积和左心室舒张末期容积(left ventricular end-diastolic volume,LVEDV)]都不能预测容量反应性。评估前负荷的反应性需要测量功能参数。评估前负荷反应性的最简单方法是给予小剂量静脉弹丸式推注后评估血流动力学反应。如果患者的流量相关变量如 CO、平均动脉压、SvO_2 或尿量显著增加,则被认为具有容量反应性。液体快速输注的主要问题是只有一半的血流动力学不稳定患者的CO 会增加,而另外一半没有容量反应性的患者,过负荷的液体量会造成损害(如肺心病或左心衰竭)。此外,补液试验需要时效性。

正因为这个原因,在急诊的情况下,指导容量反应性的替代方法成为焦点。

被动抬腿试验

被动抬腿(PLR)30°持续3 min,同时保持头部0°可以瞬间增加静脉回心血量。CO瞬间增加15%以上被认为有容量反应性。PLR试验的优点是不需要特殊设备即能快速完成,血管内液体量位移是可逆的,并且与受试者的身形成正比,可以随着时间推移安全地重复。PLR试验是评估功能性血流动力学容量的常用方法,自主呼吸和非窦性心律时均可进行。对于严重低血容量患者,该试验的主要局限性是有限的前负荷改变可能不足以引起CO变化,尽管这种情况的发生概率极低,但在严重失血性休克患者中有可能出现。

正压通气时左心室排血量的变化

正压通气的吸气相,胸膜腔内压被动升高,使得右心房压升高,静脉回流减少,右心室排血量减少。如果左、右心室都有容量反应性,2～3个心动周期后左心室排血量就会增加。因此,当患者前负荷相对不足时,左心室每搏量的周期性改变与动脉脉压的周期性变化相耦合,其变化的幅度与容量反应性成正比。各种量化SVV和PPV的方法取决于是否通过微创的心排血量监测仪[如外周插入式心排血量(peripherally inserted cardiac output, PiCCO)装置、LiDCO测定、FloTrac/Vigileo设备(Edwards Lifesciences, Irvine, CA,美国爱德华生命科学公司)]或通过直接检查压力或流量曲线进行测量。这两个值一般都是通过平均超过3次或更多次呼吸测得的最大值减去最小值,再与平均值进行比较。大量研究表明,潮气量为8 mL/kg或更大时,SVV>10%或PPV>13%～15%高度提示具有容量反应性。PPV只需要检测动脉压力波形,比SVV更容易测量,而直接测量SVV,则需要多普勒超声心动图或通过对动脉压力波形描记来模拟和评估左心室每搏量。

由于脉搏血氧饱和度变化直接受外周动脉压波形影响,脉搏波波幅(amplitude of the plethysmographic pulse wave, ΔP_{PLET})的节律性变化被假定为类似于容量反应时每搏量增加14%的阈值,导致动脉血流变化引起心动周期间的血压变化。尽管这是一种简便、无创的容量反应预测方法,但这种信号经常在循环休克、肢体震颤、体温过低或动脉血管收缩时消失。

此外,早期提出的方法是仅量化收缩压变异度(SPV),实际上也可以预测容量反应性,但预测能力较弱。

基于正压通气期间胸膜腔内压升高的相同生理学概念,应用多普勒技术测量下腔静脉或上腔静脉的流量变化在预测容量反应方面也表现出很好的识别能力。吸气时正压引起的腔静脉壁塌陷,腔内径下降>12%则提示具有容量反应性。反映左心室每搏量呼吸变化的主动脉峰值流量(peak velocity, $\Delta V_{峰}$)很容易通过经食管超声心动图或经皮连续多普勒[超声心排血量测量(ultrasonic cardiac output measuring, USCOM)系统]测得,$\Delta V_{峰}$阈值≥12%时即可预测容量反应性。

表3.6.1列出了所有现存和有效的评估患者正压通气容量反应性的方法。

表 3.6.1　评估患者正压通气容量反应性的方法

IPPV引起的流量变化	
左心室排血量[(>(10%～15%)]	脉压变异度
	每搏量变异度
	脉搏波振幅
	主动脉血流峰值速度变化(经食管超声心动图/USCOM®)
静脉塌陷[(>(10%～15%)]	下腔静脉的呼吸变异(经胸超声心动图)
	上腔静脉塌陷(经食管超声心动图)

尽管这些参数是强有力的诊断工具,但高度依赖胸膜腔内压的周期性变化,这种变化必须是规律的,且足以改变中心静脉压。≤6 mL/kg的潮气量或施加可变的自主吸气努力往往导致PPV和SVV假阴性。

同样,所有这些方法都是假定心率是固定的。因此,心房颤动或频发室性期前收缩情况下得出的结果往往不准确,但都可实施 PLR 策略。对 PPV 和 SVV 进行分析的一个很有趣的作用是确定何时施加过量的呼气末正压,因为根据增加的 PPV 或 SVV,肺泡过度充气会类似低血容量,但是,这种说法尚未被证实。

自主呼吸期间容量反应性的评估

自主吸气时胸膜腔内压降低使得静脉回流增加。因此,如果右心室功能良好,可以通过肺循环将增加的回心血量排出,右心房压力就会随吸气而降低。胸膜腔内压下降超过 2 mmHg 时,右心房压力下降则超过1mmHg,可预测自主呼吸患者的前负荷反应性。虽然测量右心房压力的微小变化很困难,我们可以通过压力波形识别出右心功能变化。最后,如前所述,如果监测 CO,PLR 试验也可以用于自主呼吸患者。

功能性血流动力学监测的适用性

许多临床试验应用以血流动力学变量为指标的高级复苏技术,尝试记录存在循环休克及相关器官损伤患者的预后改善情况,但是都没有成功。最近有人将同样的方案主动用于以 PPV 最小化为目标的高危手术患者,2007 年 Lopes 等人的研究显示可以明显降低发病率。同样,Pearse 等人进行了一项以评估术后目标导向治疗对术后高危患者影响的研究,得出以氧输送指数(oxygen delivery index,DO_2I)>600 mL/(kg·min)为目标,可减少术后并发症和平均住院时间的结论。这两项研究表明功能性血流动力学监测在危重症患者的正确治疗及其在休克复苏中的适用性方面具有重要作用。

(杨启纲　译)

选 读 文 献

[1] BERKENSTADT H,MARGALIT N,HADANI M,et al.Stroke volume variation as a predictor of fluid responsiveness in patients undergoing brain surgery[J].Anesth Analg,2001,92:984-989.
[2] CANNESSON M,BESNARD C,DURAND PG,et al.Relation between respiratory variations in pulse oximetry plethysmographic waveform amplitude and arterial pulse pressure in ventilated patients[J].Critical Care,2005,9:R562-R568.
[3] FEISSEL M,MICHARD F,MANGIN I,et al.Respiratory changes in aortic blood velocity as an indicator of fluid responsiveness in ventilated patients with septic shock[J].Chest,2001,119:867-873.
[4] FEISSEL M,RICHARD F,FALLER JP,et al.The respiratory variation in inferior vena cava diameter as a guide to fluid therapy[J].Intensive Care Med,2004,30:1834-1837.
[5] GOMEZ H,TORRES A,POLANCO P,et al.Use a non-invasive NIRS during vascular occlusion test to assess dynamic tissue O_2 saturation response[J].Intensive Care Med,2008,34:1600-1607.
[6] MICHARD F,BOUSSAT S,CHEMLA D,et al.Relation between respiratory changes in arterial pulse pressure and fluid responsiveness in septic patients with acute circulatory failure[J].Am J Respir Crit Care Med,2000,162:134-138.
[7] LOPES RL,OLIVEIRA MA,PEREIRA VOS,et al.Goal-directed fluid management based on pulse pressure variation monitoring during high-risk surgery:a pilot randomized controlled trial[J].Crit Care,2007,11(5):R100.
[8] MAGDER SA,GEORGIADIS G,TUC C.Respiratory variations in right atrial pressure predict response to fluid challenge[J].J Crit Care,1992,7:76-85.
[9] MICHARD F,TEBOUL JL.Predicting fluid responsiveness in ICU patients:A critical analysis of the evidence[J].Chest,2002,121:2000-2008.
[10] MONNET X,TEBOUL JL.Passive leg raising[J].Intensive Care Med,2008,34:659-663.
[11] PEARSE R,DAWSON D,FAWCET J,et al.Early goal-directed therapy after major surgery reduces complications and duration of hospital stay.A randomised,controlled trial[J].Crit Care,2005,9:R687-R693.
[12] PEREL A.Assesisng fluid responsiveness by the systolic pressure variation in mechanically ventilated patients:systolic pressure variation as a guide to fluid therapy in patients with sepsis-induced hypotension[J].Anesthesiology,1998,89:1309-1310.
[13] PINSKY M R,PAYEN D.Functional hemodynamic monitoring[J].Crit Care,2005,9(6):566-572.
[14] THIEL S,KOLLEF M,ISAKOW W.Non-invasive stroke measurement and passive leg raising predict volume responsiveness in medical ICU patients:an observational cohort study[J].Critical Care,2009,13:R111.
[15] VIEILLARD-BARON A,CHERGUI K,RABILLER A.Superior vena cava collapsibility as a gauge of volume status in ventilated septic patients[J].Intensive Care Med,2004,30:1734-1739.

第 7 章　急性肾损伤的药物治疗

Jorge Cerdá

引言

危重症患者急性肾损伤(AKI)的发生率高,诊断率低且通常发现较晚。鉴于 AKI 缺乏有效的治疗手段以恢复肾功能,临床医生只能通过优化液体入量和组成、维持血流动力学稳定、营养支持并在有指征时进行肾脏替代治疗(RRT)等手段,直到肾功能自行恢复。在这一背景下,药物治疗对于患者管理、及时启动 RRT、恢复肾功能至关重要。

本章将聚焦于如何通过药学干预手段预防和治疗已确诊的 AKI。第 8 章将讨论 AKI 患者药代动力学特点及如何进行剂量调整。

休克和 AKI

目前常用的减少休克患者发生 AKI 的措施包括快速补液进行液体复苏、低血压时使用血管升压药维持器官灌注压。虽然这些治疗手段推荐级别均不高,但仍然是脓毒症抢救治疗的基石(详见第 3 章)。

液体复苏

除优化血流动力学、预防酸碱及电解质紊乱外,几乎没有证据支持晶体、人血白蛋白、胶体或低分子羟乙基淀粉(HES)有肾脏保护功能。使用生理盐水进行大量液体复苏可导致高氯性代谢性酸中毒。

究竟给予多少液体量可增加心脏收缩末期容积和心排血量尚不完全清楚;除了增加前负荷和舒张末期容积,液体复苏还可以改善心肌收缩力并降低后负荷。

预防性液体复苏已被推荐用来预防由某些药物引起的 AKI。这些药物包括两性霉素 B、抗病毒药(如膦甲酸、西多福韦、阿德福韦)和可导致晶体性肾病的药物(如茚地那韦、阿昔洛韦和磺胺嘧啶),预防性液体复苏还可减少某些化疗药物(如顺铂)的毒性。

血管升压药和正性肌力药

表 3.7.1 和表 3.7.2 总结了常用血管升压药和正性肌力药的主要药理学效应。血管升压药通常维持平均动脉压(MAP)在 $60\sim65\,mmHg$ 以上,但是只要条件允许,MAP 目标水平都应遵循个体化原则。对于正在进展的或已确诊的 AKI,由于肾脏丧失了对血流的自身调节能力,肾脏灌注更多地依赖于灌注压。此外,鉴于肾脏内循环的复杂性,如果肾血管扩张局限于皮质,可导致高度依赖血流进行氧合作用的区域(如外部肾髓质)缺血,因此肾血管扩张并不一定都能带来益处。

表 3.7.1　α、β 肾上腺素受体激动剂的主要药理效应

分类	药理效应
β	增加收缩力
	心率增快
	血管舒张
	增加肝脾血流
	提高细胞代谢
α	血管收缩-升高血压
	减少血流(增加后负荷)
	减慢心率(压力反射)
	增加脑血流
	减少肾脏和肝、脾血流
多巴胺 1	肾脏和肠系膜血管舒张
多巴胺 2	交感神经末梢释放去甲肾上腺素
	抑制催乳素释放
	止吐效应

对于已经发生 AKI 或存在 AKI 高危因素的患者使用血管升压药是充满争议的。尽管医生通常担心去甲肾上腺素(NE)可导致肾内血管收缩和缺氧性损伤,但实验和临床资料显示出相反的结论:当患者发生血管舒张性休克时,NE 可改善肾脏血流并产生利尿作用。

表 3.7.2　常用血管活性药物对肾上腺素受体的相关药理学效应

药物(标准剂量)	β-1	β-2	α-1
异丙肾上腺素[0.01～0.1 $\mu g/(kg \cdot min)$]	+++	+++	0[①]
去甲肾上腺素[0.05～1 $\mu g/(kg \cdot min)$]	++[③]	0	+++[④]
肾上腺素[0.05～2 $\mu g/(kg \cdot min)$]	+++	++	+++
去氧肾上腺素[0.5～5 $\mu g/(kg \cdot min)$]	0	0	+++
多巴胺[*][1～20 $\mu g/(kg \cdot min)$]	+(++)	+[②]	+(++)
多巴酚丁胺[2.5～20 $\mu g/(kg \cdot min)$]	+++	+	+

注:[*] 显示高剂量多巴胺特别是剂量大于 3～5 $\mu g/(kg \cdot min)$时的效应(如中括号中所示)。
　　[①]0,无效应;[②]+,低效应;[③]++,中等效应;[④]+++,强效应。

逆转分布性休克时,给予一定剂量活性较弱的血管收缩剂(如多巴胺)并不安全,且实际上可能存在更大的风险,如心律失常和猝死,特别是在心源性休克患者中更易出现。尽管休克时等效剂量的 NE 和多巴胺都可提升血压,多巴胺被认为有增加肝、脾、肾血流的特殊益处,但仍缺乏充足证据。多巴胺还可导致高泌乳素血症等不良反应,但是这些反应的临床相关性仍有争议。近期一项 RCT 研究显示,多巴胺和 NE 在药物有效性上的差异无统计学意义,但多巴胺的不良反应更多。

多项研究和 Meta 分析结果均未证实使用"肾脏剂量"的多巴胺[3～5 $\mu g/(kg \cdot min)$]预防和治疗 AKI 的合理性,应将其从临床常规使用中剔除。

NE[剂量高达 1 $\mu g/(kg \cdot min)$]常规用于经过充分液体复苏后的血管舒张性休克患者,并且被推荐作为感染性休克的一线治疗药物。其他血管升压药如肾上腺素和去氧肾上腺素的疗效与 NE 相似,但是它们的临床应用经验和现有证据尚不充足。肾上腺素可导致代谢性紊乱,如高血糖、高乳酸血症、

酸中毒和高血钾,但是目前的研究大多规模较小且研究方法存在争议。虽然 0.4 $\mu g/(kg \cdot min)$ 剂量的肾上腺素被证实可增加心排血量和 MAP、心率和心肌收缩力,但同时可导致大范围的外周血管强烈收缩和局部缺血。

低剂量(0.01~0.04 IU/min)的精氨酸加压素(AVP)在 NE -难治性休克治疗中的应用越来越广泛,但目前并无令人信服的数据证明其可改善生存率,预防 AKI 或改善肾功能。感染性休克患者可能存在 AVP 相对不足,此外,AVP 对抗一氧化氮诱导的血管扩张和儿茶酚胺受体下调的作用,为其在感染性休克中的应用提供了理论依据。最近完成的随机对照试验尚未证明 AVP 优于 NE,但这些研究并没有把它作为 NE 缺乏时的血管升压药在临床上普遍应用。最近研究证实,与 NE 相比,AVP 可减慢感染性休克 AKI 患者进展至终末期。需要强调的是,更大剂量的 AVP 可导致严重的外周和肠系膜血管的缺血性损伤。

特利加压素(甘氨酸后叶加压素,每 6 h 1~2 mg)是一种半衰期较长且可皮下给药的血管收缩剂,已证明该药对 AKI 相关严重肝衰竭(1 型肝肾综合征)的患者有效,但对于这类患者使用特利加压素是否优于 NE 或 AVP 尚待进一步证实。

总之,尽管这些药物的使用一直存在争议,但对于经过液体复苏仍合并血管扩张的低血压患者使用血管收缩剂是有必要的。虽然液体复苏有效,但只有当遵循个体化原则时,才能被证明是安全、有效的。对于这些患者,应立即使用 NE 恢复血压以改善器官灌注,直至血管舒张功能恢复。肾剂量的多巴胺目前尚未批准。当患者单用去甲肾上腺素反应不佳时,AVP 可作为辅助用药之一。大剂量多巴胺存在较高的缺血和心律失常风险,与去甲肾上腺素相比并无优势。与 AVP 相比,其他血管收缩剂也无明显优势,且安全性较差。

实际上,患者将从高度的个体化联合用药中获益,如多巴酚丁胺适用于需要正性肌力支持的患者,而去甲肾上腺素可能更适用于合并低血压和血管扩张的患者,或两者联合用于需要正性肌力支持和血管加压素治疗的患者。

血管扩张剂和心房利钠肽

非诺多巴是一种选择性肾脏 A-1 多巴胺受体激动剂,被推荐用于预防心外科术后 AKI 的发生。三项随机对照试验(RCT)的研究结果并不一致,且无证据表明使用非诺多巴可避免造影剂引起的 AKI (CIAKI)。

鉴于有益证据不足,不推荐使用茶碱作为预防 CIAKI 的常规基础用药。一些小样本研究发现,其他磷酸二酯酶抑制剂(如左西孟旦和依诺昔酮)具有潜在的肾脏保护作用。

心房利钠肽(atrial natriuretic peptide,ANP)可引起入球小动脉扩张和出球小动脉收缩,同时可增加肾脏灌注,产生利尿和利钠作用。虽然一些有前景的动物实验和 RCT 结果显示出一定的临床疗效,但遗憾的是,研究证实这些药物不能避免 AKI 的进展。低剂量 ANP 应用于预防 AKI、术后 AKI 管理时,可能改善临床结局,仍需要在这些方面进行进一步研究。ANP 用于预防 AKI 的研究中,未观察到明显不良事件,但使用大剂量 ANP 治疗时,患者可发生明显的低血压和心律失常。

其他药物

多项研究已证实 N-乙酰半胱氨酸可用于预防 CIAKI 和其他类型 AKI。但在研究终点(如需要 RRT、住院时间或死亡事件)并没有相关的临床获益。由于研究结果不一致,应考虑可能的不良反应和更好的替代办法,不推荐 N-乙酰半胱氨酸用于 AKI 的预防。推荐使用其他抗氧化剂,如维生素 C、维生素 E 及硒,但其有效性也并未被证实。

甘露醇

甘露醇[D-mannitol，$C_6H_{14}O_6$，分子量（molecular-weight，MW）为 182 道尔顿（Dalton，D）]是一种多年来用于预防急性肾损伤（AKI）的多聚糖。该药的优点包括血管内液体复苏、渗透性利尿、减少肾小管钠和水的重吸收、清除促炎症因子和活性氧自由基。目前的证据仅支持甘露醇用于一些特定情况，如肾移植术后。

甘露醇目前仍用于颅内高压的治疗，而对于其他适应证尚缺乏充足证据。使用甘露醇可能与严重的毒性反应相关，包括渗透性肾病诱发的 AKI。

利尿剂

不推荐利尿剂（包括髓袢利尿剂）用于预防或改善 AKI。迄今为止，已有四项 RCT 和三项 Meta 分析研究了利尿剂在确诊的 AKI 患者中的作用。这些研究未发现利尿剂的益处，但强调了诱发听力丧失等的肾外损伤风险。

对于少尿型 AKI 患者，临床医生往往试图通过恢复尿量以控制液体负荷，从而过渡至非少尿型 AKI 以改善患者预后。现有证据尚不支持少尿型 AKI 的肾功能损伤更严重，发生 AKI 时对利尿剂有反应只表明肾功能损伤程度较轻。使用利尿剂并不能改善肾功能和临床结局及生存率。

利尿剂的使用应尽可能局限于优化液体管理，和纠正电解质紊乱（包括高钾血症、高镁血症和高钙血症）。严重 AKI 时，髓袢利尿剂通常是唯一有效的利尿药物，已证明在某些情况下髓袢利尿剂与噻嗪类利尿剂合用可逆转利尿剂抵抗。

药理学

下文将重点讨论与合并 AKI 的危重症患者特别相关的问题。

通常，髓袢升支粗段（TALH）重吸收约 25% 钠离子负荷，远曲小管（distal convoluted tubule，DCT）重吸收约 10% 的钠离子负荷。袢利尿剂可阻断 TALH 的 $Na^+K^+2Cl^-$ 转运体，导致较多的钠离子运输至远端肾单位。噻嗪类利尿剂通过阻断远曲小管电中性的 Na^+/Cl^- 转运蛋白而发挥利尿作用。由于 TALH 重吸收钠离子比例较大，因此袢利尿剂相较于噻嗪类利尿剂可导致更严重的钠水丢失。此外，尽管髓袢利尿剂阻断管-球反馈，但噻嗪类利尿剂可增强这一机制从而导致肾小球滤过率（GFR）显著降低。

袢利尿剂必须在肾小管内才能发挥作用，通过过滤有机酸转运蛋白，激活管状分泌而发挥作用。但由于其蛋白结合率高（>95%），限制了其滤过性。呋塞米有 50% 以原型排入尿中，另一半在肾脏与葡萄糖醛酸结合从而进行代谢。

袢利尿剂的剂量-反应曲线为"C"形。健康人中，曲线陡峭部分的剂量为 40 mg 呋塞米，每 4 h 可排泄 200～250 mmol/L 钠和 3～4 L 水。40 mg 呋塞米、1 mg 布美他尼和 20 mg 托拉塞米产生的利尿作用相当。

肾脏疾病患者的剂量反应曲线右移，需要大剂量药物才能达到相同效果：当 GFR＝15 mL/min 时，只有 10%～20% 的药物分泌进入肾小管。严重肾功能不全的患者，最大有效剂量为 160～200 mg 或等效剂量的布美他尼或托拉塞米。增加药物剂量可导致毒性反应增加，但药效并没有大幅度增加，因此应尽量避免剂量过大，尤其是对于呋塞米，由于其大部分在肾脏代谢，当肾衰竭患者大剂量使用时，可导致血药浓度长期维持在较高水平，增加耳毒性风险。

相比于呋塞米，托拉塞米和布美他尼的优势包括具有更大的药物效能（分别是呋塞米的 5 倍和 3 倍）和较长的半衰期。不同袢利尿剂的代谢途径也不同：呋塞米主要在肾脏进行葡萄糖醛酸化，布美他尼和托拉塞米在肝脏通过 CYP450 酶进行代谢。由于 75% 的托拉塞米在肝脏代谢，因此肝衰竭患者使用该药时半衰期延长。

AKI 患者使用利尿剂时需要特别注意的几个问题

1.联合使用袢利尿剂和白蛋白

由肝脏疾病、肾病综合征或严重脓毒症合并多器官衰竭而出现的水肿和低蛋白血症,常表现出对大剂量利尿剂的抵抗性。这种抵抗性由多种机制介导,包括肾血流量(RBF)和肾小球滤过率(GFR)降低,药物的表观分布容积增加,生物利用度降低,与尿白蛋白结合,肾小管敏感性降低和肾脏葡萄糖醛酸结合增加。

白蛋白-袢利尿剂合用的有效性是值得商榷的,其有效性主要是由于细胞外液量增加导致 RBF 和 GFR 增加,并将药物运输至肾小管。

2.利尿剂抵抗的三个主要机制

(1)制动现象部分是肾脏内肾素水平升高,交感神经系统激活导致肾内血管收缩和钠离子重吸收增加所致。

(2)远曲小管增生,可通过添加噻嗪类利尿剂而逆转,但可能会导致管球反馈阈值增加和 GFR 下降。

(3)呋塞米半衰期短,由此带来的问题可通过使用更长半衰期的袢利尿剂(见前文)或持续输注的给药方式来解决。

3.利尿治疗的不良反应

容量不足、低血压、心排血量减少和肾功能恶化是常见的不良反应。此外,利尿剂常造成电解质丢失、低钠血症、低钾血症、代谢性碱中毒和低镁血症,从而导致心律失常。

神经内分泌系统激活,包括交感神经系统和肾素-血管紧张素-醛固酮系统的激活,尤其是合并心肾综合征患者。

肾功能受损时,袢利尿剂的危害包括短暂发作的耳鸣、眩晕或听力下降。呋塞米剂量不可超过 1 000 mg/d,最佳剂量一般维持在 160~200 mg/d。

结论

预防 AKI 的主要措施包括快速的液体复苏,给予正性肌力药、血管收缩剂和/或血管舒张剂。无论何时怀疑存在低血容量时,都推荐液体复苏以预防 AKI 发生,但过量的液体复苏往往弊大于利。一旦患者的液体复苏充分,合理使用血管收缩剂以提高平均动脉压至 60 mmHg 以上就足够了,但具体目标血压值应个体化滴定。血管舒张剂有助于治疗合并严重心功能不全或高血压患者。许多血管舒张剂对于预防 AKI 有益。

对危重症患者应避免持续的容量过负荷,研究表明过多的液体将对患者产生不利影响。

对脓毒症患者的早期液体复苏似乎是有益的。多项不同研究发现,早期外的其他时期的容量过负荷和不良的临床结局有关。

只要利尿剂有效,应尽量缩短其使用时间,通常大剂量维持在 160~200 mg,同时避免使用其他肾毒性药物,如氨基糖苷类。多项 RCT 研究证实,使用利尿剂对于预防和治疗已经存在的 AKI 无益处。

如果必须控制容量过负荷,且患者对利尿剂没有反应,持续使用这些药物只会延误血液透析和滤过治疗的时机,并产生不良影响。在此情况下,早期启动肾脏替代治疗可能更好。

(刘红　译)

选 读 文 献

［1］ BELLOMO R,WAN L,MAY C.Vasoactive drugs and acute kidney injury［J］.Crit Care Med,2008,36:S179-S186.

［2］ CERDÁ J,SHEINFELD G,RONCO C.Fluid overload in critically ill patients with acute kidney injury［J］.Blood Purification,2010,29:11-18.

［3］ DELLINGER RP,LEVY MM,CARLET JM,et al.Surviving Sepsis Campaign:International guidelines for management of severe sepsis and septic shock:2008［J］.Crit Care Med,2008,36:296-327.

［4］ GIBNEY N,CERDÁ J,DAVENPORT A,et al.Volume management by renal replacement therapy in acute kidney injury［J］.Int J Artif Organs,2008,31:145-155.

［5］ GORDON AC,RUSSELL JA,WALLEY KR,et al.The effects of vasopressin on acute kidney injury in septic shock［J］.Intensive Care Med,2010,36:83-91.

［6］ JOANNIDIS M,DRUML W,FORNI LG,et al.Prevention of acute kidney injury and protection of renal function in the intensive care unit.Expert opinion of the Working Group for Nephrology,ESICM［J］.Intensive Care Med,2010,36:392-411.

［7］ KELLUM JA,CERDÁ J,KAPLAN LJ,et al.Fluids for prevention and management of acute kidney injury［J］.Int J Artif Organs,2008,31:96-110.

［8］ KELLUM JA,PINSKY MR.Use of vasopressor agents in critically ill patients［J］.Curr Opin Crit Care,2002,8:236-241.

［9］ MEHTA RL,CANTAROVICH F,SHAW A,et al.Pharmacologic approaches for volume excess in acute kidney injury (AKI)［J］.Int J Artif Organs,2008,31:127-144.

［10］ PATEL GP,GRAHE JS,SPERRY M,et al.Efficacy and safety of dopamine versus norepinephrine in the management of septic shock［J］.Shock,2010,33:375-380.

［11］ RUSSELL JA,WALLEY KR,SINGER J,et al.Vasopressin versus norepinephrine infusion in patients with septic shock［J］.N Engl J Med,2008,358:877-887.

第 8 章　肾脏疾病的药物剂量

Thomas D. Nolin and Kristine S. Schonder

对患有肾脏疾病(KD),特别是合并有其他严重疾病的患者,在优化给药方案时,需了解这类患者可能存在的药代动力学变化、药物自身特殊性质所致的首选用途或禁忌证及药物剂量与调整策略。实际上,肾脏疾病影响药物在体内代谢及药物处置的所有方面,包括药物从给药部位的吸收,分布到体内不同组织及从体内清除。药物清除大体上可分为非肾脏代谢清除及肾脏代谢清除两种类型。

药代动力学

吸收

药物从血管外给药后进入体循环的吸收程度受到诸多因素影响,从而最终决定了药物的生物利用度(即一定给药剂量下,药物最终进入循环系统的比例)。常见的导致口服药物生物利用度较低的原因是药物进入体循环前,因肝肠循环被代谢或排泄,从而造成首过效应导致药物丢失。由于消化道(GIT)的病理生理学改变,包括胃瘫引起的胃排空延迟,KD 患者的药物吸收过程和生物利用度发生变化。通常情况下,胃肠动力的变化可减慢吸收并影响药物达峰时间,但不影响药物吸收程度(即血浆峰浓度)和生物利用度。然而,胃内升高的 pH 和多种药物同时给药也可导致生物利用度下降。高浓度的尿素通过激活胃内尿素酶将尿素转化成氨,引起胃液 pH 升高从而可能改变药物溶解度及电离特性,最终导致生物利用度改变。抗酸药、H_2 受体拮抗剂及质子泵抑制剂可通过影响胃内 pH 和/或肠动力,改变药物的生物利用度。此外,人体摄入乳制品、抗酸剂、维生素补充剂及其他阳离子制剂后,可通过形成不可溶性盐或金属离子螯合物等方式显著降低某些药物的生物利用度。一般来说,可通过给药时间间隔至少 2 h 的方式,避免药物相互作用而导致生物利用度降低。消化道水肿也是导致药物吸收改变的潜在因素之一。

分布

分布容积(V_D)是利用血浆药物浓度来衡量体内药量的药代动力学参数,可用于评价药物在体内分布的程度。它并不反映任何一种实际的解剖容积或生理空间,而是反映给予规定剂量药物后,按照检测的血药浓度均匀分布所需要的表观血浆容积。V_D 的主要决定因素包括血浆蛋白结合率、组织结合率和体内水分含量,以上因素均可在 KD 存在时发生改变。

- 蛋白结合率改变具有临床意义,因为蛋白结合率决定了游离型药物和结合型药物的比例,而游离型药物是药物发挥作用的活性形式。只有未结合的药物或游离型药物才能透过细胞膜,因此蛋白结合率限制了药物的分布。
  - 白蛋白是酸性药物的主要结合位点。KD 患者使用青霉素、头孢菌素、氨基糖苷类、呋塞米、苯妥英等酸性药物时蛋白结合率降低,其原因主要是患者合并低蛋白血症、蛋白结合位点构象改变和/或存在竞争结合位点的高蛋白结合率的药物及代谢物。
  - α1 酸性糖蛋白(α1-acid glycoprotein,AAG)是一种急性时相蛋白,是碱性药物的主要结合部位。当人体处于生理性应激期和应激后,AAG 浓度升高,导致碱性药物(如哌替啶、普萘洛尔和利多卡因)与蛋白质结合增加。总的来说,KD患者体内药物与AAG结合不受疾病影响。

• 蛋白结合率的改变可导致 V_D 改变,但通常并没有实际临床意义。这是因为游离型药物比例增加可导致 V_D 和肝、肾清除率增加,因此总体而言,体内药物暴露净效应无显著改变。

• 组织结合率和体内水分含量同样可影响KD患者的 V_D。然而,与蛋白结合率相似,组织结合率的改变与大多数药物无关。但是地高辛例外,CKD5 期(肾小球滤过率 $\leqslant$ 15 mL/min)患者的 V_D 可减少50%,导致血清药物浓度增加。最后,KD患者由于液体潴留导致亲水性化合物 V_D 增加,细胞外液量增加,血药浓度降低。

代谢

通过肝脏、肠道等器官的酶代谢或生物转化,有助于药物通过多种代谢途径转化为亲水性更强的化合物而经肾脏排出体外。肝脏对药物的代谢主要依赖于肝脏血流、酶活性和蛋白结合率。

• 肝脏可通过影响药物运输速率的方式而改变血流,从而导致药物代谢的增加或降低。这很可能会影响那些高度依赖肝脏血流和运输代谢的药物,使得肝脏清除成为这些药物代谢的主要限速步骤。这些药物被称为"高摄取率"或"受血流限制"的药物,相对来说它们的代谢不受血浆蛋白结合率或肝酶活性的影响。心排血量或血流分布的改变(如脓毒症、低血容量休克、心力衰竭、KD)可导致高摄取率药物代谢改变,如利多卡因或 β 受体阻滞剂。

• 除血流变化外,KD还可通过改变选择性微粒体酶的内在代谢活性来影响药物的肝脏清除。药物代谢主要涉及两条酶代谢通路:Ⅰ相反应(如氧化、还原和水解)和Ⅱ相结合反应(如葡萄糖醛酸化、乙酰化和硫酸化)。细胞色素 P(CYP)450 酶对药物的 Ⅰ 相反应起关键作用。研究证实,KD 可降低 CYP活性,同时也会影响许多 Ⅱ 相反应通路活性。如表 3.8.1 所示,KD 可影响多种药物的代谢清除。

表 3.8.1 肾功能减退对药物选择的影响一览表

药物类型/药物	生物利用度	肝脏代谢	肾清除率	分布容积	临床意义
抗凝剂	—	—	—	—	
低分子肝素	—	—	—	—	—
依诺肝素	N/A	无变化	减少	无变化	Ccr[①]<30 mL/min 时增加给药间隔;监测抗Xa 因子水平
达肝素/亭扎肝素	N/A	无变化	减少	无变化	Ccr<30 mL/min 时无须剂量调整;Ccr<15 mL/min 时禁用;监测抗 Xa 因子水平
凝血酶抑制剂					
比伐卢定	N/A	无变化	减少	N/A	Ccr<30 mL/min 时减慢输注速度
地西卢定	N/A	无变化	减少	N/A	Ccr<60 mL/min 时剂量减少 66%;Ccr<15 mL/min 时剂量减少90%
磺达肝癸钠	N/A	无变化	减少	N/A	肾功能不全,剂量不明确;Ccr<50 mL/min 时需减量
重组水蛭素	N/A	无变化	减少	N/A	Ccr<60 mL/min 时减少弹丸式推注剂量及输注速度;Ccr<15 mL/min 或 HD[②] 时停用(考虑换药)
华法林	无变化	减少	无变化	增加	与白蛋白结合减少导致游离药物浓度增加;监测 INR[③]
抗菌药物	—	—	—	—	—

续表

药物类型/药物	生物利用度	肝脏代谢	肾清除率	分布容积	临床意义
阿昔洛韦	无变化	无变化	减少	无变化	Ccr<25 mL/min 时减少剂量或增加给药间隔
氨基糖苷类	N/A	无变化	减少	无变化	KD④时增加给药间隔;慢性 KD 避免使用
碳青霉烯类	N/A	无变化	减少	无变化	Ccr<50 mL/min 时减少剂量或增加给药间隔;HD 以后给药
头孢菌素	无变化	无变化	减少	减少	Ccr<30 mL/min 时减少剂量或增加给药间隔;蛋白结合率降低可导致游离药物浓度增加;HD 以后给药
氟康唑	无变化	无变化	减少	无变化	Ccr<30 mL/min 时减少剂量;HD 以后给药
氟喹诺酮类	无变化	无变化	减少	无变化	减少维持剂量(给予负荷剂量);同时给予阳离子(抗酸剂、钙、铁)可通过螯合作用减少消化道吸收;KD 时莫西沙星不受影响
更昔洛韦	无变化	无变化	减少	无变化	Ccr<60 mL/min 时减少剂量或增加给药间隔
伊曲康唑	无变化	无变化	无变化	无变化	Ccr<30 mL/min 时避免使用静脉制剂(增溶剂蓄积)
青霉素	无变化	无变化	减少	无变化	Ccr<30 mL/min 时减少剂量或增加给药间隔;蛋白结合率降低可导致游离药物浓度增加;HD 以后给药
万古霉素	无变化	无变化	减少	增加	KD 时增加给药间隔
伏立康唑	无变化	无变化	无变化	无变化	Ccr<30 mL/min 时避免使用静脉制剂(增溶剂蓄积)
苯二氮䓬类					
地西泮	无变化	减少	无变化	减少	监护中枢神经系统效应
劳拉西泮	无变化	无变化	无变化	无变化	KD 时可导致聚乙二醇(增溶剂)蓄积而导致药物作用延长
心血管药物					
ACEI⑤	无变化	无变化	减少	无变化	Ccr<30 mL/min 时减少剂量;HD 以后使用;肾功能变化时福辛普利不受影响
β受体阻滞剂	—	—	—	—	—
阿替洛尔	无变化	无变化	减少	无变化	Ccr<30 mL/min 时减少剂量;HD 可清除药物(给予补充剂量)
纳多洛尔	无变化	无变化	减少	无变化	Ccr<50 mL/min 时增加给药间隔
普萘洛尔	无变化	无变化	无变化	减少	尿毒症时蛋白结合率增加导致游离药物浓度降低,使药物有效性降低
索他洛尔	无变化	无变化	减少	无变化	Ccr<60 mL/min 时增加给药间隔,避免在 Ccr<40 mL/min 时使用

续表

药物类型/药物	生物利用度	肝脏代谢	肾清除率	分布容积	临床意义
地高辛	无变化	无变化	减少	减少	Ccr<50 mL/min 时减少剂量或增加给药间隔
利尿剂	—	—	—	—	—
髓袢利尿剂	作用部位生物利用度降低	无变化	减少	减少	作用部位需要增加剂量以增加生物利用度；与噻嗪利尿剂联合可减少药物抵抗；蛋白结合率降低导致游离药物浓度增加
噻嗪类利尿剂	作用部位生物利用度降低	无变化	减少	无变化	增加剂量以增加作用部位的生物利用度
H_2受体拮抗剂	无变化	无变化	减少	无变化	Ccr<30 mL/min 时减少剂量或增加给药间隔
胰岛素	无变化	无变化	减少	无变化	KD时减少剂量；长效胰岛素制剂应增加给药间隔
酮咯酸	无变化	无变化	减少	无变化	KD患者减少剂量或增加给药间隔；进展期KD避免使用
吗啡	无变化	减少	减少	增加	液体负荷可增加药物分布并降低血清浓度；肾脏清除率降低时药物清除减少，导致神经系统损伤
苯妥英	无变化	减少	无变化	增加	监测游离药物浓度；蛋白结合率降低可增加游离药物浓度

注：①Ccr，肌酐清除率；②HD，常规血液透析；③INR，国际标准化比值；④KD，肾脏疾病；⑤ACEI，血管紧张素转化酶抑制剂。

• 除以上讨论的影响分布的因素外，因代谢受到非蛋白结合药物的影响，蛋白结合率的改变可影响低摄取率药物的肝脏清除。这些药物的代谢程度与未结合部分的药物浓度成正比，如芬太尼、地尔硫草、维拉帕米、红霉素、氟哌啶醇和丙泊酚。

排泄

肾功能是体内药物清除最可预测的量化决定因素。肾脏质量、功能性肾单位数量、肾血流、肾小球滤过率（GFR）和肾小管分泌功能降低是 KD 患者肾脏排泄能力下降的主要原因。

为了避免毒性反应，KD 患者使用经肾脏排泄的药物需要进行剂量调整（表 3.8.1）。药物剂量调整主要基于个体肾功能（如 GFR），GFR 可通过年龄、性别、种族和血清肌酐浓度进行简单估算，但是对于老年人、危重症患者和其他肌肉质量异常的患者应特别引起注意。血清肌酐是肌肉组织的降解产物，几乎完全通过肾脏进行排泄，因此，肌酐是衡量肾功能良好的内源性标志物。正常年轻健康患者，可利用血清肌酐水平的升高来预测肾功能下降。然而，由于老年人或危重症患者肌肉质量下降，血清中的代谢产物肌酐随之减少，因此血清肌酐值可能无法准确反映实际的肾功能。

肾功能不全时，许多药物需要进行剂量调整，包括抗菌药物、地高辛、锂、抗溃疡药如法莫替丁和雷尼替丁。另外一部分药物由于其活性代谢产物通过肾脏代谢，因此也需要进行剂量调整，如别嘌呤醇、吗啡、哌替啶、右丙氧酚和普鲁卡因胺（表 3.8.2）。

表 3.8.2 药物及其活性代谢物在肾功能不全的患者体内蓄积情况一览表

药物	代谢物	药理学活性代谢物	临床意义
醋丁洛尔	双醋洛尔	阻断 β 受体	Ccr<50 mL/min 时减少为正常剂量的 50%；Ccr<10 mL/min 时减少为正常剂量的 25%
别嘌呤醇	羟嘌呤醇	骨髓抑制	Ccr<50 mL/min 时减少为正常剂量的 50%
可待因	去甲可待因 • 可待因-6-葡萄糖苷酸 • 吗啡	低血压 中枢神经系统抑制 呼吸抑制	Ccr10～50 mL/min 时减少为正常剂量的 75%；Ccr<10 mL/min 时减少为正常剂量的 50%
哌替啶	去甲哌替啶	中枢神经系统兴奋；惊厥	进展期或严重 KD 时避免使用
咪达唑仑	α-羟基咪达唑仑	镇静	Ccr<10 mL/min 时减少为正常剂量的 50%
吗啡	吗啡-3-葡萄糖苷酸；吗啡-6-葡萄糖苷酸	镇痛；中枢神经系统和呼吸抑制	代谢物为原型药物活性的 10 倍；Ccr<50 mL/min 时减少为正常剂量的 75%；Ccr<10 mL/min 时减少为正常剂量的 50%
普鲁卡因胺	N-乙酰-普鲁卡因胺	抗心律失常活性	KD 时慎用
右丙氧酚	去甲丙氧酚	镇静；低血糖；心血管毒性	KD 时慎用

药物选择

合并 KD 的危重症患者在药物选择时应考虑药代动力学和整体药效学。对于假定的治疗问题，某些特定的药物或药物类型可能更适用于 KD 患者。

镇痛剂

大部分阿片类药物脂溶性较高，肾衰竭对其药代动力学影响减弱。然而，哌替啶、吗啡、可待因和右丙氧酚通过肝脏代谢成活性代谢产物，其中大部分被肾脏清除。因此，KD 患者容易发生药物蓄积，导致严重毒性反应（表 3.8.2）。芬太尼可作为合并 KD 的危重症患者阿片类镇痛药物的首选。患者肾衰竭时，二氢吗啡酮的非活性代谢产物蓄积，故需减量慎用。

非甾体抗炎药（NSAID）可致肾脏灌注不足，因此患者肾功能急性恶化的潜在风险增加。酮咯酸经肾脏排泄，KD 患者使用时需进行剂量调整。

抗凝药

KD 患者的肝素血浆蛋白结合率降低，导致 V_D 增加，但在临床未观察到对凝血酶原时间有明显影响。低分子肝素主要经肾脏排泄，KD 患者清除半衰期延长，故需进行剂量调整。KD 患者依诺肝素剂量调整见表 3.8.1。达肝素钠或亭扎肝素可作为肌酐清除率（Ccr）<30 mL/min 患者的首选，但目前对于 Ccr<15 mL/min 患者尚无明确的剂量调整策略。凝血酶原抑制剂达比加群酯、比伐卢定、地西卢定、磺达肝癸钠和重组水蛭素通过肾脏清除，KD 患者也需进行剂量调整。阿加曲班是 KD 患者首选的凝血酶抑制剂。

抗菌药物

β-内酰胺类抗菌药物主要通过肾脏排泄，KD 患者需进行剂量调整。经肾脏广泛清除的其他抗菌药物包括氟喹诺酮类（莫西沙星除外）、抗病毒药阿昔洛韦和更昔洛韦、氨基糖苷类、万古霉素和抗真菌药氟康唑，以上药物用于 KD 患者时需进行剂量调整。伊曲康唑和伏立康唑大部分在肝脏代谢，KD 患者无须剂量调整。静脉制剂含有的主要用于增加溶解度的辅料也通过肾脏清除,可在 KD 患者体内蓄积。因此,当患者 Ccr<30 mL/min 时,应避免使用伊曲康唑和伏立康唑静脉制剂。

心血管药物

作为药物类型的一种,血管紧张素转化酶抑制剂(ACEI)主要通过肾脏清除,对于 Ccr<30 mL/min 的患者需调整剂量。部分 β 受体阻滞剂(包括阿替洛尔、纳多洛尔和索他洛尔)通过肾脏排泄,KD 患者也需要调整剂量。KD 患者使用普萘洛尔时蛋白结合率增加,导致药效降低。由于 KD 患者 V_D 及肾脏清除率降低,使得地高辛剂量调整相对复杂。

利尿剂

由于药物由作用部位进入肾脏的渗透性降低,髓袢利尿剂和噻嗪类利尿剂用于 KD 患者时药效随之降低。髓袢利尿剂用于 KD 患者需要较高剂量,噻嗪类利尿剂用于 Ccr<30 mL/min 的患者时,一般认为无效,但可与髓袢利尿剂联合以增加后者的疗效。

镇静剂

因为 KD 患者地西泮的肝脏代谢和 V_D 均降低,导致镇静效应增强。咪达唑仑经肝脏代谢后生成大量具有药理学活性的化合物,使得镇静作用延长,在严重 KD 患者中应避免使用。劳拉西泮是 KD 患者短期使用的首选药物,但长期使用会导致聚乙二醇蓄积,继而引起肾功能恶化。丙泊酚或右美托咪定可作为 KD 患者的替代选择。

其他注意事项

KD 患者苯妥英蛋白结合率下降、V_D 增加、肝脏代谢降低,表现出较复杂的药代动力学特点,应检测游离型苯妥英浓度来监测 KD 患者的疗效。

H_2 受体拮抗剂经过肾脏排泄并在 KD 患者体内蓄积,需要调整剂量。质子泵抑制剂(PPIs)可能更适用于严重 KD 患者。

药物剂量调整策略

肾脏疾病患者剂量调整的主要目的是维持与正常肾功能患者相似的平均游离血浆药物浓度,从而保证相似的安全性和有效性。为达此目的有以下策略:

• 强烈建议使用美国 FDA 批准的或指南推荐的药物剂量。列线图可用以调整主要通过肾脏排泄的药物剂量,前提是药物的总体清除或肾脏清除部分依赖于肾功能(如肌酐清除率)。例如,计算肌酐清除率后,可使用列线图根据既定肾功能水平确定合适的给药间隔。值得一提的是,目前已知的推荐意见中存在很大差异,因此二级来源的药物信息应反复核对。

• 如果条件允许,应利用血浆药物浓度替代列线图进行个体化剂量调整。治疗窗较窄的药物如氨基糖苷类和万古霉素,使用预测性药代动力学工具等治疗药物监测手段,更有利于达到目标血药浓度。

• 总的来说,当患者肾功能下降到正常 50% 及以下(如 Ccr≤60 mL/min,或 CKD 3~5 期)时,需调整药物剂量。当患者被分次给药时,有两种方法常用于进行剂量调整。这两种方法都假设其他 PK 参数(如生物利用度、血浆蛋白结合率、分布容积和非肾脏清除率)不变。这些假设很少适用于肾脏疾病,尤其是合并重症疾病的患者。

  ○ 第一种方法是维持正常的给药剂量并延长给药间隔,减少给药频次。这是 KD 患者最常用的剂量调整方法,以达到目标峰浓度和谷浓度,如阿米卡星或万古霉素。

◦第二种方法是减少单次给药剂量,维持正常给药频次。此种方法较前一种方法的峰浓度和谷浓度更加接近,更适用于需要通过多次给药维持血清浓度的药物,如β内酰胺类药物。

◦在严重 KD 患者中,有些药物(如氟喹诺酮类药物)可能需要联合使用两种剂量调整策略:减少单次给药剂量和延长给药间隔。

• 对于接受持续静脉输注药物的患者来说,肾功能降低而导致药物清除率的改变可通过按比例减少剂量或输注速率得以补偿。例如,当肾功能降低 75% 时,就需要同样降低输注速率(即降至正常输注速率的 25%)以维持正常血浆药物浓度。

• 负荷剂量在临床上通常用于需要快速达到目标血药浓度的药物。当药物肾脏清除率降低和相应的半衰期显著延长,导致达到稳态血药浓度的时间延长,因此这种给药方法至关重要。与肾功能正常的患者相比,KD 患者负荷剂量无须调整,除了前面提到的地高辛和苯妥英。

(刘红 译)

选 读 文 献

[1] ARONOFF GR,BENNETT WM,BERNS JS,et al.Drug prescribing in renal failure:dosing guidelines for adults and children[M].5th ed.Philadelphia:American College of Physicians,2007.

[2] BOUCHER BA,WOOD GC,SWANSON JM.Pharmacokinetic changes in critical illness[J].Crit Care Clin,2006,22:255-271.

[3] BRATER DC.Drug dosing in patients with impaired renal function[J].Clin Pharmacol Ther,2009,86:483-489.

[4] GABARDI S,ABRAMSON S.Drug dosing in chronic kidney disease[J].Med Clin North Am,2005,89:649-687.

[5] NOLIN TD,FRYE RF,MATZKE GR.Hepatic drug metabolism and transport in patients with kidney disease[J].Am J Kidney Dis,2003,42:906-925.

[6] POWER BM,FORBES AM,VAN HEERDEN PV,et al.Pharmacokinetics of drugs used in critically ill adults[J].Clin Pharmacokinet,1998,34:25-56.

[7] VERBEECK RK,MUSUAMBA FT.Pharmacokinetics and dosage adjustment in patients with renal dysfunction[J].Eur J Clin Pharmacol,2009,65:757-773.

第9章 肾脏替代治疗的适应证、时机及患者的选择

John A.Kellum

RRT适应证

肾脏替代治疗(RRT)的适应证可分为两大类,即所谓的"肾"性(已出现肾衰竭)和"非肾性"(没有出现肾衰竭)。虽然这种区分并不精确,但这是对RRT适应证进行分类的一种相对简单的方法。

肾性适应证

急性肾脏疾病(第1章所述)的临床表现如表3.9.1所示,包括少尿(导致容量过负荷)、氮质血症(导致一系列临床并发症)、高钾血症和代谢性酸中毒。尽管对于这些功能障碍达到什么水平时,需要立即启动RRT还没有达成共识,但在以下方面已存在普遍共识:

RRT的一般适应证:

- 容量过负荷(如肺水肿)。
- 有尿毒症症状的氮质血症。
- 高钾血症($>6.0\,mmol/L$)。
- 肾衰竭致代谢性酸中毒(pH<7.2)。

表3.9.1 肾衰竭的表现

系统	并发症	机制	临床表现
心血管系统	容量过负荷	钠/水潴留	水肿、心力衰竭、高血压
电解质和酸碱平衡	低钠血症、高钾血症、酸中毒、氮质血症	自由水排出受阻,氯化物累积	低血压、糖代谢受损、肌肉蛋白质合成减少、心律失常
消化系统	营养吸收障碍、消化道出血、腹腔间隔室综合征	肠水肿、血小板功能障碍、容量过负荷	恶心、呕吐、黏膜/肠道吸收减少、腹内压增加
血液系统	贫血、血小板功能障碍	促红细胞生成素减少、血管性血友病因子减少	贫血、出血
免疫系统	感染、免疫抑制	中性粒细胞功能受损	感染、脓毒血症
神经系统	脑病	尿毒症毒素、低钠血症	扑翼样震颤、谵妄、昏迷
呼吸系统	胸腔积液、肺水肿	容量过负荷,胶体渗透压下降、尿毒症的直接毒性	胸腔积液、肺水肿、呼吸衰竭

容量过负荷

少尿通常引起容量过负荷,但其发生原因可能只是全身循环的液体容量不足以维持其尿量,大量补液后——少尿可能就不存在了。鉴于RRT可为那些额外需补充的液体(如营养支持、抗生素)"创造空

间"，专家建议在容量过负荷患者出现临床症状前进行 RRT。

对急性肾衰竭继发容量过负荷的患者使用利尿剂存在争议。尽管大多数临床医生都会在 RRT 启动前尝试应用利尿剂，但对用药持续时间或剂量、如何定义成功，存在很大的争议。虽然避免使用 RRT 是对的，但几乎没有证据表明利尿剂可以实现这一目标，而且现有证据甚至表明使用利尿剂存在潜在的危害。尝试使用利尿剂增加尿量应该只针对容量过负荷或高钾血症的治疗，而不是少尿。大型观察性研究未证明利尿剂对少尿型危重症患者有益，一些研究还认为有害。

【利尿剂疗法】

袢利尿剂如呋塞米以 20～40 mg 静脉内给药。如果此剂量无效，可在 30～60 min 内尝试更高的剂量。如果患者曾接受过利尿剂治疗，则可能需要更高的剂量。如果 80 mg/6 h 的弹丸式推注剂量无效，可开始给予 1～5 mg/h IV。噻嗪类利尿剂如氢氯噻嗪（250～500 mg IV）或美托拉宗（10～20 mg PO）与袢利尿剂联合使用可改善利尿效果。如果没有效果，继续利尿就毫无意义，特别是袢利尿剂可能有肾毒性。具体内容见表 3.9.2。开始 RRT 之前应停用所有利尿剂。

表 3.9.2　利尿剂的量

药物	口服	静脉滴注	持续输注
美托拉宗	10～20 mg qd	—	—
氢氯噻嗪	—	250～500 mg	—
呋塞米	20～40 mg 每 6～24 h	5～80 mg 每 6～24 h	1～10 mg/h
托拉塞米	5～20 mg 每 6～24 h	5～20 mg 每 6～24 h	1～5 mg/h
布美他尼	0.5～1 mg 每 6～24 h	0.5～2 mg 每 6～24 h	1～5 mg/h

氮质血症

氮质血症是由于肾小球滤过率（GFR）降低导致尿素和其他含氮废物潴留，是肾衰竭的主要特征之一。像少尿一样，氮质血症不仅代表疾病，也是肾脏对细胞外容量减少或肾血流减少的正常反应。相反，在容量不足的情况下，"正常"GFR 被视为肾功能不全。因此，根据尿量和 GFR 的变化不足以诊断肾脏疾病，但目前还没有更简单的替代诊断。

氮质血症也是尿毒症的生化标志物。尿毒症是肾衰竭后循环和组织中积聚多种正常情况下被排泄的毒素所致。尿毒症的临床表现详见表 3.9.1。

尽管尿毒症症状与血液中尿素水平相关，但 BUN 与临床症状之间的关系在不同个体之间，甚至在不同时间的特定个体之间是不一致的。因此，BUN 的阈值水平不能被用来定义尿毒症，也不能为 RRT 提供特定的适应证。相反，实施 RRT 的确切时间和强度需根据患者的临床表现来决定，而不能仅根据生化指标。

高钾血症

高钾血症可严重危及生命。当血清钾浓度超过 6 mmol/L 时，可迅速引发心律失常。高钾血症的早期心电图征象是 T 波高尖。这种现象与心脏应激有关，应紧急处理。RRT 准备期间，严重高钾血症的临时治疗包括静脉注射氯化钙（10 mL 10％溶液）以降低心脏兴奋性，并将胰岛素（10 IU IV）和葡萄糖（50 mL D50）混合在一起，20 min 内将钾转移到细胞内，即时监测血糖水平。

代谢性酸中毒

肾衰竭导致代谢性酸中毒的原因是各种酸性阴离子（如磷酸、硫酸盐）滞留及肾小管功能不全导致高氯性酸中毒。临床表现从急性炎症细胞功能性改变到慢性骨盐沉积性改变。轻度改变可以用口服碳酸氢钠或碳酸钙来控制。RRT 能有效地清除酸性物质及纠正血钠和血氯平衡，其目标通常是维持动脉血 pH＞7.30（具体内容见表 3.9.1）。

"非肾性"适应证

所谓非肾性 RRT 的适应证是从血液中清除各种可透析的物质，这些物质包括药物、毒素、造影剂和细胞因子。

药物和毒素的清除

血液净化技术长期以来被用于清除各种可透析的药物和毒素。表 3.9.3 列出可使用 RRT 清除的常见药物和毒素清单。大多数中毒不需要 RRT。事实上，那些导致死亡的最常见药物或毒素（如对乙酰氨基酚、三环类抗抑郁药、短效巴比妥类、兴奋剂和神经肌肉接头药物）不适用于 RRT。总的来说，分子的大小和与蛋白质的结合程度决定了物质被清除效率（较小的非蛋白质结合物质最容易被清除）。连续性肾脏替代治疗（CRRT）可有效清除蛋白质结合程度较高的物质，有时也用于清除血浆半衰期很长的物质。

表 3.9.3　RRT 常见的中毒

物质	体外法	备注
甲醇	血液透析	RRT 应持续到血清甲醇浓度＜25 mg/dL，阴离子间隙、代谢性酸中毒和渗透压间隙正常。反弹可能长达 36 h
丙醇	血液透析	RRT 有效地清除异丙醇和丙酮，但通常不需要，除非病情严重（长时间昏迷，心肌抑制，肾衰竭）
乙二醇	血液透析	RRT 应持续至乙二醇水平＜20 mg/dL，代谢性酸中毒或其他全身毒性症状消失。反弹可能长达 24 h
锂	IHD/CRRT	IHD 清除锂更快，但反弹问题较大，可通过 CRRT 有效解决
水杨酸盐	IHD/CRRT	IHD/CRRT 在对水杨酸盐中毒的治疗已有报道
茶碱	IHD/CRRT/血液灌流	RRT 应持续应用到临床改善和血浆水平＜20 mg/L。可能发生反弹
丙戊酸	IHD/CRRT/血液灌流	药物浓度超标，血浆蛋白结合饱和后，未结合的药物比例显著增加并且变得可透析

注：这些物质中的多数需要其他治疗。

急性中毒治疗中 CRRT 的作用尚不确定，与间歇性血液透析（IHD）相比，单位时间的药物清除率较低，但在血流动力学不稳定患者中，CRRT 有明显的优势，这些患者无法耐受与 IHD 或血液灌流等其他技术相关的快速溶质和液体清除。CRRT 也可缓慢持续地清除分布容积大、组织结合程度高或容易出现"反弹现象"的物质（如锂、普鲁卡因胺和甲氨蝶呤）。在这种情况下，CRRT 甚至可以作为 IHD 或血液灌流的辅助治疗。具体内容见表 3.9.3。

造影剂

多年来，RRT 一直被用于清除放射性造影剂，但这种治疗的目的随着时间的推移而改变。在过去，离子型高渗造影剂应用于影像学研究，RRT 通常用于清除这些物质，以及在肾衰竭患者因高渗透压负荷而有充血性心力衰竭风险的情况下清除液体。因这些患者不能排泄造影剂，使用造影剂后会出现肺水肿。近年来，非离子型低渗性甚至等渗造影剂相继问世，肺水肿的风险明显降低。由于所有的放射性造影剂都具有肾毒性，一些专家提倡用 CRRT 来预防所谓的造影剂肾病。常规 IHD 已被证明可以清除放射性造影剂，但似乎并不能预防造影剂肾病。尽管 CRRT 清除造影剂的效率较低，但已证实 CRRT 可减轻造影剂肾病，特别是在造影剂使用之前或与造影剂联合使用时。这种疗效目前仍存在争议，并且大多数中心不支持用 RRT 来预防造影剂肾病。具体内容见表 3.9.4。

表 3.9.4 减少造影剂肾病的方法

物质	口服	静脉	剂量
盐	—	0.9% (154 mEq/L)	造影前 12 h 以 1 mL/(kg·h)或造影前 1 h 以 3 mL/(kg·h)起始,造影后以 1 mL/(kg·h)持续 6 h
水中 NaHCO₃	—	150 mEq/L	造影前 12 h 以 1 mL/(kg·h)或造影前 1 h 以 3 mL/(kg·h)起始,造影后以 1 mL/(kg·h)持续 6 h
N-乙酰半胱氨酸	1 200 mg 每 12 h	1 200 mg 每 12 h	造影前 24 h 开始持续到造影结束后 24 h

细胞因子

连续静脉-静脉血液滤过(CVVH)或连续静脉-静脉血液透析滤过(CVVHDF)可清除许多脓毒症的内源性介质(常规备液透析不能清除的介质)。这一观察结果促使许多研究者尝试使用 CVVH 作为脓毒症的辅助治疗手段。尽管 CVVH 能否使肾衰竭和脓毒症患者获得额外的益处仍存在争议,但现有证据并不支持 CVVH 在无肾衰竭患者中清除细胞因子的作用。如果 CVVH 能够清除细胞因子,常规"肾治疗剂量"的 CVVH 作用似乎很小。一些个体似乎对血流动力学的改善有反应,特别是应用更高治疗剂量的 CVVH 时。

RRT 时机

何时启动 RRT?

对于"何时启动 RRT?"这个问题,最简单的答案是"符合前面讨论的早期临床症状时即可启动"。研究者们曾多次尝试对"RRT 启动时间"达成共识。急性透析质量倡议(acute fialysis quality initiative,ADQI)于 2000 年首次提出这一问题,但除了声明患者"GFR 急剧下降,并已发展或面临临床显著的溶质失衡/毒性或容量过负荷的风险"时启动 RRT,其余情况则无法达成共识。当患者的 GFR 急剧下降,并已发展或面临临床显著的溶质失衡/毒性或容量过负荷时,则被认为需要进行 RRT。实质上,这相当于说 RRT 应该在患者出现"症状"的急性肾衰竭时开始。"什么是有症状?"是临床判断的问题,以及"如何解释有风险?"。大多数但不是全部专家建议,RRT 应该在临床并发症出现之前开始启动,但通常很难确切知道何时发生这种情况。例如,在大多数临床医生开始 RRT 之前,血小板功能在 AKI 早期就已出现轻微异常。

运用 RIFLE 标准对 AKI 的观察性研究中提示了两项重要信息:急性肾衰竭(F 级)在危重症患者(占 ICU 患者的 10%~20%)中很常见,且与出院前死亡的风险增加 3~10 倍相关。鉴于死亡风险的大幅增加,许多研究人员问"为什么有更多的患者没有接受 RRT,而且许多急性肾衰竭患者在没有接受 RRT 的情况下肾功能得到恢复。这些患者是否应该接受 RRT?",目前的证据不足以回答这一问题,但鉴于 CRRT 相关的并发症发生率低,与 AKI 相关的死亡风险高,应考虑尽早开始治疗(如达到 F 级时,而不是等到并发症出现时)。

何时停止 RRT?

一个比"何时启动 RRT?"更难回答的问题是"何时停止 RRT?"。同样,最简单的答案是"当肾功能恢复时",但这个简单的答案存在两个问题。首先,确定肾功能何时恢复并不容易,也不清楚在停止治疗之前应该寻求肾功能恢复到什么水平。从本质上讲,这个问题与所谓的机械通气撤机问题没有什么不同,实际上,医生们对 RRT 如何及何时"撤机"知之甚少。迄今为止,发表的最大规模的透析强度试验中运用的方法使用了以下规则(表 3.9.5)。

表 3.9.5 RRT 的管理

肌酐清除率	RRT 的管理
<12 mL/min	继续 RRT
12~20 mL/min	临床判断
>20 mL/min	停止 RRT

如果尿量>30 mL/h,通过收集 6 h 尿液来测算肌酐清除率以评估肾功能恢复情况。

CRRT 患者的选择

哪些患者应该接受 CRRT?

一旦决定启动 RRT,就会出现选择哪种模式(间歇还是连续)的问题。以下考虑因素会影响模式的选择,严格地说,不同模式的绝对适应证是不存在的。

• 血流动力学:CRRT 是低血压或存在低血压风险患者的首选。急性肾衰竭试验网络(acute renal failure trial network,ATN)试验表明,低血压在间歇性血液透析中很常见。

• 颅内高压:是 CRRT 的绝对指征[超过常规间歇性肾脏替代治疗(intermittent renal replacement therapy,IRRT)]。间歇性血液透析会引起更大的液体移位,因此禁用于颅内高压的患者。

• 严重的容量过负荷和高强度的液体摄入量:即使在血流动力学稳定的患者中,CRRT 也能更有效地治疗那些重度容量过负荷的患者,或轻度容量过负荷但每日需要大量液体(通常用于药物和营养支持)的患者。例如,4 h 透析期间清除超过 3~4 L 的液体量并不常见,而使用 CRRT 清除 200~300 mL/h(5~7 L/d)或更大的液体量是很常见的。

• 机械通气:CRRT(或每日透析)可能会更好。

• 高蛋白转化/分解型患者:对于一些危重症患者,隔日透析可能很难控制溶质。透析前,BUN 过高的患者接受 CRRT 可能效果更好。

• 高钾血症:严重高钾血症时,需快速清除溶质,优先选择间歇性疗法,连续性肾脏替代治疗通常对高钾血症非常有效,但间歇性疗法会更快一些。

(韩暄 译)

选 读 文 献

[1] HOSTE EA,CLERMONT G,KERSTEN A,et al.RIFLE criteria for acute kidney injury is associated with hospital mortality in critically ill patients:a cohort analysis[J].Crit Care,2006,10:R73.
[2] KELLUM JA,MEHTA RL,LEVIN A,et al.Development of a clinical research agenda for acute kidney injury using an international,interdisciplinary,three-step modified Delphi process[J].Clin J Am Soc Nephrol,2008,3:887-894.
[3] LEE PT,CHOU KJ,LIU CP,et al.Renal protection for coronary angiography in advanced renal failure patients by prophylactic hemodialysis.A randomized controlled trial[J].J Am Coll Cardiol,2007,50:1015-1020.
[4] MEHTA RL,PASCUAL MT,SOROKO S,et al.Diuretics,mortality,and nonrecovery of renal function in acute renal failure[J].JAMA,2002,288:2547-2553.
[5] PALEVSKY PM,ZHANG JH,O'CONNOR TZ,et al.Intensity of renal support in critically ill patients with acute kidney injury[J].N Engl J Med,2008,EPub May 20.
[6] UCHINO S,BELLOMO R,MORIMATSU H,et al.Continuous renal replacement therapy:a worldwide practice survey[J].Intensive Care Med,2007,33:1563-1570.
[7] UCHINO S,BELLOMO R,MORIMATSU H,et al.Discontinuation of continuous renal replacement therapy:a prospective multi-center observational study[J].Crit Care Med,2009,37:2576-2582.
[8] UCHINO S,DOIG GS,BELLOMO R,et al.Diuretics and mortality in acute renal failure[J].Crit Care Med,2004,32:1669-1677.

第10章　急性肾损伤的肾脏替代治疗选择
——技术和临床注意事项

Jorge Cerdá and Claudio Ronco

大多数医院获得性急性肾损伤(AKI)发生在 ICU,并与高发病率和高死亡率有关。最近的一项国际调查显示,ICU 患者中接受连续性肾脏替代治疗(CRRT)的比例为 80%,间歇性血液透析(IHD)占 17%,腹膜透析或持续低效血液透析(sustained low-efficiency dialysis,SLED)占 3%。

肾脏替代治疗的新技术使概念从肾脏"替代"治疗的理念转变为肾脏"支持"治疗,因此 AKI 的治疗策略已成为危重症患者整体管理的一个重要组成部分,包括"肾脏"和"非肾脏"的应用,如脓毒症和急性呼吸窘迫综合征(ARDS)。

ICU 中 AKI"理想"治疗方式的特点

- 维持稳态
- 不增加并发症
- 不恶化患者的基础状况
- 费用少
- 易于管理
- 不增加 ICU 医护人员的负担

From Lameire N,Van Biesen W,Vanholder R.Dialysing the patient with acute renal failure in the ICU:theemperor's clothes? [J].Nephrol Dial Transplant,1999,14:2570-2573.

危重症患者的血流动力学稳定性是选择最合适透析模式的主要决定因素(表3.10.1)。在选择最适合每位患者的肾脏替代治疗模式时,必须考虑多方面的因素(表3.10.2)。

表 3.10.1　具体肾脏替代治疗的适应证

治疗目标	血流动力学	首选的治疗方法
液体清除	稳定	间歇性分离 UF[1]
	不稳定	慢速 UF
尿素清除	稳定	间歇性血液透析
	不稳定	CRRT[2]
		对流:CAVH[3]、CVVH[4]
		弥散:CAVHD[5]、CVVHD[6]
		两者都有:CAVHDF[7]、CVVHDF[8]
重度高钾血症	稳定/不稳定	间歇性血液透析
严重代谢性酸中毒	稳定	间歇性血液透析
	不稳定	CRRT
重度高磷血症	稳定/不稳定	CRRT
脑水肿	不稳定	CRRT

From Murray P,Hall J.Renal replacement therapy for acute renal failure[J].Am J Respir Crit Care Med.2000,162:777-781.

注:①UF,超滤;②CRRT,连续性肾脏替代治疗;③CAVH,连续动脉-静脉血液滤过;④CVVH,连续静脉-静脉血液滤

过;⑤CAVHD,连续动脉-静脉血液透析;⑥CVVHD,连续静脉-静脉血液透析;⑦CAVHDF,连续动脉-静脉高通量血液透析;⑧CVVHDF,连续静脉-静脉血液透析滤过。

表 3.10.2 AKI 肾脏替代治疗中的注意事项

注意事项	组成部分	种类
透析模式	间歇性血液透析	每日 1 次/每隔 1 d/SLED
	连续性肾脏替代治疗	动脉-静脉(AV)、静脉-静脉(VV)
	腹膜透析	—
透析生物相容性	膜特性	—
透析器性能	功率	—
	流量	—
透析液输注	起始时间	早、晚
	透析强度	透析处方与输注
	透析充分性	透析剂量

除患者的血流动力学稳定性外,不同的肾脏替代模式的选择还取决于溶质清除目标、容量控制和抗凝(表 3.10.3)。

表 3.10.3 各种肾脏替代模式的优缺点

模式	血流动力学不稳定患者的应用	溶质清除目标	容量控制	抗凝
PD①	是	++	++	无
IHD②	可以	++++	+++	有/无
IHF③	可以	+++	+++	有/无
间断 IHF	可以	++++	+++	有/无
杂合技术	可以	++++	++++	有/无
CVVH④	是	+++/++++	++++	有/无
CVVHD⑤	是	+++/++++	++++	有/无
CVVHDF⑥	是	++++	++++	有/无

Modified from Davenport A.Renal replacement therapy in acute kidney injury:which method to use in the intensive care unit? [J].Saudi J Kidney Dis Transpl,2008,19:529-536.

注:①PD,腹膜透析;②IHD,间歇性血液透析;③IHF,间歇性血液滤过;④CVVH,连续静脉-静脉血液滤过;⑤CVVHD,连续静脉-静脉血液透析;⑥CVVHDF,连续静脉-静脉血液透析滤过。

CRRT 的不同模式(图 3.10.1)由实现液体清除的主要机制来定义:弥散(CVVHD)、对流(CVVH)或两者的结合(CVVHDF)。

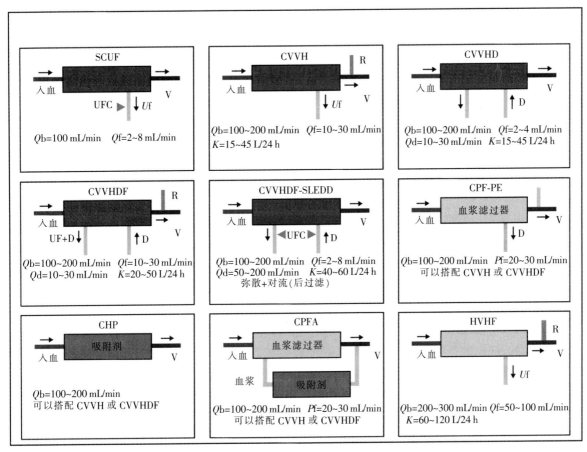

图 3.10.1　CRRT 的不同模式

注:现今用于 ICU 的肾脏替代技术。CHP,连续血液灌流;CPFA,连续血浆滤过吸附;CPF-PE,连续血浆滤过置换;CVVH,连续静脉-静脉血液滤过;CVVHD,连续静脉-静脉血液透析;CVVHDF,连续静脉-静脉血液透析滤过;D,透析液;HVHF,高容量血液滤过;K,清除率;Pf,血浆滤过流量;Qb,血流量;Qd,透析液流量;Qf,超滤率;R,替代;SCUF,慢速连续超滤;SLEDD,持续低效的每日透析;UFC,超滤控制系统。

From Cerdá J,Ronco C.Modalities of continuous renal replacement therapy:technical and clinical considerations[J].Semin Dial.2009,22:114-122.

　　这些模式的区别是:在血液滤过的情况下,通过对流或弥散达到的清除量、血管通路和置换液的需要方面的不同(表 3.10.4)。

表 3.10.4　连续性肾脏替代治疗方式

模式	对流清除	弥散机制	血管通路	置换液
SCUF[1]	+	—	大静脉	0
CAVH[2]	++++	—	动脉-静脉	+++
CVVH[3]	++++	—	大静脉	+++
CAVHD[4]	+	++++	动脉-静脉	+++
CVVHD[5]	+	++++	大静脉	+/0
CAVHDF[6]	+++	+++	动脉-静脉	++
CVVHDF[7]	+++	+++	大静脉	++
CAVHFD[8]	++	++++	动脉-静脉	+/0
CVVHFD[9]	++	++++	大静脉	+/0

注:①SCUF,慢速连续超滤;②CAVH,连续动脉-静脉血液滤过;③CVVH,连续静脉-静脉血液滤过;④CAVHD,连续动

脉-静脉血液透析;⑤CVVHD,连续静脉-静脉血液透析;⑥CAVHDF,连续动脉-静脉血液透析滤过;⑦CVVHDF,连续静脉-静脉血液透析滤过;⑧CAVHFD,连续动脉-静脉高通量血液透析;⑨CVVHFD,连续静脉-静脉高通量血液透析。

第9章详细讨论了透析剂量对患者预后的影响。既往的综述已讨论 CRRT 的基本运行特点。最近急性透析质量倡议(ADQI)发表了与本章讨论内容有关的液体和容量管理共识。

动脉-静脉或静脉-静脉血液回路

除非在紧急情况下静脉-静脉(VV)系统不可用时,否则不使用动脉-静脉(AV)系统。AV 系统的局限性包括动脉损伤、血流量对全身血流动力学的依赖及透析剂量不足。

CRRT 模式的选择

- 急性肾损伤(AKI)危重症患者的肾脏支持模式的选择一直存在争议。IHD 和 CRRT 都是为这类患者设立的治疗方法。
- 由于血流动力学不稳定和大量持续的溶质和液体清除需求,IHD 不适合临床早期治疗,甚至是日常的基础治疗。最新的急性肾衰竭试验网络(ATN)(Palevsky,2008)和正常与增强 RRT 随机评估(randomized evaluation of normal versus augmented level renal replacement therapy, RENAL)(Bellomo,2009)研究整合了 CRRT 和 IHD 的证据,将其作为 ICU 肾脏替代治疗的既定模式。
- 持续低效血液透析(SLED),也称为延长每日透析(extended daily dialysis, EDD)是最新提出的一种针对 AKI 患者的透析模式。关于 SLED 对患者预后影响的证据并不充分,这种模式仍以小样本和无对照研究的报告或没有充分组间比较的小样本回顾性研究为基础。
- 现在普遍认为高通量血液透析、血液透析滤过和血液滤过等对流治疗具有优于常规血液透析的临床优势。迄今为止,还没有研究能够证明这些技术在改善发病率、死亡率和生活质量方面具有优越性。由于没有证据表明不同 RRT 模式的优越性,对治疗模式的选择取决于现有设备(透析膜、泵系统)、合适的透析液及费用和原理上的考虑。

定义、命名

肾脏替代设备被指定为:

- "透析器"以弥散为主,伴血液和透析液逆流。
- "血液滤器"以对流模式工作。
- 新型设备可以有效地同步实施对流和弥散(高通量血液透析、血液透析滤过)。

对流处理的主要特点:

- 高通量膜。
- 高通透性。
- 对低分子量和中分子量(MW)溶质的高渗透性(1 000～12 000 道尔顿)。
- 高"生物相容性"。

血液滤过:

- 主要是对流技术。
- 允许清除比弥散更多的亲水性大分子量化合物。

- 通过吸附和对流清除更多的细胞因子。
- 推测可以清除炎症介质,但未证明对患者的预后有益。

血液透析滤过:

- 使用部分亲水性高通量膜,筛选系数(sieving coefficient,SC)高,膜厚度减少,将弥散和对流结合在一起。
- 精确的超滤(UF)控制系统使安全、大容量的血液滤过成为可能。
- 新装置可以对透析液、超滤和回输进行单独控制。
- 新鲜配制超纯透析液和置换液使安全运行和低成本的治疗成为可能。

对流和弥散

- 间歇性血液透析设备仅通过简单的弥散即达到清除效果。
- SLED/EDD 技术主要是通过弥散方式工作,但少量的对流方式也是可行的。
- 目前的 CRRT 机通过对流和/或弥散都可实现溶质交换,能够更容易更精确地控制治疗的每一个步骤。集成泵可以精确控制血液、透析液和超滤液流量,因此 CRRT 可以增加透析或对流流量,使更多的溶质被弥散和对流清除。低透析流量(通常 1~2 L/h)即可限制弥散,而间歇性血液透析流量在 500~800 mL/min。
- 采用高通量膜过滤器的对流置换技术(血液滤过和血液透析滤过)旨在最大限度地清除中、高分子量溶质(大于 1 000 kDa 至几千 kDa)。

与本章内容相关的动力学因素在 2009 年 Cerdá 和 Ronco 发表的文章中有全面的讨论(见选读文献)。

不同肾脏替代模式的比较

- 与 IHD 或 SLED 相比,CRRT 技术清除中、小分子的能力更持久。CRRT 和 SLED 均能有效地控制氮质血症,而 IHD 存在明显的峰值和较差的时均氮质血症。针对中分子溶质,不同模式的差异更为明显,与 SLED 或 IHD 相比,CVVH 具有更好的中分子清除能力。CVVH 的中、大分子清除多少取决于对流和连续运行时间。CRRT 可以使中分子溶质浓度在数天后达到稳态,而在 SLED 或 IHD 时血浆中分子物质的浓度逐步升高,即后一种模式无法清除大、中分子量的毒素。
- 对流剂量(即超滤率)与生存率相关的治疗试验表明了清除中大分子物质的重要性。大分子物质的清除率可从上述更高剂量的治疗中获益。最近的研究表明在对流基础上增加弥散会进一步改善患者的预后。尽管有这些有意义的发现,但并没有确凿的证据表明增加中、高分子量溶质的清除会使患者获益。通常 CRRT 低速运行时,弥散和对流清除之间不存在交互作用。

RRT 剂量效应的随机对照试验

近期多中心随机对照试验(RCT)结果显示,CRRT 是血流动力学不稳定危重症患者的常规治疗方法,这也同样反映在 ATN 和 RENAL 研究的设计和结果中。

ATN 研究旨在评估剂量对生存和肾功能恢复的影响,基于以下前提:

- 透析"剂量"是一个清除低分子溶质相关的参数。
- 这些研究并没有确定清除哪类毒素可使患者获益。
- 这些研究均未把液体管理作为一个"剂量"因素来处理,其逐渐被认为是决定患者预后的关键(见下文)。

RENAL 和 ATN 研究表明,20~25 mL/(kg·h)剂量是 RRT 所需的最低剂量。与既往的结果相反,最近的 Meta 分析表明更高的治疗剂量并不能改善患者的预后。透析剂量和生存率之间存在剂量效应。曲线的拐点(图 3.10.2)尚未明确,超过这一拐点进一步增加剂量并不能额外获益。临床医生应确保所开出的治疗剂量能实际应用,必须避免不符合临床实际的治疗。

　　大量数据表明,ATN 和 RENAL 等精心设计的研究中所应用的处方剂量很少在日常临床实践中出现。

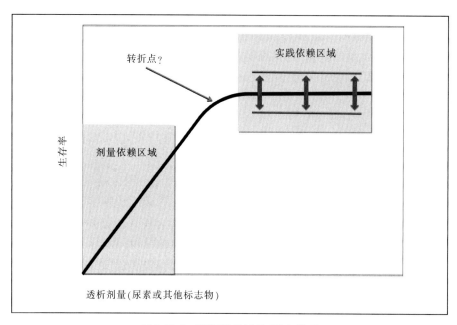

图 3.10.2　肾脏替代剂量/反应关系

Modified from Ronco C,Cruz D,Oudemans van Straaten H,et al.Dialysis dose in AKI:no time for therapeutic nihilism——a critical appraisal of the Acute Renal Failure Trial Network study[J].Crit Care,2008,12:308.

　　上述研究中使用的不同 RRT 模式可能对患者的预后产生重要影响。在澳大利亚和新西兰进行的 RENAL 研究中,CRRT 是危重 AKI 患者的常规治疗,也是 ICU 中 90% 以上需要肾脏支持患者的唯一治疗方法。虽然 ATN 和 RENAL 研究人群的基础疾病严重程度相似,但 RENAL 研究中患者的生存率和肾功能恢复率更高:RENAL 研究中 90 d 的全因死亡率仅为 45%(而 ATN 为 53%),幸存者 90 d 的肾脏恢复率为 93%(而 ATN 约为 75%)。

　　表 3.10.5 为 RENAL 研究与退伍军人事务部/国立卫生研究院（Veterans Affairs/National Institutes of Health,VA/NIH)研究的比较。如表所示,RNEAL 研究中的肾脏支持治疗天数和平均住院天数(RENAL 和 ATN 研究所需的肾脏支持治疗天数分别为 7.4 d 和 13.1 d,平均住院天数分别为 25.2 d 和 48 d)都有效地减少了 50%。尽管对这些参数进行严格的统计分析比较的可行性不高,但这些差异与临床显著相关。

表 3.10.5　RENAL 研究与 VA/NIH 研究的比较

变量	RENAL	VA/NIH
90 d 死亡率	44.7%	—
60 d 死亡率	—	52.5%
RRT 累计时间(住院 28 d)	7.4	13.1
住院天数	25.2	48
第 28 d 仍需要透析	13.3%	45.2%
第 60 d 仍需要透析	—	24.6%
第 90 d 仍需要透析	5.6%	—

　　RENAL 研究优于既往研究结果,对使用间歇性方法治疗危重症患者的理念再次进行了重要的评价,进一步验证了 CRRT 是危重症患者肾脏支持治疗的首选技术。

营养和预后

　　CRRT 可以更好地实现容量和体液成分的管理。营养具有改善 AKI 危重症患者预后的重要性,理论上 CRRT 优于 IHD。

血流动力学的稳定性

　　较早和最近的研究均显示连续模式的主要优点是使血流动力学更加稳定。ATN 研究中,血流动力学"稳定"患者接受 IHD 治疗时,治疗过程中低血压发生率高于 CRRT,还有可能会降低肾功能恢复率。

　　CRRT 使患者对液体清除的耐受性更好,主要是因为 CRRT 可维持稳定的血容量,通过缓慢(数天而不是数小时)的液体清除来实现。

- 血容量是 RRT 期间血流动力学不稳定的主要决定因素。
  - 血容量取决于利用对流方式清除血浆中液体(超滤)和组织间隙补充液体之间的平衡。
  - 当 UF 速度超过液体从组织间隙到血浆的流动速度(再充盈)时,患者易出现低血容量和血流动力学不稳定。
- IHD[图 3.10.3(A)]期间,尿素的快速弥散会产生血浆到组织间隙和组织间隙到细胞的渗透压梯度,将水弥散到间质和细胞内,就会出现血容量减少和细胞水肿(包括神经元水肿)。
  - CRRT 时[图 3.10.3(B)]尿素清除速度缓慢,可使组织间的尿素浓度均衡,从而减少水分移动和细胞水肿。
  - 对于高颅压患者(如头部外伤和严重肝衰竭)来说尤为重要。
- 核心温度的降低和外周血管的收缩可以减少低血压发作,并可能在血流动力学稳定方面发挥作用。
- 无论是稀释前还是稀释后的血液滤过,钠的清除量都小于血液透析的钠清除量,这可能更有助于血液滤过中循环的稳定。
- 虽然低血容量是透析相关低血压的首要原因,但动脉血压对低血容量的反应通过以下几方面综合体现:减少静脉血容量来维持心脏充盈,增加动脉血管阻力来确保器官灌注,以及增加心肌收缩力和心率来维持心搏量。任何干扰上述一种或多种代偿机制的因素都会导致心血管系统不稳定。用对流方式清除炎症介质有助于血流动力学稳定,尤其在感染性休克的早期阶段。

　　当 IHD 是唯一可用的模式时,以下操作可能有助于维持血流动力学稳定。

- 透析液钠浓度的变化:要考虑跨透析膜的 Gibbs-Donnan 平衡,避免尿素弥散引起血浆渗透压降低,以逐步减小透析液中钠流量的方式进行调节,即维持在 $140 \sim 148 \, \text{mEq/L}$。低钠血症患者应避免应用这种技术。
- 超滤曲线变化:间断 UF 可改善充盈,避免急性低血容量。
- 加温器:低温液体诱导周围血管收缩和增加交感神经张力,有助于维持收缩期血容量和外周血管阻力。
- 使用生物相容性膜可通过增加毛细血管通透性和抑制心肌活动以减少炎症介质的产生。

　　容量过负荷已被认为是危重症患者的重要危险因素。最近的小儿和成人研究证实容量过负荷与死亡率之间存在相关性。液体负荷超过 10% 的患者比无液体负荷的患者存活率更低,而给予液体负平衡患者的 $60\,\text{d}$ 死亡率明显降低。虽然 IHD 不易管理容量,而 CRRT 能有效控制容量,但需要注意,两者均可引起较重的血流动力学不稳定(图 3.10.4)。持续容量过负荷与肾功能恢复不良有关。

　　这些研究警示临床机构,容量过负荷是一种潜在影响患者预后的独立"危险"因素,并不是对临床结

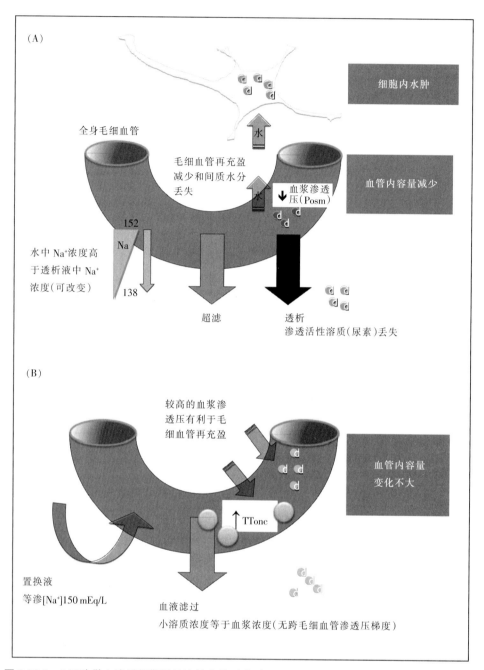

（A）

全身毛细血管

细胞内水肿

毛细血管再充盈
减少和间质水分
丢失

水

水

↓血浆渗透
压（Posm）

血管内容量减少

152
Na
138

水中 Na⁺ 浓度高
于透析液中 Na⁺
浓度（可改变）

超滤

透析
渗透活性溶质（尿素）丢失

（B）

较高的血浆渗
透压有利于毛
细血管再充盈

血管内容量
变化不大

↑ TTonc

置换液
等渗[Na⁺]150 mEq/L

血液滤过
小溶质浓度等于血浆浓度（无跨毛细血管渗透压梯度）

图 3.10.3　（A）弥散血液透析期间的流体和渗透位移；（B）对流血液滤过期间的流体和渗透位移

局没有影响。有必要进行更多的前瞻性研究进一步阐明危重症患者容量过负荷与预后之间的关系。

中大分子血液滤过和血液吸附

• 中大分子
　◦ 主要由多肽和小蛋白质组成，分子量在 1 000～600 000 道尔顿范围内。
　◦ 在肾衰竭时积聚并引起自身的中毒状态。
　◦ 分子量为 11 000 道尔顿的 β2-微球蛋白（β2-microglobulin，B2M）被认为是中大分子的代表。
　◦ 这些分子很难通过低通量透析清除。
　◦ 高通量血液透析可部分通过内在的滤过方式（对流）清除中大分子。高通量血液透析的对流部

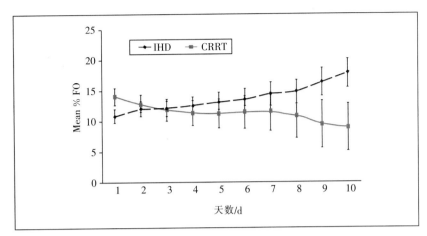

图 3.10.4 应用 IHD 和 CRRT 的患者的液体平衡

注:FO,容量过负荷占初始体重的百分比;IHD,间歇性血液透析;CRRT,连续性肾脏替代治疗;天数, 开始替代治疗天数

Modified from Bouchard J,Soroko SB,Chertow GM,et al.Fluid accumulation,survival and recovery of kidney function in critically ill patients with acute kidney injury[J].Kidney Int,2009,76:422-427.

分可以通过血液透析滤过以一种可预测的方式得到增强。

过去的十年里,大剂量方案一直被认为可以改善脓毒症。

• 严重脓毒症和感染性休克是多器官功能障碍综合征(multiple organ dysfunction syndrome, MODS)的主要原因,是 ICU 患者最常见的死亡原因。

• 许多具有促炎和抗炎作用的水溶性介质,如 TNF、IL-6、IL-8 和 IL-10 在脓毒症中起着至关重要的作用。

• 在重症医学领域,任何一种介质的阻断并不能显著改善脓毒症患者的预后。

• CRRT 是一种持续作用的治疗方法,以非选择性方式清除促炎介质和抗炎介质。"峰值浓度假说"是通过连续血液滤过来降低可溶性介质的峰值,可能有助于恢复机体稳态。

后续的技术改良是在血液滤过中增加容量交换或联合应用吸附技术。

• 高容量血液滤过(high-volume hemofiltration,HVHF):

∘ 是在 CVVH 基础上发展起来的一种治疗模式,需要更大表面积的血液滤器和 35～80 mL/ (kg•h)的超滤量。

∘ 对中/高分子量溶质可以提供比单纯弥散(CVVHD)或低流量对流(CVVH)更高的清除能力。

∘ 实际运行中的困难包括设备、置换液的实用性和成本及维护安全的精确监测系统。

∘ 此项技术的研究显示了初步获益的证据,但并无具有充分统计效能的随机试验研究来验证结果。

∘ 替代技术使用了增加有效孔径的高效截留式血液滤器。

∘ 这种多孔膜的缺点包括必需蛋白质(如白蛋白)的丢失。

• 连续血浆滤过吸附(CPFA)已广泛应用于脓毒症患者。

∘ 在 CPFA 中,血浆与血液分离后通过吸附床循环,随后通过常规手段对血液进行重组和透析,从而实现体液组成的正常化,增加了对蛋白质结合的溶质和高分子量毒素的清除。

∘ 近年来,已有证据表明在感染性休克患者中应用脉冲式高容量血液滤过可以改善脓毒症患者的血流动力学稳定性,但未显示持续改善的存活率。

这些技术被广泛应用之前,需要更多的多中心研究证据支持。如果证实有益处,超高剂量的血液滤过需要特殊设备和足够胜任的护理团队才能准确无误地配制如此大量(即 5~6 L/h)的超滤置换液。

　　● 内毒素是革兰阴性菌外膜的主要成分之一,是诱发脓毒症的重要介质。动物和人类脓毒症模型显示由内毒素介导的多器官损伤,包括血流动力学改变、肺功能障碍和 AKI。

　　尽管高水平的内毒素血症与较差的临床结局相关,但针对内毒素的靶向治疗仍有争议。理论上,清除内毒素可减轻早期脓毒症的级联效应,减少器官损伤和提高存活率。

　　多黏菌素 B 是一种对内毒素有较高亲和力的抗生素,因有明显的神经毒性和肾毒性而限制了全身性使用。近年来,多黏菌素 B 被包被在血液灌流装置的聚苯乙烯膜纤维表面。早期的研究表明这些设备用于感染性休克和 AKI 患者的治疗时会获益,但仍需要更多的研究来验证这些有前景的结果。

(杨启纲　译)

选 读 文 献

[1] BELLOMO R,CASS A,COLE L,et al.Intensity of continuous renal-replacement therapy in critically ill patients[J].N Engl J Med, 2009,361:1627-1638.

[2] CERDÁ J,LAMEIRE N,EGGERS P,et al.Epidemiology of acute kidney injury[J].Clin J Am Soc Nephrol,2008,3:881-886.

[3] CERDÁ J,RONCO C.Modalities of continuous renal replacement therapy:technical and clinical considerations[J].Semin Dial,2009, 22:114-122.

[4] CERDÁ J,SHEINFELD G,RONCO C.Fluid overload in critically ill patients with acute kidney injury[J].Blood Purification,2010, 29:11-18.

[5] CLARK WR,RONCO C.Continuous renal replacement techniques[J].Contrib Nephrol,2004,144:264-277.

[6] CRUZ D,BELLOMO R,KELLUM JA,et al.The future of extracorporeal support[J].Crit Care Med,2008,36:S243-S252.

[7] GIBNEY N,CERDÁ J,DAVENPORT A,et al.Volume management by renal replacement therapy in acute kidney injury[J].Int J Artif Organs,2008,31:145-155.

[8] KDIGO AKI Work Group:KDIGO clinical practice guideline for acute kidney injury[J].Kidney Int,Suppl 2012,2(1):1-138.

[9] PALEVSKY PM,BUNCHMAN T,TETTA C.The acute dialysis quality initiative—Part V:operational characteristics of CRRT[J]. Adv Ren Replace Ther,2002,9:268-272.

[10] PALEVSKY PM,ZHANG JH,O'CONNOR TZ,et al.Intensity of renal support in critically ill patients with acute kidney injury[J]. N Engl J Med,2008,359:7-20.

[11] UCHINO S,BELLOMO R,KELLUM JA,et al.Patient and kidney survival by dialysis modality in critically ill patients with acute kidney injury[J].Int J Artif Organs,2007,30:281-292.

[12] UCHINO S,BELLOMO R,MORIMATSU H,et al.Continuous renal replacement therapy:a worldwide practice survey. The beginning and ending supportive therapy for the kidney(B.E.S.T.kidney) investigators[J].Intensive Care Med,2007,33:1563-1570.

第11章　肾-肺衰竭

Kai Singbartl

背景

急性肾损伤(AKI)和急性肺损伤(ALI)是严重和复杂的临床问题。

AKI 历来被认为是肾功能的突然丧失,导致了代谢废物的潴留及水和电解质的平衡紊乱。最近引入的两种分类系统的引入使得 AKI 的定义和分期更加标准和精确。急性肾损伤网络(Acute Kidney Injury Network,AKIN)分类和"风险、损害、衰竭、肾功能丧失、终末期肾病(RIFLE)"分类只考虑尿量和血清肌酐的变化来进行分类/分期。

约 67% 的危重症患者会出现 AKI。约 75% 的严重肾损伤患者需要肾脏替代治疗(RRT)。接受 RRT 的患者的院内死亡率为 60%,只有不到一半的患者恢复了肾功能。

ALI 及其更严重的急性呼吸窘迫综合征(ARDS)的定义是:

- 胸部 X 线摄片显示双侧肺浸润影。
- 肺毛细管楔形压力<18 mmHg。
- ALI 氧合指数<300 mmHg。
- ARDS 氧合指数<200 mmHg。

校正年龄因素后,ALI 发病率 86 例/10 万人,院内死亡率高达 38%。

AKI 和 ALI 同时出现会大幅度降低生存率。在 ALI 基础上,AKI 的进展使院内死亡率达到了 58%,为危重症患者临床相关的肾-肺交互提供了有力的证据。

多种类型的细胞、通路和介质被认为在肾-肺交互中发挥着重要作用。

本章的目的是回顾当前对肾-肺交互的认识。

更好地理解这一现象至关重要,因为目前的临床治疗仅限于支持性措施。

AKI 对肺功能的影响

人类和动物的研究都表明,AKI 可以通过多种方式影响肺功能(图 3.11.1)。这些影响超出了 AKI 典型临床表现(如高钾血症、肺水肿和心包炎)的预期。

与健康的肺组织相比,AKI 动物模型可表现出肺血管通透性增加,导致红细胞在肺毛细血管中淤积、间质水肿、肺泡点状出血和炎性细胞浸润。AKI 动物模型还表现出肺泡上皮细胞的盐和水转运蛋白的下调,使得肺泡液体清除率降低。然而,这些变化在多大程度上影响了临床肺功能,尤其是氧合,目前尚不清楚。

相反,AKI 和 ALI 并存的试验研究表明 AKI 对肺脏具有抗炎作用。AKI 减少了炎症细胞的聚集,并改善了无菌性 ALI 的氧合。

AKI 如何影响肺结构和肺功能的确切机制仍不完全清楚,它们很可能依赖于肺的基础状态。几项研究表明,白细胞的迁移、细胞因子、氧化应激或细胞凋亡具有一定的作用。

细胞因子在 AKI 和 ALI 的发生和发展过程中起着至关重要的作用。AKI 可增加健康肺组织中白

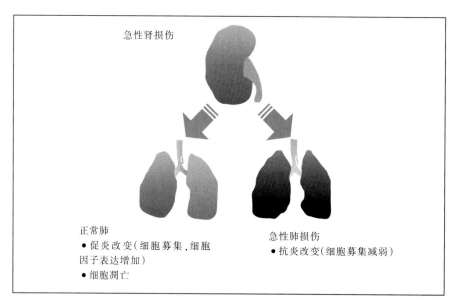

图 3.11.1 目前可获得的证据表明 AKI 对肺部有不同的影响。AKI 对健康肺有促炎作用，而 AKI 在 ALI 期间起抗炎作用

介素-6(IL-6)、白介素-10(IL-10)和血清淀粉样蛋白 3 的浓度。阻断 IL-6 或 IL-10 可减少缺血后 AKI 动物模型的肺部炎症发生。

氧化应激及其全身效应在 AKI 诱导的远距离的细胞和组织损伤中的作用得到了实验数据的证实。血红素氧合酶 1 是人体抵御氧化应激的关键酶，它能诱导产生抗炎和抗氧化代谢物。在缺血性 AKI 模型中，血红素氧合酶 1 基因缺乏的小鼠显示肾脏炎症增加，从而增加全身和肺内 IL-6 水平及死亡率。

细胞凋亡是一种严密调控细胞死亡的机制，在此过程中，受损的细胞被清除。许多疾病的特点是过度或不受控制的细胞凋亡。肺内皮/上皮细胞的凋亡增加和中性粒细胞的凋亡延迟是 ALI 的标志。肾缺血/再灌注会诱导半胱氨酸蛋白酶依赖的肺内皮细胞凋亡，进而影响微血管通透性。

在 AKI 诱导的肺损伤中，白细胞的迁移和聚集仍然存在很大的争议。一些研究表明，健康的肺内炎性细胞，尤其是中性粒细胞的数量是增加的，但是其对肺功能，即氧合作用的影响尚不清楚。相比之下，在 AKI 和非感染性 AKI 联合的动物模型中，AKI 会影响中性粒细胞在肺内募集，从而改善氧合。潜在机制的靶点似乎是中性粒细胞本身。尿毒症中性粒细胞在正常和尿毒症患者血浆中显示在肺内募集受损，而正常中性粒细胞的募集在正常对照和尿毒症患者血浆中均未发生改变。

急性肺损伤对肾功能的影响

尽管 AKI 对肺功能的影响尚不清楚，但临床和实验研究已经很好地描述了 ALI 对肾功能的影响及其潜在机制(图 3.11.2)。

由 ALI 引起的低氧血症、高碳酸血症和酸碱紊乱导致的血管活性物质(如内皮素、血管紧张素和去甲肾上腺素)的释放，由此引起血管收缩，降低了肾脏血流量。

ALI 的许多肺外效应是由机械通气引起的。

机械通气对全身和局部血流动力学均有深远的影响。机械通气可减少静脉回流、增加肺血管阻力(pulmonary vascular resistance，PVR)和心脏后负荷，最终导致心排血量减少。机械通气还能使肾内血流重新分配、激活激素及交感神经通路。对人体功能的影响包括肌酐水平下降，自由水清除及钠排泄下降。

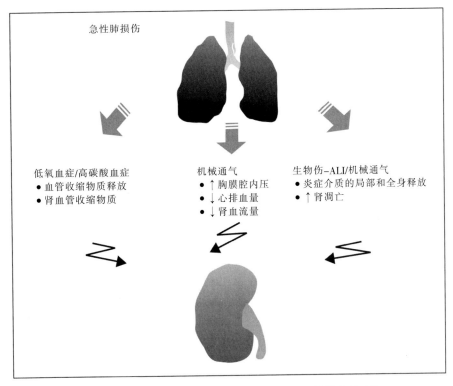

急性肺损伤

低氧血症/高碳酸血症
- 血管收缩物质释放
- 肾血管收缩物质

机械通气
- ↑胸膜腔内压
- ↓心排血量
- ↓肾血流量

生物伤–ALI/机械通气
- 炎症介质的局部和全身释放
- ↑肾凋亡

图 3.11.2 　急性肺损伤主要通过三个不同的机制影响肾功能

注:低氧血症/高碳酸血症引起肾血管收缩剂释放,从而导致肾功能低灌注;机械通气增加胸膜腔内压,从而减少静脉回流和心排血量;机械通气和 ALI 共同导致以局部和全身炎症介质释放为特征的生物创伤。

除这些直接的机械效应外,机械通气还会带来 ALI 期间肺的生物伤。ALI 相关生物伤是以局部和全身的炎症介质(包括 TNF-α、IL-1b、IL-6 和 IL-8)释放为特征。在动物实验和大型临床研究中,通过减少预先设定的潮气量("肺保护性"通气)来减少生物伤,降低了 ALI 的发病率和死亡率,现在已成为 ALL 患者治疗的基石。

小结

AKI 尤其是合并 ALI 仍然是一个重大的临床挑战。临床和实验研究都支持与临床相关的肾-肺相互作用的概念。AKI 和 ALI 之间的交互作用是正常器官功能直接丧失和与每个器官衰竭相关炎症失调的结果。细胞和可溶性介质在这种情况下会导致炎症失调。

目前的临床策略并没有提供治疗干预,而是提供预防或支持性措施。对于 AKI 来说,这些措施包括适当的容量控制、纠正酸碱/电解质紊乱,以及通过肾脏替代治疗清除尿毒症毒素。肺保护性通气是 ALI 治疗的核心。这种方法最大限度地减少了机械通气的直接影响,以及 ALI 和机械通气引起的炎症反应。

未来的研究需要关注器官的相互影响,因为多器官衰竭不仅是器官功能丧失的总和,而且还包括炎症失调及其后果。

(于犇犇　方明　译)

选 读 文 献

[1] PETRUCCI N, IACOVELLI W. The Acute Respiratory Distress Syndrome Network. Ventilation with lower tidal volumes as compared with traditional tidal volumes for acute lung injury and the acute respiratory distress syndrome[J]. N Engl J Med, 2000, 342：1301-1308.

[2] GRIGORYEV DN, LIU M, HASSOUN HT, et al. The local and systemic inflammatory transcriptome after acute kidney injury[J]. J Am Soc Nephrol, 2008, 19：547-558.

[3] HASSOUN HT, LIE ML, GRIGORYEV DN, et al. Kidney ischemia-reperfusion injury induces caspase-dependent pulmonary apoptosis[J]. Am J Physiol Renal Physiol, 2009, 297：F125-F137.

[4] HOKE TS, DOUGLAS IS, KLEIN CL, et al. Acute renal failure after bilateral nephrectomy is associated with cytokine-mediated pulmonary injury[J]. J Am Soc Nephrol, 2007, 18：155-164.

[5] IMAI Y, PARODO J, KAJIKAWA O, et al. Injurious mechanical ventilation and end-organ epithelial cell apoptosis and organ dysfunction in an experimental model of acute respiratory distress syndrome[J]. JAMA, 2003, 289：2104-2112.

[6] SCHEEL PJ, LIU M, RABB H. Uremic lung：new insights into a forgotten condition[J]. Kidney Int, 2008, 74：849-851.

[7] ZARBOCK A, SCHMOLKE M, SPIEKER T, et al. Acute uremia but not renal inflammation attenuates aseptic acute lung injury：a critical role for uremic neutrophils[J]. J Am Soc Nephrol, 2006, 17：3124-3131.

第 12 章　肝硬化伴急性肾损伤

Mitra K.Nadim and Neesh Pannu

急性肾损伤(AKI)是终末期肝病的一种较为常见的并发症,在肝硬化住院患者中的发生率高达20%。AKI 的进展和肾功能是肝硬化患者肝移植术前和术后预后强有力的预测指标。

肝病患者肾功能的评估方法

肝硬化患者肾功能的评估仍然是一个非常重要和具有挑战性的问题。
- 肾小球滤过率(GFR)被认为是评估肾功能的最佳指标,目前尚无 GFR 测量的"金标准"。
- 造影剂、菊粉、放射性同位素等外源性清除标志物被认为是最准确的 GFR 评估方法,但由于成本、方便性和实用性等因素,在临床中尚未常规使用。
- 对于肝硬化患者,尤其是晚期肝硬化和腹腔积液患者,外源性清除标志物尚未得到研究。定时收集尿肌酐可克服上述的一些局限性,但由于 GFR 下降时肾小管肌酐分泌增加及尿液采集不准确或不完整,可导致结果不准确。
- 使用血清肌酐的数学方程式来估算 GFR 是针对一般人群简单而可靠的方法,血清肌酐仍然是临床上最常用的肾功能指标。表 3.12.1 概述了现有肾功能评估方法的优缺点。

表 3.12.1　评估肝脏疾病的肾功能的方法

		优点	缺点
血清学为主要方法	血清肌酐	• 通用 • 成本低 • MELD/AKI 评分,当前使用此定义 HRS	• 受年龄、性别、肌肉量、类固醇、药物影响 • 减少肝脏疾病的发生 • 胆红素对化验的影响 • 缺乏标准化的肌酐测定 • AKI 缓慢进展
	血清胱抑素 C	• 不受年龄、性别、肌肉量、脓毒症的影响 • 检测方式简单 • 可提供商业化验 • 检测早期肾功能障碍和 AKI 早于血清肌酐	• 低估移植后的 GFR • 与所有血清标志物一样存在稀释问题 • 胱抑素 C 的可变性 • 损耗的不确定性
基础清除率	尿肌酐清除率	• 成本低 • 避免血清标志物稀释问题	• 很难获得准确的收集 • 尤其是对慢性肾病的患者,10%～15%高估了其所患肝病的 GFR
	菊粉	• 仍被视为"金标准"	• 系统性血浆清除率高估了 GFR • 烦琐
	碘肽	• 在大多数研究中与菊粉效果一致	• 显著的肾外清除率 • 高估 GFR 10～20 mL/min
	CrEDTA	• 在大多数研究中与菊粉效果一致	• 显著的肾外清除率 • 高估 GFR 10～20 mL/min
	DcDPTA	• 在大多数研究中与菊粉效果一致	• 显著的肾外清除率

血清肌酐

- 肌酐由肝脏中的一种高能化合物——磷酸肌酸不可逆去磷酸化产生。
- 肌酐每日产生量变化不大,但仍受各种因素(包括年龄、肌肉量、性别和种族)影响。
- 肝硬化时,依据血清肌酐水平高估肾功能的原因有以下几个:肝脏肌酐生成减少,蛋白质缺乏和肌肉萎缩。肝硬化患者的血清肌酐基线值通常低于普通人群,因而正常范围内的血清肌酐并不能排除肾损害。
- 肝硬化患者因穿刺腹腔积液和使用利尿剂而造成稀释的容量状态改变,血清肌酐值差异很大。高血清胆红素水平会影响血清肌酐的测定,从而导致血清肌酐浓度偏低。尽管有替代方法,但是由于这些方法费用昂贵并没有得到广泛的临床使用。最后,临床实验室的检验校准变化也可能造成结果不准确。

尽管血清肌酐评估肾功能有许多局限性,但其广泛应用和普及使血清肌酐仍是最实用的 GFR 评估方法。血清肌酐仍然是评估无肾脏疾病的 AKI 基础,并且是终末期肝病模型(MELD)评分中的重要组成部分,用于确定肝移植患者的优先顺序。

肌酐的估算方程

Cockcroft-Gault 方程和 MDRD 方程广泛用于估算普通人群的 GFR,但这些方法往往会高估肝硬化患者的肾功能。

- Cockcroft-Gault 方程受体重影响很大,而肝硬化患者水肿和腹腔积液占体重的比例也很大,因此该方程不适用于肝硬化患者。
- 不使用体重为变量的 MDRD 方程更加准确。几项基于血清肌酐的肝移植受者 GFR 估算方程的回顾性评价表明与放射性核素 GFR 评估相比,MDRD 公式能更好地估计 GFR,但是所有 GFR 方程的精确度都很低,GFR 的估算公式在肝脏疾病患者中的准确性较差。

肾功能评估中的辅助试验

新型生物标志物成为 AKI 的诊断工具。迄今为止,只有一项已发表的研究对肝硬化患者的 AKI 生物标志物进行了评估。肝脏再灌注 2 h 后测定血清中性粒细胞明胶酶相关脂质运载蛋白(NGAL)可预测肝移植患者的 AKI。目前,英国正在进行的两项大型研究评估了慢性肝病患者 AKI 生物标志物的使用情况。在肝移植前后对 AKI 生物标志物进行更广泛的研究是有必要的。

在这种临床背景下,对肾功能进行综合评价时,还应考虑其他研究:

- 无创检测,如容量分析。
- 多普勒超声诊断。
- 尿液分析(即 CAST 评分)。
- 基于 AKI 分层标准(RIFLE、AKIN)的尿量。
- 肝肾疾病的血清学分析。考虑到潜在肝病患者可能出现的并发症,应该谨慎地使用有创性检查,如肾活检。

肝病患者的急性肾损伤

2004 年,ADQI 提出了关于 AKI 的定义和分层标准的共识,称为"RIFLE 标准",急性肾损伤网络(AKIN)是一个由来自 ADQI 和几个肾脏病学和重症监护学会的专家组成的独立协作网络,提议扩大AKI 定义,将 48 h 内发生血清肌酐绝对值增加$\geqslant$0.3 mg/dL(26 μmol/L)纳入其中。一旦 AKI 诊断成立,分期系统就可确定其严重程度(表 3.12.2)。到 2010 年初,RIFLE 标准已在 500 000 多名 AKI 患者中得到验证,并随着 RIFLE 层级的恶化、可用其预测死亡率逐渐升高的临床结局。研究显示,在重症肝硬化患者中,RIFLE 标准评估 AKI 是很好的预测医院生存率的指标。

表 3.12.2　AKI 的定义和分类(修改后的 RIFLE 标准)

AKI 阶段	血清肌酐标准	尿量标准
1(高危)	48 h 内血清肌酐增加≥0.3 mg/dL(≥26.4 μmol/ L),较基线值增加≥150%～200%(1.5～2 倍)	6 h,<0.5 mL/(kg・h)
2(损伤)	血清肌酐值较基线增加 200%～299%(>2～3 倍)	>12 h,<0.5 mL/(kg・h)
3(衰竭)	血清肌酐较基线增加至 300%(>3 倍) 或肌酐≥4.0 mg/dL(≥354 μmol/ L) 急性增加≥0.5 mg/dL(44 μmol/ L)或启动 RRT	24 h 或无尿 12 h,<0.3 mL/(kg・h)

传统上,已经识别出 3 种 AKI 类型。

(1)肾脏低灌注导致肾前性氮质血症。

(2)肾性肾衰竭最常见的是急性肾小管坏死(ATN),为毒性或缺血性肾损伤或间质性肾炎所致。

(3)尿路梗阻导致肾后性肾衰竭。

(4)肝硬化患者可同时发生以上 3 种类型的 AKI,除此之外,还特别容易受到第 4 种——肝肾综合征(HRS)的损伤。肝肾综合征一般定义为肝硬化所致的功能性肾衰竭,该综合征不仅与肾脏的结构损害无关,且对扩容治疗无反应。

发病率

• 住院肝硬化患者发生 AKI 的最常见病因是肾前性因素,约占病例数的 68%。急性肾损伤主要继发于感染、低血容量(消化道出血、过度利尿或腹泻)、应用血管扩张剂,以及其他引起肾血管收缩的因素,如非甾体抗炎药或静脉造影剂。

• HRS 约占住院肝硬化患者 AKI 病例数的 17%,在病史超过 5 年的肝硬化患者中高达 40%。

肝肾综合征

诊断

1996 年,国际腹水组织(International Ascites Club,IAC)将 HRS 定义为这样一种综合征。

• 发生于肝硬化、门静脉高压和晚期肝衰竭患者身上。

• 其特点是肾功能受损,动脉循环和内源性血管活性系统显著异常。

• 为一项排除性诊断,排除其他病因引起的肾衰竭。HRS 诊断标准见 IAC 诊断标准。

• IAC 进一步将 HRS 细分为 1 型和 2 型。

　　○ 1 型 HRS 的特点是肾功能迅速下降,定义为血清肌酐水平在两周内倍增至>2.5 mg/dL 或肌酐清除率降低幅度>50%或降至 20 mL/min 以下。患者通常病情严重,伴有明显的黄疸和严重的凝血病。

　　○ 2 型 HRS 的肾功能恶化较慢,血清肌酐升高至>1.5 mg/dL 或肌酐清除率(CrCl)在数周至数月内降至 40 mL/min 以下。临床表现为肝硬化和难治性腹腔积液患者的渐进性肾衰竭。

IAC 诊断标准

(1)肝硬化腹腔积液。

(2)血清肌酐＞133 μmol/L(1.5 mg/dL)。

(3)停止使用利尿剂和白蛋白[1 g/(kg·d),最多 100 g/d],扩容治疗 2 d 后,血清肌酐水平无改善(降低至 1.5 mg/dL 或以下)。

(4)未出现休克。

(5)近期未使用肾毒性或血管扩张药物。

(6)无肾实质病变,表现为蛋白尿＞500 mg/d、镜下血尿(＞50 红细胞/HPF)、肾脏超声异常。

发病机制

HRS 的病理生理学复杂且受多因素影响。参与 HRS 发病机制的 4 个主要因素是:

(1)内脏血管扩张导致有效血容量减少和平均动脉压降低。

(2)肾素-血管紧张素-醛固酮系统和交感神经系统的激活,导致肾血管收缩和肾脏血流自身调节曲线右移。

(3)肝硬化性心肌病的发生发展导致心脏功能受损,以及由于血管扩张引起的心排血量代偿性增加的相对损害。

(4)影响肾血流量的血管活性介质增加。

肝硬化合并 AKI 患者的探讨

• 根据 AKI 的 ADQI 分类,AKI 定义为血清肌酐水平比基线增加 1.5 倍以上。然而,目前尚不清楚如何定义肝硬化患者 AKI 的肌酐水平。

• 有休克史(脓毒症或低血容量史)或近期使用肾毒性药物的患者,最可能的 AKI 诱因是 ATN。

• 其他方面,首先是停止利尿剂或乳果糖(如果是患者近期有腹泻病史)的使用,并以 1 g/kg 白蛋白剂量进行扩容。如果血清肌酐水平改善,那么 AKI 最可能的原因是肾前性氮质血症。如果血清肌酐水平没有改善,需要进行鉴别诊断包括 HRS 或 ATN。如前所述,HRS 患者可使用血管收缩剂治疗。

对于肝硬化患者,AKI 病因的鉴别可能存在困难。

• AKI 的病因通常是根据既往病史、尿液分析和对 HRS 标准所描述的容量反应性来区分。

• 一般情况下,肾前性 AKI 和 HRS 被描述为尿钠低(＜10 mEq/L)、钠排泄分数(fractional excretion of sodium,FENa)＜1%、尿素排泄分数(fractional excretion of urea,FEUrea)低(＜35%)、尿渗透压高(＞500 mOsm/kg)和尿沉渣阴性。

• 相比之下,ATN 患者尿钠高(＞40 mEq/L)、钠排泄分数高(＞2%)、尿素排泄分数高(＞40%)、尿渗透压低(＜350 mOsm/kg)和尿沉渣可见颗粒管型。区分肾前性和 HRS 也可能很困难。肾前性 AKI 通常补充容量而改善,然而,对于肝硬化患者,针对全身钠超载患者容量不足的评估十分困难,可能需要监测中心静脉压来辅助。

急性肾损伤的治疗

肝硬化患者 AKI 的治疗以病因学为基础。

• 对于肾前性 AKI 患者,治疗包括补充容量和停用利尿剂。

• 如有需要,ATN 应接受包括 RRT 在内的支持治疗。

• HRS 患者的治疗可以细分为以下 4 个部分。

药物治疗

HRS 患者药物治疗的主要方法是使用血管收缩药以纠正内脏血管扩张(表 3.12.3)。联合静脉注射白蛋白的治疗可以增强 HRS 患者的疗效。

表 3.12.3　血管收缩药物治疗 HRS

药物	剂量
特利加压素	每 4~6 h 静脉注射 0.5~2.0 mg
加压素	0.01~0.08 U/min(连续输液)
去甲肾上腺素	0.5~3.0 mg/h(连续输注)
奥曲肽＋米多君	奥曲肽:每日 3 次皮下注射 100~200 μg 米多君:每日口服 7.5~12.5 mg,每日 3 次

• 特利加压素是一种加压素类似物,对 V1 受体有优势效应。虽然目前尚未在美国上市,但它是治疗 1 型 HRS 最广泛的药物。

◦ 特利加压素每日剂量 2~12 mg,与白蛋白联合使用(负荷剂量 1 mg/kg 直至最大量 100 g,以后是 20~40 g/d)。

◦ 特利加压素治疗的持续时间通常可达 2 周,如果血清肌酐没有改善且无不良反应,则每隔几日递增 1 次。

◦ 对于部分反应(血清肌酐改善,但不低于 1.5 mg/dL),或肾功能没有改善(血清肌酐没有降低)的患者,应避免继续治疗。

• 抗利尿激素(antidiuretic hormone,ADH)是人体内源性激素,通过 V1、V2 和 V3 三种加压素受体发挥作用。

◦ V1 受体的激活导致血管平滑肌收缩引起血管收缩。与新的类似物,特别是特利加压素相比,抗利尿激素治疗 HRS 的疗效数据有限。抗利尿激素使用广泛,而特利加压素的疗效仍有局限性。

• 去甲肾上腺素是一种儿茶酚胺,但其 α-肾上腺素能活性使其成为静脉和动脉系统的强力血管收缩剂。小规模研究已表明,在 1 型 HRS 患者中,去甲肾上腺素与特利加压素的疗效相似。

• 米多君具有口服给药的优点,是一种 α-肾上腺素能受体激动剂,可引起血管平滑肌血管收缩。

• 奥曲肽是一种生长抑素类似物,用于降低静脉曲张破裂出血后的门静脉高压,可能通过抑制内源性血管扩张剂(如胰高血糖素)而引起内脏血管收缩。已有研究显示每日 3 次口服米多君 7.5~12.5 mg 联合奥曲肽 100~200 μg 皮下注射,同时每日静脉注射白蛋白 10~20 g 可提高 1 型 HRS 患者的 GFR。

经颈静脉肝内门体支架分流术

• 经颈静脉肝内门体支架分流术(TIPS)可改善 Child-Pugh 评分(CPS)<11 分患者的顽固性腹腔积液,降低肝性脑病并发症。

• 对于顽固性腹腔积液且需要频繁治疗的患者应予以考虑。TIPS 可改善 CPS<11 分患者肾功能的 45%~50%。

体外治疗

• 体外支持的目的是通过解毒、协助关键代谢产物的生物合成和炎症的调节为肝衰竭患者提供移植或功能恢复的途径/桥梁。

• 虽然一些体外支持装置已经被用于 HRS 治疗,但大多数研究规模小且存在不可控因素。

• 体外含白蛋白的透析液(如分子吸附剂再循环系统和单次白蛋白透析)被认为是实验性治疗,目前不推荐在临床研究之外使用。

肾脏替代治疗

• RRT可改善严重AKI患者的短期生存率,为肝硬化和急性肾衰竭患者的支持治疗。当有经典透析指征(如容量过负荷、氮质血症、高钾血症、代谢性酸中毒)时,被认为是可逆的肝病失代偿或等待肝移植患者的支持治疗。

• 关于RRT的方式,连续性肾脏替代治疗(CRRT)对伴有AKI的HRS患者的治疗是有利的,这些患者往往存在血流动力学不稳定、颅内压升高风险或严重肝性脑病。

肝移植

肝移植是治疗HRS的最佳方法。

• 随着等待肝移植时间的增加,移植前肾功能不全和RRT发生率也增加。但是,肝移植后肾功能不全的程度及肾功能不全持续的时间尚未可知。

• 目前尚无评估、选择和/或肝移植的肾脏分配标准。对于那些肾功能可能无法恢复的患者,进行肝-肾联合移植。

肝-肾联合移植的建议

(1)终末期肾病患者。

(2)有慢性肾病患者GFR<30 mL/min。

(3)急性肾损伤/肌酐≥2 mg/dL或透析≥8周的患者。

(4)有慢性肾病和肾活检证据证明肾小球硬化或>30%纤维化。

(5)建议的其他标准是存在合并症,如糖尿病、高血压、年龄>65岁,伴有蛋白尿、肾脏大小改变和血清肌酐升高的肾脏疾病。

(洪欢 译)

选 读 文 献

[1] EASON JD,GONWA TA,DAVIS CL,et al.Proceedings of consensus conference on simultaneous liver kidney transplantation (SLK)[J].Am J Transplant,2008,8:2243-2251.

[2] FRANCOZ C,GLOTZ D,MOREAU R,et al.The evaluation of renal function and disease in patients with cirrhosis[J].J Hepatol,2010,52:605-613.

[3] GARCIA-TSAO G,PARIKH CR,VIOLA A.Acute kidney injury in cirrhosis[J].Hepatology,2008,48:2064-2077.

[4] GINES P,SCHRIER RW.Renal failure in cirrhosis[J].N Engl J Med,2009,361:1279-1290.

[5] GONWA TA, JENNINGS L, MAI ML, et al. Estimation of glomerular filtration rates before and after orthotopic liver transplantation:evaluation of current equations[J].Liver Transpl,2004,10:301-309.

[6] JENQ CC,TSAI MH,TIAN YC,et al.RIFLE classification can predict short-term prognosis in critically ill cirrhotic patients[J].Intensive Care Med,2007,33:1921-1930 .

[7] MACAULAY J,THOMPSON K,KIBERD BA,et al.Serum creatinine in patients with advanced liver disease is of limited value for identification of moderate renal dysfunction:are the equations for estimating renal function better? [J].Can J Gastroenterol,2006,20:521-526.

[8] RICCI Z,CRUZ D,RONCO C.The RIFLE criteria and mortality in acute kidney injury:a systematic review[J].Kidney Int,2008,73:538-546.

[9] SAGI SV,MITTAL S,KASTURI KS,et al.Terlipressin therapy for reversal of type 1 hepatorenal syndrome:a meta-analysis of randomized controlled trials[J].J Gastroenterol Hepatol,2010,25:880-885.

[10] SALERNO F,GERBES A,GINES P,et al.Diagnosis,prevention and treatment of hepatorenal syndrome in cirrhosis[J].Gut,2007,56:1310-1318.

第 13 章　妊娠期肾脏疾病

Arun Jeyabalan

妊娠期急性肾脏疾病由于存在两名患者:母亲和胎儿,因此是一种特殊类型的疾病。肾脏和心血管系统对妊娠的适应性改变对疾病的诊断和治疗产生深远的影响。由于经常需要进行复杂的决策,因此一个多学科团队(包括重症医学专家、母婴医学专家/高风险产科专家、肾病科专家和新生儿专家)是必不可少的。

定义

在怀孕、分娩和/或哺乳期间发生急性肾损伤(AKI)被称为"妊娠相关 AKI(pregnancy-related AKI,PR-AKI)"。PR-AKI 主要分为两类:

(1)妊娠期特有诊断。

(2)妊娠合并症。

非妊娠人群中急性肾衰竭的具体诊断标准尚不确定,因而参考不适当的文献将导致治疗丧失循证医学支持。为了规范定义,AKI 网络工作组将 AKI 定义为肾功能进行性下降(48 h 以内)、血清肌酐绝对值升高≥0.3 mg/mL、血清肌酐的百分比增加≥50%(比基线值增加 1.5 倍)或尿量减少(每小时尿量<0.5 mg/kg,持续超过 6 h)(见第 1 章)。妊娠期间肾脏和心血管的正常生理变化是正确诊断和治疗的基础。

妊娠期的肾脏适应性变化

妊娠早期 3 个月发生的解剖和生理变化。

1.解剖学改变

(1)肾脏大小随着血容量和集合系统容积的增加而增加。

(2)妊娠中期,继发于激素效应而导致平滑肌松弛。80%的孕妇出现肾盂和输尿管积水的集合系统扩张,由于增大的右旋子宫及盆腔边缘水平的卵巢血管丛压迫,右侧输尿管的扩张超过左侧。

2.生理学变化

(1)肾血流量和肾小球滤过率(GFR)增加是妊娠期最早和最显著的变化之一,与全身血管阻力显著下降及心排血量和血容量增加有关。黄体酮、松弛素和其他妊娠激素可能是造成上述血流动力学变化的原因。到妊娠末 3 个月,肾血流量比非妊娠水平高出 50%~85%,并在妊娠末期略有下降。GFR 也增加了 40%~65%。这些变化会影响实验室标准参数的正常范围,而且对孕妇的治疗有实际意义(表 3.13.1),例如,0.9 mg/dL 的血清肌酐水平对普通人群来说是正常的,但对孕妇而言则是异常的。GFR 增加还会导致尿蛋白排泄增加,并导致糖尿。

(2)容量和钠平衡。尽管 GFR 有所增加,但由于肾小管重吸收和全身水分在妊娠期增加了 6~8 L,造成钠的净留存量为 900~950 mEq。

(3)酸碱平衡。妊娠期分钟通气量增加导致呼吸性碱中毒(PCO_2 降至 10 mmHg)。肾脏碳酸氢盐排泄通过代偿性增加而发生代谢性酸中毒。由此增加跨胎盘的 CO_2 梯度差则有利于气体交换并且对胎儿有益,但是同时也降低了母体缓冲酸的能力。这些生理酸碱变化对孕妇的治疗非常重要,尤其是在患者入住 ICU 时。

表 3.13.1　妊娠期实验室参数的正常范围

变量	与未怀孕数值比较的变化方向	孕中近似正常数值
血清肌酐	↓	0.5 mg/dL
血尿素氮(BUN)	↓	9.0 mg/dL
尿酸	↓	2.0～3.0 mg/dL
PCO_2	↓	27～32 mmHg
pH	↑	7.40～7.45
血清碳酸氢盐	↓	18～20 mEq/L
肌酐清除率	↑	↑基线 25%
尿蛋白排泄量	变化↑	高达 300 mg/24 h
尿葡萄糖排泄量	变化↑	变化

评估的一般原则

PR-AKI 的初步评估应包括详细的病史、体格检查和实验室评估,其根本原因在临床病史中显而易见,例如严重的产科出血。血流动力学的评估很重要,因为许多患者需要 ICU 监护治疗。尿量和血清肌酐是 AKI 诊断的关键实验室指标。电解质和全血计数检查有益,因为它们可能不同程度地受肾衰竭影响。尿电解质和显微镜检查有助于进一步确定 AKI 病因。专门的血清学检查也可用于研究 AKI 的其他原因。虽然肾活检可确定病因,但它可增加妊娠期 AKI 的风险。在大多数情况下,可以在没有活检和经验性治疗的情况下做出诊断。除突然和不明原因的肾功能恶化外,对没有医源性早产孕妇进行治疗可能获益。妊娠中期,这种情况有必要采取多学科讨论。

肾前性、肾性、肾后性的传统分类方法有助于确定妊娠期 AKI 的病因。

· 肾前性 AKI 继发于肾灌注减少。血管内容量减少(如出血或脱水)、低血压(如感染性休克)、低心排血量或这些因素的综合是肾前性 PR-AKI 的常见原因。如果临床症状不典型,钠和尿素的排泄分数可用于鉴别肾前和肾性病因。肾前性 AKI,肾脏保留了一定的尿液浓缩能力,因此两者的排泄量均降低(钠的排泄分数<1% 和尿钠<20 mEq)。

· 如果导致急性肾小管和/或皮质坏死的肾前性病变严重、持续或未纠正,则可能发生肾性 AKI 或内源性肾损害。此外,肾性 AKI 也可能由直接肾损伤引起,例如肾毒素(例如某些药物)或免疫介导的损伤(例如肾小球肾炎、狼疮)。尿钠和钠排泄分数随内源性因素而升高,分别为>40 mEq/L 和>2%,同时可存在低尿渗透压伴颗粒或细胞管型。

· 肾后性 AKI 是梗阻因素导致的肾衰竭,如伴有尿道或双侧输尿管梗阻。妊娠期的超声检查通常被认为是尿路成像的首要方法。

一般治疗原则

PR-AKI 的基本治疗原则是:

1.治疗根本原因

PR-AKI 最常见的原因是肾灌注减少。具体病因包括急性失血相关的低血容量,如产时或产后出血、胎盘早剥或前置胎盘、低血压(如感染性休克)或低心排血量(如心力衰竭)。无论哪种情况,解除根本原因,如确切止血。下一节将讨论具体治疗方法。

2.预防肾脏损害的进一步发展

PR-AKI 最重要的治疗原则是维持足够的肾灌注来阻止持续损伤,并逆转缺血前变化。通过静脉输注晶体或胶体完成,伴严重产科出血和/或弥散性血管内凝血时,还需输注红细胞和其他血制品。临床状态、尿量和肺功能可用来指导容量复苏。复杂情况下,有创血流动力学监测有帮助。应停用肾毒性药物或调整剂量,防止肾衰竭。PR-AKI 药物治疗是次要的,应谨慎使用血管活性药物和利尿剂,因为它们可影响子宫血流量、胎盘灌注和胎儿健康。肾后性肾衰竭,如妊娠子宫造成输尿管梗阻,如需手术,可采用输尿管支架或经皮肾造瘘术。

3.支持性治疗

包括纠正高钾血症、代谢酸中毒和 AKI 引起的贫血。高钾血症可用葡萄糖/胰岛素和/或聚苯乙烯磺酸盐(是一种钾结合树脂)治疗。代谢性酸中毒可静脉注射碳酸氢盐快速纠正,但需同时解决根本原因。在处理孕妇的酸碱问题时,必须考虑生理性的呼吸性碱中毒。急性贫血采用红细胞输注治疗。红细胞生成减少引起的慢性贫血可通过外源性促红细胞生成素治疗,但在妊娠期间通常需要更高剂量的促红细胞生成素。这类患者可能还需肾脏替代治疗(RRT、透析)。

适应证与非妊娠患者相似:

- 容量过负荷。
- 难治性高钾血症。
- 代谢性酸中毒。
- 尿毒症。

妊娠期间可以使用血液透析和腹膜透析。紧急情况下需要做出快速应答时,通常使用血液透析。对于 PR-AKI 启动 RRT 的准确时间和阈值尚无明确定义。专家建议包括增加透析时间和频率,保持血清尿素<45～60 mg/dL,尽可能减少对妊娠有不利影响的液体丢失和低血压。对于 PR-AKI 来说,透析是暂时的,通常持续至肾功能恢复。

4.优化胎儿健康

胎儿健康和新生儿结局与产妇密切相关。一般而言,孕产妇的健康是第一位的,然而在任何时候都应该尽可能地保证胎儿健康。子宫和胎盘充足的血液灌注是胎儿健康的关键因素,因此应避免和及时治疗严重的低血压和血容量不足。胎儿监护需根据胎龄而定,建议评估胎儿(妊娠>23～24 周)的健康状况。需要根据临床情况,使用连续或间歇胎儿心率监测和/或通过超声来评估胎儿状况。如在 34 周前分娩,产前应用糖皮质激素(倍他米松或地塞米松)以降低新生儿患病率和死亡率。涉及分娩时,新生儿专家应该参与进来。

妊娠相关 AKI 的病因及治疗

妊娠高血压疾病

子痫前期和 HELLP 综合征

子痫前期是一种妊娠特异性疾病,影响 5%～10%的孕妇,诊断基于妊娠期间新发的高血压和蛋白尿。孕妇的颅脑、肺脏、肾脏、肝脏、血小板和胎盘等多个器官都可能受到重度子痫前期的影响。HELLP 综合征被认为是子痫前期的严重类型。诊断标准见表 3.13.2。子痫前期的全身特征包括外周血管阻力增加、血管内皮功能障碍、血管痉挛、凝血和炎症级联激活、血小板聚集,最终导致缺血和包括

AKI 在内的多器官功能障碍。子痫前期的确切原因尚不清楚。一种假设的机制是胎盘灌注减少或受损,释放胎盘因子导致母体血管功能障碍。

表 3.13.2 妊娠期高血压疾病的分类

分类	表现
轻度子痫前期	• 既往血压正常,妊娠 20 周后出现持续性血压升高(≥140 mmHg 舒张压或≥90 mmHg 舒张压,间隔 6 h 至少出现 2 次)。 • 蛋白尿至少 1+,或≥300 mg(20 周后进行 24 h 尿量收集)。
重度子痫前期(右侧列出标准中的任何一项)	• 血压≥160 mmHg 收缩压或≥110 mmHg 舒张压。 • 24 h 收集的尿蛋白质排泄量为至少 5 g。 • 神经紊乱(视力改变、头痛、癫痫发作、昏迷)。 • 肺水肿。 • 肝功能障碍(肝转氨酶升高或上腹痛)。 • 既往无基础肾脏病,出现肾功能损害(尿少于 500 mL/24 h 或血清肌酐浓度升高≥1.2 mg/dL)。 • 血小板减少症。 • 胎盘早剥,胎儿生长受限或羊水过少(低羊水指数)。
子痫	• 子痫前期妇女的癫痫发作排除其他原因。
HELLP 综合征	• 存在溶血、肝酶升高和血小板减少。 伴或不伴有高血压,通常被认为是子痫前期的特殊类型

子痫前期及相关疾病是 PR-AKI 最常见的病因,发病率为 1.5%~2%,大多数子痫前期孕妇并没有发展为 AKI。与正常妊娠晚期相比,子痫前期肾血流量和 GFR 分别减少约 24% 和 32%。AKI 通常与多因素损害相关,如出血或 DIC 导致的急性失血性休克。急性肾小管坏死最常见于子痫前期。10%~50% 的子痫前期相关 AKI 患者需要进行短期 RRT。

随着疾病进展,唯一有效治疗方法是分娩。分娩方式(阴道分娩与剖宫产)取决于临床和产科因素。静脉输液输注、血液和血制品的应用是预防 AKI 进展的必要条件。控制血压是预防孕产妇脑血管意外发生的重要措施。静脉注射硫酸镁用于预防癫痫发作,考虑到硫酸镁呼吸抑制的风险,应监测其血药浓度。

妊娠急性脂肪肝

妊娠急性脂肪肝(AFLP)较少见,发生率范围在 1/10 000~1/5 000,可导致病情快速进展和肝衰竭,表现出恶心、呕吐、腹痛和不适等症状。实验室异常包括肝转氨酶升高、高胆红素血症、血氨升高、凝血异常、低血糖、低抗凝血酶Ⅲ和肌酐轻度升高。与子痫前期相关的 AKI 一样,叠加的损害会加速肾衰竭。治疗包括分娩和支持性治疗。危重症患者可能需要肝移植。

血栓性血小板减少性紫癜(TTP)/溶血性尿毒综合征(HUS)

TTP/HUS 并不是妊娠特有疾病,妊娠期 TTP/HUS 会出现类似重度子痫前期、HELLP 综合征和/或 AFLP 的症状。表 3.13.3 列出了区分这些情况的一般原则。TTP/HUS 更常见于女性(70%),在妊娠期(13%)的远期死亡率(范围在 8%~44%)和发病率更高。

表 3.13.3　子痫前期,妊娠急性脂肪肝,TTP 和 HUS 的鉴别诊断[*]

分类	妊娠特异性诊断		不是妊娠所特有的诊断	
	子痫前期/ HELLP综合征	妊娠急性脂肪肝 （AFLP）	血栓性血小板 减少性紫癜(TTP)	溶血性尿毒 综合征(HUS)
发病	通常在孕脱期3个月	妊娠期	中位数23周	产后
主要/独特的临床表现	高血压和蛋白尿	恶心,呕吐,不适	神经症状	肾脏受累
紫癜	无	无	有	无
发热	无	无	有	无
溶血	轻	轻	重	重
血小板	正常或减少	正常或减少	减少	正常或减少
凝血功能	正常或减低	不正常	正常	正常或减低
低血糖	无	有	无	无
vWF	无	无	有	有
主要治疗	分娩	分娩	血浆置换	血浆置换

注:* 鉴别诊断较困难。上述指标存在与否并不是绝对的,但可能有助于诊断。通常在分娩后才能进行诊断。分娩后不久,子痫前期、HELLP综合征和妊娠急性脂肪肝即可鉴别。

　　大约2/3的患者会出现AKI,其中很大一部分患者会进展为慢性肾功能不全和高血压。适时分娩是治疗子痫前期相关疾病和AFLP的方法,及时进行血浆置换是治疗TTP/HUS的主要措施。通常到分娩后才能做出准确诊断;子痫前期、HELLP综合征和AFLP会随着分娩而改善,TTP/HUS则不会。糖皮质激素和阿司匹林也可用于治疗。支持疗法及多学科团队管理对这些女性患者的治疗是至关重要的。

血容量不足

　　子宫血流量明显增加,从怀孕前50 mL/min增加到足月约1 000 mL/min。因此,产科出血是迅速且大量,易导致急性血容量不足和包括AKI在内的器官损害。妊娠相关出血可发生在任何时期。表3.13.4概述了常见原因和处理原则。纠正潜在病因与积极液体复苏、输注血液和血制品和纠正凝血功能异常是产科出血的基本治疗原则。

表 3.13.4　产科出血的常见原因[*]

原因	时间	表现	治疗
异位妊娠	妊娠早期	异位妊娠,最常见:输卵管异位妊娠,输卵管破裂导致严重出血	活动性出血且血流动力学不稳定,需立即进行外科手术以终止妊娠和止血。血流动力学稳定可考虑保守的手术选择和/或药物治疗
人工流产	妊娠早中期	持续、大量出血通常是妊娠产物保留在子宫腔内	大出血和/或血流动力学不稳定:子宫颈扩张和清宫术(D&C)
前置胎盘	妊娠中晚期	胎盘植入子宫颈内口,可导致阴道大量出血,通常无痛感	大量活动性出血推荐剖宫产。若是自限性或少量出血,考虑期待治疗
胎盘早剥	妊娠中晚期	在胎儿分娩前胎盘从子宫壁分离。通常为阴道出血和剧烈腹痛,子宫压痛,宫缩乏力	严重胎盘早剥和胎盘完全分离可导致严重持续性出血、DIC、胎儿窘迫和死亡。治疗包括稳定孕妇状态、分娩和支持治疗。对轻度或局部早剥进行期待治疗

续表

原因	时间	表现	治疗
产后或产后出血	分娩期间或分娩后(48h内)	严重的阴道或腹腔内出血,最常见原因是宫缩乏力,其他包括胎盘未娩出、阴道裂伤、凝血病、胎盘植入(异常胎盘植入)、子宫破裂或内翻。	病因治疗。对子宫收缩乏力,采用药物或保守的手术治疗以增强子宫收缩;若失败或止血困难,则具有切除子宫的指征

注:＊在所有产科出血病例中,纠正根本病因及积极进行液体复苏,输注血液和血制品及纠正凝血异常是治疗的基本原则。

感染

肾盂肾炎与非妊娠个体一样,脓毒症可导致容量减少、低血压和包括 AKI 在内的器官功能障碍。导致妊娠脓毒症的常见感染:

1.肾盂肾炎

在孕产妇中的发生率为1％～2％,且伴有明显孕产妇和胎儿/新生儿并发症,包括脓毒症、早产和成人呼吸窘迫综合征。许多生理变化使孕妇容易发生上行性尿路感染,如输尿管扩张,与平滑肌松弛有关的尿潴留、子宫对输尿管和膀胱的压迫,都会增加对内毒素介导的易感性。大肠杆菌是最常见的致病微生物,其次是其他消化道细菌,如克雷伯菌、变形杆菌和肠球菌。

2.绒毛膜羊膜炎

指的是涉及绒毛膜和羊膜的宫内感染,最常见的原因来自下生殖道上行感染。虽然绒毛膜羊膜炎很常见,但与此感染有关的菌血症与脓毒症并不常见。这些感染通常由多种微生物且在下生殖道中常见的病原体引起,包括消化链球菌、加德纳菌、大肠杆菌、B 群、链球菌和厌氧菌。由于子宫腔穿透性差及需要去除宫腔内容物,单用抗生素治疗通常效果不佳。

3.感染性流产

流产在美国堕胎合法化后不多见,但感染性流产与全球范围内包括 AKI 在内的孕产妇高发病率和死亡率相关。病原学和治疗方法与绒毛膜羊膜炎相似。

4.肺炎

抗生素治疗及支持措施,如静脉输液、升压药物、机械通气支持呼吸辅助是主要的治疗。早期应选择广谱抗生素,结合当地和医院的微生物流行病学和易感因素。根据微生物培养和药敏试验指导抗生素治疗。

梗阻

尿路梗阻引起妊娠期 AKI 并不常见。然而,子宫过度膨胀是妊娠的一个特殊危险因素,包括:

· 羊水过多(羊水增多)。

· 多胎妊娠。

· 大的子宫肌瘤。

超声用于初步诊断,进一步检查可使用 CT 扫描和/或肾盂造影。膀胱镜联合逆行输尿管支架置入术或经皮肾造瘘术可以用来解除或建立旁路缓解肾脏梗阻。分娩根据孕龄而定,通常是最终治疗。

羊水栓塞

羊水栓塞或"妊娠过敏性综合征"是指突然发作的急性呼吸衰竭、低氧血症、心源性休克、低血压,并常伴有弥散性血管凝血和包括 AKI 在内的多器官衰竭。尽管初始病例系列描述了肺血管系统中的鳞状细胞和胎源性黏液,确切原因尚不清楚。产妇死亡率为22％,早期的研究报告产妇死亡率甚至超过

60%。必须快速识别羊水栓塞,治疗包括心肺支持下快速复苏和纠正凝血病。

其他与妊娠无关的 AKI 病因

在其他无法解释的 PR-AKI 中,需要考虑其他引起 AKI 的病因,这些病因出现于育龄期妇女且在妊娠时发生。上述病因及肾衰竭的其他慢性病因将放在其他章节详细讨论。重要的考虑因素是自身免疫性疾病(狼疮、肾小球肾炎、IgA 肾炎)和药物(氨基糖苷类、非甾体抗炎药)。由于治疗方法不同,在妊娠早期和中期鉴别急性肾小球肾炎和子痫前期十分重要。肾小球肾炎的一些特征包括全身症状(狼疮症状、前期感染)、活动性尿沉渣(血尿、红细胞管型)、肾病相关蛋白尿(>2 g)、ANA 阳性、自身抗体和补体水平异常。另一个临床挑战是妊娠前患有肾脏疾病的妇女,原有的肾脏疾病恶化与并发子痫前期很难区分,往往需要在关注孕龄的同时进行密切的住院观察和多学科综合讨论。

(洪欢　译)

参 考 文 献

[1] BURTON R,BELFORT MA. Etiology and managment of hemorrhage. In Dildy GA,Ⅲ et al(eds.),Critical Care Obstetrics[M]. Malden MA:Blackwell,2004:298-311.
[2] DEERING S,SEIKEN G. Acute renal failure. In Dildy GA, Belfort MA(eds.),Critical Care Obstetrics[M]. 4th ed. Malden MA:Blackwell,2004:372-379.
[3] GAMMILL HS,JEYABALAN A. Acute renal failure in pregnancy[J]. Crit Care Med. 2005,33(10 Suppl):S372-S384.
[4] GIFFORD RW,AUGUST PA,CUNNINGHAM FG,et al. Report of the National High Blood Pressure Working Group on Research on Hypertension in Pregnancy[J]. Am J Ob Gyn,2000,183:S1-S22.
[5] JEYABALAN A,CONRAD KP. Renal physiology and pathophysiology in pregnancy. In Schrier RW(ed.),Renal and Electrolyte Electrolyte Disorders[M]. Philadelphia:Lippincott Williams & Wilkins,2010:462-518.
[6] LINDHEIMER MD,ROBERTS JM,CUNNINGHAM FG. Chesley's Hypertensive Disorders in Pregnancy[M]. 3rd ed. San Diego:Elsevier,2009.
[7] MEHTA R,KELLUM JA,SHAH SV,et al. Acute Kidney Injury Network:Report of an initiative to improve outcomes in acute kidney injury[J]. Crit Care,2007,11:R31.
[8] THADHANI R,PASCUAL M,BONVENTRE J. Acute renal failure[J]. N Engl J Med,1996,334 (22):1448-1460.

第 14 章　儿科肾脏疾病

Christina Nguyen and Michael L.Moritz

儿童肾脏疾病种类繁多,这些疾病在成年人群中很少或可能从不发生,其中许多疾病因病情严重而变得复杂,需要在 ICU 进行治疗。本章将讨论儿童最常见的肾脏疾病,这些可单独发病或者继发于其他危重疾病。

溶血性尿毒综合征

溶血性尿毒症综合征(HUS)是一种以急性肾衰竭、微血管病性溶血性贫血和血小板减少为主要表现的临床综合征。HUS 可分为腹泻相关(D+HUS)或非腹泻相关(D−HUS),后者也称为"非典型 HUS"。每种类型 HUS 的病因和发病机制不同,95% 以上的病例为 D+HUS。

1.D+HUS(典型 HUS)

(1)发病机制:D+HUS 是一种以腹泻起病的儿童期 HUS,与产志贺样毒素的肠出血性大肠杆菌(STEC)密切相关,通常与血清型大肠杆菌 0157:H7 有关。

(2)流行病学:D+HUS 夏季最常见,好发于 1~5 岁儿童。发病率因地区而异,每 10 万名 16 岁以下儿童中有 0.4~1.1 个病例。大多数 HUS 患者合并一定程度的肾功能不全,其中 2/3 患者需要接受透析治疗。据报道,HUS 的死亡率在 3%~5%,且由 HUS 导致的死亡几乎总是与严重的肾外疾病有关。

(3)临床表现:通常在接触感染后 3~7 d 出现症状,大多数患儿会出现血性稀便,随后出现面色苍白和尿量减少。胆结石可导致严重的结肠炎和溶血。常见胰酶升高,可进展为胰腺炎。少数 HUS 儿童可出现葡萄糖耐受不良。中枢神经系统受累很常见,表现为嗜睡、烦躁或癫痫发作,严重的病例可出现脑水肿。心肌缺血很少见,但通常可见肌钙蛋白升高。

(4)诊断:HUS 是临床诊断,包括经典三联征:微血管病性溶血性贫血、血小板减少和急性肾衰竭。血浆结合珠蛋白水平降低,LDH 显著升高。由于不是自身免疫性疾病,Coomb 试验阴性,血涂片可见破碎红细胞和红细胞碎片。

(5)治疗:HUS 以支持治疗为主。急性肾衰竭的综合治疗包括适当的液体和电解质管理、控制血压和肾脏替代治疗(RRT)。输注 0.9% 氯化钠进行适当的扩容,被认为具有肾脏保护作用并可限制微血管损伤。避免服用止泻药和抗生素。当血红蛋白迅速下降或低于 7 g/dL 时需要输注红细胞。血小板降低明显,但血小板输注应限于需要外科手术或活动性出血的患者。

2.D−HUS(非典型 HUS)

(1)发病机制:非典型 HUS 的临床表现是无先兆腹泻或无 VERO 毒素相关疾病。几乎全部非典型 HUS 患者都存在补体替代途径缺陷。补体因子 H(FH)、因子 I(FI)和膜辅助因子蛋白(CMP)的突变与 HUS 相关。最常见的缺陷是 FH 基因突变。约有 10%D−HUS 病例报道了因子 H 抗体。

(2)临床表现:非典型 HUS 患者发病通常无消化道感染,而其他类型感染可能先于 HUS。D−HUS 的潜伏期长。婴儿病例可能会出现明显的低补体血症和严重的 FH 缺乏。当疾病呈现家族性时,家族个体往往有独特的临床表现和预后。常表现为严重高血压、蛋白尿及肾功能异常。

(3)非典型 HUS 的治疗不仅包括类似 D+HUS 的支持疗法,还包括早期开始血浆置换。新鲜冰冻血浆含有生理浓度的 FH。治疗方案是多样的,但血浆置换应该在病程的前 3 d 进行。应避免使用类固醇,抗凝治疗尚未被证实有益。依库丽单抗是一种补体抑制剂,用于阻断末端补体级联激活,从而防止促炎和血栓性分子 C5a 和 C5b-9 的生成,已被证明是某些类型 D−HUS 的有效治疗方法。

急性肾小球肾炎

1.链球菌感染后肾小球肾炎

(1)发病机制:链球菌感染后肾小球肾炎(PSGN)是一种由 A 型溶血性链球菌群的特异性肾炎菌株诱导的一种免疫复合物疾病。

(2)流行病学:PSGN 是不发达国家最常见的肾脏病理类型。在热带地区,是由 β 溶血性链球菌皮肤感染引起的并发症。在气候温和的国家,通常是冬季咽炎的并发症。该病具有季节性,在某些地区呈周期性流行,男、女比例为 2∶1,以 3～12 岁儿童最为常见。GABHS 肾源性菌株感染后约 15% 病例发展为 PSGN。

(3)临床表现:疾病通常发生在咽炎后 10～14 d 或化脓性皮肤病后 2～3 周。患儿通常突然出现水肿、少尿、氮质血症、肉眼血尿和高血压。发病时症状可能是非特异性的,如面色苍白、乏力、低热、厌食和头痛。30%～70% 的患儿出现肉眼血尿、酱油尿,所有患儿均存在镜下血尿。PSGN 水肿由钠盐和水潴留引起,易被父母忽视。大多数患儿出现晨起眼睑水肿。由于钠盐和水潴留,高达 70% 的住院患儿会出现高血压,一般呈轻度至重度不等。0.5%～10% 的住院患儿会发生高血压脑病,由于血压突然升高,可能表现出癫痫发作、偏瘫或失语症。PSGN 的其他严重并发症,如急性肾脏衰竭、高钾血症、充血性心力衰竭和肺水肿。

(4)诊断:几乎所有 PSGN 患者均有蛋白尿和血尿。尿沉渣中可见肾小球性的红细胞管型和变形红细胞,发病时可出现轻度稀释性贫血。PSGN 病例存在抗链球菌溶血素“O”抗原。链球菌酶检测了 5 种不同的链球菌抗体,超过 95% 的 PSGN 由咽炎引起,约 80% 由皮肤感染引起。由于激活了其他途径,PSGN C3 显著减低,而 C4 正常。

(5)治疗:限制液体和钠盐摄入可预防水肿和高血压。钠应限制在每日 1 g 以下。还应限制钾摄入以预防高钾血症。中度高血压应该使用袢利尿剂和口服降压药如钙通道阻滞剂。避免使用 ACEI。高血压急症时,可静脉注射拉贝洛尔或肼苯哒嗪。如果仍有链球菌感染的征象,或咽拭子、皮肤培养阳性,进行抗生素治疗。该病具有自限性,不推荐免疫抑制治疗。

2.急进性肾小球肾炎

急进性肾小球肾炎(RPGN)是肾脏疾病的罕见表现。RPGN 的特点是尿沉渣阳性,肾功能在数天至数月内逐渐丧失,肾活检发现新月体。下面列出比较常见的病因:

(1)膜性增生性肾小球肾炎(membranoproliferative glomerulonephritis,MPGN)。

• 发病机制:MPGN 以系膜增生和周围肾小球基底膜(GBM)增厚为特点,分为原发性(特发性)或继发性。根据肾活检的电子显微镜检查结果,分为 3 种类型。

• 流行病学:原发性 MPGN 常见于儿童和青少年,男、女发病率无差异。

• 临床表现:Ⅰ型 MPGN 通常具有缓解和恶化交替出现的过程。8 岁以后患者最常见,最初表现为肾炎,但最终发展为肾病。Ⅱ型 MPGN(致密沉积物)好发于青年人,绝大多数患者发病年龄不超过 20 岁。尽管引起 MPGN 的继发性因素很多,但最常见的疾病是冷球蛋白血症、丙型肝炎和乙型肝炎。

(2)血管炎/原发性肾小球肾炎。

儿童 RPGN 与多种血管炎和原发性肾脏疾病相关,包括狼疮性肾炎、过敏性紫癜(Henoch schonlein purpura,HSP)肾小球肾炎、IgA 肾病、寡免疫复合物疾病,包括肉芽肿病合并多发性血管炎(原称 Wegener 肾小球肾炎)在内的免疫缺乏性疾病、微血管炎、肺出血肾病综合征(Goodpastures 综合征)或抗 GBM 病等。这些疾病往往与全身症状相关,如皮疹、发热、肺出血、关节病变或不适。血清学检查包括 ANA、抗 DNA、ANCA、补体、定量免疫球蛋白和抗 GBM 抗体。需要进行肾活检来确诊和评估疾病程度。如果考虑 RPGN,在血清学检查和肾活检之前可进行经验性甲泼尼龙冲击治疗。

(3)急性肾小管间质性肾炎(ATIN)。

• 发病机制:ATIN 以间质细胞浸润为特征,无血管和肾小球损害。主要由 T 细胞介导,包括部分巨噬细胞和浆细胞,可能还有大量嗜酸性粒细胞存在。使用抗生素和非甾体抗炎药(NSAID)是最常见的病因。

• 流行病学:急性肾间质损伤占所有急性或慢性肾衰竭病例的 5%～15%。儿童急性肾衰竭患者中,ATIN 占 7%,而成年人发病率范围在 10%～25%。

• 临床表现:药物引起的 ATIN 典型症状是发热、嗜酸性粒细胞增多和皮疹,但超过 70% 的患者并没有上述表现。患者常主诉腰部疼痛,可由间质水肿导致。

• 诊断:通常根据临床症状和体征诊断,但需要肾活检确诊。尿液镜检可显示肾小管上皮细胞和无菌性脓尿。尿嗜酸性粒细胞检查特异性较高,但敏感性较差。肾脏超声可以发现肾脏增大改变。

• 处理:去除致病因素。大多数病例具有自限性且无临床症状。严重/难治性病例可使用类固醇,但应待肾活检确诊后再进行治疗。

先天性肾脏疾病

1.肾盂积水

流行病学:产前超声检查的广泛应用和诊断技术的进步提高了对泌尿系统结构异常的检出率,目前 1% 的孕妇被发现出胎儿尿路异常,其中超过 50% 的胎儿出现肾积水。

2.后尿道瓣膜

(1)流行病学:后尿道瓣膜(posterior urethral valve,PUV)是新生儿下尿路梗阻最常见的原因,这种异常仅见于男性。

(2)临床表现:PUV 与其他严重畸形有关,如梅干腹综合征、外翻综合征或 VACTERL 综合征,其临床表现取决于梗阻的程度。严重病例可能因肾脏肿大出现腹内肿块而使导尿管难以通过。患儿可表现为生长发育不良、尿路感染或重度 AKI 和严重电解质紊乱,如低钠血症、高钾血症、酸中毒、高磷血症和低钙血症。

(3)诊断:肾脏超声典型表现为肾积水,表现出增厚的小梁状改变。最佳的诊断方法为膀胱尿道造影和膀胱镜检查。

(4)治疗:膀胱镜下瓣膜消融是治疗 PUV 的关键。治疗干预及预后的变化通常取决于梗阻的程度。患儿通常出现多尿性肾衰竭,需要补充更多的液体。患儿在开始喂食时就应给予低溶质婴儿配方奶粉等,如 Similac PM 60/40。梗阻造成肾小管损害,从而导致肾小管酸中毒(renal tubular acidosis,RTA),需密切监测酸中毒情况。

3.梨状腹综合征

(1)流行病学:常见于男性,女性少见。

(2)临床表现:梨状腹综合征以腹壁肌肉发育不良、输尿管积水、肾盂积水和隐睾为特点。该综合征表现为双侧肾盂积水、膀胱扩张和腹壁出现皱褶。患儿出生后肾衰竭症状最为突出,也可有肺部问题,导致并发症增加。

(3)诊断:根据临床表现。

4.肾盂输尿管连接处(ureteropelvic junction,UPJ)梗阻

(1)临床表现:患者通常无症状,超声检查时发现肾盂积水。

（2）诊断：MAG3 肾扫描。

5.多囊肾病

（1）临床表现：多囊肾病（MCDK）患儿可通过产前超声或出生后不久可触及的腹部肿块来诊断，检查结果通常不全面。0.1％的患儿合并高血压。

（2）诊断：肾脏超声检查。

（3）治疗：25％的患儿会出现对侧异常，建议评估对侧尿路。对侧异常包括发育不全、膀胱输尿管反流（VUR）和 UPJ 梗阻。5％～10％的病例可见对侧 UPJ 梗阻。

6.肾结核（nephronophthisis，NPHP）

（1）病因学：以常染色体隐性遗传为特征的家族性疾病，尿液浓缩能力存在缺陷。其发病机制主要为 NPHP 基因缺陷。

（2）流行病学：7 岁至 29 岁之间出现终末期肾衰竭，中位发病年龄为 13.1 岁。

（3）临床表现：儿童常表现为身材矮小，青少年期即可出现肾衰竭。尿浓缩功能缺陷可以导致多尿、尿失禁和烦渴。通常没有高血压或蛋白尿，可出现良性尿沉渣。贫血通常与肾损害程度往往不成比例。

（4）诊断：肾活检或基因检测可确诊。

（5）治疗：最终肾病患儿需要肾移植。

肾病综合征

1.特发性肾病综合征（idiopathic nephrotic syndrome，INS）

（1）发病机制：有证据支持 T 细胞活化和未知渗透因子的作用，但确切的发病机制仍不清楚。目前还没有发现引起肾病综合征的感染因素，但约 50％的复发病例存在可识别的病毒感染前驱症状。

（2）流行病学：16 岁以下儿童中肾病综合征的年发病率为（2～7）/10 万，婴儿发病率为 16/10 万。亚洲、非洲裔美国和阿拉伯儿童发病率较高。儿童肾病综合征最常见的病因是肾微小病变，大多数对类固醇治疗有反应。类固醇抵抗型肾病综合征通常由局灶节段性肾小球硬化症（focal segmental sclerosis，FSGS）、系膜细胞过度增生和膜性肾病引起。类固醇敏感型肾病综合征发病高峰在 1～4 岁，男孩比女孩多见且发病率比例为2∶1，但这种性别差异在青春期消失。类固醇敏感型肾病综合征在非洲和非洲裔美国儿童中较少见。在过去的 20 年里，类固醇敏感型肾病综合征的患儿比例正在下降。

（3）临床表现：30％～50％病例发病前有上呼吸道感染症状。最常见的症状包括眶周水肿、脚踝水肿，可进一步出现胸腔积液、阴囊/阴唇水肿和腹腔积液。有些伴有严重感染，特别是自发性细菌腹膜炎。5％～20％的患儿出现高血压。

（4）诊断：水肿、蛋白尿＞40 mg/（m² · h）或蛋白/肌酐比率＞2.0、低白蛋白血症（＜2.5 mg/100 mL）。尿常规显示蛋白尿 3＋～4＋。20％～30％的患儿出现镜下血尿，但持续时间短，类固醇敏感型 INS 的肉眼血尿发生率不到 1％。肾功能一般正常，血容量不足时肌酐水平可升高。儿童肾病时胆固醇和甘油三酯水平升高。由于低蛋白血症，总钙水平较低而离子钙水平正常。肾活检将有助于区分病因，肾病综合征常见足突细胞融合。肾活检适用于对类固醇不敏感、类固醇抵抗、类固醇依赖或频繁复发的儿童。微小病变在年龄较大的青少年中诊断可能性小，因此开始使用类固醇前需进行肾活检。

（5）治疗：糖皮质激素是 INS 治疗的首选。儿童每日两次口服泼尼松 2 mg/（kg · d）或 60 mg/（m² · d）（最多 60 mg）共 4～6 周。若病情缓解，每 4～6 周将类固醇减少到 1.5 mg/（kg · qod）或 40 mg/（m² · qod）（最多 40 mg），直至停用。严重水肿（腹腔积液、胸腔积液、严重的阴囊或阴唇水肿）时，25％白蛋白输注后使用呋塞米利尿。应谨慎使用白蛋白，因为可能会引起严重高血压或肺水肿。

2.先天性肾病综合征（congenital nephrotic syndrome，CNS）

（1）发病机制：最常见的病因是遗传因素，大部突变发生在编码 nephrin 的基因上，nephrin 是一种足状突细胞裂隙膜蛋白。这是一种最常见的具有可变外显率的常染色体隐性遗传病。

芬兰型先天性肾病综合征:一种编码肾病蛋白 NPHS1 的基因突变所致的常染色体隐性遗传病。

隐性家族性肾病综合征:一种编码膜蛋白的 NPHS2 基因突变的常染色体隐性遗传病。

Denys-Drash 综合征:WT1 基因突变的常染色体显性遗传病。

Frasier 综合征:WT1 基因突变的常染色体显性遗传病。

(2)临床表现:出生后 3 个月内出现肾病综合征。

芬兰型先天性肾病综合征:患儿通常是早产儿,出生时体重为 1500～3000 g,胎盘重量可超过出生体重的 25%。胎儿在宫内时即可出现蛋白尿,出生时就可以检测到。在没有神经管畸形的情况下,如果母亲血清和羊水中出现甲胎蛋白(AFP)水平升高,则应怀疑先天性肾病综合征。

Denys-Drash 综合征:其特点是出生后第一个月出现肾病综合征,男性假两性畸形、性腺发育不全和 Wilm 瘤发展(>90%患者出现上述情况)。会迅速进展至终末期肾病。

Frasier 综合征:以进行性肾小球疾病和男性假两性畸形为特征,患儿早期出现迟发性蛋白尿,20～30 岁发展为终末期肾病。患肾病综合征的风险较低,但生殖细胞瘤常见。

(3)诊断:现在可以使用基因检测区分 CNS 类型,不再依赖肾活检。

(4)治疗:CNS 没有明确治疗方法,与其他肾病综合征相比,对免疫抑制治疗没有反应。新生儿期的治疗主要是支持治疗,如输注 25%白蛋白、高热量饮食和补充甲状腺激素,因为甲状腺结合球蛋白从尿中丢失。有专家推荐使用阿司匹林和双嘧达莫,但没有证据证明可从中获益。血管紧张素转换酶抑制剂(ACEI)和吲哚美辛用来减少蛋白尿。肾脏疾病进展到终末期时间长短不一,通常进行双侧肾切除并开始腹膜透析,以避免肾病综合征并发症的发生。当发育到合适的身高和体重时,进行肾移植。

高血压

儿童比成人高血压病因更明确,在高血压急症或亚急症的儿童尤其如此。和成年人一样,高血压儿童也面临长期靶器官损害的风险。对儿童高血压的测量提出了许多问题,包括测量血压和定义高血压。儿童高血压的调查提出了许多问题,包括测量血压和界定高血压。理想情况下的血压测量应在患儿休息 5 min 后进行,直立坐位,手臂处于心脏水平,至少进行 3 次测量,血压测量仪袖口应覆盖手臂周长的 80%～100%,宽度应至少为手臂周长的 38%,可使用手动测量法测量。儿童高血压的初步评估包括肾功能和生化指标、尿检和肾超声检查,还可以进行进一步的测试。关于儿童和青少年高血压的诊断、评估和治疗的第四次共识包括根据年龄、性别和身高诊断高血压所必需的图表。下面是对儿童原发性高血压最常见病因的讨论,以及对其可能导致高血压急症和亚急症的处理方式。

1.肾动脉狭窄

(1)病因:肾动脉出现单侧、双侧或部分血流异常。

(2)临床表现:轻度高血压在肾动脉狭窄患者中不常见,可表现为无症状或高血压危象。有些患者有头痛、发育不良或多尿病史。腹部杂音并不总是存在,这种杂音在神经纤维瘤或肌纤维发育不良的儿童或有脐血管插管史等易感因素的婴儿中常见。

(3)诊断:虽然有新技术可用于成人患者的诊断,但在儿童患者方面目前尚无经验。诊断的"金标准"仍然是肾动脉血管造影。在足够的专业知识支持下可推荐使用侵袭性小的技术,如 CT 和磁共振血管造影,可以在诊断中发挥更大的作用。肾脏多普勒超声、放射性核素肾图和外周血浆肾素和醛固酮水平在检测肾动脉狭窄时相对不敏感。

(4)治疗:双侧肾动脉狭窄禁用 ACEI。应进行狭窄血管成形术,但这对儿童来说可能很困难。

2.主动脉狭窄

(1)病因:主动脉狭窄最常发生于主动脉弓,血流量减少导致肾缺血和高血压。

(2)流行病学:占婴儿期高血压的近 1/3。

(3)临床表现:约 50%的严重病例在新生儿期即出现症状,部分病例可数年内无临床表现。与下肢末梢相比,上肢末梢可触及脉搏迟缓。患儿经常出现运动不耐受、疲劳和劳累后的气促。

(4)诊断:超声心动图是诊断狭窄的"金标准"。

(5)治疗:需要手术矫正。

3.嗜铬细胞瘤/副神经节瘤

(1)病因学:一种分泌儿茶酚胺的肿瘤,通常起源于肾上腺髓质的嗜铬细胞。嗜铬细胞瘤为常染色体显性遗传疾病。

(2)流行病学:10%的嗜铬细胞瘤好发于 6~14 岁儿童。右侧多发,超过 20%的患儿存在双侧肾上腺肿瘤。

(3)临床表现:所有患儿都患有高血压,与成人不同的是,儿童往往为持续性高血压。出现阵发性发作时,患者通常主诉头痛、心悸、腹痛和头晕。可能会发生惊厥和高血压脑病的其他表现。

(4)诊断:尿儿茶酚胺排泄增加或血浆儿茶酚胺水平升高提示嗜铬细胞瘤可能。通过超声、CT 或 MRI 可发现肾上腺区域的大多数肿瘤。放射性碘间碘苄胍可被嗜铬组织吸收,可用于定位小肿瘤和副神经节瘤。

(5)治疗:肿瘤切除有效。术前先使用 α 受体阻滞剂苯氧苄胺,再用 β 受体阻滞剂。

4.肾实质疾病

(1)病因学:高血压最常见的肾实质损害是肾盂肾炎瘢痕形成/膀胱输尿管反流及各种慢性和急性肾小球肾炎。青少年出现高血压可能是常染色体显性遗传多囊肾病的首要表现。

(2)流行病学:12%~21%儿童的慢性肾衰竭由 VUR 肾病引起,10%~30%的肾脏瘢痕形成儿童会出现高血压。

(3)临床表现:有肾脏瘢痕的患者可能无尿路感染史或肾盂肾炎史,因此不应仅以病史排除 VUR 肾病。患者通常只出现高血压或肾衰竭。

(4)诊断:肾脏超声是最好的评估方法,可显示病例中因瘢痕或囊肿而导致的肾脏不对称。通过核素 DMSA 扫描确诊肾脏瘢痕形成。

(5)治疗:治疗肾实质瘢痕的高血压药物有 ACEI 和血管紧张素 2 受体阻滞剂。

5.高血压急症和亚急症

(1)定义:高血压亚急症是指血压严重升高,而没有急性靶器官损害。高血压急症是指血压严重升高,伴有危及生命的症状和/或靶器官损伤。

(2)治疗:患有高血压亚急症的患儿,最初可以通过静脉弹丸式推注或短效口服药物来控制其血压。在高血压亚急症治疗中广泛使用的静脉药物为拉贝洛尔和肼苯哒嗪。有效的短效口服药物是可乐定和依拉地平。患有高血压急症的患儿在 ICU 内进行持续血压监测,持续输注尼卡地平、硝普钠或拉贝洛尔。

(洪欢 译)

第 15 章　酸　碱　紊　乱

John A. Kellum

概述

酸或碱摄入增加、产生改变、排泄减少或过量都会引起血液 pH 紊乱。人体通过呼吸和肾脏调节来代偿,改变血浆 PCO_2 或强离子(Na^+、Cl^-)的水平,使 pH 趋于正常,并导致碳酸氢盐浓度发生可预测性变化,进而描述疾病特征。

摄入增加

- 酸中毒:补充 Nacl(如生理盐水)、阿司匹林过量。
- 碱中毒:补充 $NaHCO_3$、抑酸剂滥用、缓冲置换液(血液滤过)。

产生过多

- 酸性产物增多:乳酸酸中毒、糖尿病酮症酸中毒。

排泄改变

- 高碳酸血症型呼吸衰竭、允许性高碳酸血症。
- 碱中毒:呕吐、大量胃液引流、利尿剂、醛固酮增多症和皮质类固醇。
- 酸中毒:腹泻、小肠瘘、尿道肠造口术、肾小管性酸中毒、肾衰、远端肾小管性酸中毒和使用乙酰唑胺。

诊断方法

酸碱平衡的改变产生动脉血气分析和血电解质的特异性表现,这些变化可用于诊断呼吸性、代谢性或是混合性失衡(表 3.15.1)。

- 酸中毒时动脉血 pH 下降(<7.35),而碱中毒时动脉血 pH 升高(>7.45)。
- 不符合表 3.15.1 所述的模式($2\sim3$ 个单位以内)的变化,可能是实验室误差或是复杂(混合)性失衡。
- 实验室误差最好通过重复检测来评估。

表 3.15.1　简单的酸碱失衡

失衡	SBE(mEq/L)	PCO_2(mmHg)	HCO_3(mmol/L)
代谢性酸中毒	$\leqslant-5$	$40+SBE$	$\leqslant20$
代谢性碱中毒	$\geqslant5$	$40+(0.6\times SBE)$	$\geqslant28$
呼吸性酸中毒(慢性)	0 ± 4, $0.4\times(PCO_2-40)$	>45	$=[(PCO_2-40)/10]+24$ $=[(PCO_2-40)/3]+24$
呼吸性碱中毒(慢性)	0 ± 4, $0.4\times(PCO_2-40)$	<35	$=24-[(40-PCO_2)/5]$ $=24-[(40-PCO_2)/2]$

处理

基本处理原则

- (尽可能)纠正根本原因,如低灌注。
- 在呕吐引起碱中毒时输注 NaCl,糖尿病酮症酸中毒时补充胰岛素、Na^+ 和 K^+。
- 仅在特殊情况下纠正 pH,如肾衰竭时输注 $NaHCO_3$。
- 避免大量输注盐水。液体复苏时考虑应用乳酸林格液或羟乙基淀粉电解质液(代血浆)。

肾脏替代治疗的管理

- 酸碱失衡可能是因为肾脏替代治疗(RRT)使用不当造成的(如在枸橼酸盐抗凝期间),可以用 RRT 进行纠正。
- 血液 pH 的纠正是由血浆强离子的变化和弱酸浓度的轻微变化引起的。
- 避免"过度纠正"酸碱异常,特别是在可代谢的酸性阴离子(如乳酸、酮体)的情况下(见代谢性酸中毒)。

动脉血 pH 降低,常伴有强离子间隙减小和碱剩余 > 2 mEq/L。危重症患者的预后和代谢性酸中毒、高乳酸血症的严重程度及持续时间相关。

代谢性酸中毒

原因

- 乳酸酸中毒。可由组织低灌注,如休克引起。阴离子间隙[或强离子间隙(strong ion difference, SID)]伴随乳酸、其他有机酸或毒物增加而增加。无氧代谢是造成这种代谢性酸中毒的部分原因,而其他细胞机制也是原因之一,并可能是更重要的因素。乳酸酸中毒可发生在肌肉活动增加(癫痫发作后、呼吸窘迫)时。急性肺损伤时,也会有肺乳酸释放。乳酸持续高水平预示着有小肠和肌肉等组织坏死。
- 高氯血症,如过量的盐水输注。
- 酮症酸中毒——未控制的糖尿病、饥饿和酗酒导致过量的 β 羟基丁酸和乙酰乙酸。
- 肾衰竭——酸性产物堆积,如硫酸。
- 药物——特别是阿司匹林(水杨酸)过量、乙酰唑胺(碳酸酐酶抑制)、氯化铵。血管活性药物可能与局部缺血有关,或在应用肾上腺素的情况下加速糖酵解所致。
- 摄入毒物,如三聚乙醛、乙二醇、甲醇。
- 阳离子丢失,如严重腹泻、小肠瘘、回肠造口大量失液。

乳酸酸中毒的原因

- 脓毒症。
- 急性肺损伤。
- 糖尿病。
- 药物,如降糖灵(苯乙双胍)、二甲双胍和酒精。
- 休克,如感染性休克、出血和心力衰竭。
- 葡萄糖-6-磷酸酶缺乏。

- 血液系统肿瘤。
- 肾衰竭。
- 肝衰竭。
- 短肠综合征(D 型乳酸)。
- 维生素 B_1 缺乏。

临床表现

- 呼吸困难。
- 血流动力学不稳定。
- 急性加重的代谢性酸中毒(超过数分钟至数小时)并不由肾衰竭引起。当出现相关的全身情况恶化时,应怀疑其他原因,特别是严重的组织低灌注、脓毒症或组织坏死。

一般处理

在可能的情况下,应查明和处理根本原因。

- 呼吸支持(控制通气时增加分钟通气量)使动脉血 pH 恢复正常。
- 代谢性酸中毒得以纠正通常是治疗成功的标志,碱剩余的增加表明给予的治疗手段要么是不充分的,要么是错误的。
- 缓冲液如 Carbicarb 和三羟甲基氨基甲烷(trihydroxymethyl aminomethane,THAM)的益处仍未得到证实。

肾脏替代治疗(RRT)

- 急诊 RRT 可能是必要的,特别是在肾功能也受损的情况下。
- 乳酸和酮体很容易被 CRRT 清除,但一旦潜在的代谢紊乱纠正后,它们也会迅速代谢。CRRT 很少被用作乳酸或酮症酸中毒的主要治疗方法。
- 在无尿性肾衰竭患者中,高氯血症并不能自行纠正。除饮食、消化道丢失和向细胞内转移外,肾脏是血浆电解质的主要调节器官。
- CRRT 是纠正高氯性酸中毒的有效方法。

代谢性碱中毒

动脉血 pH 升高,伴随着强离子间隙增高和碱剩余>2 mEq/L,可能是阴离子缺失或阳离子增加所致。肾脏通常能有效地调节阳离子间隙,但肾脏损害或细胞外液量减少并伴有 K^+ 严重损耗时,Na^+ 的重吸收数量远超过 Cl^-,进而导致顽固的代谢性碱中毒。

- 患者通常无症状,但如果是自主呼吸会出现通气不足。
- 代谢性碱中毒会引起氧合血红蛋白(hemoglobin oxyhemoglobin,O_2Hb)曲线左移,降低组织的氧利用度。
- 如果碱中毒严重时(pH>7.6),将会导致脑病、癫痫发作、冠脉血流改变和心肌收缩力下降。

原因

体液总量和 Cl^- 丢失的常见原因:

- 利尿剂。
- 鼻胃管的大量引流、呕吐。

- 继发性醛固酮增多症伴低钾。
- 使用含有过量缓冲液(如乳酸)的血液滤过置换液。
- 慢性高碳酸血症的肾代偿一般在 1～2 周完成。虽然当患者过度通气或过度通气到正常 CO_2 水平时更明显,但有时在慢性状态下也可出现代谢性碱中毒的过度代偿(即长期稳定的高碳酸血症患者出现 pH 增高)。
- 给予过量的碳酸氢钠。
- 给予过量的枸橼酸钠(大量输血)。
- 药物,包括缓泻剂的滥用、皮质类固醇。
- 少见的库欣综合征、康恩综合征、巴特尔综合征。

处理

- 液体、Cl^-(补充 0.9％的生理盐水)和低 K^+ 的置换通常被认为是恢复酸碱平衡的有效方法。
- 与醛固酮增多症相关的远端肾小管原因,可以考虑加用螺内酯。
- 很少需要积极治疗。如果需要的话,通过中心静脉给予用 1 L 无菌水稀释的 150 mL 1.0 N 盐酸,输注速率不超过 1 mL/(kg·h)。替代方案包括氯化铵口服,或在肾功能正常情况下的容量过负荷时,给予乙酰唑胺 500 mg 静注或是每 8 h 口服。
- 慢性呼吸性酸中毒的代偿,例如通过机械通气来纠正的酸中毒会导致失代偿的代谢性碱中毒。尽管诸如乙酰唑胺等治疗方法可以考虑,但这种情况通常会随着时间的推移而得到纠正。也可以考虑维持高碳酸血症的小潮气量机械通气。

呼吸性酸碱紊乱在危重症患者中很常见,与患者的需求相比,它代表着通气量的异常增加或减少。

呼吸紊乱

分类

- 呼吸性酸中毒——CO_2 生成过多或是呼出不足。
- 呼吸性碱中毒——相对于生成,因通气增加引起 PCO_2 下降。

原因

呼吸性酸中毒

- 中枢性换气不足(如意识障碍、麻醉剂过量)。
- 慢性阻塞性肺疾病和/或急性加重。
- 急性肺部疾病。
- 通气与血流灌注比值(V/Q)失调(如肺栓塞)。
- 固定通气时 CO_2 产生增加(如发热、寒战、癫痫)。

呼吸性碱中毒

- 正常肺的过度通气(如焦虑、水杨酸中毒)。
- 低氧血症引起的高通气(如哮喘发作)。
- 固定通气时 CO_2 产生减少(如低体温、机械通气的肌松)。

处理

- 治疗基础疾病。
- 调整通气达到合适的 PCO_2 水平。

呼吸性酸中毒

- 有创或无创机械通气。
- 增加分钟通气量(呼吸频率和/或潮气量)。
- 应用高级的通气方式延长呼气时间。

呼吸性碱中毒

- 加强镇静、抗焦虑治疗或谵妄的处理。
- 极少增加呼吸机回路的无效腔。

（彭晓春　译）

第 16 章 电解质紊乱

John A.Kellum

电解质紊乱是由电解质丢失、肾脏或胃肠功能障碍引起的电解质代谢异常。外源性给药(肠内或肠外途径)引起电解质紊乱的情况极少见。电解质紊乱可能会危及生命(表 3.16.1)。

表 3.16.1 电解质丢失

病因	种类
大量胃肠减压引流液、呕吐	Na^+,Cl^-
出汗	Na^+,Cl^-
多尿	Na^+,Cl^-,K^+,Mg^{2+}
腹泻	Na^+,Cl^-,K^+,Mg^{2+}
腹腔积液引流	Na^+,Cl^-,K^+

血钠异常

一般而言,慢性血钠异常应缓慢治疗,急性血钠异常需迅速纠正。严重的症状也需要迅速进行治疗,尽管在慢性情况下最初只能进行部分纠正。同时,在治疗计划中需考虑容量状态。

高钠血症

高钠血症表现为口渴、嗜睡、昏迷、癫痫发作、肌肉震颤和强直,并增加脑出血的风险。口渴通常在血钠高于正常水平 $3\sim4\,mmol/L$ 时发生。缺乏口渴表现与中枢神经系统疾病有关。

高钠血症的病因见表 3.16.2。

表 3.16.2 高钠血症的病因

类型	病因	尿钠
体内总钠减少	肾性丢失:过度利尿、渗透性利尿(葡萄糖、尿素氮、甘露醇); 肾外丢失:出汗过多	尿 $Na^+>20\,mmol/L$ 等渗或低渗性 尿 $Na^+<10\,mmol/L$ 高渗性
体内总钠正常	肾性丢失:尿崩症; 肾外丢失:呼吸和肾脏不显性丢失	尿 Na^+ 不等,低渗性、等渗或高渗性 尿 Na^+ 不等,高渗性
体内总钠过多	Conn 综合征、库欣综合征、NaCl 过量、高渗 $NaHCO_3$	尿 $Na^+>20\,mmol/L$ 等渗或高渗性

纠正速度

- 超急性(小于 12 h)应快速纠正。
- 非超急性的目标是逐步纠正血钠水平(1~3 d 及以上),特别是慢性患者(病程超过 2 d),以避免因渗透压突然降低致脑水肿。建议血钠降低速度 $<0.7\,mmol/(L\cdot h)$。

体内总钠减少或正常(失水)

- 降低静脉输液中的钠浓度(包括接受 RRT 的置换液和/或透析液)。

- 除更换静脉输液外,还可给予口服补水。
- 保持液体平衡(甚至通过置换液补充液体),直到体内水分恢复正常。
- 中枢性尿崩症(central diabetes insipidus,CDI):限制盐摄入和给予噻嗪类利尿剂。治疗完全性 CDI 需要去氨加压素(10 μg bid 滴鼻或 1~2 μg bid 静脉输注);治疗部分性 CDI 可能需要去氨加压素,但通常对提高抗利尿激素(ADH)分泌速度或外周器官对 ADH 反应性的药物有效,如氯磺丙脲、氢氯噻嗪等。
- 肾性尿崩症:通过低盐饮食和噻嗪类药物治疗。大剂量去氨加压素可能有效。需要去除致病因素,例如锂。

体内总钠增加(钠摄入)

- 降低静脉输液中的钠浓度(包括接受 RRT 的置换液和/或透析液)。
- 液体清除的目标是达到平衡;如果是高血容量,则达到液体负平衡。

低钠血症

低钠血症可能导致恶心、呕吐、头痛、疲劳、衰弱、肌肉抽搐、反应迟钝、精神错乱、癫痫发作和昏迷。症状取决于血钠下降的速度和程度。

纠正速度和程度

- 纠正的速度和程度取决于病情发展的速度和患者是否有症状。病情发展超过 48 h 则认为是慢性低钠血症。
- 对于慢性无症状性低钠血症,纠正速度不应超过 4 mmol/24 h,且不超过 0.3 mmol/(L·h)。
- 对于慢性症状性低钠血症(如癫痫发作、昏迷),纠正速度应为 1~1.5 mmol/(L·h),直至症状消失;随后根据无症状情况纠正。
- 对于急性低钠血症(病程<48 h),理想的纠正速度存在争议,虽然能更快升高血钠的浓度,但不应超过 20 mmol/(L·d)。
- 对于有症状的慢性低钠血症患者,血钠 120 mmol/L 是合适的初始纠正目标。应避免快速实现正常血钠浓度。
- 神经系统并发症(如脑桥中央髓鞘溶解症)与低钠纠正的程度和速度(在慢性低钠血症中)相关。绝经前妇女患这种并发症的风险最高。

细胞外液量过多

- 如果有症状(如癫痫发作、躁动),可给予 100 mL 等量的高渗(1.8%)盐水,每隔 2~3 h 监测血钠水平。
- 如果有症状和水肿,除给予高渗盐水外,还可以行 CRRT 清除液体,每隔 2~3 h 监测血钠水平。常用的置换液或透析液配方可轻度增加钠的浓度,但不推荐使用高渗透析液或置换液。
- 如果无症状,控制液体入量 1~1.5 L/d。若低钠血症持续存在,应考虑存在抗利尿激素分泌异常综合征(syndrome of inappropriate secretion of antidiuretic hormone,SIADH)。

细胞外液量减少

- 如果有症状(如癫痫发作、躁动),可给予等渗(0.9%)盐水。急性低钠血症最初可考虑给予高渗(1.8%)盐水。
- 如果无症状,则使用等渗(0.9%)盐水。

- 通过 CRRT 维持液体平衡。

抗利尿激素分泌异常综合征

- 以下表现都存在时很可能提示 SIADH：
  - 低钠血症。
  - 低渗透压。
  - 尿渗透压＞100 mOsmol。
  - 尿钠＞40 mEq/L。
- 酸碱失衡和钾代谢异常可能会存在类似轻度 SIADH 的表现而影响判断。
- 治疗。
- 如果尿渗透压＜300 mOsmol,等渗盐水是首选治疗方法。
  - 如果补盐与祥利尿剂联合使用后能降低尿渗透压,提示治疗可能有效。
  - 对于难治性病例,可给予 20 mg 负荷剂量的考尼伐坦,随后连续输注 40 mg/d 或 80 mg/d,持续 4 d,此方案已被证明有效。需动态监测血钠浓度,避免快速纠正(见前文)。

一般要点

- 计算体内过量水的公式不可靠。密切监测血钠水平更安全。
- 高渗盐水可能存在危险,尤其是对老年人和心功能受损的人群。
- 使用等渗溶液配伍药物、肠外营养支持等(即避免低渗液体)。
- 低钠血症可能会加重高钾血症对心脏的影响。
- 当存在乙醇、乙二醇、葡萄糖等异常溶质的情况下,可能会出现渗透压正常的低钠血症。

低钠血症的病因

见表 3.16.3。

表 3.16.3　低钠血症的病因

类型	病因	尿钠
ECF 量减少	肾脏丢失:利尿过度 渗透性利尿(葡萄糖、尿素氮、甘露醇)、肾小管性酸中毒、失盐性肾炎、盐皮质激素缺乏	＞20 mmol/L
	肾外丢失:呕吐、腹泻、烧伤、胰腺炎	＜10 mmol/L
ECF 量轻度增加 (无水肿)	水中毒(NB 术后、TURP 综合征)、ADH 分泌异常、甲状腺功能减退、药物(卡马西平、氯磺丙脲)糖皮质激素缺乏、疼痛、应激	＞20 mmol/L
	急性和慢性肾衰竭	＞20 mmol/L
ECF 量过多(水肿)	肾病综合征、肝硬化、心力衰竭	＜10 mmol/L

ADH 分泌异常的病因

- 肿瘤,例如肺、胰腺、淋巴瘤。
- 大多数肺部病变。
- 大多数中枢神经系统病变。
- 手术和精神紧张。
- 糖皮质激素和甲状腺激素缺乏。
- 特发性。

- 药物,例如氯磺丙脲、卡马西平、麻醉剂。

钾

K^+ 和 Mg^{2+} 是细胞内的主要阳离子,它们在体内的总浓度取决于摄入和排泄的平衡,而血浆浓度则由全身储备量及在细胞膜上的分布情况决定。血液 pH 和血钠的浓度也影响血钾的浓度。K^+ 和 Mg^{2+} 主要经肾脏排泄,也可经粪便排泄。

高钾血症

高钾血症可能引起致命性心律失常,包括心搏骤停。相对于血钾的绝对水平,心律失常与血钾升高速度的关系更为密切。感觉异常、反射消失、无力等临床特征与高钾血症的程度无明显关联,但多发生在心电图改变(如高尖 T 波、P 波低平、PR 间期延长和 QRS 波增宽)之后。

病因

- 肾脏排泄减少(如肾衰竭、肾上腺功能不全、糖尿病、保钾利尿剂)。
- 细胞内钾释放(如酸中毒、快速输注库存血,细胞溶解包括横纹肌溶解症、溶血和肿瘤溶解)。
- 钾中毒。

处理

连续性肾脏替代治疗能有效清除血钾,但标准血液透析可以更快地清除血钾。在紧急情况下可能还需要一些辅助治疗(参见第 9 章)。

低钾血症

低钾血症的典型临床表现包括:
- 心律失常(室上性心动过速、室性心动过速和尖端扭转性室性心动过速)。
- 心电图变化(ST 段压低、T 波低平、出现 U 波)。
- 便秘。
- 肠梗阻。
- 无力。

病因

- 摄入量不足。
- 消化道丢失(如呕吐、腹泻、瘘管丢失)。
- 肾性丢失(如糖尿病酮症酸中毒、Conn 综合征、继发性醛固酮增多症、Cushing 综合征、肾小管酸中毒、代谢性碱中毒、低镁血症,利尿剂、类固醇和茶碱等药物)。
- 血液滤过丢失。
- 钾向细胞内转移(如急性碱中毒、葡萄糖输注、胰岛素治疗、家族性周期性麻痹等)。

处理

临床上出现明显心律失常时,应在心电监护下静脉补钾(20 mmol 超过 30 min,可根据血钾水平重复使用)。存在临床特征但无心律失常的患者应采用较慢的静脉补钾(20 mmol 超过 1 h)。在没有临床特征时,可以口服补钾(总摄入量为每日 80～120 mmol,包括营养输注)。

(张玲 译)

第17章 重症监护病房肾移植患者的管理

Nirav Shah and Jerry McCauley

现代医学的伟大奇迹之一是用肾移植来治疗终末期肾病(ESRD)。越来越多的肾移植患者见证了这一领域的成功。来自器官共享网络的最新估计,全美大约有15万例等待肾移植的患者,其中估计每年约完成1.6万例。肾移植患者转入ICU的原因与其他患者相似,但由于免疫抑制及其可能带来的感染、恶性肿瘤和心血管疾病,导致其进入ICU的频率更高。本章的重点是讨论ICU单元里新近接受移植患者的管理。

大多数肾移植受者可以在非ICU的医疗单元进行治疗,该单元应该能熟练掌握免疫抑制患者的术后血压、液体和电解质的管理,但出现以下情况时需考虑转入ICU治疗,这些情况包括高风险心血管疾病、晚期肺动脉高压、需要胰岛素控制的糖尿病、需严格容量管理、移植物功能延迟或缓慢恢复(delayed or slow graft function,DGF/SGF)、难治性高血压/低血压,以及术后难以撤离机械通气和/或长期呼吸衰竭的患者。

移植患者在许多方面的管理和未进行肾移植的患者类似。然而,由于与ESRD相关的潜在并发症或与移植过程和移植药物的使用相关问题的存在,此类患者临床治疗的特殊性需要我们提高认识。

移植物功能延迟或缓慢恢复

DGF/SGF是指肾移植术后一周内需要透析或术后血清肌酐没有下降。其病因分为供者器官因素和移植过程中的免疫和非免疫因素。早期干预可改变患者的结局(表3.17.1)。

表 3.17.1 DGF/SGF 的病因

病因	诊断	治疗
供者相关 • 冷缺血时间延长(>24 h) • 供体标准降低(高血压、高龄供体、捐献时肌酐升高) • 心死亡供体,而非脑死亡供体 • 供体死亡时伴有 ATN • 儿童捐赠者 • 供者/受者的体型和性别不匹配	病史	支持治疗。 如果存在容量过负荷,给予 80 mg呋塞米静推;如果没有临床过负荷,尝试给予静脉补液。根据临床情况决定是否使用 RRT (HD/CRRT/PD)
手术因素 • 肾同种异体移植血管血栓形成/狭窄	肾脏超声与多普勒,核灌注扫描	手术探查和修复取栓及经皮血管成形术
输尿管狭窄/尿液渗漏	肾脏超声,肾盂造影。 输尿管狭窄:尽管放置了 Foley导尿管,肾盂积水也没有减少。 尿液渗漏:漏液 Cr 值大于 Scr 值提示尿液渗漏	手术探查和修复;经皮肾造瘘术;输尿管支架
受体因素 低血压(低血容量、贫血、脓毒症、心血管疾病)	临床诊断	纠正潜在的病因

续表

病因	诊断	治疗
免疫介导因素 急性和超急性排斥反应	临床表现、肾活检、移植交叉配型、供体特异性抗体检测	如受者体内预先形成的抗体引起超急性排斥反应,必须要去除移植物。急性细胞排斥反应(ACR)与抗体介导的排斥反应(AMR)的治疗包括高剂量类固醇、胸腺球蛋白与 IVIG,是否需要做血浆置换取决于排斥反应的类型和严重程度
原发病的复发,如局灶节段性肾小球硬化症(FSGS)、血栓性微血管病变(TMA)等	临床表现,肾活检	如果 TMA 与钙调磷酸酶抑制剂有关,可应用类固醇、血浆置换和调整免疫抑制剂

心血管疾病

除感染和脓毒症外,心血管疾病是移植受者围手术期和远期发病与死亡的主要原因。根据现有的诊断标准,ESRD 患者的心血管疾病发病率大于 50%。ESRD 患者往往有多种心血管疾病的危险因素,包括高血压、蛋白尿、贫血、左心室肥厚(LVH)、高胆固醇血症、营养不良钙化和尿毒症心肌病。许多有关心血管疾病治疗的临床研究都排除了肾衰竭患者,因此,基于证据的数据有限,并没有专门针对肾衰竭患者的心血管疾病的管理策略。术前常规进行的心血管负荷试验和心导管检查在围手术期心血管疾病管理中的作用有限,而且往往受患者的心功能和心血管并发症高发生率的影响。

减少心血管并发症的步骤
- 高危受者围手术期和术后使用 β 受体阻滞剂。
- 裸金属支架植入 6 周内、药物洗脱支架植入 1 年内不能停用波立维(氯吡格雷)。
- 在围手术期避免使用促红细胞生成素以减少血栓形成的风险,因为该药物在急性炎症反应期效果差且有增加血栓形成、MI 和死亡的风险。
- 控制移植后血压和心率,短期收缩压目标值为 140 mmHg。
- 除非有禁忌证,否则不常规停用他汀类药物、阿司匹林或可能有高撤药风险的药物(可乐定、β 受体阻滞剂)。

肺动脉高压

一般认为,肺动脉高压(pulmonary hypertension,PH)在普通人群中的发病率是 15/100 万,但在 ESRD 人群中高达 1/3。造成这一现象的主要原因是接受 HD 治疗的 ESRD 患者长期存在容量过负荷。其他重要的危险因素包括严重的动静脉瘘和血液分流、ESRD 患者的左心瓣膜病的高发病率、透析对血管收缩和血管扩张及微血栓的影响及该人群结缔组织病的高发病率。最终导致这类患者的移植失败率增加,患者死亡的最常见原因是右心衰竭、呼吸衰竭和撤机困难。

管理策略:根据移植前后右心室情况和肺动脉压对患者进行危险分层。在必要的情况下,用利尿剂和 RRT 开始积极管理容量状态。最后,应该考虑早期撤机试验,积极肺复张以减少肺炎的发生,以及足够的深静脉血栓预防措施,以防止出现灾难性的肺栓塞。

容量/电解质紊乱

肾移植受者电解质紊乱多与移植肾功能和尿量相关。肾移植术后有明显的利尿作用,当尿量达到 500～1 000 mL/h,特别是活体肾捐献后,可导致低血容量。大量的容量丢失也会导致严重的电解质和酸碱紊乱。

容量管理:因为大部分的 ESRD 人群有潜在的肺动脉高压、LVH、心脏瓣膜病、冠状动脉病变(coronary artery diease,CAD)、肺部基础疾病和睡眠呼吸暂停,对容量状况变化高度敏感。根据术后的临床情况,静脉补液量应和患者的尿量相匹配,并且高度依赖移植肾的功能。一般来说,在最初 24 h 内,尿量为 300 mL/h 时补充等量生理盐水,当尿量大于 300 mL/h 时以尿量的 4/5 比例进行静脉补液,因此需要严格控制出入量。

电解质紊乱与移植肾功能和移植中使用的药物高度相关(表 3.17.2)。

表 3.17.2　移植后电解质紊乱

电解质紊乱	目标	治疗
高钾血症: • DGF/SGF 患者排泄物减少 • 摄入增加(补钾过多、输血) • 药物相关,如Ⅳ型肾小管酸中毒(RTA) • 钾离子由细胞内向细胞外转移(术后组织破坏、溶血、高血糖、代谢性酸中毒)	$K^+=4～5$ mmol/L	(1)心电图检查看是否有心律失常风险,如果心电图发生变化,静脉应用葡萄糖酸钙或氯化钙保护心肌 (2)如果可能的话,不用或少用肾毒性药物,即 ACEI、血管紧张素受体阻滞剂、复方新诺明 (3)使钾离子向细胞内转移[β 受体激动剂(沙丁胺醇)],碳酸氢钠(每静脉注射 1 安瓿＝50 mEq HCO_3,或口服碳酸氢钠片剂,每 650 mg＝7 mEq HCO_3) (4)排钾:80 mg 呋塞米静推以增加尿量,盐皮质激素(如氟氢可的松 0.1 mg po bid)可能对 RTA 有帮助,术后肠梗阻患者避免使用降钾树脂,因为该药可能导致肠穿孔
低钾血症: 多见于术后过度利尿和胃肠功能丧失较严重的患者		根据禁食的状态和严重程度决定是静脉补钾还是口服补钾,勤监测。 纠正潜在低镁血症很重要
低钙血症:多见于 ESRD 患者、维生素 D 活化能力降低,有甲状旁腺切除术史,或同等的西那卡塞药物史,或大量输血史	纠正后的 Ca^{2+}:8～10 mg/dL	根据患者症状和严重程度决定是静脉补钙还是口服补钙。 避免使用可能导致低钙的药物(如西那卡塞、双膦酸盐)。 补充维生素 D(如骨化三醇)。 可能需要改善伴随的低镁血症,因为低镁血症可能会影响 PTH 释放
高钙血症:多见于存在潜在的甲状旁腺功能亢进的 ESRD 患者		• 避免使用维生素 D 和钙磷耦合剂;西那卡塞/敏感剂。 • 可以通过功能良好的移植来纠正。 • 根据症状、严重程度和肾功能状况选用呋塞米、降钙素、双膦酸盐等药物
高磷血症:多见于 DGF/SGF 患者	3.5～5.0 mg/dL	饮食中加用磷结合剂,如醋酸钙(菲尔所)、赛维拉姆(磷结合剂)、镧(碳酸镧)。如钙、磷含量升高,则停止应用维生素 D
低磷血症多见于移植后肾功能对 PTH 有反应和因移植物功能延迟而进行 CRRT 的患者		可根据严重程度选择口服或静脉注射,一般来说,如果小于 1.5 mg/dL 考虑静脉补充。 • 严重时可导致肌无力、呼吸衰竭、横纹肌溶解症

电解质紊乱	目标	治疗
低镁血症常见肾移植后,包括由钙调磷酸酶抑制剂和大量利尿导致的消化道和尿镁丢失加重		低镁血症,口服替代品包括氧化镁、氯化镁和葡萄糖酸镁,其剂量常因腹泻而受到限制。低镁血症带来的风险包括低钙血症和心律失常。血镁含量<1.0 mg/dL 的重度低镁血症需要静脉注射镁

术后出血/高凝状态

ESRD 患者肾移植术后出血有多种危险因素,包括尿毒症引起的血小板功能障碍,药物引起骨髓抑制导致的血小板减少症,以及阿司匹林、氯吡格雷和华法林的广泛应用。许多 ESRD 患者需要针对高凝状态进行长期抗凝治疗,且患有胶原血管疾病和狼疮、心脏病等自身免疫疾病的患者,心房颤动发生率更高。这些患者在手术时使用新鲜冰冻血浆(FFP)来逆转出血风险;但由于 FFP 半衰期比华法林短,因此术后有显著的出血风险,需要对此进行监测和纠正。

此外,许多 ESRD 患者处于高凝状态,并且移植后血栓形成的风险较高。从外科止血的角度来看,需要尽快开始抗凝治疗。在移植后肾功能不稳定的情况下,普通肝素可能优于低分子肝素(LMWHs),因为 LMWHs 在肾脏里清除缓慢,术后肾小球滤过率(GFR)变化时难以精准控制。

术后感染

由于骨髓抑制和免疫抑制药物的作用,移植后发生白细胞减少并不罕见。尤其是使用阿仑单抗或抗胸腺细胞球蛋白时更要注意这一问题,此时需要预防性用药来降低近期内发生感染的风险。使用促骨髓增生药物治疗全血细胞减少是有争议的,需要平衡治疗的风险和收益。移植后很快出现的细菌感染多数与供体的伤口、肺部、尿路和导管相关性感染有关。肾捐献后的供者相关标本培养可能出现阳性结果,此时受体需要进行治疗和随访。

免疫功能低下的白细胞减少症患者容易出现病毒感染,在供体/受体不匹配或有病毒感染和暴露史的病例中更常见。例如,巨细胞病毒(CMV)阴性患者接受 CMV 阳性供体的肾脏后,出现 CMV 感染的风险较高,需要进行有效的预防。针对 EB 病毒患者也要进行类似的预防,采取预防措施在降低未来的原发性感染和移植后恶性肿瘤(如 PTLD)的发生率方面具有重要作用(表 3.17.3)。

表 3.17.3　移植后常规预防

药物	适应证	剂量和持续时间	注意事项
复方新诺明或氨苯砜,潘他米丁、阿托伐醌	尿路感染,卡氏肺囊虫,诺卡菌属、李斯特菌、弓形虫	根据风险因素,qd 至 qMWF(每周一、三、五)持续 3 个月	需要根据 GFR 进行剂量调整,因为这些药物可能导致骨髓抑制、高钾血症、肌酐升高
口服制霉菌素或者氟康唑、伏立康唑	抗真菌治疗	5 mL qid 持续 3 个月	取决于是否存在感染/感染的风险/免疫抑制水平/钙调磷酸酶抑制剂的交互作用
缬更昔洛韦或阿昔洛韦	抗 CMV,EBV,HHV	根据供体-受体匹配情况选择 3 个月至 1 年	需要根据肾功能调整药物
异烟肼＋维生素 B₆	抗结核分枝杆菌	6~9 个月	供体或受体 PPD 阳性需预防性连续监测肝功能

高血压管理

虽然慢性肾病(CKD)受者的长期血压管理目标小于 140/90 mmHg,但术后的短期目标没有那么严格。低血压除常见的风险外,还有移植物血栓形成的风险。应注意监测这类患者的体位血压变化,因为这类患者可能存在低血容量状态,且新的肾脏无法对容量进行有效调节。此外,在长期糖尿病和肾脏疾病患者中,潜在的神经病变发生率很高。由于移植后水钠平衡和肾功能改善,患者往往较少需要降压治疗。一般治疗原则如下:

> **肾移植受者高血压的处理原则**
> - 对低血容量和神经性病变引起的直立性低血压患者无须严格控制血压。
> - 避免应用 ACEI 和 ARB 类药物直到肌酐稳定,这可能会降低 DGF 和高钾血症患者的透析频率。
> - 优先选择二氢吡啶类钙通道阻滞剂,以拮抗钙调磷酸酶抑制剂引起的血管收缩,非二氢吡啶类钙通道阻滞剂会提高钙调磷酸酶抑制剂水平。
> - 停用 β 受体阻滞剂或 α 受体阻滞剂等降压药时,应该对血压做好监测。
> - 在伴有高钾血症及容量过负荷患者中使用小剂量利尿剂。
> - 顽固性高血压和容量过负荷患者出现移植肾动脉狭窄是继发性高血压的原因。

移植药物

免疫抑制治疗的方案是多样的,应遵循个体化原则,没有统一的治疗标准。一些中心使用保留类固醇和诱导方案。理想的方案应综合考虑患者个体因素,权衡药物的排斥和毒性反应、恶性肿瘤史和 HLA 匹配程度。了解移植中最常用药物的副作用、药物剂量、作用机制和药物相互作用有助于我们的临床工作,见表 3.17.4 和表 3.17.5。

表 3.17.4　常用药物的相互作用

增加钙调磷酸酶水平的常见药物	别嘌呤醇
	大环内酯类——利君沙、克拉霉素
	环丙沙星
	唑类——氟康唑
	非二氢吡啶钙通道阻滞剂(维拉帕米、地尔硫草)
	蛋白酶抑制剂
	丙泊酚
	异烟肼
	万艾可
	选择性精神类药物、苯二氮䓬类药物
	洛伐他汀、辛伐他汀
	口服避孕药
	葡萄柚汁
	亚胺培南可能增加中枢神经系统毒性

续表

	萘夫西林
	利福平
降低钙调磷酸酶水平的常见药物	抗癫痫药物
	噻氯匹定
	圣约翰草、猫爪草、紫锥花

表 3.17.5　常用移植药物

药物	剂量/药物浓度	副作用	机制
钙调磷酸酶抑制剂（CNIs）		高钾血症、高尿酸血症、低镁血症、水钠潴留、溶血性尿毒综合征	阻止 T 细胞增殖,阻止活化的 T 细胞核因子去磷酸化,从而阻止细胞因子(如 IL-2)转录和产生 T 细胞
他克莫司/FK506（普乐可复）	0.1 mg/(kg·d),分 2 次服,3 个月谷浓度 8～10 ng/mL,后期调整至 6～8 ng/mL	脱发、胰岛细胞毒性;神经毒性、肥厚梗阻型心肌病、膝关节疼痛（尝试硝苯地平）	通过与亲免蛋白(FK 结合蛋白)结合来抑制钙调磷酸酶的活性
环孢素（CyA）（山地明,新山地明,金格福,Eon,Sidmak）	静脉用量是口服剂量的 1/3,两者之间不能随意互换。MC—3～4 mg/(kg·d),金格福可能需要减少 10%～20%。12 h 谷浓度 200～300 ng/mL 维持 3 个月,然后降至 100～200 ng/mL。2 h 峰浓度可能是更好的监测指标,1 000～1 500 ng/mL 维持 6 个月,然后降至 800～900 ng/mL(如果使用 TG/坎帕斯诱导,考虑 800～1 000 ng/mL 维持 3 个月,然后降至 400～600 ng/mL)	高血压、高脂血症、多毛症、痤疮、牙龈增生（对于轻症患者可试用甲硝唑 750 tid×14 d 或者阿奇霉素）可逆性脑白质病变	与亲免蛋白结合(亲环素)形成复合物,抑制钙调神经磷酸酶的磷酸化
西罗莫司（雷帕霉素,雷帕蒙）	负荷剂量 6～15 mg/d,分 2 次给药,使体内药物浓度在 5～15 ng/mL,半衰竭 57～63 h,5～7 d 稳定治疗后给予监测	白细胞减少、血脂升高、高血压、水肿、伤口愈合不良(不推荐用于肺移植)、肝动脉血栓(不适用于肝移植)、间质性肺病(可能对卡波西肉瘤有帮助)腹泻、恶心	通过抑制淋巴细胞因子诱导的 T 细胞增殖,阻止 G1 细胞周期。与 FK 结合蛋白结合,然后调节雷帕霉素靶蛋白的活性
抗代谢药物			
硫唑嘌呤	2.5 mg/(kg·d),监测硫代鸟嘌呤药物浓度	不要与别嘌呤醇一起使用(有发生 Stevens-Johnson 综合征的风险)	咪唑衍生物 6-巯基嘌呤拮抗嘌呤代谢,并可能抑制 DNA,RNA 和蛋白质的合成
麦考酚酯麦考酚酸酯（MMF、骁悉）麦可酚酸（米芙）	MMF 500 mg 至 1 g BID 无须监测血药浓度,骁悉和米芙不是等价的	消化道症状、高血压、血脂升高、肺部纤维化(禁忌证为 Lesch-Nyhan 综合征或 Kelly-Seegmiller 综合征)	肌苷磷酸脱氢酶(IMPDH)抑制剂干扰嘌呤的合成和 DNA 复制,从而对 T 细胞和 B 细胞产生细胞抑制作用

续表

药物	剂量/药物浓度	副作用	机制
环磷酰胺(癌得星)	暂无推荐	白细胞减少、脱发、消化道不适、出血性膀胱炎、卵巢衰竭	烷化剂通过交联 DNA 链防止细胞分裂以减少 DNA 合成
来氟米特(爱若华)	(治疗 CMV 或 BK 病毒)负荷剂量：100 mg/d×5 d,常规剂量：5 d后 40~60 mg/d 50 μg/mL≤血药浓度<80 μg/mL		在二氢盐酸脱氢酶(DHODH)水平上抑制核苷酸(rUMP)的合成
类固醇			
可溶性羟泼尼松龙	5~7.5 mg/d 三联疗法	代谢改变、感染、骨质疏松、糖尿病、高血压、伤口愈合不良	抑制 T 细胞淋巴因子、干扰素、TNF 的产生,并使淋巴细胞和巨噬细胞从循环迁移到淋巴结
抗体制剂			
静脉注射免疫球蛋白	500 mg/(kg・d)×(4~7) d		减少新抗体形成
阿仑单抗(坎帕斯)	30 mg 静脉泵入持续时间超过 2 h		与 CD52 结合,导致 T 细胞、B 细胞、NK 细胞、巨噬细胞的裂解
抗胸腺细胞 • 胸腺细胞免疫球蛋白(来源于兔) • 抗胸腺细胞丙种球蛋白(来源于马)	术前服用类固醇、对乙酰氨基酚和苯海拉明 首剂:5 mg/kg 静脉注射超过 6 h 维持:1.5 mg/kg×(7~14) d 维持:15 mg/(kg・d)×(7~14) d	发热、寒战、关节痛、白细胞升高、血小板升高	通过补体裂解或吞噬作用消耗淋巴细胞,多克隆 IgG 结合多个 T 细胞表位
莫罗单抗 - CD3(OKT3)	术前服用类固醇、扑热息痛(对乙酰氨基酚)和苯海拉明。5 mg 静脉推注 10~14 d	肺水肿。 抗体滴度>1:1 000 可能影响疗效。 ↑HR、↑↓BP、↑T、呼吸短促、水肿、寒战、头痛、皮疹、腹泻、呕吐	与小鼠单克隆抗体 CD3 结合可能产生抗体阻止抗原识别
巴利昔单抗(舒莱)	移植手术前 2 h 内 20 mg,移植后 4 d 再次施用 20 mg	高血压、水肿、体温升高、呼吸短促、头痛、痤疮、创面并发症、血脂升高、高血糖、↑/↓K、磷酸盐升高	阻断 IL - 2 受体抑制 T 细胞增殖
达利珠单抗(赛尼哌)	在移植前 24 h 内 1 mg/kg 静脉输注,时间>15 min	胸痛、水肿、↑HR、头晕、↑T、疲劳、头痛、失眠、血栓形成、腹痛、N/V、排尿困难、少尿、ATN、肺水肿、淋巴囊肿	阻断 IL - 2 受体抑制 T 细胞增殖
利妥昔单抗(美罗华)	375 mg/m² 每周 1 次×4 周		影响 CD20 前 B 细胞和成熟 B 细胞
硼替佐米(万珂)	1.3 mg/m² 或 1.5 mg/kg 每周 1 次×4 周	血小板减少,消化道反应	作用于成熟浆细胞的蛋白体

(莫宝定　译)

选 读 文 献

［1］ BOSTOM AD. Prevention of post-transplant cardiovascular disease-report and recommendations of an ad hoc group［J］. Am J Transplant,2002 Jul.,2(6):491-500.PubMed PMID:12118892.

［2］ FISHMAN JA. Infection in renal transplant recipients［J］. Semin Nephrol,2007 Jul.,27(4): 445-461. Review. PubMed PMID: 17616276.

［3］ FRIEDMAN GS.Hypercoagulable states in renal transplant candidates:impact of antico-agulation upon incidence of renal allograft thrombosis［J］.Transplantation,2001 Sep.27,72(6):1073-1078.PubMed PMID:11579303.

［4］ ISSA N.Pulmonary hypertension is associated with reduced patient survival after kidney transplantation［J］.Transplantation,2008 Nov.27,86(10):1384-1388.PubMed PMID:19034007.

［5］ PFEFFER MA,TREAT Investigators.A trial of darbepoetin alfa in type 2 diabetes and chronic kidney disease［J］.N Engl J Med,2009 Nov.19,361(21):2019-2032.PubMed PMID:19880844.

［6］ RAMAKRISHNA G,SPRUNG J,RAVI BS,et al.Impact of pulmonary hypertension on the out-comes of noncardiac surgery: predictors of perioperative morbidity and mortality［J］.J Am Coll Cardiol,2005 May 17,45(10):1691-1699. PubMed PMID: 15893189.

［7］ SHAHEEN MF.Impact of recipient and donor nonimmunologic factors on the outcome of deceased donor kidney transplantation［J］. Transplant Proc,2010 Jan.—Feb.,42(1):273-276.PubMed PMID:20172328.

［8］ WANG JH,KASISKE BL.Screening and management of pretransplant cardiovascular disease［J］.Curr Opin Nephrol Hypertens,2010 Nov,19(6):586-591.PubMed PMID:20948378.

第 18 章　糖　尿　病

Eric A.J.Hoste

糖尿病(DM)是一种以慢性高血糖为特征的代谢性疾病,由胰岛素分泌障碍和/或功能缺陷引起。

2007 年美国有 2 360 万(占人口 7.8%)的 DM 患者。近年来,DM 的患病率呈上升趋势。1980 年至 2008 年,美国 DM 患病率每年增长 10.1%(http://www.cdc.gov/diabetes/statistics/prev/national/figpersons.htm,accessed November 8th 2010)。糖尿病在老年患者中的患病率较高,60 岁以上的患者约占 ICU 住院患者的一半,其中 23.1% 的患者患有 DM。其他易患 DM 的群体有低收入者、低文化程度者、西班牙裔和非裔美国人。DM 患者有并发其他慢性疾病的风险,如心血管疾病、脑卒中、高血压、失明、肾脏疾病和神经系统疾病。DM 患者也可因急性高血糖危象等急性疾病和危及生命的急性并发症如糖尿病酮症酸中毒(DKA)和高血糖高渗性昏迷(hyperglycemic hyperosmolar coma,HHC)而入院。

在美国,有 5.9% 的 20 岁以上成年人及 35.4% 的 60 岁以上老年人,存在空腹血糖受损或早期糖尿病。这些患者有血糖升高的风险,是 ICU 患者常见的并发症,可能会影响预后。

糖尿病和血糖升高对危重症的影响

糖尿病与危重症

入住 ICU 的糖尿病患者患合并症的风险更大,这将导致更严重的器官功能障碍,如急性肾损伤(AKI)和需要肾脏替代治疗(RRT),以及血流动力学不稳定。关于糖尿病是否与 ICU 患者的感染和脓毒症风险增加相关的研究结果仍存在争议。

尽管合并症发生率较高,但当 ICU 糖尿病患者的严重病情得到控制后,并不会导致更高的死亡率。

高血糖与危重症

入院时高血糖

大多数研究发现,入院时高血糖与不良预后相关,特别是合并心血管疾病,如心肌梗死或脑卒中,ICU 患者也是如此。在普通 ICU 患者中,入院时高血糖仅会增加既往无 DM 病史患者的死亡率。一些研究发现在急性冠脉综合征合并糖尿病患者中也存在这种关联。

这说明高血糖在糖尿病和非糖尿病患者身上具有不同的生物学效应,甚至在特定人群中也存在差异。

严格控制血糖或强化胰岛素治疗

强化胰岛素治疗的概念早在 10 年前就由 Van den Berghe 和其同事 Leuven 提出,此后引起了广泛的讨论。他们对外科 ICU 患者的首次单中心研究发现:强化胰岛素治疗维持血糖<110 mg/dL 可降低死亡率。进一步研究结果表明,严格的血糖控制,而不是使用胰岛素,才是产生良好预后的原因。自首次研究以来,已有 30 多项关于这一概念的研究发表,但大多数研究的病例数量有限。3 项比较小的研究,包括<200 名患者)证实了初步研究的阳性结果。然而,所有其他研究,包括 3 项大型多中心研究和另一项由 Van den Berghe 小组在 ICU 进行的研究,未能证实严格的血糖控制对不同分组的 ICU 患者

死亡率有积极影响。迄今为止,最大的一项研究甚至发现干预组的死亡率增加。此外,Meta 分析未能显示合并研究组能有益处。一项 Meta 分析显示,在手术患者的研究亚组中可以获益。然而,在另一项后续的 Meta 分析中,根据基础疾病将患者分为外科或内科患者,而不是根据是否入住 ICU,研究结果没有证实严格的血糖控制对手术患者获益。

除严格的血糖控制可能并不能使 ICU 患者的生存获益之外,试验设计、患者护理标准、血糖监测、营养方案和患者队列的差异也可以解释研究结果的不同。

低血糖症和血糖波动

低血糖症和血糖波动是两种并发症,缺乏经验的团队在使用葡萄糖方案时可能发生得更频繁。低血糖症本身就是 ICU 死亡的危险因素之一。一些研究表明,血糖波动较大与不良预后相关,与缺乏经验的非专业单位(如多中心研究的单位)相比,训练有素的专业团队可能更善于应用该方案来预防这两种并发症的发生。基于这些因素的考虑,支持使用诸如当前正在开发的自动闭环系统进行血糖控制。

血糖控制的建议

当前拯救脓毒症运动指南建议控制血糖<150 mg/dL。鉴于 ICU 患者在由血糖控制经验较少的医护人员负责时,有发生低血糖的风险,目前有人建议将血糖控制在 110~150 mg/dL。

高血糖危象与 DKA 或 HHC

糖尿病酮症酸中毒和 HHC 是糖尿病患者并发高血糖的两种表现。DKA 可发生于 1 型和 2 型糖尿病,而 HHC 主要发生于 2 型糖尿病。DKA 是一种可在 24 h 内发病的急性并发症。HHC 通常会在数天至数周内起病。这些情况可导致 1% 的死亡率,在 60 岁以上或伴有严重合并症的患者中死亡率可增加至 5%。

发病机制

DKA 和 HHC 有共同的病理生理机制。儿茶酚胺、皮质类固醇、胰高血糖素和生长激素等升糖激素的浓度增加,再加上胰岛素绝对或相对缺乏,均可导致血糖的升高。DKA 还存在脂肪分解,在肝脏中将脂肪酸氧化生成酮体(β-羟基丁酸酯和乙酰乙酸酯)。在这两种情况下,高血糖与严重的炎症反应和促凝状态都有关,促炎细胞因子(如 TNF-α、IL-2、IL-6 和 IL-8)、C-反应蛋白、活性氧、脂质过氧化物和纤溶酶原激活物抑制剂-1 等释放增加。经过充分治疗后,这些指标可在数小时内恢复正常。

诊断

DKA 的特点是血糖升高和由酮体引起的代谢性酸中毒,而 HHC 的高血糖、脱水和意识障碍更为明显。表 3.18.1 中概述了两种病症的诊断标准。虽然高血糖是诊断的一个关键指标,但约有 10%DKA 患者的血糖浓度<250 mg/dL 或是"血糖正常的 DKA",这是由于使用外源性胰岛素、限制食物摄入和糖异生受抑制。

表 3.18.1　糖尿病酮症酸中毒(DKA)和高血糖高渗性昏迷(HHC)的诊断标准、附加症状和实验室检查结果

诊断标准	DKA	HHC
血糖(mg/dL)	>250	>600
动脉血 pH	<7.3	>7.3
血清碳酸氢盐(mmol/L)	<18	>18

续表

诊断标准	DKA	HHC
尿液/血清中的酮体*	+	少
血浆渗透压/(mOsm/kg)	不确定	>320
阴离子间隙	增加	不确定
精神状态	清醒-昏睡/昏迷	昏睡/昏迷

Adapted from Kitabchi AE, Umpierrez GE, Miles JM, et al. Hyperglycemic crises in adult patients with diabetes[J]. Diabetes Care,2009,32(7):1335-1343.

注:*常规测量酮体(如尿液)仅检测乙酰乙酸而不能检测 β-羟基丁酸。因此,这些测量可能会低估酮症的严重程度。

在高血糖和高阴离子间隙酸中毒患者中,DKA 应与其他导致阴离子间隙增加的病因相鉴别,如乳酸酸中毒或水杨酸盐、甲醇、乙二醇中毒。

症状和其他实验室检查结果

血糖升高导致水从细胞内转移到细胞外。高血糖还会促使渗透性利尿,从而导致脱水。

DKA 和 HHC 的症状包括多尿、多饮、体重减轻、乏力和精神状态改变。患者有脱水迹象,如皮肤干燥、心动过速、呼吸急促、发热或体温过低。DKA 患者还可能有腹部不适,如恶心、呕吐和弥漫性腹痛。

即使没有感染,糖尿病酮症酸中毒也会导致白细胞计数(WBC)增加。由于渗透作用,水转移至细胞外,血清钠浓度降低。当乳糜微粒浓度增加时,可发生假性低钠血症。尽管渗透性利尿会导致钾的大量丢失,但血钾通常升高或正常。酸中毒和胰岛素缺乏会使钾从细胞内转移至细胞外,造成钾的暂时丢失。在治疗过程中,纠正酸中毒和高血糖会导致钾向细胞内转移,甚至出现低钾血症。因此,在治疗过程中应注意监测血钾水平。与钾类似,由于从细胞内转移至细胞外,磷酸盐浓度在入院时通常较高。

虽然血清淀粉酶和脂肪酶在 DKA 中可能升高,但这并不一定意味着胰腺炎。

诱因

导致 DKA 和 HHC 的最常见诱因是急性疾病,最常见的是感染。糖尿病酮症酸中毒也是新发 1 型和 2 型糖尿病的常见症状,也可能发生于胰岛素治疗依从性差的患者。患糖尿病的孕妇可在血糖升高不明显的情况下发生 DKA。

治疗

DKA 和 HHC 的治疗方案相似,包括纠正容量不足和控制高血糖(表 3.18.2)。高血糖的纠正速度通常比酮症酸中毒快,因此,控制血糖后需要继续进行胰岛素治疗。这就意味着整个治疗阶段,应该给予葡萄糖溶液以预防低血糖的发生。

表 3.18.2　高血糖危象——糖尿病酮症酸中毒(DKA)和高血糖高渗性昏迷(HHC)的治疗原则

治疗潜在原因——大多数为感染	
液体治疗	• 从开始直到血钠正常:等渗盐水。 　◦ 以 15～50 mL/(kg·h)开始。 　◦ 接着以 250～500 mL/h,序贯根据血流动力学和尿量调整。 • 血钠正常后:0.45%NaCl,250～500 mL/h,根据血流动力学状态和尿量调整。 • 血糖<200 mg/dL:5%葡萄糖+NaCl。

续表

胰岛素	• 弹丸式推注。
	  ◦ 0.1 U/kg 负荷剂量（静脉弹丸式推注）。
	  ◦ 连续静脉输注，开始时为 0.1 U/(kg·h)。
	• 不用弹丸式推注。
	  ◦ 连续静脉输注，开始时为 0.14 U/(kg·h)。
	• 动态滴定使血糖下降 50～75 mg/(dL·h)。
	• 减少速率至 0.02～0.05 U/(kg·h)。
	  ◦ DKA：血糖<200 mg/dL 时。
	  ◦ HHC：血糖<300 mg/dL 时。
	• 皮下注射途径。
	  ◦ 经口进食时。
	  ◦ 当 DKA 或者 HHC 缓解时。

钾	• 当血钾<正常上限：每升液体补钾 20～30 mmol。
碳酸氢钠	• 当血液 pH<6.90 时：100 mmol 加入到 400 mL 无菌水中，以 200 mL/h 静脉注射 2 h，直到 pH>7.20。

Adapted from Kitabchi AE, Umpierrez GE, Miles JM, et al. Hyperglycemic crises in adult patients with diabetes[J]. Diabetes Care,2009,32(7):1335-1343.

DKA 和 HHC 的治疗是一个动态的过程，应非常仔细地进行监测。通常最初每 30 min 至每小时监测 1 次血液 pH 和血糖。

治疗上除液体复苏和使用胰岛素之外，还应包括处理导致 DKA 或 HHC 的原发病。

液体治疗

治疗目标是在 24 h 内纠正液体不足。因此，积极的补液是必要的。最初的液体治疗包括以 15～50 mL/(kg·h)的速率输注等渗盐水。随后的液体治疗取决于临床参数，如尿量和血流动力学状态。需要反复进行临床评估以防止容量过负荷和发生肺水肿。通常情况下，以 250～500 mL/h 输注 0.45% 的 NaCl。如果血钠水平低，则继续使用等渗盐水。

当血糖浓度<200 mg/dL 时，可使用 5% 葡萄糖溶液进行补液。

胰岛素

使用胰岛素是治疗 DKA 的主要手段。静脉内给药(IV)是首选的途径，因为胰岛素半衰期短且易于滴定，不会延迟起效或半衰期延长。肌注和皮下注射胰岛素对于治疗 DKA 也同样有效。

经典方案是开始以普通胰岛素 0.1 U/kg IV 弹丸式推注，然后以 0.1 U/(kg·h) 的速率持续输注，或者直接以 0.14 U/(kg·h) 的速率持续输注，而不用弹丸式推注。胰岛素的滴定速度应以血糖下降 50～75 mg/(dL·h)为宜，直至血糖稳定下降。当 DKA 血糖<200 mg/dL 时及 HHC 血糖<300 mg/dL 时，胰岛素输注速率应降至 0.02～0.05 U/(kg·h)，继续使用胰岛素的同时加用 5% 葡萄糖溶液，直至 HHC 或 DKA 纠正。

当 DKA 或 HHC 病情控制，患者开始经口进食时，可以转为皮下胰岛素注射。

DKA 和 HHC 的缓解标准是血糖<200 mg/dL，且满足以下标准中的两条：血清碳酸氢盐>15 mmol/L，静脉血 pH>7.3，阴离子间隙不超过 12 mEq/L。对于 HHC，血浆渗透压和精神状态也应恢复正常。

DKA 或 HHC 的缓解标准
- 血糖<200 mg/dL
- 对于 HHC：血清渗透压和精神状态恢复正常
- 满足以下情况中的两项
  ◦ 碳酸氢盐>15 mmol/L
  ◦ pH>7.3
  ◦ 阴离子间隙≤12 mEq/L

Adapted from Kitabchi AE, Umpierrez GE, Miles JM, et al. Hyperglycemic crises in adult patients with diabetes[J]. Diabetes Care, 2009, 32(7): 1335-1343.

纠正电解质

1.钾

当体内总体钾量减少时,大多数患者的血清钾浓度可以保持正常或正常高限水平。纠正酸中毒和应用胰岛素可促使钾向细胞内转移并出现低钾血症。因此,当血钾低于正常上限时应开始补钾。通常在每升液体中加入 20~30 mmol 钾。

当 DKA 患者出现低钾血症时,只能在纠正低血钾后开始进行胰岛素治疗,以防止出现致命性心律失常。

2.碳酸氢钠

严重酸中毒会对机体产生不同影响,如心肌收缩力下降、脑血管扩张、昏迷,以及消化道并发症等。尽管如此,对 DKA 患者进行碳酸氢盐治疗仍存在争议。研究未能证明对 pH 在 6.9~7.1 的患者补充碳酸氢盐会获益,相反可能会产生低钾血症、脑水肿、中枢神经系统反常性酸中毒和组织氧摄取下降等有害影响。而对于 pH<6.90 的患者暂时没有相关研究。由于对严重酸中毒患者使用碳酸氢盐纠正酸中毒的益处可能大于其副作用,美国糖尿病协会(ADA)指南建议在 pH<6.9 时方可使用碳酸氢盐。对这类患者应以 200 mL/h 的速率静脉内给予碳酸氢盐(将 100 mmol 碳酸氢盐加入 400 mL 无菌水中)持续2 h,直到静脉血 pH>7.2 为止。

3.磷酸盐

当全身磷酸盐储存量减少时,DKA 或 HHC 患者的血清磷酸盐含量一般正常或增加。治疗过程中,由于血清磷酸盐进入细胞内,细胞外血清磷酸盐含量可能会下降,从而导致骨骼、呼吸和心肌功能受抑制。目前尚无研究证实补充磷酸盐剂可以获益。补充磷酸盐的副作用可能是低钙血症。

二甲双胍与乳酸酸中毒

二甲双胍常用于伴有肥胖症的 2 型糖尿病患者。

双胍类物质会干扰丙酮酸和乳酸的糖异生作用,从而导致乳酸堆积,特别是对于肾功能下降的患者,因为二甲双胍经肾脏清除。早期的双胍类药物苯乙双胍(降糖灵)因与乳酸酸中毒有关而被停用。

关于二甲双胍和乳酸酸中毒是否相关的数据尚不明确。一篇 Cochrane 系统综述回顾了包括96 295名患者在内的 347 项研究,结果未能鉴别致死性或非致死性乳酸酸中毒的病例,使用二甲双胍组患者的最高发病率与对照组相当(每 100 000 名患者中每年有 4 例或 5 例)。

这些数据表明乳酸酸中毒与潜在的合并症相关,而与使用二甲双胍无关。

二甲双胍合并乳酸酸中毒的治疗主要是支持治疗。此外,间歇性血液透析或连续静脉-静脉血液滤过可用于纠正酸碱状态及清除乳酸和二甲双胍。

(孙曼丽 彭晓春 译)

选 读 文 献

[1] AHMAD R,CHERRY RA,LENDEL I,et al.Increased hospital morbidity among trauma patients with diabetes mellitus compared with age-and injury severity score-matched control subjects[J].Arch Surg,2007,142(7):613-618.

[2] ALI NA,O'BRIEN JMJ,DUNGAN K,et al.Glucose variability and mortality in patients with sepsis[J].Crit Care Med,2008,36(8):2316-2321.

[3] BAGSHAW SM,BELLOMO R,JACKA MJ,et al.The impact of early hypoglycemia and blood glucose variability on outcome in critical illness[J].Crit Care,2009,1(3):R91.

[4] BOSTOM AD.Prevention of post-transplant cardiovascular disease—report and recommendations of an ad hoc group[J].Am J Transplant,2002 Jul.,2(6):491-500.PubMed PMID:12118892.

[5] BRUNKHORST FM,ENGEL C,BLOOS F,et al.Intensive insulin therapy and pentastarch resuscitation in severe sepsis[J].N Engl J Med,2008,358(2):125-139.

[6] Center for disease control and prevention(2007) national diabetes fact sheet,2007:1-14.

[7] CHEUNG NW,WONG VW,MCLEAN M. The hyperglycemia:Intensive insulin infusion in infarction(HI-5) study:a randomized controlled trial of insulin infusion therapy for myocardial infarction[J].Diabetes Care,2006,29(4):765-770.

[8] DEFRONZO,RA.International Textbook of Diabetes Mellitus[M].3rd ed.Chichester,West Sussex.Hoboken,NJ:Wiley,2004.

[9] DELLINGER RP,LEVY MM,CARLET JM,et al.Surviving sepsis campaign:international guidelines for management of severe sepsis and septic shock:2008[J].Crit Care Med,2008,36(1):296-327.

[10] EGI M,BELLOMO R,STACHOWSKI E,et al.Blood glucose concentration and outcome of critical illness:the impact of diabetes [J].Crit Care Med,2008,36(8):2249-2255.

[11] FALCIGLIA M,FREYBERG RW,ALMENOFF PL,et al.Hyperglycemia-related mortality in critically ill patients varies with admission diagnosis[J].Crit Care Med,2009,37(12):3001-3009.

[12] FINFER S,CHITTOCK DR,SU SY,et al.Intensive versus conventional glucose control in critically ill patients[J].N Engl J Med,2009,360(13):1283-1297.

[13] FISHER JN,SHAHSHAHANI MN,KITABCHI AE.Diabetic ketoacidosis:Low-dose insulin therapy by various routes[J].N Engl J Med,1977,297(5):238-241.

[14] FISHMAN JA.Infection in renal transplant recipients[J].Semin Nephrol,2007 Jul.,27(4):445-461.Review.PubMed PMID:17616276.

[15] FRIEDMAN GS.Hypercoagulable states in renal transplant candidates:impact of anticoagulation upon incidence of renal allograft thrombosis[J].Transplantation,2001 Sep.27,72(6):1073-1078.PubMed PMID:11579303.

[16] FRIEDRICH JO,CHANT C,ADHIKARI NK. Does intensive insulin therapy really reduce mortality in critically ill surgical patients? A reanalysis of meta-analytic data[J].Crit Care,2010,14(5):324.

[17] GAMBA G,OSEGUERA J,CASTREJON M,et al.Bicarbonate therapy in severe diabetic ketoacidosis.A double blind,randomized,placebo controlled trial[J].Rev Invest Clin,1991,43(3):234-238.

[18] GRIESDALE DE,DE SOUZA RJ,VAN DAM RM,et al.Intensive insulin therapy and mortality among critically ill patients:a meta-analysis including NICE-SUGAR study data[J].CMAJ,2009,180(8):821-827.

[19] HERMANIDES J,BOSMAN RJ,VRIESENDORP TM.Hypoglycemia is associated with intensive care unit mortality[J].Crit Care Med,2010,38(6):1430-1434.

[20] HERMANIDES J,ENGSTROM AE,WENTHOLT IM,et al.Sensor-augmented insulin pump therapy to treat hyperglycemia at the coronary care unit:A randomized clinical pilot trial[J].Diabetes Technol Ther,2010,12(7):537-542.

[21] HERMANIDES J,VRIESENDORP TM,BOSMAN RJ,et al.Glucose variability is associated with intensive care unit mortality[J].Crit Care Med,2010,38(3):838-842.

[22] ISSA N.Pulmonary hypertension is associated with reduced patient survival after kidney transplantation[J].Transplantation,2008 Nov 27,86(10):1384-1388.PubMed PMID:19034007.

[23] KITABCHI AE,MURPHY MB,SPENCER J,et al.Is a priming dose of insulin necessary in alow-dose insulin protocol for the treatment of diabetic ketoacidosis? [J].Diabetes Care,2008,31(11):2081-2085.

[24] KITABCHI AE,UMPIERREZ GE,MILES JM,et al.Hyperglycemic crises in adult patients with diabetes[J].Diabetes Care,2009,32(7):1335-1343.

[25] KOLMAN L,HU YC,MONTGOMERY DG,et al.Prognostic value of admission fasting glucose levels in patients with acute coronary syndrome[J].Am J Cardiol,2009,104(4):470-474.

[26] MALONE ML,GENNIS V,GOODWIN JS.Characteristics of diabetic ketoacidosis in older versus younger adults[J].J Am Geriatr Soc,1992,40(11):1100-1104.

[27] MARIK PE,PREISER JC. Toward understanding tight glycemic control in the ICU:a systematic review and meta-analysis[J].Chest,2010,137(3):544-551.

[28] MEYFROIDT G,KEENAN DM,WANG X,et al.Dynamic characteristics of blood glucose timeseries during the course of critical illness:Effects of intensive insulin therapy and relative association with mortality[J].Crit Care Med,2010,38(4):1021-1029.

[29] MORRIS LR,MURPHY MB,KITABCHI AE. Bicarbonate therapy in severe diabetic ketoacidosis[J]. Ann Intern Med,1986,105

(6):836-840.

[30] NAIR S,YADAV D,PITCHUMONI CS.Association of diabetic ketoacidosis and acute pancreatitis:observations in 100 consecutive episodes of DKA[J].Am J Gastroenterol,2000,95(10):2795-2800.

[31] PETERS N,JAY N,BARRAUD D,et al.Metformin-associated lactic acidosis in an intensive care unit[J].Crit Care,2008,12(6):R149.

[32] PFEFFER MA,TREAT Investigators.A trial of darbepoetin alfa in type 2 diabetes and chronic kidney disease[J].N Engl J Med,2009 Nov 19,361(21):2019-2032.PubMed PMID:19880844.

[33] PREISER JC,DEVOS P,RUIZ-SANTANA S,et al.A prospective randomised multi-centre controlled trial on tight glucose control by intensive insulin therapy in adult intensive care units:the Glucontrol study[J].Intensive Care Med,2009,35(10):1738-1748.

[34] RAMAKRISHNA G,SPRUNG J,RAVI BS,et al.Impact of pulmonary hypertension on the outcomes of noncardiac surgery:predictors of perioperative morbidity and mortality[J].J Am Coll Cardiol,2005 May 17,45(10):1691-1699.PubMed PMID:15893189.

[35] RYDEN L,STANDL E,BARTNIK M,et al.Guidelines on diabetes,pre-diabetes,and cardiovascular diseases:executive summary.The Task Force on Diabetes and Cardiovascular Diseases of the European Society of Cardiology(ESC)and of the European Association for the Study of Diabetes(EASD)[J].Eur Heart J,2007,28(1):88-136.

[36] SALPETER SR,GREYBER E,PASTERNAK GA,et al.Risk of fatal and nonfatal lactic acidosis with metformin use in type 2 diabetes mellitus[J].Cochrane Database Syst Rev,2010,(4):CD002967.

[37] SCHNELL O,SCHAFER O,KLEYBRINK S,et al.Intensification of therapeutic approaches reduces mortality in diabetic patients with acute myocardial infarction:the Munich registry[J].Diabetes Care,2004,27(2):455-460.

[38] SHAHEEN MF.Impact of recipient and donor nonimmunologic factors on the outcome of deceased donor kidney transplantation[J].Transplant Proc,2010 Jan-Feb,42(1):273-276.PubMed PMID:20172328.

[39] SINNAEVE PR,STEG PG,FOX KA,et al.Association of elevated fasting glucose with increased short-term and 6-month mortality in ST-segment elevation and non-ST-segment elevation acute coronary syndromes:the Global Registry of Acute Coronary Events[J].ArchIntern Med,2009,169(4):402-409.

[40] STEGENGA ME,VINCENT JL,VAIL GM,et al.Diabetes does not alter mortality or hemostatic and inflammatory responses in patients with severe sepsis[J].Crit Care Med,2010,38(2):539-545.

[41] UMPIERREZ GE,CUERVO R,KARABELL A.Treatment of diabetic ketoacidosis with subcutaneous insulin aspart[J].Diabetes Care,2004,27(8):1873-1878.

[42] UMPIERREZ GE,LATIF K,STOEVER J.Efficacy of subcutaneous insulin lispro versus continuous intravenous regular insulin for the treatment of patients with diabetic ketoacidosis[J].AmJ Med,2004,117(5):291-296.

[43] VAN DEN BERGHE G,WILMER A,HERMANS G,et al.Intensive insulin therapy in the medical ICU[J].N Engl J Med,2006,354(5):449-461.

[44] VAN DEN BERGHE G,WOUTERS PJ,BOUILLON R,et al.Outcome benefit of intensive insulin therapy in the critically ill:Insulin dose versus glycemic control[J].Crit Care Med,2003,31(2):359-366.

[45] VAN DEN BERGHE G,WOUTERS P,WEEKERS F,et al.Intensive insulin therapy in critically ill patients[J].N Engl J Med,2001,345(19):1359-1367.

[46] VARDAKAS KZ,SIEMPOS Ⅱ,FALAGAS ME.Diabetes mellitus as a risk factor for nosocomial pneumonia and associated mortality[J].Diabet Med,2007,24(10):1168-1171.

[47] VIALLON A,ZENI F,LAFOND P,et al.(1999) Does bicarbonate therapy improve the management of severe diabetic ketoacidosis?[J].Crit Care Med,1999,27(12):2690-2693.

[48] VINCENT JL.Blood glucose control in 2010:110 to 150 mg/dL and minimal variability[J].Crit Care Med,2010,38(3):993-995.

[49] VINCENT JL,PREISER JC,SPRUNG C,et al.Insulin-treated diabetes is not associated with increased mortality in critically ill patients[J].Critical Care,2010,14(1):R12.

[50] WANG JH,KASISKE BL.Screening and management of pretransplant cardiovascular disease[J].Curr Opin Nephrol Hypertens,2010 Nov,19(6):586-591.PubMed PMID:20948378.

[51] WASMUTH HE,KUNZ D,GRAF J,et al.Hyperglycemia at admission to the intensive care unit is associated with elevated serum concentrations of interleukin-6 and reduced ex vivo secretion of tumor necrosis factor-alpha[J].Crit Care Med,2004,32(5):1109-1114.

[52] WHITCOMB BW,PRADHAN EK,PITTAS AG,et al.Impact of admission hyperglycemia on hospital mortality in various intensive care unit populations[J].Crit Care Med,2005,33(12):2772-2777.

[53] WIENER RS,WIENER DC,LARSON RJ.Benefits and risks of tight glucose control in critically ill adults:a meta-analysis[J].JAMA,2008,300(8):933-944.

第 19 章　危重症患者的甲状腺功能

James Desemone

甲状腺疾病在普通人群中很常见，在 ICU 患者中也经常发生。正常情况下，甲状腺主要分泌 T4（四碘甲腺原氨酸）和少量 T3（三碘甲腺原氨酸）。T3 是核膜型甲状腺受体的活性激素，也可以在局部脱碘酶的调节下在靶组织中产生。碘的聚集和有机化，以及甲状腺激素的合成和释放均受垂体前叶激素促甲状腺激素（TSH）调控，后者则受下丘脑释放的促甲状腺激素释放激素（thyrotropin releasing hormone，TRH）调控。

既往合并甲状腺功能减退

甲状腺功能减退的患病率随患者年龄的增长而增加。Framingham 研究显示，60 岁以上成年人甲状腺功能减退的总体患病率高达 4.4%，女性为 5.9%，男性为 2.3%。甲状腺功能减退患者常被转入 ICU，尽管转科的主要原因不是治疗甲状腺疾病。在美国，甲状腺功能减退最常见的病因是自身免疫性（桥本）甲状腺炎。全世界范围内最常见的病因是缺碘。甲状腺功能减退的其他病因包括手术和 I-131 放射治疗，这两种方法都是 Graves 病或多结节性甲状腺肿所致甲状腺功能亢进的治疗方案。

甲状腺功能减退症患者入住 ICU 后，仍需要给予口服甲状腺激素的替代治疗。如果患者每日口服左旋甲状腺素的剂量已稳定并超过 3~4 个月，且能够正常吞咽，则该剂量可以继续维持。如果患者不能吞咽或有误吸风险，应考虑左旋甲状腺素经胃肠外给药。目前尚无左旋甲状腺素的肌肉注射剂型，但可以静脉给药。静脉给药通常耐受性好，由于口服剂量仅 80% 被吸收，因此静脉注射甲状腺激素的剂量应略小于相应的口服剂量，通常约为 50% 口服剂量。由于 T4 的半衰期为 1 周，推迟 1~2 d 的甲状腺替代治疗并不会危及生命。因为 T4 向 T3 的生理转化发生在组织水平并受脱碘酶调控，故没有必要使用半衰期为 1 d 的 T3 进行甲状腺替代治疗。T4 和 T3 均由肝脏的细胞色素 P450 系统代谢。

静脉注射剂量＝~50% 的口服剂量。

既往合并和新发的甲状腺功能亢进

在普通人群中，甲状腺功能亢进症的发病率比甲状腺功能减退症低 5~10 倍。甲状腺功能亢进症患病率在 0.05%~1.3%，通常表现为亚临床型，且随年龄的增长而增加。最常见的病因是自身免疫性 Graves 病（其自身抗体刺激甲状腺细胞上的 TSH 受体），以及毒性单结节和多结节性甲状腺肿。

甲状腺功能亢进症的确切治疗通常包括手术（全甲状腺切除术）或 I-131 放射治疗。在此之前，甲状腺功能亢进症的主要治疗方法是使用硫代酰胺类药物，即丙基硫氧嘧啶（propylthiouracil，PTU）或甲巯咪唑。这些药物抑制甲状腺激素的合成、释放及 T4 向 T3 转化。当患者病情危重时，上述药物应该以相同的剂量继续服用。但消化道受损对治疗是一种挑战，因为在大多数国家，PTU 和甲巯咪唑只能以口服形式给药，而不常规经胃肠外或直肠给药。

在这种情况下，治疗方案除抑制甲状腺激素的合成和释放外，还需减少其对靶组织的影响。这些药物的替代品包括过饱和碘化钾溶液，通过舌下给药抑制甲状腺激素释放而作为临时治疗手段。静脉注射 β-受体阻滞剂可抑制甲状腺功能亢进症的肾上腺素能效应。大剂量静脉注射糖皮质激素可减少 T4

向 T3 的转化。

甲状腺危象

甲状腺危象是一种罕见的危及生命的急症,死亡率高于 50%。其特征是发热、心动过速(>140 次/min)、烦躁不安、谵妄或精神错乱,甚至昏睡或昏迷。初始干预措施是经鼻胃管给予 PTU 或甲巯咪唑。首选 PTU 是因为它能更有效地抑制 T4 向 T3 转化。等待至少 30 min 后,可以舌下给予过饱和碘化钾。在治疗过程中的任何阶段,都可以静脉注射 β-肾上腺素能阻滞剂和糖皮质激素。

黏液水肿性昏迷

黏液水肿性昏迷是甲状腺功能减退症的一种极危重表现,文献报道约有 300 例。该现象在 19 世纪后期首次被描述,现在由于甲状腺功能减退的检测和治疗手段改进而变得罕见。尽管如此,黏液水肿性昏迷的诊断仍很重要,因为即使进行治疗,死亡率也接近 60%。由于甲状腺功能减退在女性中的发病率是男性的 8 倍,并且该发病率随着年龄的增长而增加,因此老年女性罹患该病的风险最高。通常存在甲状腺手术或自身免疫性甲状腺功能减退病史,也与不规律的甲状腺替代治疗有关,此时因缺乏对垂体和下丘脑的反馈而导致 TSH 水平升高,偶尔还会导致增生的垂体肿大。原发性下丘脑或垂体疾病导致的黏液水肿性昏迷病例不到 5%,其特点是 TSH 水平低下,通常无法检测到。可能的诊断包括 Sheehan 综合征和下丘脑或垂体的浸润性肿瘤、感染性或炎症性疾病。与黏液水肿性昏迷相关或可能的因素包括:
- 低温。
- 脑血管意外。
- 心脏肥大。
- 心动过缓。
- 血容量减少。
- 心血管意外。
- 感染。
- 麻醉剂。
- 镇静剂。
- 镇定药。
- 毒品。
- 胺碘酮。
- 碳酸锂。
- 外伤。
- 低血糖症。
- 低钠血症。
- 低氧血症。
- 高碳酸血症。

治疗黏液水肿性昏迷应首先解决低血压、低体温和通气不足的问题。由于黏液水肿性昏迷与原发性或继发性肾上腺皮质功能不全高度相关,应评估下丘脑-垂体-肾上腺(hypothalamic-pituitary-adrenal,HPA)轴,立即开始静脉注射氢化可的松进行糖皮质激素替代治疗。否则单独给予甲状腺替代治疗会增加内源性皮质类固醇的清除,加剧潜在的肾上腺皮质功能不全,并导致肾上腺皮质危象。如果随后发现 HPA 轴功能正常,可停止氢化可的松替代治疗。

对于黏液水肿性昏迷患者,甲状腺激素替代治疗可挽救生命。在初始治疗时选择 T4 或 T3 方案存在争论。与 T3 相比,T4 具有较长的半衰期(约 1 周),从而使血清检测更加可靠。其缺点是依赖 T4 向 T3 的组织转化来激活,而严重的甲状腺功能减退会抑制脱碘酶活性并阻碍转化过程。T3 的半衰期较短(约 1 d)且不需要激活,但其给药会导致 T3 水平非生理性升高和下降,并且难以通过血清水平测量来监测。

通常采用经验治疗,先给予负荷剂量,以立即补充全身甲状腺激素的不足,然后给予每日维持剂量。因此,建议先静脉注射 T4 200～600 μg,然后每日静脉注射 50～100 μg,直到患者能够经肠内服用激素为止。如果需要更快速的甲状腺替代治疗效果,也可以在治疗前 2～3 d 进行 T3 替代疗法,每 8～12 h 静脉注射 10 μg。此时,T4 的维持剂量应该足够。使用 T3 可能会增加心血管副作用的风险。

非甲状腺疾病综合征

高达 70% 的危重症患者出现非甲状腺疾病综合征(non-thyroidal illness syndrome,NTIS),被认为是下丘脑-垂体-甲状腺轴对低分解代谢状态的适应性反应。NTIS 经常通过低水平血 TSH、游离 T4 和总 T3 水平来诊断。NTIS 的早期变化包括 T4 向 T3 的转化减少和反向 T3(rT3)生成增加。随着病情加重,下丘脑促甲状腺激素释放激素(TRH)和垂体促甲状腺激素(TSH)释放减少,两者均导致 T4 水平降低。尽管 T4 水平较低,但 TSH 水平可能处于正常的实验室参考范围内或更低,类似于中枢性甲状腺功能减退。先前甲状腺激素检测的结果可以帮助区分 NTIS 与既往的原发性或继发性甲状腺功能减退症。NTIS 患者经常服用可能影响甲状腺激素释放、血清蛋白结合或 T4 向 T3 转化的药物,包括糖皮质激素、多巴胺、胺碘酮、β-肾上腺素能阻滞剂、苯妥英钠、呋塞米和水杨酸盐。NTIS 被认为是一种适应性反应,因此不建议用甲状腺激素替代治疗。相反,补充甲状腺激素可能会增加 NTIS 患者的发病率和死亡率,对于晚期心力衰竭或肾衰竭患者尤其危险。

（赵东升 译）

选 读 文 献

[1] ADLER SM,WARTOFSKY L.The non-thyroidal illness syndrome[J].Endocrinol Metab Clin N Am,2007,36 (3):657-667.

[2] ALFADHLI E,GIANOUKAKIS AG. Management of severe thyrotoxicosis when the gastrointestinal tract is compromised[J]. Thyroid,2011,21(3):215-220.

[3] SAWIN CT.The aging thyroid:thyroid deficiency in the Framingham Study[J].Arch Intern Med,1985,145:1386-1388.

[4] TIETGENS ST,LEINUNG MC.Thyroid storm[J].Med Clin North Am,1995,79 (1):169-184.

[5] WARTOFSKY L.Myxedema coma[J].Endocrinol Metab Clin N Am,2006,35:687-698.

第 20 章　肾上腺疾病的重症监护治疗

Abhinetri Pandula and James Desemone

肾上腺位于双肾上极,单侧重约 4 g,由皮质和髓质组成。肾上腺皮质分为 3 层:球状带位于最外层,分泌包括醛固酮在内的盐皮质激素;中间层是束状带,分泌包括皮质类固醇在内的糖皮质激素;最深层是网状带,分泌雄激素。醛固酮等盐皮质激素在维持液体及电解质平衡方面具有非常重要的作用,皮质类固醇等糖皮质激素在维持血糖浓度、调节脂肪和蛋白质代谢并介导炎症反应方面也很重要。肾上腺髓质是肾上腺的核心,它在交感神经兴奋时释放去甲肾上腺素和肾上腺素。肾上腺在机体代谢应激期间维持体内稳态方面起着至关重要的作用。

肾上腺功能不全

肾上腺功能不全在普通人群中很少见,其发病率约低于 0.01%,而在危重症患者中更常见,约 28%的危重症患者可能存在相对性肾上腺功能不全(relative adrenal insufficiency,RAI)。当肾上腺自身不能分泌人体所需的激素时,称为原发性肾上腺功能不全。当垂体不能分泌促肾上腺皮质激素(ACTH)或者下丘脑不能分泌促肾上腺皮质激素释放激素(corticotrophin releasing hormone,CRH)时,称为继发性肾上腺功能不全。图3.20.1显示下丘脑-垂体-肾上腺(HPA)轴。

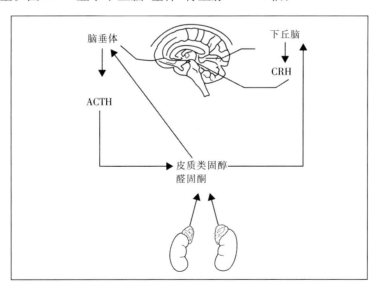

图 3.20.1　下丘脑-垂体-肾上腺(HPA)轴

原发性肾上腺功能不全

原发性肾上腺功能不全或 Addison 病由肾上腺皮质萎缩、肾上腺结核性破坏或肾上腺癌变浸润引起。患者的症状、体征和实验室检查结果都提示体内醛固酮和皮质类固醇缺乏,临床表现包括头晕、晕厥和其他非特异性症状,如恶心和呕吐、高钾血症、低钠血症、低血压和低血糖。由于垂体和下丘脑接受不到来自受损肾上腺的反馈,这类患者体内常存在过量的 ACTH。ACTH 的氨基酸序列与黑色素细胞刺激素同源性,因此能够刺激皮肤黑色素细胞的黑色素形成,导致患者出现色素沉着。

原发性肾上腺功能不全患者体内的醛固酮水平较低,同时伴肾素水平相应升高。肾素分泌增加是肾小球感受器受到低血压和肾小球滤过液中钠和氯浓度的刺激所致。

急性肾上腺危象

急性肾上腺危象患者临床可表现为心血管崩溃(休克)、发绀、恶心、呕吐和意识障碍等。引起急性肾上腺危象的重要且罕见的病因是肾上腺的急性出血破坏(Waterhouse-Friderichsen 综合征),既往体健者更容易出现。儿童患者通常继发于假单胞菌、脑膜炎球菌或其他病原体感染引起的脓毒症。急性肾上腺出血患者的临床表现为腹痛、胸痛或腰痛,并伴有心血管崩溃和发热。急性肾上腺危象是一种危及生命的急症。

相对性肾上腺功能不全

关于 RAI 的概念和在危重症患者中使用糖皮质激素的研究已经超过 40 年。这些患者使用皮质类固醇是有争议的。严重疾病或脓毒症患者的肾上腺功能完全丧失很罕见,但在极度应激或危重疾病的情况下,虽然存在 HPA 轴的激活,但可能是处于欠佳的状态。某些药物(如酮康唑和依托咪酯)会干扰皮质类固醇合成,苯妥英则会增加皮质类固醇的肝脏清除率而导致 RAI 的发生。

诊断

一般可通过大剂量 ACTH 刺激试验来诊断原发性肾上腺功能不全。在使用人工合成的 ACTH(替可克肽,250 μg 静注或肌注)之前需先测定血皮质类固醇和 ACTH 水平,然后在注射 60 min 内测量 1～2 次皮质类固醇水平。给予 ACTH 后,原发性肾上腺皮质功能不全患者基础 ACTH 水平较高,而皮质类固醇含量很低或没有增加,同时也发现这类患者存在低醛固酮和高肾素水平。

大多数临床医生均发现,危重症患者的随机血清皮质类固醇水平低于 15 μg/dL,大剂量 ACTH 刺激试验并不能观察到皮质类固醇增加 9 μg/dL 或更多,给予替可克肽刺激后血清皮质类固醇增长少于 9 μg/dL 与感染性休克死亡率增加有关。

低剂量(1 μg 肌注和静推)ACTH 刺激试验是诊断 RAI 更敏感的试验。

治疗

治疗方法包括肾上腺激素替代治疗,可以用合成的糖皮质激素来替代皮质类固醇,如氢化可的松、泼尼松、甲泼尼龙、地塞米松,每日口服 1～3 次。无应激时成人的皮质类固醇产量为 15～25 mg/d,最大应激时皮质醇产量为 200～350 mg/d。因此,25～200 mg/d 的氢化可的松被认为是低剂量,200～350 mg/d 是生理应激剂量,351～1 000 mg/d 是超生理应激剂量。在原发性肾上腺功能不全的患者中,醛固酮缺乏症可通过每日服用 1～2 次的醋酸氟脲可的松(Florinef)治疗。

长期使用大剂量皮质类固醇的并发症包括免疫抑制、感染风险增加、伤口愈合不良、高血糖、类固醇性肌病、HPA 轴抑制和精神病。

继发性肾上腺功能不全

继发性肾上腺功能不全由 ACTH 缺乏引起,通常醛固酮水平不受影响。继发性肾上腺功能不全最常见的原因之一是长期使用外源性糖皮质激素治疗类风湿性疾病、炎症性肠病或慢性阻塞性肺疾病等非内分泌疾病,其他原因包括手术、梗死、肿瘤和累及垂体的浸润性疾病。

急性肾上腺危象可由长期服用糖皮质激素的患者突然停用糖皮质激素引起。

皮质类固醇增多症-库欣综合征

皮质类固醇增多症-库欣综合征是一种复杂的疾病,它由人体器官长期暴露于高水平的血清皮质类固醇中所引起。库欣综合征很少见,通常发生在 20～50 岁,可能由原发或异位分泌皮质类固醇的良性或恶性肿瘤引起,也可能由异位分泌 ACTH 的良性或恶性肿瘤引起。长期使用糖皮质激素治疗自身免疫性疾病(如风湿性关节炎或狼疮)或慢性阻塞性肺疾病和哮喘,可导致医源性库欣综合征。

良性 ACTH 分泌型垂体腺瘤可以分泌大量的 ACTH,反过来又会导致肾上腺增生,刺激皮质类固醇过度分泌。当库欣综合征由脑垂体释放过多的 ACTH 引起时,被称为"库欣病"。异位 ACTH 也可由脑垂体外的肿瘤产生,如占肺癌 13% 的小细胞肺癌、肺或肠道腺癌。少见的胸腺瘤、胰岛细胞瘤和甲状腺髓样癌都可以分泌 ACTH。肾上腺腺瘤在女性中更为常见,它也能分泌过量的皮质类固醇或 ACTH。

库欣综合征的罕见病因包括肾上腺微结节性发育不良(家族性库欣综合征)和多发性内分泌肿瘤 1 型(multiple endocrine neoplasia type 1,MEN 1),这类患者患有甲状旁腺、垂体和胰腺的激素分泌型肿瘤。

库欣综合征患者的典型表现包括满月脸、颈部脂肪增多、手臂和腿部纤细、皮肤脆弱和易擦伤。腹部、大腿、臀部、手臂和胸部可能有紫色或粉红色的皮纹。皮质类固醇过量还会导致高血糖、疲劳、骨密度下降、肌痛和高血压。男性和女性都可能出现生育困难,肩胛骨之间经常可见脂肪隆起。

诊断

诊断库欣综合征常用的 3 种方法:

• 24 h 尿游离皮质类固醇:正常尿皮质类固醇排泄率为 10～100 $\mu g/24\,h$。成年人高于此范围上限的 4 倍,则提示有库欣综合征。

• 过夜 1 mg 地塞米松抑制试验:晚 11 点到 12 点之间口服地塞米松 1 mg,次日晨 8 点到 9 点测定皮质类固醇水平。若晨皮质类固醇水平<1.8 $\mu g/dL$,则排除库欣综合征的诊断。

• 小剂量、大剂量地塞米松抑制试验:地塞米松 0.5 mg/6 h 口服 2 d(小剂量),然后地塞米松 2.0 mg/6 h 口服 2 d(大剂量),测量清晨血清皮质类固醇或 24 h 尿游离皮质类固醇。肾上腺皮质功能正常的患者通过小剂量地塞米松抑制试验抑制皮质类固醇分泌,库欣病患者通过高剂量试验抑制皮质类固醇释放。其他原因引起库欣综合征的患者都不能通过这两种试验来抑制皮质类固醇的分泌。

库欣综合征可与"假性库欣综合征"相混淆,后者见于抑郁症、焦虑症、酗酒、肥胖或多囊卵巢综合征的患者。这类患者的皮质类固醇水平常与库欣综合征患者处于同一水平。在这些病例中,可能需要使用地塞米松联合 CRH 刺激试验进行更复杂的检测,以区分假性和真正的库欣综合征。

库欣综合征的治疗

库欣综合征的治疗方法主要是手术。应尽可能切除分泌 ACTH 的垂体瘤、分泌皮质类固醇或 ACTH 的肾上腺肿瘤。术前应先定位肿瘤部位并控制血糖和高血压。

库欣综合征的内科治疗是应用抑制类固醇合成酶(酮康唑、甲吡酮和氨苯哌啶酮)或抑制肾上腺素作用的酶(米托坦)。其中,抗真菌药物酮康唑是最常用的处方药。

对于医源性库欣综合征患者,外源性类固醇应逐渐停用。

原发性醛固酮增多症——Conn 综合征

肾上腺球状带的肿瘤或增生可分泌过量的醛固酮,易引起高钠血症、低钾血症和代谢性碱中毒。水钠潴留可导致高血压,其常见症状是疲劳、心悸和头痛。原发性醛固酮增多症是 5%～13% 的高血压患者的病因。部分原发性醛固酮增多症可导致细胞外低钾,进而导致周期性肌肉麻痹。

诊断

对降压药耐药的高血压、低钾血症、肾上腺腺瘤(意外发现的肿瘤)的患者和 20 岁之前确诊为高血压的患者应当考虑可能存在原发性醛固酮增多症。这类患者应监测清晨血浆醛固酮浓度与血浆肾素活性(plasma renin activity,PRA)或血浆肾素浓度。低肾素水平及高醛固酮水平提示存在原发性醛固酮增多症,当醛固酮浓度与 PRA 比值＞20 时应该进一步评估或进行手术干预。腹部和肾上腺增强 CT 检查可以确定过量醛固酮的来源。

治疗

螺内酯可临时用于治疗高血压和低钾血症,但最终需要手术切除肾上腺肿瘤或部分切除增生的肾上腺。高血压通常在术后 1～3 个月缓解。

雄激素分泌性肿瘤和先天性肾上腺增生症

肾上腺皮质肿瘤患者可分泌过多的雄激素而出现男性化特征。女性患者表现为多毛症、声音变粗、阴蒂增大和其他男性特征的发育。青春期前的男性会伴有体毛增加和男性第二性征迅速发育。在成年男性中,雄激素综合征通常被正常的男性化特征所掩盖。

先天性肾上腺增生症是一组异质性疾病,其特征是类固醇生物合成途径中酶的缺失或缺乏。最严重的病例出现在婴儿期或儿童期(经典型),轻症病例出现在成年期(非经典型)。

最常见的原因是 21 羟化酶缺乏。这种酶缺乏导致皮质类固醇水平低下,从而影响下丘脑 CRH 和垂体 ACTH 的负反馈回路,并导致该酶的前体底物 17 羟孕酮的生成。ACTH 水平升高引起肾上腺皮质增生。经典型患者会伴随盐消耗和肾上腺激素的增加。在这种情况下,糖皮质激素替代治疗是挽救治疗措施。

在轻度的非经典型老年患者中,症状和体征通常较为隐匿而不易识别。

诊断

对于单发肿瘤患者,应进行血清睾酮、肾上腺雄激素、皮质类固醇和醛固酮检测。对于肾上腺增生症患者,应进行皮质类固醇、ACTH 和 17 羟孕酮的基础水平检测,许多病例需要进行 ACTH 刺激试验并根据相关流程来鉴别诊断。

治疗

手术是肾上腺肿瘤患者的主要治疗手段。先天性肾上腺增生症的治疗方法是服用生理剂量的皮质类固醇。

小结与推荐

- 原发性肾上腺功能不全在普通人群中非常罕见,但有高达 25% 的危重症患者会出现这种情况。
- 肾上腺功能不全:
  - 原发性:用糖皮质激素和盐皮质激素治疗。
  - 继发性:仅用糖皮质激素治疗。
- 肾上腺出血可引起腹痛、胸痛或腰痛,并伴有心血管崩溃和发热。疲劳、虚弱、眩晕、关节痛、恶心和呕吐在这些患者中出现的比例高达 50%。
- RAI 的治疗方法尚有争议,但大多数人都认为缺乏肾上腺储备(ACTH 刺激试验后血清皮质类固醇增加<9 μg/dL)的患者将受益于皮质类固醇的补充。
- 库欣综合征、Conn 综合征(原发性醛固酮增多症)、先天性肾上腺增生症和雄激素分泌型肿瘤在 ICU 中很少见,早期识别且及时治疗至关重要。

(周亮　译)

选 读 文 献

[1] GUYTON AC,HALL JE.Textbook of Medical Physiology[M].9th ed.Philadelphia,PA:W.B.Saunders,1996:957-970.

[2] KOZYRA EF,WAX RS,BURRY LD.Can 1 mcg of cosyntropin be used to evaluate adrenal insufficiency in critically ill patients? [J]. Ann Pharmacotherapy,2005,39:691-698.

[3] MALERBA G,ROMANO-GIRARD F,CRAVOISY A,et al.Risk factors of relative adrenocortical deficiency in intensive care patients needing mechanical ventilation[J].Intens Care Med,2005,31:388.

[4] MARIK PE.Critical illness-related corticosteroid insufficiency[J].Chest,2009,135(1):181-193.

[5] NIMKAM S,LIN-SU K,NEW MI.Steroid 21 hydroxylase deficiency congenital adrenal hyperplasia[J].Endocrinol Metab Clin North Am,2009,38:699-718.

[6] OELKERS W.Adrenal Insufficiency[J].N Eng J Med,1996,335:1206-1212.

[7] PIVONELLO R,MARTINO MCD,LEO MD,et al.Cushing's syndrome.Endocrinol Metab Clin North Am,2008,37:135-149.

[8] RIVERS EP,GASPARI M,MLYNAREK M,et al.Adrenal Insufficiency in high-risk surgical ICU patients[J].Hest,2001,119:889-896.

[9] YOUNG WF.Primary aldosteronism:renaissance of a syndrome[J].Clin Endocrinol,2007,66:607-618.

第 21 章　危重症患者的钙、骨盐相关疾病

Roy O.Mathew

危重症患者常出现骨盐平衡紊乱。本章主要是帮助识别和治疗个体电解质紊乱,维护骨骼钙盐的稳定。但需要注意,骨盐电解质紊乱常预示某种潜在疾病的进展。对有多种异常表现的患者进行统一诊断,将有助于及时启动针对性的抢救治疗工作。

钙

钙在危重症患者的几个生理学方面起着基础性作用。离子钙(占血浆钙的 40%;~1.1 mmol/L 至 4.4 mg/dL)是生物活性形式。鉴于"白蛋白纠正"的总钙与离子钙相关性较差,建议在高危人群中常规监测离子钙(Vincent,1995)。血液 pH 和血浆中乳酸及碳酸氢盐(危重症患者常表现异常)会改变离子钙浓度(Baker,2002)。

- pH 改变影响白蛋白与钙的结合。
  - 血液 pH 每减少 0.1,钙离子浓度就增加 0.07 mmol/L。
- 钙离子复合物的改变(临床中改变不明显):
  - 乳酸:每增加 1 mmol/L,钙离子浓度减少 0.006 mmol/L(0.02 mg/dL);
  - 碳酸氢盐:每减少 1 mmol/L,钙离子浓度增加 0.004 mmol/L(0.02 mg/dL)。

低钙血症

研究表明,ICU 中低钙血症的发病率高达 88%(Zivin,2001)。低钙血症通常是预后不良的标志,并且与脓毒症的发生率增加、ICU 住院时间延长和死亡率增高相关。低钙血症定义为总钙<2.1 mmol/L(8.4 mg/dL)或离子钙<1.15 mmol/L(4.6 mg/dL)。低钙血症是导致临床症状的直接原因。各种器官系统都可出现症状和体征(表 3.21.1)。低钙血症的典型症状包括 Chvosteks 征或 Trousseaus 征:刺激面部神经诱发同侧面部肌肉收缩,阻断肱动脉血供 3~4 min 可分别诱发手臂和手的肌肉组织痉挛。

表 3.21.1　临床表现及建议治疗方案

元素	正常范围	问题	临床表现	治疗
钙	总量:2.1~2.55 mmol/L (8.4~10.2 mg/dL) 离子量:1.15~1.3 mmol/L (4.6~5.2 mg/dL)	低钙血症	1.心血管 a.低血压(常表现为难治性低血压而需要升压药治疗)。 b.心律失常(QTc[①] 延长;室性期前收缩;尖端倒置)。 2.神经系统 a.感觉异常。 b.抽搐。 c.精神状态变化。 d.Chvosteks 征或 Trousseaus 征。 e.强直	1.离子钙 1~1.15 mmol/L 2 gm 葡萄糖酸钙。 2.离子钙<1 mmol/L 4 gm 葡萄糖酸钙。 ＊所有经中心静脉通路输注的速度为 1gm/h。若出现呼吸性碱中毒或自发性过度呼吸,应镇静或调整呼吸机参数;也可使用储气囊进行重复呼吸。如果在使用钙拮抗剂后血压下降或心排血量减少,则可以在 2~5 min 内给予 5~10 mL 10% 的氯化钙。如果存在低镁血症或低钾血症,则需要及时纠正

续表

元素	正常范围	问题	临床表现	治疗
钙	总量:2.1~2.55 mmol/L (8.4~10.2 mg/dL) 离子量:1.15~1.3 mmol/L (4.6~5.2 mg/dL)	高钙血症	1.心血管疾病 a.QT 间期缩短。 b.ST 段抬高疑似急性心肌梗死。 2.神经肌肉 a.嗜睡。 b.谵妄。 c.昏迷。 d.疲乏。 3.消化道 a.便秘。 b.恶心。 4.肾 a.AKI[②]。 b.尿崩症。 c.低钾血症。 d.肾结石。 e.I 型远端肾小管酸中毒	1.轻度至中度高血钙症状:盐水-利尿(生理盐水维持尿量在 100~150 mL/h±呋塞米 IV 40~60 mg 每 2~4 h) 2.严重的血钙过多(原发性甲状旁腺功能亢进、恶性肿瘤) a.膦酸二钠 60~90 mg IV,用药时间大于 2 h(肾功能受损时为 30~45 mg)。 b.唑来膦酸(效力更强,治疗恶性肿瘤相关的高钙血症首选)4 mg IV,用药时间为 15~30 min。 c.血液透析
磷	0.8~1.35 mmol/L (2.8~4.5 mg/dL)	低磷血症	1.神经肌肉 a.呼吸肌麻痹(呼吸机撤机失败)。 b.自发横纹肌溶解症。 2.心血管疾病 低血压,对升压支持无反应。 3.消化道 肠梗阻。	磷酸盐 14.5 mmol/IV,用药时间大于 1 h。(如血钾<5 mmol/L 则用钾盐;如血钾≥5 mmol/L,则用钠盐)
磷		高磷血症	1.肾/代谢 a.急性肾损伤,如果上升速度快且达到较高水平(肿瘤溶解、横纹肌溶解症、急性肠源性磷酸盐中毒) b.低钙血症。 2.皮肤病 重度慢性高磷血症中的钙化性尿毒症性小动脉病变(钙化防御)	1.降低营养性磷负荷 少于 1 mg/d。 2.慢性高磷血症的肠磷脂结合剂(即 CKD[③]) a.司维拉姆碳酸盐/司维拉姆盐酸盐 (Renvela[®]/Renagel[®])。 b.碳酸镧(Fosrenol[®])。 3.肿瘤溶解或横纹肌溶解症导致的严重高磷血症须进行紧急血液透析 4.盐水输注可能有助于降低磷酸盐水平,但与钙水平恶化相关
镁	0.63~1 mmol/L (1.26~2 mEq/L; 1.9~2.4 mg/dL)	低镁血症	1.代谢 a.低钾血症(顽固性)。 b.低钙血症。 2.心脏 a.室上性/室性心律失常。 b.冠状动脉痉挛。 3.神经肌肉 a.肌束震颤。 b.呼吸肌无力。 c.惊厥。 d.抽筋	1.严重低镁血症(<0.5 mmol/L)或症状 a.100 mL D5W[④]中加入 2 mg 硫酸镁,滴注时间大于 5~10 min。 b.维持:每日持续输注 4~6 g/d。(如果肾功能受损,以上剂量减半) 密切监测血清镁含量,避免过量。 2.病情较轻或无症状的低镁血症 1~2 mg 硫酸镁溶液滴注 1~2 h。持续输注达到储备量是先兆子痫或心律失常的治疗目标。 口服硫酸镁也能起到导泻作用

续表

元素	正常范围	问题	临床表现	治疗
镁	0.63～1 mmol/L（1.26～2 mEq/L；1.9～2.4 mg/dL）	高镁血症（镁含量与症状相关）	1.代谢 低钙血症。 2.神经肌肉 a.嗜睡。 b.反射减退（4～5 mmol/L）。 c.昏迷。 d.呼吸肌无力（6～7 mmol/L）。 3.心血管疾病 a.低血压。 b.窦房结和房室结阻滞（3～5 mmol/L）。 c.心搏停止（10～12.5 mmol/L）	1.需要增加排泄：利尿剂＋生理盐水 2.如果肾功能严重受损，可能需要进行血液透析 3.静脉注射氯化钙可减轻对心血管的影响：100～200 mg 的钙滴注时间应大于5～10 min

注：①QTc，RR 间期校正 QT 间期；②AKI，急性肾损伤；③CKD，慢性肾病；④D5W，5％葡萄糖溶液。

病因

（1）与高磷血症有关：

- 肾衰竭。
- 横纹肌溶解症。
- 甲状旁腺功能减退（包括手术），假性甲状旁腺功能减退。

（2）与磷酸偏低/正常有关：

- 包括脓毒症、烧伤在内的危重疾病。
- 低镁血症。
- 胰腺炎。
- 骨软化症。
- 体液过多。
- 大量输血（与枸橼酸结合）。
- 过度通气和由此引起的呼吸性碱中毒可减少离子血浆钙离子含量，并诱发低钙血症的临床特征表现。

危重症患者的低钙血症鉴别诊断范围广泛（表 3.21.2）。

- 脓毒症和感染性休克与各种炎症介质有关，炎症介质促进细胞摄取钙作为一种保护机制，从而降低细胞代谢。
- 在横纹肌溶解症、胰腺炎和肿瘤裂解综合征中，钙被结合并从循环中排出：在横纹肌溶解症和肿瘤裂解综合征中与磷结合，在胰腺炎中与游离脂肪酸结合。
- 严重烧伤引起低钙血症可有以下几种机制：与游离脂肪酸结合，也可与甲状旁腺功能减退导致明显的镁缺乏有关。
- 使用晶体或胶体进行容量复苏，已被证实可造成低钙血症。
- 体外循环治疗或大容量输血时，枸橼酸盐抗凝可能导致枸橼酸蓄积，尤其当合并肝脏疾病时，枸橼酸的毒性表现为：
  - 总钙升高。
  - 抑制钙解离。
  - 代谢性碱中毒。

表 3.21.2　电解质紊乱的鉴别诊断

元素	问题	肾脏系统	消化系统	其他
钙	低钙血症	1.枸橼酸蓄积（枸橼酸抗凝 CRRT[①]） 2.重吸收减少 a.降低甲状旁腺素的活性： i.原发性或速发性甲状旁腺功能减退症。 ii.假性甲状旁腺功能减退症。 iii.低镁血症。 b.缺乏维生素 D。 3.钙的流失增加 肾损失（呋塞米或生理盐水）	1.减少摄入 a.营养不良（长期严重疾病；先前存在的酗酒、痴呆）。 b.维生素 D 缺乏（饮食或慢性疾病，如 CKD[②]）。 2.螯合 胰腺炎。 3.增加损失 小肠手术	1.重新分布：急性呼吸性碱中毒(pH 引起白蛋白结合量增加) 2.钙螯合 a.甲状旁腺切除术后（骨饥饿综合征）。 b.横纹肌溶解症。 c.急性高磷血症（如肿瘤裂解综合征）。 d.严重疾病（脓毒症、烧伤、中毒性休克）。 e.氟化物中毒。 f.草酸中毒。 g.血制品的枸橼酸蓄积
	高钙血症	1.CKD（三级甲状旁腺功能亢进症） 2.急性肾损伤的康复 3.肾小管重吸收 a.锂。 b.噻嗪类。 c.家族性低钙尿性高钙血症	维生素 D 中毒	1.恶性肿瘤 a.PTHrp[③]。 b.骨转移。 c.其他相关的细胞因子（如 IL‐6[④]）。 2.内分泌 a.Paget 病。 b.甲状腺功能亢进。 c.阿狄森氏病。 d.肢端肥大症。 e.嗜铬细胞瘤。 3.肉芽肿性疾病 a.结节病。 b.肺结核
磷	低磷血症	1.肾脏替代治疗(CRRT) 2.肾丢失 a.甲状旁腺功能亢进。 b.肾小管性酸中毒(与 Fanconi 综合征有关)。 c.缺乏维生素 D。 d.利尿剂(乙酰唑胺)	1.利用不足(补充不足) 2.吸收不良(抗酸剂使用；维生素 D 缺乏) 3.慢性酒精中毒	再分配： 1.碱中毒 2.糖尿病酮症酸中毒 3.再喂养综合征 4.纠正慢性高碳酸血症
	高磷血症	急性或慢性肾衰竭	1.含磷酸泻药/灌肠 2.维生素 D 中毒	1.横纹肌溶解症 2.肿瘤溶解综合征
镁	低镁血症	1.肾小管问题 a.肾后性肾小管坏死。 b.肾后性阻塞。 c.家族遗传病(Gitelman)。 2.药物诱导氨基糖苷类 a.两性霉素 B。 b.顺铂。 c.西妥昔单抗。 d.利尿剂(尤其是髓袢利尿剂)	1.慢性或急性腹泻综合征 2.肠道旁路手术 3.严重的缺血性结肠炎	1.糖尿病 2.慢性酒精滥用
	高镁血症	1.急性 GFR[⑤] 下降和大量镁盐应用 2.家族性低钙尿性高钙血症	含镁的泻药/灌肠剂(特别是 GFR 降低)	1.酸中毒 2.溶血时可看到假性升高

注：①CRRT,连续性肾脏替代治疗；②CKD,慢性肾病；③PTHrp,甲状旁腺激素相关蛋白；④IL‐6,白细胞介素‐6；⑤GFR,肾小球滤过率。

任何危及生命的低钙血症都应立即补钙,使钙离子水平恢复正常(表 3.21.1)。在不危及生命的情况下,需谨慎地纠正低钙血症,要优先确定致病因素。枸橼酸中毒比较特殊,治疗上先停用枸橼酸,并允许体内累积的枸橼酸被代谢。枸橼酸输注过量(如 CRRT 管路连接错误)可导致严重危及生命的低钙血症,紧急血液透析可有效地清除过量的枸橼酸。透析后随着枸橼酸的代谢并释放结合钙,常导致高钙血症。

高钙血症

引起高钙血症的病因以甲状旁腺功能亢进和恶性肿瘤最为常见,占总病例的 90% 以上(Ziegler,2001)。

当血浆总钙(离子＋非离子)水平＞13 mg/dL(正常范围为 8.5～10.5 mg/dL)时,高钙血症症状才会表现明显。症状受患者年龄、血浆钙持续升高的时间和速度及当时的医疗条件影响。高钙血症的症状和体征可能包括:

- 恶心,呕吐,体重减轻,瘙痒。
- 腹痛,便秘,急性胰腺炎。
- 肌肉无力,疲劳,嗜睡。
- 抑郁,狂躁,精神错乱,困倦,昏迷。
- 多尿,肾结石,肾衰竭。
- 心律失常。

高钙血症被定义为总钙水平＞2.55 mmol/L(10.2 mg/dL)或离子化钙＞1.30 mmol/L(5.2 mg/dL)。主要病因包括:

- 低钙血症缓解后持续存在甲状旁腺功能亢进(三级甲状旁腺功能亢进)。
- 部分重症高钙血症患者存在病因不明的原发性甲状旁腺功能亢进。
- 制动性高钙血症。两个重要的因素已被确认可增加制动性高钙血症的发生风险:
  ◦ 持续高血钙(＞20 d)。
  ◦ 严重肾功能不全(肌酐清除率＜30 mL/min)。

管理

- 尽可能明确病因并进行治疗。
- 密切监测血流动力学指标、尿量、心电图,评估血浆 Ca^{2+}、PO_4^{3-}、Mg^{2+}、Na^+ 和 K^+ 浓度。
- 使用等渗盐水扩容会抑制近端肾小管钙的重吸收,并可能使血浆钙离子降低1～2 mg/dL,因此建议在使用利尿剂或其他疗法之前使用此方法。
- 钙排出——充分进行扩容后,可尝试使用呋塞米加 0.9% 盐水进行强制利尿(6～8 L/d)。
- 类固醇可有效治疗血液系统恶性肿瘤(淋巴瘤、骨髓瘤)、维生素 D 过量和结节病相关的高钙血症。
- 降钙素起效最快,用后 12～24 h 血浆 Ca^{2+} 浓度达到最低值。通常不会低于 2～3 mg/dL,但可能会引起短暂的反跳性高钙血症。
- 考虑到双膦酸盐(如帕米膦酸盐)和 IV 磷酸盐的毒性及潜在并发症,只在其他措施失败后才建议使用此类药物。
- 如果患者已确诊为少尿肾衰竭(容量过负荷),可早期应用肾脏替代治疗(RRT)。

使用不含钙的透析液或置换液进行肾脏替代治疗既是治疗高钙血症的有效措施,也是最后手段。RRT 可用于严重恶性肿瘤相关的高钙血症、肾衰竭或心力衰竭患者,此类患者不能安全地进行水化治疗。

　　使用 CRRT 或血液透析治疗高钙血症但无肾衰竭的患者可能需要改变透析液成分。一份病例报告了药物治疗未能逆转恶性肿瘤患者高钙血症所致精神状态改变,使用无钙透析液进行透析治疗后迅速纠正了所有异常症状(Wang,2009);另一份报告了由于原发性甲状旁腺功能亢进而导致的低磷血症和高钙血症,使用富磷标准的钙透析液进行透析后,电解质紊乱得到了纠正(Leehey,1997)。

药物剂量

　　治疗的重点是对高钙血症的急性和慢性管理。肾功能完整的急性重度高钙血症患者可通过输注含有髓袢利尿剂的等渗盐水扩容后利尿排钙,同时纠正慢性高钙血症伴随的脱水和抑制远端肾小管重吸收钙。当药物浓度显著升高或伴随症状特别严重时,应增加呋塞米用量。如果有严重急性肾损伤或晚期慢性肾病,用低到正常钙浓度(≤2.5 mEq/L～1.25 mmol/L)的透析液进行透析治疗可有效清除过量钙。在恶性肿瘤所致高钙血症和顽固性高钙血症中,可通过静脉注射双膦酸盐持续显著降低血钙水平。降钙素可能会在短期内有所帮助。不应该在高钙血症期间服用洋地黄类药物,以免发生心搏骤停,见表3.21.3。

表 3.21.3　药物剂量

药物	剂量
利尿剂	呋塞米 10～40 mg IV 2～4 h(可每 1～2 h 增加至 80～100 mg IV)
类固醇	氢化可的松 100 mg qid IV 或泼尼龙 40～60 mg PO 3～5 d
帕米磷酸二钠	15～60 mg 缓慢 IV 弹丸式推注
降钙素	4 U/kg SC bd 后使用 3～4 U/kg IV

磷酸盐

　　磷酸盐是细胞活动、骨化、血氧输送和酸碱缓冲的重要组成部分。

低磷酸盐血症

　　低磷酸盐血症是危重症患者常见且严重的并发症。
　　低磷酸盐血症的发生可能与以下因素有关(表 3.21.2):
- 消化道吸收不良或丢失。
- 细胞内间质重新分布(如再喂养综合征)。

或

- 肾脏滤过负荷处理不当。

　　危重症患者可能存在以上所有因素。其中对呼吸系统和心血管系统的临床结局影响最为显著(表3.21.1)。治疗重点在于维持磷酸盐稳态的两个方面:立即纠正严重消耗和长期补充。所有患者均应在肠内或肠外营养中提供充足的磷酸盐(French,2004)。中度至重度低磷血症(＜0.8 mmol/L～2.48 mg/dL),急性输液治疗可在不引起低钙血症或 AKI 的情况下有效提高血清磷酸盐水平(表3.21.1)。在治疗 RRT 所致的低磷血症时,重点应补充磷酸盐而不是减少 RRT 剂量。

高磷酸血症

　　高磷酸血症是指血清磷酸盐水平＞1.4 mmol/L(4.5 mg/dL)。

病因分为三大类(表 3.21.2)：

- 消化道摄入过量(在危重症患者中不常见)。
- 内源性释放。
- 尿液排泄减少。

原因

高磷血症一般单独或合并发生,包括 3 种情况：

- 大量急性磷酸盐负荷(如肿瘤溶解、横纹肌溶解症)。
- 肾衰竭。
- 磷酸盐重吸收增加(甲状旁腺功能减退、肢端肥大症、家族性肿瘤钙质沉积、双膦酸盐治疗、维生素 D 中毒)。

高磷血症的临床表现很少见,除非血磷迅速上升。血清磷水平快速升高可因继发钙磷复合物的形成而导致急性低钙血症并伴随神经系统表现。内镜检查前,与肠道准备相关的血磷快速升高已被证实会导致严重 AKI。晚期 CKD 患者中慢性升高最多见,主要与异位骨化(heterotopic ossification,HO)相关;最具破坏性的表现是钙化防御：一种皮肤钙化性小动脉病变,常与不良预后相关。

最近,除甲状旁腺激素和维生素 D 外,还发现一类称之为磷酸肽的多肽可能对维持磷酸盐的动态平衡起作用;最具特征的是成纤维细胞生长因子-23(fibroblast growth factor-23,FGF-23)(Berndt,2005)。Zhang 及其同事研究了有无急性肾损伤(AKI)危重症患者的 FGF-23 水平与存活率的关系(Zhang,2011)。AKI 患者血清 FGF-23 水平明显高于非 AKI 患者。对于 AKI 患者,死亡组 FGF-23 水平高于存活组,但血清磷水平和 FGF-23 水平没有相关性。需进一步研究了解 AKI 患者体内 FGF-23 与磷酸盐动态平衡的关系。

治疗方法包括减少消化道摄入、增加尿液排泄或血液透析。口服磷酸盐粘合剂为钙基或非钙基(多胺复合物);铝基化合物由于存在毒性已不再使用。与腹膜透析相比血液透析能有效且显著地降低血清磷水平。

管理

急性和慢性高磷血症的治疗方法不同。急性重度高磷血症导致伴症状性低钙血症可危及生命。如果肾功能完好,则高磷血症通常在 6～12 h 恢复正常。输注生理盐水可增加磷酸盐排泄,但可能会通过稀释作用使血清钙浓度进一步降低。肾功能受损时,有症状的低钙血症患者可采用 CRRT 或血液透析治疗。与其他电解质不同的是,使用 CRRT(在血液滤过模式下)比血液透析更能有效地清除磷酸盐。这是因为 PO_4^{3-} 在溶液中作为大分子,与对流(滤过)相比,通过弥散(透析)更难去除(Tan,2001)。此外,磷酸盐在细胞内的大量分布依赖于更长时间的透析治疗,而 CRRT 允许间隔治疗来保持平衡。

假性高磷血症

假性高磷血症可能是分析方法受干扰所致。

病因

- 高球蛋白血症、高脂血症、溶血和高胆红素血症。
- 两性霉素 B 脂质体。

镁

镁是人体含量第二丰富的细胞内阳离子。目前还没有明确与镁相关的激素调节机制。

镁主要是一种细胞内离子,参与能量储存的生产和利用及神经传导的调节。血浆含量并不能反映细胞内和全身储存量,但可与以下特征性症状联系在一起:

- 谵妄、易怒。
- 癫痫发作。
- 肌肉无力、昏睡。
- 心律失常。
- 与低钙血症和低钾血症相关的症状,分别对钙和钾的补充有抑制作用。
- 血浆正常水平为 $1.7 \sim 2.4$ mg/dL;通常低于 1.0 mg/dL 时才会出现严重症状。

低镁血症

低镁血症是 ICU 常见问题(Martin,2009;Tong,2005)。低镁血症常见于:

1.丢失过多

(1)长期利尿剂(袢利尿剂)。

(2)慢性糖尿病、慢性多尿症。

(3)严重的腹泻或长时间呕吐、大量胃液反流。

2.摄入不足

长期酗酒者或慢性营养不良(如厌食、吸收不良)者。

入住 ICU 的血镁正常或高镁血症患者,在病情加重期间,可出现低镁血症,其进展与死亡率增加相关。离子镁和总镁水平之间相关性较差,也没有研究证实离子镁水平增加可使患者获益。

低镁血症的临床症状和体征可表现在神经肌肉、心血管和代谢方面(表 3.21.1)。低镁血症伴随的低钾血症似乎与肾小管滤过钾的负荷有关。低钙血症是 PTH 分泌不足及骨骼和消化道对 PTH 和维生素 D 的吸收被抑制所致。

在 ICU,镁的置换通常通过肠外途径。1 g 硫酸镁含有大约 8 mg 镁元素。24 h 内可安全使用 48 mg 镁(大约 6 g 硫酸镁)。该方案通常能使血清镁水平正常化并略有升高。镁在体内重分布比较缓慢,因此镁消耗严重的患者可能需要尝试数次置换后才能完全恢复至正常水平。应密切监测每日的镁水平。肾功能不全会增加患高镁血症的风险。对于任何程度肾功能不全的患者,剂量应是无肾损害患者的 1/2,并密切监测镁水平,以避免血镁过量。

高镁血症

症状性高镁血症即使在严重肾衰竭时也很少发生,除非镁负荷过大(该情况在肾功能完整的情况下可能发生)。但肾衰竭患者在应用常规剂量含镁的抗酸剂或导泻药物治疗时,也可能会出现严重高镁血症。因此,严重肾衰竭患者中禁止使用这些药物。大多数高镁血症为轻症(< 3.6 mg/dL,或 1.5 mmol/L)和无症状。当血浆镁浓度超过 4.8 mg/dL(2 mmol/L)时,可能会出现 3 种症状:神经肌肉、心血管疾病和低钙血症,见表 3.21.4。

表 3.21.4 高镁血症症状/体征

离子 [Mg^{2+}]	腱反射	其他症状/体征
4.8～7.2 mg/dL(2～3 mmol/L)	减弱	恶心、脸红、头痛、昏睡和嗜睡
7.3～12 mg/dL(3～5 mmol/L)	缺失	嗜睡、低钙、低血压、心动过缓、心电图改变
>12 mg/dL(>5 mmol/L)	缺失	肌肉麻痹、呼吸肌麻痹、心搏骤停

血浆镁与临床症状的关系

临床上显著的高镁血症并不常见。其作为干预治疗的一部分,是可能诱发的少数异常之一。当血镁水平超过 3～4 mEq/L(3.7～4.8 mg/dL)时,高镁血症临床症状开始显现(表 3.21.1)。静脉补钙(100～200 mg/5～10 min)可以抵消急性高镁血症的影响。危及生命的高镁血症(伴或不伴肾功能损害)可以考虑透析(Baker,2002)。

镁的临床应用

超剂量水平的治疗应用包括:
- 先兆子痫,预防子痫的发生(子痫的经验性治疗)。
- 严重的哮喘发作。
- 尖端扭转型室性心动过速的急诊处理。

骨骼健康和慢性疾病

慢性危重疾病(chronic critical illness,CCI)的概念对相当一部分长期忍受危重疾病困扰的危重症患者非常重要,此类患者受制动、机械通气和其他器官系统支持等应激因素的影响。本书简要介绍了制动时 PTH 水平被抑制作为高钙血症发生的一种机制。这种脱钙过程与病理性非创伤性骨折有关。然而,骨骼健康也受到 CCI 其他方面的影响。此类患者尿骨转换标志物(n‑端肽)升高,并与维生素 D 缺乏伴随的非抑制性甲状旁腺素水平相关。与危重疾病相关的炎症介质增加似乎在调节这一过程中起重要作用(Van den Berghe,2003),这可能会使 CCI 患者面临发生骨质疏松相关骨折的风险。补充双膦酸盐可抑制与制动相关高钙血症患者的钙吸收。理论上,补充维生素 D 也有益处,因为 1,25 二羟基维生素 D_3 可以抑制 IL‑6 和 TNF‑D,但缺乏指导剂量和启动时机的研究(Nierman,2000;Van den Berghe,2003)。尽早开始身体活动对保持骨骼完整性也很重要。

(罗群 徐风玲 译)

选 读 文 献

[1] BAKER SB,WORTHLEY LIG.The essentials of calcium,magnesium and phosphate metabolism:Part I.Physiology[J].Critical Care and Resuscitation:Journal of the Australasian Academy of Critical Care Medicine,2002 Dec.,4(4):301-306.
[2] BAKER SB,WORTHLEY LIG.The Essentials of Calcium,Magnesium and Phosphate Metabolism:Part II.Disorders[J].Critical Care and Resuscitation:Journal of the Australasian Academy ofCritical Care Medicine,2002 Dec.,4(4):307-315.
[3] BERNDT TJ,SCHIAVI S,KUMAR R."Phosphatonins" and the regulation of phosphorous homeostasis[J].Am J Physiol Renal Physiol,2005,289:F1170-F1182.
[4] FRENCH C,BELLOMO R.A rapid intravenous phosphate replacement protocol for critically ill patients[J].Critical Care and Resuscitation,2004,6:175-179.
[5] LEEHEY DJ,ING TS.Correction of hypercalcemia and hypophosphatemia by hemodialysis using a conventional,calcium-containing dialysis solution enriched with phosphorus[J].Am J Kidney Dis,1997 Feb.,29(2):288-290.
[6] MARTIN KJ,GONZALEZ EA,SLATOPOLSKY E.Clinical consequences and management of hypomagnesaemia[J].JASN,2009,20:2291-2295.

［7］ NIERMAN DM, MECHANICK JL. Biochemical response to treatment of bone hyperresorption in chronically critically ill Patients［J］. Chest, 2000, 118: 761-766.

［8］ TAN HK, BELLOMOR, M' PIS DA, et al. Phosphatemic control during acute renal failure: intermittent hemodialysis versus continuous hemodiafiltration［J］. Int J Art Organs, 2001, 24 (4): 186-191.

［9］ TONG GM, RUDE RK. Magnesium deficiency in critical illness［J］. J Intensive Care Med, 2005, 20: 3-17.

［10］ VAN DEN BERGHE G, VAN ROOSBROECK D, VANHOVE P, et al. Bone turnover in prolonged critical illness: effect of vitamin D［J］. J Clin Endocrinol Metab, 2003 Oct, 88(10): 4623-4632.

［11］ VINCENT JL, JANKOWSKI S. Why should ionized calcium be determined in acutely ill patients? ［J］. Acta Anaesthesiol Scand, 1995, 39: Suppl (107): 281-286.

［12］ ZIEGLER R. Hypercalcemic crisis［J］. J Am Soc Nephrol, 2001, 12: S3-S9.

［13］ ZIVIN JR, GOOLEY T, ZAGER RA, et al. Hypocalcaemia: a pervasive metabolic abnormality in the critically ill［J］. Am J Kid Dis, 2001, 37(4): 689-698.

第 22 章　危重症患者的营养

Juan Ochoa and Jodie Bryk

营养干预(NI)对创伤后器官和免疫功能的恢复及促进伤口愈合至关重要。与所有干预措施一样，NI 的成功实施需要仔细评估风险、益处和副作用。NI 曾被描述为创伤患者的"支持性疗法"，良好设计的 NI 在患者康复中发挥着至关重要的作用。

饥饿

成人和儿童通常能在非应激情况下摄入均衡的饮食，为器官功能提供必要的营养。然而，当人体无法摄取足够的营养物质来满足代谢需求时，就会发生饥饿。饥饿是一种生理代谢反应，即使营养物质摄入不足，仍能满足器官正常功能。

生理适应性饥饿

正常的器官功能在饥饿状态下可以维持数周至数月，很大程度上取决人体的适应性调节机制。对维持肌肉质量和能量储存的保护机制阐述如下：

- 基础代谢率降低。饥饿个体通过将代谢率降低到正常水平的 25%，以保护能量储备。临床上，饥饿患者的心率和体温低于饱食患者。
- 脂肪代谢。普通个体在非应激条件下有足够的脂肪储备来维持几个月的能量需求。饥饿时脂类储备动员成为主要的能量来源。
- 葡萄糖代谢。平均体重 70 kg 的人需要 120 g/d 葡萄糖维持中枢神经系统功能。饥饿时糖原储备在 24 h 后耗尽，随后需要分解代谢蛋白质来维持基础血糖。
- 减少氮流失。正常进食个体每日流失 15~20 g/d 的氮，相当于消耗的氮量。饥饿个体最初氮流失多于消耗，利用肝脏和肌肉的内源性蛋白质来维持氮平衡。饥饿时氮的消耗率减少 2/3，以匹配氮的消耗速率，从而减少蛋白质消耗。
- 葡萄糖对蛋白质的节约效应。饥饿时内源性蛋白质分解生成糖异生所必需的氨基酸(如丙氨酸)。摄入少量的葡萄糖(大约 100 g，相当于 400 cal)能减少 95% 的氮流失。

创伤

创伤的适应性调节。创伤改变人体对饥饿的适应性反应。创伤患者的分解代谢与所受伤害的程度成正比增加。创伤反应的代谢改变包括：

- 基础代谢率增加。创伤后的基础代谢率与创伤严重程度成正比。
- 脂肪动员。脂肪是创伤后的主要能量来源。创伤后儿茶酚胺增加，激活甘油三酯脂肪酶，促进脂肪代谢。
- 高血糖和胰岛素抵抗。创伤后通常会出现高血糖，是肝脏葡萄糖异生增加和葡萄糖储备减少所致。此外，创伤后最初数小时，胰岛素释放被抑制。创伤恢复后期，胰岛素释放得到恢复；持续高血糖症存在继发于胰岛素抵抗的增加。

高血糖是预后不良的独立预测因素。严重高血糖与嗜中性粒细胞趋化作用下降、吞噬、氧化裂解和超氧化物产生有关。饮食配方中摄入过多的葡萄糖会加重创伤后高血糖。

• 蛋白质分解增加。创伤后前 10 d,患者的净体重损失可高达 15%。伤口、血液和蛋白质分解增加导致过多的蛋白质流失。在严重创伤中,蛋白质耗竭是一种危及生命的状况,蛋白质分解代谢对热量补充有抵抗作用。

营养不良的评估

在饥饿和创伤的情况下,如果营养未恢复,适应性反应最终耗尽,人体会出现营养不良。严重的蛋白质营养不良是指净体重丢失超过 25%~30%。营养不良表现为多器官功能恶化(包括呼吸功能)、T 细胞功能等免疫反应受损和伤口愈合不良。应激情况下(如创伤),营养不良会显著增加患者的死亡率。表 3.22.1 概述了营养不良的 4 个阶段。

表 3.22.1　营养不良的 4 个阶段

阶段	表现
营养正常	没有肌肉萎缩的表现
	没有或有极少的皮下脂肪消耗
	饮食摄入充足或稍有不足<2 周
轻微营养不良	轻度肌肉萎缩
	轻度皮下脂肪消耗
	饮食摄入不足 2~3 周
	功能状态:基本能完成日常活动
中等营养不良	中度肌肉萎缩
	明显的皮下脂肪消耗
	饮食摄入不足 3~5 周
	功能状态:行动不便,需要协助日常活动
严重营养不良	严重的肌肉萎缩
	严重的皮下脂肪消耗
	饮食摄入不足>5 周
	功能状态:基本不能活动,卧床不起

From Pikul J.Degree of preoperative malnutrition is predictive of preoperative morbidity and mortality in liver transplant recipients[J].Transplantation,1994,57(3):469.

营养不良的评估。可以通过多种评估手段诊断营养不良,包括临床营养史、人体测量(如脂肪与肌肉的比例)、功能参数和生化指标(如前白蛋白、白蛋白)。

目前已有多种计算公式来估算热量需求,包括 Harris-Benedict 和 Ireton-Jones 的能量消耗公式。然而,这些公式不准确,导致一部分患者喂养过度或喂养不足。

估算热量需求的"金标准"是间接测热法,用代谢车评估氧耗和 CO_2 生成。

为确定蛋白质的需求量,可以通过测定尿液中尿素氮的排泄量来评估,以维持人体氮平衡。

能量需要量(estimated energy requirement,EER)按 Harris-Benedict 公式计算：

男性 EEE 计算方法：EEE＝66＋13.751×体重(kg)＋5×身高(cm)－6.76×年龄(岁)

女性 EEE 计算方法：EEE＝655＋4.35×体重(英镑)＋4.7×身高(英寸)－4.7×年龄(岁)

能量需要量(EEE)按 Ireton-Jones 公式计算：

EEE＝1925－10×年龄(岁)＋5×体重(kg)＋281×性别＋292×创伤 ＋851×烧伤

注：性别女性为 0，性别男性为 1，创伤者为 1，非创伤者为 0，烧伤者为 1，非烧伤者为 0。

营养干预

有 6 种营养干预措施：非限制经口摄入、肠内营养(EN)、控制性饥饿、肠外营养、口服营养补充剂(oral nutritional supplements,ONS)和免疫营养。医生需仔细评估，从中选择一种或多种营养方式。

• 非限制经口摄入：自主饮食对患者的身心健康非常有益。然而由于医院的检查和治疗，患者自主的饮食摄入经常会被中断。此外，医院内的许多食物口味不佳。因此，可能会加重患者的营养不良，需要适时监测患者的热量和蛋白质摄入量。

• EN：EN 是通过喂养管的方式提供营养。早期 EN 是营养干预的"金标准"，与降低感染率、促进伤口愈合和缩短住院时间有关。然而，早期 EN 在休克和肠道灌注不良时受到限制。肠内营养也会引起并发症。营养管的放置、胃造口术和空肠造口术都存在风险。最近一份报告指出，鼻肠营养管被误放入气管内的发生率为 2%。误吸事件也很常见，尤其是当鼻肠管的尖端没有进入十二指肠或空肠时发生更频繁。如果 EN 输入过量，特别是在肠道灌注不良和休克的情况下，可能会发生肠坏死。

• 控制性饥饿：必须仔细考虑患者在住院期间的"禁食(NPO)"医嘱。尽管有证据表明这项措施不合理，但实际上，医疗小组成员都可允许限制患者的经口摄入量。已证明术前 2 h 禁水不会导致不良后果，但仍常规采取术前禁食 8 h。由于担心患者术后出现肠梗阻，通常持续 NPO。然而，Meta 分析表明，择期手术患者接受早期的经口摄入或肠内营养，可显著降低感染率、死亡率和吻合口瘘的发生。大多数患者在术后或创伤后 24 h 内能耐受经口摄入或肠内营养。

• 全肠外营养(TPN)：自 1968 年以来，TPN 一直是在胃肠功能丧失的情况下提供完全营养支持的一种手段。Ⅰ级证据表明以下适应证存在 TPN 益处：

  ○ 接受择期手术的严重营养不良患者。

  ○ 短肠综合征。

然而，不恰当使用 TPN 与患者发病率和死亡率的显著增加相关。当消化道完好或短期饥饿时，不适用 TPN。与单纯的饥饿相比，TPN 会增加发病率和死亡率。

• 口服营养补充剂(ONS)：这些补充剂含有热卡和蛋白质，以容易吸收的碳水化合物和长链脂肪酸的形式存在。没有证据支持创伤后使用这些补充剂，其可能与高血糖等严重并发症有关，并可能减少患者常规经口摄入量。

• 免疫营养素：含有高浓度精氨酸、谷氨酰胺和 omega-3 脂肪酸的术前营养补充剂已列为免疫增强饮食。Ⅰ级证据表明，这种形式营养可以改善患者的器官灌注、降低感染率、增强对手术中休克的耐受性、改善 T 细胞功能和氮平衡。目前，对于高风险手术(如心脏手术、结肠切除术或胰腺切除术)，提倡术前免疫增强饮食。研究还表明，术后免疫增强饮食可能也是有益的，但关于创伤后免疫增强饮食益处的证据尚不充分。

营养需求

• 热量需求：传统观念认为创伤患者的特定代谢需求可以通过提供高于基础代谢需要的能量来满

足［基础代谢热量是 25 kcal/(kg·d)］。没有临床证据表明,补充高热卡可以改善创伤患者的预后。事实上,一些研究者建议以低于基础代谢量的需求［10～15 kcal/(kg·d)］喂养,称之为"允许性低热卡"。当患者摄入过多的热量时,相关疾病的发病率会增加。过度喂养会延长机械通气时间,增加脓毒症的发生率。如前所述,根据 Harris-Benedict 公式和 Ireton-Jones 公式确定人体的热量需求。考虑到创伤或术后的基础能量消耗增加,这些公式增加了应激系数。运用这些公式计算出所需的热量导致高达1/3的患者出现过度喂养。加拿大重症营养指南建议,患者应该接受约 50% 的传统热量目标。允许性低热卡的新观点与缩短住院时间、减少抗生素使用和缩短机械通气天数有关。

- 碳水化合物需要量:有几种可用的碳水化合物形式。根据它们成分的复杂程度(单个碳水化合物形成聚合体的大小)来分类,决定了吸收之前的消化需求。复杂程度以葡萄糖当量(dextrose equivalent,DE)来衡量。容易吸收的葡萄糖 DE 为 100,而不易吸收的玉米淀粉 DE 是 1。麦芽糊精、玉米糖浆和改良玉米淀粉的 DE 值分别在 1 至 100 之间。

- 蛋白质需要量:蛋白质的提供对于最大限度地减少净体重丢失是至关重要的。补充 1.5～2 g/(kg·d)蛋白质(占总热量营养摄入量的 20%～30%)可促进蛋白质合成。市面上的蛋白质类型包括酪蛋白、大豆和乳清蛋白。人体消化或吸收功能受损时,可使用以单肽和单氨基酸形式存在的预消化蛋白质,且可能对患者有益。目前没有数据表明,某种蛋白质比其他蛋白质更能使患者获益。

- 脂肪需要量:脂肪为细胞膜的形成和前列腺素的生成提供了必需的底物。脂肪是所有营养素中最重要的能量来源。无脂饮食会在几周内导致人体脂肪酸缺乏。因此,饮食中所提供的最低脂肪量应为热量目标的 2%～4%。通常提供给患者的热量里有 30% 来自脂肪,然而在市面上可用的饮食配方中,脂肪含量在 15%～70%。

此外,饮食中所提供的脂肪数量和类型,可能在影响特定器官功能方面发挥不同的生理作用。

  - 短链脂肪酸由可分解的易消化纤维产生,可能为结肠黏膜提供主要的能量来源。

  - 中链脂肪酸被直接吸收入血,在缺乏肉碱的情况下可以作为能量储存,而肉碱是长链脂肪酸运输到线粒体所必需的。危重疾病时,肉碱缺乏。

  - 长链脂肪酸(ω-6 脂肪酸)是许多危重症患者饮食中常规提供的脂肪来源,也是静脉脂肪制剂的唯一脂肪来源,通常存在于玉米油中。

  - ω-3 脂肪酸通过抑制前列腺素 E2 而增强前列腺素 E3 的抗炎作用。鱼油中含有的脂肪酸常用于急性呼吸窘迫综合征患者的治疗。

- 微量营养素:如何在创伤和危重症患者的饮食中补充微量营养元素(维生素和矿物质)的资料很少。大多数情况下,日常提供的微量营养素量足以满足每日推荐的摄入量。众所周知,创伤和失血性休克后,膳食中维生素 C 含量会显著下降。初步研究表明,超生理剂量的维生素 C 作为复苏指南的一部分可能会显著改善预后。大面积伤口和褥疮患者需经常补充锌和硒。

特殊患者群体的营养

- 烧伤患者:代谢率较高,主要以碳水化合物的形式提供热量。大多数严重的烧伤患者在烧伤科接受治疗并需要提供专门的营养支持。

- 肥胖患者:可能表现出隐匿性严重营养不良。越来越多的证据表明,肥胖患者可以从摄取低热量高蛋白质饮食中获益。

- 老年患者:由于老年患者的代谢问题增多,对营养干预提出了重大挑战。许多老年患者存在基础性营养不良,而创伤和手术则恶化了这一状况。高血糖在老年患者中常见。

临床指南

美国东部创伤外科协会(Eastern Association for the Surgery of Trauma,EAST)制定了指南以帮助临床医生应对创伤后 NI。其他协会也协作制定了相关 NI 指南,这些指南为 NI 的方法提供了切实可行的建议,具体如下:

• 患者需要营养干预吗? 如果患者既往健康,可以耐受短期饥饿,则不需要 NI。因此,NI 适用于不能自主进食的患者。如果预计饥饿持续时间超过 7 d,则应考虑采用 NI。

• EN 比 TPN 更受青睐。EN 未达到热量目标时,不提倡启动 TPN。同样,TPN 只适用于严重营养不良并将接受择期手术或胃肠衰竭的患者。此外,消化道手术并不是 EN 的禁忌证。

• EN 应在手术或外伤后 24 h 内开始。早期实现热量目标并不重要,而是为了维持胃肠功能,应该尝试慢速 EN(滴流喂养)。然而,当患者处于休克状态、肠坏死和肠缺血时,EN 是禁忌。

• 不要过度喂养危重症患者。过度喂养的危重症患者会导致相关疾病的发病率显著增加,且可能增加患者死亡率,特别是应用 TPN 时,应考虑低热量饮食。

• 密切监测 NI。危重症患者避免出现高血糖和高脂血症。白蛋白和前白蛋白的低水平不一定反映营养不良,而是作为疾病严重程度的指标。对低白蛋白和低前白蛋白血症患者进行过度喂养,不会加速患者的康复。

• 大多数患者都可以接受标准的复方制剂喂养。使用特殊的营养配方,应由营养支持小组会诊。增强免疫的饮食可以在病程早期且短时间内(5~10 d)谨慎使用,但脓毒症患者应避免使用。

(方明 译)

选 读 文 献

[1] BERTOLINI G,IAPICHINO G,RADRISSANI D,et al.Early enteral immunonutrition in the patients with severe sepsis:results of an interim analysis of a randomized multicentre clinical trial[J].Intens Care Med,2003,29:671.

[2] BOWER RH,CERRA FB,BERSHADSKY B.Early enteral administration of a formula supplemented with arginine,nucleotides,and fish oil in intensive care unit patients:results of a multicenter,prospective randomized clinical trial[J].Crit Care Med,1995,23:436.

[3] BROWN R,HUNT H,MOWATT-LARSSEN C,et al.Comparison of specialized and standard enteral formulas in trauma patients [J].Pharmacotherapy,1994,14:314.

[4] CRESCI GA.Nutrition support in trauma.In:Gottschlich MM,ed.The Science and Practice of Nutrition Support:A Case-Based Core Curriculum.Dubuque,Iowa:Kendall/Hunt Publishing Co.,2001:445.

[5] DICKERSON RN,BOSCHERT KJ,KUDSK KA,et al.Hypocaloric enteral tube feeding in critically ill obese patients[J].Nutrition,2002,18:241.

[6] DICKERSON RN,ROSATO EF,MULLEN JL.Net protein anabolism with hypocaloric parenteral nutrition in obese stresses patients [J].Am J Clin Nutr,1986,44:747.

[7] FRANKENFIELD DC.Correlation between measured energy expenditure and clinically obtain variables in trauma and sepsis[J].J Trauma,1994,18:398.

[8] FRANKENFIELD DC.Energy and macrosubstrate requirements.In:Gottschlich MM,ed.The Science and Practice of Nutrition Support:A Case-Based Core Curriculum.Dubuque,Iowa:Kendall/Hunt Publishing Co.,2001:31.

[9] FREUND E,FREUND O.Beitrage zum Stoffwechsel im Hungerzustand[J].Med Klin,1901,15:69.

[10] FUHRMAN PM.Hepatic proteins and nutrition assessment[J].Jam Diet Assoc,2004,104:1258.

[11] HASSELGREN PO,FISHER JE.Counter-regulatory hormones and mechanisms in amino acid metabolism with special reference to the catabolic response in skeletal muscle[J].Curr Opin Nutr Metab Care,1999,2(1):9.

[12] HOFFER LJ.STARVATION.In:shils ME,Olson JA,Shike M,eds.Modern Nutrition in Health and Disease[M].Philadelphia.Pa:Lea & Febinger,1994:927.

[13] IRETON-JONES CS.Equation for estimating energy expenditure in burn patients with special reference to ventilator status[J].J Burn Care Rehab,1992,13(3):330-333.

[14] KEYS A.Basal metabolism.In:The Biology of Human Starvation[M].St.Paul,Minn:North Central Publishing Co.,1950:303.

[15] KRISHNAN JA,PARCE PB,MARTINEZ A,et al.Caloric intake in medical ICU patients:Consistency of care with guideline and relationship to clinical outcomes[J].Chest,2003,124:297.

[16] KUDSK KA,MINARD G,CROCE MA,et al.A randomized trial of isonitrogenous enteral diets after severe trauma:an immune-enhancing diet reduces septic complications[J].Ann Surg,1996,224:531.

［17］ LEWIS SJ,EGGER M,SYLVESTER PA,et al.Early enteral feeding versus "nil by mouth" after gastrointestinal surgery:Systemic review and meta-analysis of controlled trials［J］.BMJ,2001,323:773.

［18］ LIN E,CALVANO SE,LOWRY SF.Systemic response to injury and metabolic support.In:Brunicardi FC,Andersen DK,Billiar TR, et al.Schwartz's Principles of Surgery［M］.New York:McGraw-Hill Medical Publishing Div,2005:3.

［19］ LONG CL.Metabolic response to injury and illness:estimation of energy and protein needs from indirect calorimetry and nitrogen balance［J］.J Parenter Enteral Nutr,1979,3:452.

［20］ LONG CL.Effect of amino acid infusion on glucose production in trauma patient［J］.J Trauma,1996,40:335.

［21］ MARDERSTEIN EL,SIMMONS RL,OCHOA JB.Patient Safety:Effect of institutional protocols on adverse events related to feeding tube placement in the critically ill［J］.J Am Coll Surg,2004,199:39.

［22］ MARIK PE,PINSKY M.Death by parenteral nutrition［J］.Intens Case Med,2003,29:867.

［23］ MCCLAVE SA,SNIDER HL.Use of indirect calorimetry in clinical nutrition［J］.Nutr Clin Pract,1992,7(5):207-221.

［24］ MOORE FA,MOORE EE,KUDSK KA.Clinical benefits of immune enhancing diet for early postinjury enteral feeding［J］.J Trauma,1994,37:607.

［25］ PICCIONE VA,LEVEEN HH.Prehepatic hyperalimentation［J］.Surgery,1987,87:263.

［26］ PIKUL J.Degree of preoperative malnutrition is predictive of preoperative morbidity and mortality in liver transplant recipients［J］. Transplantation,1994,57(3):469.

［27］ SANDSTROM R,DROTT C,HYLTANDER A,et al.The effect of postoperative intravenous feeding(TPN) on outcome following major surgery evaluated in a randomized study［J］.Ann Surg,1993,217:185.

［28］ TEPASKE R,VELTHUIS H.Effect of preoperative oral immune-enhancing nutritional supplement on patient at high risk of infection after cardiac surgery:a randomized placebo-controlled trial［J］.Lancet,2001,358:696.

［29］ ZALOGA GP.Permissive underfeeding［J］.New Horiz,1994,2:257.

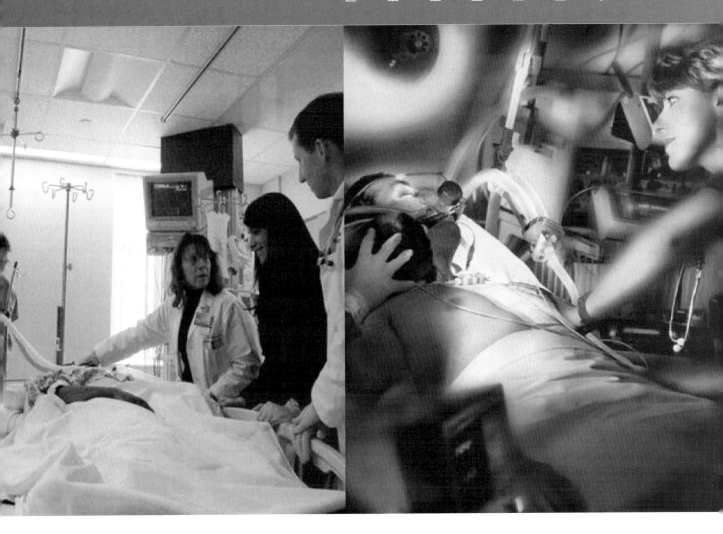

第四部分

创伤
重症监护

编者

Samuel A. Tisherman, MD, FACS, FCCM

Professor
Departments of Critical Care Medicine and Surgery
University of Pittsburgh Medical Center
Pittsburgh, Pennsylvania

Raquel M. Forsythe, MD

Assistant Professor
Departments of Surgery and
Critical Care Medicine
University of Pittsburgh Medical Center
Pittsburgh, Pennsylvania

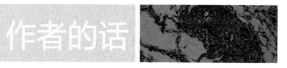

对于遭受多次创伤的危重症患者进行管理是具有挑战性的事。最佳的管理需要快速评估患者病情和复苏患者，确定护理的优先级，协调多个诊断测试和治疗干预，同时最大限度地减少并发症，所有这些都旨在为患者实现最佳可能的预后。大多数致力于创伤监护管理的教科书都倾向于涵盖与创伤患者管理相关的所有主题，包括院外护理、初步评估和复苏以及特定伤害的管理。重症监护病房的独特管理模式倾向于以多种方式解决问题，但通常不具有典型性。目前还没有只针对创伤患者重症监护管理的书籍。

本书是为所有参与重症监护病房创伤患者管理的医疗保健专业人员所著。主题以简洁实用的方式呈现。

就其性质而言，创伤管理必须是多学科的。涉及的医生包括急诊科医生、创伤外科医生和外科亚专科（例如神经外科、骨外科、整形外科）医生，以及理疗学和康复治疗专家。研究员、普通民众、实习医生和医学生也经常参与其中。还需要其他专业人员，包括护士，呼吸系统、身体和职业病治疗师，社会工作者和相关管理人员等对危重创伤患者进行管理。

本书可供所有对危重创伤患者管理感兴趣的医疗保健专业人员使用。我们希望这本书的价值能在临床上发挥出来，并有助于提高创伤护理质量和功能性患者的治疗效果。

Samuel A. Tisherman, MD,

Raquel Forsythe, MD

第1章 创伤重症监护病房的发展

Deepika Mohan

现代创伤重症监护病房(ICU)呈现出两种趋势的融合:综合性创伤系统的发展和专科 ICU 的兴起。本章将回顾影响创伤系统中创伤 ICU 发展的主要历史事件,以及当前关于创伤 ICU 在创伤患者管理作用中的一些重要文献。

创伤系统的发展

几十年前,创伤和暴力事件造成日益沉重的负担,促使人们重新评估美国政府如何提供创伤救治的方式。在 1966 年,美国国家科学院刊物上发表的《意外死亡和致残——现代社会被忽视的疾病》一文中,作者对现行的医疗标准提出尖锐的控诉,并提出一个呼吁:1965 年,在美国 5 200 万次意外伤害中致死人数是 10.7 万,短期致残人数超过 1 000 万,长期致残约 40 万,损失约 180 亿美元。这种被忽视的现代社会流行病是国家最严重的环境健康问题,它是中青年人群最主要的死亡原因。公众对事故死亡人数不断增加的漠不关心,必须转化为在强有力领导下的行动方案。

最初的立法工作侧重于在意外受伤后提供统一的紧急服务需求,以减少这些伤害带来的影响(表4.1.1)。1966 年通过的国家公路安全法,授权美国联邦政府制定和规范机动车辆和高速公路的使用标准,其中包括制定改进提供紧急服务的政策。林登·B.约翰逊(Lyndon B.Johnson)在将这项新法案签署成为法律时说:"我们已受够了一场高速公路死亡流行病……它比其他所有疾病杀死的年轻人数还多。通过高速公路安全法,我们将找到更多高速公路的相关弊病,我们的目标是消灭它。"

表 4.1.1 创伤系统发展的里程碑

年份	标志事件
1966	发表《意外死亡和致残——现代社会被忽视的疾病》——来自美国国家科学院的白皮书
1966	通过了《国家高速公路安全法》(第 89～564 页),提供资金去帮助各州创建和加强高速安全措施
1973	通过了《国家急救医疗服务体系法案》(第 93～154 页),提供资金去发展区域的急救医疗体系
1976	出版《提供创伤患者最佳医院资源》——美国创伤外科医师学会制定的一套创伤中心标准
1986	通过《预防创伤的法案》(第 99～663 页),建立了在疾病控制中心领导下的创伤流行病学和控制部,提供一系列创伤相关的公共卫生活动
1990	通过《创伤系统规划和发展法案》(第 101～590 页),在卫生和人类服务部设立了创伤和紧急医疗服务司
1991	在疾病控制中心举办的第三届全国创伤控制会议上发表了一份意见书,介绍了专科性和综合性创伤系统的区别
1992	由创伤和紧急医疗服务司发布的《创伤治疗系统计划标准》,帮助各州发展综合性创伤系统
1999	通过医学研究所发表《减少创伤造成的负担》,呼吁国家对创伤系统做出更大的承诺
2000	再版《创伤的系统规划和发展法案》,旨在提供资金发展各州区域创伤系统
2006	卫生资源服务管理局出版的《创伤系统规划和评价标准》的修订版,以帮助各州发展和评估其创伤系统

最初美国外科医师学会将创伤系统视为向危重症患者提供治疗的一种主要手段。为优化资源利用,并确保达到最佳疗效,中重度损伤患者应在大型专科中心接受治疗,而轻伤患者可留在当地医院治疗。美国外科医师学会创伤委员会(American College of Surgeons—Committee on Trauma,

ACS-COT)在 1976 年出版的第一版报告《伤员治疗的最佳医疗资源》中描述了创伤中心的一套标准,并对不同级别的中心所提供的资源进行了分类。

1991 年,创伤系统的概念成为"预先计划、全面、协调的全州和当地创伤反应网络,包括所有能够处理受伤患者的设施"。第三次全美疾控中心创伤控制会议的意见书给出了专科性和综合性创伤系统的区别。专科性系统定义为由少数专业创伤中心主导的系统,并未完全承担由伤害和暴力造成的公共卫生负担。相反,有效的专科化需要各种措施相结合,从预防开始,包括减轻伤害造成的影响,以及优化结果。综合性系统定义为具有协调伤员救治的设施网络的系统,确保能实施从预防到康复的医疗过程。

第二年,卫生资源服务管理局下的创伤和紧急医疗服务部发布创伤治疗系统计划,以帮助各州发展综合性区域创伤救治系统。这一计划确定了创伤系统发展所需的关键步骤:①公众教育水平和支持;②需求评估研究;③授权立法;④制订创伤计划;⑤最佳治疗标准;⑥创伤中心的评估、验证和指定;⑦创伤系统评估和绩效改进;⑧创伤系统的外部审查和评估。

在随后十年中,人们更关注创伤系统对预后的影响。例如,Utter 等人发现与在专科系统中接受治疗的患者相比,在大多数综合性的创伤系统中接受治疗的中重度创伤患者的死亡率显著下降(OR 0.77,CI 0.6～0.99)。然而,在接下来的十年中,Shafi 等人(2006)对比了那些建立和没有建立创伤系统的各个州之间的结果,而不是使用前后对照研究,发现在创伤系统中治疗没有使死亡率显著降低。他们认为,其他研究者所描述的死亡率下降是因基础的系安全带法规和车速限制等带来的长期变化,而不是受创伤系统本身的影响。为解决这一争议,Celso 等人(2006)系统地回顾了文献,以确定严重创伤损伤的预后是否随着创伤系统的建立而改善。作者查到了 14 项已发表的相关研究:其中 8 项研究描述了与创伤系统相关的结论是患者生存率提高,3 项结论是患者的生存状况恶化,而其他 3 项结果没有差异。在 2006 年发表的荟萃分析中,作者得出结论,创伤系统的实施将死亡率降低了 15%。

也许关于这一主题最明确的工作来自全国创伤成本和预后研究。在一个前瞻性观察队列中,Mackenzie 等人证实了创伤中心的治疗护理显著改善了患者的死亡率和发病率(2006)。虽然作者没有具体说明创伤系统在改善预后方面所起的作用,但他们随后的分析侧重于将患者进行适当分诊的系统的重要性上。他们认为,创伤中心治疗的患者创伤越轻,人均生命成本增加越高,这突出说明了确保患者得到适当水平治疗护理的系统的重要性(一个运作良好的综合性系统)。

专科重症监护病房的发展

1923 年,Walter Dandy 在约翰霍普金斯医院创立了第一个专科 ICU 管理神经外科患者。专科 ICU 仅处理对应的专科患者,而综合 ICU 收治多病种和不同病程的患者。理论上,专科诊断处理可提高疗效,减少误诊,注重治疗护理经验。专科 ICU 也可以利用患者数量和预后之间的关系。收治病例多的医院通过大量的外科手术条件和医疗措施使患者死亡率降低。通过重症监护文献可以发现,在收治大量病例的医院中接受机械通气的危重症患者的死亡率比在收治病例少的医院下降了 37%。

然而,专科 ICU 是否能提高治疗效果的研究数据结论不一致。Kahn 等人最近研究显示,与综合 ICU 患者相比,收治在专科 ICU 中患者的风险校正死亡率没有显著变化。他们的回顾性分析关注到一些特定疾病患者的预后:急性冠脉综合征、缺血性卒中、脑出血、肺炎、腹部手术、冠脉旁路搭桥手术。在创伤文献中得出专科 ICU 治疗可改善预后的相反结论。例如,创伤性脑损伤患者在神经外科 ICU 中治疗的死亡率可下降 51%,住院时间缩短 12%,患者有 57% 的概率出院回家或转入康复机构,而不是疗养院。在创伤 ICU 中进行治疗,中重度损伤患者 ICU 住院时间缩短,呼吸机使用天数减少,总就诊次数减少。

创伤 ICU 在创伤系统中的发展

创伤系统发展的一部分包括划定 ICU 在创伤患者管理中的作用。创伤患者在 ICU 中接受多达 25％的治疗，且存在与其他内科或外科患者不同的临床问题。例如，中重度损伤的患者往往存在诊断和治疗上优先处理的问题。他们可能需要立即手术干预，损伤控制操作后管理，大量输血和监测颅内压。此外，还有发生急性呼吸窘迫综合征和脓毒症的风险。

因此，ACS-COT 推荐需要重症监护的创伤患者需转至 Ⅰ 级或 Ⅱ 级创伤中心。作为创伤中心认证的一部分，ACS-COT 建立管理创伤患者的 ICU 标准，包括患者与护士的比例不高于 2：1，配备用于监护和抢救患者所必需的设备。Ⅰ 级创伤中心必须由外科医生管理 ICU，对所有 ICU 创伤患者进行持续的监护救治。Ⅱ 级或 Ⅲ 级中心应设有 ICU，由外科医生担任主任，负责制定治疗方案和管理规则，医生必须每日 24 h 在岗负责。此外，ACS-COT 要求创伤服务团队承担所有创伤患者的首诊责任，并在整个住院的急性处理阶段持续负责。在 Ⅱ 级中心，ICU 医生可以为这些患者的管理提供意见，协调所有治疗决策的最终责任仍然由创伤团队承担。同样，ACS-COT 建议 Ⅲ 级中心将最危重患者转移到更高水平的治疗机构去救治。

Nathens 等人（2006）通过有效调查来评估 Ⅰ 级和 Ⅱ 级创伤中心 ICU 的实践模式，发现很少有中心始终遵循 ACS-COT 建议来组织 ICU。这些 ICU 很少达到患者与护士比例小于 2：1，仅有 16％的单位有专职主治医生在 ICU 中提供临床医疗服务。最值得注意的是，Nathens 等人（2006）观察到创伤中心使用各种创伤中心模式，大多数创伤中心主要依赖于重症监护的协作模式。ACS-COT 强调创伤外科医生对所有创伤患者负责的重要性。仅有 22％的 Ⅰ 级 ICU 确实由创伤外科医生主要负责重症监护治疗，61％的 ICU 的模式是以重症专科医师为主导，66％的 ICU 允许重症专科医师承担所有入院和出院决策的责任。

ACS-COT 建议与实践间的差异会提供更多的证据，这些证据表明多学科、重症专科医师主导的重症监护可改善患者的预后。存在各种用于 ICU 的工作模式见表 4.1.2。Pronovost 等人（2002）对 ICU 主治医师的工作策略及医院和 ICU 中的死亡率进行系统回顾，他们发现高质量的重症监护（如 ICU 中有专门的重症专科医师负责所有患者会诊或转诊患者进行重症监护治疗）可使 ICU 死亡率降低 40％，住院死亡率降低 30％。在该项研究之后，为提倡和促进医疗质量和安全，由投资人形成的 Leapfrog 集团，建议优先把患者转诊至实施重症专科医师强化责任模式的医院。

表 4.1.2　ICU 人员配备和组织模式的举例

术语	定义
低强度人员配备	重症专科医师在责任医师的指导下进行会诊
高强度人员配备	封闭的 ICU 或所有的 ICU 中由重症专科医师负责所有的患者
封闭 ICU	所有的患者由重症专科医师与原发病科室一起关注，只有重症专科医师可以承认和更改医嘱
开放 ICU	任何医师都可以准许患者住入 ICU，并可以下医嘱

在创伤文献中，Nathens 等人（2006）使用全美创伤造成的经济损失和结果研究的前瞻性数据来评估与 ICU 相关的死亡率相对风险降低 0.78（0.58～1.04）。该关联在亚组表现显著，特别是对于老年患者。此外，与非指定的创伤中心相比，有重症专科医师主导 ICU 的创伤中心的患者预后显著改善。

这些发现提示 ACS-COT 对创伤系统中 ICU 配置的建议可能需要修改。

（彭晓春　译）

参 考 文 献

［1］ CELSO B,TEPAS J,LANGLAND-ORBAN B,et al.A systematic review and meta-analysis comparing outcome of severely injured patients treated in trauma centers following the establishment of trauma systems[J].J Trauma,2006,60 (2):371-378.

［2］ LEE JC,ROGERS FB,HORST MA.Application of a trauma intensivist model to a level Ⅱ community hospital trauma program improves intensive care unit throughput[J].J Trauma,2010,69 (5):1147-1153.

［3］ LOTT JP,IWASHYNA TJ,CHRISTIE JD,et al.Critical illness outcomes in specialty versus general intensive care units[J].Am J Respir Crit Care Med,2009,179:676-683.

［4］ MACKENZIE EJ,RIVARA FP,JURKOVICH GJ,et al.A national evaluation of the effect of trauma-center care on mortality[J].NEJM,2006,354 (4):366-378.

［5］ NATHENS AB,RIVARA FP,MACKENZIE EJ,et al.The impact of an intensivist-model ICU on trauma-related mortality[J].Ann Surg,2006,244 (4):545-554.

［6］ NATHENS AB,MAIER RV,JURKOVICH GJ,et al.The delivery of critical care services in US trauma centers:is the standard being met? [J].J Trauma,2006,60 (4):773-784.

［7］ PRONOVOST PJ,ANGUS DC,DORMAN T,et al.Physician staffing patterns and clinical outcomes in critically ill patients[J].JAMA,2002,288 (17):2151-2162.

［8］ SHAFI S,NATHENS AB,ELLIOTT AC,et al.Effect of trauma systems on motor vehicle occupant mortality:a comparison between states with and without a formal system[J].J Trauma,2006,61 (6):1374-1379.

［9］ VAELAS PN,EASTWOOD D,YUN HJ,et al.Impact of a neurointensivist on outcomes in patients with head trauma treated in a neurosciences intensive care unit[J].J Neurosurg,2006,104:713-719.

第 2 章 创伤严重程度评分系统

Matthew Rosengart

为了提高创伤救护的转运效率,1976 年美国外科医师学会制定了指定创伤中心和建立区域性创伤系统的标准。从那时起,大量证据表明,对区域中心最严重的创伤患者进行识别和分类可以有效地降低与创伤相关的死亡率。若要从全部受伤人数中识别这类患者,就需要一种方法来评估结局(如死亡)的风险,从而确定谁会从这种更高水平的监护治疗中获益。创伤严重程度评分(injury severity score,ISS)仅是一种对创伤进行定性和量化的简单方法,现已扩展至评估预后的风险(如死亡率、发病率、住院时间)。该评分最初由汽车行业开发和应用,现已被修改,以便与紧急医疗服务(EMS)人员、临床医生和创伤流行病学专家的实践相关联,用于现场分诊、临床决策、流行病学研究和质量改进。评分根据患者的特征(解剖、生理、合并症)构建了一个量化患者创伤后状况的简易方法,现已被纳入第四种类型的评分中,通过综合上述特征提高了预测能力。

解剖评分

简明创伤分级评分

早在建立创伤中心的验证/认证标准之前,公共卫生举措的不断改进影响了我们对创伤的定义。为适应汽车设计(如安全带)的进步而发生的创伤程度和范围的变化,1971 年由汽车医学促进会(Association for the Advancement of Automotive Medicine,AAAM)牵头的汽车工程师学会(Society of Automotive Engineers,SAE)和美国医学会(American Medical Association,AMA)联盟,将器官损伤类型和量化严重程度的评分进行标准化,简称简明创伤分级评分(abbreviated injury scale,AIS)。经过几次修订,AIS 更加适合医学检查和研究。近年来,其范围还扩展至包括器官损伤分级(表 4.2.1)。AIS 根据身体每一区域的相对重要性对每一种损伤进行分级,现已成为应用最广泛的评分系统之一。通过适当的风险调整及作为验证的结局本身,该评分在指导流行病学研究方面发挥了非常重要的作用。

表 4.2.1　AIS 严重程度量表

分级	定义	举例(肝脏)	AIS
1	浅表/轻微	包膜下血肿,<10%表面积	2
		裂伤,实质深度<1 cm	2
2	轻度	包膜下血肿,10%～50%表面积	2
		实质内血肿,直径<10 cm	2
		撕裂伤,实质深度 1～3 cm,长度<10 cm	2
3	严重	包膜下血肿,>50%表面积	3
		实质内血肿,直径>10 cm	3
		撕裂伤,实质深度>3 cm	3
4	重症	肝实质破坏占肝叶 25%～75%或单个肝叶内 1～3 个 Couinaud 肝段	4
5	危重症	肝实质破坏约占肝叶>75%或单个肝叶内>3 个 Couinaud 肝段近肝静脉损伤	5
6	致命性	肝脏撕裂	6

AIS 代码由 7 位数组成。最初的 6 位数根据身体部位（如头部）、解剖结构类型（如骨骼）、特定的解剖结构（如颅底）和损伤程度（如脑脊液漏）对损伤进行分类。然后用一个十进制数字（从 1 到 6）来描述创伤的严重程度：1（轻度，大多数患者存活）到 6（严重，大多数患者致命）（表4.2.1）。这种严重程度的评分已广泛应用在科研、临床和公共卫生领域。虽然该评分按损伤程度进行排序，但不同部位的损伤程度不能互相转换。此外，评分由专家统一制定，基于四个标准：生命威胁、永久性损伤、治疗时长和能量损耗。因此，不同身体部位的相似评分并不表示有相同的死亡风险［例如 AIS 3（头部）≠AIS 3（肢体末端）］。尽管如此，许多研究已证实 AIS 与损伤的严重程度和患者的预后密切相关。最大 AIS（maxAIS）与死亡率高度相关，但忽略了伴随的损伤。其他的局限性包括用于筛选、提取和编码损伤的来源分配，用于定义损伤的模式（CT 与病理学检查）所带来的评分变化，以及缺乏公认的损伤评估的整合功能。当前的 AIS 2005 版已于 2008 年更新，包括对数千种损伤的描述，体现了来自美国、加拿大、澳大利亚、新西兰和许多欧洲国家的数百名参与者的共同努力。

创伤严重度评分

创伤严重程度评分（ISS）于 1974 年首次提出，作为一种基于 AIS 系统的损伤评估的整合功能，已成为应用最广泛的解剖评分系统之一。按照目前的方式，根据 AIS 定义，利用该区域内损伤最严重的六个身体区域（头颈部、面部、胸部、腹部、四肢和身体浅表部位）进行评分。最初应用该评分时，AIS 严重程度和死亡率之间呈指数关系。随后评分系统更新得出一元二次方程，包含三个损伤最严重部位 AIS 严重程度评分的平方和。损伤最严重部位在预测方面表现最理想，而增加第四个部位并不能提高预测能力。任何一个损伤的 AIS 严重程度评分为 6 的患者可以自动获得 ISS 75 分。

$$ISS = A^2 + B^2 + C^2$$

其中 A、B、C 代表三个最高 AIS 严重程度评分的不同身体部位。

ISS 与死亡率密切相关，但并未呈现线性相关。虽然该评分也是按严重程度的排序进行的，但必须意识到存在其他的局限性。ISS 默认每个身体部位仅有一处损伤。在多系统创伤的设置中，除三个最严重的损伤外，其他损伤都被忽略。存在单一部位严重损伤（如开放性腹部创伤）时，也会出现类似问题。在这种情况下，多个器官损伤由单一的 AIS 表示。因此，相同的 ISS 评分可归因于 AIS 严重程度评分均为 4 的肝损伤和脾损伤，这与机体仅存在肝损伤的评分相同。尽管 AIS 平方的不同组合可以产生相同的 ISS，理论上应该分类处理，但这些方法不切实际，通常不可行。ISS 的建立基于 AIS 系统，且依赖于对死亡风险的主观评估，但其表现不如基于数据库的评分系统好。

新创伤严重程度评分

为解决 ISS 评分系统本身的局限性，还设计了几个其他的严重程度评分系统。新创伤严重程度评分系统（new injury severity score，NISS）由三个独立于身体损伤部位的最高 AIS 的平方和定义。这一修改只解决了 ISS 评分系统在评估有多处损伤的单一身体部位方面的不足。随后的研究表明，该评分系统仅在预测能力方面略有改善，因此并未获得广泛的认可。

解剖要点评分

迄今为止，这些评分的主要局限性是认为不同的身体部位损伤程度的权重相等。尽管解剖要点评分（anatomic profile score，APS）也包含 AIS 的严重程度，但需要说明不同部位对 AIS 严重程度的影响。APS 构建了代表四个身体部位的单个综合测量指标：①头部、颅脑和脊髓（mA）；②颈胸部（mB）；③其他部位（mC）和④所有其他部位（mD）。与 D 组（AIS≤2）相比，A—C 组仅包括严重损伤（AIS>2）。每一组成部分的得分由该部位所有 AIS 分数的平方和的平方根推导出来。通过使用严重创伤结局研究（major trauma outcome study，MTOS），从 APS 成分与生存概率相关的多变量模型中推导出每

个成分的权重,并将其纳入最终公式中:

$$APS=.3199(mA)+.4381(mB)+.1406(mC)+.7961(max\ AIS)$$

与 ISS 和 NISS 不同,APS 包含超过某一特定程度的所有损伤,从而产生了一个更全面的累积损伤程度的衡量标准。近年来,APS 的预测性能已被证明超过 ISS,但因 APS 使用更烦琐,仅限用于预后的研究,而不用于时间紧迫的临床决策。

ICD-9 创伤严重程度评分

ICD-9 诊断编码含有大量信息,这些数据似乎最适合用于创伤严重程度的评分。Mackenzie 等人于 1989 年首次发布了经过验证的 ICD-9-CM 至 AIS-85 转换表,该表使基于 AIS 的创伤评分方法能应用于使用 ICD-9 编码的数据库。随后又开发了一个名为 ICDMAP-90 的软件程序,该程序可以将 ICD-9 代码翻译,或更准确地说,将 ICD-9 代码"映射"为近似每种损伤的 AIS 代码。通过 ICD-9 AIS 代码可以计算出 ISS、NISS、APS 或其他评分。该方法已被广泛用于研究和管理数据的收集。

最初对 ICDMAP-90 的热捧受到其显著局限性的影响,部分原因是 AIS 特异性更强,以及 ICD 代码转换为 AIS 得分的保守性。由于 AIS 定义的特殊性,许多 ICD-9 的诊断与准确的 AIS 损伤分类没有很好的相关性。最新的研究显示,许多 ICD-9 代码在计算重要的 AIS 时被忽略,而 ICDMAP-90 低估的 ISS 分数更多。在转换表中做出的假设与 AIS 最近似,因此,基于病历的 AIS 可能会产生不同的严重程度评分。最后,ICDMAP-90 的准确性在很大程度上取决于获取诊断的准确性和程度,两者都受到诊断部位数量和人为错误的影响。

国际疾病创伤严重程度评分(international classification of diseases injury severity score,ICISS)消除了 AIS 转换及其本身的缺陷,同时还扩展了 ICD-9 创伤严重程度评分(ICD-9 injury severity score,ICD-9 ISS)方法。ICISS 以 ICD-9 生存风险比(survival risk ratio,SRR)为基础,是一种与特定损伤相关的 ICD-9 代码的生存概率。SRR 仅通过将特定代码在存活患者中出现的次数除以该代码在人群中出现的总次数来定义。与患者所有损伤相对应的 SRR 的乘积得出 ICISS 值,范围从 0 到 1。

$$ICISS=可能_{存活(损伤1)}\ {}^{*}\ 可能_{存活(损伤n+1)}\ {}^{*}\ 可能_{存活(最后损伤)}$$

ICISS 与基于 AIS 的系统(如 ISS 和 NISS)有所不同,因此,不熟悉 AIS 的中心可能会使用这些系统。基于 ICISS 的生存估计是基于人群直接建模估计,而不是主观和基于共识的估计。因此,ICISS 与死亡率之间呈现出一种更加平稳,但非线性的关系。研究资料表明,ICISS 优于 ISS 和 NISS。实际上,如果指数人群中代表性损伤的样本量足够大,也可以得出特定人群的估计数。由于 ICISS 方法复杂,床旁使用不切实际,且限制了其在流行病学调查中的应用。尽管许多 SRR 软件是公开提供的,但以数据库专用的 SRR 对其他人群的通用性还未得到验证。此外,SRR 包含伴随损伤而产生的残余偏差。最新的研究强调,从遭受孤立损伤的患者计算出独立的 SRR 可以更好地估计生存情况。

生理评分

基于收缩压或碱缺失等参数,患者的生理状态是预后最佳的预测指标之一,因为它对创伤严重程度及其与宿主之间的相互作用进行了全面评估。生理是一个动态的过程,对许多方面包括对临床治疗干预本身的反应都非常敏感。孤立的参数指标只反映即时的静止状态。因此,许多人推测随着时间推移出现的改变可以提高鉴别和预测力。与基于个体治疗的计算相比,基于人群的分析难度大。纳入这些参数时必须谨慎,因为可能会引入偏差/错误:相似的异常(运动与低氧血症均可引起心动过缓)或正常值(β 受体阻滞剂治疗早期心肌梗死患者与健康人均可出现正常窦性心律)具有相似的风险评估,但这可能源于预后风险方面的极端差异。与解剖评分类似,这些参数通常被视为线性协变量,但与风险的相关性强弱不等。或者,对其进行分类,但进行分类所依据的阈值并不一致。尽管如此,生理参数监测简单,能更灵敏地测量是宿主对损伤的反应,并且已被证明比解剖学评分系统更能预测损伤。

格拉斯哥昏迷评分量表

格拉斯哥昏迷评分量表(GCS)已有 30 多年的历史,是一种监测开颅术后患者神经功能预后的方法,已被证明在量化包括创伤在内的各种情况下的神经功能和预后方面具有预测能力。按顺序对三个参数(睁眼、言语反应和运动反应)分别进行评分并求和[范围:3(完全无反应)至 15(完全有反应)],这是一个已被证明与生存高度相关的整体神经功能紊乱的简易测量方法(表 4.2.2)。与创伤无关的原因(如药物)可能会压低得分,混淆临床情况。来自国家创伤数据库(National Trauma Data Bank,NTDB)的最新数据表明,单独的运动反应评分在预测生存方面超过了 GCS 总体评分。因此在许多高冲击性创伤研究中,仅运动评分就已经取代了完整的 GCS 评分。

表 4.2.2　格拉斯哥昏迷评分量表

检查项目	患者反应	评分
睁眼反应(E)	自发睁眼	4
	呼唤睁眼	3
	刺痛睁眼	2
	不睁眼	1
言语反应(V)	回答正确	5
	回答错误	4
	含糊不清	3
	唯有叹声	2
	无反应	1
	气管插管或切开	1T
运动反应(M)	遵嘱运动	6
	对疼痛刺激定位	5
	对疼痛刺激屈曲	4
	手臂过屈	3
	手臂过伸	2
	无反应	1
合计		GCS 评分＝ E＋V＋M(范围 3 或者 3T 至 15)

碱缺失/乳酸

创伤的必要条件是存在干扰组织氧输送和/或摄取和氧消耗的组织损伤和出血,可引起全身炎症反应和休克。因此,对氧输送和氧消耗的全面监测在严重程度调整方面具有相当大的作用也就不足为奇了。患者入院时碱缺失(标准条件下,将 1L 血液恢复正常至 pH＝7.4 所需的碱量)与死亡风险呈线性且独立相关,增强了修订后的创伤评分(revised trauma score,RTS)和创伤与损伤严重程度评分(trauma and injury severity score,TRISS)的预测能力。对于入院时血乳酸浓度异常(＞2 mmol/L),也得出了类似的结论。最近的一项研究表明,在常规的心血管、呼吸和神经参数的基础上,院前、床旁的乳酸测定可提高死亡率、手术必要性和器官衰竭的预测能力。另一项研究发现,在异常生命体征(心率＞100 次/min,收缩压＜90 mmHg)基础上增加异常碱缺失(＞2.0 mmol/L)或乳酸(＞2.2 mmol/L)可显著提高区分严重创伤和轻微创伤的能力。一些观察性研究强调了这些参数的动态特性,以及连续测量在评估治疗反应方面的额外作用,同时还显示尽管恢复到正常生命体征,但持续升高的碱缺失或乳酸含量与器官衰竭和死亡率的增加相关。这些参数也可以预测输血的必要性,似乎也适用于老年和儿童群体。

修订后的创伤评分

由 Champion 描述的简易原始创伤评分包括呼吸频率、呼吸努力、收缩压、毛细血管再充盈和 GCS。已应用 20 多年的修订后的创伤评分(RTS)对能够提供适当明确治疗的创伤中心的危重创伤患者进行分流(T-RTS),现已扩展至包括对创伤后结局的预测。严重创伤结局研究的 RTS(RTS with major outcome trauma study weights,MTO-RTS)是目前创伤研究和质量控制中的标准生理学严重程度评分。简单地说,它由代表 GCS(范围:0～4)、收缩压(范围:0～4)和呼吸频率(范围:0～4)的三个序数表组成,加权和总和范围为 0～7.8408,与死亡结果呈线性相关。

$$RTS = 0.9368(GCS) + 0.7326(SBP) + 0.2908(RR)$$

最近对 T-RTS[以人群为基础的 RTS(population-based RTS,POP-RTS)]和 MOTS-RTS 的比较研究结论表明,T-RTS 对住院死亡率具有统计学上同等的判定能力,更容易计算,因此,被认为是一种更简单的风险调整方法。然而,更多最新的数据引发了人们对其预测能力的担忧。具体而言,公布的系数可能并不能广泛适用于更多同龄的人群或美国以外的人群。此外,几乎无证据表明它适用于其他临床相关的结局(如功能结局和生活质量)。尽管如此,RTS 仍然是创伤人群死亡率的可靠预测指标,已成功地应用于分诊和患者治疗指南中,并被纳入几项病例组合调整的重要观察性研究中。

合并症的评估

毫无疑问,事实上有相当多的支持性证据表明,慢性疾病(如既往患心肌梗死、肥胖、肝病相关凝血病)的存在显著改变了宿主对损伤的反应,从而影响了几乎所有重要临床结局,包括死亡率。不同的是,每种疾病对预后的影响程度,以及如何适当地将慢性病纳入对受伤患者的病例组合调整分析中。与包含慢性合并症指数的急性生理和慢性健康评分(APACHE)不同,创伤特异性评分没有对合并症进行调整。年龄与合并症的负荷直接相关,因其具有简单性和对结局的预测能力,故有必要将其纳入任何研究中。合并症本身就是美国外科医师学会创伤委员会(ACS-COT)分诊指南的审核滤器。年龄是间接的衡量标准,在年龄较大的患者中,年龄与预后呈指数关系。

已制定几种风险调整量表用来提高年龄的区分能力。修订的 Charlson-Deyo 合并症量表在其他学科中得到了广泛应用,并且广泛适用于管理数据库的分析,尤其是那些以 ICD-9 为基础的数据库。综合 22 种合并症组成一个可预测死亡率的汇总评分,已成功地应用于几个具有里程碑意义的创伤数据库分析。最近的研究结果强调,随着医学管理的进步降低了死亡风险,因此有必要改变某些合并症(如人体免疫缺陷病毒)的权重。此外,其他原本未包括在内的合并症(如肥胖)已被证明会改变创伤的结局。

已证实由每 30 个共变量对应 1 个协变量的 Elixhauser 评分优于 Charlson-Deyo 指数。由于每种合并症都需要合并一个不同的协变量,故限制了其在较小数据库中的使用。在这种情况下,相对简单的 Charlson-Deyo 指数是唯一可行的。这两种概括性的衡量标准都取决于图表文件和编码的准确性。

综合得分

创伤与损伤严重程度评分

根据患者解剖学、生理学和合并症的测量方法对预后的预测作用,可以得出的结论是将这些因素结合在一起的综合评分系统是最理想的。这种尝试首次应用于 1987 年,并构建了 TRISS,现已经成为衡量创伤死亡结局的标准工具。TRISS 方法采用 ISS(解剖学)、RTS(生理学)和年龄指标(合并症)的加权组合来评估生存情况(表4.2.3)。闭合性和开放性创伤已分别建立了不同的模型。最近已使用来源于 NTDB 和 NTDB 全国抽样项目(national sample project,NSP)的数据对加权系数进行了修订。从这些方程式中,可以估算出个体患者的生存概率。TRISS 方法也有其不足之处。TRISS 计算烦琐,需要大量的变量(8～10个)。只有当所有变量都有有效的非缺失值时,才能推导出估计值。遗憾的是,大约1/4的创伤病例数据丢失。在这种情况下,归责原则可能会避免这一问题。TRISS 可通过用更好的解剖学预测指标而不是年龄来替代 ISS,并考虑实际的合并症情况而得到改善。现有的模型忽略了变量间的相互作用,并在预测变量和生存结局之间建立了很强的线性假设。最近的一项研究使用了一个具有全国代表性的大型数据库,对预测变量进行重新分类,放宽了线性假设,并纳入显著的相互作用,生成了一个能够改善预测性能的修订后 TRISS 模型。

表 4.2.3　创伤与损伤严重程度评分(TRISS)

机制	严重创伤结局研究(MTOS)		国家创伤数据库(NTDB)	
	闭合性创伤	开放性创伤	闭合性创伤	开放性创伤
截断	-0.4499	-2.5355	-2.17	-0.36
βISS	0.8085	0.9934	0.077	0.10
βRTS	-0.0835	-0.0651	-0.49	-0.68
βAGE	-1.743	-1.1360	1.85	1.12

创伤的严重程度特征

虽然 TRISS 仍然是估算损伤死亡率的主要模型,但它存在几个缺陷:ISS 的使用和年龄二分法。为了弥补这些缺陷,Champion 等人提出了创伤严重程度特征(a severity characterization of trauma,ASCOT)概念。与 TRISS 相似,ASCOT 把解剖描述词、生理学、年龄和机制纳入模型中,但是它用 APS 取代 ISS,并通过创建五个年龄层次来减少年龄的限制性二分法。所有数值都经过统计加权的方式导出生存概率。多项试验已表明,ASCOT 的预测性能优于 TRISS,但 ASCOT 并不能取代 TRISS,部分原因在于其使用的复杂性。

(杨启纲　译)

参 考 文 献

[1] BAKER SP,O'NEILL B,HADDON W,et al.The injury severity score:a method for describing patients with multiple injuries and evaluating emergency care[J].J Trauma,1974,14(3):187-196.

[2] BOYD CR,TOLSON MA,COPES WS.Evaluating trauma care:the TRISS method.TraumaScore and the Injury Severity Score[J].J Trauma,1987,27(4):370-378.

[3] CHAMPION HR,SACCO WJ,CAMAZZO AJ,et al.Trauma score[J].Crit Care Med,1981,9(9):672-676.

[4] CHARLSON ME,POMPEI P,ALES KL,et al.A new method of classifying prognostic comorbidity in longitudinal studies:development and validation[J].J Chronic Dis,1987,40(5):373-383.

[5] GUYETTE F,SUFFOLETO B,CASTILLO JL,et al.Prehospital serumlactate as a predictor of outcomes in trauma patients:a retrospective observational study[J].J Trauma,2011,70(4):782-786.

[6] HEALEY C,OSLER TM,ROGERS FB,et al.Improving the Glasgow Coma Scale score:motorscore alone is a better predictor[J].J Trauma,2003,54(4):671-680.

[7] MACKENZIE EJ,STEINWACHS DM,SHANKAR B.Classifying trauma severity based on hospital discharge diagnoses.Validation of an ICD-9CM to AIS-85 conversion table[J].Med Care,1989,27(4):412-422.

[8] MOHAN D,ROSENGART MR,FARRIS C,et al.Assessing the feasibility of the American College of Surgeons'benchmarks for the triage of trauma patients[J].Arch Surg,2011,146(7):786-792.

[9] MOORE EE,MOORE FA.American Association for the Surgery of Trauma Organ Injury Scaling:50th anniversary review article of the Journal of Trauma[J].J Trauma,2010,69(6):1600-1601.

[10] OSLER T,RUTLEDGE R,DEIS J,et al.ICISS:an international classification of disease-9 based injury severity score[J].J Trauma,1996,41(3):380-386;discussion 386-388.

[11] THOMPSON HJ,RIVARA FP,NATHENS A,et al.Development and validation of the mortality risk for trauma comorbidity index[J].Ann Surg,2010,252(2):370-375.

第3章 第三次评估:如何避免遗漏创伤

Samuel A. Tisherman

引言

美国外科医师学会高级创伤生命支持(advanced trauma life support,ATLS)课程和成熟创伤系统的发展,使院外和急诊科(ED)都有标准化的创伤管理。这种标准化使患者的发病率和死亡率得以改善。大部分 ATLS 课程着重于创伤患者的初步评估及管理,强调初次和二次评估对于立即识别危及生命的创伤的重要性。创伤可能不会立即致命,但由于患者状态不稳定或迫切需要干预而未被识别,最终严重影响死亡率。因为危及患者生命的创伤需要复苏或进行开颅、开胸、剖腹手术,或血管介入等干预治疗,初次和二次评估往往被中断。多达 2/3 的创伤患者没有经过初次评估。

为了优化患者的全面管理,对患者的标准化评估和治疗应该在患者进入重症监护病房(ICU)或医院病房后继续进行。低氧血症、低灌注和颅内高压等危及生命的主要问题仍然需要解决。治疗的目标是及时恢复组织灌注和氧合,最大限度地减少神经系统的损害。

复苏的同时进一步评估可减少的伤害。尽快对患者进行充分评估,早期识别及治疗所有的创伤。这种在 ICU 或医院病房中对创伤患者进行的完整评估被称为第三次评估,由 Enderson 等人首先提出(1990)。所有患者都应进行第三次评估,无论他们是否需要重症监护。最初或中间接诊的人员都可负责完成这项评估。

完整的三级评估对避免遗漏患者的重要创伤至关重要,并对发病率及死亡率具有显著影响。受伤严重的患者如失血性休克或头部创伤患者最有可能存在隐匿性伤害。现有医学培训倾向于关注直接危及生命的创伤,而无意中忽略不明显但可能危及生命或致残的创伤。

第三次评估不仅仅是一次评估,而是包含一系列体检和评估。保持持续警惕对防止遗漏重要创伤至关重要。

第三次评估具体内容

特定组成

第三次评估的目标是综合全面了解患者的状态。这包括通过体格检查、影像学检查和手术识别所有创伤,了解患者既往的医疗状况、用药情况、过敏史等。机构可以制订自己的计划,完成评估及记录。一些医疗机构中,评估 ED 患者的医生将继续在 ICU 中管理该患者。这种情况下,可能只需要在第三次评估中"填补空白"。其他机构,如 ICU 医生和评估者也将参与管理或承担 ICU 中患者监护的主要责任。第三次评估最重要的一步是与参与者的直接沟通。当患者直接从 ED 转入 ICU,这种沟通常被遗漏。例如,患者可能是由麻醉科团队从手术室或由护士从影像科运送至 ICU。这些医护人员通常都关注患者特定方面的管理,往往会遗漏全身情况。医生间直接沟通及准确和完整的医疗记录、标准化的记录表格和检查单,有助于提高第三次评估的准确性。

获取重症创伤患者的准确病史较为困难。患者往往无法提供信息,无法立即与家属取得联系。创伤机制及现场观察结果是最重要的信息之一。但这些信息通过不同人群间传递,重要细节经常被遗失。如果能获得医疗转诊单,则会很有帮助。如果需要额外信息,应立即联系之前接诊的医疗机构。

需获取患者的外伤史、既往史、用药史、过敏史等信息,最好直接从患者或患者家属处获得。如果家属无法提供明确药物和剂量,可要求他们携带药瓶,也可以联系患者的主要保健医生。第三次评估的体检部分类似于初次和二次评估。首先从气道、呼吸、循环和神经系统进行评估,其次从头到脚进行全面检查。必须对患者进行背部体检,没有排除脊髓损伤的患者可以除外。应尽量减少镇静剂使用,以便重新评估神经功能。当需要镇静患者时,使用短效药如丙泊酚。同样,镇痛治疗也应该选用低剂量短效麻醉药。

在 ED 的初次评估中发现的任何异常,此时都应重新评估。新的发现必须记录下来并与团队之间加强沟通,并进行跟踪。必要时,适当调整治疗方案。

初始 X 线摄片后应进行复查,特别是在闭合性创伤的情况下,可能需要增加额外的影像学检查。几乎所有的闭合性创伤患者都应检查胸部和骨盆 X 线摄片,腹部超声(针对创伤重点评估),并进行头部、脊柱、胸部、腹部和骨盆的 CT 检查。其他影像学检查应基于患者症状或体格检查结果。根据从入院到转入 ICU 的住院时长,一些检查需复查,例如头胸部 CT 或 X 线摄片。重新评估的时间取决于患者的生命体征、是否需要持续复苏,将患者转出病房进行评估的必要性,以及延迟评估潜在的不利影响。一般需要进行"转运"的患者,应推迟至稳定状态,除非该评估是恢复病情稳定所需,如盆腔动脉造影以诊断和控制骨盆骨折引起的盆腔出血。经验丰富的医生,如高年资住院医生或主治医生,应该权衡利弊进行决断。审查图像是否完善。在影像科主治医生记录读片结果前不应盲目采取措施。

同步复苏

保证呼吸和循环的稳定性优先于第三次评估。确保患者气道完好无损或已采取措施保护气道,通常是指气管内插管。如果已留置气管插管,必须评估气管插管位置,注意在转运过程中可能会发生管道移位(进入或退出)。必须通过体检或复查胸部 X 线摄片来保证双肺的充分通气。

首先检查患者血压、心率和四肢的灌注,进行循环系统评估,尽管血压、心率和尿量等指标相对正常,但仍有部分患者存在"隐匿性"低灌注。主要指标是动脉血压或乳酸,但尚未确定最佳复苏终点。

关于神经功能障碍,脑出血和/或颅内高压必须与神经外科医生一起处理。应行脊柱固定,直至患者的影像学检查已完成读片并临床排除创伤可能性。对于无神经功能损害的患者,如果 CT 检查正常,是否需行颈椎 MRI 仍存在争议。

混杂因素

严重创伤患者的许多检查受多种因素干扰。

第一,患者意识水平因使用酒精或违禁药物,或使用镇静/镇痛治疗而下降。醉酒可掩盖创伤或使检查不可靠,也可使临床表现类似于脑损伤。醉酒还可能会掩盖对创伤或失血性休克的反应。

第二,创伤前基础疾病,特别是心脏和肺部疾病,可能会影响患者对创伤的反应。β受体阻滞剂等药物可预防心动过速。存在心脏或肺功能障碍的患者出现失血性休克或胸部创伤时,临床症状不典型。既往有痴呆或脑卒中病史的老年人,其基础神经功能通常不正常。

第三,合并头部或脊髓损伤使体检不可靠。头部受伤的患者可能无法沟通。同样,脊髓损伤患者可能无法感知疼痛部位。确定创伤部位及潜在创伤至关重要,可能需要额外的影像学检查。

第四,创伤引起注意力分散可使体格检查变得困难。小剂量镇痛药可以帮助患者配合体检。患者和医务人员经常关注最痛苦的创伤或视觉震撼的创伤,因此需更多地关注易遗漏的创伤。

优先顺序

重症创伤患者的管理由于需要同时进行抢救、诊断评估和治疗干预而变得十分复杂。因为不是所有问题都能立即解决，所以需要确定优先顺序。在创伤患者的早期处理中，呼吸、心血管和神经系统异常（ATLS 主要调查的 ABCD）通常需要优先考虑。立即识别和处理危及生命的创伤至关重要。应考虑哪种伤害是对生命最有威胁。感染并发症和多器官功能障碍综合征在随后的病程中才会表现，通过快速、适当的早期治疗可减少这些并发症的发生。

为优化治疗，关于诊断和治疗干预的优先次序必须由参与创伤的最高年资医生制定。这些决定必须传达给治疗团队所有成员。相关信息必须准确并可供参考。一切决策以患者利益为先，排除非医疗因素影响。

患者的转运

为完善创伤的诊断和处理，患者经常需要从 ICU 转运至影像科或手术室。如果转运不是复苏的必要部分，例如行盆腔动脉造影止血，建议院内转运最好等到患者病情稳定后再进行。对需要机械通气或血流动力学监测的患者，需要专家来权衡这些检查的潜在诊断或治疗价值后再决定是否进行。

尽可能有效管理患者离开病房时间，即协调患者影像科的等待时间或避免额外 ICU 转运时间。另外，应尽可能安全地转运患者。应考虑最佳时机，例如，患者需要对颅骨进行 CT 扫描，在凌晨 2 点进行检查，此时工作人员配置少，不建议进行检查。转运过程中的患者监护水平应与患者所在病房水平相同。陪同护理人员应该备齐必要的药物、输液和氧气使治疗不会中断。在患者使用神经肌肉阻滞剂等情况下，医生应全程陪同。

遗漏创伤

影响因素

ICU 收治的创伤患者中，一般认为遗漏或隐匿创伤的比例在 10％左右，甚至高达 2/3。发病率取决于如何定义遗漏创伤。与其他患者相比，遗漏创伤的患者往往有更高的创伤严重程度评分和更低的格拉斯哥昏迷评分。醉酒、休克、脊髓和头部创伤及无法沟通，均容易导致创伤漏诊。与患者和临床医生相关的多种因素（表 4.3.1）增加了漏诊风险。患者可能会因其他创伤而被掩盖部分病情，或因入院时没有症状而漏诊。医生经验不足或疏忽也可能造成漏诊，特别是同时管理多例患者时。外科医生越来越多地采用损伤控制手术，增加了延迟诊断全部创伤的可能性。影像学诊断错误很常见，因此需要由高年资影像科医生 24 h 值班，尽快获得"最终"影像学报告。另一个问题是患者接受不适当的外科亚专科治疗。然而这种情况在创伤中心很少发生，因为这些中心规定，所有外伤患者最初都被收进创伤组治疗（或至少由创伤组会诊过）。

表 4.3.1　遗漏创伤的影响因素

患者因素	临床医生因素
血流动力学不稳定	经验不足
意识障碍	不恰当的或过低的评估
乙醇/药物	影像诊断错误
镇静/镇痛/麻醉	未能获得有效信息
头部创伤	摄片不充分

续表

患者因素	临床医生因素
神经功能障碍	表述有误
脊髓损伤	技术错误
周围神经损伤	管理多例患者
院外转运	处理不当

许多漏诊的创伤是骨科损伤。Ward 等人分析了 111 例患者,发现其中 24 例漏诊了骨科损伤,70%的创伤可通过体格检查和普通 X 线摄片诊断,只有 27%需要特殊影像学检查。他们发现漏诊创伤的危险因素,包括患者同一肢体存在另一种更明显的外伤,或病情不稳定无法进行骨科评估,或感觉异常、紧急应用夹板固定掩盖了不明显的创伤、初次 X 线成像质量不佳或不充分、严重创伤患者某些轻微症状或体征被忽视。Laasonen 等人发现还包括以下因素:影像学报告被忽视,摄片最外侧可见的骨折,其他隐藏的骨折或受肥胖影响隐藏的骨折。

部分遗漏创伤属于非骨科性创伤。休斯敦 Ben Taub 医院的 Hirshburg 等人发现诊断性检查中的困难导致 123 例漏诊 46 例。这些困难包括未能获得正确调查和受固有检查模式的限制。绝大多数影像学检查中遗漏的创伤涉及血管造影和 CT 等特殊检查。手术探查不充分导致 43 例遗漏创伤。

漏诊创伤的类型

闭合性创伤患者最常见的遗漏创伤是骨科损伤,特别是肢体损伤。通过对头部、脊柱、胸部和腹部的常规 CT 检查,这些部位的创伤漏诊已被排查。相比之下,开放性创伤后血管和空腔脏器损伤漏诊更为常见。

预防遗漏创伤

排查隐匿性创伤应首先关注危及生命的创伤或肢体损伤,包括脑和脊髓损伤、脑血管损伤、胸主动脉损伤、气胸、消化道损伤、腹腔间隔综合征、周围血管损伤或骨筋膜室综合征、重要关节脱位和眼外伤。也应排查早期创伤的并发症,如腹腔间隔综合征或骨筋膜室综合征。

Ben Taub 医院提出了一种漏诊创伤的分类系统。类型 I:约 20%的遗漏创伤由未充分遵循标准的初始评估流程引起,常发生在临床或手术重点关注之外的区域。为避免这种类型的错误,应根据受伤机制假设存在创伤,直至创伤被排除。这需要系统和严谨的方法去排查。

类型 II:遗漏了关注部位的创伤。69%的漏诊创伤病例是属于此类。造成这些遗漏是由于选择了不正确的检查或诊断方法,或是受检查条件的限制。同时手术探查不充分导致了一部分遗漏创伤。尽管患者生命体征不稳定和/或多发伤可能导致遗漏,外科医生应尽量充分手术探查来避免此种错误。

其余遗漏的创伤归为第 III 类,由患者病情不稳定而减少诊断检查或手术探查造成。与其他类型相比,这通常是外科医生基于患者的最佳获益而做出的决定,因此不属于"错误"。讨论这些潜在"遗漏"创伤的重要性是提醒手术团队在计划的再次手术期间进行彻底探查,如果患者状况不佳,积极治疗达到手术条件。第三次评估的其余部分必须根据患者情况在合理的时间内完成。

为避免遗漏创伤,在 ICU 和手术室需要强制评估患者创伤。医护人员在患者整个治疗过程中保持警惕,需了解受伤机制、彻底手术探查。

在多发伤患者的治疗过程中,任何环节都可能会遗漏创伤,包括初次、二次和三次评估及手术过程中,因此临床医生需要注意创伤的细微表现。

避免遗漏特定的创伤

表 4.3.2 列出了常见的遗漏创伤和为减少遗漏创伤可以做的检查。

表 4.3.2　遗漏创伤和诊断最佳方法

诊断	检查
面部骨折	矢状面和冠状面 CT[①]
脊柱骨折/脊髓损伤	CT MRI[②]
脑血管钝挫伤	CT 血管造影或四维血管动脉造影
膈肌损伤	CT 胸腔镜或腹腔镜检查
食管损伤	食管和/或食管镜检查
主动脉损伤	胸部 CT 血管造影
心脏损伤	超声心动图 心包穿刺
腹部空腔脏器	腹部 CT 连续检查 腹腔镜检查 剖腹探查
胰腺损伤	腹部 CT 剖腹探查
胆管损伤	腹部 CT HIDA[③] ERCP[④]
直肠损伤	直肠镜检查
肾动脉闭塞	腹部 CT 血管造影
肢体骨折	关节平片，包括近端和远端关节
韧带损伤	完整的体检 CT MRI
动脉损伤	低剂量的血管造影
骨盆骨折	骨盆 CT

注：①CT，电子计算机断层扫描；②MRI，磁共振成像；③HIDA，亚氨乙酸肝胆显像；④ERCP，内镜逆行胰胆管造影。

头颅 CT 显著降低了需要神经外科干预的颅内损伤的风险。所有基于创伤机制、病史或体格检查怀疑有头部创伤的患者，都应行头颅 CT 检查。当患者情况不稳定而延误 CT 检查时，应在患者可安全转运时尽快完善检查。少数患者有创伤性脑损伤和严重颅外损伤，如果 CT 无法提供更多的有用信息，可行颅内压监测。一些医疗机构有便携式 CT，以便对病情严重无法转运的患者进行头颅 CT 检查。

由于漏诊脊柱损伤会导致神经功能障碍，因此需要尽早识别脊柱骨折。应在对创伤患者进行创伤检查时，早期完善脊柱 X 线摄片。固定脊柱直到脊髓损伤被排除。然而强调关注脊柱损伤，例如 X 线摄片不应优先于气道管理或失血性休克的复苏。在任何气道操作过程中，保持颈椎稳定同样很重要，但如果气道未经保护有窒息风险，不应因颈椎损伤不稳定和神经功能障碍而干扰气道保护。

遗漏脊柱损伤的原因包括：①没有获取适当的摄片；②对摄片结果诊断有误；③多部位创伤；④意识水平改变；⑤患者拒绝配合。在通过检查或影像学（例如 MRI）得到必要的摄片和排除韧带损伤前，患者应保持固定。越来越多的数据表明颈椎 CT 检查可排除严重的韧带损伤。但是，脊柱评估不应妨碍患者接受任何其他重要诊断治疗或检查流程。

胸部 CT 已成为识别胸部轻度创伤的重要手段。CT 可以很容易地识别隐匿性气胸和主动脉损伤。

对于如何恰当处理 CT 显示的少量气胸尚无定论。即使患者处于正压通气状态，也可能不需要留置胸腔引流管。

腹部创伤尤其是腹部闭合性创伤的漏诊需要特别关注。腹部开放性创伤或患者病情不稳定，此类初步处理较简单，因为这些患者通常会立即行剖腹手术。处理难点在于生命体征稳定的腹部闭合性创伤患者，应根据损伤机制筛查可能遗漏的创伤。肠道和腹膜后创伤很难诊断。患者意识水平下降或损伤，致使注意力难以集中导致体格检查难以进行。超声和 CT 检查可能无法显示创伤。

体检和各种诊断检查都是相辅相成的。系统性体格检查、影像学检查，对于避免在第三次评估中遗漏创伤至关重要。闭合性腹部创伤的遗漏风险要大于剖腹探查，因此有手术指征时建议剖腹探查。

肌肉、骨骼损伤是最常见的遗漏伤。在复苏早期，表现可能很轻微或由于患者的病情不稳定、意识水平下降、神经系统损伤或注意力分散而遗漏。造成遗漏最常见的原因是 X 线摄片不合格，未包括受伤部位近端和远端关节。应认真对待患者的任何主诉或检查时发现的肢体淤斑肿胀。即使相关检查为阴性，只要患者仍有不适主诉，医师应重复检查。

结合损伤机制应该考虑特定损害。例如，从高处坠落的患者应考虑排除跟骨骨折。脊柱损伤的患者应该仔细检查脊柱其余部分。

颈动脉或脊柱钝挫伤的早期诊断越来越被重视。这些损伤是继发于颈部过度伸展导致颈内动脉内膜剥离，或与颈部或脊柱直接损伤相关。在患者突然出现严重的神经功能障碍之前，可没有任何临床表现。动脉造影仍然是诊断的"金标准"，但考虑到风险和成本，在无症状患者中是否采用仍然存在争议。CT 血管造影已成为筛查的主要检查方法，适应证包括 LeFort Ⅱ型或Ⅲ型面部骨折、复杂的下颌骨骨折、颅底骨折、弥漫性轴索损伤（diffuse axonal injury，DAI）、椎动脉附近的颈椎骨折或半脱位或旋转、缺氧性脑损伤。颈部直接闭合性创伤也应该考虑。

管理问题

由于许多遗漏创伤与影像学的诊断有误相关，因此需要高年资的影像科医生来诊断。理想情况下，影像学检查结果应立即由影像科医生或至少由高级住院医生阅片。但现实条件下在深夜只能由急诊科和创伤团队工作人员独立阅片。第二天早上由创伤团队和影像科医生重新复核影像摄片，帮助防止遗漏和提高住院医师水平。

内科医生是否参与创伤外科处理仍存在争议。与创伤外科医生可在 15 min 内做出处理相比，很难证明内科医生的参与具有优势。

为避免遗漏创伤，创伤小组成员之间如实地讨论遗漏的创伤及并发症是至关重要的。应当解决造成漏诊发生的管理问题，包括增加人员培训。

尽管进行了初次和二级评估，仍然有漏诊创伤。及时进行系统性的第三次评估可减少遗漏损伤。

家庭问题

由于创伤的突发性和意外性，对患者及家属会造成巨大压力。由于涉及暴力犯罪有关问题，开放性创伤的受害者不信任相关部门和医疗专业人员很常见。与家属建立良好的关系可以极大地方便获取患者必要的健康信息。社会工作者和护理人员经常可获得一些零散信息。作为第三次评估的一部分，沟通和记录对于全面地了解患者既往病史和受伤情况是至关重要的，这个问题具有医疗和法律的双重意义。

法律问题

创伤事件发生后，常伴随法律诉讼，特别是涉及暴力时。警察（以及凶杀案的法医办公室）需要证据来起诉犯罪。ICU 医护人员需牢记，医疗文书可能会在法律诉讼中被使用。任何关于创伤的具体描述需要精确和客观。例如，对于子弹伤口的描述应该只描述发现和位置，而不应该试图定义伤口为"入口"与"出口"。协助相关部门保护证据也很关键。任何在患者身上发现或从患者身上移除的可能与犯罪有关的事情都需要妥善处理。医院安全人员应参与其中。

鉴于目前的医疗环境，医疗服务提供者担心任何错误可能导致医疗事故诉讼。这种担心导致许多医生避免处理创伤患者。对于影像科医师，最常见的诉讼原因是漏诊，大约一半发生在创伤患者身上。使用流程化管理，对高度怀疑创伤患者仔细随访，以尽量减少在一级创伤中心发生索赔的可能性。

遗漏创伤不可完全避免。标准化、全面的处理可最大限度地减少威胁生命和致残创伤的风险。

（洪欢 译）

参 考 文 献

[1] BIFFL WL, HARRINGTON DT, CIOFFI WG. Implementation of a tertiary trauma survey decreases missed injuries[J]. J Trauma, 2003, 54:38-44.

[2] BROMBERG WJ, COLLIER BC, DIEBEL LN, et al. Blunt cerebrovascular injury practice management guidelines: the Eastern Association for the Surgery of Trauma[J]. J Trauma, 2010, 68:471-477.

[3] ENDERSON BL, REATH DB, MEADORS J, et al. The tertiary trauma survey: a prospective study of missed injury[J]. J Trauma, 1990, 30:666-669.

[4] FULDA GJ, TINKOFF GH, GIBERSON F, et al. In-house trauma surgeons do not decrease mortality in a Level I trauma center[J]. J Trauma, 2002, 53:494-500.

[5] HOFF WS, SICOUTRIS CP, LEE SY, et al. Formalized radiology rounds: the final component of the tertiary survey. J Trauma, 2004, 56(2):291-295.

[6] HUYNH TT, BLACKBURN AH, MCMIDDLETON-NYATUI D, et al. An initiative by midlevel providers to conduct tertiary surveys at a Level I trauma center[J]. J Trauma, 2010, 68(5):1052-1058.

[7] LAWSON CM, DALEY BJ, ORMSBY CB, et al. Missed injuries in the era of the trauma scan[J]. J Trauma, 2011, 70:452-458.

[8] VELMAHOS GC, FILI C, VASSILIU P, et al. Around-the-clock attending radiology coverage is essential to avoid mistakes in the care of trauma patients[J]. Amer Surg, 2001, 67:1175-1177.

第 4 章　创伤患者的监测

Greta L.Piper and Lewis J.Kaplan

监测

引言

监测对危重症患者的评估至关重要,有必要去了解何时和为何使用监测设备的基础知识和复杂性,以及如何在存在其他临床症状和体征的背景下解读监测结果。监护重症患者的监测设备正在不断向更好、更快、更自动化的方向发展,但新设备背后的人体生理机制仍保持不变。

监测患者的目的是监测生理指标异常,表明存在需要进一步评估或干预的病理状况,以及监测干预过程。监护仪可以是有创性或无创性、连续性或间断性的,并且可以显示生理指标的绝对值和趋势。体温、心率、血压、呼吸频率和血氧饱和度(SaO_2)等最基本的生命体征只是现有生理指标中的小部分。

体温

体温是基本的生命体征之一,是反映生理状态完整性的指标。围手术期患者的体温正常与预后良好相关。体温升高,尤其是大于 38.5℃,提示可能存在严重的感染或应激。创伤患者的低体温(核心温度<35℃)是致命三角的一部分,该三角还包括酸中毒与凝血病。

对于血流动力学稳定的患者,核心温度范围很窄,与周围组织温度相差 3~4℃。由于临床上无法测量流经下丘脑的血液温度,因此,肺动脉漂浮导管(PAC)获得的肺动脉温度被认为是核心体温的"金标准"。由于需要置入肺动脉漂浮导管的患者很少,临床多选择膀胱、食管、直肠温度探头代替核心体温监测。其他不太精确的温度测量部位包括口腔、腋窝、腹股沟、鼓膜和颞动脉。

外周体温反映了受不同程度的血管收缩或舒张影响的组织灌注。四肢末梢发凉可能与血管收缩、心排血量(CO)减少、外周动脉疾病、α 受体激动剂应用,甚至对疼痛或焦虑产生的交感神经兴奋有关。相反,四肢末梢温暖可能与血管舒张、脓毒症、过敏反应或神经源性休克的低灌注状态,以及直接应用血管舒张剂有关。

直肠温度由于高效、使用方便、费用低廉,是 20 世纪监测体温的首选方法。虽然在温度相对恒定的患者中,直肠温度与核心温度有很好的相关性,但其准确性仍然低于其他核心部位的温度。其他缺点还包括:直肠损伤的风险、肥胖或卧床患者(包括脊髓损伤患者),以及有外接肛门大便收集袋的患者均难以测量,此外,还会导致患者不适。

口腔舌下因为血液供应丰富,也是另外一个实用、容易获得的体温测量部位。在非插管患者中,体温测量结果可能会受到饮用冷热水或经口呼吸的影响。气管插管患者是否会改变口腔温度的准确性一直存在争议。腋窝和腹股沟温度很容易获得,但会低估核心温度,而且很难进行持续监测。

测鼓膜温度因其方便、快速、无创而被广泛应用。耳道由颈内动脉分支供血,因此可间接反映脑血管内温度,缺点是受测量者影响较大,特别是为了更好地接近鼓膜而用不同的力量牵扯耳郭导致测量结果各不相同。已发现患者左、右耳温度存在差别。此外,已确定耳内耵聍堵塞鼓膜也是降低温度测量的因素之一,因此通畅的耳道是准确测量鼓膜温度的前提条件。还可通过更具侵入性的食管、直肠、膀胱温度探头进行连续体温监测。膀胱与食管温度是目前最接近 PAC 温度的两个测量部位。

测量核心体温的一种新方法是在颞动脉上方的前额皮肤上放置温度计,但这种装置的准确性还需进一步验证。

心脏/灌注

心电监测

ICU 常规选择 3 导联或 5 导联进行心电图(ECG)监测。可以获得更多信息的 12 导联心电图只能做某一时间点的心电记录。ECG 提供的三个基本信息是心率异常、心律失常和心肌缺血。急性冠脉综合征与闭合性心肌损伤患者易出现致死性心律失常,因此 ECG 监测至关重要。电脑自动生成的连续心电图结果及 12 导联心电图可帮助临床医生进行解读和判断。尽管如此,连续的心电节律或间断的 12 导联 ECG 监测仍会漏诊心肌缺血。因此,技术进步使 12 导联的连续心电图监测和 ST 段分析成为可能。

高达 90% 的心肌缺血事件为一过性的,在临床上往往无症状,因此很难被孤立的 12 导联心电图及 3 导联或 5 导联的持续心电监测捕捉到。20% 的患者在撤机期间出现短暂无临床症状的心肌缺血,这种意外发生的心肌缺血可能与撤机失败有关。

危重症患者的生理应激明显增加心肌耗氧。高危人群包括手术后、脓毒症、电解质紊乱和间歇性缺氧患者。

动脉血压

无创血压监测

血压计仍然是无创血压监测的标准设备。选择合适的袖带宽度对于准确测量血压非常关键,因为袖带宽度过窄会高估血压,过宽则会低估血压。袖带充气使血流阻断,缓慢放气使血流重新恢复,恢复血流搏动的时间点即是收缩压。可以通过听诊柯氏音(最常见于肱动脉),或通过监测体积描记振荡波来确定(见下文)。触诊、多普勒听诊器或脉搏血氧仪也可协助判断血压的准确数值。

电子血压监测设备很大程度上取代了重症监护环境中的手动血压计,因为它们能够通过菜单设置或按下按钮或触摸屏按需执行定时血压测量。自动测得的血压数值可以记录在监护仪上,甚至直接传输到护理记录单上。电子血压测量原理是通过示波测量法识别与 Korotkoff 音相关的 16~80 Hz 范围内的低频信号,或通过超声评估动脉壁的位移。电子血压计的准确性低于传统血压计,尤其是在低血压、低血容量患者中。总的来说,对于院前和分诊情况下,以及所有血压 < 110 mmHg 的患者,推荐进行手动听诊测量。

光电容积脉搏波描记法

光电容积脉搏波描记法是另一种无创动脉血压测量方法,通过放置在可充气袖带中的手指传输红外线,来估算随着每次心跳流动的血红蛋白的体积。袖带可调节其收缩压力,以保持血流量恒定。这种压力反映了末梢动脉压力,由于受多种因素影响,末梢动脉压力可能与更多的中心血压相关,也可能不相关。由于其准确性差,对住院患者不常使用这项技术。

有创动脉血压监测包括将导管直接插入动脉内,最常见的是桡动脉或股动脉,然后将导管连接到压力传感器上。压力信号被转换成经过处理和放大后显示在监视器上的电信号。有创血压监测最常见的指征是血流动力学不稳定,搏动性的测量使这种方法更适用于病情会迅速变化的患者或需要使用血管活性药物控制血压的患者。虽然动脉内导管具有重复采血的好处,但因其是有创的,可发生许多并发症。因此,需要在严密监测的情况下使用,避免出现血压的剧烈波动。通过动脉导管采血进行持续 pH 监测的研究有限,还未应用于临床。

桡动脉是最常用的穿刺部位,因为发生动脉粥样硬化的可能性小,很容易触及,且解剖结构一致性好;也可以选择股动脉,因其机械并发症的发生率较低。平均动脉压在这两个部位之间的相关性往往好于收缩压或舒张压。当桡动脉或股动脉不可用时,可使用腋动脉或足背动脉;也可以选择肱动脉,但其是一条功能性终末动脉,其血栓形成可能导致前臂和手有缺血的风险,该观点有争议。

动脉导管的并发症包括出血、血肿、假性动脉瘤、感染、神经损伤和肢体远端缺血。血管闭塞的危险因素包括导管直径(尽可能选择最小号导管)、低血压、大剂量血管升压药物和导致闭塞的血肿。可能的危险因素包括穿刺次数、导管留置时间和患者性别。Allen 试验对确定尺动脉血流是否通畅和桡动脉置管的手缺血风险的价值有限。

波形分析的前提是需要有足够的波形。阻抗是一种现象,任何降低振荡系统能量的物质都会减少振荡的波幅。气泡或血凝块、动脉血管痉挛和导管扭结会导致阻抗,使收缩压力偏低,舒张压偏高。导管在血管内摆动是指导管的振荡运动,使导管尖端的静水压力发生变化。这通常发生在直径较大的动脉,如股动脉或肺动脉,导致收缩压变异度高达 20 mmHg。

对动脉波形的分析有助于深入了解患者的生理状况。动脉波形的上升支反映了左心室收缩功能,收缩压是在波形的波峰处测量,下降支切迹是主动脉瓣关闭后的血流振荡所致。动脉切迹的位置与主动脉瓣关闭的时间点相关。例如血容量低会导致主动脉瓣关闭延迟,因此低血容量患者的动脉切迹出现在下降支远端。此外,有创动脉压监测处的外周动脉距离心脏越远,切迹位置也越低。

自主呼吸会导致胸膜腔内压的变化,从而影响 CO 和收缩压。自主吸气时,胸膜腔内压降低。血压下降在动脉波形中的表现为基线向下位移。吸气时右心的静脉回流增加,增加了右心室每搏量。增加的右心室每搏量被肺血管的顺应性增加和吸气时胸廓扩张带来的血管扩张所抵消,最终导致左心室每搏量下降。当下腔静脉因血容量不足导致中心静脉压下降时,周围的压力可使静脉塌陷,心脏前负荷进一步降低,使收缩压产生更大的每搏量变异度。因此,相对增加的收缩压变异度可以作为容量反应性的指标。

有创血流动力学监测

由于缺乏确切的获益及实验室证据,除心脏和一些血管外科手术和原位肝移植术外,采用肺动脉漂浮导管(PAC)进行有创血流动力学监测已减少应用。目前还没有对照研究证明 PAC 对创伤患者有益处。

PAC 通常通过锁骨下静脉、颈内静脉或股静脉的中心静脉鞘和导丝插入。当远端球囊充气时,将导管向远端推送,逐一识别出中心静脉、右心室、肺动脉的典型波形,然后是肺动脉闭塞的压力轨迹(图 4.4.1)。气囊放气后固定导管,用标准便携式胸部 X 线摄片(CXR)确认其位置。

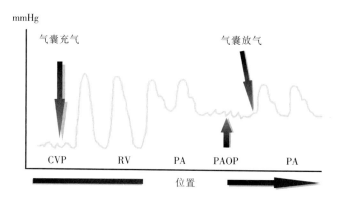

图 4.4.1 肺动脉漂浮导管的波形
注:CVP,中心静脉压;RV,右心室;PA,肺动脉;PAOP,肺动脉嵌顿压。

标准 PAC 测量中心静脉压(CVP)、肺动脉压(PAP)和肺动脉嵌顿压(pulmonary artery occlusion pressure,PAOP)。从肺动脉端口抽取血样,间断测量混合静脉血氧饱和度(SvO_2)。通过距离导管尖端 4 cm 处的热敏电阻测量温度。通过评估注入导管近端端口的液体弹丸式推注的温度(冷或室温)变化速率作为时间和流量函数,可得出心排血量(CO),这种技术被称为热稀释法。PAC 还具有其他特征,包括额外的输液通道、允许连续监测 SvO_2 的光纤系统、用于测量右心室射血分数(RVEF)的快速反应热敏电阻,和可以进行连续心排血量(CCO)监测的热导丝。

并发症主要有两大类:穿刺导致的并发症和对数据的错误解读。建立中心静脉通路可导致血肿、静脉或动脉出血、气胸/血胸、周围组织穿刺损伤或撕裂、胸导管损伤或空气栓塞。PAC 通过心腔时常引起轻度心律失常,包括房性或室性期前收缩。其他心律失常包括室性心动过速、心室颤动或右束支传导阻滞。PAC"打结"是另一个罕见的导管置入并发症。当导管放置在位时,还可出现静脉血栓形成、肺栓塞、心脏附壁血栓、瓣膜损伤、导管相关性感染和脓毒症,以及肺动脉破裂等并发症。

对 PAC 提供数据的错误解读可能比大多数穿刺导致的并发症更危险和常见。解读错误通常源于获取和不能识别的错误数据。这些数据与不正确的放置方法、位置、连接或校准有关。由于 PAC 需要手动注射冰盐水来测定 CO,因此注射速度的不确定性会导致数据的显著可变性。此外,PAOP 的准确测定需要求临床实施者提供准确的示踪,然后呼气末结束时标定基线值。高水平的呼气末正压(PEEP)、不合适的呼吸机模式和不合适的定位都会导致 PAOP 在重复测量过程中的参数和一系列衍生指数发生重大错误,从而影响临床决策过程。

微创心功能监测

现在有几种不需要放置 PAC 来测定 CO 的微创方法,包括使用超声、对动脉波形的专门分析,或者通过检测示踪器进行流量监测。

超声设备的范围从标准的经胸 2-D ECHO(transthoracic 2-D ECHO)到经食管超声心动图(TEE),两者均可评估左心室射血分数、PAP、心室大小的评估、瓣膜功能,以及是否存在心包积液,也可评估 CO。食管多普勒监护仪(esophageal Doppler monitor,EDM)是一种基于超声的探头,体积很小,可以通过实时测量主动脉速度时间积分的变化来评估 CO。这些测量结果与 PAC 数据有很好的相关性。EDM 很难固定在正确的位置,很容易移位。EDM 需要经口插入,因此多用于插管患者。虽然已有鼻腔内插入术,但尚未应用于临床。此外,有主动脉人工血管是 EDM 的禁忌。病态肥胖患者使用这项技术也缺乏临床证据。

另一种创伤性较低的替代方法是 FloTrac/Vigileo 设备,通过使用动脉压信号监测来评估每搏量变异度。虽然也需要动脉插管,但高危患者通常需要持续的血压监测,因此不会额外增加有创性或风险。虽然输入了身高、体重、年龄和性别数据,该装置也可直接连接到动脉导管,但不需要进行外部校准。锂稀释心排血量(LiDCO)测定需要中心静脉导管和动脉导管。该装置主要是评估从中心静脉注射的锂示踪剂在动脉中的传输速率及出现情况,通过外周插入式心排血量(PiCCO)装置使用股动脉导管、CVP 和特定的算法获得类似的 CO 数据。这种方法同时兼有 LiDCO 系统和 FloTrac/Vigileo 设备的功能。然而到目前为止,没有一个系统比其他系统或 PAC 更有优越性。

第一种完全无创的 CO 评估方法是经胸生物阻抗,但在准确性方面并未获得一致性认可。利用胸部生物电阻抗进行信号处理的新方法被称为无创心排血量监测(noninvasive cardiac output monitoring,NICOM)。4 个双电极贴在患者的胸壁上。上胸电极向相应的下胸电极发射具有特定传播特性的微交流电,测量生物电阻抗。与通过 PAC 测量的 CO 相比,NICOM 具有可接受的精确度和反应性。

在心脏手术后患者的联合研究中,与 PAC 相比,FloTrac/Vigileo 和 NICOM 设备的精确度相似,两种方法的反应速度均快于连续热稀释技术。

呼吸

对于所有危重症患者而言,重要的治疗目标是维持血流动力学、氧输送和氧消耗稳定。许多 ICU 患者需要机械通气来实现这些目标。评估呼吸相关指标可以评估呼吸机治疗的进展,撤机的准备情况,以及快速识别临床病情加重或不良事件。这些参数至少包括体格检查、呼吸速率和脉搏血氧饱和度。更多的数据也可以很容易地从 CO_2 的实时分析中获得。虽然人们认识到呼吸机可提供大量的气道压力指标,但它们的解释和利用都超出本章的范围,并不在本次讨论的范畴。潮气量(V_T)和呼出分钟通气量也可以进行测量。

呼吸频率

确定呼吸频率的最简单方法是计算患者休息 1 min 时的呼吸次数。绝对数和趋势一样重要,其价值在于理解呼吸频率如何与患者的通气量有关。当然,呼吸频率下降至低于正常值下限可能会导致 CO_2 清除无效和不充分,需对根本原因进行排查并给予相应的治疗,以纠正可能上升的 PCO_2。应该认识到以下定义:

- 呼吸急促:呼吸频率增加、潮气量下降、分钟通气量正常。
- 过度通气:呼吸频率增加、潮气量增加、分钟通气量增加。

过度通气与 CO_2 生成增加、代谢需求增强及脓毒症高度相关。

脉搏血氧饱和度

在引入脉搏血氧饱和度仪之前,动脉氧饱和度只能通过获取动脉血气来确定。脉搏血氧饱和度监测是一种连续的无创测量动脉血氧饱和度的方法,使用探针对手指或耳朵进行测量,前额和鼻中隔也可以用专门的探针进行采样。比尔-朗伯定律指出,光吸收率与介质的厚度和被测物质的浓度成正比。红光和红外线波长的光依次从患者的手指或耳垂的一端传到另一端的光电探测器。氧合血红蛋白吸收更多的红外线,而脱氧血红蛋白吸收更多的红光。测量两种波长的吸光度,并根据波长变化的比率,可测量动脉血红蛋白的氧合。

脉搏血氧饱和度仪在患者血红蛋白为 5 mg/dL 时可保持合理的准确度,但会错误地低估血氧饱和度,原因包括肢体灌注不足、传感器应用不正确、皮肤严重结痂、颤抖、高铁血红蛋白(methemoglobin,MetHb)血症,而一氧化碳中毒时则会高估血氧饱和度。此外,脉搏血氧饱和度仪可记录心率。心电监测的心率应与脉搏血氧饱和度相匹配,心律失常通常不会影响其准确性。

近红外光谱

2007 年 Cohn 等人的研究表明,近红外光谱(NIRS)是一种无创技术,类似于脉搏血氧饱和度仪,用于测量周围肌肉组织氧饱和度(StO_2)。该设备放置于患者的大鱼际隆起,每 4 秒生成一次 StO_2 读数。随后的研究确定了大鱼际肌 StO_2 降低与低灌注之间的相关性,并发现在创伤患者中,该装置能够有效预测出现多器官功能障碍综合征或死亡的患者。尽管还需要进一步的研究,但 NIRS 衍生的 StO_2 也有可能成为复苏的终点。

呼气末 CO_2

CO_2 测定法是对呼出 CO_2 的直接测量。呼气末 CO_2($ETCO_2$)通常用于检测气管内导管的正确位置,使用比色法间歇采样来测试 CO_2 存在与否,但不能定量。它还可以提供动脉血 CO_2 浓度的连续读数,监测其和动脉血气分析之间的差异。在心搏骤停患者中,CO_2 测定法已得到广泛的研究。可检测到 CO_2 不足与死亡密切相关,CO_2 恢复通常预示着自主循环恢复。

尽管 $ETCO_2$ 的绝对浓度和趋势是有用的,但更有用的是通过 $ETCO_2$ 波形分析表明浓度随时间的变化。CO_2 波形可以分成代表呼吸周期不同阶段的分期。正常呼气开始时,从解剖无效腔排出的气体中含有非常低的 CO_2 浓度。随着更多的肺泡排空,肺泡与无效腔区域气体的比例增加,导致呼出的 CO_2 浓度更高。即使通气与血流灌注比值(V/Q)不同,绝大多数情况下 CO_2 也可以被顺利排出体外,当 CO_2 浓度不变时,即认为达到肺泡平台。此时,$ETCO_2$ 接近平均肺泡浓度和 $PaCO_2$。开始吸气时,CO_2 浓度会恢复到基线水平,因为吸入的气体中没有 CO_2。偏离正常曲线(图 4.4.2),则表明有特定的临床情况发生(图 4.4.3)。

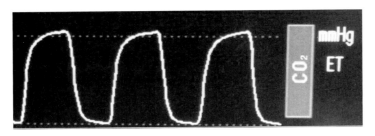

图 **4.4.2**　CO_2 记录监测器

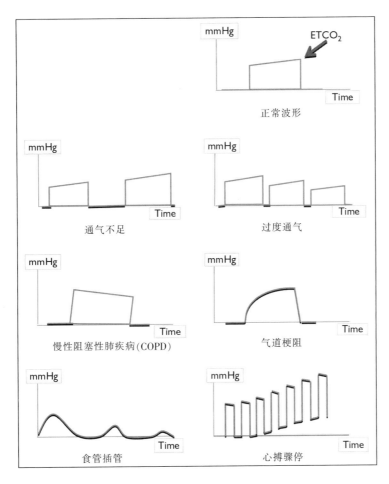

图 **4.4.3**　CO_2 曲线图波形

虽然 CO_2 测定法最初被用于进行全身麻醉手术的患者,但其使用范围已经扩展至包括接受镇静治疗的非插管患者,以识别呼吸抑制和气道阻塞。CO_2 测定法比指脉氧饱和度在检测呼吸异常方面更敏感。

$ETCO_2$ 的另一个作用是在院前环境中判断气管内插管是否在位和通气的充分性。

肾

膀胱压力

腹内高压(IAH)影响危重症患者的器官功能,并可能发展为腹腔间隔室综合征(ACS),IAP>

20 mmHg时,可出现器官衰竭。IAP升高时,静脉回流减少,CO减少,肾灌注不足。肾静脉压力升高会进一步降低肾血流灌注。IAP是通过评估膀胱内(膀胱)压力来测量的。评估膀胱压力的装置有多种,但最常用的是连接在探头装置上的Foley导尿管。IAP测量之前,仅需向减压的膀胱内注入25 mL无菌生理盐水,否则更多的液体会错误地提高反应压力。

血糖监测

ICU患者通常因为有糖尿病史、应激性高血糖或医源性因素而发生高血糖。危重症患者的血糖波动需要迅速识别和频繁、准确、及时的血糖监测,以确定合适的胰岛素剂量。人们已对最佳目标血糖浓度、测量的准确性、达到严格控制血糖的来源,以及严格的血糖控制对ICU患者异质性的影响表示关注。无论高血糖的严重程度如何,仅增加血糖浓度的变异也许是有害的,可能是因为医源性低血糖。

血糖结果随测量技术[中心实验室、动脉血气分析仪或床边监测(point of care,POC)]而变化。POC血糖监测装置的一个主要优点是使用最少的血液量进行快速检测。血流动力学正常和非危重症患者,POC测量值与实验室参考值相当。外周组织灌注不良的危重症患者,POC测量结果可能与实验室参考值有很大差异。

神经系统

脑电图

对患者的神经系统评估最好通过完整的临床检查来完成。由于镇静药物或存在神经系统基础疾病,需要重症监护的患者通常无法完成评估。脑电图(EEG)监测头皮上标准点的神经元电活动,是评估整体和局部脑功能,尤其是亚临床癫痫发作的一种手段。连续EEG监测有时用于检测心搏骤停复苏后治疗性低温期间的癫痫发作,以及监测巴比妥诱导昏迷期间的爆发抑制。

脑电双频指数(BIS)监测是使用简单的双额叶电极,通过对简单的脑电信号处理来确定镇静和唤醒的程度。最初的设计是为了在手术中监控以防止术中知晓,现在可以在ICU使用,特别是使用神经肌肉阻滞时。

颅内压监测

脑损伤和其他中枢神经系统疾病,最具潜在危险性的是颅内压(ICP)升高。Monro-Kellie假说认为颅腔是不可压缩的,颅腔内的体积是血液、脑脊液(cerebral spinal fluid,CSF)和脑实质的组合。增加其中任何一种容积的状况都必须至少满足另一种容积减少,否则增加的容积将导致颅内压力增加。正常的ICP<15 mmHg,多项回顾性研究发现,ICP>20~25 mmHg可预测不良结局。事实上,即使是短暂的高ICP发作也与不良结局相关。监测ICP可以通过直接处理ICP或增加平均动脉压(MAP)来调节脑灌注压(CPP)。CPP被定义为MAP-ICP,正常值>50 mmHg,维持CPP>60 mmHg与创伤性脑损伤(TBI)的预后改善有关。

有多种监测ICP的技术。"金标准"是外置脑室外引流(external ventricular drainage,EVD)导管,通过监测液体压力和CSF外引流来降低ICP。脑实质内压力监测器的光纤探头被直接放入脑组织中。该监测仪只监测压力,不能通过任何治疗干预来直接降低ICP。这种导管不需要在脑室内放置,因此,当患者脑室缩小时更容易插入和安全使用。这些导管也可以被改良以提供其他数据,如组织氧饱和度。硬膜下/蛛网膜下隙的"螺栓"是一种装置,通过(头颅)钻孔固定在颅骨内,尖端位于硬膜下/蛛网膜下隙。由于不需要进入脑室系统,这个装置类似光纤导管。

经颅多普勒超声

经颅多普勒超声(transcranial Doppler assessments,TCD)通过超声检查波供应脑实质血管的血流速度。这项技术依赖于合适的声波窗存在,要求进行血管检查区域的颅骨足够薄。角膜也可被用作替代窗口,为眼动脉提供了一个清晰的窗口。速度测量值增加的血管与血管痉挛及流经该血管区域的流量减少有关。血管痉挛普遍存在的动脉瘤性蛛网膜下隙出血(SAH)是原发性脑损伤后幸存患者的主要死亡原因,TCDs 具有最大的实用价值。TCDs 可提供易于重复的血流评估和趋势分析,以便调整治疗。脑血管造影仍然是诊断脑血管痉挛的"金标准"。

颈静脉血氧饱和度

与监测 SvO_2 类似,颈内静脉逆行置管可获取颈静脉血氧饱和度(jugular venous oxygen saturation,$SjvO_2$),可提供关于全脑氧供需之间关系的信息。低 $SjvO_2$($<55\%$)反映低灌注,脑代谢率(cerebral metabolic rate for oxygen,$CMRO_2$)增加则反映脑部高代谢。相反,高 $SjvO_2$($>75\%$)反映充血或 O_2 利用不足,$CMRO_2$ 不适当地降低。动静脉血氧分压梯度(arterial-venous O_2)(动脉 O_2 含量－颈内静脉 O_2 含量)是另一个参数,可提供相似的信息。

近红外光谱

近红外光谱技术是一种无创脑血流监测技术。近红外光谱技术是基于氧合血红蛋白、脱氧血红蛋白和细胞色素氧化酶对光衰减的原理。因此,检测到这些发光团光亮级别的变化可以反映其浓度的变化。NIRS 的早期经验表明,脑损伤患者的氧合血红蛋白变化与颈静脉球血氧饱和度和经颅多普勒的变化有很好的相关性。

胎儿监护

虽然在妊娠期间(尤其是妊娠晚期)损伤比较常见,但孕妇很少需要对损伤、妊娠并发症或合并症恶化进行重症监护。虽然妊娠不会改变血流动力学稳定和氧合的总体目标,但是患者的生理状态确实发生了变化。临床医生应该牢记,确保胎儿健康和存活的最佳方法是迅速解决母体的生理紊乱。

咨询产科专家,特别是母婴医学的专科医生是非常重要的。胎儿存活的最低限度通常是妊娠 20 周。除胎心率(fetal heart rate,FHR)外,通常不会在妊娠 20 周之前进行胎儿的其他方面监测。经腹胎儿超声可提供有关妊娠存活率和潜在并发症的重要信息。一旦确认胎儿存活,持续的体外胎儿监测包括使用多普勒超声连续监测 FHR,并结合力学测定来评估子宫收缩。FHR 减速及收缩的频率和幅度是监测的主要内容。

引流

引言

术后引流管放置的明确指征包括:①清除液体、渗出物和/或气体;②促进组织复位,促进伤口愈合和空腔闭合;③监测内脏手术部位的渗出;④将液体从手术部位引流出;⑤建立进入术区空腔的通路。

生理功能

引流管结构需要理解泊肃叶定律,该定律说明液体通过引流管的流量(F)与施加到引流管的吸力(ΔP)和引流管半径(r)的 4 次方成正比。此外,液体流量(F)与黏度(n)和引流管的长度(L)成反比。例如,引流管直径加倍可使引流量增加 16 倍。泊肃叶定律如下:

$$F = \Delta Pr^4/8nL$$

重力可作为液体流动的重要驱动力。因此,将引流导管的尖端插入空腔的合适位置,并将引流装置放置在患者的伤口水平以下可改善引流。通过手动或机械产生的吸力负压也可促进引流。

由于引流管是异物,所有的引流导管都会诱发一些组织反应,包括炎症、血栓形成或纤维化。虽然这种生理反应不受欢迎,但在某些情况下,可能会起一定的作用,包括促进形成持久的引流窦道。一般来说,引流管越软,造成组织损害的可能性就越小。此外,引流管材料的长轴上通常含有一条不透射线的条带,以便在射线成像中进行定位。

引流类型

根据系统是否对环境开放,引流可分为开放式和密闭式两类。开放式引流(如 Penrose 引流),仅通过重力或毛细管作用,将引流物直接导入到纱布垫或其他伤口管理系统中。伤口渗出物可能对皮肤有刺激,特别是在渗出物富含丰富的细菌或活化的蛋白水解酶时。引流液流经 Penrose 管及其周围,内部生成纤维束通常需要 7～10 d。开放的引流管道可使液体和细菌双向流动,因而不能控制与活动性感染灶相关的气味。

密闭式引流管(如 Jackson-Pratt 引流管)优于开放式引流管,因为感染率较低、能更准确地测量引流液及保护周围皮肤免受引流液刺激。根据是否采用负压系统,密闭式引流可分为主动引流系统和被动引流系统。主动引流可以更有效地排出引流液,促进组织空腔闭合,有时还能最大限度减少出血或血肿形成。负压也可防止引流管堵塞。主动引流的缺点包括引流管周围组织或引流管本身的塌陷,也可导致引流管阻塞。高压吸引(即墙壁式吸引)可导致组织被侵蚀损害,并增加持续吻合口漏和持续引流瘘的可能性。

表 4.4.1 为 ICU 常用引流管。

表 4.4.1　ICU 常用引流管

系统分类	名称	作用机制	放置方法	目的
心胸	胸导管	主动抽吸 水封瓶	手术室内—直视下 手术室外—体表标志	预防或治疗气胸、胸腔积液、血胸、脓胸
	猪尾管	主动抽吸 水封瓶	超声引导 体表标志	治疗气胸、严重胸腔积液
	纵隔引流管	主动抽吸	手术室—直视下	避免纵隔血肿
消化道	经鼻喂养管	泵抽吸	盲放—X 线摄片确认	排空胃内容物 胃肠营养
	胃造瘘管	间断抽吸	手术室	排出胃内容物 胃肠营养
	经皮胃造瘘管	间断抽吸	内镜	排出胃内容物 胃肠营养
	鼻腔肠管	间断抽吸	盲放—X 线摄片确认 介入	空肠营养 小肠减压
	空肠造口	非主动	手术室	空肠营养 梗阻小肠减压
	T 管	非主动	手术室	促进胆道口吻合
	胆囊引流管	非主动	超声引导	胆囊减压
神经系统	脑室外引流	非主动	CT 或体表标志定位	ICP 监测 引流脑脊液降低颅内压
	腰大池引流	非主动	体表标志定位	引流脑脊液
多功能	持续负压吸引	主动抽吸	直接覆盖	促进伤口愈合 引流感染灶

续表

系统分类	名称	作用机制	放置方法	目的
泌尿外科	导尿管	非主动	盲放	膀胱减压
				监测尿量
	膀胱造瘘	非主动	手术室	膀胱减压
			超声	监测尿量
	肾盂造瘘	非主动	超声	减压
			介入	监测尿量

主动抽吸引流可以进一步细分为封闭式吸引或双腔吸引套管系统。封闭式吸引是指在单腔引流管的一端施加负压，将液体吸入引流管和储液罐。当储液罐逐渐装满吸引出的液体时，负压减少，直到储液罐完全膨胀到原来的形状。

双腔吸引套管有一个主排水管和一个小的通气腔。当通过墙壁式吸引施加吸力时，液体通过排水管排出，而外部空气通过通气管进入空腔；排气腔通常装有滤器，以确保不会被主动吸入腔内。排出的外部空气进入引流管腔，抵消对引流管尖端周围组织或器官的负压损伤，降低引流管腔的堵塞风险。为了确保功能正常，通气管必须保持通畅，与外界相通。

大多数引流管都有多个孔或腔道，以防止组织被吸附在引流管口处而造成堵塞。

猪尾管是一种多用途的引流管，带有螺旋形的尖端，插入时利用导丝将其拉直。一旦导管就位，导丝被撤出后，尖端因内部系绳的张力而发生卷曲。猪尾管有多个侧孔用于引流，通常距离导管尖端1cm。猪尾管的通畅性受排出液体黏度的限制。

（杨启纲　译）

参 考 文 献

[1] ABALOS A,LEIBOWITZ AB,DISTEFANO D,et al.Myocardial ischemia during the weaning process[J].Am J Crit Care,1992,1(3):32-36.

[2] COHN SM,NATHENS AB,MOORE FA,et al.Tissue oxygen saturation predicts the development of organ dysfunction during traumatic shock resuscitation[J].J Trauma,2007,62:44-55.

[3] DAVIS JW,DAVIS IC,BENNINK LD,et al.Are automated blood pressure measurements accurate in trauma patients? [J].J Trauma,2003,55(5):860-863.

[4] FRANK SM,FLEISHER LA,BRESLOW MJ,et al.Perioperative maintenance of normothermia reduces the incidence of morbid cardiac events:a randomized clinical trial[J].JAMA,1997,277:1127-1134.

[5] LAWSON L,BRIDGES EJ,BALLOU I,et al.Accuracy and precision of noninvasive temperature measurement in adult intensive care patients[J].Am J Crit Care,2007,16:485-496.

[6] MARQUE S,CARIOU A,CHICHE JD,et al.Comparison between Flotrac-Vigileo and Bioreactance,a totally noninvasive method for cardiac output monitoring[J].Crit Care,2009,13(3):R73.

[7] SHINOHARA T,YAMSHITA Y,NAITO M,et al.Prospective randomized trial of a closed-suction drain versus a penrose after a colectomy[J].Hepatogastroenterology,2010,57(102-103):1119-1122.

[8] SQUARA P,DENJEAN D,ESTAGNASIE P,et al.Noninvasive cardiac output monitoring(NICOM):a clinical validation[J].Intensive Care Med,2007,33(7):1191-1194.

第 5 章　重症监护病房的气道管理

Lillian L.Emlet

引言

　　重症监护病房(ICU)患者病情危重可合并呼吸衰竭,并发生可预见的或意外情况,故 ICU 的气道管理依赖于系统、全面的方法。ICU 患者的气道管理具有突发性和紧急性,在许多方面与急诊科及院内心搏呼吸骤停类似。但由于每位创伤患者的心肺生理储备逐渐减少、解剖及创伤变化复杂,情况又有所不同。

　　气道管理需要通过细致考虑患者的整体情况后进行决策,包括:①气道管理的原因;②气道安全管理的紧迫性和速度;③保证气道安全的方法;④发生意外时保证气道安全的备选方法;⑤保证气道安全前提下可能出现无法预料的下呼吸道问题。团队清晰的沟通至关重要。快速、细致、准备充分的规划有助于制定全面的气道管理计划。

气道管理决策:
患者需要插管吗? 是否紧急?
患者能否使用备用设备转运到更安全的位置?
球囊辅助面罩给氧能否保证氧供?
患者是否存在气道管理困难的预测因素?
评估患者在通气、插管、声门上和声门下抢救时是否存在困难?
评估患者急救通气或氧合困难
患者的镇痛、镇静及肌松方案是什么?
预测困难气道,考虑"清醒"状态下的局部镇痛
清醒镇静 vs. 全麻±肌松
为可能发生的生理副作用做准备
若气道建立失败,应采取何种应急方案
球囊辅助面罩与急救喉罩气道
环甲膜穿刺术的双重准备
气道辅助设备的位置和准备
气道建立失败的应急预案

气道和生理学评估

　　应评估气道解剖以发现以下操作是否存在困难,包括球囊辅助面罩(BVM)给氧、通过传统喉镜插管、声门上插管或通气及声门下插管(表4.5.1)。评估包括对口咽部、面部及外颈部的外观检查。Mallampati 气道分级评估和双侧甲状腺距离测量具有中等程度的敏感性和特异性,因此对插管困难预测作用有限。在实施气道急救之前均应对气道解剖进行全面评估。尽管气道评估存在局限性,但快速检查面部和气道解剖结构对困难气道的预测非常必要。早期气道管理中需要对专职气道助理(通常是

创伤或 ICU 小组的其他成员,呼吸治疗师和护士)在困难气道评估、计划和备选计划方面给予明确、具体的说明,让团队对气道管理决策达成共识。

表 4.5.1　气道评估

困难通气	困难插管	声门上困难气道	声门下困难气道
面部毛发/胡须	气道情况评分	张口困难	颈短粗
面部创伤	面部创伤	面部创伤	放射治疗和颈部外科手术史
解剖异常	解剖异常	解剖异常	凝血病
血管性水肿	血管性水肿	喉部异常	喉部异常
Ludwig's 咽峡炎	Ludwig's 咽峡炎	肺纤维化	喉肿瘤
咽脓肿	先天性畸形	ARDS	颈部脓肿
年龄	下颌后缩	口咽出血	颈部血肿扩大
牙列缺失			解剖异常
肺纤维化			皮下气肿
ARDS①			肥胖
腹间隔室综合征			

注:①ARDS,急性呼吸窘迫综合征。

应进行生理学评估以预测氧合困难和血流动力学对诱导的耐受性。鉴于氧饱和度曲线快速下降,无法通过预氧合来预测困难气道。无创支持下已经严重缺氧的患者在诱导过程中缺氧情况可能会恶化,甚至并发血流动力学异常。严重血流动力学异常的患者(如一方面血容量不足,另一方面右心功能不全或肺动脉高压)诱导效果不佳,心搏骤停的风险很大。这两种情况都需要确保一次性插管成功,同时准备和使用药物以预防心血管功能异常。

了解创伤患者的损伤机制是气道评估的重要内容,每一种损伤都可能造成气道管理的特殊问题。创伤后 48 h 内,大部分损伤会随着组织水肿和肿胀而恶化。这可能是确保气道安全另一个需要考虑的时机因素,以便于创伤检查、计划手术处理和协调对多发伤患者的救治。

急诊或创伤复苏室患者的气道管理

快速序贯诱导插管(RSI)仍是急诊气道管理的基石,因为所有患者在受伤时都被认为处于饱食状态。面对多发伤患者,首次快速成功建立气道而血氧饱和度正常或稍低均是气道管理的理想状态。对于首次气道建立成功的评估通常需要 RSI。然而,在某些情况下,需要对清醒患者行气管或环甲膜切开术。大多数患者被认为可能存在颈椎损伤并需要制动,加压面罩通气和直接喉镜检查存在诸多困难,此时采取托下颌法保持颈椎中立位尤为重要。此外,颈托固定会限制张口。在颈脊髓损伤人体模型上模拟气道管理操作时已被证明会引起颈椎移位(1~3 mm 移动和 2°~5°角度),但实际临床意义尚未明确。一般来说,硬质间接喉镜和可视喉镜插管过程中导致颈椎移位的可能性较小,但完成气管插管操作的时间更长。气道分泌物或血液进一步限制上述装置的使用。

ICU 创伤患者的气道管理

虽然大多数创伤患者的气道在早期评估中得到保护,但一些患者在损伤后期出现失代偿,需要在 ICU 进行插管。组织损伤引起肿胀和患者特定的生理状态决定了每次损伤需要气道和呼吸支持的可能性。每次都需要进入气道来评估肺损伤程度并提供通气支持,脓毒症或肺栓塞等继发性并发症可能需要在 ICU 进行插管。一般情况下,患者此时心肺生理储备较少,可进一步发生包括营养不良、肺不张和院内感染等生理性恶化。早期预测和持续评估 ICU 患者的临床病程是及时进行气道管理、预防继发性损伤和手术治疗时机的必要条件。

面部创伤

面部创伤可导致解剖异常，无法进行 BVM 给氧和经口气管插管，故建立外科手术气道为保障气道安全的主要方式。考虑到潜在的颈椎或脑损伤，早期气道管理对面部创伤患者至关重要。Hutchison 等人(1990)描述了可能与气道损伤高度相关的 6 种损伤类型。

(1)与颅底平行的上颌骨向后下移位，阻塞鼻咽部。

(2)双侧前下颌骨骨折阻塞口咽部。

(3)碎裂的牙齿、骨头、血液或碎片阻塞上呼吸道与消化道。

(4)软组织肿胀和水肿。

(5)面部、鼻与伤口出血阻塞气道。

(6)创伤直接导致喉和气管(与勺状软骨和声带相关的结构)肿胀及移位。

面部闭合性创伤，如面中部不稳定性 Le Fort Ⅳ 型骨折，可表现为气道开放伴口咽部有不同量的积血。这些气道通常仍然可以通过 RSI 和直接喉镜检查早期急救，防止潜在的气道受损，有助于创伤检查和最终的手术固定。面部骨骼和软组织，尤其是口腔和口咽部的严重闭合性和开放性创伤可使 RSI 和经口气管插管无法进行。喉镜检查失败时，外科环甲膜切开术是常用的备选方法。然而，某些情况下，特别是当复合损伤无法进行 BVM 时，患者保持清醒状态下进行气管切开或环甲膜切开术优于直接喉镜检查。可视喉镜和纤维支气管镜在气道伴有严重出血和口咽直接损伤时应用受限。

严重的面部创伤可能导致脑和颈椎损伤，需要早期维持气道稳定，以便于安全进行损伤诊断、转运、复苏和修复。脑、颈椎或肺损伤也可影响气道管理程序和镇静剂使用。

颈部创伤

颈部皮下气肿是重要体征，提示喉部或气管损伤或严重的肺和胸部损伤。喉损伤的表现还包括疼痛、颈前淤斑、嘶哑或喘鸣。颈椎的暂时性固定可能会限制颈部检查，但仍须进行胸部、面部和颈部的早期触诊。根据患者其他损伤的紧急程度，保护气道的主要方式有使用可视喉镜进行清醒(或半清醒)经口气管插管或清醒状态下纤维支气管镜插管。用利多卡因或丁卡因喷雾剂对气道进行局部麻醉，然后采用小剂量的异丙酚或咪达唑仑进行浅镇静。可视喉镜对解剖结构异常的可视化改进，使其成为不熟悉清醒状态气管插管的操作者的首选方法。熟练的操作者在对患者进行充分局麻后，可通过具有灵活性更大的纤维支气管镜避开明显的损伤部位，但以上两种方法都受到咽喉部分泌物量或快速出血的限制。

颈椎创伤

颈椎创伤的患者常伴有其他创伤。尽管 2%～10% 的创伤性脑损伤患者存在颈椎创伤，但 25%～50% 的颈椎创伤患者同时伴有脑损伤。在管理此类患者时应避免出现缺氧和低血压。0.9%～3% 的闭合性创伤患者存在颈椎创伤。最常见的创伤平面是 C2，其次是 C6 和 C7，最常见的是椎体创伤。

保护不稳定性颈椎创伤患者的气道，最好通过局部麻醉和清醒状态下实施纤维支气管镜插管来处理。大多数用颈托固定的创伤患者被认为可能存在颈椎损伤，通常此类患者通过 RSI 直接喉镜检查和颈椎固定来确保气道安全。即使是颈托制动和手法固定躯干轴线，颈椎的移位量仍然多变。可视喉镜使视野扩大 60°～80°，并具有直视检查和对颈椎创伤干扰最小的优势。脊髓损伤患者在紧急制动和固定时关注血流动力学对预防继发性创伤非常重要。

胸部创伤

胸部闭合伤会造成包括肋骨骨折、气胸、血胸、肺挫伤、纵隔损伤(纵隔气肿、食管损伤和血肿)、伴或不伴脊髓损伤的胸椎骨折、心脏挫伤、心包填塞和闭合性主动脉损伤等多种损伤。大多数这些创伤可导致不同程度的呼吸功能不全。部分患者在开始治疗(胸腔置管、硬膜外或椎旁阻滞、便于活动的早期手术固定)之前,可能会对无创正压通气有反应。然而,多处肋骨骨折伴连枷胸和肺挫伤通常需要气管插管和机械通气。治疗早期考虑创伤轨迹有助于选择放置大小适宜的导管,评估肺部情况,选择适当的呼吸机支持模式。

肺挫伤、连枷胸、肋骨骨折、血气胸、胸骨骨折均可引起结构性胸壁功能障碍及肺功能受损。心脏挫伤和心包填塞可引起血流动力学紊乱。ICU 气道管理的目标是为康复提供足够的时间,预防继发性损伤(尤其是肺炎)。失活的组织和胸壁力学异常导致肺炎发生率高,此类创伤患者需要早期气管切开。

烧伤

对烧伤患者的气道进行早期管理非常有必要,因为吸入性损伤表现广泛,以及气道和肺的继发损伤可长达 72 h。吸入性损伤由直接热损伤、氧合减少带来的全身损伤、吸入毒素(如一氧化碳和氰化氢)、吸入烟雾颗粒导致的气管和支气管损伤、深部肺实质损伤和全身炎症反应引起。以上因素均会对气道管理造成影响。患者通常在急诊科置入大小合适的气管插管,气道水肿在伤后 24 h 内达到高峰,数日后缓解。

装置准备

应在插管前准备和检查好装置。基本装置包括氧源、负压吸引器、脉搏血氧监测仪、心电监护仪、气管插管、喉镜手柄和喉镜片(表 4.5.2)。如果使用可视喉镜或纤维支气管镜引导气管插管,则应检查电源、纤维光源和图像质量。备用的装置和器械应提前备好,随时待用。所有参与人员都应熟悉患者周围的物品位置。应提前确定诱导药物的剂量 (表 4.5.3)。给药前进行闭环沟通很重要,可以避免盲目诱导。去氧肾上腺素等血管升压药应在插管前备好,插管诱导会阻断驱动呼吸的交感神经兴奋性而导致一过性低血压,但该效应会随着诱导药物的代谢而消退。提前制订应急预案(如装置和人员)对预防灾难性并发症非常重要。

表 4.5.2　气道设备

常规气道设备	困难气道设备
气管内管(6.0,7.0,7.5,8.0)	可视喉镜
10 mL 滑头注射器(2)	喉罩通气
呼气末 CO_2 监测器	纤维支气管镜
气管插管固定装置	环甲膜穿刺喷射通气装置
气管插管管芯	Berman 气道
弹性插管引导导丝	丁卡因(苯佐卡因)喷雾
润滑剂	利多卡因制剂(2%,4%)
喉镜手柄	去氧肾上腺素喷鼻剂
手柄电池(如果不能充电)	压舌板

续表

常规气道设备	困难气道设备
Mac & Miller 喉镜片	Magill 钳
喉罩通气	手术刀
经口气道	
经鼻气道	
Magill 钳	
手术刀	
吸痰装置	

表 4.5.3 气道管理应用药物

分类	药名	计量	起效	持续时间	注意事项
术前用药	芬太尼 咪达唑仑 利多卡因	1～3 μg/kg IV 1～2 mg 1.5 mg/kg IV	2～3 min 60～90 s 45～90 s	30～60 min 30 min 2 h	降低交感反应、升高 ICP[①] 清醒镇静的辅助用药 降低 ICP、支气管痉挛 注意:所有用药都可能出现严重休克
诱导剂	依托咪酯 氯胺酮 异丙酚 硫喷妥钠 右美托咪啶	0.3 mg/kg IV 1.5 mg/kg IV 1.5 mg/kg IV 3 mg/kg IV 1 μg/kg IV, followed by 0.4～0.7 μg/(kg·h) gtt	14～45 s 45～60 s 15～45 s <30 s 10 min	3～12 min 10～20 min 5～10 min 5～10 min 10～15 min	肌阵挛副作用,暂时性皮质醇抑制,血流动力学稳定 血流动力学稳定,保留自主呼吸 低血压 作用超短,血管扩张,减少 α2 受体定位点,低血压,心动过缓,保留自主呼吸,缓慢给予负荷剂量
神经肌肉阻滞剂	琥珀酰胆碱 罗库溴铵 维库溴铵 顺-阿曲库铵	1.5 mg/kg IV 1～1.2 mg/kg IV 0.15 mg/kg IV 0.1 mg/kg IV	45 s 60 s 90 s 7 min	6～10 min 60 min 60 min 60 min	去极化、高钾血症、横纹肌溶解症、神经肌肉病变超过 5 d,恶性高热 合适计量近似于 RSI[②] 作用,非去极化 非去极化 独立于肝功能或肾功能障碍的非去极化,Hoffman 降解
血管加压素	去甲肾上腺素	80 μg/mL IV	2～5 min	15 min	α1 受体激动剂

①ICP,颅内压;②RSI,快速序贯诱导插管。

气道管理的方法和技术

部分综合性教材已对保护气道的方法进行了详尽描述,由于版面限制就不在此赘述,详见表 4.5.4。熟悉每种装置的使用及了解其局限性和优势很重要。气管插管时使用各种装置进行常规练习对于培养专业技能和知识非常关键。应接触各种气道,即使 RSI 初始尝试失败,也要提前为再次建立气道备好装置。在时间和临床情况允许时,应始终注意最优化的首次经口气管插管尝试,还要特别注意辅助装置、药物和助手的位置与准备。

表 4.5.4　气管插管技术

装置/方法	要点	注意事项
喉罩通气 (LMA,I-LMA,iGel,AirQ)	转换成"能通气,不能插管"的情况。 需要练习但快速插管。 向前推进 LMA 直到硬腭。 通过 LMA 换成纤维支气管镜插管	对拔管后喘鸣和严重的上呼吸道梗阻不适用。 对张口困难或咽喉损伤不适用。 对 ARDS 或峰压>20 cmH₂O 不适用。 注意 LMA 是否因密封不充分而折叠;放气并重新充气
可视喉镜 (Glidescope,C-MAC,Pentax)	改善上呼吸道的可视化。 视频可作为教学资料。 可以用来预测困难气道和颈椎损伤	口咽部和气道大量出血时不可用。 张口困难不可用。 技术的可视化可以避免咽喉创伤
纤维支气管镜	可以绕过患者解剖上的困难角度。 对练习和技能有要求。 清醒或小剂量镇静,否则可能需要帮助。 该过程一般会超过 20 min	需要时间进行麻醉和患者的合作。 口咽部和气道大量出血影响视野观察。 通常不用于紧急插管。 助手帮助轻轻调整下颌角度以推进机器来改善困难视野。 采用随用随喷的方法以保证充分的麻醉
硬质纤维内镜 (Levitan,Shikani,Bonfils,Bullard)	改善上呼吸道的可视化。 需要练习通过目镜而不是屏幕来观察视野	可以用于开口极小患者。 口咽部和气道的大量出血影响视野观察
弹性插管引导导丝(Gum Elastic Bougie,Eschmann,Frova)	放置时保持喉镜片在口腔中,通过感受角度的改变进行操作。 即使放置正确也不一定会感受到气管环。 适用于上呼吸道和环甲膜切开术	如果放置动作过于剧烈会导致气管撕裂。 不完全可靠

困难气道和插管失败的气道管理

困难气道可分为可预测和不可预测两类。细分为困难通气、困难插管、困难声门上及声门下插管。BVM 困难通气的预测因素包括面罩密闭性、肥胖、上气道阻塞、年龄、牙齿缺失和限制性肺疾病。传统通过 3 - 3 - 2 规则评估插管困难的预测因素,包括甲状腺和舌骨的距离、Mallampati 气道分级、梗阻和颈部活动度。困难声门上插管的预测因素包括张口受限、上气道阻塞、解剖结构异常和颈部活动受限。困难声门下插管的预测因素包括颈部手术、凝血病、肥胖、肿瘤和解剖结构异常。

首次插管尝试失败可采用 BVM 通气。首先对困难气道和插管失败气道进行评估是决定插管能否成功的关键因素。通气能力在气道管理中至关重要。King LTD 气道仍然是院前急救常用的通气装置,而各种喉罩是住院和 ICU 患者保持有效通气的首选装置。困难插管的紧急抢救时,应在充分通气的基础上,使其在可控的方式下建立外科手术气道或使用其他声门上气道替代方法。

拔管困难

创伤患者的拔管需要考虑到拔管后喘鸣、再插管等潜在困难,这也受到首次插管难度和插管原因的影响。严重的胸部创伤、神经系统损伤、反复的腹部或整形外科手术通常可以通过早期气管切开术得到更好的救治。在那些需要拔管的患者中,使用气囊漏气实验去预测拔管后喘鸣具有局限性。气囊漏气试验的敏感性和特异性范围在 $75\%\sim100\%$。预测拔管困难的其他因素还包括分泌物量、神志清醒程度和通气支持。执行气囊漏气实验的正确方法包括将患者置于控制通气模式(AC 容量控制、AC 压力控制),抽出气管插管气囊内的气体,测量呼出潮气量,当潮气量减少$<10\%$或 110 mL 绝对值时,则表明拔管后喘鸣的可能性较高。

拔管前需要准备多个应急方案以保证拔管时气道安全,整个 ICU 团队(如护士、呼吸治疗师、重症医生和外科医生)需要进行充分的沟通。如果在拔管阶段担心声带或声门上水肿,可以通过气道交换导管装置进行短暂的拔管试验。治疗拔管后喘鸣的方法包括给予外消旋肾上腺素和密切监测的无创正压通气。通常,拔管后喘鸣的再插管阈值较低,可以考虑使用尺寸更小的气管插管。在这种情况下,清醒状态下纤维支气管镜插管可能是安全的方法。

小结

在多发伤患者的气道管理中,需要对气道解剖进行评估,并考虑建立面罩通气、插管、声门上气道、外科手术气道时的困难。关键的决策点仍是确保气道安全、生理储备、人员和设备可用性,以及气道并发症的应急预案。应对不同损伤的创伤患者进行个体化的气道管理。

(罗群 朱瑞 徐凤玲 译)

参 考 文 献

[1] CROSBY ET.Airway management in adults after cervical spine trauma[J].Anesthesiology,2006,104(6):1293-1318.
[2] HAGBERG CA.Benumof's Airway Management[M].2nd ed.Philadelphia,PA:Mosby,2007.
[3] HUTCHISON I,LAWLOR M,SKINNER D.ABC of major trauma.Major maxillofacial injuries[J].BMJ,1990,301(6752):595-599.
[4] JABER S,CHANQUES G,MATECKI S,et al.Post-extubation stridor in intensive care unit patients[J].Intensive Care Med,2003,29:69-74.
[5] NIFOROPOULOU P,PANTAZOPOULOS I,DEMESTIHA T,et al.Video-laryngoscopes in the adult airway management:a topical review of the literature[J].Acta Anaesthesiologica Scandinavica,2010,54(9):1050-1061.
[6] OREBAUGH SL,BIGELEISEN PE.Atlas of Airway Management Techniques and Tools[M].2nd ed.Lippincott Williams & Wilkins:Philadephia.PA.2012.
[7] SANDHU RS,PASQUALE MD,MILLER K,et al.Measurement of endotracheal tube cuff leak to predict post-extubation stridor and need for reintubation[J].ACS,2000,190(6):682-687.
[8] TURNER CR,BLOCK J,SHANKS A,et al.Motion of a cadaver model of cervical injury during endotracheal intubation with a Bullard laryngoscope or a Macintosh blade with and without In-line stabilization[J].J Trauma,2009,67(1):61-66.
[9] VERSCHUREN D,BELL R,BAGHERI S,et al.Management of laryngo-tracheal injuries associated with craniomaxillofacial trauma[J].J Oral Maxillofac Surg,2006,64(2):203-214.
[10] WALLS R,MURPHY M.Manual of Emergency Airway Management[M].4th ed.Philadelphia,PA:Lippincott Williams & Wilkins,2012.

第 6 章 失血性休克的复苏

Benjamin R.Reynolds and Gregory A Watson

引言

大出血引起的休克可能是重症监护病房(ICU)最难处理也是最有救治价值的疾病之一。严重失血性休克有非常高的发病率和死亡率,易导致"致命三联征"(凝血病、低体温和酸中毒)。及时发现出血并采取止血措施,同时及时复苏和逆转凝血病、低体温和酸中毒,是取得良好治疗效果的关键因素。外科医生、ICU 医生、护理人员、输血科和检验科人员需团队协作。本章将区分失血性休克和其他类型的休克,并描述失血性休克的病理生理学,强调其治疗的重点,利用"损伤控制"的严重案例来指导讨论。

休克的定义和分类

休克是指组织氧合不足以维持正常的细胞结构和功能。休克由多种原因引起,根据其病因分为低血容量性、心源性、梗阻性、分布性或创伤性(表 4.6.1)。

表 4.6.1 休克类型

休克类型	低血容量性休克	心源性休克	梗阻性休克	分布性休克	创伤性休克
颈静脉	平坦	充盈怒张	充盈怒张	平坦	平坦
皮肤	湿冷	湿冷	湿冷	温暖或冰冷	湿冷
脉率	增快	增快	增快	增快、正常或减慢	多变
容量反应性	快速	几乎没有	轻微	轻微	中度

低血容量性休克是红细胞、血浆和/或细胞外液量减少所致,是造成创伤患者休克的最常见原因,并导致 50% 的患者在受伤后的最初 24 h 内死亡。心源性休克可由直接心脏损伤(挫伤)或自身心脏疾病(心肌梗死)引起。当心脏功能因直接压迫(心包填塞)或静脉回流障碍(张力性气胸)而受损时,就会发生梗阻性休克。分布性休克导致血管阻力降低,可能是高位脊髓损伤(神经源性)或感染(脓毒症)的结果。创伤性休克包括上述部分或全部原因,这些因素可能不是孤立地导致组织灌注受损,合并时可导致休克。例如,轻微脾裂伤、张力性气胸和开放性股骨骨折的闭合性创伤患者可能出现低血容量(脾裂伤)、梗阻性(张力性气胸)和血管源性(股骨骨折导致炎性细胞因子释放)休克。

病理生理

人体对失血性休克和损伤的反应是保证器官血液灌注和机体内环境稳定。如果出现严重低血容量,则优先保证重要器官(心脏和大脑)的血供。这种保护性反应包含许多神经体液介质的复杂作用机制,几乎涉及全身各个器官系统。深入的讨论超出了本章的范围,但主要影响如下。

出血导致血管内容量减少,激活主动脉和颈动脉体的压力感受器及心房内的牵张感受器,触发交感肾上腺轴和下丘脑-垂体-肾上腺(HPA)轴。由交感神经系统和肾上腺激活引起的儿茶酚胺释放导致血压升高(外周血管收缩)、心率增快、心肌收缩力增强和分钟通气量增加。随着休克进展,出现代谢性酸中毒和低体温,会刺激颈动脉和主动脉的化学感受器,进一步增强交感肾上腺轴和 HPA 轴反应。儿茶酚胺除对心血管的影响外,还会改变代谢途径,导致葡萄糖利用增加。

其他重要的介质包括血管加压素(抗利尿激素)、肾素-血管紧张素-醛固酮系统和其他许多激素。随着血浆渗透压增加和循环血浆容量减少,垂体后叶释放血管加压素,增加外周血管收缩,增强肾脏对水的重吸收,且具有促进葡萄糖利用的代谢作用。

肾动脉血流减少(由失血引起)和 β-肾上腺素受体刺激增加,激活了肾脏入球小动脉的球旁细胞释放肾素,使血管紧张素原在肝脏转化为血管紧张素 I,并使其在肺脏最终转化为血管紧张素 II。血管紧张素 II 导致肾上腺释放醛固酮,其净效应是增强远端肾小管钠和氯(以及水)的重吸收。血管紧张素 II 自身对外周和内脏血管具有强烈的缩血管作用。参与应激/休克反应的其他激素,包括促肾上腺皮质激素、甲状腺激素、生长激素、胰岛素、胰高血糖素。每一种激素都对提高底物利用的代谢途径有不同的影响。

除上述神经激素反应外,损伤和休克后还会释放一些免疫和炎症介质,包括补体、细胞因子(肿瘤坏死因子、白介素和干扰素)、氧自由基、花生四烯酸(前列腺素、血栓素和白三烯)、一氧化氮等,发挥局部和全身效应,这些物质会诱发炎症状态,其程度和严重性可能差别很大。过度的炎性反应会导致顽固性休克、急性呼吸窘迫综合征和多器官功能障碍综合征。应关注神经、激素和免疫反应通过交叉级联反应产生的密切联系。

在细胞水平上,休克和低灌注导致氧输送减少,产生氧债,这与休克的严重程度和持续时间相关;氧债的多少、氧债累积速度及纠正氧债的时间,决定了患者的预后。缺氧时细胞转化为无氧呼吸,其结果是能量(ATP)生成减少,乳酸水平上升,细胞内酸中毒加重。随着 pH 的降低,氧-血红蛋白解离曲线右移,氧的结合力降低,游离氧增加,导致组织对氧摄取的增加。能量利用减少和细胞内酸中毒加剧会导致细胞代谢、酶功能、离子转运和基因表达的改变,最终引起细胞死亡。若不加以控制,细胞内酸中毒最终进展为全身酸中毒。

氧债在临床上很难判断。心率、血压、心排血量(CO)、尿量和中心静脉压(CVP)均不能很好地反映组织灌注的充分性。血乳酸和碱缺失是反映氧债(休克)程度的最有效指标,也是监测复苏的反应性的有效指标。动物模型和人类研究表明,血乳酸水平和碱缺失升高与死亡率增加有关,24 h 内乳酸未能有效清除的患者死亡率高达 85%。

当代偿机制失效时,就会发生失代偿性休克,导致低血压和伴随的终末器官功能障碍。如果失代偿性休克不能迅速逆转,心肌供氧量极低,最终导致心搏骤停。除此之外,持续不充分的复苏可能导致肾衰竭、肝衰竭和呼吸衰竭。严重的出血和复苏,除导致失血、凝血病和代谢性酸中毒之外,还会导致低体温。为尽力控制出血,即在手术室里打开体腔,可能会进一步增加体温过低的风险。凝血病、酸中毒和低体温是经典的"致死三联征",也是"血性恶性循环"的主要组成部分,必须尽早识别、尽快逆转。下文将进一步讨论需要采取的"损伤控制"方法。

诊断和严重程度的评估

休克的表现因严重程度而异,可能会出现心动过速、尿量减少、脉压减小、精神状态改变,以及四肢湿冷。低血压是休克的较晚期表现,无低血压并非不存在休克。低血压患者应始终被视为休克。鉴别失血性和其他类型的休克很重要,因为治疗方法因休克类型而异。对任何有急性生理变化的创伤患者,失血始终是鉴别诊断的一部分。休克的严重程度不仅取决于失血的程度,还取决于休克状态的持续时间。轻度休克持续时间的延长可能和严重失血一样有害。及时识别和治疗是取得良好预后的关键,因为休克状态越严重,治疗难度就越大。休克的失血程度可以量化,如表 4.6.2 所示。

表 4.6.2 失血性休克的分级

临床特征	休克分级			
	Ⅰ级	Ⅱ级	Ⅲ级	Ⅳ级
失血量/mL	750	750～1 500	1 500～2 000	＞2 000
失血量/循环血容量(%)	15%	15%～30%	30%～40%	＞40%
脉率/(次/min)	＜100	100～120	120～140	＞140
血压	正常	正常	降低	降低
脉压	正常或增大	减小	减小	减小
呼吸频率/(次/min)	14～20	20～30	30～40	＞35
尿量	正常	轻度减少	少尿	无尿
皮肤外观	温暖	冰凉	冰凉、苍白	冰冷、花斑纹、发绀
口渴	无	无	中度	严重
精神状态	轻微焦虑	轻度焦虑	焦虑、思维混乱	昏睡、反应迟钝

低血压和心动过速与休克程度密切相关,但可能会被既往基础疾病、年龄、疼痛或药物所干扰。例如,先前应用β受体阻断剂和钙通道阻断剂,可以弱化反射性心动过速。即使严重失血,儿童和年轻人可能会表现近似正常的生命体征(有时被称为"代偿性休克"),然后在几乎没有任何预兆的情况下出现生命体征不稳定。持续使用抗凝剂(华法林、阿司匹林或氯吡格雷),即使在正常轻微的损伤情况下,也会使正常活化的凝血级联失活,从而加剧出血。此外,心血管疾病患者的代偿机制减弱,可能难以复苏和处理。

实验室检测是诊断失血性休克的辅助手段,但并不能取代体检。获得这些实验室结果的前提是不应延误治疗。如前所述,失血性休克的生化指标包括乳酸和碱缺失。血红蛋白和红细胞比容是出血早期的不可靠指标,由于血液浓缩和血液重新分布时间不足,但随着复苏的推进,其变化趋势有助于休克诊断。测定凝血因子的基础水平同样重要,包括凝血酶时间、国际标准化比值(INR)、部分凝血活酶时间、纤维蛋白原水平和血小板计数。这些指标检测不仅有助于识别药物引起的凝血病,而且还能识别急性创伤性凝血病。最近,血栓弹力图(TEG)已经被用于识别凝血病并指导其校正。这种快速即时的检测所具有的优势是反映整个凝血过程变化,包括纤维蛋白溶解。分析以下 4 个数值:反应时间或"R"值是从检测开始到第一个纤维蛋白凝块形成的时间;"K"值是从血凝块开始形成到血栓弹力图振幅达20 mm所用的时间;α 角代表纤维蛋白堆积和交联的动力学或加速度;最大幅值或"MA"值反映血凝块的强度;"MA 60"反映 60 min 后血凝块的强度。TEG 越来越多地用于指导目标导向的止血复苏。

治疗

失血性休克经常在确诊之前即已开始治疗。与所有急性疾病一样,患者的评估和处理应该从ABCs 开始。在失血性休克的情况下,一旦气道和呼吸得以解决,临床医生的目标很简单:①控制活动性出血;②恢复血容量;③纠正低体温、酸中毒和凝血病。

在创伤(闭合性或开放性)的情况下,应按标准化流程查找创伤的来源(高级创伤生命支持方案),包括 5 个主要部位的评估:①胸部;②腹部;③腹膜后/骨盆;④长骨(股骨)或严重软组织创伤;⑤体表伤。控制出血的方法取决于具体的出血部位,但基本是手术或血管造影/血管介入,或两者的结合。

从 ICU 医师的角度来看,治疗重点应该是患者的休克复苏,以及在控制初步出血后的活动性出血和并发症的处理。最具挑战性的是涉及损伤控制方法的病例,尽管这些病例只占受伤人群的一小部分(3%～5%)。

损伤控制手术(damage control surgery,DCS)和休克复苏描述了危重症患者进行初始手术和/或血管造影/内镜干预的过程,旨在控制出血和污染(第Ⅰ阶段),其次是 ICU 复苏(第Ⅱ阶段),一旦患者的生理状况得以纠正,最终对损伤进行彻底修复(第Ⅲ阶段)。这种方法的主要原则包括彻底止血之前的允许性低血压,优先使用血液和血制品,而不是等渗性液体,并预防/纠正"致死三联征"(凝血病、低体温和酸中毒)。理想情况下,这个救治流程是从急诊科开始的,然后通过手术室进入 ICU。

允许性低血压的目标是保证足够的血压来维持器官灌注,同时在手术控制之前不中断止血。目前缺乏允许性低血压的确切研究和理想数值,因而大多数文献作者认为 80 mmHg 的收缩压是可以接受的。一旦出血得以控制,患者已经到达 ICU,允许性低血压策略就不再适用。

理论上,对于失血患者来说,最好的复苏液体是血液,特别是新鲜全血,其红细胞比容为 38%～50%,含有 $150 \times 10^9 \sim 400 \times 10^9$ 血小板、1 500 mg 纤维蛋白原和 100% 凝血因子活性。新鲜全血被广泛用于特殊情况(即军事)。由于血液的储存原因,新鲜全血在民用时很难获得。浓缩红细胞(PRBC)仍是输血治疗的主要方式。与新鲜全血不同,每个单位的红细胞(RBC)保质期约为 40 d,缺乏血小板和凝血因子,而且需要冷藏。理想状态是使用特定配型的血制品,但交叉配血需要时间。对于病情极危重的患者,可使用不需交叉配血的血制品。

任何凝血病都需根据病情应用新鲜冰冻血浆(FFP)、血小板(PLT)或冷沉淀治疗。新鲜冰冻血浆,一旦解冻,可立即使用,但解冻的过程大约需要 30 min,因此越来越多的急救中心应用有限数量的解冻血浆。每袋血浆为 200 mL,可维持 100% 的凝血因子活性约 24 h(虽然许多中心的血浆解冻后,最长使用期限达 5 d)。临床使用的血小板有浓缩血小板、随机捐献血小板(4～6 个单位)或单采血小板。每输注 1 个单位的血小板将提高约 2 万的计数,其保质期约为 5 d。

对于需要大量输血的患者(>10 U PRBC/24 h),RBC、FFP 和 PLT 按 1∶1∶1 比例输注可使患者获益,包括生存率提高、器官衰竭数量减少、晶体和成分血用量减少、费用降低。血制品输注的最佳比例仍存在争议,越来越多的医疗中心各自制定了大量输血的方案,识别大量输血风险的患者仍是一项挑战。

严重失血性休克患者使用大量晶体液容易导致组织水肿。在失血性休克的复苏过程中,没有证据表明需使用高渗性液体或人工胶体。因此,这类患者液体复苏主要是输注血制品。

出血患者除容量复苏外,还可用其他辅助止血药物。重组人凝血因子Ⅶ是一种促凝剂,通过因子Ⅹ发挥作用,激活共同的凝血途径,最终形成纤维蛋白血栓。这种药物在创伤患者中使用是安全的,而且已被证明可以减少输血需求,特别是对于闭合性创伤患者。目前对重组人凝血因子Ⅶ使用趋于理性,因为难以证明该因子可使患者生存获益,且费用过高。氨甲环酸是一种抗纤维蛋白溶解剂,近期证明氨甲环酸可以降低创伤患者的总体死亡率和出血死亡风险。受伤后的前 3 h 内给药 1 g 获益最大。接下来的 8 h 内,应再次给予 1 g 剂量。冷沉淀富含纤维蛋白原、血管性血友病因子、Ⅷ因子、Ⅻ因子,以及纤维蛋白。目前,大量输血的方案中应用冷沉淀是否获益尚无共识,但如果纤维蛋白原水平低于 100 mg/dL 且出血患者,大多数临床医生支持使用冷沉淀。

一旦患者转入 ICU,ICU 医师从外科和麻醉科团队获取详细信息是很重要的。必须了解患者的受伤总体情况,术中具体做了什么(如临时封堵止血的类型和引流管位置),以及接下来数小时的计划应该是什么。了解术中过程、并发症、输血量和化验值的变化趋势至关重要。复苏的目标是使患者恢复体温,纠正酸中毒和凝血病,并监测活动性出血和并发症。这是一项需要外科团队、ICU 医师、输血科和检验科之间进行紧密配合和频繁沟通的工作。

患者应有足够的血管通路(至少有两个大口径的外周静脉)。还需要采用简便易行的方法放置中心静脉导管,如利用导丝引入。复苏初期紧急置入的中心静脉导管,通常是在不理想的情况下进行的,继发感染的风险很高,谨慎的做法是及时更换。由于复苏后期会出现组织水肿,应尽早更换新的导管,否则,后续完成可能更加困难。

有创血流动力学监测在复苏初始阶段(第Ⅰ阶段)不能使患者获益,不应影响活动性出血的积极控制。一旦出血控制,持续有创动脉血压监测至关重要,同时还需连续的动脉血气分析,监测乳酸酸中毒趋势和碱缺失的纠正。先进的中心监测设备,如肺动脉漂浮导管,对大多数患者复苏帮助不大,但对于心功能不全和心力衰竭合并其他休克类型患者(如心源性合并失血性休克),或对预期复苏反应差的患者可能适用。长时间失血性休克的患者会出现一定程度的血管麻痹,充分的液体复苏仍需使用升压药。

必须持续关注和严密监测液体复苏是否充分,包括生命体征、尿量的评估,以及对动脉血气、乳酸水平、血红蛋白、凝血系统和血小板的连续监测。需特别关注外科引流管、外部伤口和开放式腹部敷料情况,因为这些都可能是液体丢失的重要来源。在复苏第一天,患者需要超过 20 L 的液体来维持足够的血管内容量并不罕见。此外,应动态监测电解质,特别是钙,因为大量输血可能会消耗钙,影响凝血功能。需在充足的液体复苏后,开始谨慎地使用血管升压药。一般来说,INR 应恢复到<1.5,血小板计数应保持在 $100 \times 10^9/L$ 以上,直至出血停止。如前所述,使用 TEG 可以作为指导复苏和逆转凝血病的重要辅助手段。输注 PRBC 的标准指征(血红蛋白<7.5 mg/dL)可能不适用复苏早期,因为在急性失血的情况下,血红蛋白水平与输血需求量的相关性差。活动性出血患者,无论血红蛋白水平如何,都应输血。外科医生、ICU 医生和输血科在启动"大量输血方案"时,必须定期沟通患者的复苏情况,及时恰当地实施与终止该方案。

由于许多大出血患者在复苏过程中出现了"代偿性"休克,因此确定液体复苏的充分性变得更加复杂。这些患者通过血管收缩对持续的低血容量进行代偿,使血压、心率和尿量恢复正常。监测这种状态至关重要,因为持续的、不充分的复苏会使结局恶化。通过测定碱缺失或乳酸水平来寻找无氧代谢的证据已经成为标准。较高的碱缺失或乳酸水平,或受伤后 24 h 内这些数值未能恢复正常,则会增加死亡率。混合静脉血氧饱和度也需常规监测。使用传统的肺动脉漂浮导管进行有创血流动力学监测,无论是否连续测量 CO 或右心室舒张末期容积,并不优于无创监测技术。复苏的最佳终点仍不清楚。研究人员一直在探索一些潜在的终点,包括组织氧合(通过近红外光谱仪测量)、每搏量变异度(通过脉冲轮廓 CO 测定)、心率变异度和通过超声测量的下腔静脉塌陷程度。

除恢复血管内容量和纠正凝血功能外,ICU 医生必须尽力保持或恢复患者的正常体温,纠正潜在的酸中毒。在手术室里,通过尽快"关闭"体腔和终止手术开始复温。研究表明,开腹手术期间的平均热量丢失为每小时 4.6℃,死亡率与持续低体温显著相关。应提高室内的环境温度,尽可能地给液体和呼吸机气体加温,并给患者盖上毛毯或保暖毯。更严重病例可以使用体外循环和体腔灌洗复温。理想情况下,患者应在到达 ICU 后 4 h 内复温至 37℃。一旦红细胞总量恢复和出血控制,酸中毒可自行纠正。然而,在严重失血性休克的情况下或心搏骤停后,酸中毒可能更严重。代谢性酸中毒引起的pH<7.2不仅与 CO 和心肌收缩力下降、血管扩张、低血压、心律失常和肝肾灌注减少有关,而且加剧凝血功能的恶化。除非严重酸中毒(pH<7.2),否则不用碳酸氢盐或其他碱类液体(羟甲基甲胺)来治疗代谢性酸中毒。即使如此,对患者的预后影响仍不明确。

完成损伤控制的第Ⅱ阶段,即重建"正常"生理状态,通常需要 24~48 h。患者的生命体征趋于平稳,凝血功能恢复,乳酸酸中毒纠正。这个时间点可以更安全地进行彻底的外科手术(第Ⅲ阶段)。乳酸酸中毒不能纠正甚至进一步加重的最可能原因是活动性出血,因为绝不要认为从手术室或血管造影室返回的失血性休克患者出血已停止。在这个阶段,所有团队成员之间的沟通顺畅非常关键。其他可能导致持续乳酸中毒的原因包括未发现的内脏损伤或进展为腹腔间隔室综合征(ACS)。ACS 的发病通常隐匿,可能难以发现。增加氧浓度或呼气末正压、允许性高碳酸血症和增加吸气峰压均不能纠正的低氧血症,需考虑是隐匿的胸部外伤或大量液体复苏所致。腹胀可能难以发现,尤其是肥胖患者。如果考虑 ACS,必须高度警惕,应监测腹内(膀胱)压力。膀胱压力>25 mmHg 应及时开腹手术。

总之,失血性休克是创伤患者最常见的休克类型。诊断主要依据临床,实验室检查主要用于明确休克严重程度和监测复苏是否充分。成功的复苏始于及时识别和启动控制出血措施,恢复有效的循环血量,纠正凝血病、酸中毒和低体温。所有团队成员之间保持通畅的沟通,是患者取得良好预后的关键。

(方明 译)

参 考 文 献

［1］ ALARCON LH,PUYANA JC,PEITZMAN AB.Management of shock.In:Mattox KL,Moore EE,Feliciano D,eds.Trauma［M］.7th ed.New York:McGraw-Hill,2013.

［2］ DUCHESNE JC,MCSWAIN NE,COTTON BA,et al.Damage control resuscitation:The new face of damage control［J］.J Trauma, 2010,69(4):976-990.

［3］ HAUSER CJ,BOFFARD K,DUTTON R,et al.Results of the CONTROL trial:efficacy and safety of recombinant Factor VII in the management of refractory traumatic hemorrhage［J］.J Trauma,2010,69(3):489-500.

［4］ NUNEZ TC,COTTON BA.Transfusion therapy in hemorrhagic shock［J］.Curr Opin Crit Care,2009,15(6):536-541.

［5］ SAGRAVES SG,TOSCHLOG EA,ROTONDO MF.Damage control surgery—the intensivist's role［J］.J Intensive Care Med,2006, 21(1):5-16.

［6］ SHAKUR H,ROBERTS I,BAUTISTA R,et al.Effects of tranexamic acid on death,vascular occlusive events,and blood transfusion in trauma patients with significant haemorrhage(CRASH-2):a randomized,placebo-controlled trial［J］.Lancet,2010,364(9442): 1321-1328.

［7］ SPINELLA PC,HOLCOMB JB.Resuscitation and transfusion principles for traumatic hemorrhagic shock［J］.Blood Review,2009,23 (6):231-240.

第7章 大量输血和凝血病

Matthew D.Neal,Lauren M.McDaniel and Raquel M.Forsythe

内科和外科重症监护病房(ICU)患者通常需要输血治疗。仅在美国,医院每日就需要近4万U血液。据美国血库协会统计,每年血制品的需求量超过3 000万U。处理难以控制的出血通常需要大量的血液和血制品。大量输血(MT)的定义有很多,但最常用的定义为24 h内输注≥10 U的浓缩红细胞(PRBC)。ICU需要大量输血的情况最常见于创伤,3%~5%的创伤患者需要接受MT。术后出血、产后并发症、复杂的血管手术和移植手术及急性消化道出血也是MT的常见原因。尽管这些患者之间存在巨大差异,但目前针对失血性休克的初始复苏方法基本相似,主要来自大量已发表的创伤性研究文献。

本章将讨论失血性休克患者接受MT治疗的方法,重点介绍止血复苏的循证方法,以及ICU医生需要密切监测的重要结局和并发症。

定义

由于大量输注PRBC的患者会出现稀释性并发症,因此识别哪些患者需要MT受到关注。MT本质上是一种回顾性定义,即患者只有在最初24 h内接受的输血量相当于全部血容量后,才能定义为"MT"。然而,优化失血性休克患者的复苏方案的前瞻性设计存在局限性。为确定最佳的MT治疗方法,尽早识别最有可能出现严重持续性出血的患者至关重要。这在农村地区或无法立即从血库取血或无法储存大量血制品的机构显得尤为重要。

目前已采取多种措施预测患者接受MT的需求,包括McLaughlin等人基于战斗伤亡的模型。该模型将心动过速(心率>105次/min)、低血压(收缩压<110 mmHg)、酸中毒(pH<7.25)和贫血(红细胞比容<32%)作为变量组合,经回顾性分析有66%的患者能准确预测MT。使用更复杂的创伤相关严重出血(trauma associated severe hemorrhage,TASH)评分[包括血红蛋白、碱剩余、低血压和心动过速的程度、性别、针对创伤超声重点评估(FAST)检查及损伤类型]也获得了类似的结果。迄今为止,最直接的预测非军事创伤是否需要MT的方法由Nunez等人在Vanderbilt大学医学中心开发(2009),该方法的优点主要是依据临床表现而不是实验室检查结果。"血液消耗量评估"(assessment of blood consumption,ABC)评分最近在一项多中心研究中得到验证,其计算方法是通过为4个参数赋值(0或1):损伤机制、FSAT法进行积极的液体评估、收缩压<90 mmHg和脉搏>120次/min。预测需要MT的"阳性"评分阈值为2,其灵敏度为75%,特异性为86%。以上列出的预测方法都是从民事或军事创伤实践中开发出来的,而在非创伤环境下预测MT需求的信息则很少。

止血复苏和大量输血的结局

许多失血性休克患者一经发现即已发生凝血病,该病是一种独特但鲜为人知的疾病,由创伤和/或院前因素如低温、酸中毒或应用抗凝剂等导致。既往的复苏策略包括输注大量晶体和不含血浆的PRBC,通过稀释效应导致潜在的凝血病恶化。基于这一点,现代的MT方案的设计是通过使用各种促凝血因子来干预大出血后出现的酸中毒、低体温、凝血病导致的"血性恶性循环"(图4.7.1)。尽管输注温热的全血已被证实可降低军事环境中的死亡率,但是血源的获取和对大量及长期储存的需求使其在民用环境中不实用。因此,近年大量研究的焦点集中在 MT 中血液与血制品输注的最佳配比。然而,该领域研究的共同点是缺乏随机对照试验,这在很大程度上归于患者的异质性和设计此类研究的难度大。作为 MT 方案的一部分,研究的主要血制品是新鲜冰冻血浆(FFP)、血小板、冷沉淀物(纤维蛋白原)和凝血因子Ⅶ。下文将对这些成分的证据进行综述。

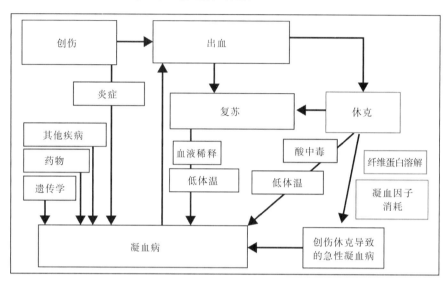

图 4.7.1 涉及酸中毒、低体温和凝血病导致的"血液恶性循环"
注:ACoTs,创伤休克导致的急性凝血病。
Adapted from Sihler and Napolitano (2010).

新鲜冰冻血浆

FFP 含有大量的凝血因子,弥补了输注 PRBC 的不足。自 2000—2010 年以来,其使用量增加了 10 倍,每年使用近 300 万 U。FFP 有效地补充了凝血因子Ⅱ、凝血因子Ⅴ、凝血因子Ⅶ、凝血因子Ⅸ、凝血因子Ⅹ和凝血因子Ⅺ等。Phan 等人通过对 11 项创伤研究的文献综述,评估了 FFP 与 PRBC 输注比对患者死亡率的影响。迄今为止,对德国创伤学会登记在册的 18 000 名患者的回顾性分析是评估 FFP 在 MT 中作用的最大规模的多中心研究。作者分析了 713 名接受 MT 的患者,发现接受更多 FFP 患者的早期(>6 h)、24 h 和晚期(30 d)死亡率呈剂量依赖性下降。Holcomb 等人在 2008 年发表的另一项大型多中心研究中支持这一观点,即较高比例的 FFP 与患者的生存获益相关。作者通过监测所有中心不同的 FFP 与 PRBC 输注比例的 30 d 死亡率,发现只要 FFP 与 PRBC 输注比例>1∶2,都能改善存活率。将上述研究结果建模后,作者建议 FFP 与 PRBC 输注比例为1∶1。多个不同小组在创伤中心进行的研究也获得了类似的结果。Gonzalez 及其合作者记录了 FFP 与 PRBC 输注比例为 1∶1 可使患者的生存获益,入住 ICU 前干预和更早地给予 FFP 可观察到最显著的益处。该项研究还显示,入住 ICU 时凝血病的严重程度与生存结局相关。2008 年 Sperry 等人支持早期输注高比例 FFP 的益处,他们的一项大型回顾性研究发现,严重闭合性创伤伴失血性休克的患者接受 FFP 与 PRBC 输注比例为 1∶1.5 的死亡风险明显增加。大多数研究的一个共同局限性是无法排除偏倚。此外,所有将死亡率作为结局的分析都存在"幸存者偏倚"风险,这意味着存活时间较长的患者有更多机会接受血浆输注,从而提高了FFP 与 PRBC 的输注比例。认识到这些重要的局限性,大量研究得出类似的结果,即 FFP 与 PRBC 输注比例为 1∶1 可提高生存率,并使其成为一个令人信服的复苏策略。

虽然有这些强有力的观察性结果,但并不是所有的作者都认为在 MT 中输注高比例的 FFP 能使患者获益。Scalea 和 Snyder 的研究表明,血浆输注比例不能提高生存率。虽然 Teixiera 等人的研究确实显示输注血浆可提高生存率,但在比例达到 1∶3 之后,就没有任何益处。部分由于这些相互矛盾的分析,主要由于缺乏这方面的随机前瞻性数据,2010 年美国血库协会发布的《血浆输注循证实践指南》不建议 FFP 与 PRBC 输注比例超过 1∶3。

血小板

9 项针对血小板在 MT 中作用的研究已经发表,最早的研究是在 2008 年,展示了这种复苏策略的新颖性。有 8 项研究评估血小板与 PRBC 的比例及其对死亡率的影响。其中 2010 年的一项最大规模的研究是 Inaba 等人对 32 000 多例创伤患者进行回顾性分析,发现 657 例患者需要接受 MT,并根据血小板与红细胞比例评估了死亡率,评估的最高比例是 ≥1∶6。研究者发现,血小板与 PRBC 输注的高比例(1∶12~1∶6)与 24 h 存活率独立相关。由于每单位机采血小板约从 6 份供体中采集获得,因而血小板与 PRBC 的输注比例约为 1∶1。2011 年另一项大型多中心回顾性研究中,Holcomb 等人分析了 643 例接受 MT 的创伤患者,发现血小板与 PRBC 的高比例输注不仅提高了 24 h 和 30 d 的存活率,还降低了内脏出血的发生率。另外,研究者也注意到血小板与 PRBC 的高比例输注与多器官衰竭的发生率增加相关。其他的研究在改善存活率方面也有类似的发现,Zink 等人的研究显示 1∶1 组的绝对死亡风险降低了 16%。3 项针对 FFP 与 PRBC 输注比例的研究也收集了对血小板与 PRBC 输注比例的数据。2011 年 Holcomb 等人发现,血小板与 PRBC 输注比例≥1∶2 时可改善 30 d 存活率,而 Gunter 等人的研究表明,该比例>1∶5(单个供体)可改善 30 d 存活率。Rowell 等人发现,虽然血小板与 PRBC 的高输注比例与闭合性创伤患者的存活率提高有关,但开放性创伤患者的死亡率没有差异。2011 年 Perkins 等人的研究将输注新鲜全血与机采血小板在战争环境下进行了比较,发现死亡率没有显著差异。

评估血小板输注比例的研究与前文中输注 FFP 存在相同的局限性,包括回顾性研究。然而,创伤和输血文献中的 MT 仍使用接近 1∶1 高比例的血小板与 PRBC 输注策略。

美国国防部,美国心脏、肺脏、血液研究所和加拿大国防研究与发展中心资助的项目"实用的、随机的最优血小板和血浆比例"(NCT 01545232),前瞻性研究了不同比例 PRBC、FFP 和血小板的输注效果。

冷沉淀

冷沉淀常用于替代 FFP 中不含的凝血因子(Ⅷ因子、ⅩⅢ因子、血管性血友病因子、纤维连接蛋白和纤维蛋白原),通常用于纤维蛋白原耗尽时的辅助止血手段。10 U 冷冻沉淀含有纤维蛋白原2.5 g。多位研究者建议将早期输注冷沉淀/纤维蛋白原作为 MT 方案的一部分。

Fenger-Eriksen 等人研究了在民用环境中 MT 时使用纤维蛋白原的情况。通过回顾性研究发现,平均输注 2 g 纤维蛋白原可使总失血量降低,PRBC、FFP 和血小板的使用总量减少。2008 年 Stinger 等人的一项回顾性军事研究显示,纤维蛋白原与 RBC 输注比例似乎影响患者的生存率。与低(<0.2 g 纤维蛋白原/RBC U)纤维蛋白原和 RBC 输注比例对比,高(≥0.2 g 纤维蛋白原/RBC U)可显著改善总体生存率(76% vs. 48%)。

Shaz 等人的研究表明,与使用较少的冷沉淀相比,两个或更少单位 RBC 联合使用 1 U 冷沉淀可显著提高 30 d 的存活率(66% vs. 41%)。在这项研究中,接受冷沉淀作为 MT 方案一部分的总体死亡率降低了 41%。

因此,虽然冷沉淀和 PRBC 的最佳比例仍然不清楚,并且使用纤维蛋白原浓缩物(在欧洲可买到)而不是单纯冷沉淀的研究也很复杂,但目前的观点倾向于冷沉淀与 PRBC 的比例为 1∶2 或 1∶1,可能有助于降低血制品用量及降低死亡风险。

重组活化凝血因子Ⅶ

重组活化凝血因子Ⅶ(rFⅦa)不仅能控制创伤后大出血,也是许多手术和非手术原因所致大出血的另一种辅助用药。虽然目前 rFⅦa 只被批准用于控制或预防含有Ⅷ因子抑制物或先天性 FⅦ缺乏的血友病患者的出血,但 rFⅦa 也已被"标签"用于其他原因的大出血。rFⅦa 的生理作用是增加组织因子的结合、活化血小板的结合和激活凝血因子Ⅹ,这些成分都有助于形成血小板聚集和止血。

虽然 rFⅦa 因价格昂贵及有引起潜在血栓栓塞事件的可能而一直存在争议,但许多研究已经探讨了 rFⅦa 在各种损伤后控制出血的作用。其中大多数研究是观察性、非对照性的。Boffard 等人进行了两项随机、安慰剂对照的双盲试验(2005 年),以评估在创伤中使用 rFⅦa 的安全性和有效性,一项用于开放性创伤,另一项用于闭合性创伤。患者被随机分配接受三种剂量 rFⅦa 或安慰剂中的一种,并在输注 PRBC 8 U 后进行标准复苏。在开放性创伤患者中,输注 PRBC 的总量、死亡率、是否需要 MT(本研究的定义为 PRBC>20 U)和并发症(包括血栓栓塞事件)的发生率均没有差异。然而,在闭合性创伤患者中,与接受安慰剂的患者相比,PRBC 的输注量(减少了 2.6 U)及对 MT 的需求(减少了 19%)显著减少。重要的是,并发症的发生率并没有明显增加。最近,一项针对 560 名创伤患者的多中心随机安慰剂对照研究的结果表明,使用 rFⅦa 的患者与接受安慰剂的患者在总体死亡率、器官衰竭或不良事件方面没有差异。此外,研究还发现,rFⅦa 给药后其他成分血制品的输注量减少。尽管 rFⅦa 被认为是安全的,有可能降低总体输血量的需求,但 rFⅦa 在 MT 中的作用仍不清楚,因为 rFⅦa 似乎并没有降低创伤患者的总体死亡率。

尽管 2011 年 Perkins 等人的研究表明,早期给予 rFⅦa,即在输注 8 U 的 PRBC 之前给予 rFⅦa,PRBC 的总体使用量减少最为显著,但 rFⅦa 给药的理想时机仍然不清楚。

虽然有更多的研究和建议将 rFⅦa 用于治疗其他类型的出血(产科等),但均没有上述研究可靠。由于 rFⅦa 的费用高昂和前瞻性研究数据有限,已显著降低了其在 MT 中的应用。

氨甲环酸

氨甲环酸是一种抗纤溶药物,可能对创伤出血患者有利。一项在严重出血中使用抗纤溶药物的临床随机试验(CRASH-2)发现,短疗程的氨甲环酸可安全地降低创伤出血患者的死亡风险。尽管大多数患者没有接受 MT,但氨甲环酸在这项试验中的成功及在其他择期手术和产后出血中的成功表明,该药可能起到 MT 方案的辅助作用。正在进行的研究(包括推荐的 CRASH-3 试验)评估了氨甲环酸在创伤性脑损伤患者中的作用。需要注意的是,氨甲环酸需在受伤后 3 h 内应用,因为延迟给药实际上可能会增加出血导致的死亡风险。

除 FFP、血小板、冷冻沉淀和 rFⅦa 外,标准的复苏液体,如晶体和胶体,通常用于扩充 MT 患者的容量状态。最近一项多中心前瞻性队列研究的二次分析结果表明,晶体复苏的比例超过 1.5∶1 使多器官衰竭的风险增加 70%,并使急性呼吸窘迫综合征和腹腔间隔室综合征的风险增加 2 倍。上述结果支持了一个共识,即由于大量晶体液的使用带来的不良后果,在此类患者中应尽可能减少晶体液输注。最近出现了"允许性低血压"复苏的观点,侧重于在院前尽量减少晶体液的使用和降低目标收缩压,直至达到止血效果。确定院前和创伤复苏的最佳指导方案的研究正在进行中。

方案设计和结局

最近,预先设定血制品比例的 MT 输血方法已经被广泛使用,尤其是在Ⅰ级创伤中心。在近期的一项调查中,MT 方案何时启动及血制品成分的选择仍存在很大差异。多达 50% 的中心仍然不建议在输注第一批 PRBC(5~8 U)时立即使用 FFP,但在推荐 FFP 时,主要的推荐比例为 1∶1。对血小板的输注也存在类似的情况。37%的被调查机构将 rFⅦa 作为 MT 方案的一部分,但使用的需求和管理情况各不相同。尽管有 20%的被调查机构将钙纳入治疗方案,但都没有特别提及对冷沉淀的使用。是否启动 MT 方案主要取决于创伤外科医生(80%),其次是麻醉医生(66%)、其他外科医生(32%)、血库医生(17%)和自动启动(24%)。

实施特定的 MT 方案可改善大出血患者的预后。Riskin 等人回顾了 MT 方案实施前后单中心大量输血的经验,建议 FFP 与 PRBC 的输注比例为 1:1.5。止血复苏策略被认为有可能降低这类患者的发病率和死亡率,但作者发现实际上是死亡率显著降低,总体的 FFP 与 PRBC 输注比例和总体的平均输注次数在方案实施前后相同。因此,研究者推测,改善血制品供应和沟通策略可能是影响 MT 方案实施后生存获益的因素。其他研究也获得类似的结果。

理想的 MT 方案尚未确定;然而,许多研究者和机构建议,在处理闭合性创伤(符合 MT 定义)且可能或预计有持续出血和/或输血时,建议尽早以 1:1:1 的比例输注 FFP、血小板和 PRBC,并根据需要使用冷沉淀物(相对于 PRBC 来说,接近 1:1 或 1:2)和 rFⅦa。在设计这种方案时,有一点是很明确的,那就是需要采取多学科的方法,包括急诊科、创伤和/或急诊外科医生、内科或外科 ICU 医生、麻醉医生和血库医生。图 4.7.2 是匹兹堡大学医学中心的 MT 方案和多学科应急团队的示例。

"血液消耗量评估"(ABC)评分≥2 的治疗指征(每一项 1 分):

- 损伤机制
- FAST 法进行积极的液体评估
- 收缩压 ≤ 90 mmHg
- 心率≥120 次/min 或任何接受>4 个单位浓缩红细胞的创伤患者

匹兹堡大学医学中心 MT 方案

- 10 U PRBC(未交叉匹配的 O 型 PRBC)在 5 min 内可以获得
- 最初预订的 4 U AB 型血浆在 5 min 内可以获得,随后可能需 6 U 以上
- 2 个治疗量的血小板——15 min 内可以获得

血库会准备接下来的 10 个单位的浓缩红细胞、10 个单位的新鲜冰冻血浆、1~5 个治疗量的血小板来提供维持后续的需要。

对于 SBP≤90 mmHg 或 HR≥110 次/min,或两者均有,且至少需要 1 U PRBC 的患者,应给予氨甲环酸(TXA)治疗。应在受伤后 3 h 内使用 TXA,首剂是 10 min 内弹丸式推注 1 g,随后是 8 h 内输注 1 g

方案目标:接受大量输血方案(MPT)的患者最初应以 1:1:1 的比例输注。术中和 MPT 期间应监测 TEG,以指导正在进行的复苏。

图 4.7.2　匹兹堡大学医学中心 MT 方案

并发症

虽然 MT 的方案实施有可能挽救生命,并且有文献证明发病率和死亡率的降低与方案实施有关,但 MT 带来了许多严重的,甚至危及生命的并发症,临床医生必须能够预见并尽可能避免。

与输血相关的具体风险(与 MT 无关)不在本章讨论范围内。尽管输注血液和血制品已被证明有

利于失血性休克后的复苏,但临床医生必须认识到,输注 PRBC 是导致多器官衰竭、全身炎症反应综合征、术后和医院感染及增加总体死亡率的独立危险因素,特别是在创伤患者中。此外,还有一种最常见的输血相关性疾病,即输血相关性肺损伤(TRALI),通常发生在输血后 6 h 内。TRALI 发生在大约 1 例/5 000 U PRBC、1 例/2000 U FFP 和 1 例/400 U 血小板输注后,已成为与输血有关的最常见并发症,也是创伤患者在 ICU 治疗过程中经常出现的情况。鉴于所有这些潜在的风险,无论是作为 MT 的一部分还是任何其他适应证,都必须对血液或血制品的使用审慎地做出决定,并对风险和收益进行分析。

MT 主要有三种与特定血制品相关的并发症。下文列出了关于预防的简要说明和建议。

低体温

与 MT 无关,低体温在失血性休克患者中很常见。这种情况继发于暴露、寒冷的手术室和 ICU,以及体温调节控制受损(如麻醉、镇静、酒精或药物中毒及创伤性脑损伤)。输注 PRBC 可能会加剧这一问题,因为 PRBC 储存温度大约是 4℃。低温对凝血有严重的影响,人体核心温度每下降 1℃,凝血因子活性就会下降 10%。然而,由于实验室凝血检测通常在 37℃进行,低温的影响可能并没有表现在实验室检验结果的异常中。低体温会导致肝脏代谢全面下降,从而对药物清除和急性期反应产生负面影响。

此外,避免 MT 后体温过低的重要措施包括提高室温、用加温毯进行表面加热、使用加热和加湿的气体进行通风。更重要的是,在时间允许的情况下,使用血液和输液加温器进行复苏。

稀释性凝血病与血小板减少症

超过 25% 的严重创伤者,以及类似比例的内科失血性休克患者都会发生凝血病,有的是既往存在,有的是内源性因素导致。重要的是要认识到,即使是 1∶1∶1(PRBC∶FFP∶血小板)输注也会造成血液稀释。当 1U PRBC、1U FFP、1 个治疗量血小板组合时,平均红细胞比容约为 30%,而 1 个治疗量血小板的平均计数为 85 000/μL。由于稀释作用,1U FFP 仅含有相当于正常体积血浆的平均凝血因子活性的 60%。因此,临床医生必须密切监测持续出血或 MT 后的血细胞计数和凝血状况。Ⅶ因子及纤维蛋白原/冷沉淀仍然是大多数中心可用的药物,用于出血得到明确控制后的持续性凝血病。

在明确控制出血和纠正凝血病之后,专家指南和随机研究结果建议实施限制性输血策略,血红蛋白已被确定为输血的目标。这些建议主要源于危重症患者的输血要求及其贫血和输血试验。

电解质异常

PRBC 的储存过程可能会导致输血后各种电解质和酸碱状态的紊乱。PRBC 被储存在柠檬酸盐中,而储存的血液最初的 pH 为 7.0,且随血液储存时间延长而降低。血液储存时间越长,也会导致 CO_2 浓度及 RBC 膜离子泵激活后钾浓度的增加。鉴于这些发现,MT 后最常见的电解质和酸碱异常是低钙血症、高钾血症、低镁血症、代谢性酸中毒和代谢性碱中毒。上述情况及其生理学解释详见表 4.7.1。

MT 后应经常监测血清电解质,并根据需要纠正异常情况。严重代谢性酸中毒是组织灌注不良的标志,可能是乳酸水平升高所致。显然,明确控制出血是必要的,但在极少数情况下,可能需要输注碳酸氢钠液来纠正持续的酸中毒,特别是在急性肾衰竭代偿机制丧失的情况下。主要的原因是酸中毒会加重凝血病。

表 4.7.1　大量输血后电解质和代谢异常

MT 的异常	异常机制
低钙血症	储存的血液中含有柠檬酸盐，它能结合 Ca^{2+}，促进抗凝。每单位 PRBC 含有大约 3 g 柠檬酸盐。如果血液输注超过肝脏代谢柠檬酸盐的能力（健康成人肝脏为 3 g/5 min），可能会出现与柠檬酸盐中毒有关的低钙血症。肝脏代谢柠檬酸的能力可能会受到肝脏疾病或体温过低的影响
低镁血症	低镁血症由大量输注含有低浓度镁的液体，以及储存血液中柠檬酸盐能够结合镁导致
高钾血症	储存的 PRBC 中钾浓度随贮藏时间的延长而增加，变化范围为 $7\sim77$ mEq/L，红细胞膜中 Na^+ - K^+ 泵的失活是其增加的原因之一。高钾血症与快速输血、肾功能不全、肾衰竭和严重的组织损伤，特别是肌肉损伤也有关
代谢性酸中毒	乳酸酸中毒是休克引起的组织灌注减少所致。这种酸中毒可能会因输注较久的 PRBC 和耗尽的缓冲系统而加剧
代谢性碱中毒	柠檬酸在 PRBC 中的代谢为碳酸氢盐，导致代谢性碱中毒

未来方向

尽管在过去十年里，大出血后的复苏治疗有了很大的改善，但输血后并发症的发病率高，发病率和死亡率持续上升的风险值得进一步研究。尽管组织或实施起来很困难，但仍需要进行随机前瞻性研究，以评估血液和血制品输注的最佳比例。除基于人群的研究外，个体化治疗的总体趋势也可能影响 MT 的实践。一批新的文献和正在进行的研究正在通过快速血栓弹力图（TEG）对凝血功能的实时评估来评估凝血病的目标导向治疗。快速 TEG 已经成为创伤、心脏手术、移植和其他危重症患者的个体化凝血治疗方法。在 MT 中使用 TEG 的指南即将出台。

（刘小四　方明　译）

参 考 文 献

[1] BOFFARD KD,RIOU B,WARREN B,et al.Recombinant factor Ⅶa as adjunctive therapy for bleeding control in severely injured trauma patients：two parallel randomized，placebo-controlled，double-blind clinical trials[J].J Trauma,2005,59(1):8-15.

[2] FENGER-ERIKSEN C，LINDBERG-LARSEN M，et al.Fibrinogen concentrate substitution therapy in patients with massive haemorrhage and low plasma fibrinogen concentrations[J].Br J Anaesth,2008,101(6):769-773.

[3] GONZALEZ EA,MOORE FA,HOLCOMB JB,et al.Fresh frozen plasma should be given earlier to patients requiring massive transfusion[J].J Trauma,2007,62(1):112-119.

[4] HAUSER CJ,BOFFARD K,DUTTON R,et al.Results of the CONTROL trial:efficacy and safety of recombinant activated Factor Ⅶ in the management of refractory traumatic hemorrhage[J].J Trauma,2010,69(3):489-500.

[5] HOLCOMB JB,WADE CE,MICHALEK JE,et al.Increased plasma and platelet to red blood cell ratios improves outcome in 466 massively transfused civilian trauma patients[J].Ann Surg,2008,248(3):447-458.

[6] HOLCOMB JB,ZARZABAL LA,MICHALEK JE,et al.Increased platelet:RBC ratios are associated with improved survival after massive transfusion[J].J Trauma,2011,71(2 Suppl 3):S318-S328.

[7] MAEGELE M,LEFERING R,PAFFRATH T,et al.Red-blood-cell to plasma ratios transfused during massive transfusion are associated with mortality in severe multiple injury:a retrospective analysis from the Trauma Registry of the Deutsche Gesellschaft fur Unfallchirurgie[J].Vox Sang,2008,95(2):112-119.

[8] MCLAUGHLIN DF,NILES SE,SALINAS J,et al.A predictive model for massive transfusion in combat casualty patients[J].J Trauma,2008,64(2 Suppl):S57-S63.

[9] NEAL MD,HOFFMAN MK,CUSCHIERI J,et al.Crystalloid to packed red blood cell transfusion ratio in the massively transfused patient:when a little goes a long way[J].J Trauma Acute Care Surg,2012,72(4):892-898.

[10] NUNEZ TC,VOSKRESENSKY IV,DOSSETT LA,et al.Early prediction of massive transfusion in trauma:simple as ABC (assessment of blood consumption)？[J].J Trauma,2009,66(2):346-352.

[11] PERKINS JG,CAP AP,SPINELLA PC,et al.Comparison of platelet transfusion as fresh whole blood versus apheresis platelets for massively transfused combat trauma patients[J].Transfusion,2011,51:242-252.

［12］ PHAN HH,WISNER DH.Should we increase the ratio of plasma/platelets to red blood cells in massive transfusion:what is the evidence?［J］.Vox Sang,2010,98(3 Pt 2):395-402.

［13］ RISKIN DJ,TSAI TC,RISKIN L,et al.Massive transfusion protocols:the role of aggressive resuscitation versus product ratio in mortality reduction［J］.J Am Coll Surg,2009,209(2):198-205.

［14］ ROBACK JD,CALDWELL S,CARSON J,et al.Evidence-based practice guidelines for plasma transfusion［J］.Transfusion,2010,50(6):1227-1239.

［15］ ROBERTS I,SHAKUR H,AFOLABI A,et al.The importance of early treatment with tranexamic acid in bleeding trauma patients:an exploratory analysis of the CRASH-2 randomised controlled trial［J］.Lancet,2011,377(9771):1096-101,101 el-2.

［16］ ROWELL SE,BARBOSA RR,DIGGS BS,et al.Effect of high product ratio massive transfusion on mortality in blunt and penetrating trauma patients［J］.J Trauma,2011,71(2 Suppl 3):S353-S357.

［17］ SCALEA TM,BOCHICCHIO KM,LUMPKINS K,et al.Early aggressive use of fresh frozen plasma does not improve outcome in critically injured trauma patients［J］.Ann Surg,2008,248(4):578-584.

［18］ SHAZ BH,DENTE CJ,NICHOLAS J,et al.Increased number of coagulation products in relationship to red blood cell products transfused improves mortality in trauma patients［J］.Transfusion,2010,50(2):493-500.

［19］ SIHLER KC,NAPOLITANO LM.Complications of massive transfusion［J］.Chest,2010,137(1):209-220.

［20］ SNYDER CW,WEINBERG JA,MCGWIN G,et al.The relationship of blood product ratio to mortality:survival benefit or survival bias?［J］.J Trauma,2009,66(2):358-362.

［21］ SPERRY JL,OCHOA JB,GUNN SR,et al.An FFP：PRBC transfusion ratio≥1：1.5 is associated with a lower risk of mortality after massive transfusion［J］.J Trauma,2008,65(5):986-993.

［22］ STINGER HK,SPINELLA PC,PERKINS JG,et al.The ratio of fibrinogen to red cells transfused affects survival in casualties receiving massive transfusions at an army combat support hospital［J］.J Trauma,2008,64(2 Suppl):S79-S85.

［23］ TEIXEIRA PG,INABA K,SHULMAN I,et al.Impact of plasma transfusion in massively transfused trauma patients［J］.J Trauma,2009,66(3):693-697.

［24］ ZINK KA,SAMBASIVAN CN,HOLCOMB JB,et al.A high ratio of plasma and platelets to packed red blood cells in the first 6 hours of massive transfusion improves outcomes in a large multicenter study［J］.Am J Surg,2009,197(5):565-570.

第8章 创伤患者的呼吸机管理

Matthew Benns,Babak Sarani and Alain C.Corcos

一般注意事项和呼吸机相关性肺损伤

创伤患者机械通气的适应证主要分为三类:休克导致的代谢性酸中毒,呼吸系统受损导致气体交换障碍,精神状态差导致气道保护能力下降。一旦开始机械通气,临床医生必须认识到呼吸机可能引起肺损伤。机械通气造成的医源性损伤可能存在三种机制:气压伤、容积伤和剪切伤。气压伤和容积伤分别为压力和容积过大直接导致肺泡内压力(alveolar pressure,P_{ALV})增加所致。剪切伤是最近发现的肺损伤机制,继发于肺泡反复的开闭所产生的剪切力。此外,值得注意的是氧气交换与吸入氧浓度(FiO_2)和平均气道压(mean airway pressure,P_{MEAN})成正比(通常取决于 PEEP),CO_2 交换与分钟通气量成正比(取决于呼吸频率和潮气量的乘积)。

无创正压通气

无创正压通气(NIPPV)通过面罩、鼻罩或头盔装置实施。常用的两种形式:双水平间歇性气道正压通气(BiPAP)和持续气道正压通气(CPAP)。两种形式都无须气管插管即可提供气道正压,允许增加功能残气量(functional residual capacity,FRC)、减少呼吸功并改善氧合。NIPPV 需要患者清醒配合才能实施。因此,不适用于颅脑外伤或其他原因导致的精神状态改变的创伤患者,此类患者需要额外关注气道保护。此外,NIPPV 不是呼吸衰竭的长期治疗策略,仅适用于呼吸功能异常在 48～72 h 内可逆的患者。对于胸部创伤性骨折这类常见的病患,可因疼痛和夹板固定继发肺不张最终导致呼吸损伤。可用 NIPPV 进行通气支持的同时实施镇痛措施,如硬膜外或椎旁镇痛。研究证实,胸外伤患者使用 NIPPV 可减少插管的发生率及相关风险。

创伤患者的机械通气

压力支持

压力支持是一种没有设置固定呼吸频率的通气模式。吸气时由呼吸机提供压力辅助自主呼吸。临床医生设置的变量为 FiO_2、压力支持、气体流量、PEEP,以及呼吸机从吸气到呼气切换的气体流量。大多数情况下,呼吸机切换的默认设置是吸气流量峰值的 25%。值得关注的是患者所需的呼吸功可根据所提供的压力支持水平而变化。因无法为休克、胸部损伤或其他肺部病变患者提供足够的通气支持,所以不是常见的初始通气模式。因没有提供固定的频率,也不适用于精神状态明显下降而没有正常呼吸驱动力的患者。压力支持常作为创伤患者持续性撤机模式。随着患者的呼吸力学和驱动力的改善,压力支持水平可逐渐降低。临床医生可以通过设置压力支持为 $5\,cmH_2O$ 的"最低水平压力支持"条件进行自主呼吸试验,来测试患者是否可以撤机和拔管。

容量控制

容量控制是创伤患者最常用的通气模式。大多数呼吸机的容量控制原型是辅助-控制通气（AC）模式。呼吸机以设定的频率输送恒定的潮气量，由此产生的吸气压力取决于肺顺应性。患者呼吸次数不少于设定的频率，但可通过自主呼吸努力触发额外的呼吸，并按预设的潮气量送气。因此，在这种模式下，呼吸的大部分工作由呼吸机完成。由于提供的潮气量可由临床医生精确控制，因此可将容积伤降到最低。

容量控制通气的另一种模式是同步间歇指令通气（SIMV）。在这种模式下，预设潮气量由呼吸机以固定的频率输送。但与 AC 相反，额外的自主呼吸潮气量完全由患者决定。自主呼吸可以通过增加压力支持来增强。这种模式可以尝试改善患者与呼吸机间的同步性，可有助于撤机（尽管仍没有得到证实）。因这种通气模式提供的支持介于 AC 模式下"完全支持"和压力支持的自主呼吸之间，所以并不常使用。

无论使用何种容量控制模式，建议使用 $6 \sim 8\,mL/kg$ 的潮气量，以最大限度地减少呼吸机相关性肺损伤（ventilator-induced lung injury，VILI）。在急性呼吸窘迫综合征（ARDS）中，与常规潮气量（$10 \sim 12\,mL/kg$）相比，"小潮气量"策略（即潮气量限制在 $4 \sim 6\,mL/kg$）可降低死亡率。

压力控制

压力控制模式通常不作为创伤患者首选，除非伴随肺力学严重恶化才考虑使用。压力控制通气在设定的压力下以固定的呼吸频率送气。该种模式下患者可自主呼吸，但如果吸气峰值压超过机器设定的压力，患者将不能产生足够潮气量。由此产生的潮气量取决于肺的顺应性。肺顺应性差的患者采用这种模式可有助于减少气压伤。如果使用容量控制的方法通气，这些患者可能会产生过高的吸气峰压或平台压。压力控制模式允许呼吸机控制最大吸气压力（maximal inspiratory pressure，MIP），但可能以小潮气量和由此导致的肺不张为代价。这可以通过增加 PEEP 来解决。目前新型呼吸机也提供了其他模式，如压力调节容量控制（pressure-regulated volume control，PRVC）通气，即使潮气量固定，流量也可以持续变化，但也存在压力限制。

当患者氧合功能严重受损时，常使用反比通气策略（inverse ratio ventilation，IRV）。这种策略常用于患者的压力控制通气模式。在正常呼吸周期中，呼气时间是吸气时间的 $2 \sim 3$ 倍。在 IRV 中，这个比率会增加或完全颠倒。吸气时间越长，气体弥散时间越长，肺泡膨胀的维持时间就越长。此时，平均气道压、肺泡复张和氧合增加。但也应该注意 IRV 的缺点。呼气相缩短可使气体潴留和产生内源性 PEEP，从而影响静脉回流，降低心排血量。此外，由于此类呼吸模式的呼吸周期具有"非生理"特性，通常需要对患者进行镇静甚至肌松，以确保患者能够耐受。使用 IRV 已被证明可以改善氧合，但并没有确凿证据表明可以降低死亡率。

非常规机械通气："肺开放"概念

"肺开放"概念（"open lung" concept，OLC）的基本原理是使肺在一段时间内保持均匀膨胀。该策略有助于更多肺泡保持开放，并在 ARDS 等肺顺应性受损的情况下将不同程度的肺损伤降至最低。在 OLC 方法中，平均气道压最高。这些特征有助于改善氧合，但会加剧 CO_2 潴留。因此，大多数 OLC 通气都采用"允许性高碳酸血症"的策略。为了改善氧合，只要 pH 保持合理（一般 pH$>$7.2），就允许 $PaCO_2$ 升高。最常见的两种 OLC 通气模式分别是气道压力释放通气（airway pressure release ventilation，APRV）和高频振荡通气（high frequency oscillator ventilation，HFOV）。

气道压力释放通气

APRV 是最常用于改善重症 ARDS 患者氧合的通气模式,同时可减少气压伤的发生。它试图最大化平均气道压来保持肺泡复张。APRV 使用持续的气道正压,高水平压力即"P high"与低水平压力即"P low"交替出现。"P high"对应的时间被称为"T high","P low"对应的时间被称为"T low"。常规应用 APRV 时 T high 与 T low 的比值至少为 8:1(通常更大),T low 常小于 1 s。使用非常短的释放时间允许内源性 PEEP 产生和增加适当的功能残余量。此外,患者可以在"P high"相进行自主呼吸。一方面有利于气体交换,另一方面对患者来说也更为舒适,与其他不太符合正常生理的通气模式相比可以减少镇静使用。

使用 APRV 模式时,"P high"压力设定的平台压一般不高于 30~35 cmH₂O。"P low"压力通常初始值设为 0。但是,压力释放的时间设置应不要求呼气完全结束,并允许产生内源性 PEEP。可以通过设置"T low"设置较低时间来实现,当呼气末流量等于呼气峰值流量的 50%~75% 时,呼气结束。大多数现代化呼吸机具备可视化流量与时间关系曲线来辅助完成这一设置。压力和时间设置可以根据患者氧合和通气状态进行调整。

创伤患者对 APRV 有较好耐受性,但也有相对禁忌证。理想情况下,患者应在该模式时拥有自主呼吸。在无自主呼吸的情况下应用 APRV 也可以保证充分氧合,但分钟通气量会明显减少,并迅速发生高碳酸血症。血容量也应得到优化,因为持续胸腔内正压可能会影响静脉回流。这与使用常规通气模式时维持氧合所需的高 PEEP 没有区别,但 APRV 模式的周期性压力释放增加了静脉回流并改善CO。APRV 是严重阻塞性肺疾病如慢性阻塞性肺疾病(COPD)患者的禁忌证,压力释放时间过短可能不足以让患者获得足够的通气量,并且可能产生过高的内源性 PEEP。

APRV 撤机最常使用"逐渐降低气道正压"的策略。把高压相的压力水平逐渐降低,同时压力释放的次数也会逐渐减少。这样,随着患者自主呼吸,压力-时间曲线最终会变成持续气道正压。另一种方法是,一旦患者氧合功能改善,可以切换到其他常规的通气模式。

高频振荡通气

高频振荡通气(HFOV)在新生儿科得到成功普遍应用。最近,人们发现它在改善成年重度 ARDS 患者的氧合方面有潜在好处。HFOV 使用非常小的潮气量进行快速通气(每秒 3~7 次呼吸),可以实现肺泡持续开放及气道压力保持相对恒定。该模式使得肺不张、气压伤和通气与血流灌注比值(V/Q)失衡的发生减少。虽然文献中并没有提示可以降低死亡率,但有试验表明 HFOV 不仅安全,而且可有效改善常规机械通气失败后 ARDS 患者的氧合。

HFOV 模式下气流主要由活塞式组件快速来回移动工作。活塞在一个方向上的移动产生吸气相,而在另一个方向上往回移动产生呼气相。临床医生除可直接设定呼吸频率,还可以设定活塞的"功率"。该设置会影响活塞实际来回移动的程度从而影响潮气量输送。压力波的振幅大小取决于活塞运动遇到的阻力,而后者又直接取决于气道阻力。压力波的振幅与呼吸频率成反比。因而,较低频率可能会导致较高的振幅和随之产生的气压伤。因此可以通过降低呼吸频率来增加振幅(这里也指潮气量)从而改善通气。临床医生可能因更习惯使用常规通气模式而认为这种模式不合常理。

除了功率和频率,临床医生还可以设置平均气道压、气体流量、吸气时间和 FiO₂。吸气时间可以调整,但通常保持在 1/3 的呼吸周期不变。增加这一比例可能会使患者面临气体潴留和继发气压伤的危险。气体流量一般保持在 40 L/min 不变。但严重漏气时可以通过调整该指标来保持平均气道压,通常控制在 60 L/min 以下。平均气道压对氧合有直接影响。目前建议在常规通气期间将该值控制在高于最近一次平台压 5 cmH₂O,但不超过 40 cmH₂O 的水平。理想情况下,在应用 HFOV 中发现接近恒定平均气道压之前,应最大限度地增加肺泡复张。表 4.8.1 列出了 HFOV 模式的部分初始设置和范围。

HFOV 模式与其他常规通气模式有本质的不同,尤其是某些相关的特殊方面值得关注。通常需要深度镇静使患者与呼吸机同步。部分研究中心通常会对使用 HFOV 模式的患者进行神经肌肉阻滞。此外,HFOV 模式下呼吸机报警、呼吸力学和患者的体格检查与常规通气模式不同。临床医生和技术支持人员必须加以识别 HFOV 模式下患者常见机械通气问题的特殊体征和症状。

表 4.8.1　成人高频振荡通气(HFOV)初始设置和范围

参数	范围
频率	7 Hz (3~7 Hz)
功率(振幅)	70~90 cmH_2O
平均气道压	高于 CV 模式中最近一次平台压的 5 cmH_2O 水平(<40 cmH_2O)
峰值流量	40 L/min (40~60 L/min)
吸气时间	33%
FiO_2	100% (35%~100%)

机械通气的辅助疗法

创伤患者可能会发展成低氧血症和 ARDS,对常规和非常规机械通气策略都属于难治的范畴。这种情况下,可使用几种辅助疗法。这些治疗方法的时机、持续时间和整体获益情况尚未明确,故在此简要回顾。

肺血管扩张剂

一氧化氮和前列环素是选择性肺血管扩张剂,临床上通常采用持续吸入方式给予,可以降低肺血管阻力和右心室后负荷。此外,还可通过选择性扩张肺泡周围小动脉来改善 V/Q。部分研究表明,虽然可以暂时提高氧合,但在降低患者机械通气时间和死亡率方面证据不足。因药物成本过高而在临床没有广泛应用。

俯卧位通气

ARDS 患者采用俯卧位通气技术可使气体重新分配,肺泡复张并重新分配肺动脉血流,进而改善 V/Q 失调。体位变换可由护理人员翻转或机械旋转床来完成。大量研究表明俯卧位通气可以改善氧合,但在降低死亡率方面报道有限。出于对维持人工气道和其他有创设备安全的考虑,俯卧位通气的使用受到了限制。

体外膜肺氧合

本章对体外膜肺氧合(ECMO)的讨论不做细致描述,但它作为重度 ARDS 的潜在抢救治疗手段值得关注。ECMO 的基本原理是不在肺中进行 O_2 和 CO_2 的交换,而是在体外交换后再返回体循环。该过程一直持续到潜在肺部疾病得到改善。VV ECMO 可用于单纯的呼吸衰竭患者,与用于合并心肺衰竭的 VA ECMO 相比,前者的使用率较低。但具体适应证、成本效益和最终获益情况仍然存在争议。创伤后 ARDS 的 ECMO 治疗通常只在符合条件的三级转诊中心开展。

机械通气和特定创伤

不同部位的创伤都可能需要机械通气。无论潜在的创伤如何,通过限制机械通气的时间而控制

VILI 发生的原则总体保持不变。

创伤性脑损伤

创伤性脑损伤(TBI)患者通常因意识状态下降而需要机械通气。其中防止继发性脑损伤最为重要,因此应积极避免缺氧和低血压。此类患者最常应用容量控制模式,因为比自主呼吸模式能够更严格地控制氧合和通气。PEEP 的应用可减少脑部静脉回流,从而升高颅内压。此外,高碳酸血症会使颅内压升高,因此,PCO_2 应保持在 35~40 mmHg。

肺挫伤

肺挫伤很常见,主要由于直接压迫和剪切力作用于肺实质而引起的间质和肺泡出血。其他损伤可继发于局部炎症的增加,从而使毛细血管通透性增加、水肿、表面活性物质减少。肺挫伤的最终结果是 V/Q 失调、分流增加、肺顺应性下降。挫伤的肺易发生肺不张,正压通气能有效克服肺不张和维持氧合。肺挫伤患者机械通气的具体策略通常取决于挫伤的严重程度。轻微挫伤可不需机械通气或使用 NIPPV。中度挫伤通常可以采用容量控制模式通气。增加 PEEP 有助于改善肺复张和氧合。严重的肺挫伤可能出现 ARDS,肺顺应性明显降低。此类患者初始通气策略常采用小潮气量(4~6 mL/kg)的容量控制模式。如果气道峰压较高,也可以使用压力控制模式通气。如果氧合不佳,建议将增加 FiO_2 和 PEEP 作为一线治疗方案。对高水平 PEEP 不耐受或对氧合无改善,则可以考虑采用非常规的通气模式。

肋骨骨折和连枷胸

肋骨骨折患者可因潜在的肺挫伤或夹板固定和疼痛引起的肺不张而导致呼吸功能不全。具体通气策略取决于肋骨骨折的数量和严重程度及患者的基础疾病。NIPPV、压力支持或容量控制通气可用于肋骨骨折导致呼吸窘迫的患者。连枷胸的存在不一定需要改变机械通气策略,但它是创伤患者发生呼吸衰竭和呼吸系统并发症(尤其是肺炎)的独立预测因素。机械通气不能作为连枷胸患者用来固定肋骨的治疗手段。

如果连枷胸患者撤机失败,可考虑修复引起反常呼吸的肋骨骨折。如果没有明显的肺挫伤或相关的创伤(如 TBI),则无须手术干预。部分研究表明,入组的患者可以从手术修复中获益,例如早期撤机、缩短 ICU 住院天数、降低肺炎的发生率。部分试验还显示可以改善患者的远期预后,如肺活量、疼痛控制和早期恢复日常工作。尽管有这些研究,但连枷胸的骨折固定治疗并未广泛实施,仍存在争议。为入组患者提供修复治疗的医疗中心有赖于创伤外科、胸外科和骨科医生的专业知识。虽然已经出现了许多修复技术(钢丝缝线、髓内钢丝和各种金属或可吸收钢板),但标准方案是采用动力加压螺钉锁定骨钢板固定术。

气胸

气胸是常见的闭合性和开放性创伤,常伴有导致呼吸衰竭的胸部损伤。应用正压机械通气会加重已存在的气胸。如果对呼吸衰竭患者实施了胸腔闭式引流术,上述情况则无明显影响。然而,对少量气胸患者可不放置胸腔引流管并密切观察。如果这类患者随后要使用正压机械通气(如在手术室),可能会出现气胸加重和/或引起张力性气胸,则需要密切关注。这类患者还可提前放置胸腔引流管,或应提醒手术团队注意出现严重气胸的可能性和放置胸腔引流管的必要性。

胸腔闭式引流持续引流出气体的患者需要进行机械通气时,可能会面临挑战。虽然存在正压通气,但只要胸膜腔被充分引流及肺部逐渐愈合,大部分破口会被封闭。

如果漏气明显或持续时间长,则应制定一种减少肺泡扩张、降低平均气道压和正压通气呼吸频率的策略,以尝试减少支气管胸膜瘘的气体流量。压力支持或低频率的 SIMV 可能有助于实现这些目标。PEEP 水平和吸气时间也应尽量减少。虽然这些策略在改善气胸方面可能有效,但也会恶化氧合。气胸常伴有其他肺部损伤,低氧血症是关注的重点。通过支气管胸膜瘘的气体流量过大以至于常规通气无法进行充分气体交换的情况并不常见。此时,HFOV 可能在优化氧合、稳定肺功能和减少肺萎陷伤以促进呼吸道愈合方面具有优势。

单侧肺损伤

患者偶尔可能出现单侧肺损伤,这在开放性创伤中尤为常见,但在闭合性创伤中也可以出现。一般来说,此类患者与其他创伤患者的机械通气策略没有明显差异。已有单肺通气技术用于严重的单侧肺损伤的报道,可以通过单腔或双腔气管内插管来实现。单侧肺出血严重时,可直接插管至出血对侧的主支气管以限制血液倒流。这种技术也被用在严重的持续性气胸患者中,以促进肺部愈合。还有双腔管置入和双肺同时通气的方法。如果一侧肺伴有严重挫伤或其他形式损伤,它可能在呼吸运动时与健侧肺存在明显不同的呼吸力学。针对双肺的单一呼吸机通气策略可能无效或对正常肺有潜在危害。此时,患侧肺可以使用小潮气量的方案进行通气,而健侧肺可以接受标准的通气设置。尽管这一策略在文献中被成功描述,但治疗的复杂性和监护困难的增加使得它很少被提及。

脊髓损伤

脊髓损伤患者可能会出现呼吸衰竭并需要机械通气。最常见的是第 5 颈椎水平以上的完全性脊髓损伤患者,由膈神经支配功能丧失导致呼吸衰竭。然而,无论胸部是否伴有损伤,对于低位颈椎、胸椎完全或不完全损伤的患者需要机械通气的风险都会增加。这在很大程度上是继发于呼吸辅助肌失去神经支配和随后的胸壁僵硬。最常用的是容量控制或压力控制正压通气,但也有报道称患者成功使用无创正压通气。由于咳嗽功能严重受损和反复痰液堵塞的风险,做好肺部体疗至关重要。此类患者呼吸衰竭可能呈进行性发展,因此在受伤后不久决定停止机械通气时应考虑到这一点。此外,颈椎或胸椎损伤患者在终止机械通气后,需连续数天密切监测是否有呼吸功能不全的征象。

(罗群　徐凤玲　朱瑞　译)

参 考 文 献

[1] BROWER RG,MATTHAY MA,MORRIS A.Ventilation with lower tidal volumes as compared with traditional tidal volumes for acute lung injury and the acute respiratory distress syndrome[J].N Engl J Med,2004,342(18):1301-1308.

[2] GATTINONI L,TOGNONI G,PESANTI A,et al.Effect of prone positioning on the survival of patients with acute respiratory failure[J].NEJM,2001,345:568-573.

[3] HABASHI N,ANDREWS P.Ventilator strategies for post-traumatic acute respiratory distress syndrome:airway pressure release ventilation and the role of spontaneous breathing in critically ill patients[J].Curr Opin Crit Care,2004,10:549-557.

[4] HERNANDEZ G,FERNANDEZ F,LOPEZ-REINA P,et al. Noninvasive ventilation reduces intubation in chest trauma-related hypoxemia[J].Chest,2010,137(1):74-80.

[5] KIRALY L,SCHREIBER M.Management of the crushed chest[J].Crit Care Med,2010,38(9):S469-S477.

[6] NIRULA R,DIAZ JJ,TRUNKEY DD,et al.Rib fracture repair:indications,technical issues,and future directions[J].World J Surg, 2009,33:14-22.

[7] PEEK GJ,MUGFORD M,TIRUVOIPATI R,et al.Efficacy and economic assessment of conventional ventilator support versus extracorporeal membrane oxygenation for severe adult respiratory failure(CESAR):a multicentre randomised controlled trial[J]. Lancet,2009,374:1351-1363.

[8] RICO FR,CHENG JD,GESTRING ML,et al.Mechanical ventilation strategies in massive chest trauma[J].Crit Care Clin,2007,23: 299-315.

[9] STAWICKI SP,GOYAL M,SARANI B.High-frequency oscillatory ventilation(HFOV) and airway pressure release ventilation (APRV):a practical guide[J].J Int Car Med,2009,24(4):215-229.

[10] TAYLOR RW,ZIMMERMAN JL,DELLINGER RP,et al.Low-dose inhaled nitric oxide in patients with acute lung injury:A randomized controlled trial[J].JAMA,2004,291:1603-1609.

第9章 腹部创伤

Graciela Bauzá and Andrew B.Peitzman

引言

重症医生常面对腹部创伤患者带来的诸多挑战。创伤患者的腹部被定义为乳头与耻骨联合之间的区域。对创伤类型的了解,增加了及时诊断和治疗创伤的可能性,避免了创伤的漏诊。漏诊的腹部创伤是创伤患者可预防的发病率和死亡率的常见原因。创伤科医生必须了解、识别和预测潜在的复杂创伤及其并发症。

本章的目的是回顾腹部创伤的基础知识,并强调重症医生在创伤患者治疗中的重要作用。本章介绍了损伤机制,然后就具体的腹腔器官损伤的诊断和管理展开讨论。

初步评估

重症监护病房(ICU)创伤患者的初步评估是对气道、呼吸和循环(ABCs)的再次评估。创伤患者从创伤室、手术室、血管造影室或急诊科到达ICU。根据患者在急诊科的生理状况,可能已对危及和不危及生命的创伤进行了不同层次的详细检查和关注。虽然首次检查是在创伤室进行,但在危重症患者的处理过程中,第二次和第三次检查包括详细的身体检查(如肢体损伤、运动/感觉功能障碍),可能会推迟到患者转入ICU后进行。在血流动力学不稳定的患者中,创伤漏诊更为常见。创伤团队的职责是在ICU团队的帮助下完成患者的检查。

潜在的腹部创伤患者的初始复苏与所有其他患者相似,但有重要的注意事项。首先,要考虑到肝静脉、下腔静脉、髂动脉/静脉或主动脉等腹部血管损伤可能导致液体灌注到腹腔内,造成进一步的并发症和无效的复苏,静脉通路应选择膈肌上的血管(如锁骨下静脉、颈内静脉或肘窝的静脉)。

其次,存在腹腔内出血的严重创伤患者通常有典型低体温、凝血病和酸中毒,这种潜在的致命状态被称为"致死三联征"。作为创伤患者治疗准备的一部分,ICU室温通常设置为28℃,而液体是通过带有快速加热模块的输液器输注。值得注意的是,创伤患者通常死于生理异常。不应该把重点放在确定严重创伤患者的每一个解剖学损伤上。例如,颈椎MRI检查可以等到内环境稳定后再进行。

在患者的治疗过程中,沟通很重要且必不可少。对患者创伤病情的关注和进一步的干预治疗,创伤团队的医生和医生、医生和护士之间的沟通是取得良好治疗效果的关键。ICU团队和外科团队之间必须建立沟通渠道和培养信任关系。此外,床旁的重症医生是与危重创伤患者及其家属的沟通纽带。

闭合性创伤

闭合性创伤包括机动车辆碰撞(motor vehicle collision, MVC)、摩托车碰撞(motorcycle collision, MCC)、行人被车辆碰撞、爆炸和挤压伤、高处坠落伤。这些情况下的腹部损伤主要来自于组织的压迫和剪切伤。实体器官损伤最常见的是肝、脾、肾或肠系膜。在这种情况下,安全带不仅能挽救生命,还能改变受伤的模式。例如,在机动车碰撞中佩戴安全带受伤者的肠穿孔或肠系膜损伤很常见,而事实上,只有 1/4 佩戴安全带的患者会出现这种情况。

对潜在的腹部创伤患者的初步评估从 ABCs 开始。腹部检查应包括观察有无淤斑、腹胀(可为肠管积气或腹腔积血)、腹部叩诊鼓音或浊音及触及腹膜刺激征。创伤超声重点评估(FAST)应重点检查是否有腹腔积液(可能是血液)。血流动力学不稳定患者的腹腔积液表明需要紧急剖腹探查手术。相反,在血流动力学稳定的患者中,FAST 结果可能不会提示需立即更改治疗方案,但会提醒临床医生患者病情有恶化可能,并为后期的比较提供基线资料。

根据体表和影像学确认的损伤及血流动力学状况,患者通常会接受从头部到大腿中部(包括腹部和骨盆)的 CT 检查。患者接受腹部和盆腔影像学检查的目的是确定实体器官损伤及其严重程度(表 4.9.1)、血管损伤,以及盆腔是否存在游离气体或游离液体积聚。因此 CT 影像分为动脉期和静脉期。

表 4.9.1 实体器官损伤量表

等级	损伤类型	伤情的描述	
		肝脏	脾脏
1	血肿	包膜下,<10%表面积	包膜下,<10%表面积
	挫裂伤	包膜破裂,实质裂伤深度<1 cm	包膜破裂,深度<1 cm
2	血肿	包膜下,10%~50%的表面积;实质内直径<10 cm	包膜下,10%~50%的表面积;实质内直径<5 cm
	挫裂伤	包膜撕裂,实质裂伤深度 1~3 cm,长度<10 cm	包膜破裂,深度 1~3 cm,未累及脾小梁血管
3	血肿	包膜下或实质内破裂,血肿>50%表面积;实质内血肿>10 cm	包膜下,>50%的表面积;包膜下血肿破裂伴活动性出血;实质内血肿>5 cm
	挫裂伤	深度>3 cm	深度>3 cm 或累及脾小梁血管
4	挫裂伤	实质破裂达到 25%~75%的肝叶,或者1~3 个 Couinaud 肝段受累	累及脾段或脾门部血管的破裂造成>25%脾组织无血供
5	挫裂伤	实质破裂超过 75%的肝叶或单个肝叶内>3 个 Couinaud 肝段受累	脾脏完全撕裂
	血管	近肝静脉损伤;如,涉及肝后下腔静脉/肝静脉主支	脾门血管损伤合并脾脏无血供
6	血管	肝脏撕裂	

诊断性腹腔灌洗由于其侵袭性和对器官损伤缺乏特异性,已被 FAST 和 CT 检查所取代。然而,诊断性腹腔灌洗对腹腔积血敏感,可能适用于 FAST 阴性或可疑的血流动力学不稳定患者。

过去的 20 年里,对于大多数血流动力学稳定的创伤患者,实体器官(肝、脾、胰腺和肾脏)损伤的非手术治疗模式发生了显著的转变。这一转变增加了入住 ICU 进行密切监测(血流动力学、连续腹部检查和血红蛋白/红细胞比容检查)患者的数量,并增加了 ICU 医师识别非手术治疗失败的责任。

肝脏

肝损伤的诊断通常要通过 CT 检查或剖腹手术。血流动力学稳定的肝损伤患者可采用非手术处理方式,如需连续检测血红蛋白、肝酶。重度挫裂伤(4 级或 5 级)或存在原因不明的血流动力学不稳定患者需在 48 h 内复查 CT。虽然肝脏是最常见的腹部损伤器官,但在过去的几十年里随着向非手术治疗的转变,肝损伤的死亡率(~10%)已显著下降。

如上所述,对血流动力学不稳定、对液体复苏没有反应、FAST 结果阳性的患者应进行剖腹探查手术。这种情况下,手术实施是对肝和其他出血部位损伤的控制,动脉出血是通过结扎或修复来完成的,还需控制污染。随后患者被立即送入 ICU 以恢复机体内环境平衡。累及肝静脉或肝后下腔静脉的高级别肝挫裂伤的死亡率很高。如果术中怀疑动脉出血,术后可能需要进行血管造影/栓塞。明确栓塞后的肝坏死并非意外,这可能是由于继发脓肿形成,使病情恶化。

胆道损伤(肝外胆漏或肝内胆汁淤积)更有可能发生在高级别的肝损伤。多达 20% 的非手术治疗患者会出现胆道损伤。如果怀疑有胆漏,可先行羟基亚氨基二乙酸扫描,然后行内镜逆行胰胆管造影(ERCP)、胆总管支架和括约肌切开术。这种干预降低了胆汁流动的阻力,胆汁优先通过胆总管流入十二指肠,而不是肝实质或腹腔。胆汁瘤较大或发生胆汁性腹膜炎时,除 ERCP 外,还需要经皮穿刺引流。难以控制的胆汁渗漏引起的腹膜炎仍需要手术探查。

脾脏

随着超声的出现,最初评估期间使用 FAST 已成为血流动力学不稳定患者的重要工具。FAST 发现游离液体,特别是在脾肾隐窝处,可能意味着脾脏损伤。因此,血流动力学不稳定且 FAST 阳性的患者应立即接受剖腹探查术。血流动力学稳定患者接受 CT 检查以评估损伤级别(表 4.9.1)。1—3 级的脾脏损伤常规是通过非手术治疗,特别是在儿童。20 世纪 90 年代中期,在儿童非手术治疗成功率高的影响下,多项研究报告对成人的脾脏损伤成功进行了非手术治疗(90%~95%)。2000 年,美国东部创伤外科协会发表的多中心研究结果表明,对 1—3 级脾脏损伤血流动力学稳定患者的密切观察是安全的。超过 75% 的 4 级和 5 级脾损伤患者需要立即进行脾切除术或脾修补术。血流动力学稳定性是观察患者病情安全的关键标准。非手术治疗的失败率为 10%,脾损伤的级别越高,失败的风险越大。非手术治疗失败的患者有 60% 发生在伤后 24 h 内,90% 发生在伤后 72 h 内。

当血流动力学稳定患者的入院 CT 显示伴有动脉血管外渗的脾损伤时,血管栓塞术是一种辅助治疗。谨慎选择进行血管造影术的患者是关键,因为该手术有发生严重并发症的风险,包括无法控制的出血、漏诊、脾脓肿、医源性损伤和急性肾损伤。

闭合性脾损伤患者的非手术治疗包括在 ICU 内接受连续动态的血流动力学、腹部体征和血红蛋白监测。48 h 内需完善 CT 检查(动脉期和门静脉期)以评估有无脾脏假性动脉瘤形成。如果不能及时发现,脾脏假性动脉瘤可能破裂并导致危及生命的出血。

密切观察期间出现血流动力学不稳定或需要输血的患者应考虑剖腹手术或血管造影栓塞术。虽然非手术治疗通常在老年(>55 岁)患者可获得成功,但与年轻患者相比,仍具有较高的失败率。此外,非手术治疗的失败通常与较高的发病率和死亡率有关。

血管造影栓塞或脾切除术后的患者应在 ICU 继续接受治疗。脾切除和脾栓塞术后,或有高级别挫裂伤的患者,应在手术后 2 周内或出院前,接受脑膜炎双球菌、肺炎链球菌和流感嗜血杆菌的免疫接种。创伤后脾切除术后凶险性感染(overwhelming post splenectomy infection,OPSI)的发生率<1%;但 OPSI 的死亡率很高。

胰腺

胰腺损伤占腹部创伤的 12%。由于胰腺损伤临床表现不典型而诊断困难,容易漏诊,导致严重的并发症。胰腺损伤导致的早期死亡通常是由邻近器官的损伤或血管损伤造成的。2009 年,美国创伤外科协会进行的一项多中心研究发现,64 位螺旋 CT 对胰腺损伤和胰管损伤的诊断敏感性分别仅为 47% 和 52%。血清淀粉酶和脂肪酶升高的敏感性和特异性均不强。孤立的胰腺损伤早期不会引起血流动力学不稳定,但后期会引起全身炎症反应和脓毒症。胰腺损伤的手术时机延迟会导致并发症增加 2~3 倍。孤立的胰腺损伤的死亡率<20%。如果怀疑胰腺损伤,可行磁共振胆管造影(MRCP),但必须进行剖腹探查术来确诊和治疗。胰腺实质挫伤可通过引流治疗。胰头损伤常通过广泛的引流,胰体或胰尾部的导管损伤一般需要在引流的同时切除。胰腺损伤后的并发症包括胰腺炎、胰周脓肿、假性囊肿和胰瘘(7%~35%)。胰腺及其周围的十二指肠损伤时手术难度最大,死亡率高达 40%。

肾脏

大约90%的肾损伤是由MVC造成的。肾损伤的诊断取决于患者的血流动力学状态。尿检是血流动力学稳定患者的首要检查项目。血尿是肾损伤最常见的体征,但血尿的程度与受伤程度无关。虽然尿检阳性无特异性,但需要进一步的检查。CT动脉期、门静脉期加延迟成像是最好的诊断手段。静脉造影可以准确地诊断肾挫伤、撕裂伤、肾周血肿和肾盂损伤。延迟成像在尿液外渗的诊断中非常有用。血流动力学稳定的患者可接受一段时间的观察。在血流动力学稳定的患者中,静脉造影发现造影剂外渗可以通过血管栓塞来治疗。血流动力学不稳定患者的肾蒂撕脱伤或肾周/腹膜后扩大的血肿需要外科干预治疗。尿液外渗不是手术探查的绝对指征,因为大多数病例都可自行缓解。如果存在持续的尿液外渗、尿性囊肿或肾周胀肿则需要必要的干预,采用内镜下输尿管支架或经皮引流即可。

空腔脏器(胃、肠、膀胱)

空腔脏器损伤由所施加的压力高于其承受的最大压力导致破裂。虽然很少发生(1%),但诊断很困难。CT检查(有或没有造影剂)预测小肠损伤的效果很差,假阴性率高达15%。提示小肠损伤的征象包括游离液体、游离气体和肠壁增厚。84%的闭合性创伤患者的腹部有游离液体,但CT上没有显示实体器官损伤,这部分患者存在不同程度的肠道损伤,其中30%的患者肠壁全层穿孔。此外,CT扫描阴性并不能排除肠穿孔。因此,当腹腔内有游离液体而无实体器官损伤时,就需考虑肠/肠系膜损伤,除非经手术探查证实无损伤。相关损伤的体格检查包括胸部或腹部的安全带痕迹或轮胎印,以及腹壁挫伤或脱套伤。安全带痕迹造成的Chance骨折(腰椎屈曲/压缩骨折)患者,其中30%伴有肠道损伤。延迟空肠穿孔手术将导致患者死亡率及术后腹腔脓肿、脓毒症和伤口裂开发生率的增加。如诊断延迟,小肠损伤后的整体死亡率可高达19%。早期手术探查肠道污染可以显著降低发病率和死亡率。虽然闭合性创伤较少出现胃(<2%)和结肠/直肠(2%~5%)损伤,但也需要及时诊断和探查。膀胱破裂可能是腹腔内或腹膜外损伤所致,可通过CT或膀胱造影来区分。腹膜外膀胱破裂可通过Foley导尿管膀胱减压处理10~14 d。腹腔内膀胱破裂需要剖腹手术修补和Foley导尿管膀胱减压。

膈肌

膈肌撕裂或破裂最常发生在MVC后。由于肝脏对右侧膈肌有保护作用,膈肌撕裂或破裂通常位于左侧,因而诊断较困难。最初通过X线摄片检查诊断的阳性率仅为40%。CT通常无作用,除非有腹腔内容物疝入胸腔。膈肌损伤的临床证据包括患侧呼吸音减弱或出现肠鸣音、呼吸窘迫或插管时的高气道压力。如果怀疑膈肌损伤,无论是临床表现还是影像学,都应该进行腹腔镜或剖腹探查术,以便及时修补。60%~80%病例的膈肌损伤与其他腹部损伤有关。

血管(主动脉、下腔静脉、肝静脉、髂血管、肠系膜血管)

血管损伤最常通过CT动脉造影来诊断。由于血管内膜损伤、血栓等原因导致腹腔内脏器循环受影响的患者,应转入ICU接受连续动态的腹部体检和血红蛋白监测。搏动性或扩张性血肿需要手术探查。肝、脾、肾和髂内动脉损伤的血流动力学稳定患者有行血管栓塞术的指征。

开放性创伤

开放性创伤机制包括枪伤(gunshot wound,GSW)、刀伤或刺伤(stab wound,SW)和少见的穿刺伤。与闭合性损伤不同,大多数开放性创伤需要外科探查。血流动力学稳定患者可用腹腔镜探查,以确认前腹壁刺伤所致腹内脏器的穿透情况。腹腔枪伤的轨迹不可预知,本章末公开部分描述了104种枪伤轨迹,几乎所有病例都需要手术探查。如果弹道是切线的,那么腹部 CT 检查可能会有帮助。

肝脏

肝脏的开放性创伤会导致出血和胆汁渗漏。肝脏的开放性创伤通常可以像之前描述的闭合性创伤一样处理。在没有明显出血证据下,红细胞比容下降提示患者可能有致命的并发症,如胆道出血(动脉/静脉胆道瘘)或假性动脉瘤出血。肝动脉分支的血管栓塞是非常有效的治疗手段。

脾脏

脾的开放性创伤通常是由腹部 GSW 造成的。在这种情况下,通常应在剖腹探查术中进行脾切除术。继发于腹部 SW 的稳定患者,可行脾修补术。

胰腺

由于胰腺位于中心位置,胰腺的损伤通常涉及其他器官。对生命的直接威胁是相关的血管损伤,而后期威胁则是由胰腺或空腔脏器损伤引起的脓毒症。在大多数严重损伤的病例中,先施行损伤控制手术(DCS),最终的切除术和重建术需被推迟 24～48 h。如果损伤位于远端(如肠系膜上动脉左侧),血流动力学稳定的患者可行胰腺尾部切除术。

肾脏

肾脏的开放性创伤,特别是由 GSW 导致的,比闭合性创伤更有可能需要手术探查和肾脏切除。损伤级别越高,肾脏切除率越高。肾门损伤(如撕脱伤或血管缺血性损伤),由于失血过多且突然,需要肾切除术。肾开放性创伤的诊断和处理与闭合性创伤相似。血流动力学不稳定患者需要进行剖腹探查术,而不是 CT 检查,必要时在手术室里进行静脉肾盂造影。

空腔脏器(胃、肠、膀胱)

胃(10%～15%)、小肠(5%～15%)或结肠/直肠(5%～25%)的开放性创伤可通过修复、切除或必要时造瘘来处理。仔细的检查是必要的,因为单个 GSW 或 SW 患者可能会造成多种损伤,使漏诊率增加。严重腹腔污染会使脓毒症、肠梗阻、肠修补/吻合口漏、伤口裂开和腹腔间隔室综合征的风险增加。血流动力学不稳定的腹部多处损伤患者,如血管和肠道损伤,是"损伤控制手术"的典型适应证。在污染被控制后,剩余肠道的连续性通常是中断的,这些患者必须一直禁食水,直到肠道的连续性恢复。在闭合性和开放性创伤的机制中,膀胱损伤的处理方式相似。

膈肌

开放性创伤对膈肌的损害往往比闭合性创伤小得多。上腹部或胸部 GSW 或者 SW 造成的膈肌损伤几乎不可能通过临床或影像学诊断,因为伤口通常很小,而且没有膈疝形成。腹腔镜或剖腹术探查双侧膈肌是膈肌损伤诊断的关键。膈肌损伤的漏诊会导致膈疝的发生,可能在同一次住院时出现,也可能在数年后出现肠嵌顿。

血管(主动脉、下腔静脉、肝静脉、髂血管、肠系膜血管)

继发于开放性创伤的血管损伤患者的处理具有挑战性,因为这类患者病情危急。如实施损伤控制,需立即进行探查、结扎、修补、建立旁路或暂时性血管分流。腔静脉或髂血管的修补或结扎可能导致臀部和下肢充血或局部缺血造成骨筋膜室综合征。对于未进行预防性筋膜切开减压的患者,ICU 医生必须意识到这种潜在的并发症。

多发伤患者的重症监护挑战

腹腔间隔室综合征

2004 年和 2007 年世界腹腔间隔室综合征(ACS)协会基于最佳临床证据制定共识的定义、诊断标准和治疗方法。

- 定义:
  - 腹腔内压(IAP):腹腔内的压力(ICU 患者正常的 IAP 是 5～7 mmHg)。
  - 腹腔灌注压(abdominal perfusion pressure,APP):平均动脉压－腹内压(APP＝MAP－IAP)。
  - 腹内高压(IAH):IAP≥12 mmHg。
  - 腹部间隔室综合征(ACS):持续 IAP＞20 mmHg(伴或不伴 APP＜60 mmHg),伴继发于终末器官灌注减少的新发器官功能障碍/衰竭。腹内高压影响多个系统形成恶性循环,最终导致多器官功能障碍。
- 分类:
  - 原发性 ACS:与腹腔内的损伤或病理状态有关(如腹腔内出血、腹腔内脓毒症、缺血性肠坏死、肠梗阻、重症胰腺炎、术后状态)。
  - 继发性 ACS:与非源于腹腔的疾病有关(如大量液体复苏)。
  - 复发性 ACS:发生在手术减压后,在最终腹腔闭合之前或之后。
- 病因:常见的病因包括严重的腹部创伤、大量的液体/胶体复苏、烧伤、腹主动脉瘤破裂、腹腔内/腹膜后出血、胰腺炎、肠梗阻/水肿和腹部手术。ACS 进展的危险因素包括腹部手术/创伤、液体复苏＞5 L/24 h、肠梗阻、肺/肾/肝功能障碍、体温过低、酸中毒和贫血。
- 临床表现是 ACS 的最佳诊断工具。ACS 直接导致的终末器官受压合并心排血量减少的死亡率高达 42%～68%,如果不及时治疗,死亡率为 100%。腹部体格检查并不是 IAH 敏感的诊断工具。相关的体格检查包括:
  - 神经系统——颈内静脉回流减少引起颅内压升高,对创伤性脑损伤患者很重要。
  - 肺——膈肌抬高使气道峰压升高(＞40 cmH$_2$O),功能残气量减少,最终导致缺氧、高碳酸血症和呼吸性酸中毒。
  - 心血管系统——静脉回流减少、腹内压升高和胸膜腔内压升高会导致 CO 和终末器官灌注减少。
  - 消化道——IAH 也会导致腹腔内脏器低灌注、肠道缺血和潜在的细菌易位。
  - 肾——肾脏受压和 CO 减少导致少尿症和肾小球滤过率降低,是 ACS 的首发症状之一。
- 诊断:标准方法是通过压力传感器测量膀胱压力。如果怀疑为 IAH,建议连续监测膀胱压力。

> 腹内压测量技术
>
> (1)患者仰卧位
>
> (2)腋中线和髂嵴交点为校零点
>
> (3)固定导尿管远端,通过 Foley 导尿管将 25 mL 的无菌盐水注入膀胱
>
> (4)插入 16＃针头并连接到传感器/压力监测装置
>
> (5)输液后 30～60 s 测量呼气末正压(单位 mmHg),膀胱括约肌放松
>
> (6)根据需要重复进行测量

- 管理:降低腹内压的多种策略包括内科和外科方法。根据最佳证据,列出了推荐意见。

  。临时性关腹的剖腹手术:当出现终末器官功能障碍,腹部减压术是治疗 ACS 的唯一方法。允许腹腔内脏器膨出,并在腹部放置临时关腹装置[如真空辅助关腹装置(vacuum-assisted abdominal closure,VAC)、"Bogota 袋"等]。再灌注综合征是一种已知的术后并发症,其影响范围从血流动力学不稳定到心搏骤停。减压术前给予甘露醇和碳酸氢盐可能是有益的。当患者病情极其危重,没有条件转运至手术室时,外科医生可在 ICU 床边开腹。如果 ACS 继发于腹腔内出血,这可能不是一个好方法,因为 ICU 没有能力处理这个问题。如果对临时或已经关腹的患者继续进行液体复苏,可能发生复发性 ACS。优先"开腹"通常应用在损伤控制手术或 ACS 高危患者的探查手术中。

  。腹腔灌注压:研究表明 APP≥50 mmHg 能提高生存率。由于年龄和合并症的不同,合适的灌注压因人而异。尽管如此,液体复苏和血管升压药联合应用将 APP 维持在 50～60 mmHg 的范围是一种谨慎的策略。

  。液体管理:用等渗液体进行积极的液体复苏是导致第三间隙和内脏水肿,进而发生继发性 ACS 的主要原因,当需大量液体复苏时,优先推荐使用血制品,尽量减少晶体液。IAH 或 ACS 高危患者应实行限制性的液体复苏。没有证据支持在血流动力学稳定的患者中使用利尿剂或间歇性血液透析。少尿/无尿患者对利尿剂或连续性肾脏替代治疗有反应时,液体清除是治疗的关键。

  。IAH 的其他治疗包括镇静、镇痛、肌松、体位、胃肠减压和经皮腹部减压术。合理联合使用肌松剂和镇静镇痛剂,对 IAH 患者有益,但必须权衡利弊。在 ICU 中,为预防误吸,床头抬高＞30°。与仰卧位相比,床头抬高会导致 IAP 成比例升高。在 ICU,ACS 高风险患者中肠梗阻并不少见。鼻胃管或肛管减压可降低腹内压。经皮腹腔内穿刺引流腹腔积液或脓肿也可降低 IAP。这些是治疗 IAH 和预防 ACS 非常重要的辅助措施。密切监测尿量和连续测量(q4～6 h)膀胱压力的诊疗措施可以预防从无外周器官损伤的 IAH 进展为伴有肾功能不全和肠缺血的 ACS。

损伤控制手术:损伤控制是对危重症患者采取的整体策略。危及生命的损伤首先根据患者的生理储备进行处理。任何类型手术都会增加生理应激反应。损伤控制并不是针对腹部损伤,而适用于严重多发伤患者。根据患者的生理状态,对其伤情进行优先排序和分期治疗。

- 适应证:合并腹部损伤的多发伤患者,伴有血流动力学不稳定、酸中毒、低体温、大量输血或非手术出血(凝血病)。

- 过程:损伤控制是在 48 h 至数天内进行的分阶段手术。

- 目标:

  。出血和污染(肠道内物、脓液)的手术控制方式:填塞、临时血管分流、肠吻合口瘘。腹腔保持开放,以便 24～48 h 内进行二次探查。

  。在 ICU 对患者进行积极的复苏,纠正凝血病、酸中毒和恢复核心温度。ICU 最重要的是对低体温、凝血病和代谢性酸中毒进行及时治疗。红细胞比容与凝血功能检查需同步。大多数出血是由漏诊或技术失误造成的,但并不是所有的出血都要外科干预。必须积极处理非外科性出血(凝血病)。

  。根据患者的生理储备情况,再次手术探查更仔细地检查损伤情况,完全或部分修复损伤(即肠吻合、切除、血管结扎或搭桥)。但这可能需要多次手术。腹部保持开放还是闭合状态,取决于最终修复的情况。

- 损伤控制手术(DCS)的并发症:虽然 DCS 是救命的,但其并发症的发病率与死亡率相关。重要的并发症包括:

  。腹腔内脓肿。

  。吻合口瘘。

  。ACS。

　　◦ 胃肠瘘——肠管与皮肤表面的异常通道（即肠道-皮肤瘘）在 DCS 后并不少见,主要继发于肠管持续暴露于空气或人造材料（如造口袋）导致肠管黏膜干燥、频繁更换敷料造成的损伤,以及吸引装置吸力损伤（图 4.9.1）。

　　◦ 不能完全关闭腹部会引起腹壁疝,需要延迟重建术。

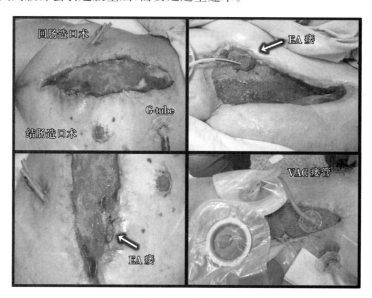

图 4.9.1　肠外瘘

注:G-tube,胃造瘘管;EA 瘘,肠外瘘;VAC 瘘管,封闭式真空负压吸引。

　　开腹: DCS 和 ACS 有时需要保留腹腔的开放状态。它指的是患者的腹腔处于临时性开放状态,为了方便探查,预防患者因大量液体复苏而出现 ACS,或 ACS 的治疗方式。在这些情况下,腹部处于暂时关闭状态。临时关腹方法有多种。临时关腹技术旨在控制第三间隙的液体,允许复苏期间肠道肿胀。这些设备通常由一种非黏附性屏障覆盖肠道,允许多余的液体通过引流管引出。目前,最常用的设备是VAC,使用海绵状物质收集液体并引出,并将筋膜和皮肤边缘连接在一起（图4.9.2）。腹腔开放状态的患者通常需要充分的镇静和镇痛,很少需要肌松。如果可以耐受,适度的液体清除可减轻内脏水肿,增加腹部肠管Ⅰ期吻合的可能性。把握关腹的时机极其关键。理想情况下,在内脏水肿发生前的 72 h内,可以通过重新闭合筋膜但保持皮肤敞开的方式来关闭腹腔。5～7 d 后随着肠道和内脏水肿的出现,以及腹壁结构的缺失,一期闭合筋膜将变得更具挑战性。如果筋膜闭合不可行,可选择仅缝合皮肤,并在未来计划性修复由此产生的腹壁疝并在未来行计划性修复由此产生的腹疝。当筋膜闭合或皮肤缝合均不可行时,可以采取皮肤移植和生物网片进行闭合。患者完全康复时（通常在 12 个月后）,可以完成随后的筋膜重建。

小结

　　严重腹部创伤很少孤立存在。这些患者为创伤外科医生和重症医生带来了巨大的挑战。对损伤的全面评估不应止于创伤处置室。术后和非手术治疗的患者病情处于不断的变化中,有发生严重并发症的风险。任何时候都必须对损伤的漏诊保持警惕。密切监测和纠正体温失调、凝血病、红细胞比容异常和代谢性酸中毒对患者的生存至关重要。任何血流动力学状态或腹部检查的变化都需考虑手术干预。

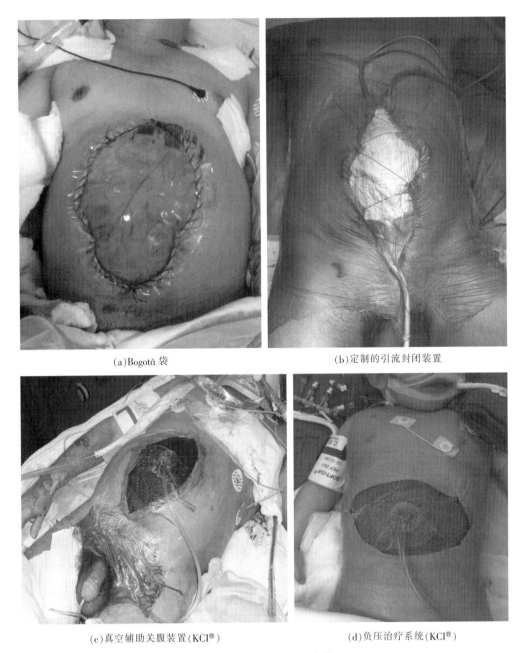

(a)Bogotá 袋   (b)定制的引流封闭装置

(c)真空辅助关腹装置(KCI®)   (d)负压治疗系统(KCI®)

图 4.9.2 开放式腹腔闭合装置

（黄锐 周亮 译 彭晓春 校对）

参 考 文 献

[1] CHEATHAM ML,MALBRAIN MLNG,KIRKPATRICK A,et al.Results from the International Conference of Experts on Intra-abdominal Hypertension and Abdominal Compartment Syndrome. Ⅱ.Recommendations[J].Intensive Care Med,2007,33:951-962.

[2] EAST guidelines for the diagnosis and management of pancreatic trauma,2009.Available at:http://www.east.org.

[3] FAKHRY SM,WATTS DD,LUCHETTE FA,et al.Current diagnostic approaches lack sensitivity in the diagnosis of perforated blunt small bowel injury:analysis from 275,557 trauma admissions from the EAST Multi-Institutional HVI Trial[J].J Trauma,2003,54:295-306.

[4] PAPE HC,TORNETTA P 3rd,TARKIN I,et al.Timing of fracture fixation in multitrauma patients:the role of early total care and damage control surgery[J].J Am Acad Orthop Surg,2009,17:541-549.

[5] PEITZMAN AB,HEIL B,RIVERA L,et al.Blunt splenic injury in adults:multi-institutional study of the Eastern Association for the

Surgery of Trauma[J].J Trauma,2000,49:177-187.

[6] PEITZMAN AB,RHODES M,SCHWAB CW,et al.The Trauma Manual:Trauma and Acute Care Surgery[M].3rd ed.Philadelphia: Lippincott Williams and Wilkins,2007.

[7] PEITZMAN AB,RICHARDSON JD.Surgical treatment of injuries to the solid abdominal organs:A 50-year perspective from the Journal of Trauma[J].J Trauma,2010,69:1011-1021.

[8] PHELAN HA,VELMAHOS GC,JURKOVICH GJ,et al.An evaluation of multidetector computer tomography in detecting pancreatic injury:results of a multicenter AAST study[J].J Trauma,2009,66:641-646.

[9] SANTUCCI RA,WESSELLS H,BARTSCH G,et al.Evaluation and management of renal injuries:consensus statement of the renal trauma subcommittee[J].BJU International,2004,93:937-954.

第 10 章　软组织损伤与横纹肌溶解症

Paula Ferrada

引言

横纹肌溶解症是肌纤维裂解,细胞内容物进入体循环所致的综合征。这种细胞内容物所致的损伤是多系统的。由于肾灌注减少,管型形成伴肾小管阻塞,以及肌红蛋白对肾小管的直接毒性作用,这种综合征的严重后果之一是肾衰竭。创伤,特别是挤压伤,是这种综合征最常见的诱发因素。

传统观点将肌肉疼痛作为横纹肌溶解症进展的标志。但由于钝器的创伤,几乎不可能将闭合性创伤疼痛与这种综合征的疼痛区分开来。Gabow 在一项针对成年人的研究中发现,有 50% 的患者最初主诉有肌肉疼痛,只有少数患者主诉尿液呈深色。

由于这种综合征临床症状微妙,直到其后果不可逆转,因此必须高度怀疑才能做出诊断。

任何患有挤压伤和/或大量软组织损伤的患者必须接受横纹肌溶解症的治疗,直至排除此病。

挤压综合征

当肌肉受压解除或血管重新吻合通畅后,受累的肌肉组织中的细胞内容物被释放进入循环。由于毛细血管通透性增加,大量血管内液外渗积聚在受损的肢体中。由低血容量引起的全身表现及毒素暴露、横纹肌溶解症所致的全身表现,是挤压综合征临床表现的组成部分。

诊断

如上所述,横纹肌溶解症的诊断需要依靠高度怀疑,通过实验室评估明确诊断。最有用的是血清肌酸激酶(CK),该测定法用途广泛且 100% 敏感。先前横纹肌溶解症定义为总 CK 水平比正常高 5～10 倍。总 CK 升高对于横纹肌溶解症而言,较敏感但无特异性。通常认为小于 5 000 IU/L 的水平与发生急性肾损伤的风险无关。CK 水平可能随着肌肉再灌注而增加,应连续监测总 CK 的动态水平,直到峰值。其他如急性心肌梗死和急性卒中疾病 CK 水平也可增高。血清 CK 水平在初次损伤后 24 h 内达到高峰后逐渐下降。一直升高表明持续的肌肉损伤或出现骨筋膜室综合征。

乳酸脱氢酶(LDH)和天冬氨酸转氨酶(AST)是非特异性酶标志物,在横纹肌溶解症患者中也可升高。也有报道指出,心肌肌钙蛋白可升高。在这种情况下,应行心电图检查,如有可能做超声心动图,可排除心源性疾病。

心电图表现为 T 波高尖,PR 间期和 QRS 间期的延长,P 波的丢失或呈"正弦波"表现。高钾会引起致命性心律失常和猝死,特别在急性肾损伤的情况下,发生率高达 40%。

确保横纹肌溶解症患者没有任何凝血病的潜在诱因是非常重要的,因为受损肌细胞释放的凝血活酶可导致弥散性血管内凝血。

骨筋膜室综合征通常是挤压伤或缺血/再灌注的可预防并发症。尽管骨筋膜室综合征是一种临床诊断,但许多多发伤的患者在特定区域没有明确压痛。因此,测量创伤和横纹肌溶解症患者的任何可疑腔室内的压力很重要。应当警惕患者创伤局部区域的压力高于 25~30 mmHg,尤其是持续性升高。

治疗

  治疗横纹肌溶解症最重要的措施是用等渗盐水静脉补液进行水化治疗。对严重挤压伤合并横纹肌溶解症患者的回顾性研究表明,院前进行液体复苏,预后会更好。血容量复苏可增加肾小球滤过率(GFR)和氧气输送。静脉输液可稀释肌红蛋白和其他肾小管毒素。然而,适当的复苏和容量过负荷间分界线并不明显,特别是在发生急性肾损伤时。一些有创性或功能性血流动力学监测,如使用中心静脉压测量、脉搏轮廓心排血装置或超声心动图结合下腔静脉测量,可指导液体复苏。

  在一篇综述中,肾衰竭发生的预测因子包括 CK 峰值水平超过 6 000 IU/L,脱水(血细胞比容>50%,血钠浓度>150 mEq/L,直立、肺动脉楔压<5 mmHg,尿钠排泄分数<1%),入院时合并脓毒症、高钾血症或高磷血症,合并低蛋白血症。急性肾损伤偶尔发生在 CK 峰值水平低至 2 000 IU/L 的严重脱水患者。

  为了预防肾衰竭,除积极的水化外,有人主张碱化尿液,使用甘露醇和袢利尿剂。动物研究和小型回顾性人体研究支持对横纹肌溶解症患者进行碱化尿液预防急性肾衰竭的发生;现缺乏前瞻性随机对照试验。对于横纹肌溶解症和 CK 水平超过 6 000 IU/L 的患者,可考虑碱化尿液。对于酸中毒、脱水或潜在肾脏疾病的患者中应考虑早期进行碱化尿液。

  只有在充分扩容后,才应考虑利尿治疗。可以给予甘露醇增强肾灌注。血容量充足时,袢利尿剂才可用于增加少尿患者的尿量。与碱化相似,由于缺乏良好的前瞻性研究,并不推荐使用甘露醇或袢利尿剂。

  高钾血症的治疗包括静脉输注碳酸氢钠、葡萄糖和胰岛素及血液透析。高钾血症继发心电图改变的患者推荐静脉注射钙剂治疗。

  血液透析的适应证包括经治疗无效的高钾血症、严重的酸碱紊乱、难治性肺水肿和进行性肾衰竭。标准血液净化技术对体外肌红蛋白去除的效果和对预后的影响有限。

小结

  (1)怀疑患有大面积软组织损伤、挤压伤史和/或血流突然中断的患者可发生横纹肌溶解症。

  (2)CK 非常敏感,但特异性差,并在 24 h 达到峰值。需定期复查。

  (3)注意高钾血症。

  (4)用等渗液适当复苏。关键是预防肾衰竭,患者通常为低血容量状态。碱化尿液可能有好处。

  (5)只有在患者充分液体复苏后才可利尿。

  (6)使用血液透析治疗容量过负荷、高钾血症、酸碱紊乱和进行性肾衰竭。

(孙曼丽　许伦兵　译)

参 考 文 献

[1] BOSCH X,POCH E,GRAU JM.Rhabdomyolysis and acute kidney injury[J].N Engl J Med,2009,361(1):62-72.

[2] FERNANDEZ WG,HUNG O,BRUNO GR,et al.Factorspredictive of acute renalfailure and need for hemodialysis among ED patients with rhabdomyolysis[J].Am J EmergMed,2005,23(1):1-7.

[3] FERRADA P,MURTHI S,ANAND RJ,et al.Transthoracic focused rapidechocardiographic examination(free):real-time evaluation of fluid status in critically illtrauma patients[J].J Trauma,2011,70(1):56-62.

[4] GABOW PA,KAEHNY WD,KELLEHER SP.The spectrum of rhabdomyolysis[J].Medicine,1982,61(3):141-152.

[5] LI SF,ZAPATA J,TILLEM E.The prevalence of false-positive cardiactroponin I in ED patients with rhabdomyolysis[J].Am J Emerg

Med,2005,23 (7):860-863.

[6] MALINOSKI DJ,SLATER MS,MULLINS RJ.Crush injury and rhabdomyolysis[J].Crit Care Clin,2004,20 (1):171-192.

[7] MINNEMA BJ,NELIGAN PC,QURAISHI NA,et al.A case of occult compartment syndrome and nonresolving rhabdomyolysis[J].
J Gen Intern Med,2008,23 (6):871-874.

第11章 创伤骨科

Boris A. Zelle, Peter A. Siska and Ivan S. Tarkin

骨折和脱位的一般处理原则

大多数创伤患者会出现肌肉骨骼损伤。与严重的头部、胸部、腹部和血管损伤相比,大多数肌肉骨骼损伤并不会立即危及生命。然而,多发伤患者的长期预后往往与骨科损伤有关。因此,及时处理骨折和脱位在严重创伤患者的治疗方案中起着重要作用。

骨折的临床表现包括疼痛、畸形和肢体功能障碍。对骨折特征应进行具体适当的描述,包括骨折位置(受累骨骼的近端、中端和远端;关节外与关节内)、骨折类型(横向、斜向、螺旋),骨折形态(部分或粉碎性;移位与无移位、成角畸形与非成角畸形)。这些特征提供了损伤机制和受伤时承受力量的重要信息。准确的骨折分类有助于治疗医生间的沟通。

软组织损伤的程度是对骨折特征的附加描述。软组织损伤的程度预示存在骨筋膜室综合征及骨折固定术后感染的风险。骨折进一步分为闭合性(周围皮肤完整)和开放性(与外部环境相通)骨折。开放性骨折是一种骨科急症,需要及时手术清创,以尽量减少感染性并发症的发生。

关节脱位的特征是联动关节表面失去接触。关节脱位的病理生理包括韧带和/或关节囊破裂。此外,关节脱位可伴有关节周围骨折(骨折/脱位)。脱位的临床表现包括疼痛、肿胀、畸形和肢体功能缺失。根据关节的远端部分相对于近端段的方向来描述脱位。关节脱位容易导致周围软组织的严重损伤,以及较高的神经血管损伤风险。因此,关节脱位应在就诊时及时复位。

骨折和脱位的临床评估

严重创伤的患者,初步评估通常集中在危及生命和肢体的重大损伤方面。"轻微"的骨科损伤常常被忽视。尽管创伤治疗方案有所改进,但仍有 15%~20% 的"轻微"骨折(如手和脚)在初步评估期间被遗漏。然而,许多患者的功能恢复受到骨科损伤的限制。例如,足部和踝关节损伤的功能恢复是预测多发伤患者远期功能的主要因素。因此,无论是主要还是轻微的骨科损伤都需要进行仔细的评估,这对多发伤患者至关重要。

患者的病史在骨科评估中起着重要的作用。包括患者的主诉、受伤机制和既往史。体格检查包括对四肢的检查,特别注意不对称、畸形、肿胀和皮肤破损。作为完整的骨科检查的一部分,创伤患者需要转向侧卧位从而恰当地评估脊柱和骨盆损伤。应触诊所有肢体,并进行全面检查,看是否有局限性压痛、捻发音、肌间隔的紧张度和活动受限的程度。详细的神经血管检查包括记录周围血管的脉搏、所有神经分布的感觉和所有关键肌肉的运动功能。如果临床评估怀疑下肢脉搏异常,应获取并记录踝臂指数。

根据医学研究理事会体系将肌力记录为 0 至 5 级,具体如下:

5——完全抵抗重力和外界阻力的运动

4——完全对抗重力,对抗一定外界阻力的运动

3——完全抗重力运动

2——肢体能够运动,但不能抵抗重力

1——有肌肉收缩但不能产生动作

0——完全没有肌肉收缩

警惕隐匿性骨科损伤非常重要。临床检查的一个关键环节是在受伤后的 24～48 h 内进行重复评估,以发现在初步评估中遗漏的潜在损伤。重伤患者可能会有更多反应,并提供肌肉骨骼损伤潜在区域更详细的信息。此外,肢体肿胀和淤斑可能更明显。检查者可能会更多地关注已被诊断的严重损伤而忽略了这些隐匿性损伤,因此,需要对身体所有部位进行彻底和完整的重复评估。

影像学评估

根据病史及体格检查,所有创伤的肌肉骨骼区域都应该进行影像学检查。X 线摄片检查应该至少包含两个角度,即正位和侧位。长骨骨折必须获得骨折上下关节处的影像学资料,以评估是否有关节脱位和远段骨折。某些特定情况下,可能需要应力位摄片来评估关节的稳定性。

高级影像学检查,如电子计算机断层扫描(CT)、磁共振成像(MRI)或血管造影是对现有临床资料的补充。CT 扫描有助于评估关节损伤、骨盆和髋臼骨折。由于头部、颈椎、胸部、腹部的 CT 扫描经常作为高级创伤生命支持方案的一部分,对病情稳定的合并骨科疾病的患者应同时进行相关 CT 扫描。盆腔和髋臼骨折的 CT 评估需对骨盆进行 2.5 mm 层面扫描,而不是用经常用于评估盆腔出血的 5 mm 层面。

MRI 检查是评估软组织损伤(如韧带和肌腱断裂)的重要依据,此项检查价格昂贵,需由骨科医生决定在有需要的情况下才能进行。

血管造影是评估血管损伤的重要工具,只要怀疑血管损伤就应该进行检查。这应该在与血管或创伤外科医生协商下完成。某些骨科损伤,如膝关节脱位或距骨骨折脱位(图 4.11.1),存在血管损伤的高风险,血管造影成为这些患者不可缺少的一项检查。

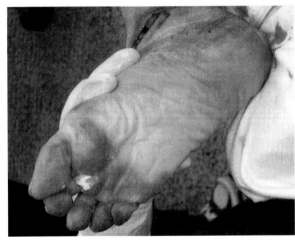
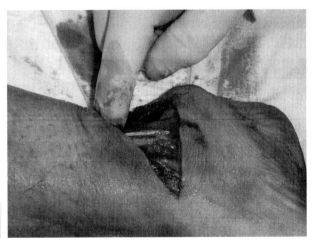

(a)距骨骨折/脱位延迟治疗所致的足血管功能障碍　　　　(b)距骨脱位,在踝关节水平形成神经血管束

图 4.11.1　距骨骨折脱位

急性肌肉骨骼损伤的管理

在急诊科对骨折和脱位的初步处理可以暂时稳定受伤的肢体,直到能够进行最终的治疗。主要治疗方式包括复位和夹板固定。复位是为了改善损伤肢体部位的连续性。夹板固定使骨折或关节复位后

保持对齐。

有明显移位的骨折应在局部麻醉和/或浅镇静下进行复位和夹板固定。这样可以"阻止反复损伤"。被忽视的骨折移位会对周围软组织会造成不可逆转的损伤。此外,移位的骨折断端可能会继发神经血管损伤,甚至可能刺破皮肤导致开放性骨折。

应使用带填充物的夹板固定以减少骨折的再发生。夹板应保持与骨折部位对齐。此种方法能有效控制疼痛。应用夹板时,应该注意镇静和气管插管的创伤患者没有保护性反应,并有很高的皮肤损伤风险。因此,夹板中应加有填充物,尤其是在骨性隆起的地方。石膏在固化时会产生热量,石膏的厚度应该有限制,石膏本身不应该直接接触到患者的皮肤。

脱位关节的初步处理与有明显位移的骨折相同,通常需要在局部麻醉或浅镇静下立即复位或夹板固定。对于关节表面、周围软组织和神经血管结构的严重损伤,要求尽快关节脱位复位。不能复位的骨折脱位通常需要立即进行外科手术,以达到复位和固定的目的。

开放性骨折

开放性骨折指骨折处皮肤破裂,骨折端与外界相通(图 4.11.2)。这些损伤因并发症而更加棘手,包括骨折不愈合和感染。Gustilo-Anderson 系统是使用最广泛的分级方案(表 4.11.1)。开放性骨折等级越高反映损伤区域越广,并发症的风险也会增加,尤其是感染。

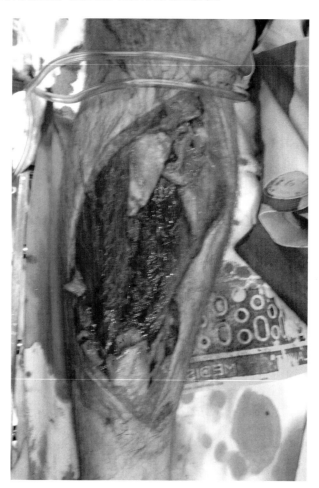

图 4.11.2 多发伤ⅢB级胫骨开放性骨折伴大块骨和软组织损伤

表 4.11.1 开放性骨折分级

类型	表　　现
Ⅰ	伤口<1 cm,清洁
Ⅱ	伤口>1 cm,无大面积软组织损伤
Ⅲ	广泛的软组织损伤(枪伤、农场伤、血管损伤、节段性骨折)
ⅢA	广泛的软组织撕裂,充分的软组织覆盖,无论伤口大小
ⅢB	大面积软组织损伤,骨膜剥离,骨外露,大量污染,覆盖范围不足
ⅢC	动脉损伤需要修复

所有开放性骨折一经诊断,立即预防性应用破伤风抗毒素和静脉抗生素。延迟给药超过 3 h,感染风险会增加。抗生素的选择仍然存在争议。大多数指南建议所有Ⅰ级和Ⅱ级开放性骨折使用一代头孢菌素 48～72 h。对于Ⅲ级开放性骨折,大多数指南建议加用氨基糖苷类抗生素。对于有在农场受伤和血管损伤的患者,应加用青霉素防止厌氧性感染,如梭状芽孢杆菌性肌坏死。

尽管使用抗生素是开放性骨折治疗成功的辅助手段,但手术清创对于预防肢体感染至关重要。骨折清创术被认为是骨科急诊,应及时进行。应从伤口上清除泥土、草、碎石等所有污染物,依次去除所有坏死的软组织(皮肤、脂肪、筋膜、肌肉)。此外,还应切除没有软组织附着的缺血骨组织。任何坏死的组织都可能成为感染源。清创后,用机械冲洗器清洗伤口和骨头。许多外科医生选择在冲洗液中加入抗生素,如杆菌素、多黏菌素或庆大霉素。

开放性骨折伤口不适合一期缝合,最好采用负压装置进行处理。这些装置可以通过二次处理或塑性材料封闭使伤口愈合。此外,在使用这种技术进行开放性骨折处理时,对患者和医护人员的污染也最少。

枪伤

评估枪伤造成的开放性骨折包括全面的临床和影像学检查。临床评估应包括仔细检查子弹入口和出口伤口,彻底评估相关软组织损伤。因为子弹可能会偏转,所以穿过人体的路径不可预测。因此,所有的枪击受伤者都必须充分暴露,仔细检查所有的身体部位是否有受伤的迹象。必须详细记录神经血管状况。影像学检查应该包括标准 X 线摄片检查,包括骨折上方和下方关节。此外,血管造影检查有助于评估体格检查中发现的可疑血管损伤。

火器伤的骨折常不稳定,需要手术治疗。枪伤造成的软组织损伤可根据不同射击速度的开放性骨折改良治疗方案。

枪伤可分为三类:①低速手枪和步枪伤(<2 000 ft/s,1 ft=0.305 m);②高速步枪伤(>2 000 ft/s);③近距离猎枪伤。低速枪伤通常会造成轻微的软组织损伤,并不需要大的外科清创术。治疗包括预防破伤风、骨折的适当固定、冲洗及局部皮肤边缘的清创。抗生素使用时间仍然存在争议,指南建议使用抗生素时间为 24 h 到 7 d。与高速武器伤相比,低速枪伤的感染风险较低。

高速枪伤和近距离猎枪伤与Ⅲ级开放性骨折的处理方法相似。这些软组织损伤通常累及的范围较大,并且与软组织损伤显著失活有关。应立即进行彻底的冲洗和清创,间隔 48～72 h 重复进行计划性手术清创,直至获得清洁、健康的创面。和所有开放性骨折一样,清除所有坏死组织和无血供的断骨碎片能最大限度地降低感染风险。许多情况下,高速枪伤的伤口会导致严重的皮肤软组织缺失,需要进行皮肤移植或肌肉皮瓣手术等加以覆盖。

骨筋膜室综合征

骨筋膜室综合征是一种危及肢体和生命的疾病。延迟或误诊、漏诊的后果可能是致命性的。

骨筋膜室综合征的病理生理是由肌间隔肿胀引发的恶性循环。当骨筋膜室内压力超过静脉毛细血管压力时，毛细血管水平发生静脉阻塞。动脉血持续流入，骨筋膜室内压力进一步增加，导致组织灌注和氧合减少。这反过来会造成细胞水肿和骨筋膜室压力继续升高，最终导致细胞死亡。

任何骨折或软组织损伤都可能导致骨筋膜室综合征。总的来说，胫骨骨折是造成骨筋膜室综合征最常见的原因（36%）。骨筋膜室综合征不仅可能发生在闭合性骨折中，开放性骨折也很常见。年轻患者的持续长骨骨折发生骨筋膜室综合征风险比老年患者高，这可能是因为年轻患者有较厚的筋膜和更丰富的肌肉组织。

管理骨筋膜室综合征最重要的是立即识别和诊断这种疾病，然后及时行外科筋膜切开术（图4.11.3）。有证据表明，骨筋膜室内压力增加超过8 h会导致相关肌肉不可逆转的死亡。骨筋膜室综合征的早期症状包括与体格检查结果不相符的疼痛，对麻醉剂需求增加，以及肌间隔肿胀。涉及的肢体感觉异常是神经压迫的早期征兆，如果不及时治疗，后期常会出现感觉障碍、运动无力和动脉阻塞。

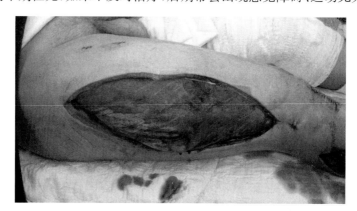

图4.11.3 筋膜室综合征筋膜切开术后右大腿

虽然骨筋膜室综合征通常是一种临床诊断，但客观检查可以作为辅助手段。可以使用18号针管或手持式骨筋膜室内压力监测仪测量骨筋膜室内压力。当舒张压与骨筋膜室内压力差值＜30 mmHg时，被广泛认为是室间隔综合征的指征之一。

骨折的标准管理

骨折治疗的目标是达到最佳的复位、愈合和肢体功能恢复。实现方法包括缝合、闭合处理、外固定、经皮固定和开放式重建。治疗的方法需要根据骨折的类型和位置、相关损伤、并发症及患者的期望值来进行选择。

如果适当的骨折复位可以维持到骨折愈合，就可以考虑保守治疗。骨折保守治疗可避免手术的相关风险，但成年患者群体需关注包括邻近关节僵硬在内的"石膏综合征"。此外，患者对该治疗策略的满意度和依从性可能不是最佳。

一些骨折可以考虑保守治疗，如制动、石膏绷带、支具固定或悬吊。包括锁骨和肩胛骨骨折在内的肩胛带骨折可使用简单的悬吊和早期活动方案来治疗。稳定的孤立性肱骨干骨折可采用功能性支撑，踝关节骨折和前足损伤可使用石膏绷带或支具固定，稳定的骨盆和髋臼损伤需制动。

保守治疗对于多发伤患者来说可能不是最理想的。这些患者，通常推荐更积极的治疗方法。多发性肢体骨折的患者通常能从手术固定中获益,因为能让患者早期活动,减少肺部并发症、血栓栓塞和压疮的风险。例如,手术固定适用于保守治疗效果不佳的损伤,如肱骨干骨折。

外固定器对骨折治疗有多种用途,有助于保持骨折的稳定性,是骨折复位的临时手段。外固定器的使用常因穿刺点感染和患者不适而应用受限。

外固定器是多发伤患者骨折分期治疗的有效工具。多发伤患者病情可能很不稳定,难以耐受所有损伤的急诊处理,因此规定采用损伤控制的方法。与夹板不同的是,外部固定允许检查皮肤、软组织和肌间隔的损伤情况。此外,骨折端的复位填塞可以减少断端持续失血。与骨牵引相比,外固定器便于患者活动。尽量在 2 周内完成从骨折处的外固定到最终内固定的安全转换。

当邻近软组织损伤妨碍早期内固定时,外固定器对于暂时性稳定骨折也很有价值。在决定对严重污染的开放性骨折进行内固定之前,常先进行外固定。内固定之前需进行一系列的清创。此外,外固定器常用于伴有大量软组织损伤的高张力闭合性关节周围损伤的分期治疗,直至软组织损伤改善,再进行正式的开放重建。胫骨平台及其关节周围骨折是典型的例子。

经皮复位/固定技术是理想的方法,对周围软组织破坏最小,因而失血最少。当闭合操作可使骨折/关节复位时即可使用,该技术通常用于稳定骨盆后环。在闭合操作对骶髂关节进行复位后再防治骶髂螺钉(图 4.11.4)。

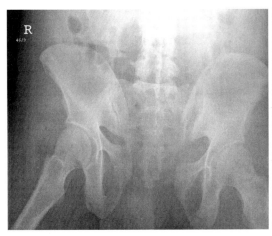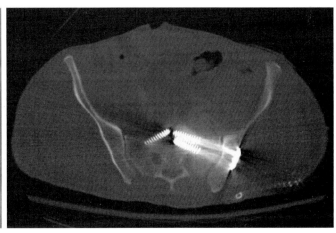

(a)经皮固定通常用于骨盆后环损伤的固定　　　　　(b)双侧骶髂螺钉固定后骨盆的 CT 轴位扫描

图 4.11.4　经皮复位/固定技术

开放性手术重建是严重成人骨关节损伤的主要治疗手段。自 20 世纪 60 年代以来,切开复位和内固定技术已经广泛应用,并由瑞士的 Arbeitsgemeinschaftfür Osteosynthesefragen(AO)推广。AO 将切开复位和内固定的目标定义为:①骨折复位,恢复解剖关系;②稳定性的固定;③维持血供;④早期安全活动。钢板和螺钉是一种用于维持骨折稳定直到骨折愈合的典型植入物。上肢和下肢的关节骨折,如肱骨近端、肘关节和桡骨远端及膝关节和踝关节,进行钢板固定(图 4.11.5)。钢板和螺钉可直接固定骨折。此外,这些植入物可"桥接"粉碎性骨折区,钢板可通过开放或通过微创(肌肉下)技术进行植入(图 4.11.6)。

髓内钉通常用于骨干骨折和一些特定的干骺端长骨骨折。髓内钉是大多数股骨和胫骨干骨折的标准治疗方法,也用于肱骨干骨折。髓内钉或髓棒通常从骨折远端插入髓腔,从而保留骨折的生物学特性。置入髓内钉之前需进行扩髓腔以容纳植入物。在骨折近端和远端插入带锁螺钉,以限制骨折的平移和旋转。髓内钉作为长骨骨折的内夹板,与周围骨共同承受压缩、弯曲和旋转负荷。

扩髓过程的全身性临床效果存在争议。髓内钉扩髓的主要问题是髓内容物的栓塞。虽然一些研究表明股骨干骨折扩髓对肺部有明显的损伤,但其他研究指出在髓内钉扩髓治疗股骨干骨折时,并未发现

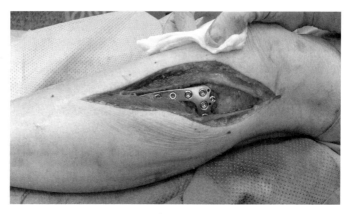

图 4.11.5　右胫骨平台骨折切开复位内钢板复位

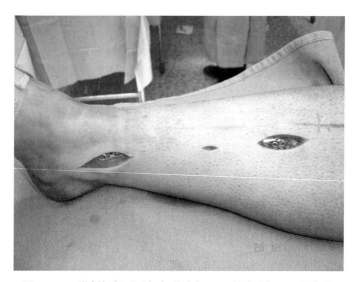

图 4.11.6　微创钢板通过钢板的小切口和滑动进行胫骨的复位

肺栓塞、急性呼吸窘迫综合征(ARDS)、多器官衰竭(MOF)死亡风险有明显的增加。现在,髓内钉扩髓治疗股骨和胫骨干骨折仍是北美大多数创伤中心的标准程序。

多发伤患者骨折治疗时机的选择

单纯性肌肉骨骼损伤患者的骨折固定时机主要取决于受累骨骼、关节周围的局部软组织条件及患者的健康状况,但多发伤患者的手术时机仍然存在争议。延迟固定增加了肺炎、血栓栓塞事件和褥疮等并发症的风险。受伤后的第一天内,对长骨骨折的早期全面处理和固定,可以改善预后并降低 ARDS 的发生率。然而,最理想的手术方案还不清楚,因为扩髓的股骨髓内钉与不扩髓的髓内钉相比,可能会增加呼吸系统损害的风险。

"损伤控制"指在手术室里急诊处理主要危及生命的损伤而采取的治疗方法。在 ICU 进行了充分复苏后,再对内脏损伤进行彻底修复。这种治疗方法也在骨科中被引入,称为"损伤控制骨科"(damage control orthopedics,DCO)。在多发骨折损伤患者中,DCO 方法包括立即应用外固定器稳定患者的长骨骨折(图 4.11.7)。当患者生理参数在伤后数天有所改善时,再入手术室行骨折固定治疗。DCO 对于那些有可能出现 ARDS、MOF 的患者似乎是一种合理的治疗方法,但对高危人群的定义不明确。必须强调的是,到目前为止,早期的全面治疗仍然是北美大多数创伤中心的治疗标准。大多数多发性长骨损伤的患者应进行早期确定性固定。

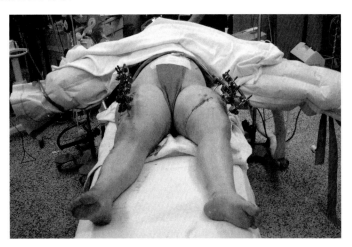

图 4.11.7 多发伤患者行双侧股骨临时外固定架治疗双侧股骨骨折

(赵东升 译)

参 考 文 献

[1] BHANDARI M,ZLOWODZKI M,TORNETTA P Ⅲ,et al.Intramedullary nailing following external fixation in femoral and tibial shaft fractures[J].J Orthop Trauma,2005,19:140-144.

[2] BOSSE MJ,MACKENZIE EJ,RIEMER BL,et al.Adult respiratory distress syndrome,pneumonia,and mortality following thoracic injury and a femoral fracture treated either with intramedullary nailing with reaming or with a plate:a comparative study[J].J Bone Joint Surg Am,1997,79:799-809.

[3] PAPE HC,TORNETTA P Ⅲ,TARKIN I,et al.Timing of fracture fixation in multitrauma patients:the role of early total care and damage control surgery[J].J Am Acad Orthop Surg,2009,17:541-549.

[4] PARK S,AHN J,GEE AO,et al.Compartment syndrome in tibial fractures[J].J Orthop Trauma,2009,23:514-518.

[5] SCALEA TM,BOSWELL SA,SCOTT JD,et al.External fixation as a bridge to intramedullary nailing for patients with multiple injuries and with femur fractures:damage control orthopedics[J].J Trauma,2000,48:613-621.

[6] TARKIN IS,CLARE MP,MARCANTONIO A,et al.An update on the management of high-energy pilon fractures[J].Injury,2008,39:142-154.

[7] TARKIN IS.The versatility of negative pressure wound therapy with reticulated open cell foam for soft tissue management after severe musculoskeletal trauma[J].J Orthop Trauma,2008,22(suppl 10):S146-151.

[8] WERNER CM,PIERPONT Y,POLLAK AN.The urgency of surgical débridement in the management of open fractures[J].J Am Acad Orthop Surg,2008,16:369-375.

[9] ZELLE BA,BROWN SR,PANZICA M,et al.The impact of injuries below the knee joint on the long-term functional outcome following polytrauma[J].Injury,2005,36:169-177.

第 12 章 创伤性脑损伤：评估、病理生理学和管理

Ramesh Grandhi and David O.Okonkwo

创伤性脑损伤(TBI)是西方国家 45 岁以下人群中最常见的死亡原因。美国每年大约有 170 万人头部受伤,其中大多数是脑震荡或轻度 TBI。在美国,颅脑外伤有巨大的影响,每年约有 52 000 人死亡和 275 000 人住院,医保系统承受了巨大的财政负担,包含对 TBI 残疾患者的长期护理支出和劳动力丧失有关的间接支出。

神经系统评估

格拉斯哥昏迷评分量表

格拉斯哥昏迷评分量表(GCS)是评估颅脑外伤后神经系统状态的最常用方法(表 4.12.1)。通过评估三个因素,GCS 可作为确定患者意识水平反复评估的客观测量标准:
- 睁眼。
- 言语反应。
- 运动反应。

按 GCS 评分,重度 TBI 为 3~8 分,中度和轻度 TBI GCS 评分分别是 9~12 分和 13~15 分。患者的初始 GCS 评分与预估显著相关,但诸如年龄、瞳孔反应性、头颅电子计算机断层扫描(CT)结果、创伤相关颅外损伤的程度等因素也是重度 TBI 患者预后的关键预测因素。

表 4.12.1 格拉斯哥昏迷评分量表

检查项目	患者反应	评分
睁眼反应(E)	自发睁眼	4
	呼唤睁眼	3
	刺痛睁眼	2
	不睁眼	1
言语反应(V)	回答正确	5
	回答错误	4
	含糊不清	3
	唯有叹声	2
	无反应	1
	气管插管或切开	1T

续表

检查项目	患者反应	评分
运动反应（M）	遵嘱运动	6
	对疼痛刺激定位	5
	对疼痛刺激屈曲	4
	手臂过曲	3
	手臂过伸	2
	无反应	1
	GCS 评分＝E＋V＋M（范围 3 或者 3T～15）	

From：Teasdale G，Jennett B.Assessment of coma and impaired consciousness：A practical scale[J].Lancet.1974；2：81-84.

原发性和继发性创伤性脑损伤

原发性脑损伤

原发性脑损伤是指由初始的创伤性事件直接造成的损害，可由开放性、闭合性创伤和冲击伤引起。原发性脑损伤大致分为局灶性和弥漫性损伤。局灶性损伤包括外伤性颅内血肿和脑挫伤。弥漫性损伤包括弥漫性轴索损伤（DAI）在内的多种损伤类型，临床较常见，占重度 TBI 的 60％以上。

继发性脑损伤

继发性脑损伤可由颅内局灶性病变或原发损伤之后造成损害的全身性因素引起。预防继发性颅脑损伤对重型颅脑损伤患者的治疗具有重要意义。研究表明，在过去 30 年中，避免和治疗已知可能导致继发性颅脑损伤的病因，使重度 TBI 患者的死亡率从 50％降至 25％以下。这些关键因素（包括低血压、缺氧、脑灌注压不足和颅内高压）的终点是脑缺血，而避免脑缺血正是基于严重 TBI 的现代循证医学管理方案。

现代重症监护医学需要掌握的重要概念包括：了解脑缺血和颅内高压的病理生理学，需对全身及脑组织相关生理参数进行有创检测的原因，以及对重型 TBI 患者所采用的治疗方法。

创伤后脑缺血

病理生理学

当脑血流量（CBF）不能满足脑代谢需求时，就会发生脑缺血。大脑是人体独特的器官，几乎完全依赖于血流为新陈代谢提供底物。大脑中高达 95％的新陈代谢是有氧代谢，但其氧存储能力低下，只有少量的葡萄糖和糖原储备。因此，脑血管病生理学的前提是预防脑缺血，并存在着多种机制来确保内环境稳定。脑内存在一种代谢自动调节的机制，通过该机制，脑血流量与脑氧代谢率相偶联，从而确保在生理条件下，脑实质获得足够的血流灌注来满足其代谢需要。

压力自动调节为另一种单独的自我调节机制。在压力自动调节下，CBF 在一定的脑灌注压（CPP）范围内保持相对恒定，可以持续供应新陈代谢所需的氧气和底物。通过小动脉血管收缩和扩张的动态系统，尽管 CPP 波动在 50 mmHg 和 150 mmHg 之间，但 CBF 仍然可维持不变（图 4.12.1）。

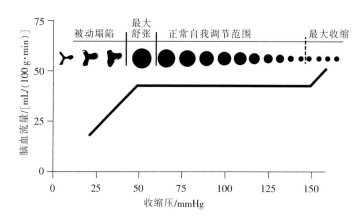

图 4.12.1　通过小动脉血管收缩和扩张作用,脑血流量(CBF)在一定范围的脑灌注压下保持相对恒定
From:White H,Venkatesh B.Cerebral perfusion pressure in neurotrauma:a review[J].Anesth Analg,2008,107:979-988.

当 CPP 超出自我调节阈值时,CBF 是无法维持的。

TBI 患者的低 CPP 与更高的死亡率、发病率有关,尤其是当同时发生全身性低血压时。另一个重要的因素是重型 TBI 患者压力自动调节功能常常缺失或受损。因此,当异常压力自动调节超出正常生理参数范围时,就具有重要意义。例如,将自动调节的下限从 50 mmHg 改为70 mmHg会导致脑缺血(图 4.12.2),因为创伤后最初数小时内有超过 60% 的重型脑损伤患者会经历 CBF 减少。

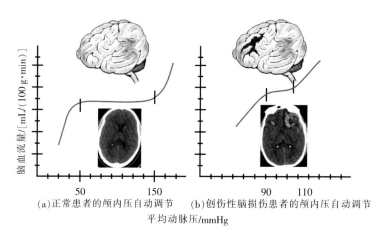

(a)正常患者的颅内压自动调节　　(b)创伤性脑损伤患者的颅内压自动调节
平均动脉压/mmHg

图 4.12.2　颅内压自动调节
From:Rangel-Castilla L,Gasco J,Nauta HJ,et al.Cerebral pressure autoregulation in traumatic brain injury[J].Neurosurg Focus,2008,25:1-8.

另一方面,如果自动调节发生在低于正常脑灌注压范围内,则可能导致恶性充血或继发性出血,造成微血管损伤。

脑缺血的其他危险因素:低血压和缺氧

全身性低血压(收缩压<90 mmHg)和缺氧(氧饱和度<60%)导致重型 TBI 患者的预后更差,因为导致了脑供氧量减少,患者的死亡率与低血压或缺氧事件发生的次数和持续时间成正相关。伤后早期建立气道是预防缺氧的关键方法,实际上,早期插管可改善重型颅脑损伤患者的预后。

监测脑缺血的基本原理

正因为 CPP 对评估 CBF 的必要性，必须对重型 TBI 的患者进行监测和管理。CPP 是通过患者的平均动脉压（MAP）减去颅内压（ICP）计算出来的，因而需要通过动脉置管监测动脉血压和通过颅内压监测仪监测 ICP。监测患者的全身动脉血氧饱和度和红细胞比容，是创伤重症监护的标准做法，也是预防脑氧合下降引起的继发性脑损伤的必要手段。

脑氧监测

脑氧监测可直接评估脑组织的氧供是否充足。两种常用的方法是通过颈内静脉导管（指向颈静脉球）取样获得颈静脉血氧饱和度，以及通过光纤导管直接监测脑组织氧含量。研究表明，重型 TBI 患者的颈静脉氧饱和度下降（$SjvO_2 < 50\%$）与其死亡率增加和预后不良有关。低 $PbtO_2$（$< 10 \sim 15 \, mmHg$）及其持续时间（$> 30 \, min$）也与高死亡率相关。

处理原则

目前重型 TBI 治疗指南主张 CPP 治疗阈值为 $60 \, mmHg$，颈静脉血氧饱和度和脑组织氧分压分别为 50% 和 $15 \, mmHg$。注意：使用血管升压药和扩容将 CPP 维持超过 $70 \, mmHg$ 时，显著增加患急性呼吸窘迫综合征的风险。因此，应避免过度激进的治疗去维持 CPP。

对于 CPP 不足的患者，必须排除导致低血压的全身性原因，如心脏或脊髓休克、张力性气胸和出血。血管内容量需通过中心静脉压（CVP）监测或其他功能性血流动力学监测方法进行评估。应根据需要给予等渗液。如液体弹丸式推注无法改变低 CPP，需要使用血管升压药。

脑组织输送氧气是基于血液的氧含量，除脑血流不足之外，低氧血症或贫血也可能引起继发性脑损伤。动脉血氧饱和度应保持在 90% 以上。对特定的输血阈值，目前尚无共识，但低红细胞比容与重型 TBI 患者的死亡率和发病率增加有关。目前的数据很少支持通过积极输血来纠正贫血。一些研究提示，重型 TBI 患者接受输血治疗后神经功能恢复不良，而另一些研究显示，接受积极的输血治疗的患者与接受严格限制输血治疗的患者，两者的死亡率没有差异。鉴于当前所有支持和反对重型 TBI 患者输血的证据，考虑到在红细胞比容低于 33% 时脑组织氧输送确实开始下降，我们建议输血阈值为 30%。

颅内压增高

病理生理学

颅内容物包括血液、脑组织和脑脊液（CSF），都被封闭在坚硬、不能膨胀的颅骨内。根据 Monro-Kellie 学说所指出的基于颅内内容物总容量是固定的基本概念，ICP 由各个组成部分之间的动态的相互作用决定。因此，一种成分的增加（如创伤后脑水肿）将导致另一种成分伴随减少。同样的概念也适用于在颅内间隙中添加额外成分的情况，如肿瘤。有趣的是，通过颅内血管容量、脑脊液量和脑实质的代偿，ICP 实际上可能保持在正常范围内。如果一个或多个现有区域内容物的失代偿性增加或新组分急性进展，将导致 ICP 高于正常值 $5 \sim 15 \, mmHg$（图 4.12.3）。

ICP 升高则称为颅内高压,会导致脑疝和 CPP 减少(CPP=MAP−ICP)。

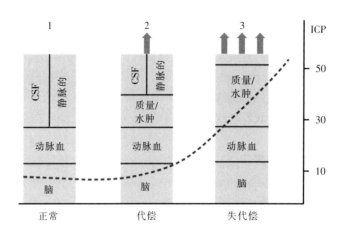

图 4.12.3 坚硬、不膨胀的颅骨内(由矩形表示)包含血液、脑和脑脊液

(1)由于颅内内容物可用的总体积是固定的,因此 ICP 由各个组成部分之间的动态相互作用决定;

(2)颅内空间中存在额外成分,如创伤后脑水肿或存在肿块时所见,将导致另一种成分相应减少。通过颅内血管容量,脑脊液量和脑实质的代偿,ICP 实际上可以保持在正常范围内;

(3)然而,如果在一个或多个现有空间中原有成分的失代偿性增加或新成分急剧增加,将导致 ICP 高于 5∼15 mmHg 的正常范围。

From:Exo J,Smith C,Bell MJ.Emergency treatment options for pediatric traumatic brain injury[J].Pediatric Health,2009,3:533-541.

监测颅内高压的基本原则

对重型 TBI 患者,失控的颅内高压会导致患者的预后更差。因此,治疗升高的 ICPs 是神经危重症患者管理的基础。

颅内压监测装置,适应证和使用技术

根据本机构的规定,所有重型颅脑损伤患者(GCS<8)均接受脑室外引流(EVD)或脑室造瘘术,以监测颅内压(ICP)。EVD 还允许脑脊液分流,对于被认为有可能发展为颅内高压或脑积水的患者是有用的。因此,放置 EVD 具有双重效用,不仅可以指导治疗和干预,而且在颅内压增高的情况下能分流脑脊液来降低颅内压,EVD 本身也是一种重要的治疗手段,可持续降低 ICP。

其他 ICP 监测设备也经常被使用,有时作为监测 ICP 的辅助手段。当它们与 EVD 同时放置时,或出现其他情况(狭缝状脑室不能放置 EVD)时单独使用。这些装置通过超微应变式传感器、光纤传感器或与耦合气动传感器来测量 ICP,并可定位于脑实质或硬膜下、蛛网膜下隙或硬膜外间隙内。

处理原则

当 ICP 超过 20 mmHg 的严重脑损伤患者的发病率和死亡率更高,脑创伤基金会发布的最新指南建议 ICP 治疗阈值为 20 mmHg。治疗颅内高压的理由有两方面:①确保 CPP 的充分性,从而避免发生脑缺血;②预防脑疝。

应该使用一系列基本操作来预防患者发生颅内高压。如果患者 ICP 升高,则必须确认这些基本因素是否已得到解决。

- 患者体位——头部应处于中立位置,床头抬高 30°。
- 颈椎间隙——颈椎螺旋 CT 扫描阴性后,必须停用颈椎预防措施,并移除颈托。

- 应保持呼气末 CO_2 分压在 $35\sim40\,mmHg$。
- 应使用适当的药物进行镇静。

就患者的体位而言,将头部沿躯干中轴抬高可以保持 CPP 和 CBF 的同时最大限度地增加脑静脉回流,从而减少颅内血流量。我们机构的政策是,对缺乏脊髓损伤的神经功能缺损证据的重型 TBI 患者,在颈椎螺旋 CT 扫描阴性后停用颈椎预防措施。我们认为没必要行颈椎 MRI 检查,因为最近发表的许多研究都强调了在这一特殊患者人群中,颈部 CT 扫描结果阴性可获知颈椎间隙情况。反过来,迅速摘除颈托,这是众所周知的导致 ICP 基线显著和持续上升的原因,对治疗和预防 ICP 升高是很重要的。

最后,重型 TBI 患者使用了许多不同的药物,目的是治疗疼痛和躁动,并尽可能减少多种有害刺激的影响,这些刺激可能导致血压、体温、ICP 和对控制通气的阻力升高。除对这些患者使用镇静剂之外,还需要确定镇静效果并进行相应的滴定。脑电双频指数监测可能是实现这一目标的有用工具,可提供有关这些危重症患者镇静程度的客观信息。

高渗性治疗

使用上述方法之后,还有许多其他干预措施可用于降低 ICP。高渗性药物是这种疗法的基石。

甘露醇

在过去的几十年间,静脉注射甘露醇被用于降低 ICP,还可改善 MAP、CPP 和 CBF。甘露醇降低 ICP 的机制被认为可归因于两种不同的现象。甘露醇的流变学特性包括扩张血浆体积,以及降低红细胞比容和增加红细胞形变。反过来,由于小动脉血管收缩(通过压力自动调节原理),血液黏稠度降低,导致 CBF 增加和随后的 ICP 降低。甘露醇导致 ICP 下降的第二种方法是通过其渗透作用。甘露醇在血管内和脑实质之间产生渗透压梯度,使得水从脑实质扩散到血管内。目前的指南推荐弹丸式推注甘露醇的给药剂量为 $0.25\sim1\,g/kg$。

甘露醇的重要副作用是引起由急性肾小管坏死导致的急性肾功能不全,当血浆渗透压增加到 $>320\,mOsm$ 时,会增加急性肾功能不全的发生率。此外,当输注甘露醇时,必须密切注意患者的血管内血容量状态和电解质浓度。由于甘露醇可跨越血脑屏障并被吸收到水肿的脑组织中,因此长期给药时可能会导致渗透压梯度的逆转。

高渗盐水

高渗盐水同样通过流变学和渗透作用来治疗颅内高压。甘露醇已被证明在治疗难治性颅高压患者时能有效地降低颅内压。与甘露醇相比,高渗盐水能更有效地降低 ICP,其对更多的患者有降低 ICP 的作用。使用高渗盐水的另一个优点是血脑屏障对高渗盐水的通透性低于甘露醇。因此,与高渗盐水相比,甘露醇进入脑实质时,有时会发生逆渗透压梯度的聚集,加重颅内高压反弹的风险。

当给患者使用高渗盐水时,必须注意不要过快地升高血钠浓度,以免引起脑桥中央髓鞘溶解,特别是先前存在的慢性低钠血症的患者。其潜在并发症包括电解质异常、癫痫、有心脏病或肺病病史患者出现肺水肿、凝血病和静脉炎。

一线治疗无效的颅内高压:二线治疗

在所有严重 TBI 患者中,高达 25% 的患者 ICP 对上述一线治疗无效,因此需要进行二线治疗。虽然有助于实现 ICP 的降低,但所有这些二线治疗都可导致显著的并发症。

神经肌肉阻滞

神经肌肉阻滞会导致胸膜腔内压降低,从而改善大脑静脉流出,进而导致 ICP 降低。然而,早期、常规和长期使用肌松药并不能改善重度 TBI 患者的预后,只应在患者用其他治疗方式难以治疗颅内高压时使用。

神经肌肉麻痹的并发症包括：

- ICU 住院时间延长。
- 感染率（肺炎、脓毒症）增加。

如果必须使用肌松药，最好使用半衰期短的药剂（如维库溴铵），因为持续时间更长的肌松药会干扰患者的神经系统检查。

过度通气

基于 CO_2 反应性现象，脑血管系统中小动脉平滑肌通过扩张和收缩来应变动脉 $PaCO_2$ 的变化。因此，每 1 mmHg 的 $PaCO_2$ 的变化，CBF 变化为 2%～3%。因通气不足引起的高碳酸血症可导致反应性血管扩张和 CBF 增加，而过度通气引起的低碳酸血症则导致血管收缩，CBF 减少，随后 ICP 降低。尽管创伤性脑损伤后压力和代谢自动调节可能受损，但 CO_2 的反应性通常保持不变。

过度通气伴随着因脑缺血引起医源性继发性脑损伤的风险。重型 TBI 患者在基础状态下有较高的脑缺血风险，研究表明损伤后最初的 24h 内 CBF 减少，并在死后的组织学分析中得到证实。事实上，严重颅脑损伤患者在伤后前 5 日预防性过度通气的临床效果更差。因此，原则上应在伤后 24h 内避免过度通气，而且不应常规用于重度 TBI 患者的颅内高压治疗。如果出现急性神经系统恶化和即将发生脑疝的情况，这可能是降低 ICP 的重要手段，在此期间应采取更加明确的措施。

巴比妥盐诱导的爆发性抑制

巴比妥类药物降低 ICP 的方法尚不完全清楚，但被认为涉及：

- 脑血管收缩。
- 降低脑代谢。
- 预防兴奋性神经毒性级联反应。

一般来说，巴比妥类药物是在连续 EEG 监测的情况下给药。当脑电活动出现爆发性抑制时，CBF 和脑代谢达到最大限度的降低。预防性使用巴比妥类药物没有临床益处，但在顽固性颅内高压的情况下，对巴比妥类药物治疗有反应的 ICP 患者的死亡率会降低。

然而，巴比妥类药物通常会引起全身性低血压——这是严重 TBI 患者神经功能不良的一个已知危险因素。因此，应注意仔细监测和治疗任何血流动力学变化。目前的指南指出，高剂量巴比妥类药物治疗只应在其他内科和外科替代治疗都无效的颅内高压病例中使用。

去骨瓣减压手术

通过切除部分颅骨的手术干预是降低颅内压的一种非常有效的方法，是治疗顽固性颅内高压症的一种重要的高级治疗策略。根据 Monro-Kellie 理论，去骨瓣减压手术去除了坚硬、不可膨胀的颅骨所导致的脑容量限制，并在大脑处于失代偿状态时提供一种降低颅内压的方法。

颅内高压治疗中应避免的治疗方法

类固醇

在严重的 TBI 中使用类固醇没有任何作用。类固醇给药会增加死亡率和潜在的危险并发症，包括消化道出血和高血糖。

全身性内科治疗

鉴于严重的头部损伤对体内其他器官系统有深远的影响，以全身治疗为基础的方法是优化严重

TBI 患者的神经重症治疗的关键。

液体平衡和电解质

高达 60％的 TBI 患者会出现某种电解质异常。血清钠浓度的改变是最常见，也是最重要的结果。创伤后低钠血症与更差的结局和更长的住院时间相关，并且导致：

- 抗利尿激素分泌异常综合征(SIADH)。
- 脑性盐耗综合征。

SIADH 患者应限制液体摄入，而脑性盐耗患者则需补充钠。容量状态是区分这两个疾病的重要鉴别特征：SIADH 导致正常或高血容量，而脑性盐耗则导致低血容量。

TBI 后高钠血症一般是由垂体柄功能障碍引起的中枢性尿崩症。可能会增加脑损伤的严重程度，并对死亡率有显著影响。高钠血症的治疗需要弹丸式推注低渗液、去氨加压素(DDAVP)和游离水。

早期复苏后，生理盐水(0.9％NaCl)是头部损伤患者使用的标准维持液。由于担心诱发或加重高血糖，不给予含葡萄糖液体，高血糖症与 TBI 患者更差的预后有关。也不能给予低渗液，因为会加重脑水肿。

值得注意的是，严重 TBI 患者的液体和电解质管理需要留置中心静脉和动脉导管监测心血管参数。伤后 48 h 内经常检查血清钠浓度也有助于避免严重异常的血清钠含量，并有助于指导干预治疗。

控制血糖

重型颅脑损伤患者易出现高血糖，这可能是与交感神经系统的上调和肾上腺儿茶酚胺释放增加有关。重度 TBI 患者早期和持续高血糖与不良预后相关。根据血糖水平调整皮下注射胰岛素剂量，有助于将血糖水平维持在 130 mg/dL 以下。

高热

发热可增加脑代谢，是脑损伤患者死亡率的阳性预测因素。降温常用退热药和冰毯处理。利用物体表面冷却或专门的血管内置管进行治疗性温度管理，有助于预防发热。在适当的情况下，应积极进行感染性疾病的筛查。

内分泌功能的变化

神经内分泌轴功能障碍在急性 TBI 后期间并不少见。在我们的机构中，对严重 TBI 患者创伤后第 3 日和第 7 日进行的神经内分泌检查，需检测的激素如下：

- 皮质醇。
- 胰岛素样生长因子-1。
- 游离 T4。
- 促甲状腺激素。
- 雌激素和催乳素。
- 雄激素。

特别值得关注的是肾上腺皮质功能不全，表现为低钠血症、低血压和低血糖，因为它可能在危重症患者中产生危及生命的后果。据报道，这些患者在糖皮质激素替代治疗后出现显著的反应。通常在伤后 6 个月，大多数患者在创伤后早期出现的垂体功能减退得到缓解。

营养

多发伤和严重的 TBI 会诱发全身高代谢状态。必须尽快建立肠内营养支持(除非有绝对禁忌证)，患者应在伤后第 7 日获得完全的热量补充。与伤后第 7 日获得完全的热量补充相比,伤后 2 周严重的营养不良与死亡率显著增加有关。早期开始喂食似乎能降低感染率和并发症。

存在颅底骨折或鼻窦疾病时,经口胃管优于经鼻喂养管。由于重度 TBI 患者会出现食管下括约肌的功能改变,胃排空减慢,可能增加误吸风险,因此必须考虑经胃喂养。长期喂养可能需要放置经皮内镜胃造口管或空肠管。虽然肠内营养是首选,减少了菌血症和脓毒症的风险,但肠外营养可用于临时营养支持。

感染

脑外伤及伴有多发伤的患者的病情严重程度增加,全身感染的发生率也会增加。肺炎是重症 TBI 人群发病率和死亡率增加的一个重要原因,特别是要考虑到高达 70% 的机械通气患者可能会发展为肺炎。脑损伤后 1 周内进行气管切开术的研究并没有降低呼吸机相关性肺炎的发生率,也没有降低患者的死亡率,但有证据表明可以减少呼吸机使用的天数。重度 TBI 人群的另一个主要感染危险因素是植入有创 ICP 监测仪。需要注意的是,脑实质内 ICP 监测仪比脑室外引流更容易发生细菌定值。

避免这些患者感染的关键在于洗手和在放置管道和器械时使用无菌术。此外,如果出现感染,应避免使用广谱抗生素进行长期治疗,以防止出现高选择性耐药的细菌。

预防

消化系统预防

重度 TBI 后胃溃疡是常见的而且死亡率高。H_2 受体拮抗剂或质子泵抑制剂(PPIs)是最常用的消化系统预防性药物,这两种药物在机械通气患者中预防上消化道出血方面具有相似的效果。早期肠内喂养和积极的液体复苏也有助于减少这种并发症。

抗癫痫药

4%～25% 的患者会出现早期创伤后癫痫发作(posttraumatic epilepsy seizure,PTS),即在伤后 7 d 内发生;9%～42% 的患者会出现晚期 PTS,即受伤 7 d 后发生。PTS 更有可能发生在以下的患者中:
- 脑皮质挫伤。
- 凹陷性颅骨骨折。
- 硬膜下、硬膜外或颅内血肿。
- 贯穿伤。
- 受伤后 24 h 内发生的初次癫痫发作。
- 早期 GCS<10。

癫痫发作对大脑影响非常大,可导致 ICP 和脑氧代谢率增加,血压、脑血流量和氧输送改变,以及神经递质的过量释放。预防性应用苯妥英可降低早期 PTS 的发生率,但不能降低晚期 PTS 的发生率。由于其可能会出现发热和行为改变等副作用,抗惊厥药只应在伤后 1 周内服用,而预防性应用抗癫痫药并不能影响晚期 PTS 的发生。

预防深静脉血栓栓塞(VTE)

缺乏机械性和药物预防的情况下,严重 TBI 患者发生深静脉血栓(DVT)的风险可高达 20%,特别是腿部近端静脉的 DVT 可导致肺栓塞(PE)风险增加。约 0.38% 的 TBI 患者在住院期间发生肺栓塞。因此,预防 VTE 至关重要,因为不仅对患者的发病率和死亡率有着重要的影响,对与抗凝治疗相关脑出血风险的患者管理也有重要的意义。

给予小剂量肝素或低分子肝素是预防 VTE 的有效手段。这些药物比单独的机械方式（如气动压缩装置）更有效。由于药物预防会增加脑出血的风险，因此在我们的机构中，直到 CT 扫描显示出稳定的影像学表现或手术介入后 48 h 才开始使用这些药物。

放置可回收的下腔静脉滤器可防止下肢深静脉血栓形成，并可避免 DVTS 患者的抗凝风险；然而，由于滤器回收成功率极低和滤器的长期留置的风险，没有明确的证据表明它们可用于严重 TBI 患者的治疗。

（韩暄　译）

参 考 文 献

［1］ AARABI B,HESDORFFER DC,AHN ES,et al.Outcome following decompressive craniectomy for malignant swelling due to severe head injury［J］.J Neurosurg,2006,104:469-479.

［2］ ANDREWS PJ,SLEEMAN DH,STATHAM PF,et al.Predicting recovery in patients suffering from traumatic brain injury by using admission variables and physiological data:a comparison between decision tree analysis and logistic regression［J］.J Neurosurg,2002,97:326-336.

［3］ BOUDERKA MA,FAKHIR B,BOUAGGAD A,et al.Early tracheostomy versus prolonged endotracheal intubation in severe head injury［J］.J Trauma,2004,57:251-254.

［4］ DEOGAONKAR A,GUPTA R,DEGEORGIA M,et al.Bispectral Index monitoring correlates with sedation scales in brain-injured patients［J］.Crit Care Med,2004,32:2403-2406.

［5］ MCINTYRE LA,FERGUSSON DA,HUTCHISON JS,et al.Effect of a liberal versus restrictive transfusion strategy on mortality in patients with moderate to severe head injury［J］.Neurocrit Care,2006,5:4-9.

［6］ MORO N,KATAYAMA Y,IGARASHI T,et al.Hyponatremia in patients with traumatic brain injury:incidence,mechanism,and response to sodium supplementation or retention therapy with hydrocortisone［J］.Surg Neurol,2007,68:387-393.

［7］ OGDEN AT,MAYER SA,CONNOLLY ES.Hyperosmolar agents in neurosurgical practice:the evolving role of hypertonic saline［J］.Neurosurgery,2005,57:207-215.

［8］ ROBERTS I,SYDENHAM E.Barbiturates for acute traumatic brain injury［J］.Cochrane Database of Systematic Reviews,1999,Issue 3.Art.No.:CD000033.DOI:10.1002/14651858.CD000033.

［9］ STRUCHEN MA,HANNAY HJ,CONTANT CF,et al.The relation between acute physiological variables and outcome on the Glasgow Outcome Scale and Disability Rating Scale following severe traumatic brain injury［J］.J Neurotrauma,2001,18:115-125.

［10］ TAYLOR SJ,FETTES SB,JEWKES C,et al.Prospective,randomized,controlled trial to determine the effect of early enhanced enteral nutrition on clinical outcome in mechanically ventilated patients suffering head injury［J］.Crit Care Med,1999,27:2525-2531.

［11］ The Brain Trauma Foundation.The American Association of Neurological Surgeons and Congress of Neurological Surgeons.AANS/CNS Joint Section on Neurotrauma and Critical Care:Guidelines for the management of severe traumatic brain injury.3rd ed.［J］.J Neurotrauma,2007,24(suppl 1):S14-S21,S59-S86,S91-S95.

［12］ TIMOFEEV I,DAHYOT-FIZELIER C,KEONG N,et al.Ventriculostomy for control of raised ICP in acute traumatic brain injury［J］.Acta Neurochir,2008,102(suppl):99-104.

［13］ TOMYCZ ND,CHEW BG,CHANG YF,et al.MRI is unnecessary to clear the cervical spine in obtunded/comatose trauma patients:the four-year experience of a level I trauma center［J］.J Trauma,2008,64:1258-1263.

［14］ WINCHEL RJ,HOYT DB.Endotracheal intubation in the field improves survival in patients with severe head injury［J］.Arch Surg,1997,132:592-597.

第13章　脑死亡器官捐献者的管理

Kai Singbartl

引言

供体的短缺已经成为美国,乃至全世界的公共健康危机。目前美国等待器官移植的患者超过 11 万人,但供体器官数量很少,导致了移植候选人名单上接近 7% 的移植候选人死亡。使用高风险捐助者和扩大捐赠标准在很小程度上减少了短缺。此外,我们还引入了一些政策和临床措施,例如设立院内器官协调员以解决这个问题。遗憾的是,这些措施本身不足以缓解可移植器官的短缺。我们试图进一步最大限度地提高可移植器官的数量及可挽救的受体生命的数量,因此对脑死亡器官供体的准确和仔细的管理变得极为重要。

在本章中,我们将详细讨论脑死亡器官捐献者的管理。将重点关注捐献者组织管理及临床管理,特别是血流动力学和肺部管理。

器官捐赠者管理

在美国,美国《解剖捐献法》对器官捐献进行了规定,被宣布脑死亡并考虑器官捐献的患者会成为当地器官捐献组织(OPOs)的患者。从此时起,捐献者和所有相关问题由器官获取协调员(organ procurement coordinators,OPC)管理。OPC 与亲属联系讨论器官捐献并可能获得家属同意。个别州和 OPOs 以不同的方式处理未来待同意的问题(例如,通过驾驶执照)及指定要求同意的人。在患者脑死亡之前,治疗团队与器官捐献团队之间明确的职责分离旨在避免任何(察觉到的)利益冲突。

但是,这种分离也存在一些严重的缺点。OPC 往往因为缺乏重要的危重症治疗背景,而不能顾及捐献者治疗的所有方面,必须依赖医生(通常是自愿的)的支持。除由于需要寻找合格且愿意提供帮助的医生而导致的治疗延误之外,还容易导致捐献者治疗中的沟通不畅,最终导致对捐献者的管理不理想。

因此,匹兹堡大学重症医学部和器官恢复与教育中心建立了一个"器官获取者支持团队",该团队由一名 OPC 和一名在神经重症监护方面具有丰富专业知识的专职医生组成。专职医生没有任何其他临床任务,为器官捐献者支持提供全天随时待命服务,从而避免上述任何潜在的利益冲突。这种方法显著增加了器官捐献成功的概率,特别是肺脏(增加了约 200%)和肾脏(增加了约 50%)。

另一方面,在一些国家,原来的患者治疗团队执行两项职责:宣布/告知脑死亡和讨论器官捐献。虽然缺乏可靠的数据,但这种方法的支持者声称这可以使更多的潜在的捐献者转变成实际捐献者。

无论当地法规或系统如何,最佳器官捐赠者的管理都需要团队,必须随时提供专业、经验丰富的人员,并且必须制定标准操作程序。

医疗管理

脑死亡捐献者代表特殊人群,与常见的 ICU 患者差别很大。成功的供体管理和移植很大程度上取决于对脑死亡病理生理学的详细理解。

在患者脑死亡之前,交感神经风暴导致儿茶酚胺的暴发性释放,导致全身血管阻力增高(高血压)、心脏衰竭、心律失常和肺水肿增加。相反,脑死亡和随后的脑疝导致脊髓梗死和交感神经失张力,加重原有的血流动力学不稳定。脑死亡的另一个重要后果是垂体激素分泌停止导致全垂体功能减退。在这种情况下,肾上腺皮质激素、T3、T4、胰岛素和抗利尿激素(ADH)血浆浓度降低。

脑死亡也会导致过度炎症反应,其中促炎细胞因子(如 IL-6 和 TNF)的血浆浓度显著升高。脑死亡后的炎症反应程度与移植物的免疫原性和随后的同种异体移植物功能障碍相关。

肺部管理

由于肺是可移植器官中的供需矛盾最大的,因此应特别关注脑死亡供体的肺部管理。临床观察发现,尽管对可移植肺的需求很大,但几乎没有潜在的供体肺在移植前获得标准的肺通气策略,进一步凸显了供需矛盾。

如上所述,除了神经源性肺水肿,脑死亡和潜在供体的肺也有较高的呼吸机相关性肺损伤风险,从而导致成功捐献的机会减少。最近的临床研究已经显示,肺保护通气不仅降低了脑死亡器官捐献者呼吸机相关性肺损伤的风险,而且还使可用于移植的肺数量增加了一倍。肺保护性通气包括小潮气量通气策略($6\sim8\,mL/kg$ 理想体重),轻至中度呼气末正压($8\sim10\,cmH_2O$),以及持续气道正压下进行呼吸暂停试验。为了防止患者误吸,例如床头抬高 $30°$ 和肺复张($PaO_2/FiO_2<300$ 或影像学检查发现肺不张)可增加符合移植条件的肺数量。还有一些回顾性数据分析的证据表明,高剂量类固醇的应用可以改善肺部的氧合和肺脏的获得率。

如上所述,专业器官捐献者支持团队的必要性和益处尤为明显。早期及时支气管镜检查、密切和恰当的呼吸机管理及谨慎的液体管理只是关键管理措施的三个方面,最好由一个联系密切且经验丰富的团队来完成。图 4.13.1 总结了脑死亡器官捐献者肺部管理的关键点。

◆肺保护通气!!!

⇨小潮气量 $6\sim8\,mL/kg$,PEEP $8\sim10\,cmH_2O$

◆标准化呼吸机管理!!!

⇨肺复张通气(如果 $PaO_2/FiO_2<300$)

⇨防止误吸的技术(例如床头抬高 $30°$)

◆甲泼尼龙!?

⇨$15\,mg/kg$ q24h,可以提高肺捐献的可能性

图 4.13.1　脑死亡供体肺部管理的关键方面

虽然前两者有强有力的临床数据,但仅基于回顾性数据分析,建议使用高剂量类固醇来改善肺部捐赠的可能性。

血流动力学管理

移植前期,将近 50% 的脑死亡供体在某个时间会出现血流动力学不稳定。如上所述,器官供体的血流动力学不稳定性是多因素的。自主神经功能障碍、血容量不足、心功能不全、血管活性促炎症分子释放和全垂体功能低下均可能导致这一现象。血流动力学不稳定不仅导致器官缺血/灌注不足,而且还会进一步加重炎症反应,维持恶性的、有害的循环。因此,优化供体复苏是至关重要的。最近的一项观察性研究发现,近 50% 的脑死亡供体都是有容量反应性的(脉压变异>13%),即没有充分的液体复苏。通过血浆 IL-6 浓度测定发现,容量反应性与炎症程度相关,最终导致可移植的器官数量显著减少。

虽然专家们一致认为供体复苏对于移植至关重要,但仍缺乏对脑死亡器官供体进行最佳监测的明

确数据。考虑到血流动力学稳定和血管活性物质在该人群中的频繁使用,有创血压监测和中心静脉通路似乎必不可少。此外,检测容量反应性本身就比实际使用的设备重要得多。使用的液体类型也有个人偏好。根据 ICU 常规,血红蛋白需大于 7 mg/dL。

脑死亡的器官捐献者如果有充足的液体复苏仍然血流动力学不稳定,则需要使用血管活性药物。考虑到脑死亡器官捐献者的特殊病理生理学和需要(图 4.13.2),理想情况下血管活性药物的选择及其给药顺序与"标准"ICU 患者所使用的不同。如果未能认识到其特殊性将导致持续的血流动力学不稳定和不良捐赠结果。

---

(1)遵循基本病理生理学。

(2)评估容量反应性,恢复血容量。

(3)低血压或(可疑)尿崩症。

⇨用加压素替代激素(0.5～6 U/h IV)

⇨MAP>65 mmHg,HR<100 次/min,尿量 0.5～3 mL/(kg·h),血 Na^+ 135～145 mmol/L

⇨去氨加压素不方便滴定且其血流动力学支持力度有限

(4)改善心血管稳定性(持续性低血压)

⇨50 mL 葡萄糖 50% IV 加 10 IU 胰岛素 IV

⇨20 μg 甲状腺素 T4 IV(正性肌力药,少量血管升压药,高钾血症)

⇨10 μg/h 甲状腺素 T4 IV

(5)持续性低血压,血流动力学不稳定

⇨"传统"升压药及强心剂

图 4.13.2 脑死亡器官供体的血流动力学管理

考虑到脑死亡供体缺乏激素,加压素(高达 6 U/h)可作为持续性低血压或尿崩症(diabetes insipidus,DI)的首选药。普遍接受的目标值:①平均动脉血压>65 mmHg;②心率<100 次/min;③尿量为 0.5～3 mL/(kg·h)。去氨加压素(DDAVP)是一种广谱药物,但与加压素相比有一些重要的缺点。DDAVP 不易滴定,且在血流动力学稳定方面也较差。

也应早期考虑甲状腺素替代治疗,特别是当供体的心脏被考虑用于移植时,或者需要正性肌力药时。甲状腺素给药,通常先弹丸式推注然后连续输注,必须先进行胰岛素和 50% 葡萄糖注射以预防甲状腺素弹丸式推注后的严重高钾血症。由于甲状腺素也可导致严重的心动过速、高血压和心律失常,因此不应给予所有捐献者。

只有在激素替代疗法开始后,才应考虑应用"常规"血管活性药物,如去甲肾上腺素或多巴酚丁胺。

研究表明,在符合条件的器官数量、移植存活率和受体存活率方面,激素替代疗法对脑死亡器官捐献者的益处受到其设计和样本量的限制。尽管如此,没有研究表明"常规"血管活性物质的优越性,这使得它们不适合作为脑死亡器官供体的血流动力学稳定的主要选择。

小结

对脑死亡器官捐献者的成功管理依赖于团队的积极主动,包括及早通知器官捐献者管理团队。医疗管理必须尊重脑死亡供体的特殊病理生理学并进行治疗,包括液体肺保护性通气、肺复张和灌洗、液体复苏,有创血流动力学监测和及时的激素替代治疗。

(孙曼丽　许伦兵　译)

参 考 文 献

［1］ CHEN JM,CULLINANE S,SPANIER TB,et al.Vasopressin deficiency and pressor hypersensitivityin hemodynamically unstable organ donors［J］.Circulation,1999,100（suppl 19）：Ⅱ244-Ⅱ246.

［2］ KURTZ SF,STRONG CW,GERASIMOW D.The 2006 Revised Uniform Anatomical Gift Act—A Law to Save Lives［J］.Health Law Analysis,2007(2):44-49.

［3］ MASCIA L,BOSMA K,PASERO D,et al.Ventilatory and hemodynamic management of potential organ donors：an observational survey［J］.Crit Care Med,2006,34（2）:321-327.

［4］ MASCIA L,PASERO D,SLUTSKY AS,et al.Effect of a lung protective strategy for organ donors on eligibility and availability of lungs for transplantation［J］.JAMA,2010,304（23）:2620.

［5］ MURUGAN R,VENKATARAMAN R,WAHED AS,et al.Increased plasma interleukin-6 in donors is associated with lower recipient hospital-free survival after cadaveric organ transplantation［J］.Crit Care Med,2008,36（6）:1810-1816.

［6］ MURUGAN R,VENKATARAMAN R,WAHED AS,et al.Preload responsiveness is associated with increased interleukin-6 and lower organ yield from brain-dead donors［J］.Crit Care Medicine,2009,37（8）:2387-2393.

［7］ NOVITZKY D,COOPER DK,ROSENDALE JD,et al.Hormonal therapy of the brain-dead organ donor：experimental and clinical studies［J］.Transplantation,2006,82（11）:1396-1401.

［8］ SINGBARTL K,MURUGAN R,KAYNAR AM,et al.Intensivist-Led Management of Brain-Dead Donors Is Associated with an Increase in Organ Recovery for Transplantation［Internet］［J］.American Journal of Transplantation,2011,dx.doi.org/10.1111/j.1600-6143.2011.03485.

第 14 章 创伤性脊髓损伤的管理

David M.Panczykowski,David O.Okonkwo and Richard M.Spiro

流行病学

创伤性脊髓损伤(SCI)在美国的年发病率为 25/100 万～58/100 万。患者受伤时的平均年龄为 32 岁,男女比例为 4:1。25%～50%的 SCI 患者常发生创伤性脑损伤(TBI),但只有 5%～10%的 TBI 患者存在 SCI。患者在损伤后的前 3 个月内死亡率最高(约 20%),完全性截瘫的 SCI 患者平均预期寿命比未受伤的同龄人缩短 16%,不完全性截瘫的患者仅缩短 8%。

病理生理

原发性损伤是指由最初的撞击、短暂或持续性压迫、牵拉和撕裂/横断而导致的脊髓神经元死亡或功能障碍。继发性损伤包括全身和/或局部损伤引发或加重的脊髓进行性缺血、炎症和细胞毒性过程。预防和/或纠正全身性因素,如低血压、血氧含量降低、高热等,是预防脊髓继发性损伤的核心管理目标。

诊断

临床评估

初步评估应符合高级创伤生命支持的建议,首先评估气道、呼吸和循环功能;20%～60%的 SCI 患者还伴有其他器官系统的损伤。

美国脊髓损伤协会(American Spinal Injury Association,ASIA)分类系统是目前应用最广泛、最快速、重复性最好的脊髓损伤神经学分类方法,尤其在损伤平面和损伤程度方面(图 4.14.1)。运动评分对 10 个双侧运动节段(C5—T1 和 L2—S1)的肌力(0～5 级)进行分级;如果肌力分级≥3 则认为该平面完好无损。感觉平面通过针刺和轻触 28 个双侧皮肤感觉关键点评估确定。神经损伤平面是指双侧运动(肌力≥3/5 级)和感觉(轻触和针刺觉)功能正常的脊髓最低平面。损伤程度分为完全性(如无主动肛门收缩、骶部 S4—S5 感觉不存在、肛门深压觉消失)和不完全性(如骶部功能保留)。

早期神经系统表现(24～72 h)可能与脊髓休克混淆,即在损伤平面以下的所有神经系统功能短暂丧失,表现为弛缓性瘫痪和反射消失。肛门-皮肤和/或球海绵体反射的恢复常预示脊髓休克的恢复。脊髓损伤后的神经系统表现亦不应与神经源性休克混淆,后者的特征是失交感神经支配引起的心动过缓、低血压和阴茎异常勃起。

完全性 SCI 指病变节段以下的任何运动、感觉或括约肌功能全部丧失,通常与神经源性休克有关。许多不完全性 SCI 综合征已被描述。脊髓中央管综合征表现为四肢不成比例的肌无力,即上肢(尤其是肢体远端运动肌群)重于下肢,伴脊髓病变(通常为尿潴留)和各种感觉障碍(痛觉过敏、感觉减退等)。50%的患者可恢复行走能力,大多数能恢复膀胱控制功能。前索综合征表现为分离性感觉障碍(无痛觉或温度觉,保留本体感觉、振动觉和深感觉),伴截瘫或四肢瘫痪(如损伤在 C7 平面以上)。患者预后较

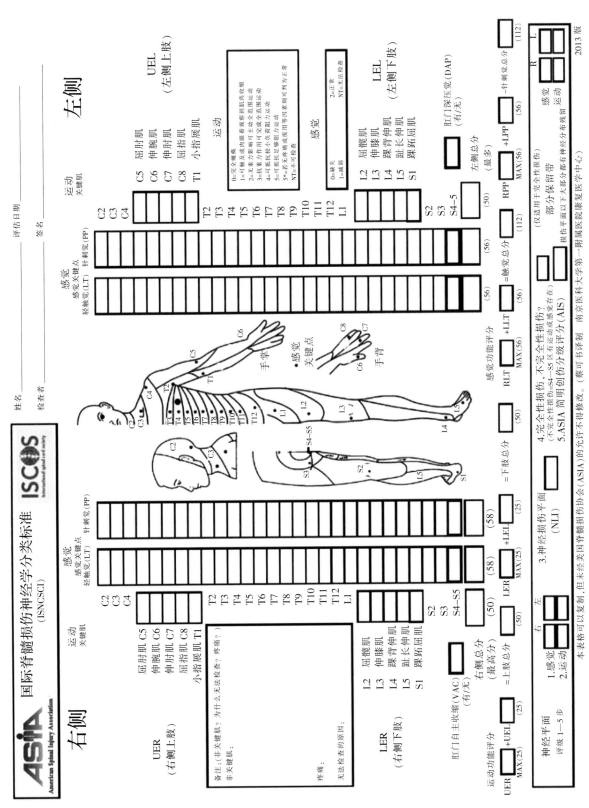

图 4.14.1　国际脊髓损伤神经学分类标准

肌力分级

0＝完全瘫痪
1＝可触及或可见的肌肉收缩
2＝无重力影响的情况下可主动关节全范围活动
3＝抗重力作用下可主动关节全范围活动
4＝抗重力作用下可主动关节全范围活动，且可抵抗中等强度的阻力
5＝肌力正常，抗重力作用下可完成关节全范围活动，尤其是来自他人的外力
5*＝肌力正常，在无其他影响因素（如疼痛或废用）下，可对抗重力或足够阻力能够完成关节全范围活动
NT＝无法检查（如制动，严重疼痛，截肢，关节挛缩＞50%ROW等）

感觉分级

0＝缺失
1＝改变，包括感觉减退或过敏感
2＝正常
NT＝无法检查

非关键肌功能（可选）

可用于判断和区分运动功能 AIS B 级和 C 级

	运动	神经平面
	肩关节：屈，伸，外展，内收，内旋，外旋	
	肘关节：旋后	C5
	肘关节：旋前 腕关节：屈	C6
	手指：伸展近端指间关节	C7
	手指：屈曲，伸展和拇指外展	C8
	手指：掌心至掌与手掌平面对掌，外展至拇指水平外展	T1
	手指：对掌，内收，外展至手掌平面	
	手指：食指外展	
	髋关节：内旋	L2
	髋关节：外旋	L3
	髋关节：伸展，外展，内旋 膝关节：屈曲 踝关节：内翻，外翻 足趾：足跖趾和足趾间关节伸展	L4
	拇趾和足趾：远近趾间关节屈曲，足趾外展	L5
	拇趾：内收	S1

ASIA 简明创伤分级评分（AIS）

A＝完全性损伤 骶部(S4—S5)无感觉或运动功能保留。

B＝感觉不完全性损伤 损伤平面以下，包括骶段(S4—S5)有感觉功能(轻触觉，针刺觉或肛门深压觉保留)，但无运动功能，且身体两侧神经损伤平面以下运动功能保留不超过三个阶段。

C＝运动不完全损伤 神经损伤平面以下有运动功能保留**，且超过半数的关键肌肌力小于 3 级(0~2 级)。

D＝运动不完全损伤 神经损伤平面以下有运动功能保留**，且超过半数的关键肌肌力大于或等于 3 级。

E＝正常 ISNCSCI 检查各阶段感觉和运动功能正常，但之前有神经功能异常才可诊为 AIS E 级，如果之前检查有阶段感觉和运动功能均无异常，则不做 AIS 分级。

**若患者被诊为 C 级或 D 级，即运动不完全损伤，则必须有(1)肛门括约肌随意收缩；或者(2)骶部感觉和运动功能均保留，但在身体一侧运动平面以下有超过 3 个阶段的运动功能存在。本次修订的国际标准允许许用损伤平面以下超过 3 个平面的非关键肌 判断运动损伤程度(AIS B 级或 C 级)。

注意：评定运动平面以下运动功能残留范围以区别 AIS B 级或 C 级时，身体两侧的运动平面都需要评估。当区别 AIS C 级和 D 级(关键肌力比例)时需使用神经学损伤平面。

分级步骤

对脊髓损伤分级时推荐以下鉴别程序：

1. 确定身体左右两侧的感觉损伤平面。感觉平面是身体两侧最靠近浆近正常最低水平轻触觉和针刺觉都正常的感觉皮节区。

2. 确定身体左右两侧的运动损伤平面。根据身体左右两侧的运动功能决定，但近端的运动功能须正常(5 级)。
注：在上一个可评估关节的区域，运动平面可同感觉平面，但该区域以上的运动功能须正常。

3. 确定神经损伤平面(NLI)。神经损伤平面是指感觉功能正常和具备抗重力功能（肌力大于等于 3 级）肌群的最低神经平面，但近端身体双侧的感觉和运动功能都须正常。NLI 是根据 1,2 两步确定的最高感觉和运动平面。

4. 判断是否为完全性损伤？(是否存在骶部保留？)
如果主动肛门随意收缩消失，且骶部(S4—S5)感觉=不存在，且肛门深压觉=消失，则为完全性损伤。

5. 判断损伤等级：
完全性损伤？

是　AIS=A　记录感觉保留的最低皮节和肌节。

否(身体每侧存在运动或感觉残留带 ZPP)

运动功能完全损伤？　是　AIS=B

否(感觉不完全损伤的患者有肛门随意收缩或单侧运动平面以下有超过三个节段的运动功能残留)

神经损伤平面以下是否有半数(含)以上的关键肌肌力达 3 级或以上？

否　是　AIS=D

AIS=C

如果各阶段感觉和运动功能都正常，则 AIS=E
注：AIS E 用于评估既往有文件资料记录的脊髓损伤恢复至正常水平，如果开始就没有发现神经功能的缺损，则认为该患者神经没有损伤，本表不适用。

图 4.14.1　国际脊髓损伤神经学分类标准（续）

差。后索综合征相对罕见,表现为颈部、上臂和躯干的疼痛和感觉异常(烧灼感),伴上肢轻度瘫痪。脊髓半横断(继发于开放性创伤)会导致 Brown-Sequard 综合征,表现为同侧肢体瘫痪和本体感觉、振动觉减退,伴对侧痛觉和温度觉丧失。脊髓圆锥综合征表现为双侧骶段感觉障碍("马鞍状感觉丧失"),以及自主神经功能明显障碍(尤其是尿潴留)和对称性下肢轻瘫。

影像学评估

所有存在一个或多个脊柱/脊髓损伤风险因素的创伤患者均应进行影像学检查,包括:①颈部或背部疼痛/压痛;②神经功能障碍;③意识水平受损;④中毒;⑤疼痛注意力受损。层厚≤3 mm 的多层螺旋 CT 扫描是骨质损伤的首选筛查方法,磁共振成像是诊断急性脊髓和韧带损伤的主要方式。

影像学检查应评估维持脊柱稳定性的结构。脊柱侧位 X 线摄片和/或 CT 重建应显示椎体前缘、椎体后缘和棘突连线在同一弧线上。每个椎体节段的椎管直径应大于 13 mm。脊柱不稳定表现为椎体半脱位>3.5 mm 或滑脱>20%,颈椎成角>11°或胸腰椎>20°,和/或椎体前缘高度与后缘相比降低>50%。

去除颈椎固定

在安全的情况下应尽快去除颈托,其与皮肤破溃、ICU 住院时间延长及颅内压升高有关。对于清醒、反应灵敏、无神经功能缺损或无注意力受损的患者,以及没有颈部疼痛/压痛、颈椎活动范围广且无须影像学检查的患者,均可以去除颈托。现有文献荟萃分析表明:对于临床无法去除颈托的创伤患者,仅用多层螺旋 CT 就能识别是否存在颈椎不稳定性损伤。因此如果近期 CT 未发现急性颈椎损伤,则允许对昏迷或插管的创伤患者去除颈托。

治疗

急性创伤性 SCI 患者应该在一级创伤中心接受救治,因为这些中心已被证明有更好的治疗结果。无论病情严重程度如何,SCI 患者都常出现心血管功能不稳定和呼吸功能不全,因而需要加强监测。ICU 管理可以改善这些患者的神经功能预后,降低心肺并发症的发病率和死亡率。

呼吸系统管理

在气道损伤、呼吸衰竭(PaO_2<60 mmHg 或 $PaCO_2$>50 mmHg)和/或合并重度 TBI(GCS≤8 分)的情况下,需要给予气管插管。插管过程中应注意尽量避免脊柱活动。插管方式包括清醒状态下光纤引导或直接喉镜下手工中立位固定脊柱法。

肺通气功能障碍与脊髓损伤的平面及是否完全有关。通气功能常在伤后第 2~5 日内出现显著恶化,随后有所改善;C5—C8 段 SCI 患者的平均机械通气时间为 22 d,胸段 SCI 患者为 12 d。

肺部并发症是 SCI 患者死亡的主要原因;超过 60%的颈段和上胸段 SCI 患者会出现肺不张、肺炎、吸入性肺炎、肺水肿和肺栓塞。此外,SCI 患者常合并胸肺部创伤,进而易患急性肺损伤和急性呼吸窘迫综合征。

管理上提倡小潮气量(6~8 mL/kg 理想体重)进行肺保护性通气,并采取措施促进肺泡开放(呼气末正压)。对于预期需要 2 周以上机械通气的患者,应考虑尽早行气管切开术。早期气管切开与提高患者主观耐受性、改善通气功能、降低气道阻力、缩短撤机时间和 ICU 住院时间有关。

心血管系统管理

神经源性休克是由失交感神经支配引起的小动脉扩张和低血压(收缩压≤80 mmHg),并伴有相对低血容量（静脉淤积）；其在完全性颈段 SCI 患者中的发生率约为 90％（在不完全性颈段和 T1 以下的 SCI 患者中发生率分别为 50％和 30％）。心脏交感神经支配中断会导致副交感神经冲动不受控制（心动过缓和收缩力降低）。

应根据血流动力学障碍的病因来制定管理措施，同时优化脊髓灌注和避免对其他器官系统的损伤。潜在病因包括神经源性休克、出血、张力性气胸、心肌损伤或心包填塞及脓毒症。神经源性休克继发的血流动力学不稳定可以通过合理的液体复苏、避免肺水肿，以及输注去甲肾上腺素（提高全身血管阻力和正性肌力作用）来纠正。

SCI 患者的最佳血压管理水平主要来自于 TBI 患者的脑血流自主调节和灌注压目标数据。Ⅱ级和Ⅲ级证据表明：在高动力循环状态的 SCI 患者中，维持平均动脉压＞（80～85）mmHg 且至少 7 d 是安全的，并可能与改善 SCI 患者的神经功能预后有关，故应积极避免低血压。

静脉血栓栓塞

SCI 患者发生静脉血栓栓塞性疾病的风险要高于其他住院患者，且伤后前 3 个月的风险最高。如果不治疗则 40％～100％会发展为深静脉血栓。即使给予充分的预防措施（普通肝素和压力梯度长袜或单独使用低分子肝素），也有 12％～16％的患者会发生严重的静脉血栓栓塞。虽然预防深静脉血栓/肺栓塞的必要性已得到认可，但最佳治疗策略仍难以确定。系统综述和循证共识推荐单独使用低分子肝素、调整剂量的普通肝素，或普通肝素联合非药物措施；且应在伤后 24～72 h 内开始治疗。

其他危重并发症

感染性并发症最常发生在呼吸道或泌尿道，是 SCI 后患者死亡的主要原因。当发热或白细胞增多无法用上述感染源解释时，应立即排查是否存在隐匿于 SCI 的急性腹部病变，如胰腺炎、胆囊炎、肠梗阻、肠缺血或肠穿孔等。

消化道应激性溃疡是创伤已知的并发症，SCI 是其独立危险因素。建议使用 H_2 受体阻滞剂或质子泵抑制剂，且应在入院时开始应用并持续至少 4 周。

自主反射障碍（autonomic dysreflexia，AD）的特征是脊髓损伤平面以下的刺激（空腔脏器扩张或外科手术）会导致患者出现阵发性高血压、皮肤潮红、视物模糊和恶心的症状。如果不治疗可能会导致脑病、癫痫发作、脑卒中、心肌梗死、心律失常和死亡。管理的重点是去除刺激和纠正高血压。

外科管理

无论 SCI 是否存在，手术干预在脊柱创伤的治疗中都起着重要作用。手术有两个目标：①对有神经功能障碍的患者进行神经减压；②重建脊柱排列和稳定性，防止进一步的脊髓损伤和促进早期活动。早期手术干预不会增加并发症的发生率，并可能改善神经功能的预后。

神经保护策略和未来研究

过去几十年对 SCI 的研究阐明了许多在继发性损伤中发挥作用的机制。迄今为止，在大型多中心前瞻性随机对照试验中研究的治疗药物包括甲泼尼龙及相关化合物 Tirilizad Mesylate、GM-1 神经节苷脂、甲状腺释放激素、加环利定、纳洛酮和尼莫地平。但这些疗法都还没有在随机对照试验中被证明可以确切改善神经功能预后。

关于甲泼尼龙的早期研究显示其对运动评分有一定的益处。但随后的研究和分析表明：重症肺炎、严重脓毒症和死亡的发生率较高。2002 年，美国神经外科医师协会/神经外科医师大会对这篇文献进行了系统的回顾并得出结论："推荐急性脊髓损伤患者使用甲泼尼龙 24 h 或 48 h 作为治疗的一种选择，但仅在有证据表明患者的临床获益大于其有害副作用的情况下才能使用。"

在针对 SCI 的药物和非药物干预方面,目前有许多正在进行的临床研究;其中包括外科手术减压的最佳时机、治疗性低温、脑脊液引流、细胞移植(如施旺细胞、干细胞等),以及针对特定细胞再生抑制剂的试验。

(张玲 章仁杰 译)

参 考 文 献

[1] CASHA S,CHRISTIE S.A systematic review of intensive cardiopulmonary management after spinal cord injury[J].J Neurotrauma, 2011,28 (8):1479-1495.
[2] CHIODO AE,SCELZA WM,KIRSHBLUM SC,et al.Spinal cord injury medicine.5.Long-term medical issues and health maintenance [J].Arch Phys Med Rehabil,2007,88 (3)(suppl 1):S76-S83.
[3] Consortium for Spinal Cord Medicine.Respiratory management following spinal cord injury:a clinical practice guideline for health-care professionals[J].J Spinal Cord Med,2005,28 (3):259-93.
[4] HAWRYLUK GW,ROWLAND J,KWON BK,et al.Protection and repair of the injured spinal cord:a review of completed,ongoing, and planned clinical trials for acute spinalcord injury[J].Neurosurg Focus,2008,25 (5):E14.
[5] KIRSHBLUM SC,PRIEBE MM,HO CH,et al.Spinal cord injury medicine.3.Rehabilitation phase after acute spinal cord injury[J]. Arch Phys Med Rehabil,2007,88 (3) (suppl 1):S62-S70.
[6] KRASSIOUKOV A,WARBURTON DE,TEASELL R,et al.A systematic review of the management of autonomic dysreflexia after spinal cord injury[J].Arch Phys Med Rehabil,2009,90 (4):682-695.
[7] MARINO RJ,BARROS T,BIERING—SORENSEN F,et al.International standards for neurological classification of spinal cord injury[J].J Spinal Cord Med,2003,26 (suppl 1):S50-S56.
[8] PANCZYKOWSKI DM,TOMYCZ ND,OKONKWO DO.Comparative effectiveness of using computed tomography alone to exclude cervical spine injuries in obtunded or intubated patients:meta-analysis of 14,327 patients with blunt trauma[J].J Neurosurg,2011, 115 (3):541-549.
[9] Paralyzed Veterans of America,Consortium for Spinal Cord Medicine.Early acute management in adults with spinal cord injury:a clinical practice guideline for health-care providers[M].Washington,DC:Consortium for Spinal Cord Medicine,2008.

第 15 章　烧伤的治疗

Jennifer Ziembicki

热烧伤

在美国,每年有 100 多万烧伤患者需要就医。尽管在立法和重症监护管理方面的改进有助于这些患者的治疗,但仍有超过 5 万人需要住院治疗,每年有 4 500 人死于烧伤。热烧伤的发病率和死亡率在很大程度上取决于患者的年龄、已存在的基础病、吸入性损伤及皮肤烧伤的程度,即总体表面积(TBSA)。对重度烧伤患者进行适当的重症监护管理,首先是对呼吸道的评估,以获得足够通气和氧合及补液,以预防烧伤休克。最终,需要对患者进行彻底的手术清创和封闭烧伤创面,这可能只有在适当的营养支持下才能完成。

热烧伤引起患者的炎症反应不同于其他医学领域。这种反应与烧伤程度或烧伤总面积成正相关,持续到手术封闭创面为止。在烧伤后的前 24~48 h,毛细血管的完整性受到严重损害,导致血浆大量渗漏到组织间隙。毛细血管内膜完整性的丧失和最初心排血量减少如果不及时治疗,将最终导致致命的烧伤休克。通过适当的补液,休克是可以被预防的,患者会出现高代谢反应。这种反应在很大程度上受到 β 肾上腺素系统驱动,并受到皮质类固醇、高血糖素和甲状腺激素及各种细胞因子和趋化因子的影响。在此阶段,患者将出现心排血量显著升高、全身血管阻力降低、体温升高和白细胞计数增加。在临床上,这可能与其他医学领域的系统性炎症反应难以区分。如果患者存在心脏基础疾病或严重损伤时不能出现高代谢反应,这类患者发生致命性烧伤休克的风险增加,在复苏阶段可能需要有创性监测和强心支持治疗。

烧伤创面的病理生理学可以通过最初损伤后的 72 h 内演变的三个损伤区域来描述(图 4.15.1)。在

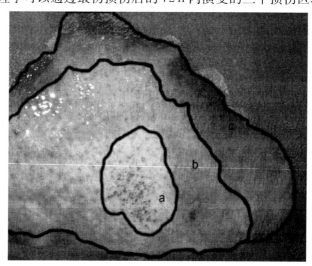

图 4.15.1　烧伤创面显示了与创面相关的 3 个损伤区

创面中心是凝固区,包含不可逆转的损伤;周围是淤滞区,可能包括血管收缩和缺血,有使创面面临恶化的风险;离伤口中心最远的是充血区。

这个三维区域的中心是凝固区,被认为包含了不可逆的损伤。其周围是淤滞区,如果在患者治疗的复苏阶段没有足够的容量管理,血管收缩和缺血可能会导致创面加深。在淤滞区外是充血区,它是由血管扩张造成的,通常不需要进行手术治疗。

初始评估和复苏

气道

对烧伤患者的初步评估始于对患者气道的评估。充分的病史仍然是必要的,其次是确定患者的症状和体征。对于无意识的、明显的呼吸窘迫或存在血流动力学不稳定的患者需要立即插管。

另外,气道阻塞的临床表现包括呼吸困难、胸闷、呼吸急促、喘鸣、辅助呼吸肌的使用,以及舌和口咽的肿胀。通常早期干预是首选,以防止气道阻塞需要紧急进行手术干预。

吸入性损伤可能使近 1/3 的烧伤复杂化,并可能使皮肤烧伤的死亡率增加 1 倍。面部烧伤和面部毛发烧焦出现损伤时应怀疑有吸入性损伤,但更重要的是有封闭空间的烟雾暴露史,以及口鼻碳沉积和碳质痰的证据。吸入性损伤可被认为有三种不同的成分:一氧化碳中毒,上呼吸道热烧伤,以及下气道化学损伤,每一种成分都可能存在于同一个患者身上。

一氧化碳是由有机物质的燃烧产生的,对人体具有全身毒性,抑制了氧气的运输和线粒体的利用。一氧化碳与血红蛋白的亲和力比与氧的亲和力高 200 倍,氧血红蛋白离解曲线左移,并阻止在细胞水平释放氧气。更重要的是脉搏血氧计会给出一个错误的高血氧饱和度数值。在患者入院时,应通过动脉血气分析获得一个碳氧血红蛋白水平。5% 的碳氧血红蛋白水平可能是正常的,而 15%～20% 的碳氧血红蛋白可能会引起头痛和意识模糊,随着碳氧血红蛋白水平的升高,患者可能会出现幻觉、攻击性和昏迷,而碳氧血红蛋白水平超过 60% 时患者的死亡率超过 50%。

治疗一氧化碳中毒的主要方法仍然是立即吸入纯氧。治疗应该从现场开始,一直持续到碳氧血红蛋白水平小于 10%(30～40 min)。虽然高压氧可能会进一步降低碳氧血红蛋白的半衰期,但一些随机对照试验并没有显示出死亡率显著下降。

上呼吸道更容易受到直接的热损伤,而气管、支气管及下级支气管则更容易受到化学损伤。声门上的损伤经直接喉镜检查可确诊,表现为肿胀、黏膜脱落和碳质痰。气道水肿迅速发展,最严重的气道肿胀将发生在 12～24 h。当怀疑有严重水肿时,需要预防性插管。

考虑到下呼吸道热传递能力更强,烟雾或吸入蒸汽的继发伤害会导致肺不张、纤毛活动障碍、分泌物聚集、支气管瘘和支气管痉挛(图 4.15.2)。当考虑到下呼吸道损伤时,应进行纤维支气管镜检查,并在检查镜上放置一个适当大小的气管插管,以确保在需要时气管插管。

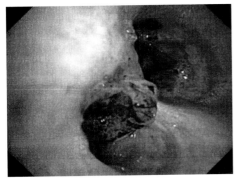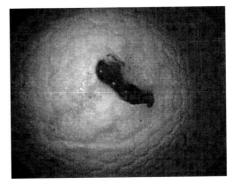

图 4.15.2　吸入性损伤患者的支气管镜检查显示黏稠的碳化分泌物

对吸入性损伤患者的治疗需要严格注意气道管理,主要目的是吸除肺部分泌物。常见的支气管镜检查和胸部物理治疗是必要的。对于符合急性肺损伤/急性呼吸窘迫综合征诊断标准的患者,建议使用6 mL/kg 的小潮气量通气,并推荐维持低于 30 cmH$_2$O 的气道平台压。

此外,高频震荡通气可能使气道分泌物和痰痂松动,这可能对吸入损伤有益。使用肝素5 000 IU/3 mL,20％乙酰半胱氨酸溶液 3 mL,以及硫酸沙丁胺醇的定期雾化管理也将有助于抑制纤维蛋白凝块的形成,减少出血性的痰痂并促进黏液溶解。

呼吸

在确保气道通畅后,必须对患者的呼吸进行评估。最重要的是同时评估患者是否合并其他创伤,这些创伤在大面积皮肤烧伤的情况下容易被忽略,如气胸、肺挫伤、头部损伤和脊髓损伤。根据患者的胸部情况评估患者的烧伤等级和严重程度。全层环形烧伤可限制胸壁扩张、降低肺的顺应性和增加气道峰压。

虽然起初不会出现典型的问题,但当患者复苏时,这种全层的烧伤或焦痂形成了瘢痕挛缩,应通过在前腋窝、锁骨下和肋下线的双侧切口行胸壁焦痂切开减张术。

复苏和液体管理

在严重烧伤患者中,液体复苏的最佳方法仍然存在争议。这种复苏的目的是避免大剂量补液引起的并发症,以尽可能少的液体来恢复组织充分灌注。最初的计算应该基于患者的入院体重和烧伤面积,包括部分和全层皮肤损伤的面积。为了估计烧伤面积的大小,可以使用"九分法",即头部和每个上肢占患者总体表面积的 9％,而每条腿、躯干部前侧和后侧占 18％ 的 TBSA。这对成人很有效,但可能低估了儿童的头部尺寸。对于较小的年龄组来说,应随着年龄变化调整体表面积。

对患者液体需求的初步估计可以用美国烧伤协会的共识公式来计算。用 2 mL/kg 乳酸林格液乘以 TBSA 烧伤的百分比,可以计算出液体的总量。计算总量的一半应在前 8 h 内给药,而在接下来的 16 h 内,则应给予下半部分液体。这只是对患者需求的估计,每个患者都必须每小时监测,以调整液体的需要。液体管理必须保证血流动力学的稳定。此外,在血流动力学稳定的患者中,尿量仍然是充分组织灌注的主要指标。在成人中,目标尿量 0.5～1.0 mL/(kg·h)。然而,儿童的表面积与体积的比值更大,因此需要 1.0～1.5 mL/(kg·h) 的尿量。对大多数人来说,液体可以通过两个大号外周静脉留置针输液来进行,但在合并心血管或肾脏疾病的情况下,应该考虑放置中心静脉导管或肺动脉漂浮导管。液体调整应按小时计算,增加或减少总量的 15％～20％。

以下因素可能会显著增加充分复苏所需的液体量。这些因素包括延迟复苏、高压电击伤、高血糖、酒精中毒和吸入性损伤。尤其是在血流动力学不稳定的患者中,如果以前没有做过评估,应评估相关联的创伤。在深度烧伤、电烧伤和骨筋膜室综合征的患者,应怀疑横纹肌溶解症。当存在横纹肌溶解症时,尿量应至少维持在 100 mL/h。碱化尿液和甘露醇有时会被应用于大量的横纹肌溶解症患者,但该做法存在争议。

没有任何一个公式能够计算出严重烧伤患者充分复苏所需要的液体量。液体管理的不良后果包括组织灌注不足、肺水肿、胸腔积液,以及四肢和腹腔室综合征的发展。因此,对于严重烧伤的患者,要持续监测对复苏的反应,并不断评估潜在的并发症。

代谢和营养支持

最佳的营养支持对于严重烧伤的患者仍然是必要的,烧伤患者静息代谢水平超出其他任何疾病的静息状态水平。肾上腺素、皮质醇和胰高血糖素相互作用,产生一个整体的分解代谢状态。人体将进入一种加速糖异生、糖原分解和肌肉蛋白分解的状态。与其他的饥饿状态不同,烧伤患者利用脂肪的能力降低。骨骼肌成为主要的能量来源。

有几个公式可以用来确定烧伤患者的热量需求,包括 Harris-Benedict 和 Curreri 方程。这些公式可以计算出患者需求的总体热量,但间接热量测量法更准确。

营养支持应在患者入院 24 h 内实施。肠内营养是首选,营养管尽可能放置在幽门后。暂停喂养应保持在最低限度,并要求在整个手术过程中持续喂养。碳水化合物为烧伤患者提供了主要的能量来源,而脂质的最佳剂量和构成成分仍存在争议。一般来说,脂质成分应保持在非蛋白质热量的 30% 以下。因为烧伤患者使用骨骼肌作为底物,导致肌肉组织的快速丧失,他们的蛋白质需要为 1.5～2.0 gm/(kg·d),而儿童的需求量更大。维生素 A、维生素 C、维生素 D、维生素 E 和锌都应添加到肠内营养中,以进一步促进伤口愈合。此外,可以使用重组人生长激素和氧雄龙(一种合成代谢类固醇)等辅助物来促进蛋白质合成。

创面管理

烧伤创面的治疗首先应检查创面并评估烧伤深度。浅二度烧伤,只有真皮的外层受损,需要局部外用抗生素来促进创面自然愈合。然而,深二度和三度烧伤局部用药则应具有可以渗透组织失活、血管坏死的焦痂的特性,以延迟创面细菌定植,预防感染。除非创面有蜂窝织炎或有侵袭性的感染,否则通常不常规全身使用抗生素。

对局部使用抗生素有几种选择。磺胺嘧啶银盐(Silvadene®)是一种舒缓性质的乳膏,有效覆盖革兰阳性菌和革兰阴性菌及念珠菌属。对磺胺类过敏的患者应进行斑点试验。虽然有中性粒细胞减少症的副作用,但这种情况通常会随着治疗的停止而改善。有一些含有银的敷料,可以放置 7 d 左右,这是儿童轻微烧伤的普遍选择。醋酸磺胺米隆(磺胺米隆®)有乳剂和溶液,具有穿透烧伤的能力。磺胺米隆是一种强效的碳酸酐酶抑制剂;使用过程中必须对患者代谢性酸发展进行监测。虽然磺胺米隆对革兰阳性菌和革兰阴性菌有良好的覆盖范围,但其覆盖范围不包括念珠菌,需要为那些长期使用的患者提供其他必要的局部治疗。

对于深二度和三度烧伤的患者,需要早期手术切除坏死组织和植皮。即使在局部使用了药物,坏死组织也有可能发展成感染和烧伤创面脓毒症。早期手术和植皮可改善患者的生存率,降低烧伤创面感染率,缩短住院时间,减少瘢痕形成。在理想情况下,对于严重烧伤的患者来说,应在烧伤后 48 h 完成复苏,早在烧伤后第 3 日开始手术。对于大面积烧伤的患者,可以间隔几天进行多次手术。

手术切除有两种主要方法:筋膜切痂术和削痂术。筋膜切痂术中可使用电刀切除全层皮肤和皮下组织,且失血量很少。然而,由于身体的自然轮廓改变,由此产生的创面在外观上可能会变得令人不悦。削痂术是使用手术刀连续切除坏死组织直至健康的出血组织。削痂术可能会导致更大的失血量,有些报道指出失血量单位体表面积高达 100～200 mL。对于大面积烧伤患者,目标是迅速进行切除,缩短手术时间,因为患者可能出现严重低体温,这不但是由于皮肤完整性的丧失,而且在整个过程中还在输注晶体和血制品。

自体皮片移植仍然是皮肤缺损的最佳选择。皮片厚度选择全层或中厚皮片。较厚的皮片收缩较少,当自体皮源充足时,应放置在功能区域。植皮皮片常使用没有网眼的大张皮片或网状皮片,虽然网状皮片具有减少积血和积液形成的优势,但大张皮片更加美观。对于包括手、脸和颈部在内的功能区域来说,也更适合做大张皮片移植。当切除的坏死组织范围超过自体皮移植所能覆盖的范围时,就必须使用生物敷料和皮肤替代物。在自体皮源不足的情况下,选择包括尸体同种异体皮、猪异种皮、羊膜和体外培养自体表皮移植物。此外,在三度烧伤的情况下,真皮替代可能是必要的,为此有几种选择。

化学烧伤

化学烧伤可能发生在家庭或工业环境中。所有的化学烧伤都会导致蛋白质的变性,尽管具体的情况可能会随着药物的不同而不同。酸性产生凝固性坏死,而碱性则产生液化性坏死,常导致更深的损伤。化学烧伤的处理基本上遵循与热烧伤治疗相同的原则。治疗首先从患者身上移除化学物质,同时保护自己不受额外伤害。干燥的化学物质应该从皮肤上擦去,然后用大量水冲洗所有伤口。应避免使用中和剂,因为它们可能通过中和反应产生热量。材料安全数据表和区域毒物控制中心提供了有关各种化学物质的有效信息。

电烧伤

电烧伤可分为低压($<1\,000\,V$)和高压($>1\,000\,V$)的损伤。室内的电烧伤更可能是低电压的,并局限于接触区域。在高电压损伤中,电流会严重破坏包括肌肉和骨骼在内的深层组织。对所有的患者都应该进行心电监护,因为任何心律失常都是可能发生的。根据共识先进行液体复苏,然而,必须认识到皮肤电烧伤可能无法完整表现更深组织的损伤程度。实际液体的需求量往往超出了共识公式所确定的量。应监测患者的肢体筋膜室综合征发展。当出现肌红蛋白尿时,应增加液体管理以保持尿量大于$100\,mL/h$。可以考虑碱化尿液和使用甘露醇。

小结

严重烧伤引起患者显著的炎症反应,与皮肤损伤的面积成正相关。早期的死亡原因可能是气道梗阻及休克复苏失败。早期手术和植皮是阻止继发的炎症反应和改善患者生存的关键。

(于犇犇　方明　译)

参 考 文 献

[1] HERNDON DN.Total Burn Care[M].4th ed.Philadelphia,PA:Saunders,2012.
[2] HYAKUSOKU H,ORGILL DP.Color Atlas of Burn Reconstructive Surgery[M].Philadelphia,PA:Springer,2010.
[3] SHERIDAN RL.Burns:A Practical Approach[M].London,UK:Manson Publishing,2011.
[4] WOLF SE.Burn Care[M].Austin,TX:Landes Bioscience,1999.

第 16 章 急性肾损伤

Greta L.Piper and Lewis J.Kaplan

流行病学

急性肾损伤(AKI)及急性肾衰竭(ARF)的流行病学非常复杂。目前有效的流行病学数据不仅来源于不同患者群体的研究结果,还与 AKI 和 ARF 的不同定义和分类有关。相比之下,美国肾脏数据中心(USRDS)关于终末期肾病(ESRD)的发病率、患病率、治愈率和死亡率的调查和分析,对 ERSD 流行病学的描述更为清晰。

肾衰竭的全球患病率很难确定,部分原因是一些非西方发展中国家的研究样本量较小,并且出版这些研究结果的刊物受众面小。在发达国家,报道的危重症患者的 ARF 发病率为 1％～25％。尽管还没有 AKI 的全国性数据库,但有几项单中心研究曾尝试确定 AKI 的流行病学情况。

急性肾脏疾病治疗改进计划(program to improve care in acute renal disease,PICARD)是一项前瞻性、观察性的队列研究,研究对象为美国 5 个研究中心 618 名 ICU 患者。入组患者包括基线 Scr 值≤1.5 mg/dL 而 Scr 值增加≥0.5 mg/dL 的患者,或基线 Scr 值在 1.6～4.9 mg/dL 而 Scr 值≥1.0 mg/dL,且需要就诊肾病专科的患者。尽管每个中心最常见的 AKI 病因是急性肾小管坏死,但其院内死亡率在 24％～62％。最大的 AKI 队列研究是一项在 23 个国家 54 个 ICU 进行的 BEST(beginning and ending supportive therapy)肾脏研究,纳入的患者标准为严重 AKI 患者,其定义为需要肾脏替代治疗、少尿或 BUN＞84 mg/dL。研究结果显示 AKI 发病率为 5.7％,最常见的病因是感染性休克。不同研究中心的院内死亡率在 50.5％～76.8％,总体死亡率为 60.2％。

这些研究结果表明,即使在同一研究中心,AKI 在发病率、患病率和预后方面仍缺乏共识。此外,由于这些研究对导致 AKI 的潜在生理机制研究很普遍,但监测和分析手段都不尽相同,因此,对 AKI 共同定义的需求很明确。

定义

"ARF"一词通常适用于任何程度或类型的急性肾功能障碍,但常被"急性肾功能不全"等常见术语所混淆。最早对该术语的描述仅包括尿量减少或无尿。最近,ARF 被定义为肾小球滤过率(GFR)的突然和持续下降,导致尿素和其他代谢废物在血液中蓄积,而上述物质通常通过肾脏代谢、过滤和排泄来清除。由于缺乏一个被普遍认可和接受的定义,因此,对 AKI 理解和管理方面的进展受限。

急性透析质量倡议(ADQI)协作组与美国肾脏病学会、国际肾脏病学会、国立肾脏基金会和欧洲重症医学会共同定义了肾功能障碍的分类标准,简称 RIFLE(风险、损伤、衰竭、肾功能丧失和终末期肾病)(表 4.16.1)。RIFLE 对病程的任一阶段都赋予了精确的诊断标准,这些标准包括 Scr、尿量(UOP)及 GRF,同时还对 GRF/Scr 和 UOP 做出了详细的界定。尽管患者可以通过符合两组标准中的任何一组标准来分期,但仍主张使用导致最严重分类的标准。该分类标准的优点包括考虑患者的 Scr 基线水平变化、急/慢性疾病的分类,以及对不同人群和疾病过程的概括性。其局限性之一是利尿剂的使用降低了 UOP 标准的敏感性和特异性。UOP 标准和 GFR/Scr 标准之间的权重也存在争议。2006 年

Hoste 等人报告,当疾病处于 RIFLE-F 期时,采用 GFR/Scr 标准的患者死亡率高于 UOP 标准。该研究结果进一步说明,ADQI 分类标准的两个亚组标准之间的患者分配不平衡。另一个局限性是需要基线 Scr 值,尽管 ADQI 允许在缺乏实际值时可用估计值替代。虽然存在上述局限性,但 RIFLE 分期仍然是一个可以广泛应用且易于实施的方法,并且有助于建立可公平评估治疗策略的平台。

表 4.16.1 RIFLE 分类

级别	血清肌酐(Scr)/GFR 标准	UOP 标准
风险	Scr×1.5/GFR 下降>25%	<0.5 mL/(kg・h)×6 h
损伤	Scr×2/GFR 下降>50%	<0.5 mL/(kg・h)×12 h
衰竭	Scr×3/GFR 下降>75%,或者 Scr≥4 mg/dL,升高>0.5 mg/dL	<0.3 mL/(kg・h)×24 h,或无尿>12 h
肾功能丧失	持续的 ARF,肾衰竭>4 周	
终末期肾病	肾功能完全丧失>3 个月	

急性肾损伤网络(AKIN)最近提出了 RIFLE 分期的改进方案(表 4.16.2),该方案将 AKI 定义为短时间(48 h)内肾功能急剧下降,包括 Scr 绝对值升高≥0.3 mg/dL 或在原有基础之上升高或超过 1.5 倍。或者尿量显著减少,持续时间超过 6 h。AKI 三个阶段分别对应 RIFLE 分期的风险、损伤、衰竭。第三阶段还包括需要肾脏替代治疗的患者。AKIN 分期不包括肾功能丧失和终末期肾病。尽管 AKIN 不要求有基线 Scr 值,但仍需要 48 h 内 Scr 绝对值升高≥0.3 mg/dL 或在原有基础上升高或超过 1.5 倍。相较于 RIFLE,AKIN 分期标准提高了 AKI 诊断的敏感性,但是并没有改善危重症患者的预期院内死亡率。

表 4.16.2 AKIN 分类

阶段	血清肌酐(Scr)标准	UOP 标准
1	Scr 升高≥0.3 mg/dL 或高于基线值 1.5～2 倍	<0.5 mL/(kg・h)×6 h
2	Scr>基线值 2～3 倍	<0.5 mL/(kg・h)×12 h
3	或者 Scr≥4 mg/dL,升高>0.5 mg/dL 或>基线值 3 倍	<0.3 mL/(kg・h)×24 h,或无尿>12 h

RIFLE 分期是目前危重医学和肾脏病学文献中使用最广泛的评估 AKI 方法。该方法简单,使用常规和定期获得的临床资料就能够有效地明确肾功能损害的严重程度与死亡率之间的相关性。随着更多的随机研究开展,RIFLE 分期作为 AKI 预后的预测指标的价值可能会更加显著。

基本病因

传统观点认为,急性肾功能不全的病因以肾脏解剖结构受损或继发于全身性疾病为特征。将病因分为肾前性、肾性及肾后性,有助于确定下一步的治疗。肾前性肾功能不全或者肾脏低灌注是由全身循环血量相对/绝对不足或低血压引起的,与肾脏氧供不足及氧供恢复时产生有毒的氧代谢物有关。常见的病因包括出血、失水、脓毒症,以及心血管疾病,如心衰、血栓栓塞或血管炎等。肾脏疾病包括急性肾小球、肾小管及肾间质疾病(如过敏性和自身免疫性间质性肾炎)。肾后性或梗阻性尿路疾病包括从肾盂到尿路任一部位的尿路梗阻。危重症患者 AKI 的常见病因可能会影响肾脏的不同区域,因此明确病因对指导治疗非常重要。

特殊病因

造影剂诱导的肾病(CIN,也称放射造影剂肾病)是指在排除其他致病因素的前提下,注射含碘造影剂后发生的 AKI,尽管没有临床基础疾病在住院患者中是极少见的。鉴于 AKI 的诊断标准不同及研究人群的差异,CIN 发生率介于 1%~50% 之间,但仍被认为是医院获得性肾功能不全的常见病因。造影剂 AKI 的发生机制目前还不完全清楚。一些病因已阐明,如肾循环受损、血管收缩引起髓质氧合障碍,以及造影剂的直接细胞毒性。尽管年龄>75 岁、心力衰竭、肝硬化、应用利尿剂及肾毒性药物是发生造影剂 AKI 的易感因素,但血容量不足、既往肾功能损害和糖尿病是公认的最重要危险因素。

因此,改善 CIN 的最重要手段是恢复或维持适当的循环容量。虽然以碳酸氢盐阴离子替代氯化物阴离子来维持电解质平衡的治疗方法并没有给患者带来风险,但碳酸氢盐在治疗 CIN 中的作用仍有争议。前一次剂量后 72 h 内再注射造影剂也会增加 AKI 风险。N-乙酰半胱氨酸(NAC)的治疗价值也存在类似的争议,其治疗效果可能弱于液体疗法。NAC 可能在造影前(如急诊心导管手术)没有接受足量静脉输液的患者中发挥作用。CIN 通常是少尿型,48 h 内 Scr 升高,4~5 d 达到高峰,7~10 d 恢复正常。75% 以上的 CIN 患者可以完全恢复正常,但也有近 10% 的患者需要接受肾脏替代治疗,并且其院内死亡风险明显增加。低渗或等渗造影剂有效地降低了 AKI 的发生率及严重程度,但并不是完全没有发生 AKI 的风险,特别是在那些有 AKI 高危因素的患者中。

脓毒症常导致危重症患者出现多器官衰竭(MSOF)。脓毒症性 AKI 被认为与非感染性 AKI 有本质的区别,并且使 12% 的 ICU 患者病情变得复杂。其临床特征包括患者病情更危重、血流动力学更加不稳定及更高的 RIFLE 分期等。与非感染性 AKI 相比,脓毒症性 AKI 与更高的 ICU 和总体住院死亡率相关。脓毒症性 AKI 的发病机制非常复杂。在疾病的早期阶段,包括大量细胞因子释放在内的全身性炎症反应导致全身血管扩张和低血压,继而导致肾血管收缩,凝血级联反应被激活,导致全身弥漫性的微血栓形成,从而导致缺血性损伤和肾小管坏死。此外,全身性炎症反应还可激活免疫效应细胞上的 Toll 样受体 4(TLR-4)与内毒素相互作用。最近的研究在肾小管和血管内皮细胞上发现了 TLR-4 表达,提示这些细胞的内毒素信号通路对肾脏有直接的细胞毒性反应。

横纹肌溶解症是一种可危及生命的疾病,骨骼肌被破坏后导致大量的细胞内成分,如肌酸激酶、乳酸脱氢酶、肌红蛋白、尿酸、钾离子和磷酸盐释放到体循环中。严重闭合性创伤、挤压伤、高压电击伤和烧伤后均可发生横纹肌溶解症。娱乐性物质滥用导致身体长时间的僵硬,或直接的肌肉细胞毒性及肌肉持续的强直性收缩,都可能导致横纹肌溶解症。一些处方药也可引起横纹肌溶解症:

> **与横纹肌溶解症相关的药物**
> - 水杨酸盐
> - 纤维酸衍生物(如吉非罗齐、非诺贝特)
> - 抗精神病药
> - 麻醉和神经肌肉阻滞剂(通过恶性高热诱导)
> - 奎宁
> - 皮质类固醇
> - 他汀类药物
> - 茶碱
> - 三环类抗抑郁药
> - 选择性 5-羟色胺再摄取抑制剂
> - ε-氨基己酸

- 苯丙醇胺

- 异丙酚

横纹肌溶解症通过多种病理生理学机制导致 AKI。低血容量通过肾血管收缩导致肾脏低灌注；酸性尿（pH<5.6）尿酸堵塞肾小管；肌红蛋白溶解释放铁离子通过 Fenton 和 Haber-Weiss 反应和氧气结合产生毒性氧代谢产物（toxic oxygen metabolite,TOM），这些毒性代谢产物诱导肾小管上皮细胞磷脂发生脂质过氧化，最终导致急性肾小管坏死（ATN）。

横纹肌溶解症诱导的 AKI 可表现为少尿（最常见）或非少尿。对于非横纹肌溶解症和横纹肌溶解症诱导的 AKI，在肾脏支持治疗的需求、血清钾和钙离子紊乱及死亡率方面均没有显著差异，但后者的血清尿酸水平通常更高。高钾血症是横纹肌溶解症患者的一个潜在致死性并发症，尤其是在合并 AKI 和低钙血症时更容易发生。因此，治疗初期应注意预防心律失常和心脏停搏。

肾毒性药物是在 ICU 中尚未被充分认识的 AKI 致病因素。抗生素，特别是氨基糖苷类和两性霉素 B，以及非甾体抗炎药（NSAID）是最常见的罪魁祸首。

尽管具有明确的肾脏毒性，氨基糖苷类药物因其对严重的革兰阴性菌感染的良好疗效而被广泛应用。在过去 10 年内，氨基糖苷类药物相关肾毒性的发生率由 1969 年的 2%～3% 上升至 20%。高危因素包括低血容量、男性、高龄、同时使用其他肾毒素、既往存在肾功能损害和治疗疗程过长。延长每日氨基糖苷类药物的剂量是一种有效的减少药物相关肾毒性的治疗策略。氨基糖苷类相关 AKI 的发病机制是近端肾小管坏死。最常见的临床表现是非少尿性肾功能不全，最初的体征是随着肾小管刷状缘消失，Scr 和尿绒毛膜酶活性升高。相比于其他病因所致的 AKI，氨基糖苷类相关 AKI 的 Scr 上升比较缓慢，通常发生在治疗开始后 7～10 d。超过半数的临床病例表现为直到治疗完成后才出现明显的肾功能损害，恢复时间也更长。在没有发生其他不良结局的前提下，肾功能需要 4～6 周才能恢复到基线水平。

两性霉素 B 是一种治疗严重全身性真菌感染的有效药物，但该药也具有肾毒性。在药物开始治疗后的早期阶段，尽管收缩压和脉压正常，但药物相关的肾血管收缩导致 Scr 显著升高和 UOP 减少。该药还可直接损伤肾小管，导致低钾血症和低镁血症；还可导致远曲小管中腺苷局部浓度升高，诱发传入血管收缩。患者接受了大剂量、长疗程的两性霉素 B 治疗后，大量功能肾单位受到破坏，肾功能严重受损而需要接受肾脏支持治疗。两性霉素 B 诱导肾毒性的高危因素包括男性、平均日剂量≥35 mg/d、体重>90 kg、同时使用其他具有肾脏毒性的药物及存在基础肾功能异常。肾毒性的发生率随着危险因素的增加而增加，因此对于具有两种或两个以上危险因素的患者，不使用两性霉素 B 的替代疗法可能更适合这类患者。采用较慢的持续输注及两性霉素 B 脂质体或脂质乳化制剂来替代短时间内的大剂量输注，可能有助于降低肾毒性程度及减少相关死亡率，但这些建议仍存在争议。

NSAID 是 ICU 常用的镇痛药和退热药。这些药物阻断了前列腺素诱导的传入血管扩张，引起血管收缩和肾脏低灌注。血管收缩效应诱发了功能性肾前性肾功能不全。如果血管持续收缩，则可能进展为 ATN。NSAID 还会引起急性间质性肾炎（AIN），是一种过敏性反应，可导致炎性细胞浸润和细胞因子激活，继而引起肾小管损伤和功能障碍。如果及时停药，上述的损伤过程通常是可逆的。

腹腔间隔室综合征（ACS）可以通过腹内高压（IAH）影响静脉回流、降低心排血量和肾脏血供而导致急性肾损伤（AKI）。IAH 还可通过压迫肾静脉来降低肾灌注压。由于静脉壁比动脉壁薄，静脉被压迫的程度超过动脉，使得静脉回流受阻，肾脏淤血水肿，肾包膜及 Gerota 筋膜水肿，因此，可能会诱发肾间隔室综合征。此外，腹腔其他部位的水肿也可能对肾脏产生额外的压迫作用，加重肾脏低灌注。缺血缺氧状态下，可出现肾素-血管紧张素-醛固酮途径被激活及抗利尿激素（ADH）分泌增加。虽然这是一种保护机制，但如果腹内压和肾间隔室综合征不能迅速缓解，这些保护机制不能克服由此产生的 ATN 和细胞损伤。

肾脏很容易受到闭合性和开放性创伤。一般来说，单侧肾损伤可能会伴有贫血、疼痛和血尿等临床症状,但如果对侧肾功能正常,则很少满足 AKI 的诊断标准。与损伤相关 AKI 的最常见病因是急性出血和低血容量,导致肾脏灌注减少。尽管没有报道或在临床上也不易做出准确评估,闭合性创伤导致的肾周或腹膜后血肿也可能产生局部间隔室综合征,引起肾功能损害。闭合性损伤的评估通常也采用放射性造影剂进行 CT 扫描,因此可能合并低血容量和 CIN。由于两者导致肾损伤的时间窗不同和先后顺序不同,低血容量诱导的 AKI 可能会掩盖 CIN 相关肾损伤。极少数的情况下,肾血管损伤也可导致肾缺血和 AKI。

梗阻性泌尿系统疾病可影响从肾盂到尿道的任何部位的尿液流动,通常不需要肾脏支持治疗。只有在双侧尿路均梗阻的情况下才会引起 AKI 或 ARF,最常见的病因包括前列腺疾病、神经源性膀胱或转移性癌,也有双侧手术损伤的报道。大量尿潴留导致进行性上尿路扩张和 GFR 的下降。梗阻性泌尿系统疾病也被认为与间质性肾炎有关。梗阻性泌尿系统疾病的诊断包括通过影像学成像确认是否存在肾积水。治疗上,除了通过手术或药物直接解决梗阻部位外,植入双侧肾造瘘管置入可显著缓解梗阻情况。

诊断检查

对肾功能不全的诊疗首先是确定肾损伤是由肾前性(肾灌注减少)、肾性(肾小球、肾小管或间质),还是由肾后性(梗阻性)原因引起的。虽然这种方法在明确诊断方面仍有一定作用,但更重要的目标应该是确定是否存在 AKI,可能的原因和损伤的严重程度,然后将治疗重点集中在尽量减少肾脏的进一步损伤,密切监测疾病的进展情况并预判肾脏恢复的预后。

与其他疾病的诊断流程一样,最初的评估尽可能从患者的既往病史和体格检查开始,虽然这对 ICU 患者来说可能并不会像预期的那样完整和具体。既往病史应包括是否存在肾脏基础疾病、感染、近期使用造影剂、服用肾毒性药物、利尿剂、升压药,是否罹患心脏病、糖尿病、肝功能障碍和其他器官衰竭。还应详细询问患者的既往手术史、过敏史、药物滥用及肾脏和其他器官功能障碍的家族史等。在特定的情形下,旅行史也需要询问。

体格检查应侧重于低血容量或高血容量相关的临床症状和体征,同时应关注患者的生命体征、精神状态、黏膜、呼吸动力、外周水肿和 Foley 导尿管,以及尿量和尿色的变化趋势。UOP 随时间的减少是 RIFLE 标准中用来描述 AKI 严重程度的重要依据。对诊断有帮助的基本实验室数据,包括当前的 BUN 和 Scr、电解质和血红蛋白;了解患者的肾功能基线值也极其重要。虽然这些数据并不一定能如实反映肾脏情况,但可通过 Cockroft-Gault 和肾脏疾病的饮食修改方程来估算 GFR,对于评估肾功能还是有帮助的;只有通过 24 h 采集以评估肌酐清除率,才能获得更精确的测定。血浆渗透压(SerumOsm)和尿钠(UNa)也可能有助于阐明患者的真实容量状况。

用显微镜来分析尿液可以发现其他情况下无法检测到的肾功能障碍。虽然检测结果不符合任何 RIFLE 标准,但可以帮助确定 AKI 病因。

长期以来,钠排泄分数(FENa)一直被用来区分肾前性肾功能障碍和 ATN。FENa<1% 提示肾脏低灌注,FENa>2% 提示 ATN,但应用利尿剂或其他任何影响血钠的药物都可使这项结果变得不准确。最近,一些研究人员采用尿素排泄分数(FEUrea)来判断肾脏是否存在低灌注。

超声是一种无创方法,通过检测肾积水、肾脏大小、肾周积液或血肿状况来判断是否存在肾后性梗阻性肾病。它还可以利用多普勒技术评估肾脏的血流动力学情况。最近,超声用于评估急性肾衰竭的状况受到质疑。耶鲁大学的肾脏病学专家小组不赞成将其作为常规检查手段,他们认为只有极少数患者的肾脏超声检测结果能够使临床医生启动或改变治疗策略。

ICU 患者的 AKI 不会常规进行肾活检,因为此举很少能改变治疗方案。在严重病例中,高度怀疑急性间质性肾炎(AIN)时,在使用类固醇之前进行活检可以明确诊断。活检有助于明确是否存在移植肾的排斥反应。

预防

临床研究结果表明,采取多种预防性策略(包括扩容、利尿剂、血管活性药物和抗氧化剂)可使 AKI 发病率降低 90%。总的来说,这些研究都有瑕疵,且说服力不高。尽管如此,预防和避免 AKI 仍然是防止病情进展到需要肾脏替代治疗的 ARF 的最佳方法。下文评估了几项具体的预防措施,但并不涉及 RIFLE 诊断标准。

使用羟乙基淀粉、白蛋白和血浆等液体进行扩容已被作为预防肾脏低灌注,从而降低 AKI 发生率的一种手段。羟乙基淀粉似乎在预防 AKI 方面没有表现出任何特别的益处,事实上,还有可能会产生有害影响。白蛋白也不推荐用于大容量液体复苏,一方面是因为价格昂贵,另一方面是因为分子量很小(60 kDa),当存在毛细血管渗漏综合征时,很容易从毛细血管床中渗漏出去。与此相反,分子量必须 > 108 kDa 的物质才能有效地停留于毛细血管内。此外,血浆还在致敏、输血相关性肺损伤(TRALI)及增加感染和器官衰竭风险方面存在风险。因此,不推荐将血浆作为容量扩充剂,除非在某些特殊情况下,如大量输血,或在介入前治疗纠正凝血病,或控制凝血病相关出血。

低剂量多巴胺,即以 3 mg/(kg·min)或更低的速率输注,被认为通过增加肾脏灌注和预防少尿来改善肾功能不全患者的预后。研究结果表明,与安慰剂相比,多巴胺在促进肾功能恢复和降低死亡率方面并没有显示出特别的益处。

肾脏替代治疗

目前 AKI 的治疗方法主要包括支持性治疗和减少或消除损伤诱因。自 20 世纪 50 年代透析技术被应用于临床以来,其经典的适应证包括:对利尿剂不敏感的难治性容量过负荷、高钾血症、代谢性酸中毒、尿毒症和氮质血症等。然而,由于对上述情况的判定存在主观因素,因而在临床实践中存在一定程度的差异。

关于 RRT 的最佳时机仍不清楚。最近的一项 Meta 分析显示,早期开展 CRRT 可以有效降低患者的死亡率,但在肾脏恢复方面没有显示出特别的益处。

在其他无症状患者中,通常使用的阈值是透析前 BUN 达到 75 mg/dL。但是,使用 BUN 作为 RRT 开始的指标并不理想,因为该指标并不能反映 GFR 的真实变化,特别是在危重疾病期间蛋白质摄入量增加的情况下。另外,BUN 变化还可能反映非肾性病变,如消化道出血、营养不良伴有高分解代谢、全身炎症反应、横纹肌溶解症或多器官衰竭等。同样,患者出现少尿时也应谨慎评估,因为多种病因均可导致少尿,并不一定是肾脏本身的问题。

对于存在肾功能不全的患者,间歇性或持续性肾脏支持治疗是合适的。但 RRT 存在诸多风险,如出血、低血压、心律失常和感染等。与间歇性肾脏替代治疗(IRRT)相比,CRRT 的潜在优势包括血流动力学稳定、可控的溶质清除、更加容易的液体管理、良好的气体交换、更大范围的营养支持力度及更稳定的颅内压。尽管 CRRT 具有可控的优势,对一系列参数的影响也可预测,但最近的一项 Cochrane 数据库研究显示,连续性与间歇性血液透析在死亡率或透析依赖性方面没有显著差异。腹膜透析在 ICU 患者中不常用,因为与 RRT 等体外技术相比,其在溶质和液体管理方面不太精确和有效,而且,可能会阻碍肺顺应性降低患者的膈肌活动,并与 ARF 患者更高的死亡率有关。

特殊人群

- 妊娠——妊娠的生理变化包括体内总液体量增加 6～8 L,GFR 和肌酐清除率增加。妊娠期 AKI 很少见,据估计发生率大概为 1/20 000。妊娠中期发生 AKI,通常与流产继发感染、妊娠剧吐引起的肾前性氮质血症有关。由于先兆子痫和出血,AKI 在妊娠第 35 周后更常见。先兆子痫合并高血压、肝酶升高和血小板降低(HELLP 综合征)时,常伴有明显的肾功能障碍。由低血容量或肾毒素诱导的 ATN 并不常见。妊娠期患者的 AKI 治疗与非妊娠期相似,没有其他特殊处理。在此期间,BUN、肌酐和其他代谢性毒物会穿过胎盘影响胎儿安全,因此,应及早进行透析以维持 BUN 50 mg/dL。快速和大量的液体清除可能会导致血流动力学不稳定、胎盘灌注减少,甚至诱发早产。比血液透析相比,腹膜透析被认为是一项更加平缓的选择,但通常会受到妊娠子宫大小的限制而难以开展。

- 烧伤患者——AKI 在危重烧伤患者中很常见,与高发病率和死亡率有关。Palmieri 等人报道(2010),烧伤面积＞20% 体表面积患者的 AKI 发生率为 53.3%。发生 AKI 患者的死亡率则高达34.4%,而那些没有发生 AKI 患者的存活率相同。进展至 RIFLE 更高级别则与脓毒症、肾毒性抗生素的使用、更多的液体量和更多的手术操作有关。强有力的证据支持,早期积极的液体复苏可以有效改善烧伤患者的临床预后,但是最佳的液体种类仍难以确定。Cochrane 数据库研究显示,与使用晶体液进行复苏相比,胶体液复苏并不能降低危重创伤和烧伤患者的死亡风险。

- 老年患者——老年人群在 AKI 管理方面面临独特的挑战。免疫系统衰退、心排血量减少、血管老化,以及伴随潜在肾毒性药物使用数量增加而出现的多种合并症,导致老年患者在罹患急性疾病和住院之前就已普遍存在肾功能不全。随着年龄增加,肾脏血流量每 10 年可能下降 10%,肾血管对于交感神经介导的血管收缩反应过强,NO 产生减少,以及对心房利钠肽和前列环素等血管扩张剂的敏感性下降等因素均可导致肾血流阻力增加。这种肾血管阻力增加导致其对低血容量的适应性反应受损。体内绝对的 Scr 值生成取决于肌酐生成、分布容积和肾脏清除这三个方面的因素,对于肌肉萎缩的老年患者来说,很难对其做出精确的判断。即使 Scr 值"正常",也可能存在肾功能损害,因为此类患者的基线 Scr 值可能处于正常值的低限,因此,老年患者的 Scr 在正常范围内即使小幅升高,也可能表明存在 AKI。RIFLE 标准可以反映这种状况,即肌酐的小幅升高结合少尿持续时间就可诊断为 AKI。重要的是,RIFLE 标准已经在几项大型研究中得到了验证,其中包括平均年龄＞60 岁的老年患者。

对于老年人群来说,AKI 的治疗方案与非老年人群基本相同,但在药物剂量的选择和药物之间的相互作用方面需要谨慎选择。老年患者更容易出现血流动力学不稳定、出血、感染和神经系统改变,但在充分准备的前提下,老年患者对 RRT 的耐受性良好。

- 肥胖——重度肥胖通常被定义为体质指数(BMI)＞40。随着肥胖人口的持续增加,临床上重度肥胖症的危重症患者比例也在不断增加。在非肥胖人群中,存在慢性肾功能不全的病史是发生 AKI 的独立危险因素,而肥胖症患者罹患慢性肾病的风险也显著增加。肾前性氮质血症和 ATN 可能是临床上严重肥胖的 ICU 患者发生 AKI 的最常见原因,尽管目前并没有对此进行详细研究。值得注意的是,肥胖患者接受手术后发生压力性横纹肌溶解症和 AKI 的风险更高,并且这种风险的发生概率与更高的 BMI 及更长的手术时间相关。这类患者常在骶尾区出现肌肉坏死,对该区域的评估和检查比较困难。用来作为容量管理、流量监测的血管通路和透析管路装置一样不易获得。由于患者的实际体重和理想体重之间存在差异,基于理想体重的 RRT 参数和药物剂量可能是不匹配的。总的来说,采用"调整后"体重的估计值可能更加合适,可以用以下公式:

$$调整后 BW＝IBW+1/3 （实际 BW－IBW）$$

IBW:理想体重

尚在探索的领域

传统的 AKI 生物标志物,包括 Scr、BUN 和 UOP,直到肾脏损伤发生后才能检测到异常。在少尿和 Scr 升高之前及早发现 AKI,将最大限度地减少 AKI 对患者预后的影响。目前关于采用单一生物标志物还是一组生物标志物尚无定论。许多尿液中的生物标志物已显示出一定的应用前景,包括 NGAL、IL-18、NHE3、肾损伤分子 1(kidney injury molecule 1,KIM-1)、管状酶等;其中,尿液 NGAL 采用了商品化的检测试剂盒可供床旁检测。目前,对于可检测标志物的选择、检测时机、频率及是否会受到临床治疗措施的影响等问题尚无一致意见。

结论

AKI 越来越常见,仍与高发病率和死亡率有关。虽然对某些病因和病理生理机制的理解有所深入,但是 AKI 的常规诊断方法仍然没有实质性改变。鉴于目前这种状况,预防 AKI 的发生,以及采用多种支持手段防止 AKI 病情进一步恶化,仍是目前治疗肾损伤的最有效手段。肾损伤的分类与 RIFLE 标准提供了一个可用于相互比较肾功能损伤程度的通用参考准则,不仅可用于指导进一步的疾病预后研究,还可以为治疗提供更加标准化的循证医学方案。

(李雪雪　杨启纲　译)

参 考 文 献

[1] BAGSHAW SM,CAROL G,BELLOMO R.Early acute kidney injury and sepsis:a multicentre evaluation[J].Crit Care,2008,12: R47.
[2] BRIGUORI C,AIROLDI FD,D'ANDREA D,et al.Renal insuffi ciency following contrast media administration trial (REMEDIAL): a randomized comparison of 3 preventive strategies[J].Circulation,2007,115(10):1211-1217.
[3] DISKIN CJ,STOKES TJ,DANSBY LM,et al.Toward the clinical use of the fraction excretion of solutes in oliguric azotemia[J].Ren Fail,2010,32(10):1245-1254.
[4] HOSTE E,CLERMONT G,KERSTEN A,et al.RIFLE criteria for acute kidney injury are associated with hospital mortality in critically ill patients:a cohort analysis[J].Crit Care,2006,10:R73.
[5] KHAN FY,Rhabdomyolysis:a review of the literature[J].Neth J Med,2009,67(9):272-283.
[6] LICURSE A,KIM MC,DZIURA J,et al.Renal ultrasound in the evaluation of acute kidney injury:developing a risk stratification framework[J].Arch Intern Med,2010,170(21):1900-1907.
[7] LOPES JA,FERNANDES P,JORGE S,et al.Acute kidney injury in intensive care unit patients:a comparison between the RIFLE and the Acute Kidney Injury Network classifi cations[J].Crit Care,2008,12:R110-117.
[8] MAERZ L,KAPLAN LJ.Abdominal compartment syndrome[J].Crit Care Med,2008,36(4):S212-S215.
[9] MEHTA RL,PASCUAL MT,SOROKO S,et al.Spectrum of acute renal failure in the intensive care unit:The PICARD experience[J]. Kidney Int,2004,66:1613-1621.
[10] OLIVEIRA JFP,SILVA CA,BARBIERI CD,et al.Prevalence and risk factors for aminoglycoside nephrotoxicity in intensive care units[J].Antimicrob Agents and Chemother,2009,53(7):2887-2891.
[11] PALMIERI T,LAVRENTIEVA A,GREENHALGH DG.Acute kidney injury in critically ill burn patients.Risk factors,progression and impact on mortality[J].Burns,2010,36:205-211.
[12] PAUL P,ROBERTS I.Colloids versus crystalloids for fluid resuscitation in critically ill patients[J].Cochrane Database Syst Rev, 2011,3:CD000567.
[13] PODYMOW T,AUGUST P,AKBARI A.Management of renal disease in pregnancy[J].Obstet Gynecol Clin N Am,2010,37:195-210.
[14] RABINDRANATH K,ADAMS J,MACLEOD AM,et al.Intermittent versus continuous renal replacement therapy for acute renal failure in adults[J].Cochrane Database Syst Rev,2007,3:CD003773.
[15] SEABRA VF,BALK EM,LIANGOS O,et al.Timing of renal replacement therapy initiation in acute renal failure:a meta-analysis [J].Am J Kid Dis,2008,52(2):272-284.
[16] UCHINO S,KELLUM JA,BELLOMO R,et al.Acute kidney failure in critically ill patients:a multinational,multicenter study[J]. JAMA,2005,294(7):813-818.

第 17 章　危重症患者的内分泌

Nimitt Patel and Jason Sperry

尽管在过去的十年中,危重症患者的治疗取得了重大进步,但患者存活后仍受到多器官衰竭、脓毒症及其他疾病影响的困扰。疾病本身以外的许多因素,如感染、各种治疗和手术操作等,使危重症患者长时间暴露在不同强度和不可预测的压力下。危重症患者通过机体一系列复杂反应来应对压力,其中内分泌系统整体的自我调节是必不可少的。神经内分泌反应是维持体内平衡、促进危重症患者康复的关键。

高血糖

由于肝糖原的升高和胰岛素抵抗影响葡萄糖摄取,高血糖在危重症患者中很常见。多种因素会导致创伤后的血糖升高,内源性类固醇、生长激素、胰高血糖素和儿茶酚胺释放后,应激会促进胰岛素抵抗和葡萄糖早期动员。严重创伤后的急性应激反应不同于脓毒症或感染后的表现(图4.17.1)。创伤早期血糖升高的程度与创伤严重程度成正比,这可能是生理紊乱的标志。ICU 患者在创伤后持续存在的应激触发了一系列涉及神经激素和细胞因子通路的变化,具体变化取决于应激源类型和持续时间。肝脏对葡萄糖的自动调节能力在创伤早期受到抑制。IL-1 和 TNF-α 等细胞因子也会进一步抑制胰岛素释放和促进胰岛素抵抗,从而导致血糖升高。

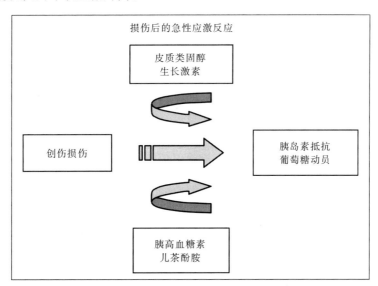

图 4.17.1　受伤和创伤后的应激反应

过去十年中,多项研究的重点是关于 ICU 治疗高血糖的策略,以期改善危重症患者预后。Van den Berghe 等人对 1 548 名初次手术的患者进行一项大型随机对照试验,这些患者被分成两组,一组在血糖水平>200 mg/dL 时开始标准胰岛素治疗,另一组接受胰岛素强化治疗以维持血糖水平在 80～110 mg/dL。胰岛素强化治疗组的 1 年死亡率从常规治疗组的 8％降至 4.6％。严格的血糖控制减少平均 50％的输血次数,并显著减少重症多发性神经病变(critical illness polyneuropathy,CIP)、需要透析的急性肾衰竭和血流感染的发生。然而,这项研究的局限性在于大多数患者都来源于外科术后。该研究重新审视内科 ICU 的强化血糖控制方案,结果表明 ICU 入院时间超过 3 d 的患者,死亡率较高,但入院时间小于 3 d 的患者,死亡率更高,低血糖发生率高出 3 倍。

随着这些研究的开展,越来越多的学者担心严格的血糖控制可能不适用于所有危重症患者,尤其是引起低血糖的风险。

最近绝大多数的前瞻性高血糖试验都包含小部分比例的创伤患者。创伤后强化血糖控制有益或有害影响的证据仅限于回顾性研究。目前仍不清楚危重症患者的严格血糖控制是否有益,是否像其他患者一样容易出现低血糖,或与创伤后的不良预后有关。有趣的是,一些研究表明创伤后患者的高血糖特点可能与 ICU 患者有所不同。多项大型回顾性分析显示,创伤后早期、持续的高血糖与 ICU 及住院时间增加、院内感染率升高、呼吸机需求和死亡率有关。但目前关于积极预防创伤后高血糖是否能使机体获益的证据很少。Sperry 团队的一项大型回顾性队列研究中对创伤患者采用严格血糖控制方案进行分析,结论显示早期且持续高血糖是导致高死亡率和多器官衰竭的独立危险因素。与其他研究结果不同,此项研究发现早期高血糖并不是院内感染的显著危险因素。与既往的研究相比,本项研究假设严格的血糖控制方案可能会降低医院感染的风险。

在目前该方向的最大规模随机对照试验中,关于重症监护评估的正常血糖值,即血糖评估流程的生存率(normoglycemia in intensive care evaluation—survival using glucose algorithm regulation,NICE-SUGER)试验尝试解决先前关于积极血糖控制益处的大部分问题。本研究随机将内科和外科患者分为强化血糖控制组(81～108 mg/dL)和常规血糖控制组(<180 mg/dL)。研究结果显示强化控制组的严重低血糖更常见且死亡率明显升高。两组的平均 ICU 和住院天数、使用呼吸机和需要肾脏替代治疗的时间等差异均无统计学意义。亚组分析表明,强化组中使用皮质类固醇或合并创伤的患者死亡率更低,而在所有的内科和外科患者中无该趋势。研究强调在创伤患者中进一步进行的大型前瞻性随机试验的必要性,以明确创伤后进行强化血糖控制是否确实有益。

总之,目前的研究表明,对大多数 ICU 患者来说,强化血糖控制(目标为 80～110 mg/dL)可能是有害的,并且与较高的低血糖发生率和较高的死亡率风险有关。更多的指南建议不需要严格地控制血糖,目标血糖可控制在 150～180 mg/dL。需要专门的研究来验证创伤患者强化血糖控制的潜在益处。

肾上腺功能不全

许多疾病和应激因素会影响下丘脑-垂体-肾上腺(HPA)轴。危重疾病或创伤时的正常生理反应会使下丘脑分泌的促肾上腺皮质激素释放激素(CRH)增加,其与血管加压素协同刺激垂体释放促肾上腺皮质激素(ACTH),后者作用于肾上腺,使之释放糖皮质激素。已经证明 HPA 轴对危重症患者的生存至关重要。严重感染、创伤、烧伤或手术等应激因素会使皮质醇生成增加 6 倍,并与应激的严重程度成正比。这是人体的生理适应机制,以管理任何严重的炎症或应激反应。

在危重症患者中,许多因素会导致创伤后肾上腺皮质类固醇反应不佳,HPA 轴的生理损伤可导致肾上腺功能不全。应激时,CRH 和 ACTH 的正常分泌可能会受到颅脑损伤或垂体梗死的影响。肾上腺皮质的合成可直接受到多种机制影响,其中之一是炎性细胞因子的直接抑制作用。创伤患者更常见的是功能性肾上腺功能不全,这是一种 HPA 轴无任何结构性损伤的肾上腺功能不全的状态。

严重脓毒症和感染性休克是导致创伤后晚期死亡的主要原因,死亡率高达 50%。严重感染和休克可能与相对或绝对的肾上腺功能不全及全身炎症诱导的类固醇受体抵抗有关。

许多药物也会在疾病期间导致肾上腺功能不全。一定剂量的外源性类固醇治疗,如 30 mg 氢化可的松或 7.5 mg 的泼尼松使用至少 3 周,可以抑制 HPA 轴,并在停止治疗后的数月内导致肾上腺萎缩。这些患者在创伤、手术或脓毒症时通常需要应激剂量的类固醇替代治疗。

如前所述,皮质醇水平因疾病的类型和严重程度而异。因此,危重症患者正常的生理反应需要多大程度外源性皮质类固醇来维持很难界定。

1976 年,一项针对感染性休克外科患者的前瞻性随机研究表明,大剂量类固醇治疗可使患者生存获益。随后的几项研究否定了大剂量类固醇治疗方案的任何生存益处,提示该方案增加了二重感染相关死亡率。与此相反,最近的研究表明,低剂量的氢化可的松帮助逆转休克并可能降低死亡率。Annane 等人发表了一项随机双盲研究,将脓毒症患者使用小剂量的氢化可的松和氟氢可的松与安慰剂进行比较,并进一步根据对 ACTH 刺激试验的反应将患者分为有反应组和无反应组。对 ACTH 刺激试验有反应组,生存率无明显差别,但接受小剂量类固醇替代治疗并对 ACTH 刺激无反应的患者死亡率较低,两组的不良事件相似。小剂量类固醇替代可有助于较早停用升压药、减少促炎性细胞因子的产生,但生存获益尚不明确。

最近,一项关于皮质类固醇治疗感染性休克(corticosteroid therapy of septic shock,CORTICUS)的大型多中心、随机、双盲、安慰剂对照试验,通过对小剂量类固醇替代疗法和安慰剂的对照研究发现,即使根据对 ACTH 刺激试验有无反应将患者进行分组,两组之间死亡率仍无显著差异。氢化可的松组使用升压药的休克患者较早恢复自主血压,但类固醇替代治疗导致更高的感染发生率。研究者不建议将氢化可的松作为治疗感染性休克的标准疗法,并认为 ACTH 刺激试验不能确定哪些患者可能从中受益。

对积极液体复苏和升压药治疗反应不佳或无反应的成人脓毒症患者使用小剂量类固醇仍存在争议。目前尚不清楚创伤患者的肾上腺功能不全及对氢化可的松治疗的潜在反应,是否与非创伤的感染性休克患者存在不同,仍需要进一步研究。

最近,危重症患者应用依托咪酯是一个有争议的话题。依托咪酯是一种短效的非巴比妥类镇静剂,起效迅速且心血管方面的副作用很少。基于这些特点,这种药物通常用于需要机械通气支持患者的快速序贯诱导插管。依托咪酯通过可逆性抑制一种参与肾上腺皮质类固醇合成的酶而导致肾上腺功能不全,作用可在弹丸式推注后持续长达 24 h。Cuthbertson 等人回顾了 CORTICUS 研究的数据,评估依托咪酯对肾上腺轴和28 d死亡率的影响,结果显示接受依托咪酯的患者对 ACTH 刺激试验无反应的比例明显升高,且使用依托咪酯与更高的 28 d 死亡率相关。越来越多关于创伤患者的文献研究表明,使用依托咪酯与肾上腺皮质功能不全、住院时间和呼吸机使用时间延长有关。尽管越来越多的证据表明,该药可能是成人急性呼吸窘迫综合征的一个独立危险因素,但由于其对危重症患者的血流动力学影响最小,仍常用于快速序贯诱导插管,因此依托咪酯的使用仍需要进行高质量的前瞻性研究。

器官捐献者的内分泌

器官移植是一个不断发展的医学领域,取得了巨大的医学技术进步,改善了疾病的结局。尽管取得了一系列的进步,但符合条件的器官捐献者在脑死亡后的管理难度增加,因此供体短缺的情况可能进一步加重。一旦患者从脑死亡进展为躯体死亡,会导致多达 $10\% \sim 20\%$ 的潜在捐献者被排除。脑死亡会导致许多不良的病理生理变化,如心血管崩溃、严重的器官功能紊乱、促炎介质分泌增加,以及代谢的变化,导致待捐献器官失用。垂体功能减退、急性肾上腺功能不全和甲状腺激素分泌不足造成内分泌系统的特殊变化,导致包括低血压、严重高血糖、尿崩症、代谢性酸中毒和体温过低等临床表现。上述内分泌问题的管理对于优化待捐献器官的功能至关重要。

脑死亡后常发生肾上腺功能不全和高血糖很常见。脑活动停止会导致垂体前叶功能障碍,出现 HPA 轴功能障碍和急性肾上腺功能不全。虽然进行了积极治疗,但多达 25% 的器官因血流动力学不稳定而失用。类固醇替代治疗已被证明可以通过稳定和维持全身血管张力来减少炎性细胞因子的表达,并减少血管升压药的需求。血管升压药需求量的减少被认为可以提高器官获取率和输血后器官的功能。

引起高血糖的常见因素包括大量儿茶酚胺释放、外周胰岛素抵抗及输注含有葡萄糖的溶液。血糖升高会在相对较短的时间内损害胰腺的胰岛细胞。建议将血糖水平维持在 $80 \sim 150 \ mg/dL$，以降低移植胰腺功能障碍的风险，并最大限度地减少由于持续控制不佳的高血糖导致的相关代谢异常。

垂体后叶也会受到脑死亡的影响，导致成人和儿童器官捐赠者体内无法检测到抗利尿激素的水平，与中枢性尿崩症几乎同时发生，出现多尿、高钠血症和血浆渗透压升高。如果不治疗尿崩症，会直接导致血流动力学不稳定。由此产生的高钠血症已被证明增加了移植器官功能障碍的风险，尤其是肝脏功能障碍。治疗方法是血管加压素替代疗法，既可以持续输注血管加压素，也可以弹丸式推注作用于 V_2 受体的去氨加压素。两者都能最大限度地减少过度多尿，纠正血钠异常。有效地治疗尿崩症可将捐献器官的潜在风险降至最低。许多研究还报道，血清甲状腺素（T_4）水平降低会导致血流动力学不稳定，需要更大剂量的血管升压药治疗。研究表明，脑死亡患者服用甲状腺素可以减少血管升压药的需求，并与器官获取数量的增加有关。虽然有上述研究证据，但甲状腺替代治疗仍有争议，而且潜在器官捐赠者应用该药并不多见。

创伤后的内分泌问题

越来越多的动物模型证据表明，性激素及其衍生物在创伤的病理反应中作用复杂，已发现可以影响血流动力学、免疫学、器官系统和细胞对创伤的反应。研究表明，雌性啮齿动物处于求偶前期时，17β-雌二醇水平最高，从而保护了心血管和免疫功能。有关创伤出血后睾酮及其衍生物的有害影响，也积累了大量类似的证据。这些结果证实雄性和雌性性激素在动物创伤-出血反应中的两面性。雌激素具有保护和增强免疫力的作用，而睾酮则有害且具有免疫抑制作用。

大型的单中心和多中心回顾性研究分析了基于性别的损伤后结局差异，但结论相互矛盾。与动物实验相比，这类临床研究中的患者具有易患共病和不同的损伤特征，因此造成结论的不一致，但更重要的原因可能是，既往的研究缺乏对男性和女性患者受伤时性激素水平的监测。最近发表的一项前瞻性研究显示，受伤后 48 h，雌激素水平与更高的死亡风险呈正相关，这一结论与大多数动物实验的文献相矛盾。研究发现这一相关性在男性和女性患者中显著存在。上述最新的研究增加了关于受伤后性激素重要性的争议。

目前几个小组正在研究在失血性休克或创伤性脑损伤期间使用雌激素，以及创伤性脑损伤后使用孕激素的潜在益处。显而易见，还需要更多的研究来解释损伤后性激素的保护作用机制，以及激素调控的潜在益处。

（赵东升 译）

参 考 文 献

[1] ANNANE D,SEBILLE V,CHARPENTIER C,et al.Effect of treatment with low doses of hydrocortisone and fludrocortisone on mortality in patients with septic shock[J].JAMA,2002,288(7):862-871.

[2] CUTHBERTSON B,SPRUNG C,ANNANE D,et al.The effects of etomidate on adrenal responsiveness and mortality in patients with septic shock[J].Int Care Med,2009,35(11):1868-1876.

[3] NICE-SUGAR Study Investigators.Intensive versus conventional glucose control in the critically ill patients[J].N Eng J Med,2009,360(13):1283-1297.

[4] PREISER JC,DEVOS P,RUIZ-SANTANA S,et al.A prospective randomised multi-centre controlled trial on tight glucose control by intensive insulin therapy in adult intensive care units:the Glucontrol study[J].Intensive Care Med,2009,35(10):1738-1748.

[5] SCHUMER W.Steroids in the treatment of clinical septic shock[J].Ann Surg,1976,184:333-341.

[6] SPERRY J,FRANKEL H,VANEK S,et al.Early hyperglycemia predicts multiple organ failure and mortality but not infection[J].J Trauma,2007,63(3):487-493.

[7] SPERRY J,FRANKEL H,AVERY N,et al.Characterization of persistent hyperglycemia:what does it mean post-injury? [J].J

Trauma,2009,66(4):1076-1082.

[8] SPRUNG C,ANNANE D,KEH D,et al.Hydrocortisone therapy for patients with septic shock[J].New Engl J Med,2008,358(2):111-124.

[9] VAN DEN BERGHE G,WOUTERS P,WEEKERS F,et al.Intensive insulin therapy in the critically ill patients[J].N Eng J Med,2001,345(19):1359-1367.

[10] VAN DEN BERGHE G,WILMER A,HERMANS G,et al.Intensive insulin therapy in the medical ICU[J].N Engl J Med,2006,354(5):449-461.

[11] WOOD KE,BECKER BN,MCCARTNEY JG,et al.Current concepts:Care of the potential organ donor[J].N Engl J Med,2004,351(26):2730-2739.

第 18 章 感染和抗生素管理

Jeffrey A.Claridge and Aman Banerjee

ICU 创伤患者的感染

医院感染是 ICU 患者的主要安全问题。导致患者发病率和死亡率显著增加,并增加医疗费用。创伤患者经常会遭受多部位损伤——其中任何一处均可导致感染。与 ICU 其他外科患者相比,危重创伤患者感染的风险更高。研究表明感染相关并发症的发生率为 5.7%～45%。病因是多因素的。创伤患者有较高的急诊手术率,如气管插管、中心静脉导管置入和胸腔穿刺术等,可能无法进行无菌技术。创伤和输血也可能与免疫抑制有关。与其他 ICU 患者相比,创伤患者的 ICU 设备使用率是最高的。

创伤患者的全身炎症反应综合征

发热和白细胞增多通常是进行"感染检查"的主要驱动因素。这些临床参数的唯一用途常与创伤患者入院时的全身炎症反应综合征(SIRS)的高发病率混淆,91%的患者在第一周持续存在。SIRS 是感染中常见但非特异性的表现,许多其他情况均可引起,最常见的是创伤、烧伤、胰腺炎或大手术。它是体液、细胞介质与细胞因子相互作用的临床表现。因此,ICU 医师既要对感染保持警惕,又要根据创伤患者的发热和白细胞增多进行鉴别诊断。现已证实对疑似感染的患者进行"多部位培养"或获取呼吸道、血液和尿培养的做法是低效的。

表 4.18.1 中列出的 SIRS、脓毒症、严重脓毒症和感染性休克之间的差异。创伤患者的 SIRS 比脓毒症更常见。

表 4.18.1 临床范围感染的术语定义

术语	定义和标准
感染	微生物的入侵
系统性 全身炎症反应 综合征	以下两项或多项: • 温度≥38℃(100.4°F)或≤36℃(96.8°F)反应 • 心率＞90 次/min • 呼吸频率＞20 次/min,或 $PaCO_2$＜32 mmHg • 白细胞＞12 000/mm³,或＜4 000/mm³ 或＞10%中性杆状核
脓毒症	SIRS 感染的存在
严重脓毒症	脓毒症伴终末器官功能障碍,低灌注或低血压。 可以包括:• 乳酸性酸中毒 　　　　　• 少尿 　　　　　• 精神状态改变
感染性休克	脓毒症引起的低血压,对充分补液不敏感和/或需要正性肌力/血管活性药物(例如 500 mL 液体弹丸式推注或低血压持续输注＞1 h)

感染筛查

ICU 医生每日查房时应评估是否进行感染重点筛查。筛查应先回顾患者的伤情和病史、病程、近期手术及设备使用情况,如机械通气、中心静脉导管(CVC)、导尿管和鼻胃管等。体格检查有助于确定可能的感染源并指导进一步的诊断试验。应密切关注胸部听诊,评估静脉注射(IV)和 CVC 部位的局部炎症,全面的皮肤检查,注意引流部位、创伤和/或手术伤口及压疮。应行胸部 X 线摄片检查,尤其是机械通气患者。ICU 医师应使用所获取的临床信息来确定是否需进一步的诊断试验。表 4.18.2 概述了创伤患者常见的感染及诊断标准和预防措施。

诊断性检查

血培养

血培养是诊断菌血症的"金标准"。由于菌血症的阳性率很低。应在开始使用抗生素之前进行培养。此外,高达 50% 的阳性培养物由标本污染引起而非真正的菌血症。对于可接受的菌血症临床预测指标尚无共识。因此,培养的使用率随医生在评估给定人群中菌血症概率的经验而异。根据现有文献,提出了提高血培养诊断率的指南。在培养前应对皮肤进行消毒。24 h 内至少应从不同部位获得两组培养。抽取血液越多越好,每瓶至少应抽取 10～20 mL。应从 CVC 与外周血同时抽取血培养。假定通过 CVC 获得的阳性培养物代表真正的中心导管相关血流感染(central line associated blood stream infection,CLABSI)之前,还必须有同时存在外周血培养阳性结果。导管感染的 CVC 培养比外周培养更早出现阳性结果。

如果培养结果为阳性,临床医生应判断该结果是菌血症还是标本污染。结果提示菌血症提示有毒力的微生物生长,如肺炎链球菌、克雷伯菌属、假单胞菌属、金黄色葡萄球菌、肠杆菌科和假丝酵母属等。伴导致菌血症的易感危险因素,如免疫功能低下状态、假体或留置导管等。最后,多部位培养出相同的生物体提示真的菌血症。

受污染的培养结果包括微生物生长前延长的培养期,无法培养出微生物,或在免疫功能正常的患者中存在多种微生物。如果患者的临床情况不支持脓毒症,也应怀疑污染。如果培养结果为皮肤菌群,且单份培养阳性,如凝固酶阴性葡萄球菌、白喉类和芽孢杆菌菌种的生长提示污染。但是,高达 15% 的凝固酶阴性葡萄球菌代表真正的病原体,特别是在存在 CVC 的情况下。

呼吸道培养

仅使用临床标准诊断呼吸机相关性肺炎(VAP)会导致严重误诊危重症患者。准确的实验室数据对于确诊 VAP、确定致病微生物,以及确定微生物的抗生素敏感性至关重要。

组织培养和尸检病理被认为是诊断 VAP 的"金标准"。通过以下四种诊断技术获取的呼吸道样本进行革兰染色和定量培养:气管内抽吸,支气管肺泡灌洗(bronchoalveolar lavage,BAL),支气管镜引导下冲刷和盲法 BAL 或保护标本毛刷(protected specimen brushing,PSB)。用于诊断 VAP 的定量培养的阈值因收集方法而异。对于 PSB,阈值是 10^3 菌落形成单位(CFU)/mL;BAL 为 10^4 CFU/mL;气管吸出物为 10^5 CFU/mL 或 10^6 CFU/mL。

BAL 是在直视下通过支气管镜进入肺实变区,通过灌洗大约 100 mL 的 0.9% 盐水,并将样本吸入 Luken 套管中。与 PSB 或支气管镜引导的冲刷相比,BAL 的取样面积更大。也可以通过吸出痰栓和黏液来通畅气管支气管树以达到治疗目的。据报道 BAL 诊断 VAP 的灵敏度和特异性分别高达 97% 和 92%,花费也比支气管镜引导的冲刷小。

表 4.18.2 危重创伤患者的感染并发症

并发症	发病率	危险因素	诊断标准	常见微生物	预防
呼吸机相关性肺炎（VAP）	• 27%～44% • 每 1 000 个机械通气日里有 1.7～12.3 个案例	• 机械通气的持续时间 • 头部受伤 • 伤害严重程度增加 • 意外拔管 • 再插管 • 紧急插管 • 持续球囊面罩通气 • 胸部受伤 • 气道反射受损 • 慢性阻塞性肺疾病 • 高龄 • 吸入 • 仰卧位 • 营养不良 • 过度镇静 • 上颌窦炎 • 心脏疾病/疾病	• 两个或多个连续的 CXR，伴随新的渐进的或持续的肺泡灌流，空洞或结节 • 临床（下列之一）： 　-发热>38℃，没有其他可识别的原因 　-WBC<4 000/mm³或≥12 000/mm³ 　-年龄>70 岁，精神状态改变且无原因至少出现以下两项： 　　- 新发脓痰，增加了吸痰要求 　　- 咳嗽，呼吸困难，呼吸急促 　　- 恶化的气体交换，O_2需求增加，通气增加 • 微生物学阳性培养结果： 　-没有其他已知来源的血液 　-胸腔积液 　-通过 BAL 或 PSB 进行定量培养 　-≥5%BAL-获得细胞含有胞内细菌	• 大肠杆菌 • 肠杆菌属物种 • 克雷伯菌属物种 • 变形杆菌物种 • 黏质沙雷氏菌 • 嗜血杆菌流感 • 金黄色葡萄球菌（MSSA 和 MRSA） • 肺炎链球菌 • 厌氧菌 • 军团菌种 • 铜绿假单胞菌 • 鲍曼不动杆菌	• 标准化呼吸机撤机流程 • 含有每日镇静中断的镇静药物管理方案 • 将床头抬高 30° • 口腔卫生计划［例如牙齿/牙龈/舌头刷洗，洗必泰（0.12%）冲洗 BID］ • 使用深吸引清理气道分泌物，每次吸痰时更换吸痰管 • 避免胃胀气 • H_2阻滞剂或 PPIs • 手卫生 • 消化道的选择性消毒
导管相关性感染	1 000 个置管日中有 0.6～4 个案例	• 血管内导管的持续时间 • 导管部位：股静脉>颈内静脉>锁骨下静脉 • 导管数量 • 肠外营养/脂质输注 • 紧急放置 • 更换导管 • 年龄过大或过小 • 烧伤 • 用于血液透析 • 营养不良	留置 CVC 患者出现以下任何一种情况： • 发热>38℃，怕冷，或低血压（不归因于心脏事件或血管容量不足） 伴随下列情况之一： • 导管的正半定量或定量培养 • 通过 CVC 和外周静脉以 5：1 或更高的比例（CVC：外周血）抽取血（CVC 培养阳性结果比外周血培养结果早 2 h） • 积极性差异化时间（CVC 培养阳性结果比外周血培养结果早 2 h）	• 金黄色葡萄球菌（MSSA 和 MRSA） • 凝固酶阴性葡萄球菌 • 革兰阴性杆菌 • 铜绿假单胞菌 • 白色念珠菌	• 尽早拔除 • 无菌技术 • 使用最大的屏障预防措施 • 用 2%洗必泰消毒皮肤 • 手卫生

续表

并发症	发病率	危险因素	诊断标准	常见微生物	预防
尿路感染 (UTI)	每 1000 个留置尿管日有 0.4~7.7 个案例	• 留置尿管 • 女性 • 在手术室外插入尿管 • 使用非封闭系统 • 年龄>50 岁 • 糖尿病 • 血清肌酐>2.0	• 临床(尿液培养阳性) -发热(>38℃)、尿急、尿频、尿痛、耻骨上压痛 -尿培养阳性: ≥10^5 CFU/mL(不超过 2 种微生物) 或者 -以上症状/症状中至少有 2 种 -用于白细胞酯酶或亚硝酸盐的尿液检测试纸阳性 -脓尿,每高倍视野中至少有 3 个 WBC -尿液革兰染色	• 大肠杆菌 • 肠杆菌 • 肠球菌 • 肺炎克雷伯菌 • 铜绿假单胞菌 • 白色念珠菌	• 使用护理协议或电子协议及早拔除导管 • 无菌技术插入 • 将导尿管固定在膀胱水平以下的收集袋中 • 保持尿流通畅 • 保持关闭的导管引流系统 • 手卫生
手术部位感染 (SSI)	3%~25%	• 年龄极值 • ASA 等级≥3 • 糖尿病 • 肥胖 • 伤口污染 • 预防性抗生素使用不足 • 手术时间延长 • 体温过低 • 紧急手术	浅表(两者皆有) • 手术后 30 d 内 • 仅涉及切口的皮肤或皮下组织 • 排出脓液 • 从无菌获得的液体或组织培养物中分离出的生物 • 疼痛或压痛、局部肿胀、发红或发热、外科医生特意打开浅表切口 • 深部(两者皆有) • 在手术后的 30 d 内发生 • 涉及切口的深部软组织(例如筋膜和肌肉层) 以及下列选项的其中一种: • 排出脓液 • 外科医生自发/开放切口伴随发热(>38℃)、局部疼痛或压痛 • 影像学检查、再次手术或组织病理学检查可见脓肿	• 金黄色葡萄球菌 • 凝固酶阴性葡萄球菌 • 肠球菌 • 大肠杆菌 • 铜绿假单胞菌 • 脆弱拟杆菌	• 预防性抗生素的适当给药和重新给药 • 维持正常体温 • 无菌技术 • 恰当的输血产品 • 精细的手术技巧
腹腔内脓肿	4.2%~23.5%	• 高龄 • 开放性腹部创伤 • 结肠和胃损伤	• 在手术后的 30 d 内发生 • 涉及手术过程中被打开或操作的切口以外的任何解剖部位(例如器官或空间) • 影像学检查、再次手术或组织病理学检查发现脓肿 -静脉造影 CT 显示:边缘增强、气液平面或非均匀性	• 大肠杆菌 • 链球菌 • 肠球菌 • 肺炎克雷伯菌 • 脆弱拟杆菌 • 白色念珠菌	• 目前没有有力的证据

续表

并发症	发病率	危险因素	诊断标准	常见微生物	预防
鼻窦炎	•2%~22.5%	•使用鼻肠管的持续时间 •气管插管的持续时间 •经鼻气管插管 •面部创伤	•发热(>38℃) •脓性鼻漏 •鼻窦CT表现: -黏膜增厚 -混浊 -气液面	•金黄色葡萄球菌 •铜绿假单胞菌 •肺炎克雷伯菌 •大肠杆菌 •肠杆菌	•及时去除鼻腔器械
抗生素相关性腹泻	•4% •3.2例/每1000个日间患者	•30 d内使用抗生素 •氟喹诺酮类、头孢菌素、克林霉素 •使用PPIs或H$_2$拮抗剂 •住院/长期护理机构的住院时间 •年龄>65岁 •多种合并症 •需要透析的肾脏疾病	临床 •每日>3次水样排便,含有血液或黏液 •腹部疼痛 •发热(>38℃) •WBC≥12 000/mm³ 实验室诊断 •阳性细胞毒素培养 •阳性毒素A/B酶联免疫吸附测定 •阳性毒素B PCR	•艰难梭菌 •金黄色葡萄球菌 •产酸克雷伯菌 •产气荚膜梭菌	•无菌技术 •保持血胸或肺炎性胸腔积液的早期引流 •手卫生
脓胸	2%~25%	•胸腔穿刺术持续时间 •开放性创伤 •两根以上肋骨骨折 •ICU住院时间 •存在肺挫伤 •血胸残留 •剖腹探查术 •置管后肺不张 •隐匿性膈肌损伤	胸片 •尽管进行了胸腔穿刺术,胸腔积液持续存在,有或没有气液平面 •移除胸腔引流管后残留或重新积聚的包裹性胸腔积液 伴随症状: •发热>38℃ •WBC<4 000/mm³或≥12 000/mm³	•肺炎链球菌 •金黄色葡萄球菌 •大肠杆菌 •流感嗜血杆菌 •肺炎克雷伯菌 •铜绿假单胞菌 •脆弱拟杆菌	•无菌操作 •早期引流胸腔积液或肺炎旁胸腔积液 •手卫生

盲法(或"迷你")BAL 是通过受保护的双导管(该导管可通过 ET 进入右肺或左肺),然后将内套管推进到气道中,并通过支气管镜进行灌洗。这种技术与标准 BAL 具有相似的准确性。

支气管镜引导下冲刷包括将支气管镜在胸部 X 线下沿着 ET 向下进入肺实变区。然后,直视下将双鞘微生物刷沿支气管镜进入,拔出并在直视下收集样本,再从气管镜重新取出。采用$\geqslant 10^3$CFU/mL 作为标准,该技术已被证实有 100% 的灵敏度和 96% 的特异性。这是最昂贵的技术。

盲法 PSB 是用双鞘微生物刷沿 ET 进入气管,直到遇到阻力,获取标本后再重新套上微生物刷,然后取出标本。微生物刷的成本比气管抽吸稍高。

关于哪些实验代表 VAP 诊断的"金标准"仍有争议。根据模式确定 VAP 的阈值存在差异,因此很难将一种方法确定为"金标准"。比较研究没有证实哪种方法更准确。

尿培养

ICU 常通过尿培养诊断导尿管相关性尿路感染(catheter-associated urinary tract infection, CAUTI)或无症状菌尿。尿培养与发热、白细胞增多作为"感染"筛查的一部分。虽然尿培养的阴性预测值为 90%,但所有 ICU 在尿培养前进行尿检的做法并不统一。尿检是一项快速、便宜的检查,不需要太多专业知识即可正确操作。尿路感染(UTI)诊断最有用的是白细胞酯酶和亚硝酸盐。亚硝酸盐对诊断菌尿具有较高的特异性(96.6%~97.5%),但敏感性较低(0~44%)。白细胞酯酶的缺乏具有 97%~99% 的阴性预测值。两者联合具有 98%~99.5% 的灵敏度。这些结果可用于确定是否开始经验性抗生素治疗或送检尿培养,还可以减少不必要的尿培养,从而显著降低成本。

感染源控制

感染源控制是指使用干预措施对感染灶的物理控制。感染源控制的四种方法包括引流、清创、移除装置和外科手术。通过切口或置入引流管清除感染性积液,引流包裹性脓肿将其转化为窦或瘘管,等待二期治疗。清创是指去除失活或感染的组织,去除坏死组织,消除感染灶。移除人工装置是指移除已经被生物膜中的微生物定植的植入装置。明确的手术指征是清除感染灶,如脓胸手术或憩室炎的乙状结肠切除术。

抗生素管理

抗生素管理工作

致命的感染往往是入院 ICU 的原因或后果。迅速给予适当的抗生素治疗可以在脓毒症或感染性休克的情况下挽救生命。即使在数小时内延迟抗生素给药也会增加死亡率。但是,广谱抗生素的过度使用和不适当的剂量会导致耐药微生物的发展或机会性感染,如梭状芽孢杆菌结肠炎。且可用的新型抗生素的供应有限。抗生素管理的概念旨在优化抗生素治疗并最大限度地减少细菌耐药性的发生。

抗生素管理工作始于使用预防措施来避免院内感染,包括规范的手卫生,适当的抗生素预防、去定植措施、环境消毒和对定植患者的隔离。必须遵循最佳的实践方案,以避免 VAP、CLABSI 和 CAUTI 的发生。应谨慎选择合适的抗生素、适当的剂量和疗程,尽量减少耐药性和药物毒性。最后应该考虑抗菌药物的降阶梯治疗。降阶梯是指根据临床症状、培养结果或病原体敏感性减少抗生素治疗疗程。该概念还要求若未确定感染,应停止抗菌治疗。

预防性使用抗生素

一些研究充分证明了择期和紧急手术预防性使用抗生素的益处。使用前提是在细菌污染之前建立抗生素的组织药物浓度。但这在创伤人群中不可行。相反,有人提出,伤后使用抗生素可以起到推定疗法的作用。

开放性骨折

当碎片进入皮肤中与外界相通时,骨折被认为是"开放的"。开放性骨折会增加骨骼和软组织感染的风险。Gustilo 分类系统用于对开放性骨折的严重程度进行分类。Ⅰ型指皮肤创伤小于 1 cm 的干净开放性骨折。Ⅱ型开放性骨折,撕裂长度大于 1 cm,无广泛的软组织损伤、皮瓣或撕脱。Ⅲ型开放性节段性骨折,伤口>10 cm 伴有广泛的软组织损伤或创伤性截肢。Ⅲ型的特殊类型包括枪伤和在农场受伤引起的开放性骨折。感染性并发症的风险随着 Gustilo 分型的增加而增加。

最近美国东部创伤外科协会(EAST)对开放性骨折抗生素预防的实践指南建议,在Ⅰ型或Ⅱ型损伤后应立即全身性应用针对革兰阳性菌的抗生素,并在Ⅲ型损伤时覆盖革兰阴性菌的抗生素。对于疑诊粪便或梭菌污染的开放性骨折,如在农场的外伤,应使用高剂量青霉素。单一使用氟喹诺酮并不优于头孢菌素/氨基糖苷类,可能对骨折愈合不利,导致Ⅲ型骨折的伤口感染风险更高。对于Ⅲ型骨折,抗生素应在伤后持续应用不超过 72 h。每日 1 次的氨基糖苷类治疗Ⅱ型和Ⅲ型损伤是安全有效的。

胸腔穿刺术

胸部损伤常见于闭合性和开放性创伤。绝大多数损伤可通过胸腔闭式引流术来处理。该方法显著的并发症是脓胸。使用抗生素预防脓胸具有争议。EAST 实践指南认为,没有足够的数据表明预防性使用抗生素可减少脓胸的发生。使用第一代头孢菌素长达 24 h 可减少肺炎的发病率,但不会减少脓胸的发病率。

颅底骨折或脑脊液漏

颅骨骨折有可能使中枢神经系统与来自鼻旁窦和咽喉部的细菌接触。脑脊液漏最常发生在年轻男性中,头部受伤患者中的发生率为 2%,颅底骨折患者中的发生率为 12%~30%。这些患者可能会并发脑膜炎,可尝试使用抗生素减少这类风险。临床荟萃分析不支持预防性使用抗生素预防脑膜炎。许多脑脊液漏具有自限性,如果在 7 d 内及时修复脑脊液漏,可降低脑膜炎的风险。

经验性使用抗生素

经验性使用抗生素是指在没有诊断性实验室依据的情况下对疑似感染的患者使用广谱抗生素。约26%的外科创伤 ICU 患者接受至少 1 个疗程的经验性抗生素治疗。实际上这些患者只有 20%~25%被证明存在感染。

一般而言,在开始经验性治疗之前,应进行细胞培养。当高度怀疑感染时,应立即开始治疗,利用医院的抗菌谱选择合适的药物。给药时应考虑其对组织器官的穿透性(例如肺部和中枢神经系统感染经常需要更高剂量的药物),以及液体复苏引起的药代动力学变化可能会显著增加药物的分布容积。若无临床改善或培养结果阳性,疗程不应超过 3 d。若临床改善,可延长疗程;但停药日期应由 ICU 医生或感染科会诊确定。最后,抗生素治疗应根据培养药敏结果进行调整,尽可能选择窄谱药物。

(孙曼丽　彭晓春　译)

参 考 文 献

［1］ARNOLD HM,MICEK ST,SKRUPKY LP,et al.Antibiotic stewardship in the intensive care unit［J］.Semin Respir Crit Care Med,2011,32 (2):215-227.

［2］CLARIDGE JA,GOLOB JF JR,LEUKHARDT WH,et al.The "fever workup" and respiratory culture practice in critically ill trauma patients［J］.J Crit Care,2010,25 (3):493-500.

［3］CLARIDGE JA,PANG P,LEUKHARDT WH,et al.Critical analysis of empiric antibiotic utilization:establishing benchmarks［J］.Surg Infect (Larchmt),2010,11 (2):125-131.

［4］DELLINGER RP,LEVY MM,CARLET JM,et al.Surviving Sepsis Campaign:international guidelines for management of severe sepsis and septic shock:2008［J］.Crit Care Med,2008,36 (1):296-327.

［5］HOFF WS,BONADIES JA,CACHECHO R,et al.East Practice Management Guidelines Work Group:update to practice management guidelines for prophylactic antibiotic use in open fractures［J］.J Trauma,2011,70 (3):751-754.

［6］HOOVER L,BOCHICCHIO GV,NAPOLITANO LM,et al.Systemic inflammatory response syndrome and nosocomial infection in trauma［J］.J Trauma,2006,61 (2):310-316.

［7］KUMAR A,ROBERTS D,WOOD KE,et al.Duration of hypotension before initiation of effective antimicrobial therapy is the critical determinant of survival in human septic shock［J］.Crit Care Med,2006,34 (6):1589-1596.

［8］LUCHETTE FA,BARIE PS,OSWANSKI MF,et al.Practice Management Guidelines for Prophylactic Antibiotic Use in Tube Thoracostomy for Traumatic Hemopneumothorax:the EAST Practice Management Guidelines Work Group.Eastern Association for Trauma［J］.J Trauma,2000,48 (4):753-757.

［9］MARSHALL JC,AL NAQBI A.Principles of source control in the management of sepsis［J］.Crit Care Clin,2009,25 (4):753-768,viii-ix.

［10］PORZECANSKI I,BOWTON DL.Diagnosis and treatment of ventilator-associated pneumonia［J］.Chest,2006,130 (2):597-604.

第 19 章　低温和创伤

Samuel A. Tisherman

引言

高达一半的重大创伤患者会发生自发的、难以控制的低体温。由于休克、酒精和药物中毒、镇静和麻醉的影响，创伤患者不能维持正常体温平衡。单纯麻醉会使产热减少 20%。此外，使用室温液体、为便于评估而进行的暴露及手术干预可能会增加热量损耗。损伤越严重，发生低体温的风险越大。

低体温和创伤的结局

多项研究表明，这种不受控制的低体温与创伤患者的死亡率之间存在密切关系，甚至可以影响混杂变量，如创伤严重程度、是否存在休克和是否需要输血。2005 年 Wang 等人使用一个大型的全州创伤数据库并应用先进的多元回归分析，证明了体温过低和死亡率之间的独立关联。年龄、性别、创伤严重程度评分，头部、腹部和皮肤的简明创伤分级评分、收缩压、损伤机制、静脉输液、体温测量途径、哮喘或酗酒史是低体温的独立预测因素。然而，低体温患者调整后的死亡优势比为 3.03（95% 可信区间：2.62～3.51）。单纯创伤性脑损伤者预后也有类似的关联。单纯创伤性脑损伤患者低体温的死亡优势比为 2.30（可信区间：1.68～3.13）。

低温的生理效应

暴露性低体温症可根据不同的温度水平进行分级。轻度低体温通常为 32～35℃，中度低体温为28～32℃，深度低体温为低于 28℃。测量患者的核心温度至关重要，通常使用直肠、膀胱或食管温度。考虑到使用的方便性，直肠温度通常是首选。

健康人可通过中枢和外周体温调节反应将正常体温维持在一个狭窄的范围内，从而减少热量损失和增加新陈代谢。创伤患者的体温调节反应通常会变得迟钝，然而，寒战可能会适得其反，因为这会导致氧消耗增加，而患者可能无法在生理上进行补偿，可能存在导致更多热量损失的血管扩张及代谢性酸中毒。何时及如何中止寒战是有争议的。虽然阿片类药物或神经肌肉阻滞剂通常用于终止寒战，但没有一种药物是理想的。

体温过低会对多个器官产生积极或消极的影响。总体而言，细胞代谢会随温度升高而成比例下降，这在灌注不足时可能是有益的。轻度低体温的临床影响并不明显，但随着温度的下降会变得更加严重和可预测。

从呼吸方面来看，轻度低体温可能会出现轻度呼吸急促。更严重的低体温会发生呼吸暂停。尽管动脉氧合通常维持良好，但组织氧合可能因血管收缩而受损。此外，血红蛋白解离曲线左移可能会进一步降低组织氧合。体温过低会改变测量的动脉血 pH、PCO_2 和 PO_2，因此，一些人建议在纠正这些指标前根据患者的体温对血气值进行"校正"（"pH stat"方法）。由于血气分析仪将血标本加热至 37℃ 的做法已被证实无益处，因此没有必要进行该步骤。事实上，利用未经校正值的"α-stat"方法在某些情况下甚至会更好。

从心脏方面来看,轻度低体温可能会导致心动过速,随着低温程度加深更容易出现心动过缓。心电图可见 J(Osborn)波、PR、QRS 和 QT 间期增宽。房性心律失常很常见。深度低体温可导致室性心动过速、心室颤动或心脏停搏。轻度至中度低体温时,血压可满足组织代谢水平。如果出现寒战,轻度低体温可出现血管扩张。温度更低时则发生血管收缩,有时脉搏难以触及。如果仅存在低体温,那么血压通常可满足该体温下的组织氧合。

从神经方面来看,轻度至中度低体温通常会引起意识模糊、躁动或淡漠,并丧失协调能力。失血性休克、中毒或创伤性脑损伤也可能会导致类似的结果。在用假设体温过低本身来解释精神状态改变之前,应排除上述原因。深度低体温会出现昏迷,甚至脑电图静息状态。如果这些表现仅仅是低体温导致的,通常是可逆的。

从肾脏方面来看,体温过低会使肾脏对液体的重吸收减少,可导致不适当的"冷"利尿,使血流动力学变得更加复杂。因此,尿量作为器官灌注充分指标的作用有限。

凝血功能异常是创伤患者体温过低的主要并发症。与体温降低成比例的酶活性下降可导致凝血级联功能障碍。由于血小板生成受抑而导致数量减少,也可能存在功能异常和/或纤维蛋白分解增加。此外,组织创伤本身也会导致消耗性凝血病。由于休克和/或体温过低,代谢性酸中毒很常见,且是凝血病的独立危险因素。标准的实验室仪器将血标本温度校正至 37℃,这种情况使得低体温患者凝血功能的研究变得困难。

严重创伤患者通常会发生致命的低体温、凝血病和酸中毒三联征。单个因素对死亡率的影响难以确定。为打破出血、输血、凝血病、低温和出血加重的恶性循环,"损伤控制手术"(即快速控制活动性出血和污染,填塞腹腔,转入 ICU 恢复体温和内环境稳定)已成为挽救生命的手段。

预防

热量损失通过辐射、传导、对流和蒸发发生。考虑这些因素有助于规划将额外的热量损失降至最低的技术。健康的低体温患者可以通过行为反应(搬迁到更温暖的环境及穿暖和的衣服)和皮肤血管收缩来减少热量损失,而创伤患者缺乏这些反应,因此需要采取更积极的措施来预防体温过低。

理想情况下,应尽早在现场和急诊科积极预防体温过低,然后持续至进入手术室和 ICU。环境应尽可能地保持温暖。给予温暖、湿润的氧气。输液前应加热所有液体,可以将其储存在温暖的存储器中。输注过程中,还可以用逆流加热装置加温,也可以使用更多的主动的加热装置,包括加热毯、自动反馈控制的表面加热装置(如 ArticSun®, Medivance Corp, Louisville, CO)和对流空气加热器(如 BairHugger®, Arizant, Eden Prairie, MN)。围绕中心静脉导管的护套进行水循环的血管内温度管理系统,目前使用越来越频繁(如 Thermogard XP®, Zoll, Chelmsford, MA)。还有一种更积极的加温技术需要进行动脉和静脉插管,并使用 I 级逆流加热装置进行体外加温,但这只有少数中心使用。

低体温患者的治疗

像所有创伤患者一样,低体温患者的治疗也应该从初步调查开始。应充分评估气道和自主呼吸。如果患者仅因暴露导致体温过低,不考虑创伤因素,可能不需要气管内插管,除非出现呼吸暂停或气道梗阻。在严重低体温患者中,即使脉搏难以触及,只要有自主呼吸就提示脑灌注尚可接受。另一方面,如果出现室性心律失常或心搏骤停,应尽快进行胸外按压。

由于低体温引起的心律失常往往对除颤和抗心律失常药物无效,因此,由低体温导致的心搏骤停的处理非常复杂。可最多尝试 3 次电击和给予小剂量的抗心律失常药物,但积极的复温和持续的心肺复苏是最好的方法。有条件的话,及时行闭胸式体外循环也是一个不错的选择。

需要注意的是,不必要的操作如放置中心静脉导管或气管插管,可能会导致室性心律失常和心搏骤停。此外,大多数药物的使用应该受到限制,因为它们通常无效且会积累,复温时出现毒性反应。

复温技术的选择取决于患者的体温、低温的临床疗效和可选用的设备。对于轻度低体温患者,被动加热装置(如保温毯)通常就足够了。使用加热毯或对流空气加热器进行积极的外部复温也可能有用。对于中度低体温患者,通常需要更加积极的复温。简单的外部复温在理论上可以导致体温"后降",即主动复温过程中核心温度下降,因为四肢的血管舒张可导致冷血突然返回至核心。对流空气加热器仍然非常有效。体腔(如胃、膀胱、胸腔、腹腔)灌洗在过去已被广泛使用,但是如果体腔不能利用且放置胸腔或腹腔导管存在风险,就没必要使用该方法,而是要考虑其他技术的有效性。血管内加温导管也很有帮助。对于没有心律失常的严重低体温患者,上述技术可能是有效的。另一方面,如果复温仍然困难或出现心律失常,则应考虑使用体外循环。

溺水

溺水是意外死亡的常见原因,特别是在儿童和青少年中。潜水事故、酒精和毒品中毒及疲劳是常见的诱发因素。绝大多数溺水受害者都吸入了大量的水。无论是淡水还是海水,都会让患者发生急性肺损伤,需要进行支持性治疗。

这些患者存在的一个更大的长期问题是低氧血症的程度和由此导致的神经功能损伤。这在早期很难预测。如果溺水者处于冷水中,大脑有可能在心搏骤停之前已经冷却至保护水平,从而增加了恢复的可能性。

冻伤

冻伤是身体暴露部位温度过低的局部并发症。这会导致组织冷冻和微血管闭塞,促使组织缺血和死亡。处理方法包括局部加温,最好浸泡在温水(38～41℃)中;抬高冻伤部位可以帮助减轻组织水肿;注射破伤风类毒素。由于最初难以确定不可逆损伤的真实程度,最好在患者出现明确的分界线后再进行清创或截肢。

治疗性低温

轻度治疗性低温已成为心搏骤停后昏迷患者的标准治疗。治疗性低温的获益机制显然不只是简单地降低新陈代谢,已被证明可减少氧化应激损伤和炎症。美国心脏协会的指南建议,由室性心动过速/心室颤动引起的院外心搏骤停复苏后仍处于昏迷状态的患者,应将体温降至32～34℃维持12～24 h。治疗性低温也可能使医院内心搏骤停和其他原因导致心搏骤停的患者获益。非创伤性脑损伤的昏迷创伤患者出现心搏骤停时,如果没有明确的禁忌证(如凝血病),可考虑治疗性低温。

包括失血性休克在内的其他缺血性损伤期间或之后治疗性低温是否获益,是人们一直关注的焦点。因此,在实验室实验中使用创伤性失血性休克模型进行了治疗性、控制性低温的研究,已证实对心脏、肝脏和骨骼肌有益处。更重要的是,体温过低能持续提高生存率。这些研究包括单纯出血性休克模型及失血性休克和组织创伤的组合模型。

为什么经实验室证实的低体温益处和临床上低体温与患者的不良结局之间存在很大的不同?凝血病可能是部分原因,尽管在34℃时的凝血研究及心搏骤停或创伤性脑损伤后治疗性低温的经验,并没有表明在此温度下会出现临床相关的凝血异常。创伤患者中常见的组织创伤的数量可能在实验室中不能很好地复制。在这种情况下,另一个尚未被充分研究的重要因素是输注库存血对患者临床结局的影响,这是实验室研究中没有包括的另一个变量。此时,对低体温创伤患者的主动复温仍然是治疗的标准。

遭受心搏骤停的创伤患者的总体生存率<10%。与开放性或非胸部创伤相比,闭合性创伤的生存率显著降低。如果患者出现失血性休克,在最重要的器官(大脑和心脏)发生严重的缺血性损伤之前,就没有足够的时间控制出血并恢复循环。目前正在研究的一种处理这种情况的新方法,被称为紧急保存和复苏,包括通过动脉内输入低温液体快速冷却整个身体,利用深度的低温来保持器官的活力,直到可以实现止血。这种方法将很快在安全和可行性试验中得到验证。

实验室研究表明,轻度至中度低温可改善创伤性脑损伤(TBI)后的许多生理参数和结局。临床上,一项关于 TBI 后早期低体温的单中心随机对照试验表明,最初 GCS 评分 5~7 分的患者在伤后 6 个月内获益,但在 12 个月时并未获益,随后的多中心研究也未能证明可以获益。另一个值得关注的领域是在患者的病程后期,一旦颅内压增高,就可采用治疗性低温,但目前缺乏对这种方法的确定性研究。然而,有一点很明确,发热对 TBI 患者是有害的,因此应积极预防发热。

鉴于治疗性低温对心搏骤停引起的神经损伤患者有益,并有实验室发现低体温对脑卒中和 TBI 有效,目前针对脊髓损伤的治疗性低温的研究正在进行中。其益处已在实验室研究中得到了证实,但临床研究尚未完成。

(张颖颖　译)

参 考 文 献

[1] FUKUDOME EY, ALAM HB. Hypothermia in multisystem trauma[J]. Crit Care Med, 2009, 37 (suppl): S265-S272.

[2] GENTILELLO LM, JURKOVICH GJ, STARK MS, et al. Is hypothermia in the victim of major trauma protective or harmful? [J]. Ann Surg, 1997, 226: 439-447.

[3] LANIEWICZ M, LYN-KEW K, SILBERGLEIT R. Rapid endovascular warming for profound hypothermia[J]. Ann Emerg Med, 2008, 51: 160.

[4] MORITA S, SEIJI M, INOKUCHI S, et al. The efficacy of rewarming with a portable and percutaneous cardiopulmonary bypass system in accidental deep hypothermia patients with hemodynamic instability[J]. J Trauma, 2008, 65: 1391.

[5] PEBERDY MA, CALLAWAY CW, NEUMAR RW, et al. Part 9: post-cardiac arrest care: 2010 American Heart Association Guidelines for Cardiopulmonary Resuscitation and Emergency Cardiovascular Care[J]. Circulation, 2010, 122(suppl 3): S768-S786.

[6] TAYLOR EE, CARROLL JP, LOVITT MA, et al. Active intravascular rewarming for hypothermia associated with traumatic injury: early experience with a new technique. Proc[J]. Bayl Univ Med Cent, 2008, 21 (2): 120-126.

[7] TISHERMAN SA. Hypothermia and injury[J]. Curr Opinion in Critical Care, 2004, 10: 512-519.

[8] WANG HE, CALLAWAY CW, PEITZMAN AB, et al. Admission hypothermia and outcome after major trauma[J]. Crit Care Med, 2005, 33: 1296-1301.

第 20 章　营　　养

Juan B. Ochoa and Jodie Bryk

引言

重症疾病严重影响患者经口进食,如果不予干预可能导致长期处于饥饿状态,最终发展为营养不良、营养不良相关器官功能障碍和其他并发症。此外,如果患者经口摄入不足,将促使其家属和医务人员提供不当的营养干预。对危重症患者进行不当的营养干预,可导致更差的预后。营养干预已经发展成为一门医学学科,其治疗目的并非仅仅提供一些热量和氮。营养干预前需要仔细了解健康和疾病期间的新陈代谢及不同的营养干预方式的特点。本章旨在提高医务人员对危重症患者营养干预的理解和临床实践能力。

营养干预的必要性

在危重症患者中,首先重要的治疗是稳定患者的心肺功能,其次才是营养干预,因此患者经常处于禁食状态。危重状态改善后,给予低热量喂养。患者饥饿数天的后果是什么? 患者能耐受吗? 是无关紧要的吗? 会影响预后吗?

饥饿反应是一种生理过程,能够促使人体在营养摄入不足时更有效地利用营养储备,其代谢变化包括能量消耗显著减少、低体温、精神萎靡、心动过缓及蛋白质代谢水平下降。这些代谢改变有助于维持器官正常运行。但与其他代偿机制一样,饥饿状态不能无限延长,否则将导致营养不良。

了解营养不良

长期饥饿会导致营养不良。与饥饿不同,营养不良是与一种或多种营养素摄入不足有关的,以器官功能障碍为特征的病理状态,营养不良常导致不良后果。营养不良是术后患者、危重症患者、住院患者发病率和死亡率增加的独立预测因子,其延长了住院时间,浪费了医疗资源,增加了成本。营养不良在医疗机构中经常发生,在住院患者中的发生率高达 30%,危重症患者更常见。

大多数临床医生相信治疗和/或预防营养不良可改善预后、降低成本,我们需要采取以下措施治疗和预防营养不良:

- 临床实践改进,旨在预防院内长期饥饿。
- 基础和临床研究,旨在了解危重疾病如何影响代谢,以期推进临床预防和治疗方案的制定。

用以上措施积累的经验指导临床实践,并制定指南。有效的营养干预研究已经取得了进展,可被应用于大多数患者。

虽然我们尝试去缓解或预防营养不良,但目前的相关证据表明,我们对营养不良的理解是有限的,在某些情况下,干预是无效的。按照病因分类,我们将营养不良分成三种类型:

(1)饥饿相关的营养不良。摄入不足导致的营养不良是我们在外在环境和/或社会因素(如自然灾害或战争)下常见的经典营养不良类型。调整饮食能够有效治疗饥饿相关的营养不良。这种营养不良在某些人群如老年人和缺乏自理能力的患者中很普遍。

(2)免疫激活引起的营养不良会导致新陈代谢发生显著变化,包括人体提高能量利用率,抵抗将葡萄糖作为能量来源,增加蛋白质分解,这些变化是典型炎症反应的结果。由于营养储备利用率的增加,疾病期间的营养不良进展加快。营养不良的进展取决于疾病的严重程度。Jenson 和他的同事们将与疾病相关的营养不良分为两类:

- 与急性疾病(如脓毒症和严重创伤)相关的营养不良。
- 继发于慢性炎症的营养不良(如癌症和肥胖症中的营养不良)。

急性和慢性炎症反应的预后都会受营养不良的负面影响,这反而推动了营养干预措施的发展。与饥饿相关的营养不良相比,与疾病相关的营养不良的营养管理和干预更具挑战。例如,对这部分患者提供的超生理量营养素的方法最终大都失败并被摒弃。尽管如此,营养干预是必不可少的,并导致预后显著不同。

避免院内获得性喂养不足。大多数营养干预计划都没有达到预期营养目标(通常以热量/能量目标衡量),美国患者入住 ICU 后保持平均禁食时间超过 56 h(>2 d)。世界各地的 ICU 达标情况也有很大差异。在美国,患者的肠内营养平均热量目标只达到约 48%,而全世界的患者热量目标也只达到 70%。

与饥饿期间观察到的反应截然不同,损伤或感染后产生的压力与代谢反应有关。危重疾病期间的神经内分泌反应和免疫激活导致胰岛素抵抗和肌肉蛋白质的分解,产生了糖异生的底物。危重症患者的分解代谢占主导地位,超过合成代谢,导致负氮平衡和营养不良。此外,能量消耗在危重症患者中是正常或增加的,与经典饥饿相关营养不良相比,其营养素消耗更快。因此,危重症患者不能耐受饥饿。

对危重症患者和外科手术患者进行系统评估后,就可以进行早期肠内营养(EN)或经口进食。早期肠内营养的目的是尽量缩短患者的禁食时间。对不同患者群体的多项研究表明,早期 EN 使危重症患者、创伤患者和择期外科手术的患者受益,能改善胃肠功能、提高 EN 耐受性、降低感染率、缩短住院时间。对危重症患者和择期手术患者的 Meta 分析表明,早期 EN 可能与死亡率降低、呼吸机天数减少和血液透析减少相关。

有关早期 EN 的研究质量参差不齐,但大多数证据均表明应在 24 h 内对危重症患者启动 EN。

热量摄入

营养干预对健康人群中饥饿相关营养不良有效。临床观察表明,在危重疾病中当热量摄入高于静息能量消耗(REE)(能量过剩)时,分解代谢减少。随着全肠外营养(TPN)的发展,大量的营养物质输送成为可能。但与预期相反,过度营养不仅无法预防危重症患者的营养不良,副作用(如高血糖、肝功能障碍)还会显著增加,与 EN 相比,进行 TPN 的患者的死亡率呈增加趋势。

所有将 EN 与 TPN 进行比较的研究都证明了 TPN 更容易达到热量目标。使用 EN 的患者在常规达到 50%～70%的热量目标时,使用 TPN 干预可达到接近 100%的热量目标。但大多数研究最终提示,使用 EN 比使用 TPN 的实际效果更好。因此产生了一个问题:理想的热量目标是多少?

危重症患者的能量需求测定有多种方法。最简单的方法是将危重症患者的统一热量目标定为 25 kcal/(kg·d)[理想体重(IBW)]。但是这种方法误差太大,其他更复杂的计算方法包括 Harris-Benedict 公式和 Ireton-Jones 公式。间接热量测定法是根据氧气的消耗和 CO_2 的产生来计算实际能量消耗,但目前间接热量测定法实际执行较困难且价格昂贵。此外,目前缺乏证据证明使用间接测热法能有效改善临床结局。

热力学定律指出:如果不能达到热量目标,则会导致能量负平衡。2007 年,Villet 等人发现在危重症患者摄入热量不足与较差预后相关,包括死亡率的上升。尽管这项研究只是观察性的,并不能因此确定因果关系,但也提示有必要使用 TPN 作为 EN 的补充。目前,研究仅仅证明了补充 EN 有益,且如果使用 EN 7 d 后未能达到预期的热量目标,则补充 TPN 是有益的。

目前,指南推荐临床医生应该在患者入住 ICU 的第一周通过 EN 至少实现热量目标的 50%～65%。如果无法获得足够的 EN 摄入量,那么 TPN 应该在 7 d 后开始进行。

蛋白质摄入

在危重疾病期间为患者提供充足的蛋白质至关重要。人体通过合成代谢和分解代谢维持蛋白质平衡,这种平衡在疾病期间会发生改变。在疾病期间一部分蛋白被分解,合成代谢与分解代谢之间又达成了新平衡。蛋白质是氮的唯一来源,因此测量氮的摄入和消耗可用于评估蛋白质代谢平衡。

危重疾病时人体蛋白质分解代谢超过合成代谢。神经激素变化和免疫激活会导致作为能量来源的蛋白质分解,用作组织修复,合成新的蛋白质和多肽。肌肉提供了大量的蛋白质用于分解。因此,在急性疾病期间肌肉丢失可能会很明显,而通过膳食提供营养素,可以部分抑制蛋白质分解代谢。

在健康成人中,达到正氮平衡的蛋白质摄入量约为 0.75 g/(kg·d)。在危重症患者中,目前的指南推荐蛋白质摄入量应增加到 1.2～2 g/(kg·d)。对于病态肥胖患者,需进一步增加蛋白质摄入量(基于 IBW)。

在许多疾病中,人体对蛋白质的消化吸收能力可能受损,从而导致人体对蛋白质的吸收不良。相关疾病包括营养不良、急慢性胰腺炎、囊性纤维化、肠缺血、肠炎、自身免疫性疾病和炎症性肠病。在 ICU 中,蛋白质消化和吸收不良的发生率尚不清楚。肽类膳食是一类特殊的膳食,它含有人体更耐受的预先消化的蛋白质,并能减少腹泻的发生。

肠内营养的益处

从上面的研究中可以明显看出,在危重症患者中,EN 通过独立于热量摄入量的机制来改善危重症患者的预后。显而易见,仅靠营养干预并不能改善危重症患者,特别是处于严重炎症状态时,患者的负氮平衡和肌肉量的持续减少。由炎症状态引起的营养不良的治疗方法是纠正潜在的急性疾病,从而控制炎症反应。

EN 的作用不仅仅是达到正氮平衡,还可营养肠道黏膜及维持肠道功能,调节免疫反应和提供必需营养素。

EN 能够维持消化道营养平衡,并通过防止肠道通透性增加来预防休克。消化道菌群往往在疾病期间容易遭到破坏,EN 可能有助于调节消化道菌群。此外,EN 还能促进胃肠动力,起到预防和/或治疗肠梗阻的作用。最后,EN 可能对维持肠道内相关淋巴组织至关重要,包括促进免疫球蛋白 A 的分泌。

所有这些获益都与达到热量目标无关。事实上,只需少量营养素就足以维持胃肠功能。最近,一项研究对比"滋养性"喂养和足营养喂养后发现,"滋养性"喂养仅需要 10 mL/h,就可达到在 ICU 第 1 周内的热量目标。一项纳入呼吸系统疾病患者的开放性、前瞻性、随机性研究表明,死亡率、机械通气天数和感染次数在两组中相似。另一方面,"滋养性"喂养的患者很少出现胃潴留。

用营养素调节免疫反应(表 4.20.1)。除作为食物外,营养素还能改善生理功能。人们已经观察到营养素能改变患者对疾病的免疫反应。ICU 的病例表明,失控的免疫反应[全身性炎症反应综合征(SIRS)]会导致组织损伤,而免疫麻痹,特别是获得性免疫麻痹,作为代偿性抗炎症反应综合征(compensatory anti-inflammatory response syndrome,CARS)的一部分,可能是导致感染易感性增加的原因,已有多个药理学和干预试验中心开展了 SIRS 调节和CARS 预防的研究。虽然在小型试验中特定的营养素可能令患者受益,但大多数试验结局并不能证实这一观点。

表 4.20.1　营养素可调节免疫功能、减少氧化应激或充当信号分子

营养素		免疫调节
氨基酸	精氨酸	作为一氧化氮(NO)的前体,是 T 淋巴细胞发挥功能所必不可少的
	谷氨酰胺	作为肠细胞和淋巴细胞的能源,作为信号分子诱导热休克蛋白(HSP)70
	瓜氨酸	精氨酸的前体,抗氧化剂
	半胱氨酸	作为抗氧化剂使用
维生素	维生素 A	多重功能
	维生素 C	作为抗氧化剂用于烧伤患者
微量元素	锌	作用于多种酶代谢途径
	硒	作为抗氧化剂使用

精氨酸是危重疾病和其他疾病中研究最多的氨基酸。作为 NO 的前体,精氨酸是必需氨基酸,它在体内维持 T 淋巴细胞正常功能。精氨酸代谢是否缺乏由肾脏摄入、蛋白质转化与内源性产生之间的平衡所决定。

如果没有免疫激活,精氨酸对免疫功能几乎没有影响,但疾病期间精氨酸代谢发生显著变化,癌症(肾细胞癌)、慢性感染和创伤(物理损伤)后精氨酸出现缺乏。接受择期大手术的患者补充大剂量精氨酸可以减少约 40% 的术后感染。

谷氨酰胺是血液中含量最丰富的氨基酸。像精氨酸一样,危重疾病期间谷氨酰胺水平下降。谷氨酰胺被广泛代谢,在肠黏膜中被代谢转化为瓜氨酸,在肾脏中转化为精氨酸。因此,肠内膳食中补充谷氨酰胺会提高循环中瓜氨酸和精氨酸的水平,但不会提高循环中谷氨酰胺的水平。静脉注射谷氨酰胺能够提高循环中谷氨酰胺的水平,但不会提高瓜氨酸或精氨酸的水平。静脉注射谷氨酰胺补充剂与脓毒症死亡率显著降低(约 30%)有关。肠内谷氨酰胺补充剂有同样的效果。

脂质是主要能量来源。两种多不饱和脂肪酸(polyunsaturated fatty acid,PUFA)——亚油酸(linoleic acid,LA)和 α 亚麻酸(alpha linolenic acid,ALA)是必需的脂质,需从膳食中摄入。人体缺乏必需脂肪酸会导致皮肤严重改变、免疫功能障碍、视力障碍及神经系统症状。根据在碳链中第一个双键存在的位置将 PUFA 进行分类,从最后一个(ω)碳开始计数。LA-18:2 是 ω-6 脂肪酸,ALA-18:2 是 ω-3 脂肪酸(omega-3 fatty acids,ω-3FA),但 ALA 和 LA 的生物学特性明显不同。

含 LA、ALA 及其衍生物的膳食常以两者含量比例(LA:ALA)的形式被广泛研究。过去 50 年的膳食结构已经发生了变化,ω-6 脂肪酸的摄入量超过了 ω-3FA 的摄入量,会导致慢性免疫激活,并可能与动脉粥样硬化、某些癌症和一些自身免疫性疾病有关。ω-3FA 大量存在于某些鱼类中,尤其是鱼类的肝脏部位。二十二碳六烯酸(docosahexanoic acid,DHA)和二十碳五烯酸(eicosapentanoic acid,EPA)组成了鱼油中的主要 ω-3FA 成分。现在有一些从鱼油中获得的膳食,其脂质成分更接近生理 ω-6:ω-3 比例,也符合美国心脏协会(AHA)推荐的摄入量。

作为"营养素中的药物",不同类型的脂质,以其超生理剂量被应用于临床以试图改变炎症反应。鱼油和 γ 亚麻酸(gamma linolenic acid,GLA)(一种来自琉璃苣的 ω-6 脂肪酸)的组合和几种抗氧化剂被应用于急性呼吸窘迫综合征(ARDS)患者,并可改善肺功能,降低死亡率。美国肠外和肠内营养学会(ASPEN)和美国重症医学会(SCCM)已经在 ARDS 中进行了 A 级推荐。然而,最近的一项研究中没有表现出明显获益。

危重疾病期间微量营养素的确切需求大多是未知的。正常人群也缺乏微量元素。我们迫切需要在这一领域进行进一步研究。尽管微量营养素的种类很多,但部分微量营养素的作用确实值得关注。

核苷酸形成 RNA 和 DNA 的主链,是多种代谢过程所必需的,在细胞增殖和组织修复过程中尤为

重要。因此,在危重疾病期,可能需要补充核苷酸以改善肠腔黏膜营养和淋巴细胞增殖。核苷酸已被纳入危重症患者的标准膳食中,一般添加精氨酸和/或 ω-3FA。目前还缺乏一些关于单独补充核苷酸的研究。

维生素 C、硒和锌等营养素有多种作用。它们都是抗氧化剂,抗氧化剂研究用于多种疾病,包括癌症、衰老和临终疾病。

肠内营养的摄入途径

在大多数患者中,口服摄入是营养摄入最合理的途径,应予以鼓励。然而在许多 ICU 中,急性危重症患者的口服摄入能力严重受损,因此必须调整营养摄入的途径。

在摄入量不足的患者中,应允许口服营养补充剂(ONS)。ONS 可提供额外的蛋白质和能量。ONS 还有一些重要的特殊作用,如对患有吞咽困难患者可持续提供流质,或手术前可补充超生理量的精氨酸和 ω-3FA。有研究显示,在接受髋关节置换术的老年患者的 ONS 中增加蛋白质比例,发现此类患者的发病率和死亡率都有所降低。

喂养管解决了患者无法进食和/或吞咽障碍的难题。现临床上可提供多种进食管道和管道置入技术。鼻胃管为营养物质入胃提供了临时通道。鼻肠管能提供幽门后营养。与鼻胃管和鼻肠管相比,胃造瘘术和空肠造瘘术(及其组合)能够实现更稳定的肠内通路,但它们的放置需要更复杂的手术或内镜技术,并可能出现相关并发症。

患者选择何种肠内通路由患者的临床状况、不同医疗机构及负责放置和护理的专业技术人员来决定。选择何种管道类型及放置方法应尽早决定,例如,若进行剖腹探查术,应考虑行胃造瘘术或者空肠造瘘术。缺乏计划可能会导致喂养管使用不当。

肠内营养的类型。 不同的肠内营养配方其临床有效性也不相同,目前临床上可获得许多不同的肠内配方和肠内补充剂。不同企业和公司,其配方也不同。

肠内营养配方可以分为很多种类,根据提供的推荐膳食摄入量(recommended dietary allowance,RDA)不同,肠内营养分为完整配方(作为唯一的营养来源)和要素膳(作为完整配方的添加剂)。它们提供的营养素的类型和数量有显著的差异。

完整配方热量一般为 $1\,cal/mL$。热量密度更高的还有 $1.5\,cal/mL$ 或 $2.0\,cal/mL$ 的配方。热量的来源可多种多样。碳水化合物供能由其成分和/或升糖指数决定。调整脂肪和碳水化合物的量以更好地控制糖尿病患者、葡萄糖耐受,降低危重症患者的血糖。因为使用植物油的不同,脂质的来源也可能不相同。蛋白质的数量、类型和质量也可能有很大差异。吸收不良的患者适合使用要素膳。要素膳由简单碳水化合物、中链甘油三酯和易于吸收的蛋白水解产物组成。

营养监测和副作用。 提供营养干预的同时,需仔细监测以确定治疗的耐受性、有效性和副作用。证据表明,使用质量实践改进流程,仔细遵守检查表,可实现最佳营养目标和预后。适当地缩短开始治疗的时间,避免明显的治疗延迟和不适当的停药。

与普遍观点不同的是,EN 的启动无须等待肠蠕动出现。等待出现肠鸣音才开始 EN 可能会延迟营养干预的时机。如频繁禁食会显著减少 EN 的供给。据统计超过 65% 的停止 EN 是不必要的。充分宣教和团队合作可避免延误营养支持。

胃残留通常是用来监测肠内营养耐受性的。胃残留<500 mL 时不应停止营养干预,因为它不能预测肠内营养耐受性。判断肠内营养耐受性需要丰富的临床经验。

所有形式的营养干预均有副作用。TPN 常与容量过负荷和电解质紊乱、高血糖和免疫功能障碍有关,可增加发病率、死亡率和治疗成本。预防措施和严密监测可减少副作用的发生。

过度喂养是非常棘手的问题,使用 TPN 时这种情况更常见。过度喂养可导致显著的代谢和免疫异常,包括高血糖、血脂异常、胆汁淤积、氮质血症和容量过负荷。掌握个体需求和仔细监测可以避免过度喂养。

发病率和死亡率的升高与喂养管引起的并发症有关。鼻胃管喂养可能会增加误吸的发生率。如误将喂养管放入气道可能导致气胸和死亡。喂养管侵蚀邻近组织可导致严重的局部损伤。虽然发生率未知,喂养管污染可导致感染。喂养管的细菌定植可能导致生物被膜产生,可增加蛋白质沉积和喂养管堵塞。无意中牵拉可导致管道脱落。为了避免这些并发症的发生,喂养管放置过程中需轻柔操作同时仔细维护。

腹泻是危重症患者进行 EN 时的常见并发症。腹泻增加护理成本并可降低营养干预的有效性。腹泻可由多种原因引起,包括药物、蛋白质、脂类或碳水化合物的消化吸收不足,这种情况下使用要素膳可能有效。

进行 EN 时特别是患者血流动力学不稳定时,尽管肠缺血很少被观察到,但仍需要警惕。

病态肥胖时的营养。肥胖症是美国各地 ICU 中与营养相关的重要潜在疾病,在许多国家包括第三世界中广泛存在。最近的研究表明,ICU 中超过 25% 的患者存在肥胖,8% 是病态肥胖,25% 是超重。肥胖会对治疗产生重大影响,对充分营养干预提出了明显的挑战。主要挑战包括:
- 医生很难发现病态肥胖下营养不良。
- 肥胖显著改变免疫反应,并与慢性炎症反应有关。
- 肥胖与胰岛素抵抗和高血糖明显相关。
- 肥胖者常合并冠状动脉疾病、高血压、糖尿病和某些癌症。
- 大多数临床医生似乎认为肥胖患者可能有"储备"去耐受饥饿。Alberda 及其同事的研究(2009)中提到,ICU 患者摄入的热量和 BMI 成反比,病态肥胖的患者甚至仅摄入 5 kcal/(kg·d)的热量。因此,病态肥胖患者营养良好的假设是错误的。

对病态肥胖患者的营养干预极具挑战性。从解剖学上来说,此类患者喂养管的放置较困难,手术和内镜手术导致的并发症发生率更高,将患者转运至手术室或内镜室/透视检查室较困难。热量/蛋白质需求的计算非常困难的,需要使用代谢车。胰岛素抵抗可能是限制碳水化合物摄入的一个重要问题,因此营养方案和专业营养团队可能十分重要。

结论

对急症和危重症患者的营养评估和支持是治疗的一个重要方面。合理的营养干预并不容易实施,需要仔细了解基本生物学原理。早期营养评估和支持改善预后。通过临床实践改进可以更好地提供营养干预,包括营养方案和配方。营养干预应该由 ICU 团队合作完成,专业的团队可以帮助营养支持困难的患者。营养支持的进展有助于制定共识和指南。在具有争议的重症营养支持问题上,新进展层出不穷,将帮助临床医生更好地实现治疗目标。适当的营养支持,可以降低发病率、死亡率和成本。

(周亮 译)

参 考 文 献

[1] ALBERDA C, GRAMLICH L, JONES N, et al. The relationship between nutritional intake and clinical outcomes in critically ill patients: results of an international multicenter observational study[J]. Intensive Care Med, 2009, 35:1728-1737.
[2] CABA D, OCHOA JB. How many calories are necessary during critical illness? [J]. Gastrointest Endosc Clin N Am, 2007, 17:703-710.
[3] CASAER MP, MESOTTEN D, HERMANS G, et al. Early versus late parenteral nutrition in critically ill adults[J]. N Engl J Med, 2011, 365:506-517.
[4] DROVER JW, DHALIWAL R, WEITZEL L, et al. Perioperative use of arginine-supplemented diets: a systematic review of the

evidence[J].J Am Coll Surg,2011,212:385-399.

[5] JENSEN GL,MIRTALLO J,COMPHER C,et al.Adult starvation and disease-related malnutrition:a proposal for etiology-based diagnosis in the clinical practice setting from the International Consensus Guideline Committee[J].JPEN:J Parenter Enteral Nutr, 2010,34:156-159.

[6] LEWIS SJ,ANDERSEN HK,THOMAS S.Early enteral nutrition within 24h of intestinal surgery versus later commencement of feeding:a systematic review and meta-analysis[J].J Gastrointest Surg,2009,13:569-575.

[7] MCCLAVE SA,KUSHNER R,VAN WAY CW,et al.Nutrition therapy of the severely obese,critically ill patient:summation of conclusions and recommendations[J].JPEN:J Parenter Enteral Nutr,2011,35:88S-96S.

[8] MCCLAVE SA,MARTINDALE RG,VANEK VW,et al.Guidelines for the Provision and Assessment of Nutrition Support Therapy in the Adult Critically Ill Patient:Society of Critical Care Medicine (SCCM) and American Society for Parenteral and Enteral Nutrition (A.S.P.E.N.)[J].JPEN:J Parenter Enteral Nutr,2009,33:277-316.

[9] RICE TW,MOGAN S,HAYS MA,et al.Randomized trial of initial trophic versus full-energy enteral nutrition in mechanically ventilated patients with acute respiratory failure[J].Crit Care Med,2011,39:967-974.

[10] RICE TW,WHEELER AP,THOMPSON BT,et al.Enteral omega-3 fatty acid,gamma-linolenic acid,and antioxidant supplementation in acute lung injury[J].JAMA,2011,306:1574-1581.

[11] VILLET S,CHIOLERO RL,BOLLMANN MD,et al.Negative impact of hypocaloric feeding and energy balance on clinical outcome in ICU patients[J].Clin Nutr,2005,24:502-509.

[12] ZHU X,HERRERA G,OCHOA JB.Immunosupression and infection after major surgery:a nutritional deficiency[J].Crit Care Clin, 2010,26:491-500,ix.

第 21 章　静脉血栓栓塞预防

Louis H.Alarcon

引言

静脉血栓栓塞(VTE)是创伤患者的常见并发症,会导致很高的发病率、死亡率和资源消耗。在所有亚组患者中,创伤患者 VTE 发生率最高。VTE 是创伤后 24 h 内存活患者的第三大死因。根据患者群体和诊断方式,在未进行 VTE 预防的创伤患者中,深静脉血栓(DVT)和肺栓塞(PE)的发生率分别高达 40% 和 20% 以上。VTE 最严重的后果是发生大面积 PE 和死亡,DVT 和 PE 也可能导致严重的并发症和长期后遗症。

虽然许多干预措施已被研究用于预防创伤患者的 VTE,但平衡 VTE 和并发症风险的最佳预防方法仍难以确定。目前几项循证指南的依从性和有效性各不相同,主要是担心增加多发伤患者的出血风险。2004 年 Knudson 等人的研究发现,延迟启动预防措施将导致 VTE 发病率增加 3 倍。出现以上情况可能是由于 VTE 的发生早于预期判断。多数患者在创伤后 24 h 内被诊断存在 VET,约 1/3 的 VTE 患者则在伤后 1 周内被诊断。但由于在 VTE 诊断方面缺乏一级证据,阻碍了创伤患者预防性共识指南的制定,因而需要充分的前瞻性评估以确定最佳实践方案。

创伤患者发生 VTE 的风险

创伤后发生 VTE 的风险已被大多数临床医生充分认识和了解。1996 年 Geerts 等人在一项对未接受 VTE 预防的创伤患者的前瞻性观察研究中报道:静脉造影显示下肢 DVT 的发生率为 58%,其中 18% 的患者存在血栓向近端延伸。随后的研究确定了一些会增加创伤患者发生 VTE 风险的特定因素。其中包括:创伤严重程度评分(ISS)>15、大量输血、需要手术、下肢长骨骨折、骨盆骨折、脊髓损伤、闭合性颅脑损伤、静脉损伤的手术修复、股静脉中心置管、长时间活动受限和延迟 VTE 的药物预防。在现有研究的荟萃分析中,脊椎骨折和脊髓损伤是发生 VTE 的两个最高危因素。

鉴于创伤患者发生 VTE 的风险相对较高,针对预防的策略至关重要。因此,一些预防 VTE 的方案被认为是住院创伤患者的标准治疗。治疗创伤患者的医院必须制定指导 VTE 预防的策略,并配合质量保证措施记录依从性和有效性。然而预防措施只能减少 VTE 的发生率而非彻底消除。即使采用常规血栓预防措施,DVT 和 PE 在创伤患者中的发生率仍然很高,分别约为 31% 和 6%。尽管严格遵守治疗方案,临床医生治疗急性创伤患者时仍需对 VTE 的发展保持高度警惕。由于仅 1% 的 VTE 患者在诊断前存在临床表现,因此应强调对高危患者的筛查。

创伤后静脉血栓栓塞的预防

理想的预防策略是无出血风险,并且对预防 VTE 非常有效。但这种理想策略尚不存在。机械和药物治疗方法均被提倡使用以降低 VTE 风险。机械预防包括间歇式充气加压装置(PCD)和腔静脉滤器(vena cava filter,VCF)。目前药物预防包括普通肝素(UFH)和低分子肝素(LMWHs),未来可能使用 Xa 因子抑制剂。

机械预防:间歇式充气加压装置

预防 VTE 的机械方法包括各种足底加压泵和连续加压装置(sequential compression devices,SCD)。这些装置通过增加静脉回流和减少静脉血流淤滞以发挥作用。此外,PCD 已被证明能通过缩短优球蛋白溶解时间、增加抗凝血蛋白活性和增加纤溶酶原活化而直接影响纤溶途径。

虽然理论上患者能够获益,但支持使用这些设备的文献存在方法学上的局限性,并且创伤患者获益有限。虽然与未预防的患者相比,PCD 在许多亚组中显示出能降低 DVT 风险,但是其并没有起到药物预防的保护作用。此外,对评估 PCD 的试验进行荟萃分析发现,与未接受预防的患者相比,创伤患者的 DVT 发生率没有下降。同样,机械预防干预措施亦未显示可降低 PE 或死亡风险。虽然存在这些局限性,但机械和药物预防的联合可能会提高两者单独使用的疗效。总体而言,这些机械装置相对于药物预防的主要优点是降低出血并发症。许多治疗中心都会定期为创伤患者进行机械预防。然而,这些装置在常规使用下也与皮肤和软组织损伤、伤口并发症、患者依从性较差有关,因而必须确保适当应用。

机械预防:腔静脉滤器

虽然 VCF 对药物治疗失败或存在抗凝禁忌的 VTE 患者已有较好效果,但预防性使用 VCF 仍存在争议。虽然一些回顾性研究表明,预防性放置 VCF 可能会降低 PE 在无法抗凝创伤患者中的发病率,但其他研究发现无差异。一项对现有前瞻性研究进行的荟萃分析发现,无论是否接受预防性 VCF,PE 在创伤患者中的发生率无差异。此外,如果没有其他形式的 VTE 预防,VCF 对预防或治疗 DVT 及其并发症没有作用。一些证据甚至表明,接受预防性 VCF 的创伤患者发生 DVT 的风险可能会增加。

VCF 置入和取出与许多并发症相关,包括置入部位 DVT、腔静脉 DVT 和滤器移位。虽然存在这些限制,但由于可回收、安全的 VCF 的出现,使学者对创伤后患者预防性使用 VCF 渐感兴趣。然而,目前还没有长期充分的研究数据支持预防性使用 VCF。另一个挑战是在药物预防 VTE 后,确定仍具有 VTE 高风险的患者。目前,高风险因素包括 GCS 评分小于 8 分的严重创伤性脑损伤、脊髓损伤伴截瘫或四肢瘫、复杂骨盆骨折伴非长骨骨折、多发性长骨骨折和大量输血。然而无论是在所有高危创伤患者中实施,还是在使用无创筛查的情况下,均没有充分的证据表明预防性使用可回收的 VCF 能有效预防 PE。此外,可回收 VCF 的取出率仍然相对较低,尽管某些机构的方案已被证明可以显著提高预防性 VCF 的回收率。考虑到预防性 VCF 在创伤患者中的有效性和安全性仍然存在争议,不同创伤中心在该预防方案的实践方面存在显著差异。有关预防性使用 VCF 的重要问题仍未得到解答,包括:VCF 在能够接受低分子肝素的患者中能否降低临床上 PE 的发生率?哪些高危患者在"最佳"预防措施应用下仍会发生 VTE?VCF 置入是否具有成本效益?可回收 VCF 对短期内存在 VTE 风险或 LMWHs 禁忌的患者是否有效?除非有更好的数据表明预防性 VCF 可以降低高危创伤患者的 PE 发生率,否则 VCF 置入的适应证仍是已明确存在 VTE 和抗凝禁忌证的患者。

药物预防:阿司匹林和其他抗血小板药物

许多研究已经评估了阿司匹林和其他抗血小板药物对预防 VTE 的有效性。一些研究表明,这些药物在减少外科和内科患者的 VTE 发生率方面有一定的益处;而其他研究表明,阿司匹林对降低住院患者 VTE 的发生率没有优势。因此,阿司匹林不被推荐作为创伤患者和其他住院患者的 VTE 预防药物。

药物预防:普通肝素

肝素是一种天然存在的多糖,分子量为 3～30 kDa。UFH 的抗凝作用主要是通过增强抗凝血酶Ⅲ的活性来介导,抗凝血酶Ⅲ是活化的Ⅹ因子和凝血酶的抑制剂。UFH 是内科和外科患者预防 VTE 的传统药物。虽然 UFH 已广泛用于住院患者,但其在创伤患者中的有效性仍缺乏前瞻性数据证明。

尽管许多探讨 UFH 在创伤中作用的研究存在方法学上的缺陷,但现有证据表明,每日 2 次皮下注射 5 000 单位 UFH 对严重创伤患者的 VTE 预防无效。每日 3 次给药的潜在益处尚不明确,但在一些试验中已显示患者获益增加。目前的文献证据不推荐 UFH 作为创伤患者的 VTE 预防药物。许多临床医生在具有 LMWHs 相对禁忌证的创伤患者中使用 UFH,例如肾功能不全,尽管缺乏支持这一实践的数据。

药物预防:低分子肝素

LMWHs 的分子量为 2～9 kDa。这些分子含有一种独特的五糖,能够与抗凝血酶Ⅲ特异性结合,但比例低于 UFH。与抗凝血因子Ⅱ的活性相比,LMWHs 具有更多的抗 Xa 活性。多项研究证明,创伤后使用 LMWHs(如依诺肝素或达肝素)预防 VTE 优于 PCD 或 UFH。1996 年 Geerts 等人的一项重要的前瞻性研究将 344 名重度创伤患者随机分为两组,分别接受 LMWHs 或 UFH 进行 VTE 预防。这些药物在伤后 36 h 内开始给药,并且所有患者在随机分组后 14 d 内接受静脉造影筛查。排除标准包括脑出血、ISS<9,存在持续出血或凝血病的证据。与接受 UFH 治疗的患者相比,LMWHs 治疗使患者 DVT 的发生率降低 30%(UFH 组为 44%,LMWHs 组为 31%,$p=0.014$),近端 DVT 的发生率降低58%(UFH 组为 15%,LMWHs 组为 6%,$p=0.012$)。尽管接受 LMWHs 患者的出血并发症风险略有增加,但差异无统计学意义(UFH 组为 0.8%,LMWHs 组为 3.9%),主要出血并发症并不常见(1.7%)。这项研究是推荐 LMWHs 作为创伤患者 VTE 预防首选药物的基础,并已成为创伤患者 VTE 预防的标准治疗。对于创伤患者,每日 1 次给药剂量不足,应每日 2 次给药。经济分析表明,LMWHs 在创伤患者中的使用具有成本效益。

LMWHs 的给药安全性由于患者人口统计学与合并症的不同而变得复杂。因此,一些研究者建议根据患者的特征情况调整 LMWHs 的剂量。患者特征包括肥胖、肾衰竭和水肿。尽管可以检测抗 Xa水平反应 LMWHs 的有效性,但这种策略的实用性仍然存在问题。此外,药代动力学研究表明:用于预防创伤后 VTE 的依诺肝素推荐剂量(30 mg SQ q12 h)可能不足以提供抗 Xa 活性,并且会受到外周组织水肿的影响。另外,由于 LMWHs 主要通过肾脏清除,这些药物蓄积后可能会增加肾功能不全患者的出血并发症。对于肾功能不全的患者,如果 CrCl<30 mL/min,应接受 UFH 或适当减少 LMWHs 剂量。通过这些调整,没有出现 VTE 或出血风险增加的实质性报告。

患者经历创伤后通常可能出现与药物预防 VTE 相关的并发症。各种创伤均与出血风险增加或使出血加重有关,是使用 LMWHs 的相对禁忌证。这些情况包括:创伤性脑损伤伴脑出血、持续出血、凝血病、非手术治疗的腹腔脏器损伤及椎骨骨折伴硬膜外血肿。此外,使用 LMWHs 预防可能不会减少某些患者的 VTE 发生率,包括急性期后康复过程中的创伤性脑损伤患者。

对大多数中、高危创伤患者来说,出血停止即开始预防性使用 LMWHs 是最有效和最简单的选择。多发伤患者使用 LMWHs 引起的出血并发症可能会延缓 VTE 预防的实施。然而有研究表明,创伤性脑损伤和/或实质脏器损伤患者在使用 LMWHs 时具有一定的安全性。尽管如此,对严重创伤患者是否及何时安全使用 LMWHs 仍然由临床医生酌情决定,但可能会延迟 VTE 预防的开始时间,从而增加

VTE 的风险。延迟开始预防的风险在创伤后 4 d 显著增加，VTE 风险会增加 3 倍。因此，一些研究者建议对实质脏器损伤者在 24～48 h 内进行早期预防，对头部创伤者在 72 h 内进行预防。此外，在大多数外科手术中一般不需要中断 LMWHs 治疗。

虽然出血是 UFH 和 LMWHs 给药最常见的并发症，但应仔细监测患者是否发生肝素诱导的血小板减少症（HIT）。HIT 是对血小板因子 4 -肝素复合物产生抗体的结果。血小板因子 4 -肝素-抗体复合物与血小板表面的 FcγIIa 受体结合后引起血小板活化、产生血栓栓塞和血小板减少症。尽管一些研究显示 HIT 的发生率在使用 UFH 和 LMWHs 之间没有差异，但是大剂量硫酸化肝素如 UFH 更常与 HIT 相关。虽然只有约 1％的患者接受肝素治疗会出现 HIT，但在创伤和既往接受肝素治疗的患者中，其发生风险增加。因此，对怀疑 HIT 患者的治疗应立即停用任何形式的肝素，随后进行药物抑制凝血酶（例如重组水蛭素、阿加曲班、达那肝素钠）。

LMWHs 在创伤后的预防使用疗程值得进一步研究。目前文献没有提供足够的证据来支持这方面的共识建议。一些创伤患者从急诊科出院后仍然存在 VTE 增加的风险，识别这些患者并进行预防可能有益。接受选择性髋关节置换或髋部骨折手术治疗患者的数据支持术后预防 VTE 的疗程为 4～6 周。虽然很难将这些结论拓展至一般创伤患者，但可以推断，有髋骨或骨盆骨折等创伤的患者在恢复期发生 VTE 的风险与急性期类似或更高。大多数专家认为，VTE 预防应该在整个住院期进行，对存在活动受限、骨盆骨折、长骨骨折、脊髓损伤等患者应该持续到康复期。

神经阻滞镇痛患者静脉血栓栓塞的预防

已有研究证实，神经阻滞镇痛（硬膜外和椎旁区域阻滞）对创伤患者存在益处。然而，使用抗凝药物会增加脊髓或硬膜外血肿这类罕见但严重并发症的风险。虽然实际发生率尚未明确，但这种并发症的严重性使得对抗凝治疗患者进行硬膜外或椎管麻醉时需格外谨慎。1997 年美国食品和药品监督管理局（FDA）发布了一项公共卫生咨询报告，部分患者在接受 LMWHs 和脊髓或硬膜外麻醉后出现了椎管周围血肿。虽然有些患者存在其他可能的出血高危因素（例如，潜在的止血异常、解剖或血管脊柱异常或创伤性穿刺），但一些使用 LMWHs 的患者在进行硬膜外麻醉后出现椎管周围血肿，即使手术减压后仍有持续的神经系统损害。因此，LMWHs 应谨慎或避免使用于接受脊髓或硬膜外镇痛的患者。此外，应密切监测患者有无脊髓压迫的体征。

创伤患者静脉血栓栓塞的筛查

早期识别创伤患者的 DVT 和 PE 可以使治疗尽早开始并减少并发症的发生。静脉多普勒和双功能超声检查是目前诊断下肢 DVT 应用最广泛的方法，可在床边进行，且具有准确性和无创性。多普勒超声对有症状的近端 DVT 的诊断敏感性和特异性分别为 85％和 88％。双功能超声采用多普勒超声实时探查。在有症状的患者中，双功能超声诊断近端下肢 DVT 的敏感性和特异性为 96％。这两种方式均与操作者有关，对于无症状患者的 DVT 或膝下 DVT 的检测敏感性较低。此外，夹板和敷料的存在可能限制了多普勒超声对肢体静脉的充分可视化。盆腔深静脉通常是骨盆骨折后的栓子来源，但很少被发现。在回顾性研究中，二次筛查可检测到大量亚临床 DVT，尽管这些研究并未显示能影响患者预后。此外，大多数关于创伤患者 DVT 超声筛查的研究都有方法学上的缺陷，并没有采用诊断 DVT 的"金标准"——静脉造影术。筛查实践的显著差异导致已发表的 DVT 风险存在差异性。即使在高危创伤患者中进行常规筛查的费用也较高昂。没有证据表明，与早期、适当使用 VTE 预防措施相比，筛查可以对保护患者提供更多的益处。对由于存在出血风险而未启动早期血栓预防的高危患者，选择性筛查可能有益。

其他不太常用的筛查工具有磁共振静脉造影成像和D-二聚体检测。磁共振静脉造影可以显示骨盆骨折患者手术固定后无症状的盆腔深静脉血栓。静脉多普勒超声通常不能识别这些盆腔深静脉的血栓。然而，大多数此类患者都有其他部位的DVT，它们可以通过静脉多普勒超声被检测到。

D-二聚体是一种简单而廉价的实验室指标，已被用于排除内科患者的VTE。尽管一些研究显示D-二聚体对VTE的阴性预测值高达100%，但其他研究亦表明D-二聚体对创伤患者的VTE没有预测价值，因为D-二聚体升高在严重创伤患者中可能会持续较长时间。因此，在进行大规模前瞻性研究之前，不提倡在创伤患者中常规使用D-二聚体作为筛查工具。

静脉血栓栓塞的预防策略

尽管有大量证据支持应在住院患者中进行VTE预防，但使用安全性仍然不理想。医院应以科室为范围，采取积极的书面措施预防VTE，以解决住院患者VTE的预防问题。已被证明能提高对VTE预防指南依从性的策略包括：使用计算机化的决策支持系统和自动警报、预先打印预防措施表单及定期核查和反馈。简单地分发宣教材料等被动方法，不能确保预防措施有效长期执行。

（张颖颖　刘念　译）

参 考 文 献

[1] CARLILE M,NICEWANDER D,YABLON SA,et al.Prophylaxis for venous thromboembolism during rehabilitation for traumatic brain injury:a multicenter observational study[J].J Trauma,2010,68:916-923.

[2] DAVIDSON BL,BULLER HR,DECOUSUS H,et al.Effect of obesity on outcomes after fondaparinux,enoxaparin,or heparin treatment for acute venous thromboembolism in the Matisse trials[J].J Thromb Haemost,2007,5:1191-1194.

[3] EKEH AP,DOMINGUEZ KM,MARKERT RJ,et al.Incidence and risk factors for deep venous thrombosis after moderate and severe brain injury[J].J Trauma,2010,68:912-915.

[4] GEERTS WH,JAY RM,CODE KI,et al.A comparison of low-dose heparin with low-molecular-weight heparin as prophylaxis against venous thromboembolism after major trauma[J].N Engl J Med,1996,335:701-707.

[5] GEERTS WH,BERGQVIST D,PINEO GF,et al.Prevention of venous thromboembolism:American College of Chest Physicians Evidence-Based Clinical Practice Guidelines (8th edition)[J].Chest,2008,133:381S-453S.

[6] GORMAN PH,QADRI SF,RAO-PATEL A.Prophylactic inferior vena cava (IVC) filter placement may increase the relative risk of deep venous thrombosis after acute spinal cord injury[J].J Trauma,2009,66:707-712.

[7] HAAS CE,NELSEN JL,RAGHAVENDRAN K,et al.Pharmacokinetics and pharmacodynamics of enoxaparin in multiple trauma patients[J].J Trauma,2005,59:1336-1343;discussion 1343-1334.

[8] KARMY-JONES R,JURKOVICH GJ,VELMAHOS GC,et al.Practice patterns and outcomes of retrievable vena cava filters in trauma patients:an AAST multicenter study[J].J Trauma,2007,62:17-15.

[9] KNUDSON MM,IKOSSI DG,KHAW L,et al.Thromboembolism after trauma:an analysis of 1602 episodes from the American College of Surgeons National Trauma Data Bank[J].Ann Surg,2004,240:490-498.

[10] LIM W,DENTALI F,EIKELBOOM JW,et al.Meta-analysis:low-molecular-weight heparin and bleeding in patients with severe renal insufficiency[J].Ann Intern Med,2006,144:673-684.

[11] MALINOSKI D,JAFARI F,EWING T,et al.Standard prophylactic enoxaparin dosing leads to inadequate anti-Xa levels and increased deep venous thrombosis rates in critically ill trauma and surgical patients[J].J Trauma,2010,68:874-880.

[12] MCMULLIN J,COOK D,GRIFFITH L,et al.Minimizing errors of omission:behavioural reenforcement of heparin to avert venous emboli:the BEHAVE study[J].Crit Care Med,2006,34:694-699.

[13] MOHTA M,VERMA P,SAXENA AK,et al.Prospective,randomized comparison of continuous thoracic epidural and thoracic paravertebral infusion in patients with unilateral multiple fractured ribs—a pilot study[J].J Trauma,2009,66:1096-1101.

[14] MORRIS TA,CASTREJON S,DEVENDRA G,et al.No difference in risk for thrombocytopenia during treatment of pulmonary embolism and deep venous thrombosis with either low-molecular-weight heparin or unfractionated heparin:a meta-analysis[J].Chest,2007,132:1131-1139.

[15] NAPOLITANO LM,GARLAPATI VS,HEARD SO,et al.Asymptomatic deep venous thrombosis in the trauma patient:is an aggressive screening protocol justified? [J].J Trauma,1995,39:651-659.

[16] NORWOOD SH,BERNE JD,ROWE SA,et al.Early venous thromboembolism prophylaxis with enoxaparin in patients with blunt traumatic brain injury[J].J Trauma,2008,65:1021-1026;discussion 1026-1027.

[17] PIERCE CA,HAUT ER,KARDOONI S,et al.Surveillance bias and deep vein thrombosis in the national trauma data bank:the more we look,the more we find[J].J Trauma,2008,64:932-936;discussion 936-937.

[18] ROGERS FB,CIPOLLE MD,VELMAHOS G,et al.Practice management guidelines for the prevention of venous thromboembolism in trauma patients:the EAST practice management guidelines work group[J].J Trauma,2002,53:142-164.

［19］STANNARD JP,LOPEZ-BEN RR,VOLGAS DA,et al.Prophylaxis against deep-vein thrombosis following trauma:a prospective, randomized comparison of mechanical and pharmacologic prophylaxis［J］.J Bone Joint Surg Am,2006,88:261-266.

第22章 重症监护病房的镇静镇痛

A.Murat Kaynar

镇静

ICU 患者普遍需要镇静和镇痛,以尽量减少不适、焦虑、呼吸困难、疼痛及与躁动有关的风险,如意外拔管或脱管。在患者入住 ICU 期间,应尽早确定所需的镇静水平。重症医学会(SCCM)镇静和镇痛指南推荐在治疗开始时应制定合适的镇静水平,并根据患者临床情况的变化定期重新评估。治疗方案的制定应该具有适当的灵活性,允许滴定到理想的镇静水平,并预测全天的镇静水平波动。ICU 中镇静和镇痛的临床实施一直受到以下因素的影响:缺乏以患者为中心的治疗;所谓"良好"的镇静可使患者得到充分治疗的错觉;以及限制使用镇静镇痛药物的观念。因此,以患者为中心的镇静应注意:镇静和镇痛的需求在患者之间及疾病的不同阶段均是不同的。ICU 没有"万能"的镇静镇痛方案。这些药物应以滴定式发挥作用。例如,将气管插管转换成气管切开术可减少镇静剂和镇痛剂的使用,并缩短了深镇静的持续时间。另一方面,酗酒史导致更高的用药需求。对镇静剂的要求是动态调整的,一般情况下,随着患者病情的好转而减少。

尽管治疗需要个体化,但以多学科的方式完成镇静和镇痛更有成效,包括护士、药剂师和医生的观点,共同制订实用的且以患者为中心的诊疗计划。药物有助于达到镇静,但镇痛不足会导致焦虑和不适,单凭镇静剂无法缓解。另一方面,镇静剂可能导致不必要的机械通气时间延长,ICU 住院时间延长及发病率和死亡率增加等不良后果。ICU 医生须注意在恰当的时间内使用适量的药物。

治疗躁动的患者时需考虑诱发因素和促发因素,如疼痛、代谢综合征、急性神经系统疾病、隐匿性痴呆、药物(包括苯二氮䓬类和阿片类药物)、戒断状态、毒物、感染、术后状态、隐匿性精神疾病、手术和睡眠剥夺。排除其他可治疗的原因后,临床医生须使用可重复的指标评估患者躁动的严重程度。现有几种量表和评估工具来帮助临床医生确定患者可能需要的镇静疗法和对干预措施的反应。大多数镇静量表是针对患者焦虑或躁动水平的描述性评估(表 4.22.1 至表 4.22.4)。除非患者处于极度紧张状态,并且需要比常规剂量更多的镇静剂,否则 ICU 医生可以将最佳镇静水平定义为患者平静、舒适且易于唤醒,对应于 Ramsay 量表评分 2 分,镇静-躁动量表评分 4 分,里士满躁动-镇静量表评分 0 分,或运动活动评估量表评分 3 分。尽管这些镇静目标是理想的,但很难实现。估计有超过 70% 的患者对 ICU 经历有一定程度的焦虑反应。尽量减少可能引发焦虑的刺激,如不必要的灯光、噪音、睡眠中断和手术,可减少患者对药物的需求。上述措施应该是以患者为中心的镇静计划的一部分。

镇静药物通常通过持续输注方式进行,但可导致镇静和 ICU 住院时间延长。每日镇静中断药物,减量时重新开始评估,这样可减少镇静剂的使用、机械通气和 ICU 住院时间。

表 4.22.1　Riker 镇静-躁动量表

得分	状态	症状
7	危险躁动	每日镇静中断药物,减量时重新开始评估,这样可减少镇静剂的使用、机械通气和 ICU 住院时间
6	非常躁动	需要保护性束缚并反复语言提示劝阻,咬气管插管
5	躁动	焦虑或身体躁动,经言语提示劝阻可安静
4	安静	安静,容易唤醒,服从指令
3	镇静	嗜睡,语言刺激或轻轻摇动可唤醒并能服从简单指令,但又迅速入睡
2	非常镇静	对躯体刺激有反应,不能交流或遵循命令,有自主运动
1	不能唤醒	对恶性刺激无反应或有轻微反应,不能交流及服从指令

表 4.22.2　里士满躁动-镇静量表

分值	命名	描述
+4	攻击性	有暴力行为
+3	非常躁动	试图拔除各种插管
+2	躁动	频繁无目的动作或人机对抗
+1	不安焦虑	焦虑紧张但身体只有轻微的移动
0	清醒安静	
−1	嗜睡	没有完全清醒,但可保持清醒超过 10 s
−2	轻度镇静	无法维持清醒超过 10 s,伴眨眼
−3	重度镇静	对声音有反应
−4	深度镇静	对声音无反应但对身体刺激有反应
−5	不易觉醒	对声音及躯体刺激无反应

表 4.22.3　肌肉活动评分法

分值	状态
6	危险躁动;无须外部刺激即活动,不配合,拔管,或左右翻滚或打人或试图爬下床,不能按指令安静下来
5	躁动;无须外界刺激,患者试图坐起或将肢体移出床外,且不始终遵循命令(如按要求时会躺下,但很快又坐起来或将四肢移出床)
4	烦躁但能配合;无须外界刺激即活动,摆弄床单或插管,不盖被服,可遵循指令
3	安静配合;无须外界刺激即活动,有目的地整理被单,可遵循指令
2	对呼唤名字或触摸有反应;可睁眼或皱眉,转头向刺激方向,在大声呼唤名字和被触摸时能移动肢体
1	只对恶性刺激有反应;恶性刺激下睁眼或转头向刺激方向或移动肢体
0	无反应;对恶性刺激无运动

表 4.22.4　深度镇静评分

分值	状态
1	清醒;焦虑和易激惹,或两者都有
2	安静配合,有定向力
3	仅对指令有反应
4	睡眠;对轻叩眉间或大声听觉刺激有敏捷反应
5	对轻叩眉间或大声听觉刺激反应迟钝
6	对轻叩眉间或大声听觉刺激无反应

ICU 的镇静剂

有许多适合 ICU 使用的镇静剂。以下列出的镇静剂（表 4.22.5）除右美托咪啶外没有任何镇痛特性。既往 ICU 最常用的镇静剂是苯二氮䓬类或阿片类药物。

苯二氮䓬类镇静剂中，咪达唑仑和劳拉西泮仍广泛使用。不影响血流动力学，低成本和显著的遗忘效应使之成为不错的选择。它们仍然是长期镇静首选药物。这些药物通常通过连续输注或间歇性弹丸式推注使用。2002 年 SCCM 实践指南建议可将劳拉西泮作为长期使用的首选镇静剂，而咪达唑仑因长期使用后导致觉醒的不可预测性而被推荐短期使用。咪达唑仑可能在肝功能障碍时蓄积，或其活性代谢产物 α-羟基咪达唑仑可能在肾功能障碍患者中蓄积。另一方面，劳拉西泮的长期使用可能导致其载体丙二醇的蓄积，导致肾功能障碍、代谢性酸中毒和精神状态改变。通常在长时间（～1 周）或高剂量（＞14 mg/h）使用后可观察到毒性，并可通过渗透压梯度增加来检测到。

丙泊酚是一种常用作手术室诱导剂的苯酚衍生物，在 ICU 中也常用，弹丸式推注给药可导致低血压，滴定输注可提供镇静作用，对血流动力学影响小。丙泊酚被正式批准用于＜48 h 的镇静，但经常被超时限使用。与咪达唑仑相比，丙泊酚可减少呼吸机撤机时间。虽然丙泊酚输注有益，但要认识到它的副作用，包括高甘油三酯血症、血流动力学不稳定及代谢性酸中毒、横纹肌溶解症、肾衰竭和丙泊酚输注综合征。

右美托咪定是最近应用的镇静药物之一，是一种半衰期短的 α_2-肾上腺素能激动剂，同时具有镇静作用和阿片类药物的镇痛作用，可缩短心脏手术后机械通气天数和住院时间。右美托咪定对呼吸驱动没有显著的抑制作用。研究表明，右美托咪啶可以减少阿片类药物的使用，促进"困难撤机"患者的拔管。它也被用于戒酒。但因乙酰胆碱的释放，它会导致心动过缓和肌张力障碍。

表 4.22.5　镇静剂

药剂	剂量	代谢	代谢产物	副作用
地西泮	弹丸式推注—0.03～0.1 mg/kg，可能每 0.5～6 h 重复一次	去甲基化和羟化	活跃，可导致长期镇静	静脉炎
咪达唑仑	弹丸式推注—0.02～0.08 mg/kg，可能每 0.5～2 h 重复一次 静脉输注—0.04～0.2 mg/(kg·h)	氧化	活跃，可导致长期镇静，尤其是肾衰竭	无
劳拉西泮	弹丸式推注—0.02～0.06 mg/kg，可能每 2～6 h 重复一次 静脉输注—0.01～0.1 mg/(kg·h)	葡萄糖醛酸化	无	溶剂相关的酸中毒/肾衰竭高剂量
丙泊酚	弹丸式推注—1.5～2.5 mg/kg（诱导全身麻醉） 静脉输注—0.3～4.0 mg/(kg·h)	氧化	无	注射疼痛，甘油三酯升高，弹丸式推注低血压和丙泊酚输注综合征
右美托咪定	弹丸式推注—0.5 μg/kg 至少 10 min 静脉输注—0.2～0.7 μg/(kg·h)	葡萄糖醛酸化和结合	无	可能出现低血压和心动过缓

镇痛

镇痛被定义为"疼痛或有害刺激的感觉迟钝或消失"。镇静评分是为患者提供更好的治疗，同样，也应进行镇痛评分以确定合适的镇痛剂量。对清醒患者的疼痛评估相对简单。为了便于评估插管或无法言语患者,开发了视觉模拟量表(visual analog scale,VAS),10分代表最严重的疼痛,0分表示没有疼痛。患者可以陈述或指出适当的分值时,临床医生需相应地调整治疗。修改后的VAS简化了患者(尤其是儿科患者)对"笑脸量表"的理解,以及与患者不适程度相对应的皱眉。床位护士还应注意可能产生不适的活动或操作引起的生理反应,然后根据VAS评分调整治疗。此后引入了行为疼痛量表,试图将患者的不适程度与行为相关联。行为疼痛量表和其他类似工具的基础是对如因疼痛做鬼脸、不安的动作和僵硬的肢体等典型行为的认识。行为疼痛量表(表4.22.6)有助于识别不能表达其不适程度的患者。这种量表可能是有用的,特别是当患者的血流动力学反应受药物或患者的基础情况限制时更适用。虽然疼痛量表已在不同的ICU中得到验证,但调查表明,这些工具仅有一半的临床医生使用。

表 4.22.6 行为疼痛量表

行为	描述	得分
表情	放松	1
	部分收紧	2
	完全收紧	3
	表情痛苦	4
上肢运动	无	1
	上肢部分弯曲	2
	上肢完全弯曲,手指弯曲	3
	完全回缩	4
通气依从性(插管)	能够耐受	1
	呛咳但可耐受	2
	呼吸机抵抗	3
	无法控制通气	4

ICU 的镇痛药

ICU使用的镇痛药主要是阿片类药物。表4.22.7列出了一些更常用的代表性药物,其药效和持续时间各不相同。合成阿片类药物芬太尼和瑞芬太尼比吗啡更有效,适于ICU输注。由于这类药物作用时间短,适合小剂量弹丸式给药处理患者的短暂性疼痛。所有的阿片类药物均有部分镇静作用而使患者获益。

阿片类药物通过 $\mu1$ 和 $\mu2$ 受体起作用,均会引起剂量依赖性呼吸抑制,限制了其在有自主呼吸患者中的适用性。其他副作用包括肌强直、低血压、胃轻瘫、恶心、呕吐、尿潴留和皮肤瘙痒。如表4.22.7所示,临床医生需要注意阿片类药物(如吗啡)的代谢,由于它的活性代谢产物吗啡-6-葡萄糖醛酸苷会在肾功能不全时蓄积,从而导致阿片类药物作用时间延长。美国常用的药物包括芬太尼、氢吗啡酮和硫酸吗啡,舒芬太尼在欧洲很常用。

表 4.22.7　止痛药

药剂/剂量	代谢	代谢物	不良影响	等效剂量 半衰期
吗啡				
弹丸式推注—每 1~2 h 0.01~0.15 mg/kg 输注—0.07~0.5 mg/(kg·h)	葡萄糖醛酸化	肾衰竭导致蓄积	组胺释放	10 mg 3~7 h
氢吗啡酮				
弹丸式推注—10~30 μg/kg 每 1~2 h 静脉输注—7~15 μg/(kg·h)	葡萄糖醛酸化	无	无	1.5 mg 2~3 h
芬太尼				
弹丸式推注—0.35~1.5 μg/kg 每 0.5~1 h 静脉输注—0.7~10 μg/(kg·h)	氧化	无	大剂量 会引发 肌肉僵硬	200 μg 1~6 h
瑞芬太尼				
弹丸式推注—不常见 静脉输注—0.6~0.15 μg/(kg·h)	血浆酯酶	无	大剂量弹丸式 推注会导致胸 壁肌强直	3~10 min
酮咯酸				
弹丸式推注—每 6 h 15~30 mg,肾功能不全 或老年患者减少 无静脉用法	肾	无	出血风险	2~8 h

氯胺酮(盐酸氯胺酮)是一种作用于中枢的解离型麻醉剂,通过保留咽部和喉部反射来减轻疼痛。该特性使氯胺酮成为在大手术中非插管患者的一个良好的镇痛药物。然而,在保持气道的同时,分泌物显著增加,且患者可能难以清除这些分泌物。它具有催眠、镇痛和遗忘效应。氯胺酮可对心血管系统产生轻度刺激。苯二氮䓬类通常在氯胺酮之前使用,以尽量减少一些患者可能出现的分离性幻觉或噩梦。由于氯胺酮与苯环利定密切相关,"闪回现象"可能是一个问题。与其他药物联合给药,无论是苯二氮䓬类还是与丙泊酚联合,一般不会出现这种情况。

酮咯酸是一种非甾体抗炎药,对患者的轻中度疼痛可能有效,没有镇静作用且对呼吸无影响,但可出现消化道和凝血问题。使用酮咯酸或其他非甾体抗炎药可减少对阿片类药物的需求。

对乙酰氨基酚也被列入 ICU 疼痛治疗的非类固醇药物,但临床证据仍较少,需进一步评估。

常用镇痛药的剂量范围见表 4.22.7。临床医生须仔细调整这些药物。由于可通过减弱患者对疼痛的交感反应,所有的镇痛药物(氯胺酮除外)都有降低血压和减少心排血量的作用。所有的镇痛药物均有一定程度的镇静作用,足够的镇痛药可以减少镇静剂的剂量,以维持个体患者相同的镇静水平。使用镇静评分标准和 VAS 评估疼痛可优化以患者为中心的治疗方案。

对于与 ICU 手术相关的暂时性强烈不适,也必须缓解疼痛。此时,使用半衰期短的药物是最合适的。临床医生还应考虑加用短效镇静剂。

ICU 很少应用局部麻醉药。胸椎硬膜外或椎旁麻醉是肋骨骨折或腹部外科切口的首选治疗。硬膜外麻醉通常结合使用小剂量局麻药和亲脂性麻醉药,如芬太尼或舒芬太尼,可以提供显著的止痛效果,而没有呼吸抑制或明显的镇静副作用,但由于硬膜外镇痛需要专业的置管技术,其应用受限。预防深静脉血栓的低剂量抗凝剂的使用是硬膜外置管的禁忌证。

谵妄

谵妄是一种急性注意力和整体认知功能障碍，以急性发作和波动性症状为特征。在危重症患者中，谵妄很常见，可能会加重预后，谵妄是由医学上的生理紊乱引起的综合征。症状包括意识改变、记忆减退、幻觉和睡眠障碍。确定患者在入住 ICU 前的精神状态是重要的。谵妄发生得很快（数小时到几天），应与逐渐发生的（几个月到几年）痴呆区别开。痴呆是一种渐进性、永久性的疾病；谵妄通常会在几天到几周内消失。代谢紊乱是谵妄最常见的原因。药物是另一个重要原因。其他原因包括中枢神经系统紊乱、戒断状态、毒物、感染、糖尿病、电解质异常、缺氧、高碳酸血症、器官功能障碍、术后状态、精神疾病、疼痛、外科/ICU 手术和睡眠剥夺/睡眠改变。在谵妄患者中较为常见的因素包括严重疾病、高龄及既往有精神疾病史。

大多数谵妄以兴奋型的形式表现，但抑制型谵妄在 ICU 中也很常见。新的证据表明导致谵妄的各种原因中，ICU 中的抑制型谵妄与镇静剂应用有关，尤其是劳拉西泮。

对患者谵妄诊断的评估

两种普遍接受的方法可评估患者是否患有谵妄。由于谵妄评估量表（confusion assessment method，CAM）要求患者能够表达，其在许多 ICU 中不可能实现，因此开发了 ICU 谵妄评估表（CAM-ICU）来评估无法言语的患者。

CAM 基于 4 个特征确定谵妄：
- 精神状态突然出现波动或变化
- 注意力不集中
- 思维混乱
- 意识水平改变。

若患者同时具有前两种症状且伴有第三或第四种症状，则诊断为谵妄。谵妄的治疗基于寻找根本病因，纠正或尽量减少其影响。谵妄的可逆性病因中，药物治疗的预后最好。减少 ICU 患者焦虑的方法可以降低谵妄的发生率。疼痛是导致谵妄的病因之一，应加以解决。采取预防措施后，抗精神病药物是治疗谵妄最常用的药物。

由于氟哌啶醇无抗胆碱能副作用，且基本不引起低血压或镇静作用，通常作为首选药。氟哌啶醇可以静脉注射（IV）、肌肉注射或口服给药。据报道 IV 途径导致锥体外系症状较少。低至每 4 h 0.25～0.50 mg 的剂量可能有效，但通常从每 4 h 1～2 mg 开始，并根据需要滴定至更高剂量。对危重症患者，弹丸式推注 10 mg 后，以 5～10 mg/h 维持。一些较新的抗精神病药（利培酮、奥氮平和喹硫平）已经用于治疗谵妄患者。接受抗精神病药治疗的患者应该进行基线心电图检查，并在治疗期间监测心电图。校正 QT 间期大于 450 ms 或超过基线 25％ 可能需要减少或停用抗精神病药。氟哌啶醇其他明显的副作用是迟发性运动障碍和肌肉僵硬，与该药物的锥体外系反应有关。最近的研究表明，这些副作用在接受奥氮平治疗的患者中不常见，可选择苯二氮䓬类药物治疗。

苯二氮䓬类药物是戒断状态相关谵妄的首选药物。无法耐受较高剂量抗精神病药的患者，可将苯二氮䓬类药物加至较低剂量的抗精神病药中。若谵妄状态由抗胆碱能药物引起，可使用胆碱能药物毒扁豆碱。真正患有"精神病"的患者需要约束和镇静，甚至需要使用神经肌肉阻滞剂。

ICU 的神经肌肉阻滞

开始治疗时临床医生应考虑许多问题，包括 ICU 的神经肌肉阻滞剂（NMB），以及使用的合理原因

（表 4.22.8）。根据患者的情况决定使用哪种或哪类药。在 ICU 中，NMB 通常通过输注而不是手术室中弹丸式推注给药，且患者常伴有肾或肝功能异常，NMB 药物的药理作用（代谢、活性代谢物和清除）尤其重要。一些药物的副作用从轻微到不能耐受取决于患者的个体情况。

表 4.22.8　神经肌肉阻滞剂

药剂	剂量	活性代谢物	代谢	消除	不良影响
泮库溴铵	弹丸式推注/间歇给药—0.1～0.2 mg/kg，如临床需要或监测需要每 1～3 h 重复给药 0.1 mg/kg 静脉输注—很少使用	有	肝	经肾脏排出体外	迷走神经阻断
维库溴铵	弹丸式推注/间歇给药—0.08～0.10 mg/kg；每 20～45 min 重复给药 0.01～0.15 mg/kg。可能会给予较高的剂量以加快起效，0.3 mg/kg（临床检查和监测以确定何时需要后续剂量） 静脉输注—起始弹丸式推注 0.08～0.10 mg/kg，然后在 20～30 min 后开始 1 mg/(kg·min)［范围 0.8～1.2 μg/(kg·h)］输注	有	肝	经肾脏排出体外	无
罗库溴铵	弹丸式推注/间歇给药—0.6 mg/kg；如临床需要或监测需要重复给 0.1～0.2 mg/kg。可能给予较大的剂量以加快起效，每分钟 1.2 mg/kg，可用于快速气管插管 静脉输注—起始弹丸式推注 0.6 mg/kg，然后 0.01～0.012 mg/(kg·min)输注	无	肝	经肾脏排出体外	无
顺式阿曲库铵	弹丸式推注/间歇给药—0.15～0.2 mg/kg；每 40～60 min 重复给药 0.03 mg/kg（临床检查和监测以确定何时需要后续剂量） 静脉输注—起始弹丸式推注 0.15～0.2 mg/kg，然后 1～3 μg/(kg·min)［范围 0.5～10 μg/(kg·min)］输注	无	无	霍夫曼消除法	无

临床使用的神经肌肉阻断剂有苄基异喹啉化合物或氨基甾体化合物两种。苄基异喹啉化合物与箭毒有关。临床使用的阿曲库铵和顺阿曲库铵无箭毒神经节阻滞作用。阿曲库铵和顺阿曲库铵均被霍夫曼消除法（非酶促降解）清除，对肾或肝功能不全患者特别重要。氨基甾体化合物泮库溴铵、维库溴铵和罗库溴铵由肝脏代谢，肾脏排泄。肾或肝功能不全可延长泮库溴铵和维库溴铵的作用。与泮库溴铵或维库溴铵相比，罗库溴铵可能会导致肝病的治疗延长，但目前证据较少。

危重症患者，特别是存在器官功能障碍的患者，须考虑个别药物的副作用，最棘手的副作用是长期的神经肌肉阻滞或无力。在 20 世纪 90 年代，发表了许多关于长期肌无力或阻滞的病例报告，出现了"危重症相关性多发神经肌肉病变"一词，早期认为氨基甾体化合物是最常见的病因。苄基异喹啉化合物也与多发性神经肌病有关。器官功能障碍、脓毒症、镁治疗、低温、酸中毒、长时间输注使用 NMB 和全身性类固醇治疗等情况与肌无力有关。

当使用 NMB 时，应在对患者进行临床观察的同时，使用周围神经刺激器进行连续监测。无论 NMB 是用于降低氧耗、改善机械通气、降低颅内压，还是用于保护患者，都必须确定并反复评估对 NMB 的需求（图 4.22.1）。若肌松未能达到既定目标，则不应维持。已提出每日 NMB 和镇静剂的中断以便更好地观察 NMB 的疗效及是否仍然需要使用。

规范化治疗

程序化镇静治疗可改善 ICU 患者的治疗质量和预后。两个具有里程碑意义的研究方案：①护士为主导的方案，来决定减少镇静剂的使用；②每日镇静中断。两项研究均可显著减少机械通气时间、住 ICU 时间和住院时间。

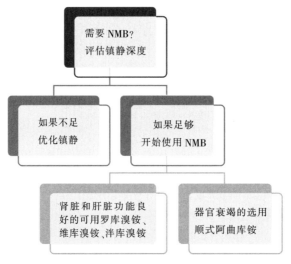

图 4.22.1 使用神经肌肉阻滞剂用法

（张颖颖　刘念　译）

参 考 文 献

［1］ DEVLIN JW,ROBERTS RJ,FONG JJ,et al.Efficacy and safety of quetiapine in critically ill patients with delirium:a prospective, multicenter,randomized,double-blind,placebo-controlled pilot study［J］.Crit Care Med,2010,38（2）:419-427.

［2］ ELY EW,INOUYE SK,BERNARD GR,et al.Delirium in mechanically ventilated patients:validity and reliability of the confusion assessment method for the intensive care unit(CAM-ICU)［J］.JAMA,2001,286（21）:2703-2710.

［3］ GIRARD TD,KRESS JP,FUCHS BD,et al.Efficacy and safety of a paired sedation and ventilator weaning protocol for mechanically ventilated patients in intensive care（Awakening and Breathing Controlled trial）:a randomised controlled trial［J］.Lancet,2008,371 （9607）:126-134.

［4］ HO AM,KARMAKAR MK,CRITCHLEY LA.Acute pain management of patients with multiple fractured ribs:a focus on regional techniques［J］.Curr Opin Crit Care,2011,17（4）:323-327.

第 23 章 小 儿 创 伤

Daniel Rutigliano and Barbara A.Gaines

流行病学

在美国,意外伤害是导致儿童、青少年(0~19 岁)发病和死亡的主要原因之一。这些伤害对家庭和社会来说都是巨大的经济和精神负担。根据美国疾病控制中心(Centers for Disease Control,CDC)2000—2006 年的数据,美国平均每年有 12 175 名儿童死于意外伤害。受伤和死亡的风险因种族而异。美国原住民和阿拉斯加原住民的伤害死亡率最高,亚裔或太平洋岛民的死亡率最低。白人和非裔美国人的总死亡率大致相同。2008 年世界卫生组织(World Health Organization,WHO)报告指出,2004 年意外伤害导致全球 80 多万儿童死亡。10 岁后的儿童伤害是全世界儿童死亡的首要原因。

2010 年国家创伤数据库(NTDB)关于儿童伤害报告,强调了在这一人群中看到的典型伤害模式。事件按年龄呈双峰分布,第一个高峰在 0~2 岁,第二个高峰在 15 岁以后。按年龄划分的死亡人群也呈类似分布。在所有年龄组中,男性比女性更易受伤害,男性的死亡率是女性的 2 倍。

伤害特征因年龄而异。美国人受伤的主要原因:跌落、机动车创伤(motor vehicle trauma,MVT)和行人与机动车相撞。跌落是 15 岁以前儿童最常见的受伤原因,绝大多数的伤害发生在 0~10 岁。15 岁以后,MVT 成为受伤的主要原因(表 4.23.1)。窒息是 1 岁以下儿童死亡的主要原因,MVT 是 1~64 岁死亡的主要原因。值得一提的是枪击伤,虽然其在儿童人群中总体发生率相对较低,但死亡率最高。

表 4.23.1　2000—2006 年美国因意外伤害导致 0~19 岁儿童死亡的类型

分级	不同年龄组				
	<1 岁 (人数=5 883)	1~4 岁 (人数=10 203)	5~9 岁 (人数=7 144)	10~14 岁 (人数=9 088)	15~19 岁 (人数=40 734)
1	窒息 66%	淹溺 27%	乘坐机动车事故 22%	乘坐机动车事故 26%	乘坐机动车事故 41%
2	乘坐机动车事故 8%	步行受伤 15%	未详细说明的机动车事故 15%	未详细说明的机动车事故 15%	未详细说明的机动车事故 28%
3	淹溺 7%	火灾/烧伤 14%	步行受伤 14%	步行受伤 12%	中毒 7%
4	乘坐机动车事故 5%	乘坐机动车事故 13%	火灾/烧伤 13%	淹溺 10%	其他机动车事故 6%
5	其他伤害 5%	未详细说明的机动车事故 9%	淹溺 13%	其他机动车事故 9%	步行受伤 5%
6	火灾/烧伤 4%	窒息 8%	其他伤害 7%	其他伤害 8%	淹溺 5%

续表

分级	不同年龄组				
	＜1岁 （人数＝5 883）	1～4岁 （人数＝10 203）	5～9岁 （人数＝7 144）	10～14岁 （人数＝9 088）	15～19岁 （人数＝40 734）
7	中毒 2%	其他伤害 8%	其他机动车事故 6%	火灾/烧伤 6%	其他伤害 5%
8	坠落伤 2%	坠落伤 2%	骑自行车受伤 4%	步行受伤 6%	坠落伤 1%
9	步行受伤 1%	中毒 2%	窒息 4%	窒息 4%	火灾/烧伤 1%
10	机动车事故其他原因 0.5%	其他机动车事故 2%	坠落伤 1%	中毒 2%	窒息 1%
11	骑自行车受伤 0.02%	骑自行车受伤 0.3%	中毒 1%	坠落伤 2%	骑自行车受伤 1%

注：摔伤、机动车辆创伤（MVT）和行人-机动车辆碰撞是造成美国人受伤的主要原因。

　　头部、上肢和面部是身体最常见的受伤部位。多发伤于儿童的头部、胸部和下肢普遍受累。致命的伤害通常涉及头部、胸部和腹部，其中大多数与 MVT 和创伤性脑损伤（TBI）有关。颈部创伤是罕见的，但它导致 25% 的死亡率。

　　医生应该了解儿科人群中一些独特的伤害表现。溺水和窒息及意外中毒，更可能发生在儿童身上。婴儿可以在仅仅 1 in(2.54 cm)的水里淹死。动物咬伤，尤其是面部和手部的损伤，在儿科人群中更为常见，因为儿童往往不能意识到动物可能会带来危险。

　　不幸的是，虐待儿童也是医生必须考虑的问题。长期的虐待方式可能难以被发现，但一旦发现，就需要儿童保护服务机构的参与和立即采取措施。

急诊科的处理

　　创伤患儿的复苏遵循高级创伤生命支持（ATLS）所制定的基本原则，即气道、呼吸和循环的 ABCs 原则。由于患儿的体型大小和受伤方式的差异，以及各种各样的生理表现，医生必须认识和了解儿童与成人创伤管理的显著区别。

　　儿童的身体重量小，但单位体表面积所受力的比例比成人高，因而儿童受严重伤害的风险更大。即便是相对较低的冲击/速度机制也会造成严重的伤害。儿童未完全骨化的骨骼和骨骺更容易受到伤害。由于儿童骨骼柔韧，即使没有明显外部骨折，也会发生内部器官的损伤（如没有肋骨骨折的严重肺挫伤）。儿童的体表面积与身体体积之比大，因此体温过低更令人担忧。即使在严重休克的情况下，儿童的生理储备增加能维持接近正常的生命体征；低血压是休克的晚期表现，儿童的血压在休克代偿期之后比成人更不稳定。

　　由于独特的解剖学差异，儿童气道管理不同于成人（图 4.23.1）。儿童喉头位置高，使气道难以暴露；此外，向前倾斜的喉头位置使得舌根和声门开口之间的角度更锐利；儿童的会厌大而软，不易抬起。儿童的舌体较大，容易阻塞气道，喉镜检查更加困难。由于这些差异，建议使用喉镜的直镜片，以创造从口腔到声门更直接的视觉平面。必须小心松动的牙齿，因为这些牙齿容易脱落造成气道梗阻。环状软骨环是儿童气道中最狭窄的部分（与成人的声带不同），往往与气管内插管（ET）形成自然密闭的空间——插管套囊的低压力对于减少局部组织的压迫坏死风险非常重要。儿童的气管也比成人短，即使儿童轻微移动也可导致 ET 移位,因此更容易插入右主支气管。

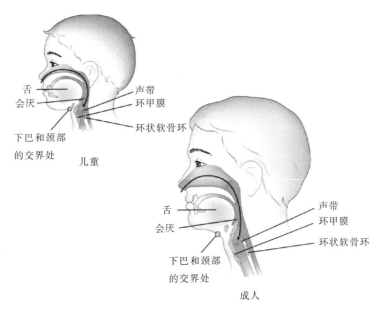

图 4.23.1 儿童和成人之间的气道解剖学差异

儿童独有的解剖学差异包括:(1)声门开口位置更高、更靠前(注意声带与颏颈交界处的关系);(2)儿童舌体较大,位于口腔与声门口之间;(3)儿童会厌较大、较软;(4)环状软骨环是儿童气道最狭窄的部分(成人声带最狭窄);(5)儿童环甲膜的位置和大小;(6)经鼻气管盲探插管角度更尖锐、更困难;(7)儿童枕骨相对大小。

From Auerbach:Winderness Medicine,5th ed.Mosby 2007,chapter 19— redrawn from figure 19.1 Walls RM,Murphy MF,Luten RC,Schneider RE,eds.Manual of Emergency Airway Management[M].2nd ed.Philadelphia:Lippincott Williams & Wilkins,2004.

气道管理的首选途径是经口气管插管。不推荐经鼻气管插管,因为会增加咽部/腺样体出血的风险,而且后鼻咽角度相对锐利。根据气道的紧急情况,建议采用袋阀面罩通气进行预给氧,然后固定颈椎进行快速诱导插管。在转运过程中,困难气道的患儿应用袋阀面罩通气技术至关重要,与经气管插管可能一样有效。最近的一项比较院外气管插管与袋阀面罩通气的研究表明,接受气管插管短途转运的患儿生存率并没有提高。如经口气管插管困难,需手术建立气道。10 岁及以上的儿童体表标志明显,首选方法是环甲软骨切开术,一旦患儿病情稳定,应行正式的气管切开术。环状软骨为年幼儿童的气管提供了明显的支撑,对其损害会导致长期的气管软化。因此,10 岁以下的儿童应该接受环甲膜穿刺喷射通气,通常选用 12—14 号的穿刺针。这是有效的紧急临时措施,直至建立经口气管插管或正式的气管切开术。

ET 尺寸的选择随儿童的年龄而变化。儿童小拇指的直径可以为尺寸的选择提供指导,但并不可靠。Broselow 儿科急救尺可以根据患儿的身长,快速估算患儿的大小和体重(3～35 kg)。急救尺的测量结果将患儿归入某个颜色类别,得出相应的 ET 尺寸及气管插管时的推荐给药剂量。一些公式可以根据年龄来计算出合适的 ET 尺寸,如带套囊的气管插管内径(mm)=年龄/4+3。还可以计算 ET 插管深度(cm)—1 岁以下儿童=体重/2+8;1 岁以上儿童=年龄/2+12。一旦插入 ET,重要的是确认其在合适位置,并将其固定在颈部中央。由于儿童气管短,颈部的任何运动都可能导致气管插管的移位。颈部前屈可以使插管更深,容易插入右主支气管,而颈部后伸,则导致插管从气道中滑出。

在机械通气过程中,如果儿童的呼吸状况发生任何变化,记住缩写词"DOPE"(移位、阻塞、气胸、设备)是很有帮助的。ET 越小,管腔内径越窄,越容易被分泌物、血液等堵塞,导致氧饱和度的迅速下降。儿童气道的高顺应性使其在气道阻塞或气胸时非常容易出现动态塌陷。最后,医生需要注意的是,积极的通气,特别是新生儿/婴儿,易造成人为的气胸。必须正确地使用呼气末正压和与体重相匹配的潮气量。

儿童的循环管理和血管通路建立也视病情而定。初步评估阶段应尝试建立两个大口径的静脉通路。尝试失败之后,下一个方法通常是骨内注射(IO),是建立血管通路的简单、安全、有效的手段(图4.23.2)。随着新的IO穿刺设备的开发,未经过培训的人员可以在1 min内放置IO。首选的穿刺点是胫骨平台下的2～3 cm,穿过平坦骨面的前内侧部分。如果胫骨受伤,可以使用股骨远端。如果双侧下肢长骨都受伤,则选择肱骨或髂骨。IO通路是暂时的,应该在置入24 h内或建立静脉通路后予以拔除。

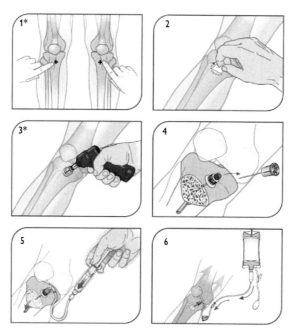

图4.23.2　骨内插入步骤示意图(改编自EZ-IO骨内输注系统)

如果外周血管穿刺和IO都不成功,可以尝试建立中心静脉通路。紧急复苏过程中,特别是年龄较小的儿童,由于存在邻近动脉和/或血管撕裂伤的风险,应避免中心静脉经皮穿刺术。股静脉是年龄较大患儿的首选穿刺部位。此外,对年龄较大患儿还可以在踝部行大隐静脉切开术。年龄较小患儿的踝关节处血管较小,因此可以通过腹股沟切开建立大隐静脉通路。

一旦建立静脉通道,开始对创伤患儿进行液体复苏,通常用20 mL/kg的液体弹丸式推注,一般用等渗溶液,如乳酸林格液或生理盐水,可以重复1～2次,目的是纠正低血容量和改善灌注。如果输注40～60 mL/kg液体后,仍存在休克,则有必要弹丸式推注10 mL/kg的浓缩红细胞,同时保持晶体液的输注速度。预计输血量超过400 mL/kg或超过1个婴儿总血量(80 mL/kg)的创伤患儿应启动大量输血方案。目前的建议是基于美国陆军的成人输血指南,推荐1:1:1输注浓缩红细胞、新鲜冰冻血浆和血小板。该指南对年龄较大的儿童也适用,较小的儿童可以根据体重修改为30 mL/kg:20 mL/kg:20 mL/kg。

初步评估完成后,对创伤患儿的二次评估与成人的方式基本相同。所有的患儿都应该放置一个合适大小的颈托,以保持颈椎稳定。应该在创伤治疗室中即时处置致命性创伤,如张力性气胸(针头减压和胸引管置入);心包填塞(通过心包穿刺术);开放性的骨盆骨折(床单绑紧骨盆周围以减小骨盆容积)。针对插管前袋阀面罩给氧的患儿,放置胃管行胃肠减压是必要的,因为急剧的胃扩张会引起迷走神经介导的心动过缓和增加呕吐/误吸的风险。创伤患儿的暴露是至关重要的,但患儿可能出现低体温,使用保温毯和温热的静脉输液,以及提高室内温度,有助于维持患儿的体温。

通常对患儿进行颈椎、胸部和骨盆的 X 线初步成像,随后将患儿转运到急诊科的不同区域或进行其他检查。由于对医源性辐射,特别是电子计算机断层扫描(CT)的长期影响的关注,需重新评估患儿常规成像的适应证(表 4.23.2)。例如,骨盆正位 X 线摄片造成生殖器官的过度辐射,因此稳定的闭合性创伤患儿应避免该检查。针对创伤患儿 X 线摄片和 CT 检查,有人主张 ALARA 原则(在合理范围内尽可能地采取低辐射),避免反复扫描和减少每次扫描的辐射剂量。CT 扫描作为小儿创伤外科医生的重要诊断方法之一,但需规避其潜在的风险。这与成年创伤患者采用标准的"泛扫描"方法明显不同。

表 4.23.2 各种类型医学成像过程产生的放射剂量

成像类型	成人平均有效剂量/mSv	估计剂量当量(胸部 X 线摄片为 1 当量)
牙科 X 线	0.005～0.01	0.25～0.5
胸部 X 线	0.02	1
钼靶 X 线	0.4	20
CT	2～16	100～800
核医学	0.2～41	10～2 050
介入透视	5～70	250～3 500

越来越多的其他替代 CT 扫描的成像方法用于病情评估。创伤超声重点评估(FAST)法快速评估不稳定的创伤患者,提供心脏或腹部损伤的证据,已在成人中常规应用。由于患儿的腹壁较薄,超声可能在腹腔中有更佳的视觉效果,但尚不明确超声在评估小儿创伤方面的使用价值。目前,腹部超声是一种有用的筛选检查,以确定哪些患儿需要 CT 扫描成像,而不是作为特定的诊断工具。随着超声技术进步和应用培训的增加,这项技术可能成为评估创伤患儿的一个更有价值的工具,同时避免过度辐射。

脑和脊髓损伤

TBI 是美国儿童死亡和远期发病的主要原因之一。脑损伤和神经系统衰竭是儿科重症监护病房患儿死亡的常见原因。意外创伤患儿大约有 35% 伤及头部,10% 伤及脊柱。这些损害每年导致约 50 万人次急诊就医,每年的医疗费用超过 10 亿美元。

根据患儿初始发病的格拉斯哥昏迷评估量表(GCS),TBI 通常分为两组。GCS<8 分定义为重度 TBI。GCS 9～14 分定义为轻-中度 TBI。已发现 GCS 与患儿的预后有很好的相关性。为使 GCS 的言语部分适用于不会说话的婴儿和儿童,将其调整为对舒适和安抚的反应(表 4.23.3)。随着 CT 扫描的普及,根据损伤类型对患儿进行了分组:局灶性损伤与弥漫性损伤。目前大多数实践指南建议对疑似重度颅脑损伤的创伤患儿立即进行头部 CT 检查(图 4.23.3)。最初的头部 CT 对于识别那些需要紧急神经外科干预的患儿是至关重要的。

表 4.23.3 改良 GCS 评分在婴幼儿和儿童中的应用

GCS 评分			婴幼儿改良 GCS 评分		
活动	最佳反应	计分	活动	最佳反应	计分
睁眼	自发	4	睁眼	自发	4
	声音刺激	3		声音刺激	3
	疼痛刺激	2		疼痛刺激	2
	对刺激无反应	1		对刺激无反应	1

续表

GCS 评分			婴幼儿改良 GCS 评分		
活动	最佳反应	计分	活动	最佳反应	计分
言语	能定向说话	5	言语	咕咕声,牙牙学语	5
	不能定向	4		易激惹,哭闹	4
	语言不当	3		刺痛时哭闹	3
	语言难以理解	2		刺痛时呻吟	2
	无说话反应	1		无反应	1
运动	正常的自主运动	6	运动	正常的自主运动	6
	刺痛定位	5		触摸躲避	5
	刺痛躲避	4		刺痛躲避	4
	过度屈曲（去皮质强直）	3		过度屈曲（去皮质强直）	3
	过度伸展（去大脑强直）	2		过度伸展（去大脑强直）	2
	对刺痛无反应	1		对刺痛无反应	1

儿童 TBI 治疗的基本原则与成人基本相同。发育完全的颅骨为大脑提供了严实而坚硬的保护。脑灌注压（CPP）是维持大脑充足营养和氧供的主要驱动力。CPP 本身由平均动脉压（MAP）和颅内压（ICP）之间的差值决定，CPP＝MAP－ICP。CPP 至少需要达 40 mmHg，才能维持足够的氧气和营养物质输送到大脑。40～65 mmHg 的 CPP 是公认的与年龄相关的最佳治疗阈值。然而，没有研究表明，积极将 CPP 维持在一个特定的数值可以改善患儿发病率或死亡率。

原发性脑损伤是指由创伤性事件引起的直接损伤，如血肿、挫伤和弥漫性轴索损伤。继发性损伤是由受伤的脑组织及周围正常脑组织的氧气和营养物质供应不足造成的持续性脑损伤。ICU 治疗的主要目的是纠正潜在的低氧血症和低血压，以减少继发性损伤。

许多因素影响 CPP，例如，出血和休克可以降低 MAP，而中线旁血肿或弥漫性脑水肿增加 ICP。坚硬的颅骨使得肿胀和受伤的大脑膨出受限，如果这一病程没有得到改善，最终导致脑疝和/或脑干受压。相比之下，婴儿可能有其优势，由于颅骨没有闭合，从而大脑可有一定扩张的空间和保持较低的 ICP。

TBI 治疗的其他措施包括：手术引流、ICP 监测探头放置、脑室外引流和凝血病的纠正，必要时应用巴比妥酸盐诱导昏迷。治疗目标是维持足够的 CPP，降低 ICP，纠正潜在的酸中毒和缺氧，尤其是针对 GCS 持续＜8 分的患儿。颅内高压的治疗阈值应从＞20 mmHg 开始。降低颅内高压可以提高生存率和改善神经系统后遗症，因而采取何种降压方式并不重要。

最近研究两种治疗儿童 TBI 的新方法：去骨瓣减压术和诱导低体温。以前只作为最后治疗手段的去骨瓣减压术，已证明可使患儿获益并改善预后。研究表明，去骨瓣减压术降低 ICP，提高 CPP，有利于神经功能的恢复。2006 年 Cochrane 的综述指出，去骨瓣减压术可以降低死亡和预后不良的风险，但这项技术成为标准治疗之前仍需更多的研究。

大量的实验室数据表明，颅脑损伤发生后 8 h 内诱导 32～34℃ 的低体温，24 h 后逐渐复温，并没有明显改善预后。

二次撞击综合征是一种非常罕见的情况，第一次脑震荡没有完全治愈之前发生了第二次脑震荡，导致快速而严重的脑肿胀，通常造成灾难性后果。即使在初次颅脑受伤后数天或数周内发生非常轻微的脑震荡也会导致二次撞击综合征。因为初次脑损伤后，大脑更加脆弱，更容易受到伤害，只需要很小的外力就会造成不可逆的脑损害。受伤后大脑无法自我调节，会迅速导致脑血流增加和脑水肿，仅 3～5 min 造成脑死亡。由于脑死亡是如此迅速，年轻运动员发生二次撞击综合征时死亡率很高。

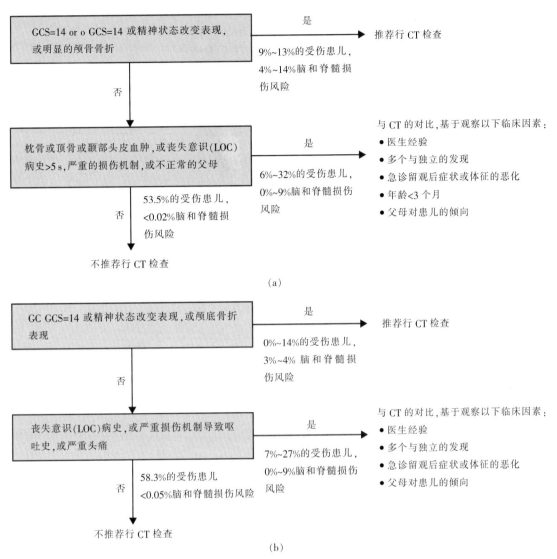

图 **4.23.3** 儿童创伤患者头部 CT 扫描流程

Reprinted with kind permission from Kuppermann N, Holmes JF, Dayan PS, et al. Identification of children at very low risk of clinically-important brain injuries after head trauma: a prospective cohort study. Lancet 2011; 374:1160-1170.

儿童脊柱具有更好的活动度和柔韧性,因而儿童脊柱损伤比成人少见。儿童颈椎的正常变异使 X 线摄片的解读困难,因为多达 40% 的儿童可能在 C2 和 C3 之间出现假性半脱位。年幼的儿童头部占身体的比例大,其枕部到 C3 的上颈椎容易受伤。所有患儿最初损伤时应使用年龄/体型合适的颈托固定。儿童脊柱损伤时往往多个关节受累,X 线摄片评估应包括已知损伤部位上下连续三个关节水平,以明确有无其他部位损伤。

儿童颈椎间隙正在发育,因此需避免增加不必要的辐射。因为儿童的体型小、肌肉组织少,所以在三维视角的颈椎 X 线摄片检查获取的信息是足够的,儿童很少行颈部 CT 扫描。青少年可以按照成年人来管理。对于 3 岁以下的儿童,最近的一项多中心研究发现,钝伤后颈椎损伤的发生率 <1%。风险因素包括 GCS<14,涉及机动车事故,GCS—睁眼评分=1,年龄>2 岁。

儿童比成人更常见的另一种损伤是无影像学异常的脊髓损伤(spinal cord injury without radiographic abnormality, SCIWORA)。这是由过度屈曲或过度伸展引起的,可能与儿童脊柱韧带的高弹性有关。患儿可能会出现各种神经损伤表现,往往会延迟出现。疑似损伤的患儿应接受磁共振成像(MRI)来明确诊断。治疗包括颈托固定 8～12 周和小儿脊柱专家随访。

胸部创伤

儿童的胸壁比成人柔韧,因此肋骨骨折不太常见,肺部挫伤和气胸是更常见的胸部损伤。主动脉和大血管损伤在儿童人群中不常见,因为胸腔内的血管弹性及血液流动性较大及其受低速损伤机制的影响。大多数情况下,胸部 X 线摄片是获取诊断的标准影像学检查;胸部 X 线摄片正常后,很少需要进行胸部 CT 扫描。对这些损伤的患儿治疗应遵循 ATLS 指南。

肺挫伤在闭合性胸部创伤后常见,其严重程度不一,受伤后 48 h 内胸部 X 线摄片检查可能无阳性发现,因此临床拟诊非常重要。儿童肋骨具有更大的韧性,导致其骨折需要很大的力量,因而肋骨骨折的患儿多有潜在的肺挫伤,要求对高强度冲击力相关的其他部位损伤进行检查。其治疗包括提高氧输送和控制疼痛,以及插管和机械通气支持。儿童急性呼吸窘迫综合征(ARDS)发生率明显低于成人,但肺炎或 ARDS 的发生也是有可能的。

闭合性胸部损伤后若发现纵隔气肿需对呼吸道、消化道进行评估。孤立性纵隔气肿在无其他临床症状的患儿中是罕见的严重损伤。

腹部和骨盆创伤

10%～15%的创伤患儿存在腹部/骨盆损伤,与创伤有关的死亡人数中有 10%涉及腹部和骨盆损伤。初始治疗应包括液体复苏、胃肠减压和骨盆固定。最常见的受损器官是脾脏,其次是肝脏,而成人却是肝脏最易受到损伤。与成年人相比,儿童的腹腔内密度更大、腹部内外脂肪层更少,因此外部力量可以更直接地传递至腹腔内脏器。此外,尚未完全骨化的骨盆和胸壁进一步增加腹内脏器的脆弱性。因此,相对低能量的创伤会导致严重的腹腔内损伤。

腹部创伤的诊断基于全面的体格检查,这可以为潜在的损伤提供线索。例如在腰带位置看到"安全带"的压痕和在自行车事故中看到"把手"的印记都是在体格检查中给医生的重要提示。

胸部和盆腔 X 线摄片及相关的实验室检查,如肝酶和/或胰酶,均有助于诊断。最有用的影像学检查是腹部增强 CT 扫描,这在确定实体器官和血管损伤方面非常有效,包括对这些损伤进行分级和给予相应的治疗方案(图 4.23.4)。当涉及肠道损伤的诊断时,CT 应用是有限的,特别是在儿童紧密的腹腔内。对于腹部内脂肪较少的幼儿,口服对比剂可能有助于显示胰头和十二指肠圈。

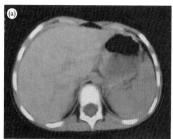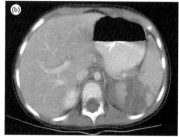

图 4.23.4 腹部脾损伤的 CT 检查

虽然临床上出现严重损伤和休克的儿童需要进行手术干预,但肝、脾和肾损伤现在主要以非手术方式处理,成功率为 90%～95%。对于 CT 显示损伤程度较高、血流动力学不稳定和/或多发性损伤的患儿,ICU 治疗是必要的。如果病情稳定,ICU 的住院时间通常限制在 24～36 h。对出血患儿输血通常是不必要的,因为儿童可以耐受 $60\sim70\,g/L$ 的血红蛋白水平而没有后遗症。保守治疗的失败多是因为持续出血、持续血流动力学不稳定和无法纠正的酸中毒。在多发性创伤且休克的患儿中尝试保留脾脏可能是困难的,但是一旦出血得到控制并且经充分复苏时可以进行尝试。儿童肝损伤和肾损伤的治疗方式与成人相似,其治疗目的都是保护器官功能和修复受损组织。

需要注意的是,切除脾脏的儿童有发生脾切除术后凶险性感染(OPSI)的风险,这是一种暴发性细菌感染,可在 $24\,h$ 内迅速导致昏迷和死亡,5 岁以下儿童似乎发病风险更高,报道的发病率为 10%,而成人仅为 $1\%\sim2\%$。与创伤性原因相比,儿童的脾切除更多由血液病导致。坏死物包裹引起的感染似乎是大多数 OPSI 病例的原因。目前的建议是最好在出院时接种肺炎链球菌、B 型流感嗜血杆菌和脑膜炎奈瑟菌疫苗。18 岁以下儿童建议常规每日使用青霉素进行预防。

胰腺和小肠损伤在儿科闭合性创伤中很少见,通常是由外力(如"把手"或"安全带")直接撞击上腹部造成的损伤。此外,4 岁以下儿童如果出现腹部创伤迹象并被发现有意外的十二指肠损伤,需要怀疑是虐待的受害者。此类损伤比较难诊断,因为它们起初可能没有任何压痛,后期才发生剧烈腹痛、恶心、胆汁性呕吐和发热。十二指肠和小肠穿孔需要探查,伤口应尽早修复。胰腺挫伤和十二指肠挫伤/血肿应采用非手术方式处理,包括禁食和胃肠减压。十二指肠血肿清除需要 $2\sim3$ 周时间,患者在此期间可能需要肠外营养。远端胰腺损伤可采用非手术治疗,除非发现胰管破裂,在这种情况下可能需要进行远端胰腺切除术。

腹腔镜检查对稳定的创伤患儿评估越来越普遍,这可能使患儿避免进行不必要的剖腹手术。腹腔镜检查可发现隐匿性损伤,可用于控制出血和修复简单的肠损伤或远端胰腺切除术。

虐待儿童

虐待儿童的定义是对儿童的身体虐待、情感虐待和/或性虐待,以及忽视他们的健康和快乐。该定义跨越了所有的社会经济阶层和所有的种族和文化界限。在美国,据报道每 $10\,s$ 就会有虐待儿童的事件发生,每日有 5 名儿童死于虐待,其中大部分是 4 岁以下儿童。治疗儿童创伤的医生必须时刻保持警惕,识别虐待的迹象,并依照法律规定有义务地将这些发现报告给儿童保护机构。

受虐待的儿童常常被孤立,因为害怕施虐者进一步的伤害,他们可能不会回答问题,因此对受虐待儿童的鉴定是困难的。任何经常带着受伤迹象返回急诊科的儿童都应该引起怀疑。虐待的迹象包括营养不良和/或发育不良,上唇撕裂,视网膜出血,异常区域的烧伤,咬痕,生殖器、耳郭周围或肛周区域的损伤,肋骨骨折,多发性陈旧骨折,在愈合的各个阶段出现新的淤伤。大约 80% 的虐待受害者会出现某种类型的骨折。螺旋骨折是施加在四肢上的扭转力的结果,而横向骨折是由于对骨骼的直接作用力而发生的。任何行走困难或表现出一个肢体运动减少的儿童都应进行隐匿性骨折的评估。幼儿多发肋骨骨折多数是受虐待的表现。

虐待性头部损伤"摇晃婴儿综合征"是颅内剧烈加速和减速的结果,这可能导致轴外血肿及弥漫性轴索损伤,通常会给孩子带来毁灭性的后果。虐待性头部损伤儿童的预后明显差于那些因意外受伤的儿童。疑似头部外伤的患儿需要头部 CT 和眼科检查,以寻找与头部受虐待有关的视网膜出血证据。

对受虐待患儿的全面检查需包括从头到脚进行彻底体检,记录所有疑似淤伤或虐待的标志。此外,还需要进行全面的骨骼检查,以寻找和记录隐匿性骨折或陈旧性骨折,这些骨折提示患儿可能遭到反复的虐待。

对受虐待儿童的治疗包括支持性治疗和矫正潜在的伤害。必须将疑似虐待受害者送往医院进行全面的医疗评估和保护性服务评估。应联系儿童保护机构和社会工作者,以便在必要时安排照顾儿童,并协调正在进行的任何调查。此外,儿童保护机构负责评估家庭中其他儿童的受虐风险,而医生则重点关注儿童的治疗。

烧伤

　　烧伤也是虐待儿童的常见现象,烟头烫伤常表现为一个或多个位置的点状烧伤;深度烧伤常出现在臀部或会阴部,其边界清晰,在 150°F(66℃)水中 1.5 s 即可引起二度烧伤。

　　无论哪种受伤方式,所有儿童的烧伤都应采用标准的烧伤治疗方案。与成人相比,儿童同等分体重代表的体表面积更大,尤其是头部。这对于确定烧伤的总体表面积和初始复苏策略有着重要的意义。"九分法"需要修改(图 4.23.5)。用于液体复苏的 Parkland 公式(液体需求量＝总体表面积×重量×4 mL)是最常用的,但是医务人员应该意识到这个公式可能会使儿科患儿液体复苏不足。

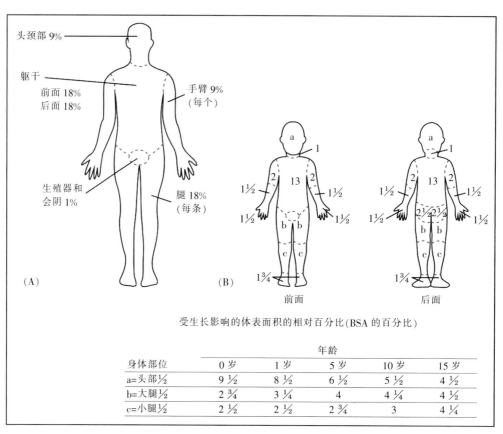

受生长影响的体表面积的相对百分比(BSA 的百分比)

身体部位	年龄				
	0 岁	1 岁	5 岁	10 岁	15 岁
a=头部½	9 ½	8 ½	6 ½	5 ½	4 ½
b=大腿½	2 ¾	3 ¼	4	4 ¼	4 ½
c=小腿½	2 ½	2 ½	2 ¾	3	4 ¼

图 4.23.5 成人(A)和儿童(B)中的"九分法"的图表
儿童年龄越小,头部所占体表面积的比例越大,腿部所占比例越小。

小儿外科特有的重症监护问题

通气管理

　　对于没有肺部疾病的婴幼儿,以每分钟 30～35 次的呼吸频率、4～8 mL/kg 的潮气量进行通气是足够的。对于年龄较大的儿童过去常使用 10 mL/kg 的潮气量,但这已被证明会造成气压伤,6～8 mL/kg 的潮气量是现在常见的做法。在婴儿和儿童中,目前还不清楚哪种气道压力峰值会造成损害。一般来说,将峰值压力保持在 30 cmH₂O 以下是可行的。

尽管儿童也可发生 ARDS,但其诱因与成人不同,儿童 ARDS 在创伤性复苏或手术后并不常见,更多见于有潜在肺部感染如呼吸道合胞病毒(respiratory syncytial virus,RSV)感染者。治疗可遵循成人 ARDS 指南,包括小潮气量通气和允许性高碳酸血症。如果常规通气模式失败,使用高频振荡通气(HFOV)可能会有所帮助(图4.23.6)。其他辅助治疗,如使用表面活性剂和吸入 NO 在新生儿中有一定作用,但研究显示并没有改善儿童 ARDS 的预后。体外膜肺氧合(ECMO)可以作为最终的治疗方法。

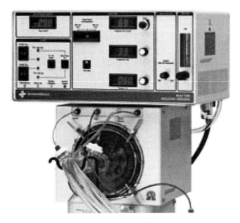

图4.23.6 高频振荡呼吸机

休克

儿童血流动力学的管理与成人略有不同。儿童休克通常与严重的血容量不足有关。儿童感染性休克与成人相比,低心排血量相较低外周血管阻力更普遍,并且与死亡率相关。对于液体复苏后仍难以纠正的休克,建议先用多巴胺维持血压,必要时可加用肾上腺素。在患儿表现出高外周血管阻力("冷休克")时,可能需要血管扩张剂如硝普钠或米力农,进一步改善心排血量(图 4.23.7)。ECMO 由于可能需要抗凝而存在禁忌,很少被使用。

儿童的休克治疗应与成人一样使用目标导向治疗。患儿应放置中心静脉通路、持续监测动脉压及尿量。早期目标导向治疗的终点包括毛细血管再充盈<2 s、尿量>1 mL/kg、四肢温暖。初始复苏后,进一步复苏终点应包括依据年龄/体重的正常灌注压、改善心排血量、纠正酸碱紊乱、血乳酸清除率及正常水平的混合静脉血氧饱和度(SvO₂)。入院酸碱水平与乳酸水平也可作为反映严重创伤后长期预后的标志物。

营养支持

与成人相比,儿童每千克体重能量消耗更高,由于需要更好的肠道灌注以吸收热量和防止肠黏膜缺血,还存在因创伤而导致的能量消耗增加,使得儿童的蛋白质周转率更高,并且因严重营养不良和蛋白质流失而出现更多的并发症。由于脑细胞因缺乏葡萄糖,死亡的速度几乎与缺氧一样快。营养支持策略应以目标为导向,并以启动治疗后的重新评估为基础。

与成人一样,儿童对创伤的分解代谢反应,包括胰高血糖素、皮质醇和儿茶酚胺水平的升高。与成人相比,儿童,尤其是婴儿的葡萄糖、脂肪和蛋白质的储存要少得多。尽管这些对碳水化合物和脂肪代谢的分解代谢会威胁儿童健康,但真正的危险在于蛋白质的丢失,并且儿童本身的低体重放大了这种风险。如果没有足够的蛋白质摄入,膈肌和肋间肌的蛋白质丢失可能会导致呼吸衰竭。

儿童的营养需求随着年龄的增长而变化。婴儿平均需要 100 kcal/kg 的能量来维持身体基本的能量消耗,而青少年则需要 30~60 kcal/kg(表 4.23.4)。可以使用一些方程式来测量患者静息能量消耗,

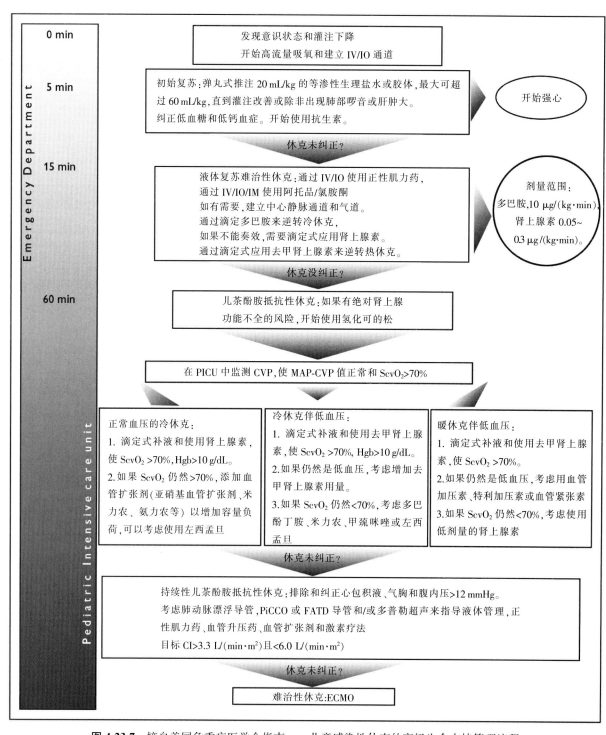

图 4.23.7 摘自美国危重症医学会指南——儿童感染性休克的高级生命支持管理流程

With kind permission from publisher Wolters Kluwer Health[J].Crit Care Med,2009,37(2):680 Figure 2.

包括 Harris-Benedict 公式、世界卫生组织方程和 schofield 方程,但这些方程式并不能解释创伤后机体平衡状态发生的变化(例如,烧伤后能量需求增加,或者严重 TBI)后的镇静和肌松后能量需求下降。这些方程提供了一个比较好的估算值。然后根据患儿的临床情况和各种营养指标,如白蛋白、前白蛋白、BUN 和 PCO$_2$ 水平来调整热量摄入。

表 4.23.4　对不同年龄组的蛋白质和能量需求估计

年龄	蛋白质/[g/(kg·d)]	能量/[kcal/(kg·d)]
新生儿	2.2	120
儿童(10岁)	1.0	70
成年人	0.8	35

(Adapted from Holcomb and Murphy: Ashcraft's Pediatric Surgery). With kind permission from Elsevier who granted permission for reuse and adaptation. Figure was published in Ashcroft's Pediatric Surgery 2010 table 2-2.

　　早期的营养支持可以减轻蛋白质分解代谢对机体造成的影响,加快恢复速度,并降低晚期并发症的发生风险(例如感染、伤口裂开、死亡)。过去认为全肠外营养(TPN)可以为儿童提供充足的营养,特别是在幼儿或疾病早期,而现在只要可行,肠内营养已成为首选的喂养方法。鼻胃管和鼻肠管都是可以接受的营养通道。低血压患儿需要血管活性药物一直被认为是肠内喂养的相对禁忌。但若使用小剂量血管活性药物的患儿可以耐受滴定式喂养(目标值的10%～20%)即可肠内喂养获益。

小结

　　对儿童创伤的管理和对危重儿童的治疗是复杂且不断发展的领域。创伤是美国乃至全球儿童发病和死亡的首要原因。治疗这些儿童的医生应注意到,与成人相比,儿童在受伤模式及对创伤和危重症的反应方面是不同的。这些儿童不应该被当作"小大人"来管理。在可能的情况下,应尽量减少辐射,对实体器官损伤进行非手术治疗是治疗的标准,早期的营养支持对康复至关重要。有严重 TBI 和/或复杂的胸部和腹部损伤的儿童,最好转运至最近的高水平儿科进行治疗。

(方明　莫宝定　译)

参 考 文 献

[1] ADELSON PD,BRATTON SL,CARNEY NA,et al.Guidelines for the acute medical management of severe traumatic brain injury in infants,children,and adolescents.Chapter 8.Cerebral perfusion pressure[J].Pediatr Crit Care Med,2003,4 (suppl 3):S31-S33.

[2] ADELSON PD,BRATTON SL,CARNEY NA,et al.Guidelines for the acute medical management of severe traumatic brain injury in infants,children,and adolescents.Chapter 4.Resuscitation of blood pressure and oxygenation and prehospital brain-specific therapies for the severe pediatric traumatic brain injury patient[J].Pediatr Crit Care Med,2003,4 (suppl 3):S12-S18.

[3] ADELSON PD,BRATTON SL,CARNEY NA,et al.Guidelines for the acute medical management of severe traumatic brain injury in infants,children,and adolescents.Chapter 17.Critical pathway for the treatment of established intracranial hypertension in pediatric traumatic brain injury[J].Pediatr Crit Care Med,2003,4 (suppl 3):S65-S67.

[4] ADELSON PD,BRATTON SL,CARNEY NA,et al.Guidelines for the acute medical management of severe traumatic brain injury in infants,children,and adolescents.Chapter 14.The role of temperature control following severe pediatric traumatic brain injury[J].Pediatr Crit Care Med,2003,4 (suppl 3):S53-S55.

[5] CARCILLO JA, FIELDS AI, American College of Critical Care Medicine Task Force Committee Members. Clinical practice parameters for hemodynamic support of pediatric and neonatal patients in septic shock[J].Crit Care Med,2002,30 (6):1365-1378.

[6] CIGDEM MK,ONEN A,SIGA M,et al.Selective Nonoperative Management of Penetrating Abdominal Injuries in Children[J].J Trauma,2009,67 (6):1284-1287.

[7] DEHMER JJ,ADAMSON WT.Massive transfusion and blood product use in the pediatric trauma patient[J].Semin Pediatr Surg, 2010,19 (4):286-291.

[8] GAINES BA.Intra-abdominal solid organ injury in children:diagnosis and treatment[J].J Trauma,2009,67 (suppl):S135-S139.

[9] GAINES BA,FORD HR.Abdominal and pelvic trauma in children[J].Crit Care Med,2002,30 (suppl11):S416-S423.

[10] GAINES BA,SHULTZ BS,MORRISON K,et al.Duodenal injuries in children:beware of child abuse[J].J Pediatr Surg,2004,39 (4):600-602.

[11] GAINES BA,RUTKOSKI JD.The role of laparoscopy in pediatric trauma[J].Semin Pediatr Surg,2010,19 (4):300-303.

[12] GAUSCHE M, LEWIS RJ, STRATTON SJ, et al. Effect of out-of-hospital pediatric endotracheal intubation on survival and neurological outcome:a controlled clinical trial[J].JAMA,2000,283 (6):783-790.

[13] HINDY-FRANÇOIS C,MEYER P,BLANOT S,et al.Admission base deficit as a long-term prognostic factor in severe pediatric trauma patients[J].J Trauma,2009,67 (6):1272-1277.

［14］HUTCHISON JS,WARD RE,LACROIX J,et al.Hypothermia therapy after traumatic brain injury in children[J].N Engl J Med,2008,358 (23):2447-2456.

［15］JAGANNATHAN J,OKONKWO DO,DUMONT AS,et al.Outcome following decompressive craniectomy in children with severe traumatic brain injury:a 10-year single-center experience with long-term follow up[J].J Neurosurg,2007,106 (suppl 4):268-275.

［16］JOFFE A,ANTON N,LEQUIER L,et al.Nutritional support for critically ill children.Cochrane database of systematic reviews (Online),2009,(2):CD005144.

［17］KREYKES NS,LETTON RW.Current issues in the diagnosis of pediatric cervical spine injury[J].Semin Pediatr Surg,2010,19 (4):257-264.

［18］SOUNDAPPAN S,SMITH NF,LAM LT,et al.A trauma series in the injured child:do we really need it? [J].Pediatr Emerg Care,2006,22 (10):710-716.

［19］STUHLFAUT JW,SOTO JA,LUCEY BC,et al.Blunt abdominal trauma:performance of CT without oral contrast material[J].Radiology,2004,233 (3):689-694.

第 24 章　妊娠期重症监护与创伤

Joshua Brown and Gary T.Marshall

据统计,不到 1‰ 的孕妇需要入住重症监护病房(ICU),但合并危重症的孕产妇和胎儿的死亡率可能会增加数倍。创伤是导致孕产妇/胎儿死亡的常见原因之一,其他病因还有静脉血栓栓塞、出血和高血压。对孕产妇状况和危险因素的细致管理能让胎儿获得最大的益处,因而强烈建议在所有情况下均应尽早让产科专家参与救治。

重症监护注意事项

由于解剖和生理的正常变化(表 4.24.1)及妊娠期独特的危险因素,需要对入住 ICU 的孕妇救治方案进行个体化调整。

表 4.24.1　妊娠期解剖和生理变化

系统	解剖和生理变化
心血管系统	心排血量增加 40% 心率增快 15 次/min 全身血管阻力降低,舒张压下降 5～10 mmHg 中心静脉压下降 心脏移位引起心电图电轴左偏和 T 波低平
呼吸系统	潮气量及分钟通气量增加 呼吸频率相对不变 膈肌上抬致功能残气量减少
血液系统	血容量增加 50% 血液稀释致红细胞比容下降 凝血因子含量增加
泌尿系统	肾血流量增加导致肾小球滤过率升高 葡萄糖重吸收减少
消化系统	胃排空时间延长 胃酸分泌增多 胆囊收缩功能受损
解剖变化	妊娠 12 周后子宫增大进入腹腔,仰卧位时下腔静脉受压 心脏向上移位 膈肌上抬伴位移增加 胃、食管交界处解剖结构异常 小肠在腹腔内位移

续表

系统	解剖和生理变化
实验室值变化	血钠下降约 5 mEq/L 碳酸氢盐下降(20～25 mEq/L) 以代偿分钟通气量增加 血尿素氮降低(4～7 mg/dL)、肌酐降低(0.4～0.7 mg/dL)及肾小球滤过率(GFR)增加 红细胞比容减少(32%～36%) 白细胞计数增加(18～25 WBC/mm³) 血液稀释致白蛋白水平下降(<2.9 mg/dL)

心血管系统和出血

与其他患者相比,妊娠期患者表现为心率增快和血压较低。这些变化可能与出血时的生命体征相似。由于血容量增加,当孕妇丧失 1/3 的血容量时可能才会出现显著的生命体征变化。此外,子宫对下腔静脉的压迫会减少静脉回流而加重低血压。故妊娠期患者应在右侧腹部下方置垫枕以减轻这种压迫。提高早期识别出血和适当液体复苏的警觉性至关重要。

妊娠晚期出血通常由胎盘早剥引起。胎盘早剥是母体底蜕膜血管破裂出血所致,常发生在创伤、高血压或吸食可卡因的情况下。腹痛和阴道流血是常见表现,但高达 20% 的患者无显性的阴道流血。超声检查可能有助于胎盘后血肿的诊断。应及时实施液体复苏和输血治疗,连续胎心(continuous fetal heart rate,CFHR)监测亦必不可少。如果发现孕妇出现低血压或胎儿出现异常胎心音时,则应立即行剖宫产。

可用于产后出血的几种药物有:
- 催产素 10～40 IU 静脉注射。
- 甲麦角新碱 0.2 mg 肌肉注射(最多 5 剂)。
- 前列腺素 F2a 250 μg 肌肉注射。
- 米索前列醇 1 000 μg 灌肠。

当产妇低血压需要使用血管升压药时,有限的证据表明麻黄素为首选药物,因为它能提升产妇血压和增加子宫血流量,且副作用很少。去氧肾上腺素是可被接受的替代药物,但可能引起产妇心动过缓。由于去甲肾上腺素和肾上腺素对子宫的血流量存在有害影响,故应尽量避免使用。

静脉血栓栓塞

静脉血栓栓塞是创伤患者的常见并发症,怀孕使其发病风险增加 4～7 倍。由于深静脉血栓和肺栓塞的许多体征与妊娠期的正常生理变化重叠,包括下肢肿胀、轻度呼吸困难和心动过速,因而不易被早期识别。此外,高达 58% 的妊娠期 PE 患者肺泡-动脉血氧分压差在正常范围。如果怀疑深静脉血栓或肺栓塞,应完善双下肢血管超声或 CT 血管造影检查。CT 血管造影的辐射量少于核素肺通气/灌注扫描。如果担心辐射影响,超声心动图可能是评估右心应力变化的一个良好初始检查。初始治疗是静脉输注肝素,后期可过渡为低分子肝素,两者均可在妊娠期安全使用。由于华法林有致畸作用,妊娠期禁用。

呼吸支持

妊娠期患者由于分钟通气量增加,常合并慢性呼吸性碱中毒。因此,动脉血气分析可见 pH 轻度升高至 7.47 及 $PaCO_2$ 降至 30 mmHg。对于需要机械通气的患者,应调整分钟通气量以维持 $PaCO_2$ 在 30～32 mmHg。同时应避免 $PaCO_2$ 低于 30 mmHg,因为这会减少子宫血流量。在允许性高碳酸血症的情况下,将 $PaCO_2$ 维持在 60 mmHg 并未对胎儿的长期结局产生不利影响。妊娠期患者氧储备减少,容易出现血氧饱和度迅速降低。

对于需要胸腔置管的患者,由于膈肌上抬达 4 cm,因而放置位点必须在解剖学上高于标准穿刺点以避免误置入腹腔。

神经系统

镇痛和镇静是 ICU 的常规治疗,但这些药物可能会进入胎儿循环。阿片类药物是首选镇痛剂。非甾体抗炎药可能导致胎儿动脉导管未闭,故应避免使用。有限的证据表明劳拉西泮存在致畸作用,因此咪达唑仑是推荐的镇静剂。顺阿曲库铵是首选的神经肌肉阻滞剂,因为其代谢不依赖于肾脏和肝脏;维库溴铵也是一种可供选择的药物。应尽可能限制这些治疗的持续时间。

需要抗惊厥治疗的患者应给予适量的苯二氮䓬类或巴比妥类药物。苯妥英钠由于致畸作用是禁忌药物。

局部和全身麻醉剂均被认为是安全的。但局部麻醉剂能穿过胎盘,因此应避免大剂量使用。

消化道并发症的预防

妊娠期患者胃食管交界处的结构改变使其特别容易误吸,因此需要将床头抬高。止吐药物有助于缓解妊娠相关和手术后的恶心症状。首选药物包括甲氧氯普胺和普鲁氯嗪。硫糖铝和抗组胺药被认为能安全用于应激性溃疡的预防。质子泵抑制剂尚缺乏使用证据,但新一代质子泵抑制剂在妊娠期可能是安全的。

感染和脓毒症

在妊娠和非妊娠患者中,脓毒症的治疗采用相同的关键处理原则,即早期液体复苏和使用抗生素。妊娠期患者可安全使用青霉素、头孢菌素、红霉素和克林霉素。氨基糖苷类、磺胺类、喹诺酮类和甲硝唑需谨慎使用,因为它们可能导致胎儿毒性。四环素类是禁忌药物。

常见的妊娠相关感染包括产前绒毛膜羊膜炎和肾盂肾炎,以及产后子宫内膜炎、伤口感染、梭状芽孢杆菌子宫肌炎和艰难梭菌感染。常规初始抗生素方案为氨苄西林联合庆大霉素。

子痫前期和子痫

子痫前期是指在妊娠 20 周后出现蛋白尿和高血压。子痫是指在子痫前期的基础上出现抽搐发作。这些症状可能很严重,并发症包括神经功能障碍、肾衰竭或肝衰竭、肺水肿、HELLP 综合征(溶血、肝酶升高和血小板减少)和弥散性血管内凝血,因而必须在 ICU 给予标准的支持治疗。最终处理是在胎儿存活的情况下适时终止妊娠。

难治性或严重高血压(收缩压>160 mmHg 或舒张压>110 mmHg)可使用 β 受体阻滞剂、肼苯哒嗪、硝苯地平或尼卡地平治疗。由于硝普钠有药物毒性并能减少子宫血流量,应避免使用。

患者还可能出现颅内压升高和脑出血。处理方法与非妊娠患者相似,可能需要采取措施降低颅内压。对于出血患者的治疗原则是纠正凝血病并停用抗凝剂。

抽搐发作患者应给予 4～6 g 硫酸镁弹丸式推注,并保持 2 g/h 的速度持续滴注硫酸镁。重度子痫前期患者(严重高血压、HELLP 综合征、肺水肿)也应该补充硫酸镁以预防抽搐发作。

妊娠期创伤患者的处理

创伤在妊娠期患者中的发生率为 5%,孕妇和胎儿的死亡率分别为 1% 和 6%。高级创伤生命支持原则同样适用于妊娠期患者。

发生机制

机动车碰撞是孕妇和胎儿死亡的最常见原因。在孕妇存活的情况下,闭合性创伤致胎盘早剥是引起胎儿死亡的主要原因。孕妇从车辆上坠落与子宫破裂和胎儿高死亡率有关。

开放性创伤通常与家庭暴力有关。随着胎龄的增长和子宫占据更多的腹部空间,胎儿被直接损伤的概率逐渐升高。

监测

妊娠超过 20 周后,应进行 CFHR 监测。心动过缓是严重胎儿窘迫的征象(正常 120～160 次/min)。具有 CFHR 监测经验的临床医生应能够处理胎儿窘迫,特别是晚期减速。同时,定期对胎儿进行超声评估可以提供胎龄、心脏功能、胎方位和潜在的损伤,如胎盘早剥。

影像学

对胎儿辐射的担忧必须与孕妇不能确诊的危害性进行权衡。应根据需要进行诊断性检查。必要时可以在孕妇的小腹上放置铅围裙以保护胎儿。在胎儿器官发育期(<8 周)内限制辐射最为重要。辐射暴露$<0.1\,Gy$ 相对安全(腹/盆腔 CT 为 $0.09\,Gy$)。

胎盘早剥

可能在孕妇遭受微小创伤的情况下即可能发生胎盘早剥。胎盘早剥$>50\%$ 通常会导致胎儿死亡。轻度胎盘早剥给予液体复苏和连续超声监测处理。如上所述,必须实施 CFHR 监测,出现胎儿窘迫则为剖宫产指征。

胎母输血综合征

约 25% 的创伤患者会发生胎儿出血进入母体血液循环的情况。除引起胎儿低灌注外,胎母输血综合征还可能导致 Rh 阴性母体发生同种免疫。尽管胎儿红细胞酸洗脱试验(Kleihauer-Betke 试验)可用于胎母输血综合征的检测,但其灵敏性不足以检测到引起同种免疫的出血量,因此所有遭受腹部创伤的高危孕妇均应接受 Rh 免疫球蛋白处理($50\,\mu g<16$ 周,$300\,\mu g\geqslant16$ 周)。

早产

早产是指在妊娠 36 周前出现宫缩并导致宫颈管消退和扩张的情况。此时需要产科专家早期介入以明确是否需要使用宫缩抑制剂,但其在胎儿窘迫时为禁忌。如果条件允许首选经阴道分娩,因为剖宫产可能会增加$1～1.5\,L$的失血量。

胎儿宫内死亡

胎儿宫内死亡 48 h 内通常会自然分娩。如果 48 h 内未自然分娩或凝血检查提示凝血功能恶化,则应立即引产,否则孕妇会迅速继发弥散性血管内凝血(DIC)。

剖宫产

急诊剖宫产可以同时挽救孕妇和胎儿的生命,两者的存活率分别为 72% 和 45%。当胎龄$\geqslant26$ 周且胎心音存在时,胎儿的存活率能增至 75%。新生儿复苏专业团队是必不可少的。急诊剖宫产的适应证包括:

- 孕妇难治性休克或出血。
- 胎儿窘迫风险超过早产风险。
- 重度胎盘早剥。
- 子宫破裂。
- 孕妇存在隐匿性损伤。
- 不稳定性胸腰椎骨折。

当胎儿≥26 周且在孕妇死亡 15 min 内,可考虑死后分娩。

心搏骤停

标准高级生命支持原则同样适用于妊娠期患者,但需要进行一些调整。当判断胎儿可以存活时,产科医生必须立即参与抢救以实现快速分娩。如果尚未建立高级生命支持,不建议实施 CFHR 监测,因为其在心搏骤停的情况下没有临床价值。

气道

妊娠患者气管插管的失败率约为 1/500,而在普通外科患者中的发生率约为 1/2 000。必须备有先进的气道设备能置入 0.5～1 cm 的小号气管插管。环甲膜切开术的设备也必须立即可用。由于吸入风险增加,建议在喉镜检查期间持续环状软骨加压。

高级心脏生命支持

应该与非妊娠患者一样使用电除颤。它不会对胎儿造成危害,但是在电除颤之前需要去除胎儿监护设备。高级生命支持的复苏药物会减少胎儿血液供应;然而目前没有替代药物,仍应按照复苏原则给予标准成人剂量。由于下腔静脉受子宫压迫可能无法正常回流至孕妇心脏,因此建议使用膈上静脉通路进行复苏给药。

胸外按压

应在患者右侧腹部下方置垫枕,使子宫向左移位以利于静脉回流。由于膈肌上抬和胸壁顺应性下降,胸外按压位置应调整至胸骨正中,并且需增加按压深度。

早产

当胎儿>23 周且体重>1 000 g 时,应在 4 min 内开始剖宫产,并在心搏骤停后 5 min 内分娩。这些救治目标不仅能改善胎儿的存活率和神经功能预后,还能增加孕妇静脉回心血量和胸外按压的有效性。通常孕妇的病情在分娩后能迅速改善,但预后与心搏骤停的根本病因密切相关。

（张玲　译）

参 考 文 献

［1］ American College of Obstetricians and Gynecologists.Clinical management guidelines:Critical care in pregnancy[J].Obstet Gynecol,2009,113 (2):443-450.

［2］ American College of Obstetricians and Gynecologists. Critical care obstetrics:preventing maternal morbidity and mortality. Safe Motherhood Initiative.Http://mail.ny.acog.org/website/CriticalCare.pdf.Accessed June 7,2011.

［3］ American Heart Association.Cardiac arrest associated with pregnancy[J].Circulation,2005,112:Ⅳ150-Ⅳ153.

［4］ CLARDY PF, REARDON CC.Critical illness during pregnancy and the peripartum period. In:Basow DS, ed[M]. Waltham, MA:UpToDate,2011.

［5］ HEMMILA MH.Trauma in pregnancy.In:Flint L,Meredith JW,Schwab CW,Trunkey DD,Rue LW,Taheri PA,eds［M］.Trauma: Contemporary Principles and Therapy.Philadelphia,PA:Lippincott Williams and Wilkins,2008:595-603.

［6］ TINKOFF G.Care of the pregnant trauma patient.In:Peitzman AB,Rhodes M,Schwab CW,Yealy DM,Fabian TC,eds.The Trauma Manual:Trauma and Acute Care Surgery［M］.3rd ed.Philadelphia,PA:Lippincott Williams and Wilkins,2008:515-523.

第 25 章　老年创伤重症监护

Gary T.Marshall

引言

发病率

在过去的一个世纪,老年人口增加了 11 倍,这一趋势仍在继续,到 2040 年,20％的人口将超过 65 岁。人们正享受着比预期更长的寿命和更积极的生活方式。但与衰老相关的运动和认知功能的下降,使老年创伤患者群体不断扩大。因此,ICU 中需要特别护理的老年创伤患者越来越多。

评估

老年创伤患者的评估面临许多挑战。创伤的严重程度往往与受伤机制不成比例。与年轻患者相比,头部、胸部、骨盆和四肢损伤在老年患者中更为常见。在老年患者中,创伤严重程度评分(ISS)是年轻患者的 2 倍,而跌倒相关的死亡率也明显更高。包括颈椎骨折在内的严重创伤可能无临床症状。由于在正常生命体征时常掩盖了隐匿性低灌注,初步评估也可能会变得复杂。一项研究发现,42％的老年创伤患者尽管生命体征是正常的,但乳酸和碱剩余增加。这些患者住院时间延长,预后与严重休克患者相似,因此即使患者生命体征正常,损伤轻微,也要高度怀疑严重创伤的风险,应该彻底评估患者病情,必要时行影像学检查。

并发症和合并症的影响

老年创伤患者死亡曲线的各阶段,如院前、疾病早期和晚期死亡率都明显增加。早期积极的液体复苏、全面的 X 线摄片评估、监护和手术可以降低早期死亡率,密切观察患者病情的细微变化可以降低患者晚期死亡率。老年创伤患者的并发症发生率为 33％,而年轻患者仅为 19％。心血管事件(23％)和肺炎(22％)是最常见和最明显的并发症。这些问题应该及早积极地加以识别和处理。合并症也很重要,注意加强细节管理。

老年患者的生理变化和重症监护管理

对老年患者进行适当的复苏和重症监护需要了解与正常衰老相关的生理变化。一般来说,所有主要器官系统的功能都会随着年龄的增长而下降。

心血管系统

心血管系统发生的变化与衰老和心血管疾病的影响有关。高达 40％的老年人群存在无症状心肌缺血。动脉结构发生进行性增厚和弹性丧失。动脉压力传导的变化和血管硬化的共同作用使冠状动脉血流量减少。对于合并缺血性心脏病的患者发生严重创伤应激时,在高生理需求的情况下,冠状动脉供血可能会严重受损。

最大心率、射血分数和心排血量随着年龄的增长而降低。同时还合并左心室肥厚及心室舒张功能受损。低氧血症会加重危重症患者的心脏舒张功能障碍。老年人心脏对交感神经刺激反应较弱。因此,心排血量只能通过增加前负荷和心搏量来增加。轻度低血容量可能会导致明显的血流动力学障碍。然而,相对年轻患者,过度的液体复苏会导致老年患者肺水肿,因此须对液体进行精细化管理。当进行容量复苏时,特别是对于血流动力学不稳定的老年患者,应尽早考虑输血,因为失血性休克会导致死亡率显著升高。限制性输血可能不适用于老年患者。研究更低输血阈值的大型试验将慢性贫血的患者排除在外,尽管慢性贫血常见于老年人。其他研究发现红细胞容积小于 30% 会使心肌梗死患者的死亡率增加,并且更常与术后患者谵妄相关。低红细胞容积也预示着心力衰竭。与心室充盈相关的左房增大有助于老年患者的心排血量代偿性增加,但老年患者对发生心房颤动的耐受性变差,因此,维持窦性节律、控制适当的心率对老年人的管理至关重要。

肺脏

随着年龄增加,胸廓和肺顺应性下降,导致肺功能下降。脊柱和胸壁结构变化导致胸廓顺应性降低,最大吸气压力和呼气压力下降高达 50%。肺的顺应性下降、小气道塌陷,导致通气与血流灌注比值 (V/Q) 失调相关的缺氧,患者无效腔通气增加。最后,呼吸中枢对缺氧和高碳酸血症的调节反应发生改变,对以上刺激的通气反应显著降低。一般来说,老年患者的呼吸机策略建议使用呼气末正压 (PEEP),同时限制吸入氧浓度,避免通气较好的肺泡过度充气,并延长足够的呼气时间,避免产生内源性 PEEP 和 CO_2 蓄积。

肾脏

正常衰老过程中,85 岁时约 40% 的肾小球发生硬化。动脉硬化进行性加重导致肾血流量减少约 50%。伴随瘦体重的降低,血清肌酐水平保持不变。随着肾小管功能减退,储钠和排酸能力下降,使得老年人脱水风险很高。这类患者入住 ICU,需要注意容量的丢失和补充。此外,应根据肾小球滤过率 (GFR) 合理地调整药物剂量。

在最初的诊断评估和随后的住院期间,应预防创伤患者的造影剂肾病。预防措施包括使用低剂量的非离子型造影剂、避免重复密集的检查、确保充分的水化治疗。碳酸氢钠或 N-乙酰半胱氨酸的使用价值有限。

随着少尿型急性肾衰竭的发生,高达 85% 的老年患者可能需要肾脏替代治疗。肾脏替代治疗的常规适应证也适用于老年人,但应与相关专家共同决定透析的时机和方式。虽然进行肾脏替代治疗后老年患者的预后很差,但年龄本身并不能决定预后(与年轻患者的预后相似),不应作为禁忌证。肾脏替代治疗代表着治疗目标决策过程中的一部分,开始之前应对患者及其监护人进行充分告知。

神经认知功能

谵妄是一种急性的认知混乱状态,短时间内进展,症状具有波动性。应注意与痴呆鉴别,而痴呆的病程更长、相对稳定。超过 70% 的老年患者在住院期间出现谵妄,在合并老年痴呆的患者中甚至更高。谵妄增加了 ICU 和医院中产生的费用,还与患者出院后的认知能力下降有关。由于疾病的严重性和缺乏语言交流,对 ICU 的谵妄评估具有挑战性。临床工具包括 ICU 谵妄评估量表 (CAM-ICU)。首先,采用标准化的镇静评估方法。对非昏迷的患者进行谵妄的诊断基于以下特征:①精神状态的急剧变化或波动过程;②注意力不集中;③思维混乱;④意识水平改变。

谵妄有许多诱发因素(表 4.25.1),可能在入院时或病程中出现。需对入院后可能的重要因素进行治疗或预防。

表 4.25.1 ICU 中谵妄的因素

宿主因素	危重疾病相关因素	医源性因素
年龄	酸中毒	制动
酒精中毒	贫血/发热/感染/脓毒症	导管
载脂蛋白 E4 多态性	低血压	药物
认知障碍	代谢紊乱	睡眠障碍
抑郁	发热/低体温	
高血压	器官衰竭	
吸烟	呼吸系统疾病/缺氧	
视力或听力下降	疾病严重程度	

在 ICU 通常需要使用镇静和镇痛药物,但可能会产生不良影响,包括延长机械通气时间,特别是在持续而不是间断使用这些药物的情况下。每日暂停镇静剂可以减少这些并发症。苯二氮䓬类和抗胆碱能药物与谵妄有关,后者与阿片类药物的关系不太清楚,使用这些药物来维持适当的镇痛可能有助于防止谵妄发生。哌替啶是个例外,因为它与谵妄有关,尤其是在老年患者中。

谵妄管理的第一步是识别改变精神状态的任何潜在器质性来源,需要仔细询问病史和进行体格检查,因为意识状态的改变可能预示着潜在的感染或代谢紊乱。多组非药物治疗方案可以减少谵妄,应该在 ICU 实施。这些干预措施包括反复定向训练、认知刺激、非药物睡眠方案、早期活动、迅速撤除约束和导管、使用眼镜和助听器及早期纠正脱水,同时还应考虑药物干预。当前重症医学学会的指南推荐使用氟哌啶醇,从 2 mg 开始,每 15～20 min 重复 1 次,逐渐增加剂量(通常为 2 倍),直到谵妄发作停止。然后计划每 6 h 追加 1 次,并在数天内逐渐减量。新的非典型抗精神病药(atypical antipsychotic,AAP)如利培酮、齐拉西酮、奎硫平和奥氮平可能在谵妄管理中起作用。尽管没有进行安慰剂对照试验,但数据显示,这些药物至少和氟哌啶醇一样有效,副作用更少,一旦开始使用,这些药物需持续使用到患者在 48～72 h 内没有出现谵妄,然后可以逐渐减量。

代谢和内分泌变化

老年患者身体成分随着年龄的增长而变化。高达 40% 的瘦体重丢失,相应的力量损失和静息能量消耗减少高达 15%。由于肌肉质量的丢失,老年患者在急性疾病和创伤期间可能会迅速发展为蛋白质-能量营养不良。理想情况下,营养支持应该在入院后 24 h 内开始。肠内支持是首选方法。早期喂养可以减少感染,降低死亡率。应调整喂养以满足热量需求,避免过度喂养,以免导致机械通气时间延长和脂肪合成增加。微量营养素经常是缺乏的,也应该补充。

糖耐量受损的发生率随着年龄的增长而增加,60 岁以上的美国人口中有近 40% 的人患有糖耐量受损或 2 型糖尿病。这是胰岛素分泌随年龄增长而下降所致。老年患者也应该和年轻患者一样严格控制血糖。

创伤性损伤的管理

创伤性颅脑损伤

创伤性颅脑损伤(TBI)很常见,每年约 140 万美国人受影响,并导致超过 13 000 名 65 岁及以上的患者死亡。年龄预示着更高的死亡率和致残率。频繁使用抗凝血剂和抗血小板药物对这些患者是一个挑战。多达 9% 的老年 TBI 患者在疾病中使用华法林抗凝治疗。这些患者的脑出血并不能通过临床表现或国际标准化比值进行可靠的预测。应该对所有这些患者进行头颅CT检查以排除TBI。明确诊断为TBI的患者应立即使用新鲜冰冻血浆进行抗凝治疗。老年患者使用包括氯吡格雷和阿司匹林在内的抗血小板药物也很常见。然而这些药物对TBI患者预后的影响证据较少,亦未证实这些药物作用能被逆转。潜在的治疗策略包括使用血小板、去氨加压素、凝血因子Ⅶ,使用这些药物的益处正在研究。由于疾病容易出现恶化、死亡率很高,所有的老年创伤性颅脑损伤(TBI)患者都应该住院并仔细观察。

胸部创伤

胸部创伤,尤其是肋骨骨折,在老年人中很常见。与年轻患者不同,这些疾病都是老年患者的发病率和死亡率的重要来源。即使损伤严重评分(ISS)较低,65岁以上患者肋骨骨折的死亡率也是年轻患者的2倍,肺炎的发病率也在增加,这些都与肋骨骨折的数量直接相关。老年患者出现3根及3根以上肋骨骨折,都应入院观察。这些患者的疼痛管理至关重要,应采用如硬膜外镇痛和椎旁阻滞的局部镇痛方案,因为可以有效地降低死亡率、肺炎发生率和减少呼吸机使用天数。非甾体抗炎药也是有益的,但在使用时必须注意监测肾功能。镇痛应与积极的肺部治疗措施相结合,如激励性肺活量测定和间歇性正压通气。

实质脏器损伤

老年人实质脏器损伤的处理方式与年轻患者相同。高龄(>55岁)是非手术治疗失败的危险因素,失败后的预后可能更差。大多数的失败发生在第48～72h。应密切观察患者的血容量、疼痛程度、持续不明原因的心动过速,以及血流动力学失代偿或不稳定,这可能都提示需要手术干预。血管造影是一种合理的选择,术中可见造影剂对比度增加或外溢,但在进行血管造影之前,必须排除其他失血来源。

骨盆骨折

骨盆骨折是老年人高发病率和死亡率的一个常见原因。侧方压缩型骨折在老年人群中更为常见,并与出血性并发症增加有关。这种骨折不适合外固定。因骨盆骨折而入院的患者,应该进行血型鉴定和交叉配血,动态监测红细胞比容。腹膜后出血很常见,非常适合血管造影干预。血管造影的适应证包括血流动力学不稳定、CT显示的盆腔大血肿及输血超过4个单位。血管造影栓塞术可降低死亡率。选择手术固定的时机很困难,必须迅速评估和治疗并发症,因为早期的手术并发症由合并症引起,但48h内早期固定可以降低髋部骨折的死亡率和发病率。

(赵东升 译)

参 考 文 献

[1] BULGER EM,EDWARDS T,KLOTZ P,et al.Epidural analgesia improves outcome after multiple rib fractures.Surgery,2004,136(2):426-430.
[2] CHEUNG CM,PONNUSAMY A,ANDERTON JG.Management of acute renal failure in the elderly patient:a clinician's guide[J].Drugs Aging,2008,25(6):455-476.
[3] GIRARD TD,PANDHARIPANDE PP,ELY EW.Delirium in the intensive care unit[J].Crit Care,2008,12(suppl 3):S3.
[4] IVASCU FA,HOWELLS GA,JUNN FS,et al.Rapid warfarin reversal in anticoagulated patients with traumatic intracranial hemorrhage reduces hemorrhage progression and mortality[J].J Trauma,2005,59(5):1131-1137;discussion 1137-1139.
[5] MARTIN JT,ALKHOURY F,O'CONNOR JA,et al.'Normal' vital signs belie occult hypoperfusion in geriatric trauma patients[J].Am Surg,2010,76(1):65-69.
[6] MCMILLIAN WD,ROGERS FB.Management of prehospital antiplatelet and anticoagulant therapy in traumatic head injury:a review[J].J Trauma,2009,66(3):942-950.
[7] PETERS CW,BEYTH RJ,BAUTISTA MK.The geriatric patient.In:Gabrilli A,Layon AJ,Yu M,eds.Civetta,Taylor,& Kirby's Critical Care[M].4th ed.Philadelphia,PA:Lippincott Williams & Wilkins;2009:1505-1533.
[8] STERLING DA,O'CONNOR JA,BONADIES J.Geriatric falls:injury severity is high and disproportionate to mechanism[J].J Trauma,2001,50(1):116-119.

第 26 章 毒 物 学

Kenneth D.Katz

一般方法

创伤患者经常会遭遇中毒、醉酒和戒断状态,因而临床医生必须熟悉诊断和治疗常见毒物的一般方法。此外,最初的创伤性损伤、治疗或诊断性检查可能会掩盖、延误对潜在药物过量的识别,并容易影响预后。

对中毒患者的初步处理主要集中在病史采集、体格检查和有针对性的诊断方面。患者可能由于创伤或精神状态改变而无法提供病史,因此从护理人员、家人、朋友处,甚至通过手机短信等类似方式收集信息非常重要。通常可以获得以下关键病史信息:最后一次见到患者处于正常健康状态的时间,发现患者时的物理环境,滥用药物史或近期停用史,精神病或存在自杀遗书。应特别注意患者出现与病史、体检或诊断性检查不一致的临床表现。这可能表明存在被明显损伤掩盖的潜在中毒或戒断状态。

不论患者的临床病因如何,均应立即关注气道、呼吸、循环和伤残情况。对于醉酒或中毒患者,体格检查应主要集中在生命体征、神经系统和皮肤异常方面。此外,同时具有多种异常表现可以说明存在特定中毒综合征。

对中毒患者与创伤患者的常规诊断性检查往往互有交叉,包括血清生化指标(其中应特别关注高阴离子间隙型代谢性酸中毒的存在,以及葡萄糖、乙醇和乳酸水平)、心电图和尿液检测等。然而,应根据临床表现和疑似中毒物进行更具体的实验室检查。

诊断注意事项

如果出现和持续存在不明原因的高阴离子间隙型代谢性酸中毒,应保持关注并在初始复苏后复查。因为这可能表明存在被忽略的毒物,如有毒酒精。如果怀疑曾摄入乙酰氨基酚和水杨酸盐,应检测它们在血清中的含量,因为这些药物易于获得且常与过量服用有关。全血细胞计数是反映慢性酒精中毒的指标。常规尿液药物筛选测试通常对患者的诊断或处理没有帮助,因为有许多假阳性和假阴性结果。应根据患者的病史、诊疗记录或临床高度疑诊对特定的药物或毒物水平进行检测,如锂或一氧化碳等。对出现谵妄的患者应考虑以下不同病因(表 4.26.1)。

表 4.26.1　常见谵妄的病因

病因	发病时间	典型临床表现	常见药物
γ-氨基丁酸(GABA)激动剂戒断	数小时至数天,取决于药物(如短效药物,阿普唑仑的发作时间较短)	心动过速、高血压、发热、颤抖、发汗、视觉/触觉幻想、癫痫发作	乙醇、苯二氮䓬类药物、卡利普多

续表

病因	发病时间	典型临床表现	常见药物
抗胆碱能药物	数小时	心动过速、 高血压、发热、 黏膜/腋下干燥、 喃喃自语/行为异常、 瞳孔散大、 癫痫发作	三环类抗郁药、 苯海拉明、 环苯扎林、 氯氮平
拟交感神经药物	数小时	心动过速、 高血压、 发热、瞳孔散大、 发汗、癫痫发作	可卡因、 安非他明
5-羟色胺综合征	数小时	自主神经功能紊乱、 下肢阵挛/反射亢进	5-羟色胺再摄取抑制剂、 单胺氧化酶抑制剂、 右美沙芬、 可卡因、锂
抗精神病药恶性综合征	数天	自主神经功能紊乱、 "铅管样强直"、 紧张症	非典型/典型神经阻滞剂、突然停用多巴胺类药物
恶性高热	数分钟/数小时	自主神经功能紊乱、发热(可能会延迟)、CO_2潴留、 咬肌痉挛	吸入性麻醉剂、 琥珀酰胆碱

常见毒物和临床综合征

拟交感神经药物

过度刺激交感神经系统会导致心动过速、高血压、烦躁不安、谵妄、瞳孔散大和发汗。例如可卡因和安非他明等非法药物,以及用于治疗注意力缺陷障碍的药物、食欲抑制剂和消肿剂等。此外,年轻创伤患者使用可卡因常出现"兴奋性谵妄"的临床表现。若不对这些患者进行积极的镇静和复苏,可能导致其死亡。

高热是拟交感神经药物中毒后与死亡率最相关的体征。严重病例的治疗重点是使用苯二氮䓬类药物、补液和主动降温以减少肌肉强直和功能亢进。一般来说,可能需要大剂量苯二氮䓬类药物来达到适当的镇静水平(如劳拉西泮 2 mg 静脉注射,每 5 min 1 次)。虽然苯二氮䓬类是这些患者的首选药物,但由于抗精神病药(如氟哌啶醇 5 mg 静脉注射)能阻止拟交感神经药物中毒后的多巴胺激增现象,通常可以增强镇静作用。在患者得到充分镇静前,物理约束仅能作为一种临时措施。拟交感神经药物中毒的严重病例还可能出现多器官功能障碍(如心肌病、肾功能障碍、横纹肌溶解症等)。

抗胆碱能类药物

抗毒蕈碱药物是很常见的处方药,包括三环类抗抑郁药、抗组胺药、肌松剂、抗精神病药、抗癫痫药和解痉药。其中毒的临床表现包括:心动过速、低热、谵妄、癫痫发作、瞳孔散大、黏膜干燥、皮肤潮红、行为异常,在某些情况下还会出现室性心律失常。

严重的抗胆碱能药物中毒患者常出现极度躁动。苯二氮䓬类是治疗躁动的首选药物。毒扁豆碱（一次 1～2 mg 静脉注射）也可改善抗胆碱能性谵妄，但其效果短暂并可能会产生有害后果（即支气管痉挛和心动过缓）。

许多抗胆碱能药物（特别是三环类抗抑郁药）可因钠通道阻滞而引起心律失常。所有患者均应监测心电图（ECG）。如果 QRS 间期超过 120 ms，则应使用碳酸氢钠。使用碳酸氢钠的目标是将血液 pH 升至 7.5，QRS 间期降至 120 ms 以下，并达到血流动力学稳定。在对碳酸氢钠治疗无效的心律失常中，最好使用不会延长 QRS 间期的 Ib 类药物（如利多卡因）。此外，尿潴留应放置 Foley 导尿管，并检测总肌酸激酶（CK）水平以监测横纹肌溶解症。

阿片/阿片类药物

阿片/阿片类药物中毒综合征表现为昏迷、呼吸抑制和瞳孔缩小。哌替啶能引起瞳孔散大和抗胆碱能效应。曲马朵、丙氧芬和哌替啶均可引起癫痫发作。美沙酮与剂量依赖性 RR 间期校正 QT 间期（RR interval corrected QT interval，QTc）延长和尖端扭转性室性心动过速的风险增加有关。

纳洛酮是阿片/阿片类药物中毒的解毒剂，其逆转目标是恢复稳定的呼吸而非清醒状态。大剂量的纳洛酮常会导致阿片类药物的急性戒断，从而引起患者高度兴奋。通常 0.4 mg 纳洛酮与 10 mL 生理盐水一起配制。然后每隔数分钟注射 1 mL 稀释后的纳洛酮，直至达到预期效果。这种方法可以预防急性戒断的出现。如果需要持续输注纳洛酮治疗长效阿片类药物，则每小时连续输注 2/3 的有效纳洛酮剂量。纳洛酮在某些阿片类药物过量的情况下可诱发癫痫发作，如哌替啶和曲马朵。治疗这些阿片类药物过量时可能需要气管插管，而不是用纳洛酮逆转。

镇静剂/催眠药

这些药物通常是 γ-氨基丁酸（γ-aminobutyric acid，GABA）激动剂，可引起嗜睡和昏睡，生命体征相对稳定。许多药物在单独服用时很少需要干预，如艾司佐匹克隆、扎莱普隆和唑吡坦。严重乙醇中毒会导致低血糖、低血压和低体温。巴比妥类药物在严重情况下可能需要气管插管和血管升压药治疗。

一般来说，应避免将氟马西尼作为镇静剂/催眠药过量的逆转药物。与阿片/阿片类药物戒断相反，诱发急性 GABA 激动剂戒断可能危及生命且难以治疗。气道监测/支持是处理镇静剂/催眠药过量的最佳方法。

5-羟色胺综合征

服用 5-羟色胺类药物的患者出现以下症状和体征时，应怀疑存在 5-羟色胺综合征，包括：突发突止的自主神经功能紊乱、谵妄及下肢反射亢进/阵挛。该综合征最常发生在使用两种 5-羟色胺类药物的情况下，包括 5-羟色胺再摄取剂和单胺氧化酶抑制剂、右美沙芬、锂、可卡因和苯丙胺。

虽然有学者推荐将赛庚啶作为 5-羟色胺综合征的解毒剂，但没有证据支持其临床应用，且仅有口服剂型。5-羟色胺综合征通常在停药后 24 h 内缓解，故使用短效苯二氮䓬类药物治疗谵妄的效果较好。由于躁动程度不同，这些患者通常还需要水化及监测横纹肌溶解症的发生。5-羟色胺综合征是一种排他性诊断，医生应首先考虑治疗和评估其他疾病。

抗精神病药恶性综合征

抗精神病药恶性综合征（neuroleptic malignant syndrome，NMS）患者存在抗精神病的用药史，并逐渐出现自主神经功能紊乱、高热和"铅管"样强直。NMS 可以通过发病前使用的药物和发病的速度与其他临床综合征鉴别。

NMS 是一种罕见疾病，没有诊断或治疗的"金标准"。治疗该综合征的最佳方案是给予良好的支持治疗和停用可疑药物。与 5 - 羟色胺综合征不同的是,尽管有良好的支持治疗,NMS 症状仍可能持续长达 10 d。苯二氮䓬类药物被认为是该综合征的一线用药。虽然无有利证据支持溴隐亭用于 NMS 的治疗,但它也许是一种可被接受的辅助用药。溴隐亭只能口服给药,每日 4 次,每次 2.5~10 mg。

恶性高热

接触吸入麻醉剂或琥珀胆碱的患者可能发生恶性高热。患者表现为 $PaCO_2$ 升高、自主神经功能紊乱、发热、肌强直(尤其是咬肌痉挛)。恶性高热必须立即治疗,以减少横纹肌溶解症、心血管崩溃和死亡的风险。一旦诊断为该综合征,患者应立即给予丹曲林、静脉输液、降温和纠正电解质紊乱处理。丹曲林每 15 min 弹丸式推注 2~3 mg/kg,直到临床症状改善或总剂量累计 10 mg/kg。

常见特定中毒

非阿片类镇痛药(对乙酰氨基酚、水杨酸盐和非甾体抗炎药)

镇痛药是最常见的一类中毒药物,如对乙酰氨基酚和水杨酸盐;它们可以单独使用或与其他药物(如阿片类)联合使用。由于对乙酰氨基酚可被代谢为有毒代谢物 N - 乙酰 - P - 苯醌亚胺,因此能够导致非特异性胃肠功能紊乱继而引发肝坏死。当创伤患者存在不明原因的转氨酶进行性升高时,应调查对乙酰氨基酚的使用情况。

对乙酰氨基酚中毒的治疗主要取决于天冬氨酸转氨酶和血清对乙酰氨基酚含量的检测情况。当摄入时间不明或已服用数小时内,若对乙酰氨基酚含量 $>10 \mu g/mL$ 或 AST 升高,则需要使用 N - 乙酰半胱氨酸(NAC)治疗。当摄取时间已知并且摄入全部剂量时,对乙酰氨基酚含量应绘制在 Matthew-Rumack 列线图表上。任何对乙酰氨基酚含量在 4 h 内超过 $150 \mu g/mL$ 都应该接受 NAC 治疗。目前,由于 NAC 口感较差,静脉注射 NAC 是首选的给药方式。此外,静脉注射 NAC 是唯一在暴发性肝衰竭患者中研究过的方法。NAC 给药剂量为 150 mg/kg 维持 1 h,随后 50 mg/kg 维持 4 h,最后 100 mg/kg 维持 16 h。如果患者的天冬氨酸转氨酶、丙氨酸转氨酶、凝血酶原时间、肾功能和酸碱状态在该用药方案结束时保持正常,通常不需要再次给予 NAC 治疗。如果患者的实验室指标恶化或仍有临床症状,应额外给予 16 h 100 mg/kg 的 NAC 治疗,直到患者临床表现和实验室指标得到改善。

根据摄入量的不同,水杨酸盐中毒通常可以出现以下症状:心动过速、高热(氧化磷酸化解偶联)、耳鸣、胃肠功能紊乱、昏迷、癫痫发作,以及原发性呼吸性碱中毒和高阴离子间隙型代谢性酸中毒。水杨酸盐中毒的治疗初期需每隔 2~3 h 对血清水杨酸盐含量、电解质和血 pH 进行详细检测。连续 2 次以上检测血清水杨酸盐含量下降且最后一次 $<25 mg/dL$,患者才能安全出院。许多水杨酸盐中毒患者在发病时即存在 4~6 L 的容量丢失。

第一个治疗目标是进行积极的静脉液体复苏以保证足够的尿量。静脉注射碳酸氢钠碱化血液使血 pH 达到 7.5~7.55,以促进水杨酸盐从大脑(水杨酸盐毒性最严重部位)向血液中分布。碱化血液会导致尿液碱化并促进水杨酸盐经尿液排泄。在严重情况下(如急性和慢性血清水杨酸盐含量分别 $>100 mg/dL$ 和 $>60 mg/dL$、非心源性肺水肿、肾衰竭、感觉异常或癫痫发作),也可以行血液透析。超剂量非甾体抗炎药与昏迷、代谢性酸中毒和肾功能不全有关,如布洛芬或萘普生。

抗抑郁药

三环类抗抑郁药和 5 - 羟色胺类药物已在前文讨论。许多抗抑郁药在服用过量时相对无害。然而,某些 5 - 羟色胺再摄取抑制剂与癫痫发作和心脏传导障碍有关,并会增加患者的发病率与死亡率,如西酞普兰、安非他酮和文拉法辛。应监测患者是否有谵妄和癫痫发作,并根据需要使用苯二氮䓬类药物治疗。有报道指出,对严重的、难治性三环类抗抑郁药和安非他酮中毒可通过静脉注射脂肪乳剂(ILE)治疗。

神经阻滞剂

典型和非典型的神经阻滞剂中毒均可引起心动过速、嗜睡、昏迷和 QTc 延长。氯氮平会导致流涎过多、抗胆碱能性谵妄和粒细胞缺乏症。奥氮平可引起抗胆碱能性谵妄和瞳孔缩小。对这类患者以支持治疗为主,包括使用苯二氮䓬类药物治疗谵妄和监测 QT 间期防治心律失常。

心血管药物

β受体阻滞剂可引起心动过缓、低血压、昏迷、低血糖和高钾血症。钙通道阻滞剂也会引起类似的临床表现,但除外以下两种情况:其阻断胰岛素释放而出现高血糖,以及二氢砒啶类药物致周围血管扩张出现反射性心动过速。然而,大剂量二氢吡啶类药物中毒也会导致心动过缓。1a 和 1c 类抗心律失常药物,如奎尼丁和普罗帕酮,可同时引起心脏钠离子内流和钾离子外流受阻。Ⅲ类药物索他洛尔与心动过缓、QTc 延长和尖端扭转性室性心动过速有关。

强心苷类药物(如地高辛)与高钾血症和多种心脏传导障碍有关;其中血 $K^+>5.5\,mEq/L$ 与急性中毒的死亡率直接相关;后者是由于药物抑制了 Na^+/K^+ ATP 酶,并使心脏自律性增强及传导延迟。虽然室性期前收缩通常是最早和最常见的心电图异常,但对于慢心室率的心房颤动或双向室性心动过速的患者,应高度怀疑强心苷类药物中毒。降压药会导致低血压和相对心动过缓,如血管紧张素转换酶抑制剂。可乐定会引起一过性高血压,随后出现低血压、心动过缓和瞳孔缩小。

尽管药物种类不同,心血管药物中毒的治疗原则基本一致。胰高血糖素是 β受体阻滞剂中毒的经典解毒药,亦被证明对钙通道阻滞剂中毒有一定的益处。胰高血糖素对心血管发挥作用的初始剂量为 5~10 mg 静脉注射;如果初始剂量产生作用,随后以 5~10 mg/h 静脉输注。但胰高血糖素治疗存在呕吐、疗效不佳、费用和实用性的因素限制。静脉注射钙剂(如氯化钙或葡萄糖酸钙)可能对心血管药物中毒有轻度改善作用,但对严重中毒效果欠佳。尽管去甲肾上腺素、肾上腺素和去氧肾上腺素被广泛使用,但最适合中毒治疗的血管升压药尚未得到证实。由于多巴胺主要是间接作用,可能会受到许多精神病药物常见的突触前再摄取抑制的影响,因而不适合作为血管升压药的选择。通常需要直接作用的血管升压药来克服药物的竞争性抑制。一旦选择了血管升压药,其剂量可能需要迅速增加,甚至可能超过常规"最大"剂量。治疗目标是充分的组织灌注(如精神状态和尿量正常)及酸碱状态的改善。联合高胰岛素血症-正常血糖治疗可以获得额外的益处。该疗法最初被推荐用于钙通道阻滞剂的中毒,动物研究显示,其对 β受体阻滞剂中毒也有益处。给予大剂量胰岛素[0.5~1 IU/(kg·h)]和葡萄糖溶液同时输注以维持正常血糖。此外,使用高胰岛素血症-正常血糖治疗严重的维拉帕米和普萘洛尔中毒也有报道。

除临床表现外,抗心律失常药物中毒的治疗主要由患者的心电图作为指导。钠通道阻滞引起 QRS 间期持续延长超过 120 ms 时,应及时使用碳酸氢钠碱化血液,使血 pH 达到 7.5。利多卡因可安全治疗对碱化血液无效的室性心律失常。钾通道阻滞表现为 QTc 延长和尖端扭转性室性心动过速。可给予硫酸镁2~4 g 静脉注射,以避免潜在的致命性心律失常。

最后,地高辛能被其特异性抗体片段灭活。急性摄入地高辛后血钾水平升高($K^+\geqslant5.5\,mEq/L$)是最明确的治疗指征。除此以外的给药依据是患者的临床状况,以及疑似急性地高辛摄入、慢性中毒后出现危及生命的心律失常或低灌注。在没有高钾血症、临床显著心律失常或心血管功能异常的情况下,地高辛的血药浓度并不表明需要治疗。急性中毒的经验性给药剂量为 10 瓶,慢性中毒为 3~6 瓶。在已知地高辛血药浓度的患者中,剂量计算公式:瓶数=[体重(kg)×浓度(ng/mL)]/100。长期使用地高辛的疗效如果被迅速逆转,可能导致充血性心力衰竭急性加重或快心室率的心房颤动。

有毒醇类

当摄入有毒醇类(如乙二醇、丙二醇和甲醇等)时,由于乙醇脱氢酶将母体化合物降解为草酸、乳酸和甲酸,因而可引起昏迷、重度高阴离子间隙型代谢性酸中毒、急性肾小管坏死(乙二醇)和视网膜毒性(甲醇)。即使没有检测到母体化合物或渗透压间隙,患者也可能表现出危及生命的中毒,这是由于在就诊前醇类已经被完全代谢。在乙二醇中毒的情况下,床旁使用伍德灯照射尿液可能会发现荧光素;但是没有荧光素并不能完全排除中毒可能。摄入异丙醇会导致醉酒、昏迷、出血性胃炎、无代谢性酸中毒的酮症(由于直接代谢为丙酮)和血清肌酐值假性升高。

怀疑摄入有毒醇类时应立即给予甲吡唑 15 mg/kg 静脉注射,以抑制乙醇脱氢酶将其进一步代谢为有毒产物。母体化合物的存在会引起渗透性利尿致容量丢失,故通常需要几升的晶体复苏。输注碳酸氢钠适用于严重的代谢性酸中毒。血液透析的指征是外周器官存在损害、严重酸血症(表明有毒酸性代谢物的产生)、肾衰竭或渗透压显著升高。

对于服用甲吡唑后血清有毒醇类含量仍极高且半衰期延长的患者,可考虑行血液透析。此外,维生素可能通过协助有毒酸代谢为无毒产物而提供更多的益处。甲醇中毒建议使用叶酸或亚叶酸治疗,每 4 h 静脉注射 50 mg。摄入乙二醇后可给予硫胺素和吡哆醇治疗,分别为每 8 h 静脉注射 100 mg 和每 6 h 静脉注射 50 mg。

糖尿病药物

胰岛素和磺脲类药物中毒都会表现为低血糖,其持续时间取决于所用的具体药物。只有在确定低血糖的情况下才能使用葡萄糖和生长抑素治疗,而不是经验用药。

在处理外源性胰岛素或磺脲类药物中毒时,需反复监测血糖浓度。推荐在患者入睡时每小时测量一次血糖,清醒时间隔 2 h 一次。在观察期间允许正常饮食。一旦出现低血糖,通常应先给予 25 g 葡萄糖弹丸式推注,然后再输注 5% 的含葡萄糖溶液。反复低血糖应及时提高静脉输液中的葡萄糖浓度。如果需要输注 20% 葡萄糖,应建立中心静脉通路以减少静脉炎风险。奥曲肽每 8 h 皮下注射 50 μg,可减少服用磺脲类药物后的葡萄糖需求量和低血糖发作,甚至可能减少外源性胰岛素注射后的低血糖发作。由于磺脲类药物半衰期较长,并且皮下胰岛素的储存量较大,因此有必要对这些患者进行长时间的观察。

双胍类药物(如二甲双胍)中毒的特点是严重代谢性酸中毒,特别是在肾或肝功能不全的情况下;因为它们不属于胰岛素促分泌剂,故通常不会引起低血糖。治疗方法是输注碳酸氢钠使血 pH 恢复正常,但通常需要大剂量的碳酸氢钠。一些严重中毒的患者可进行血液透析清除二甲双胍。患者服用二甲双胍后应连续监测血生化和乳酸。

抗癫痫药

抗癫痫药物包括一系列不同的药物和毒副作用。由于药物的作用机制是对神经元的抑制,抗癫痫药物中毒一般表现为嗜睡和昏迷。少数药物(如噻加宾、拉莫三嗪和卡马西平)可能会反常性引起躁动或谵妄及癫痫发作。卡马西平还与抗胆碱能性谵妄、心脏钠离子通道阻滞、胃肠吸收功能紊乱和低钠血症有关。苯巴比妥中毒可导致昏迷、低血压、心动过缓、体温过低和呼吸抑制。丙戊酸钠会引起高氨血症性脑病,使用左旋肉碱治疗可能会有效果,负荷剂量为 100 mg/kg 静脉注射(最大 6 g),随后为每 4 h 15 mg/kg。服用托吡酯与闭角型青光眼有关,并引起阴离子间隙正常型代谢性酸中毒。由于酸中毒程度较轻,一般不需要碳酸氢钠治疗。

抗惊厥药物超敏综合征会影响特定酶缺乏的患者,导致全身炎症反应,进而引起发热、皮炎、肾炎和肝炎;停用抗惊厥药物和使用类固醇即能缓解,但类固醇的具体剂量尚存在争议。与该综合征最相关的药物是苯巴比妥、苯妥英钠、拉莫三嗪、非特氨酯和卡马西平。除对特定症状的治疗外,抗惊厥药物中毒主要采用支持治疗。

甲基黄嘌呤

由于咖啡因和茶碱对 β-肾上腺素能受体的过度刺激,两者均可引起严重的胃肠功能紊乱、室上性心律失常、癫痫发作、代谢性酸中毒和低钾血症。

甲基黄嘌呤中毒可导致心动过速、低血压、呕吐、震颤、精神错乱,以及癫痫发作。短效 β 受体阻滞剂(如艾司洛尔)可能通过控制心率而改善低血压状态。服用茶碱的患者常有潜在的支气管痉挛性肺部疾病,因而在使用 β 受体阻滞剂之前应进行病史问诊和肺部检查。去氧肾上腺素是合适的替代药物,尤其在低血压的确切病因不清楚的情况下。推荐使用苯二氮䓬类药物治疗癫痫发作。在严重中毒的患者中,如有必要可以通过血液透析清除甲基黄嘌呤。

有机磷农药

氨基甲酸酯与有机磷中毒均可抑制乙酰胆碱酯酶活性,表现出"DUMBELS"临床综合征,包括:腹泻、尿失禁、瞳孔缩小、支气管黏液分泌增加、心动过缓、过度流泪和流涎。患者还可能出现癫痫发作及散发大蒜气味。

接触有机磷的患者应首先进行毒物清除,以防进一步吸入或经皮吸收。与毒蕈碱受体过度刺激有关的症状可用重复剂量的阿托品或格隆溴铵治疗,以改善气道压力和减少支气管黏液分泌;但对其他外周器官的毒蕈碱受体效果不明显。有机磷中毒患者常需要大剂量阿托品治疗。为防止有机磷结合胆碱酯酶产生的磷酰化酶老化,推荐使用解磷定 $1\sim2\,g$ 静脉注射,随后给予 $500\,mg/h$。如果未能在中毒后 $24\,h$ 内及时使用解磷定,则会导致毒性反应延长。氨基甲酸酯中毒可能不需要解磷定治疗,但如果毒蕈碱样症状原因不明,则应经验性使用解磷定。

有毒气体暴露

医生考虑有毒气体暴露的诊断需要较高的临床怀疑指数。主要治疗方法是脱离源头,同时救援人员需采取预防措施以防止额外暴露。

氰化物、硫化氢和一氧化碳通过破坏电子传递链抑制细胞呼吸。对于烟雾吸入的危重症患者,尤其是鼻孔和气道周围附着烟尘、有严重代谢性酸中毒和心血管崩溃的患者,应怀疑上述气体中毒。此类患者血乳酸 $>10\,mmol/L$ 对血氰化物含量 $>39\,\mu mol/L$ 具有较高的敏感性和特异性。皮肤呈樱桃红色通常是一氧化碳中毒后的尸检结果,因而不可靠。

对基于接触史、伴有严重代谢性酸中毒和心血管毒性而怀疑氰化物中毒的患者,可以给予经验性治疗。既往常用的氰化物解毒剂包括亚硝酸戊酯、亚硝酸钠和硫代硫酸钠。然而,亚硝酸盐对于烟雾吸入性损伤和低氧血症患者存在相对禁忌;因为其产生的高铁血红蛋白血症虽然有利于从细胞色素氧化酶中去除氰化物,但可能会使组织氧输送进一步恶化。美国批准使用的一种维生素 B_{12} 前体——羟钴胺,其单次 $5\,g$ 静脉注射可能是一种简易的替代疗法。不良反应包括分泌物和尿液变成深红色,以及干扰对肌酐等比色实验室的检测。如病情需要可以重复该剂量给药。

当下水道工人出现与氰化物中毒相似的临床表现时,应怀疑硫化氢中毒,特别是现场有多名受害者时。通常硫化氢在较低浓度下会发出恶臭味,但在高浓度和可能致命的浓度下会导致吸入者嗅觉疲劳。有趣的是,使用硫化氢自杀在一些国家越来越流行。其治疗主要是支持性措施。

一氧化碳中毒的最佳疗法尚不清楚。绝大多数患者通过脱离环境和高流量氧疗后症状会得到缓解,且不会留有后遗症。中毒症状在一些特定患者中可能更为严重,推荐给予高压氧治疗。理论上高压氧治疗的益处包括快速清除残留的一氧化碳，以及预防神经系统的远期并发症；然而，研究数据并不确定其是否有显著疗效。高压氧治疗通常只用于外周器官存在严重毒性反应的患者。

其他药物

γ-羟基丁酸酯通常用于狂欢派对，会导致镇静状态甚至呼吸衰竭，需要气管插管和机械通气；典型特征是呼吸衰竭患者会很快苏醒，即使在急诊科也能快速拔除插管。氯胺酮和右美沙芬是解离剂，可通过抑制 N-甲基-D-天冬氨酸谷氨酸受体引起以下类似症状，如心动过速、瞳孔散大、紧张或躁动等。摇头丸（或 3,4 亚甲基二氧基甲基苯丙胺）是一种有致幻作用的苯丙胺衍生物，严重的、危及生命的低钠血症与它的使用有关。

急性中毒可以有多种表现形式。患者可能会烦躁不安、神志不清、嗜睡或者昏迷。烦躁的中毒患者最适合使用滴定剂量的苯二氮䓬类药物治疗，以防止癫痫发作、精神运动性激越、心血管毒性及自伤行为。由于物理约束可能会引起机体损伤和横纹肌溶解症，因而只能在充分优化镇静方案的同时短暂使用。嗜睡患者必须密切监测呼吸抑制和误吸的情况。对于摄入不明药物或多种药物的患者，如果出现呼吸功能不全的表现，可考虑使用纳洛酮治疗。此外，治疗的目标是器官功能支持。

常见戒断状态

阿片/阿片类药物

阿片/阿片类药物的戒断症状类似于流感样疾病，如胃肠功能紊乱、竖毛反应、频繁呵欠和肌痛。以上症状虽然不适但并不危及生命，且患者的感觉功能仍存在。

阿片类药物戒断的管理应侧重于治疗可能使医疗或创伤病理复杂化的症状。使用长效 μ 受体激动剂（如美沙酮）替代阿片类药物，可以充分控制生理性戒断症状，剂量为每日 10~30 mg。对于危重症或气管插管患者，可静脉注射 50% 口服剂量的美沙酮。由于医学或社会心理原因不能选择阿片类药物治疗时，可以对最主要的症状提供对症处理。

镇静剂/催眠药

与麻醉剂不同的是，镇静剂/催眠药戒断可表现为意识模糊、谵妄和自主神经功能紊乱。长期服用短效苯二氮䓬类药物（如阿普唑仑）的患者应给予仔细的关注；若戒断未得到识别，症状可能突然出现且来势凶猛。酒精戒断在创伤患者中很常见，但重要的是需根据最后一次摄入酒精的时间判断出戒断的不同阶段。酒精戒断在最初 24~48 h 内的早期表现包括酒精性震颤（发汗、颤抖、心动过速），幻觉（感觉错乱、触觉/视觉幻觉）和戒断性癫痫（全身性强直阵挛、持续状态少见）。酒精戒断晚期（72~96 h）出现的最严重症状为震颤性谵妄，包括意识模糊、注意力不集中，以及严重的自主神经功能紊乱。

由于暂无可靠的预测指标，很难预测哪些患者会出现复杂的镇静剂/催眠药或酒精戒断。然而，戒断发作的详细既往史可能提示患者目前存在戒断风险。一旦发现存在戒断风险，应对患者进行仔细动态的检查，重点关注生命体征的异常和神经系统体征的变化，包括震颤、反射亢进、阵挛、幻觉和精神错乱。目前已研发出一些经过验证的评分系统，如戒断评估评分，其通过标准化的评分来预测戒断的严重程度及干预启动时机。然而这些量表也存在局限性，因为其主要依赖主观症状且对急性创伤患者的戒断缺乏特异性。

苯二氮䓬类药物仍然是镇静剂/催眠药和酒精戒断治疗的主要选择。地西泮具有良好的药理作用，因为其是长效制剂且代谢产物亦具有生物活性，自我衰减效应延长。此外，地西泮能迅速达到峰值效应，故允许进行快速滴定。轻度戒断或尚未出现戒断症状的患者应避免苯二氮䓬类药物的非必需应用和镇静。可以根据戒断的程度或检查的变化来启动治疗。

治疗剂量可能会有所不同,但可以安全给予地西泮 10～20 mg 静脉注射,并根据疗效逐步增加剂量。如果患者需要重复使用苯二氮䓬类药物,可根据个人需求给予常规剂量,然后在几天内逐渐减量。对于发病时存在中度至重度戒断症状的患者,建议以快速增加剂量或给予负荷剂量的方式积极静脉注射地西泮,直至临床症状得到控制。地西泮 10～20 mg 静脉注射是合理的起始剂量,随后可以根据需要每5～10 min 增加 1 倍。有些患者可能需要几百毫克,甚至更大剂量。治疗的目标是浅镇静、震颤停止及血流动力学异常改善。

对苯二氮䓬类药物耐药的患者应考虑使用替代方案。苯巴比妥可能对这些患者更有效,但治疗剂量的范围较窄,应在具有血流动力学和呼吸监测的 ICU 中使用。丙泊酚也可以有效地治疗气管插管患者。但是,由于丙泊酚的作用时间较短,建议在停用前加用长效制剂。不推荐将降压药、抗精神病药和抗惊厥药等替代方案作为镇静剂/催眠药/酒精戒断的主要治疗药物,因为其可能会掩盖戒断恶化的征象、降低癫痫发作阈值,并无法治疗潜在的病理生理改变。最近有报道指出,输注氯胺酮可作为苯二氮䓬类药物治疗重度酒精戒断的成功辅助疗法。

（张玲 译）

参 考 文 献

[1] ALARIE Y. Toxicity of fire smoke[J]. Crit Rev Toxicol,2002,32 (4):259-289.

[2] BOYER EW,SHANNON M. The serotonin syndrome[J]. N Engl J Med,2005,352 (11):1112-1120.

[3] BROOKS DE,LEVINE M,O'CONNOR AD,et al. Toxicology in the ICU:Part 2:specific toxins[J]. Chest,2011,140 (4):1072-1085.

[4] BUCKLEY NA,EDDLESTON M. The revised position papers on gastric decontamination[J]. Clin Toxicol,2005,43 (2):129-130.

[5] GHATOL A,KAZORY A. Ecstasy-associated acute severe hyponatremia and cerebral edema:A role for osmotic diuresis? [J]. J Emerg Med,2012,42(6):e137-e140.

[6] KRAUT JA,KURTZ I. Toxic alcohol ingestions:clinical features,diagnosis,and management[J]. Clin J Am Soc Nephrol,2008,3 (1):208-225.

[7] MRZUK PM,TARDIFF K,LEON AC,et al. Ambient temperature and mortality from unintentional cocaine overdose[J]. JAMA, 1998,279 (22):1795-1800.

[8] O'CONNOR PG,FIELLIN DA. Pharmacologic treatment of heroin—dependent patients[J]. Ann Intern Med,2000,133 (1):40-54.

[9] PENTEL PR,BENOWITZ NL. Tricyclic antidepressant poisoning—management of arrhythmias[J]. Med Toxicol,1986,1:101-121.

[10] REULBACH U,DUTSCH C,BIERMANN T,et al. Managing an effective treatment for neuroleptic malignant syndrome[J]. Crit Care,2007,11:R4.

[11] ROMANELLI F,SMITH KM. Dextromethorphan abuse:clinical effects and management[J]. J Am Pharm Assoc,2009,49 (2):e20-e25.

[12] SARFF M,GOLD JA. Alcohol withdrawal syndromes in the intensive care unit[J]. Crit Care Med,2010,38 (suppl 9):S494-S501.

[13] STOTTS AL,DODRILL CL,KOSTEN TR. Opioid dependence treatment:options in pharmacotherapy [J]. Expert Opin Pharmacother,2009,10 (11):1727-1740.

[14] WADE JF,DANG CV,NELSON L,et al. Emergent complications of the newer anticonvulsants[J]. J Emerg Med,2010,38 (2):231-237.

[15] WILSON E,WARING WS. Severe hypotension and hypothermia caused by acute ethanol toxicity[J]. Emerg Med J,2007,24 (2):e7.

[16] WINECOFF AP,HARIMAN RJ,GRAWE JJ,et al. Reversal of the electrocardiographic effects of cocaine by idocaine. Part 1. Comparison with sodium bicarbonate and quinidine[J]. Pharmacotherapy,1994,14:698-703.

[17] ZED PJ,KRENZELOK EP. Treatment of acetaminophen overdose[J]. Am J Health Syst Pharm,1999,56 (11):1081-1091.

第 27 章　创伤患者的康复

Kerry Deluca and Amy Wagner

患者处于创伤 ICU 阶段即需要评估其康复需求。物理治疗师是物理医学和康复（physical medicine and rehabilitation，PM&R）领域的专家，他们专注于患者当前和潜在的功能障碍，目标是最大限度地恢复机体功能和认知功能。

除物理治疗师之外，创伤 ICU 中的康复团队通常由理疗师、作业治疗师、语言治疗师和出院后训练计划专科医生。理疗师评估患者多方面的功能，包括力量、关节活动范围（range-of-motion，ROM）、转移能力、日常生活能力（activities of daily living，ADL）、步态和平衡力。作业治疗师通常负责评估患者以下功能：上肢力量和 ROM、ADL、认知功能、夹板固定和体位的需求。语言治疗师评估吞咽、语言和认知。每位治疗师对当前功能进行评估时还应描述患者的基础功能情况。

为了制定与病情急性期后相适应的治疗方案，物理治疗师需要考虑到患者原先的相关功能水平、生活状况、社会支持水平、当前的医疗需求、现在的功能水平和治疗需要。治疗人员、社会工作者和康复联络员评估患者的社会支持情况和机体的基础功能，帮助患者从医院的急性期治疗向急性期后的康复治疗转变。急性期后康复治疗的常见场所包括急性期住院康复治疗中心、亚急性康复治疗中心（通常设在有完善护理设施的场所）和长期设有急救治疗设施的地方，如果患者安全回家，家庭治疗或门诊治疗可能是继续进行康复治疗的选择。针对某些人群的研究表明，早期进行康复治疗可改善患者急性病的转归和预后，并缩短住院时间。

一般康复问题

创伤 ICU 患者的康复评估和管理除需关注所有 ICU 患者共性的问题以外，还需要关注到脊髓损伤（SCI）或创伤性脑损伤（TBI）患者特有的问题。由于创伤后患者的治疗和手术需要，患者通常是卧床的，这会给功能康复带来许多不利的情况，包括骨骼肌萎缩、耐力下降、关节挛缩、压疮形成、神经压迫损伤。给予患者在床上的良肢位摆放和夹板应用可以帮助减少上述并发症，并最大限度地提高患者的功能。

保护皮肤

创伤 ICU 的患者由于制动、感觉受损、营养状况差，以及与体位有关的组织剪切应力，导致皮肤破损和压疮形成的风险增加。急诊入住 ICU 并且在 ICU 停留超过 7 d 的老年患者，压疮风险明显增加。保护皮肤的策略之一是在医疗情况允许时每 2 h 翻身一次，翻身时注意避免摩擦和剪切力，还可以使用合适的气垫床和翻身枕。

应经常评估皮肤情况，卧床患者常见的皮肤破损部位包括枕骨、肩胛骨、骶骨、尾骨、股骨大转子、脚踝和脚跟。一旦患者开始坐立，坐骨结节处的皮肤也有破损的风险。能够坐在椅子上的 SCI 患者，应每 30 min 缓解一次坐姿形成的压力。那些不能独立完成缓解压力操作的患者应由他人协助完成，并在床上放置减压垫。

预防关节挛缩

关节挛缩对肢体功能影响较大,应通过每日对所有主要关节平缓地活动来预防挛缩。此外,合适的夹板应用和良肢位摆放可以防止挛缩的形成。减压踝足矫形器(pressure-relieving ankle foot orthose,PRAFOS)可缓解脚后跟的压力,同时防止跟腱挛缩。物理治疗师可能会考虑使用支架以增加活动范围,防止 ROM 不足和痉挛的患者出现关节挛缩。

痉挛状态

痉挛是以速度依赖性的牵张反射增强为特征的肌肉张力增加,是上运动神经元损伤的标志,常在 SCI 和继发性脑损伤患者中发生。痉挛可能导致关节活动范围减小、疼痛或功能下降。有时,痉挛在肢体保持某些功能上可能是需要的,比如在做单足站立旋转时,因此必须根据不同患者的个体情况决定治疗方案。每个关节的日常活动范围(被动或主动,取决于患者的情况和由于骨科损伤所允许的 ROM 参数)是治疗痉挛和预防关节挛缩的基石。可以考虑使用控制痉挛的药物,但这类药物大多数作用于中枢,有镇静作用。选择治疗痉挛的药物应基于患者的认知状态及神经学和医学上的考虑。

失能

住院相关性失能是一个多因素的现象,对机体功能有显著的影响。康复团队的工作是通过帮助患者在床边锻炼来最大限度地降低不活动带来的影响。一旦患者被允许下床活动,物理治疗师和作业治疗师即开始评估其活动功能,包括床上活动、坐在床边的能力、转移、步态和平衡。越来越多的文献记载了入住 ICU 后早期运动和锻炼的益处。虽然大部分研究都是在内科 ICU 中进行,但可以根据创伤 ICU 患者的需求调整康复方案。

异位骨化

TBI、SCI 和烧伤的患者患异位骨化(HO)的风险增加。HO 常表现为骨关节周围异常生长,导致 ROM 下降和疼痛。临床上还经常表现为该区域肿胀和发热,HO 的首发症状往往容易被物理治疗师和作业治疗师在治疗过程中注意到。ROM 下降可能影响功能。在疾病早期,碱性磷酸酶升高不具有特异性,因为其他骨科疾病也可出现升高。X 线平片结果相较于临床表现具有明显的滞后性,因此,三维骨扫描是确诊的首选方法。

特定人群的康复问题

脊髓损伤患者

根据美国脊柱损伤协会(ASIA)制定的简明创伤分级评分(AIS),将 SCI 进行分类,其中神经功能损伤水平是以损伤的最低平面来评估(脊髓损伤以上所有平面均正常),损伤程度[从 A(最严重)到 D(没有损伤)]是基于骶尾段感觉/运动功能及低于神经损伤水平的肌力来分级。理想情况下,AIS 评定应在伤后 72 h,呼吸和循环稳定后及脊柱休克期过后进行。包括插管、镇静等在内的临床因素都可能会延迟对患者的全面评估(图 4.27.1)。

伤后早期准确的 AIS 分级能够正确评估不同时间段神经功能的变化,并使临床医生能够预测最终的功能。完全性脊髓损伤 AIS 分级为 A 级的患者随着时间的推移可能有轻微的改善,但通常神经功能不会有显著的变化,AIS 分级 B 至 D 级的患者可以随着时间的推移而具有明显的改善。当我们在评估

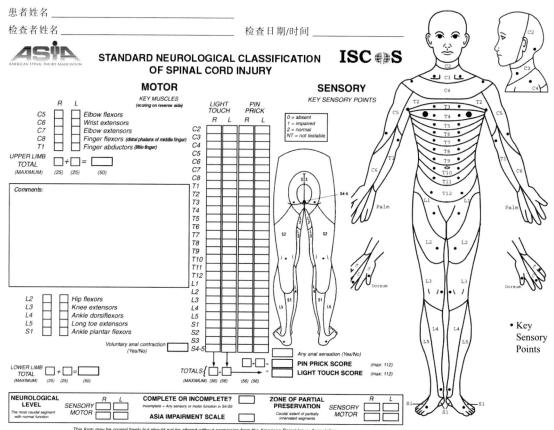

图 4.27.1 脊髓损伤神经学分类国际标准

颈髓损伤患者未来能恢复的程度时,需要考虑的关键节段:肘关节屈曲(患者能够将手移到嘴上完成进食和口腔清洁,表明 C5 功能完整),腕关节伸展(患者能够通过肌腱固定性抓握完成进食和口腔清洁,表明 C6 功能完整),肘关节伸展(大多数患者能独立完成物品传递,表明 C7 功能完整)。临床医生应在 1 个月内对患者进行 AIS 和相关运动评分来预测其长期功能和矫形需求。

脊髓休克

外伤性 SCI 后,患者可能立即进入"脊髓休克"状态,即损伤平面以下脊髓反射暂时性丧失或受抑制,其病理机制尚不完全清楚,可能持续数天至数周,反射可逐渐恢复。整个脊髓休克期间,即使是经证实的脊髓横断性损伤,球海绵体反射也可能会一直存在。前文中提到的痉挛也是脊髓休克的一种表现。痉挛可能是 SCI 患者的一个主要功能问题,必须进行个体化管理,因为它可能对功能既有积极的影响,也有消极的影响。

神经源性休克和循环不稳定

神经源性休克是一种来自脊髓休克的独立表现形式,表现为在 SCI 之后出现的严重低血压和心动过缓。在颈髓损伤和高位胸髓损伤后,损伤水平以下的血管无交感神经传入,此时迷走神经产生的副交感神经冲动占优势,由此造成的交感神经张力的丧失导致神经源性休克,表现为心血管收缩力下降和心动过缓,有时需要升压药物来治疗低血压,使用临时起搏来治疗心律失常。此外,当患者被转移下床时,可能会出现直立性低血压,通常需要使用弹力袜、腹带和米多君等药物来维持血压。自主反射障碍(AD)是 T6 水平及以上 SCI 患者的并发症。AD 通常在脊髓休克期缓解后发生,是由于损伤水平以下的有害刺激而表现出血压的急剧升高。AD 可能是致命的,需要立即进行干预。

呼吸功能的康复

SCI 中最常见的肺部并发症是肺不张和肺炎。由于呼吸肌无力,高位颈髓损伤(C1—C4)患者最容易发生呼吸系统并发症。此外,由于腹部肌肉瘫痪导致的咳痰无力,下颈髓损伤(C5—C8)和胸髓损伤(T1—T12)患者中呼吸系统并发症也很常见。严重胸部创伤和胸椎骨折的患者也可能伴随肺实质损害。

黏液分泌亢进是迷走神经冲动占优势,肺黏膜下腺体受迷走神经刺激所致。颈髓损伤和胸髓损伤的患者气道分泌物的管理是至关重要的,因为单纯靠气管内吸痰可能不足以清除所有的分泌物。促进双侧支气管分泌物排出的辅助手段包括机械性吸呼气、人工辅助排痰和雾化治疗。

为了预防 SCI 患者的肺部并发症,目前的临床实践指南建议使用大潮气量(基于身高,按理想体重15 mL/kg 给予)来保持肺膨胀。更大的潮气量已被证明可以减少肺不张并利于呼吸机撤离。如果气道峰压保持在 $40\,cmH_2O$ 以下,则可以降低气压伤的风险。对于急性呼吸窘迫综合征(ARDS)或气胸患者应该慎重应用大潮气量。如果 SCI 在 C3、C4 或 C5 水平,可能会因膈神经功能丧失引起膈肌无力,甚至瘫痪。尽管如此,一定比例的 C3 水平损伤和大多数 C4 水平损伤患者最终应该能成功撤机。C5 及以下平面损伤患者均应常规撤离呼吸机。SCI 患者在使用保留自主呼吸机械通气模式而不是同步间歇指令通气时撤机的成功率更高。

当四肢瘫痪患者开始直立时,应使用腹带。腹带迫使腹部内容物向上,通过固定膈的位置来增加肺活量。

吞咽困难

外伤性四肢瘫患者发生吞咽困难的风险增加。SCI 后吞咽困难的危险因素包括年龄、气管切开、机械通气和经前入路的脊柱手术。早期评估吞咽困难有助于将吸入风险降至最低。

神经源性膀胱的处理

SCI 后神经源性膀胱的早期处理通常采用 Foley 导尿管。如果患者不能自主排尿,并且当每日液体摄入量约为 2 000 mL 时,则可以考虑过渡到间歇性导尿方案。每 4～6 h 导尿排空膀胱,使得每次导尿量≤500 mL,以防止膀胱过度扩张和上尿道并发症的发生。对于拔除 Foley 导尿管后膀胱空虚的患者,仍应检查膀胱残余尿,以确保患者是自主排尿而不是溢尿。

神经源性肠功能障碍的处理

肠梗阻是 SCI 急性期最常见的消化道并发症。一旦肠蠕动恢复,便可启动肠道管理程序。SCI 后的神经源性肠功能障碍可根据"上运动神经元"(脊髓圆锥上方病变)或"下运动神经元"(马尾神经病变)进行分类。上运动神经元肠道管理通常包括使用大便软化剂和泻药,栓剂纳肛后,通过刺激肛门外括约肌引发结肠的反射排空。下运动神经元肠道管理包括使用填充剂和间歇性手动排便。不完全性 SCI 患者的肠道和膀胱功能通常会随着时间的推移而恢复。

脊髓损伤患者疼痛

SCI 患者可能会由多种原因引起疼痛。由骨折或其他组织损伤导致的损伤平面以上的疼痛,可采用神经阻滞剂局部封闭或阿片类药物治疗。损伤平面或以下的肢体皮肤出现以灼烧或刺痛为特征的神经性疼痛,损伤平面上还可出现痛觉过敏。这些患者通常对治疗神经性疼痛的药物反应良好,如抗惊厥药加巴喷丁。

双重损伤——头部损伤和脊髓损伤

40%～50% 的外伤性 SCI 患者同时合并 TBI。这类患者的认知延迟会影响他们在康复期间学习新信息的能力,并可能限制其功能恢复。

脑外伤患者

创伤性脑损伤诊断和意识障碍

严重外伤患者的颅脑损伤诊断往往并不是那么明确,停用镇静剂后仔细的查体和反复的影像学检查是明确诊断所必需的。

一些严重 TBI 患者往往长时间存在意识障碍。对 ICU 意识障碍患者的生理学评估涉及脑干反射,如角膜反射、呕吐反射和头眼反射(也称"玩偶眼试验")。上述反射的存在反映了脑干通路的完整性。此外,还需要检查患者瞳孔的直接对光反应和间接对光反应及视觉威胁反应。评估患者是否有自发活动和对环境刺激的反应性也很重要,检查时应该要优化环境条件,摆好患者的体位,避免使用镇静剂。除临床检查和量表外,某些严重 TBI 患者可能需要完成体感诱发电位(somatosensory-evoked potentials,SSEPs)检查,以帮助进一步评估创伤后昏迷和持续性植物状态。

包括康复医学专家在内的创伤 ICU 团队常被问及对预后的判断,尤其那些严重创伤的患者。准确的临床分类是正确判断预后的关键。昏迷是一种病理性无意识状态,其特征是眼睛保持闭合,并且没有有目的的运动。紧随昏迷的可能是植物状态,植物状态是指有部分的清醒证据,但缺乏对环境的持久的反应。可根据受伤后的时间长度来描述植物状态。处于最小意识状态(MCS)的患者具有严重的意识障碍,却表现出明确的、可重复的自我意识和/或与环境之间互动的证据。典型的互动包括言语表达、有目的的非言语和/或运动反应,或情绪反应。当 MCS 阶段过后,患者会更多地与周围环境互动,并开始参与功能活动。然后,康复医生就可以开始为急性住院患者的康复制定目标并实施计划了。

认知和神经药理学

中枢神经系统兴奋剂有助于改善觉醒,帮助患者从植物状态或 MCS 状态向后一阶段过渡,并能帮助机械通气患者撤机,增加在 ICU 中的康复治疗可能对患者住院康复和出院计划都有积极的影响。

多种神经递质,特别是多巴胺等单胺类物质会影响觉醒。TBI 患者人群中这些神经递质可能会发生改变。因此,多巴胺激动剂有助于改善认知功能。最近一项基于证据的指南推荐哌甲酯作为中枢神经系统兴奋剂来改善认知,特别是注意力,还推荐用金刚烷胺来增强一般认知功能和注意力。

尽管有证据表明神经兴奋剂治疗有效,但治疗开始的最佳时机尚不清楚。研究表明,多巴胺激动剂

(如金刚烷胺、哌甲酯和溴隐亭)可在损伤的急性期开始使用,而没有负面影响。然而,大多数康复医学专家会推迟使用神经兴奋剂,直到急性期和围术期过去。在该类患者人群中开始使用中枢神经系统兴奋剂时,应特别注意药物的相互作用、创伤后癫痫发作(PTS)的潜在风险及其他不良反应。

医疗康复和管理

躁动

躁动是许多 TBI 患者急性恢复期的常见症状,在 ICU 中对躁动的管理可能是一项重大挑战。创伤后躁动被定义为过度和/或攻击性的身体和语言行为,与躁动和去抑制有关,常伴有意识状态的改变,包括创伤后遗忘。疼痛和其他有害刺激可能会加重这类患者的躁动。环境因素也会加重躁动,因此应尽量减少灯光和噪音的刺激。当患者必须受到身体约束时,物理治疗师们的建议通常包括应用腹部约束带以保护喂养管,尤其是对喂养管开口的保护。更严格的干预措施还包括给患者手部套上手套。

药物治疗对躁动的症状控制是有帮助的。尽管在减少躁动行为时也需要用镇静剂,但大剂量镇静剂应用会延长躁动持续时间,延缓认知功能恢复。应慎重选择药物,并与其他环境和行为的管理相结合,以达到最大效果。老年患者的躁动可能由 TBI 导致,也可能与痴呆或其他认知功能损害的原有基础疾病加重有关。老年人也可能出现与医学问题(如尿路感染、麻醉、药物或疼痛)有关的谵妄。

经典抗精神病药,如氟哌啶醇,具有强烈的多巴胺 2 受体拮抗作用,可对神经系统恢复产生不良影响。非典型抗精神病药(AAP)是治疗 TBI 相关躁动的更好选择,其副作用更少。虽然一些 AAP 药物也可能对神经系统恢复产生负面影响,但喹硫平因其副作用少,以及在改善认知的同时减少躁动方面的优势,仍被选为一线 AAP 药物。普萘洛尔和其他 β 受体阻滞剂有助于减少 TBI 相关的躁动和不安,且副作用少,从而减少对身体约束的需要。ICU 中躁动的患者经常出现睡眠-觉醒周期紊乱和失眠。因此,改善睡眠持续时间和质量也可减轻躁动。抗抑郁药,如曲唑酮由于其副作用少,且与其他神经激动剂或抗抑郁剂的相互作用小,以及对睡眠觉醒周期和睡眠结构有积极的影响,因此在 ICU 中被推荐应用。

神经内分泌功能障碍

很大一部分 TBI 患者存在神经内分泌紊乱。高达 100% 的急性严重 TBI 患者存在性腺功能减退症,长期幸存者中有相当一部分患有垂体功能障碍。下丘脑和垂体的损伤是急性神经内分泌功能障碍的一种机制。急性性腺功能减退症是在与创伤相关的急性应激反应中发生的。性腺激素的急性外周合成被认为是这种应激反应的一部分,提示 TBI 预后不佳。急性性腺功能减退症不需要早期干预,然而,急性期和急性期后的监测可能有助于发现那些持续性激素缺乏需要替代治疗的患者。随着患者进入康复期,还可能需要监测其他神经内分泌紊乱,包括甲状腺功能减退和生长激素缺乏。

尽管不如垂体前叶功能障碍常见,垂体后叶介导的神经内分泌功能障碍仍可能在 TBI 后或随后的康复期间发生。血管加压素,也称为抗利尿激素(ADH),可调节水潴留。神经源性尿崩症(DI)是由 ADH 缺乏引起的,导致血钠升高和即使限制补液也不会减少大量低比重尿。加压素替代疗法是一种有效的治疗方法。相反,抗利尿激素分泌异常综合征的特点是 ADH 分泌过多,伴有尿钠增高和低钠血症,限制液体和应用 ADH 抑制剂是这种综合征治疗方法的一部分。这些综合征的管理可能要从 ICU 开始。

自主神经功能异常

高达 1/3 的严重 TBI 患者会出现自主神经功能异常。TBI 引起的自主神经功能障碍的病理学机制尚不清楚，理论认为可能是脑干和高级皮质中枢之间存在脱节。自主神经功能障碍由交感神经功能过度兴奋引起，当镇静作用停止时，症状往往在临床上表现出来。常见的症状包括心动过速、呼吸急促、发热、高血压和多汗。自主神经症状常伴有运动症状，如去大脑或去皮质姿势、肌张力障碍、强直和痉挛。自主神经功能障碍是排他性诊断，应评估是否是由其他病因导致的这些症状。如果不加以处理，与自主神经功能障碍相关的症状可能会增加严重 TBI 相关并发症的发生率。由于交感神经兴奋性增加，β 受体阻滞剂（特别是普萘洛尔）是治疗的主要方法，也有一些不太充分的证据表明溴隐亭可以改善症状。加巴喷丁最近被认为是减少自主神经功能障碍的有效药物，对难治性患者鞘内注射巴氯芬有一定的缓解作用。

创伤性脑损伤强直状态的管理

严重 TBI 患者常有发生痉挛的风险，而痉挛又可导致其他合并症，如异位骨化。在 ICU，训练主动运动范围（active range of motion，AROM）、保持功能位和夹板固定是 TBI 患者非药物治疗痉挛的主要手段。创伤后早期需要全身用药时，物理治疗师推荐的治疗通常包括非镇静药物如丹曲林，其通过靶向内质网中的钙流出而在肌肉水平起作用。

多发性骨外伤患者

作为复合损伤的一部分，需要对骨折进行评估以判断患者的康复需求。骨折的位置决定了患者是否能够对受伤肢体使用辅助装置。上肢近端骨折患者不能通过患侧手臂负重，但如果骨折是在手或腕部，患者可以通过肘部负重来使用步行辅助器。患者的负重状态，包括受伤的肢体数目及患者是否制动，决定了其康复目标。一般来说，如果患者的 3 个或者 4 个肢体不能负重，那就不适合进行住院期间的康复治疗。在成熟的护理机构中，每日需要 1～2 h 的治疗，直到可以解除负重限制。一旦患者至少有 2 个肢体恢复正常负重，就可以考虑加强的住院康复治疗。

周围神经损伤的患者

如果在创伤的患者中发现了运动无力，则应评估是否存在神经损伤及损伤位置。骨折可能导致神经断裂，骨折牵引也可能导致神经损伤。早期确定神经损伤很重要，在损伤后 7～10 d 进行初步的电诊断监测可以帮助定位病灶并区分传导阻滞和轴突损伤，如果与临床相符合，在受伤后 3～4 周进行的电诊断将提供更多的诊断依据和预后信息。周围神经损伤患者的早期康复包括适当的夹板固定、保持功能位和运动，以保持关节 ROM 并防止挛缩。

创伤性截肢患者

创伤性截肢患者的初始管理侧重于伤口愈合、水肿控制和疼痛处理。幻觉和幻痛是常见的后遗症。幻肢疼痛可以通过脱敏和使用包括抗惊厥和抗抑郁药物在内的治疗神经病理性疼痛的药物来控制。

保持截肢肢体上未受影响的关节的良好运动范围对假肢安装和肢体功能恢复至关重要。避免在膝关节下放置枕头，以防止小腿截肢患者出现膝关节因屈曲而挛缩。膝关节固定器可以防止膝关节屈曲挛缩。同样，应避免在两腿之间放置枕头，以防止经股骨截肢后髋关节外展肌挛缩。一旦下肢截肢者可以俯卧，这些患者应该每日保持一定时间的俯卧位，以避免髋关节屈肌肌群挛缩。

（莫宝定　译）

参 考 文 献

［1］ BAGULEY IJ，HERISEANU RE，CAMERON ID，et al.A critical review of the pathophysiology of dysautonomia following traumatic brain injury［J］.Neurocrit Care，2008，8（2）：293-300.

［2］ CAMPAGNOLO DI，MERLI GJ.Autonomic and cardiovascular complications of spinal cord injury.In：Kirshblum S，et al，eds.Spinal Cord Medicine［M］.Philadelphia，PA：Lipincott Williams & Wilkins，2002：123-134.

［3］ Consortium for Spinal Cord Medicine.Neurogenic Bowel Management in Adults with Spinal Cord Injury：A Clinical Practice Guideline for Health-Care Professionals［M］.Washington，DC：Paralyzed Veterans of America，1998.

［4］ Consortium for Spinal Cord Medicine.Respiratory Management Following Spinal Cord Injury：A Clinical Practice Guideline for Health-Care Professionals［M］.Washington，DC：Paralyzed Veterans of America，2005.

［5］ Consortium for Spinal Cord Medicine.Bladder Management for Adults with Spinal Cord Injury：A Clinical Practice Guideline for Health-Care Professionals［M］.Washington，DC：Paralyzed Veterans of America，2006.

［6］ NEEDHAM DM.Mobilizing patients in the intensive care unit［J］.JAMA，2008，300（14）：1685-1690.

［7］ Neurobehavioral Guidelines Working Group：Warden D L，Gordon B，McAllister TW，et al.Guidelines for the pharmacologic treatment of neurobehavioral sequelae of traumatic brain injury［J］.J Neurotrauma，2006，23：1468-1501.

［8］ WAGNER AK，FABIO A，ZAFONTE RD，et al.Physical medicine and rehabilitation consultation：relationships with acute functional outcome，length of stay and discharge planning after traumatic brain injury［J］.Am J Phys Med and Rehabil，2003，82（7）：526-536.

［9］ WAGNER J，DUSICK JR，MCARTHUR DL，et al.Acute gonadotroph and somatotroph hormonal suppression after traumatic brain injury［J］.J Neurotrauma，2010，27（6）：1007-1019.

第 28 章　创伤重症监护中的法律问题

Richard P.Kidwell

危重创伤患者有很高的并发症和死亡风险。基于与原发创伤有关的法律诉讼，增加了医生对自己会被起诉的担心。然而，这种担心大多没有根据。受理上诉的法院对创伤案件的意见鲜有报道。因此，很少有法院明确界定 ICU 创伤患者的预期治疗标准。

与其他医疗事故案件一样，危重创伤患者医疗事故的成功诉讼，必须指控并证明：①医生对患者所负有的责任；②违反该责任的医疗行为；③造成何种不良后果；④ 对患者的伤害。｛［Stimmler v. Chestnut Hill Hosp.，981 A.2d 145，154-55（Pa.2009）］引自［Quinby v.Plumsteadville Fam.Prac.，907 A.2d 1061，1070-71（Pa.2006）］｝。第一点很容易通过 ICU 医生对患者的治疗来证明。第二点需要专家证词来明确医疗标准，以及 ICU 医生是如何未能达到该标准的。专家还必须指出，患者遭受的这一伤害与患者入住 ICU 的原发性伤害是不同的，而且要明确这种伤害是由不规范治疗造成的。大多数州已经对可以作为专家证人的资质及在何种条件下可以接受这类证词做出了规定。例如，在宾夕法尼亚州，专家证人必须符合宾夕法尼亚州《医疗服务的可行性与减少医疗差错法案》的资质，即在取得资质前有 5 年的医疗实践或教学经验；专家证人如果与被告的医生为同一专业，还需获得专家委员会的认证。［40 Pa.C.S. § 1303.512；见 Hyrcza v. W. Penn Allegheny Health Sys.，Inc.，978 A.2d 961，972-73（Pa. Super. 2009）］。

虽然创伤患者的大多数医疗事故主要与急诊科医生和创伤外科医生有关，但也有可能涉及 ICU 医生。例如，创伤患者比其他任何患者更有可能发生手术物品（通常是海绵）被遗留在体内的事件，一旦发生物品遗留且 ICU 医生未能考虑到这一点可能会导致持续感染，最终可能会将 ICU 医生卷入诉讼中。

关于感染的其他问题是，感染是在医院内获得的，还是来自创伤事件本身。无论是否与院内创伤或事件相关，如果 ICU 医生不能或未及时诊断感染，持续的感染可能构成诉讼的基础。ICU 医生也会受到医疗事故的指控，指控他们没有识别出并发症，或者没有及时发现患者的病情恶化。即使 ICU 医生及时发现了创伤患者的新问题，也可能被指控没有或未及时合理地给予治疗。因此，即使已经及时诊断，如果 ICU 医生被指控未能合理地控制感染，也可能被作为医疗过失的依据；例如，抗生素选择不合理。这种在医疗事故诉讼中迂回的方式，患者代理律师和专家会反复使用。他们声称，诊断被遗漏了，即使没有被遗漏，诊断也不及时，甚至诊断是及时的，但没有进行治疗，或没有及时治疗，或治疗方案不是最佳的。

即使原告律师是正确的，也就是说患者接受的治疗是不合理的，ICU 医生及其律师和专家也可以回复，患者并没有因为疏忽而受到伤害。严重创伤患者无论在 ICU 发生了什么，情况都不会变得更糟。然而，一些州（如宾夕法尼亚州）在医疗事故法中确实存在一种异常情况，称为伤害风险增加。［Vicari v.Spiegel，936 A.2d 503，510（Pa. Super. 2007）］。因此，一个思维缜密的原告律师可以推断，不恰当的治疗（即使它本身可能没有造成额外的伤害）确实增加了患者所面临的风险，比如可能延迟患者的康复。

原告或被告的专家陈述的大部分内容都是高度推测性的，事实上也确实如此。但是法官们允许专家根据治疗的过程和专家的培训、经验和知识来推断可能发生的情况。

ICU 医生的许多决定都要接受患者律师的审查。术后监护是诉讼中经常关注的焦点，患者在创伤和手术中幸存下来，但随后机体在 ICU 中表现为失代偿状态。由于缺乏相应的病历文书证明，导致 ICU 医生败诉。尽管每日的工作都围绕着 ICU 患者，如果没有记录患者的病情变化，那么原告律师可以推断,医生不在病房,或者即使在病房,也没有意识到患者病情的恶化,直到发现时已无法阻止患者的伤害或死亡。即使患者当时的病情没有变化,ICU 医生(实际上是所有参与管理的医护人员)也必须记录他们与患者相互交流的内容。在这种情况下,只要一两句话就能反映出患者现状,该记录在多年后的证词或审判中有助于确定 ICU 医生对病情恶化的创伤患者的持续监测和治疗。

其他可能导致诉讼的问题是抗凝、镇痛或过早地转出 ICU。创伤患者抗凝治疗的重点是预防肺栓塞,同时避免危重症患者的继发性出血。必须及时监测凝血指标并对其进行调整,以保持合理的抗凝水平。律师和专家通常假定由于医生对患者的疏忽而造成血栓形成或出血,然后认定医生的责任,这就需要证明给予患者抗凝治疗的合理性。

同样,如果患者接受了过量的镇痛治疗,出现病情加重或死亡,诉讼就很可能会随之而来。虽然患者的自控性镇痛治疗在 ICU 外更常见,但无论镇痛药物是由患者自控还是由 ICU 医护人员单独管理,都必须持续监测药物剂量和频次。

ICU 床位周转压力永远不能是将患者过早转出 ICU 的合理理由。原告专家总能在事后证明患者从 ICU 过早地转至过渡病房或普通病房后会出现病情加重。

其他许多法律问题可以归类为沟通问题。护理人员可能会受到指控,因为他们没有将患者的病情变化告知 ICU 医生,或者在必要的情况下没有拨打应急号码,这些同样也会导致医生担责。那些被指控未能向高年资医生或主治医生报告患者问题的住院医生,无论是因为住院医生疏忽了什么,还是因为住院医生认为他们可以处理或者应该能够自己处理,都给患者和医生带来了不良的后果。住院医生必须随时观察及了解病情变化。住院医生必须养成一种习惯,提出问题或寻求帮助,这不是临床能力低下的表现。各级医护人员之间保持沟通顺畅,治疗团队能及时处理问题,而不是找出导致不良事件的原因,并向悲伤的患者家属公开治疗中的不足(见下文)。

提倡医生有需求时呼叫应急号码或及时向快速反应小组汇报。责备寻求快速反应小组援助的住院医生或护士,只会使他们在有需求时也不愿呼叫应急号码,导致错过干预不良结局的机会。

患者出现不良预后时进行沟通也非常重要。医生们应互相讨论治疗过程,但必须在合适情况下进行同行评估。在同行评估保护下进行的讨论和医疗文书具有豁免权,诉讼不予公开,也不能强迫医生为这些事项作证。因此,关于病例和死亡的讨论应在会议室中进行。然而,在这一场合以外的讨论不受保护,作证和/或审判时可能会受到质疑。医生们除非在同行评议保护的场合下,否则必须避免书面表达或参与同行陈述。

及时向医疗风险管理或法律部门报告事件是明智的。医疗风险管理或法律人员(同样受到同行审查或律师委托人的法律保护)就如何处理情绪激动的家属提供建议,还可以帮助患者家属做一些简单的事情,比如注销账单、安排免费餐或停车、协助后续治疗的费用。这样的处理方式可以缓解家属的愤怒,并将重点放在患者的治疗和康复上。

针对医疗过错导致患者死亡或残疾的情况,医生咨询医疗风险控制或法律人员后,应告知患者及其家属相关情况。患者及其家属迫切需要与医生进行公开和持续的沟通。大多数患者及其家属明白医生也是人,在 ICU 患者的复杂治疗过程中也会犯错误。然而,他们不能接受那些忽视甚至掩盖医疗过错的医生。为了掩盖最初无意的错误而故意做出的决定,是家属不会原谅的第二个错误。

当患者因错误的治疗受到伤害时,患者及其家属期待收到并应该收到医生的 3 个答复。首先,医生应该道歉并对发生的事情负责。与宾夕法尼亚州不同的是,大多数州都有道歉法,保护此类公开信息不会被用作后续医疗事故案件(如果有的话)的证据。然而,一个州是否有道歉法不应成为是否道歉的决定因素,无论如何都应该道歉,因为这样做是正确的。道歉可以稳定局面,也有助于患者、家属和医生的冷静。医疗机构应该有帮助医生度过尴尬局面的方案。有证据表明,及时、完整和真诚的信息公开可降低诉讼的可能性,但这不应成为道歉的动机。[Jennifer K. Robbennolt, Attorneys, Apologies, and Settlement Negotiations, 13 Harv. Negot. L. Rev. 349, 359 (2008)]。

第二,患者及其家属希望有人能对发生的事件进行解释。医生应该让他们知道发生了什么及为什么会发生这一事件。医生应避免进行推测。如果发生的事件或其原因不确定,就应该及时告知患者及其家属,并告知事件发生的根本原因及根本原因分析结果。对于这样的事件,必须要避免指责或归咎某个人,因为最有可能是体系的缺陷,而不是个人的错误。

第三,医生应该向患者及其家属承诺,将采取整改措施以防止不良事件再次发生,或尽可能避免其他患者及其家属遭受同样的痛苦。医生应该向患者及其家属解释将要实施的操作、流程或方案的变化。这样做就无须担心后期会与陪审团反复对话。这种保证称为事后补救措施,后续诉讼中不予受理(Pa. R. Evid. 407)。无论如何,医生应该坦率且真诚,使情绪激动的患者及其家属能够接受。

即使患者的不良预后是患者原发性创伤的进展而不是医疗差错所致,ICU 医生仍应有同情心。ICU 医生应再次考虑尽早与家属沟通关于患者可能难以康复的病情,但仍要对患者的 ICU 治疗过程提供感同身受的解释。

另一个近期经常发生的诉讼涉及患者的褥疮或压疮,包括 ICU 创伤患者。这一情况被医疗保险机构推波助澜,标注为"不应该发生的事件"。[Centers for Medicare and Medicaid Services, Bed Sores and Other "Never Events" Medicare Will Not Pay For, http://www. 24-7pressrelease. com/press-release/bed-sores-and-other-never-events-medicare-will-not-pay-for-187274. php (Dec.18,2010)]。虽然尽了最大努力,给予了最佳的治疗,但那些行动不便和患有多种合并症的患者仍容易出现褥疮。虽然大多数索赔是针对护理院和医院的,但 ICU 医生也可能成为被告。在这些情况下,记录比其他措施都重要。评估皮肤情况和预防褥疮,或者一旦出现褥疮,积极地进行治疗,书面记录上述内容在辩护中至关重要。

ICU 医生也可能会被起诉,以使他们的保险发挥作用。ICU 医生除医院保险外,还有单独保险。将医院和医生都作为被告,为原告提供了多个起诉对象。这也可能导致被告之间的内斗,特别是如果医院和医生通过不同的保险公司投保。当护士和医生试图相互指责对方的疏忽时,被告削弱了他们捍卫整体医疗权益的能力,这对原告是有利的。当 ICU 医生和医院的承保人相同时,可以进行联合应诉。

另一法律事项涉及向美国医疗执业人员数据库提交报告。如果诉讼已经解决,并且作为被告的医生向原告支付了赔款,那么支付赔款的保险公司必须向美国执业人员数据库提交一份结果报告。不论最低的赔款金额是多少,任何为结案或陪审团裁决而支付的金额都会产生一份报告。当医生最初获得认证或被重新认证时,医院必须查询该数据库,以确定是否存在某种与医生有关的记录,根据记录决定是否给予医生相应权限。大多数(即便不是全部)医生都害怕数据库报告,但事实上,数据库的单一记录并不会对医生职业生涯产生影响。考虑到当前的医疗法律问题,卷入诉讼几乎是不可避免的,资格审查人员理解和重视这种不利的状况。医生有向数据库提交特定案例的个人陈述机会,医生应该充分利用这个机会。

ICU 医生面临着许多的伦理问题和上述的法律问题。伦理问题涉及的内容从谁可以探访患者到谁可以为患者做出生死决定。最明确的情况是,有预先医疗意愿约定的创伤患者入住 ICU,医生可以遵照约定执行。如果患者不能自己做出决定,那么该意愿约定的内容应包括在特定情况下是否实施某种治疗的说明,或者由患者指定的委托人做出上述决定,或两种方式皆可。医生的职责是遵照患者之前的约定,或与委托人沟通并尊重患者的意愿决定,包括临终决定。最困难的情况是,没有预先治疗意愿约定的创伤患者入住 ICU,无法自己做出决定。大多数州都制定了法律,患者的委托人人选应优先考虑患者的亲属,特殊情况下才考虑非亲属。按照优先权的顺序,委托人的排序通常是:①配偶;②成年子女;③父母;④成年兄弟姐妹;⑤成年孙子。

当最高级别的优先权有多人时,医生必须服从多数人的决定。医生不能用自己的判断代替患者授权委托人的决定。医生也不可能允许他们无视患者事先约定的意愿。然而,如果既有委托人的决定,又有患者预先的治疗意愿约定,医生就要有排除干扰的能力。当同一级别的委托人数量持平并有意见分歧时,医生就应展现自己的说服力,尽量帮助患者家属就患者的目前治疗情况达成共识。

在极其特殊的情况下,如果医生认为委托人的行为不能使患者获益最大(如不能使患者获得最大利益的治疗),那么医生可以与医院法律顾问讨论后,启动监护程序,由法官指定他人代表患者做出决定,法院指定的监护人所做出的决定受法院监督。

一些州承认由患者指定的委托人和在没有预先确定委托人的情况下成为决策者的代理人之间有明确的区别。委托人可以为患者终末期做出决定,但代理人只有在患者持续失去知觉或疾病终末期的情况下,可以决定保留或撤除必要的治疗。[20 Pa.C.S.A. § 5462(c); see 20 Pa.C.S.A. § 5422 (definition of healthcare agent and healthcare representative)]。

当治疗团队得出结论,进一步的治疗无效,而家属仍坚持为患者进行治疗时,可考虑采用另一种方式。ICU主治医生可以告知家属,后续治疗获益不大,协助家属将患者转移至符合要求的ICU外机构,但如果短时间内找不到这样一个机构,医生将与家属书面签订"不实施抢救"的知情同意书并撤除相应的治疗。此时,家属将面临患者治疗无望的困境,寻找收容机构,或者如果家属希望不顾医生的建议继续治疗,就必须寻求法院的审理。

在ICU里治疗创伤患者是一项艰巨的任务,而ICU医生每日都要面对法律和伦理问题,使得这项任务更加艰难。当然,检验ICU医生的每一个决定的标准是做最有利于患者的事。在此指导下,通过法律顾问的教育和建议,ICU可以继续专注于帮助创伤患者恢复。

定义

终末期疾病状态

由于损伤或身体疾病导致的晚期不可治愈和不可逆转的疾病,在合理的医学确定范围内,尽管已经采取或持续进行了治疗,仍会导致患者死亡。

持续的无意识状态

一种疾病状态,在这种情况下,患者完全和不可逆地丧失意识和与环境互动的能力,如不可逆的植物人状态或不可逆转的昏迷。必须根据目前公认的医疗标准和医学确定的合理范围来做出患者永久性无意识的诊断。

(方明 译)

参 考 文 献

[1] BOOTHMAN RC,BLACKWELL AC,CAMPBELL DA JR,et al.A better approach to medical malpractice claims? The University of Michigan Experience[J].J Health Life Sci Law,2009,www.healthlawyers.org/bookstore.
[2] WU AW.Medical error:the second victim.The doctor who makes the mistake needs help,too[J].BMJ,2000,320:726-727.

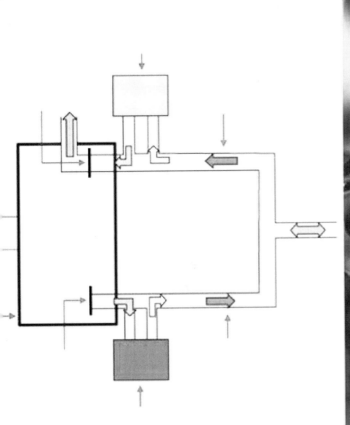

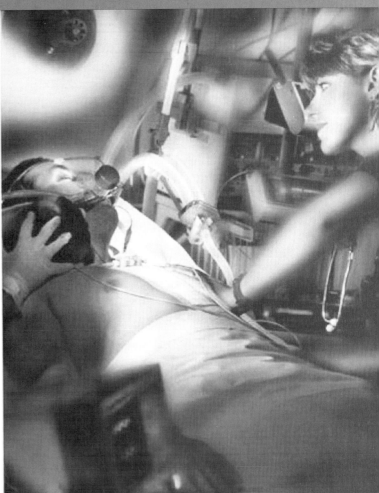

第五部分

机 械 通 气

编者

John W. Kreit , M.D.

Professor of Medicine and Anesthesiology

Director, Fellowship Program in Pulmonary and Critical Care Medicine

Division of Pulmonary, Allergy, and Critical Care Medicine

University of Pittsburgh School of Medicine

Pittsburgh, Pennsylvania

作者的话

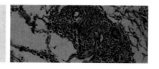

学习如何管理机械通气患者,往往是医学生、住院医师,甚至是肺病和重症监护人员的艰巨任务。从某种程度上来说,这是因为很少有有用的资源可供使用。当然,也有大量的适宜引用的教科书提供了对医学文献的深入回顾,但很难找到如何去真正治疗患者的资料。

《匹兹堡重症医学》的这一部分就是为了满足这一需求而编写的。其目标是为各级接受培训的学生和医生提供实用、简洁、易于理解的信息和建议。本书旨在供那些照顾机械通气患者的一线医生携带和使用。

在这里,您将了解机械通气的生理学,机械呼吸机如何工作,如何编写呼吸机命令,如何管理患有多种不同原因呼吸衰竭的患者,如何给患者脱机,等等。我希望这本书能成为那些真正想要了解机械通气的人的宝贵资源,并且希望它对于危重症患者的护理也有一些小的帮助。

John W. Kreit, M.D.

致　谢

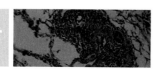

感谢我的妻子Marilyn、我的孩子Jennifer和Brian的爱与支持。

感谢我的同伴——不管是过去的、现在的,还是未来的。

第1章　呼吸生理

John W. Kreit

虽然本章标题很吸引人，但读者可能会跳过这一章节直接阅读后面与临床实践紧密联系的内容。如果想深入了解机械通气，就必须掌握肺脏重要的生理学知识。通过阅读本书的各个章节，可以学到很多知识，但如果想要真正掌握机械通气，就必须从头开始，从本章开始，因为它为后面的章节提供了基础。

呼吸生理学通常以复杂和枯燥的形式呈现，这是其不利之处，人们因为这个原因而忽视了呼吸生理学的极其重要性。我将尽我所能使这些内容变得有趣、直接和富有逻辑性，让我们开始吧！

呼吸系统

呼吸系统由肺和胸廓组成，胸廓包括肋骨及其上附着的所有组织和肌肉，包括横膈膜。呼吸系统的功能是通过右心室驱动的肺循环将混合静脉血中的 CO_2 去除并供给 O_2，为了达到这一目的，两个相互关联的过程必须同时发生：

- 通气——气体反复进出肺部的气流运动。通气运动通过调节 CO_2 的排出来调控 $PaCO_2$。
- 氧合——多个生理学过程协同作用使得呼吸系统维持正常的动脉血氧分压（PaO_2）。

通气

胸廓和肺组织反复扩张、回缩，在这一过程中，气体可以相应地进入和离开肺部。呼吸系统的通气功能取决于我们的呼吸能力。虽然对于大多数人来说，呼吸很少费力，但它仍然是一个相当复杂的过程。事实上，只有当施加足够的压力来克服呼吸系统运动的两种力量时，通气才能进行，而这两种力量之间的相互作用过程被称为通气或呼吸动力学。

呼吸力学

阻力

弹性阻力

在肺移植手术或尸检过程中，当肺组织从胸腔中被取出后便会萎缩，而此时胸腔的容积会明显增加，换句话说，孤立的肺组织和胸腔各自具有其自身的静息或平衡容积（equilibrium volume，EV）。如图 5.1.1 中所示，这些容积的任何变化都需要施加额外的压力。因此，肺部和胸廓具有类似于金属弹簧一样的可伸展性及可压缩性，它们被拉伸或压缩得越多，克服其固有的弹性阻力所需的压力就越大。

肺和胸廓的弹性阻力有两个来源：

- 组织性力量来自所谓的"弹性成分"——肺组织中的弹性蛋白和胶原蛋白，以及胸廓中的软骨、骨和肌肉。
- 表面张力对于肺组织来说是独特的，是由覆盖于每个肺泡表面的肺泡表面活性物质产生的。

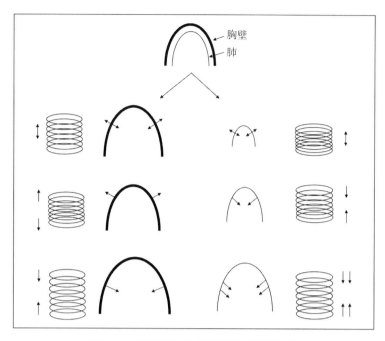

图 5.1.1 肺组织和胸廓组织的可伸缩特性

在不考虑肺和胸廓相互作用的前提下,肺组织会在自身弹性作用力下向内收缩至静息位置,而胸廓则会向外扩张至其平衡位置(双向箭头所示),无论是肺组织还是胸廓,若想要改变其静息状态,则必须施加额外的压力来克服其自身的弹性作用力,胸廓和肺组织的这一特性类似于弹簧。

压力-容积关系

肺、胸廓和完整呼吸系统的弹性阻力通常可以用特定的压力-容积图表来描述。为了更好地理解这些压力-容积曲线,需要先花一些时间来复习一下图 5.1.1 中所示的肺组织和胸廓组织所具有的弹簧般的可伸缩特性。图 5.1.2 展示了肺组织结构的长度与平衡其弹性回缩力(也称为弹性反作用力)所需要的压力之间的关系,如图所示,肺组织被拉伸的幅度越大,所需要的力量(P_L)也越大。类似地,也需要增加额外的向外或向内的压力(P_{cw})来增加或减少胸腔的容积。需要注意的是,各个肺组织结构的静止或平衡长度即是曲线图表上它与 Y 轴交叉的点,而这个时候是没有施加额外压力。

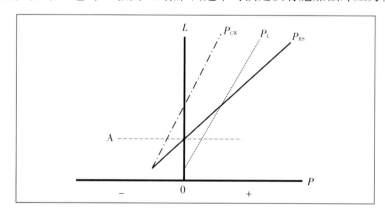

图 5.1.2 肺(P_L)、胸廓(P_{cw})及整个呼吸系统(P_{RS})的压力-长度关系图

在任何阶段 P_{RS} 都等于 P_L 和 P_{cw} 之和。每条曲线与 Y 轴交叉且 $P=0$ 的点代表静息或平衡长度。要想改变其静息长度(拉伸或压缩)都需要额外的向外(＋)或向内(－)压力来克服其自身的弹性反作用力。当肺组织向内的弹性作用力与胸廓组织向外的弹性作用力达到平衡时,呼吸系统达到其总的静息长度(点 A)。

当这两个弹性组织联合在一起的时候会发生什么？毕竟，真正的肺部和胸廓由一层非常薄的含液胸膜连接在一起，并作为一个整体而发挥作用。图 5.1.2 显示了呼吸系统总的弹性阻力（P_{RS}）是由其两条单独的压力-长度曲线的总和决定的，换句话说，在任何时候，P_{RS} 都是 P_L 和 P_{CW} 的总和。需要注意的是，呼吸系统的完全舒张状态（$P_{RS}=0$）是肺组织向内的弹性作用力和胸廓组织向外的弹性作用力之间达到平衡而形成的。

这一切是如何与肺部生理学联系在一起的？实践证明，普通弹簧的压力-长度曲线特性与肺、胸廓及整个呼吸系统的压力-容积曲线的特性是非常相似的。因此，明白图 5.1.2 所表达的含义，就可以深入地理解呼吸系统弹性的特征。

如图 5.1.3 所示，这些压力-容积曲线是由受试者接受肺功能检查时，在检测总肺活量（total lung capacity，TLC）和残气量（residual volume，RV）的过程中，利用肺功能检测仪器上的吹嘴挡板分次停止吹气所检测出来的。在不同的肺内容积阶段，分别检测了胸膜压（pleural pressure，P_{PL}）和紧邻声门的气道压力（P_{AW}），同时，跨气道压力，也就是肺内外（P_L）、胸腔内外（P_{CW}）及整个呼吸系统内外（P_{RS}）的压力梯度也被检测（图 5.1.4）。值得注意的是，在没有气流流动的情况下，P_{AW} 和肺泡内压力（P_{ALV}）是相等的，通过在食管内放置一个薄的气囊导管测压（P_{ES}）来估算 P_{PL}，这些曲线显示了每个组织结构在整个肺活量检测中所展现出来的弹性作用力。如果这些压力值只是用来衡量克服组织的弹性作用所需压力的话（实际上远不止这些），那么，就只能在静息状态下或无气流流动的情况下去进行测量。

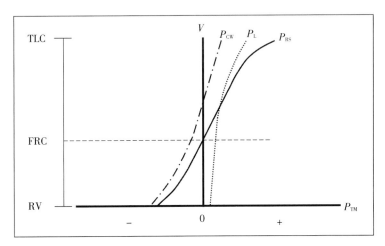

图 5.1.3　跨壁压力（P_{TM}）与肺（P_L）、胸廓（P_{CW}）和呼吸系统（P_{RS}）容积（V）之间的关系
每条曲线代表的是在 RV 和 TLC 之间波动所需要的用来克服弹性阻力的向外（＋）或向内（－）的压力。在任何阶段，P_{RS} 都等于 P_L 和 P_{CW} 之和。当 $P_{TM}=0$ 时，曲线与 Y 轴的交点代表的是静息或平衡容积。当肺的向内作用力与胸廓的向外作用力达到平衡时，呼吸系统达到静息状态（FRC）。

正如在前文所提出的弹簧模型中所展现的一样，呼吸系统维持任何特定容积所需的压力都来源于肺组织和胸廓的弹性反作用力的总和。在平静呼气末，肺组织向内的弹性作用力和胸廓向外的弹性作用力之间达到了平衡（$P_{RS}=0$），此时肺脏内残留的气量称为功能残气量（FRC）。在肺组织达到它的平衡容积之前（$P_{CW}=0$），胸廓的外向作用力一直在帮助肺泡保持扩张状态。但倘若想让更多的气体进入肺泡，则必须同时克服肺组织和胸廓向内的弹性作用力。而在平静呼气末，如果还想呼出更多的肺内气体，则必须克服胸廓外向的弹性作用力。

黏滞阻力

利用弹簧的固定属性来帮助理解弹性反作用力是一种非常好的方法，因为要想将弹簧保持在一定的长度,就必须要有一定的外在压力。当我们呼吸时,我们必须做的不仅仅是克服呼吸系统结构的弹性反作用力,还必须通过气管支气管树将气体吸入和排出肺部,这就需要额外的压力来克服气体分子在气道表面上快速移动时产生的摩擦力,以及这些气体分子相互之间内在的凝聚力,而这些被统称为黏滞阻力(viscous forces,P_V)。

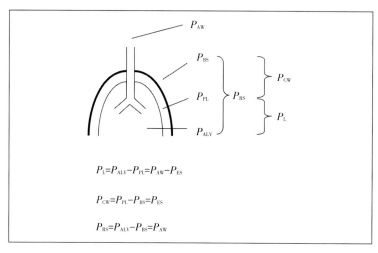

图 5.1.4 通过每个结构的"内部"压力和"外部"压力的差值来计算
肺(P_L)、胸壁(P_{CW})和呼吸系统(P_{RS})的跨壁压力

体表处的压力(P_{BS})等于大气压力并且指定为 0。可以通过测量食管内压力(P_{ES})来估计胸膜压(P_{PL})。但当没有气流流动时,肺泡内压力(P_{ALV})和气道压力(P_{AW})相等。

压力-流量关系

理解黏滞阻力的最佳方法是去想象一下通过一根管子吹出(或吸入)空气(图 5.1.5A),只有当管子的两端存在压力梯度时,空气才会流过管子。压力梯度(ΔP)的形成则取决于几个因素,具体可以参考以下的简化 Poiseuille 方程[*]:

$$\Delta P \alpha \dot{V} L / r^4 \tag{1}$$

这里,$\dot{V}$ 是气体流量,L 是气流所需要通过的管路长度,而 r 则是管路的半径。比如用很长或很窄的管子吹气/吸气,产生高速气流,就必须更加努力地吹或吸,更加重要的是,半径是 ΔP 最重要的决定因素,因此吹咖啡搅拌器要比吹吸管困难得多!

当然,气管支气管树比简单的吸管要复杂得多。但是,气体无论是流入肺部还是流出肺部,都受到完全相同的原理支配。由于人体气道长度保持不变,因此,根据以上公式可以得知,在吸气和呼气期间,在口腔内(P_{AW})和肺泡内(P_{ALV})之间驱动气体流动所需的压力梯度仅随气体流量和气道半径的改变而变化。

顺应性和阻力

由于弹性阻力和黏滞阻力在通气动力学中发挥着如此重要的作用,因此,如果能够对其进行测量的话,是非常有用的。

弹性阻力通常以顺应性(C)来表示,而顺应性是指在一定的压力(ΔP)之下引起的一定容积变化(ΔV),即两者的比值。

$$C = \Delta V / \Delta P \tag{2}$$

请注意,顺应性和弹性阻力是成反比的。当弹性阻力高时,给予相同压力仅产生小的容积变化,即顺应性低;而弹性阻力低时,则会出现相反的变化即产生更大的容积变化,即顺应性高。

---

[*] 这只适用于层流,当气体有序而同心地运动时(图 5.1.5B)。如果流动是混乱的或是湍流(图 5.1.5.C),ΔP 随 $\dot{V}^2$ 直接发生变化,与气道半径的 5 次方成反比。高流动性、高气体密度和气道分支容易产生紊流。

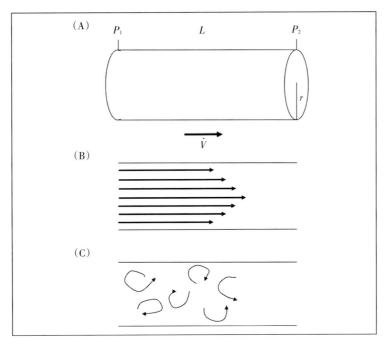

图 5.1.5 理解黏滞阻力

(A)管路两端之间的压力梯度($P_1 - P_2$)由气体流量($\dot{V}$)、管路半径(r)和长度(L)决定。(B)在层流过程中,气流沿着轴线方向流动,气流(气道)的中心流速最快。(C)混沌或湍流流动需要更高的压力梯度。

由于顺应性是容积和压力的比值,即等于图 5.1.3 中所示的压力-容积曲线的斜率。请注意,呼吸系统的顺应性在潮气量范围内是最高的(弹性阻力最低),反之,当超出这一范围时,顺应性显著降低。

黏滞阻力可由阻力(R)来量化,R 是指一定流速状态下的气体流量($\dot{V}$)与促使气体流动的压力梯度(ΔP)之间的比值。

$$R = \Delta P / \dot{V} \tag{3}$$

当阻力较小时,可以通过较小的压力梯度产生较大气体流量;而当阻力很大时,则需要很大的压力梯度来产生较小的气体流量。

需要强调的是,方程(2)和方程(3)中 ΔP 所代表的意义是不相同的:当用于计算顺应性时,ΔP 是指仅需克服弹性阻力(P_{ER})并产生可见的容积变化所需的压力;而在计算阻力时,ΔP 是指克服黏滞阻力(P_V)并驱动气体流动所需的压力梯度。

关于计算呼吸系统顺应性和阻力的方法将在第 6 章讨论。

呼吸动力

克服呼吸系统弹性阻力和黏滞阻力所需的压力通常来自膈肌和其他呼吸肌,当这些肌肉不能正常发挥功能时,则只能由机械通气辅助呼吸。下文将阐述在正常或"自发"呼吸过程和机械通气中,这些力量是如何相互作用的。

自主通气

图 5.1.6 展示了在一次自主呼吸过程中 P_{PL}、P_{ALV}、流量及容积是如何变化的。通常情况下,P_{PL} 在呼气末期为负(低于大气压),这是因为肺和胸廓施加的相反弹性作用力将内脏和顶层胸膜拉向相反的方向,这略微增加了胸膜腔的体积并降低了压力。这符合波义耳定律,该定律表明,在给定温度下,气体的压力和其体积的乘积保持恒定不变。

$$P_1 \times V_1 = P_2 \times V_2 \tag{4}$$

吸气肌肉收缩运动扩大了胸腔体积,肺容积及肺的弹性回缩力也相应增加,这导致脏层胸膜和壁层胸膜轻度分离且 P_{PL} 进一步下降,在吸气末时达到其最低(最负)值。

在呼气末期,呼吸系统通常处于静息平衡状态,P_{ALV} 和口腔内压力(P_{AW})均为 0(即和大气压相等)。随着吸气肌肉收缩,胸腔体积扩张,肺的容积随之扩大,导致肺内压下降(波义耳定律)。由于 P_{AW} 仍然保持为 0,因此在 P_{AW} 和 P_{ALV} 之间形成了压力梯度,克服了黏滞阻力,促使空气进入肺部。如图 5.1.6 所示,流速直接随压力梯度的变化而变化。当肺部充满空气时,P_{ALV} 上升,直到吸气结束时压力梯度和气体流量都回到 0。

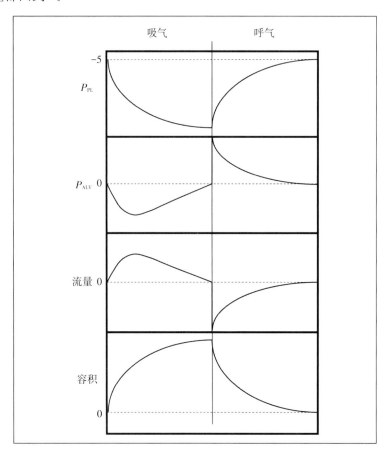

图 5.1.6　在自主呼吸期间胸膜压(P_{PL})和肺泡内压力(P_{ALV})、流量和容积的变化
在自主通气期间,口腔内压力(P_{AW})保持为 0(大气压)。

需要注意图 5.1.3 和图 5.1.6 中出现的压力差异。具体来说,图 5.1.3 展示的是随着肺内气体的增加,P_{ALV} 和 P_{PL} 值逐渐升高,最终 P_{ALV} 将达到 P_{AW} 的水平。在图 5.1.6 中,P_{ALV} 和 P_{PL} 同时下降,只有在吸气运动开始和结束时 P_{ALV} 和 P_{AW} 才是相等的,因而,这些压力梯度是随着不同的呼吸进程而动态变化的。图 5.1.3 中的压力-容积曲线是通过使受试者在不同的肺容积下暂停呼吸运动而产生的,此时,没有气流进出肺部。图 5.1.6 中所示的曲线展示的是自主呼吸期间的"实时"测量的压力值。

呼气期间随着气体离开肺部,呼吸系统恢复到平衡容积,在这一过程中,仅需要一定的压力来克服由空气流动产生的黏滞阻力即可驱动气体离开肺部,而这一驱动力不需要呼吸肌主动收缩,呼吸系统的弹性回缩力即可满足。随着肺及胸腔的回缩、容积的减少,肺泡内压力(P_{ALV})开始快速上升并大于气道压力(P_{AW})。呼气是一个被动过程,随着 P_{ALV} 及气体流量从高到低开始下降,直至呼气末,P_{ALV} 与 P_{AW} 相等,气流停止。同时,随着肺容量和肺的弹性回缩力在整个呼气期间的逐渐下降,胸膜压也逐渐恢复至静止值。

机械通气

负压和正压机械通气通过在整个呼吸系统中产生压力梯度（$P_{AW}-P_{BS}$）来扩张肺和胸廓，图 5.1.7 表明其可以通过两种途径来实现。

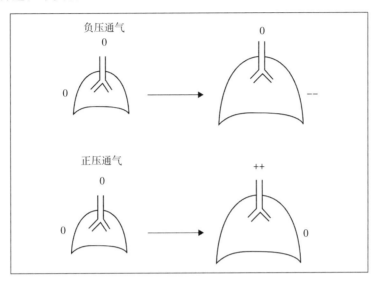

图 5.1.7 正压和负压机械通气

通过在呼吸系统内产生压力梯度来产生气流。负压通气时，呼吸系统内的压力梯度可以通过降低体表周围的压力（P_{BS}）来实现；而在正压通气时，可以通过升高呼吸机回路内的压力（P_{AW}）来实现。

负压通气通过降低胸腔外的压力来驱使胸廓及肺组织向外扩张，像自主呼吸一样，这会减少胸腔和肺泡内压力，从而使空气流入肺部，这就是"铁肺"的原理。"铁肺"在 20 世纪四五十年代被用来治疗脊髓灰质炎流行期间的呼吸衰竭患者。如今负压通气在临床上极少应用，偶尔会见到使用胸甲的患者，胸甲是一个覆盖于胸腔之上的坚硬的塑料圆顶。

大多数现代呼吸机都是基于正压通气的原理而制备的，呼吸机可以通过气管内插管和/或与面部紧密贴合的面罩来对呼吸道施加正的(超大气压)压力，与正常自主呼吸运动或者负压通气模式不同的是，在正压通气时，P_{ALV} 是明显升高的，随着肺组织扩张，胸膜腔被挤压，脏层胸膜和壁层胸膜更加贴近，胸膜压也随之增高。

吸气期

在患者无自主努力的情况下，呼吸机在吸气期间提供的压力（P_{AW}）必须始终等于克服黏滞阻力（P_V）和呼吸系统的弹性阻力（P_{ER}）所需的压力之和。

$$P_{AW} = P_V + P_{ER} \tag{5}$$

在肺被动膨胀期间，P_{ER} 和 P_{ALV} 是相等的，因此，公式(5)可以改写为

$$P_{AW} = P_V + P_{ALV} \tag{6}$$

公式(2)和公式(3)提示，P_{ER}（和 P_{ALV}）等于气体输送量容积变化（ΔV）除以呼吸系统的顺应性（C），而 P_V 则等于气道阻力（R）和气体流量（$\dot{V}$）的乘积，因此可将公式(5)和公式(6)改写为

$$P_{AW} = (R \times \dot{V}) + (\Delta V/C) \tag{7}$$

这一呼吸系统的运动方程式，提示 P_{AW} 在吸气期间的任何时间段都直接随着气道阻力、气体流量和气体输送量的变化而变化，并且与呼吸系统顺应性成反比关系。

图 5.1.8 显示了在被动机械通气持续吸气期间 P_{AW}、P_{ALV}、P_{PL}、气体流量和容积的曲线图。图例还显示出了吸气末暂停阶段，即在呼气开始之前将吸气阶段输送的气体短暂保留在肺中的时间。因为流量是恒定的，肺容积以恒定速率增加（ΔV）。假设 C 和 R 在整个呼吸期间保持不变，则公式(5)—(7)表

明，P_{ALV}(P_{ER})和P_{AW}将呈线性上升，并且它们之间的差值(P_V)也将是恒定不变的。另外还需注意到，P_{PL}也会增加并且在机械通气过程中经常会变为正值。

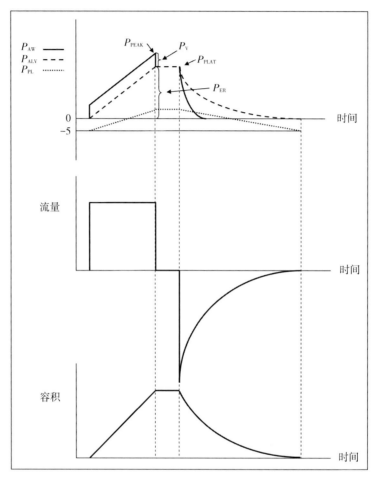

图 5.1.8　在机械通气吸气流量恒定的情况下，P_{AW}、P_{ALV}、P_{PL}、流量及容积的时间变化图

在吸气末屏气会发生什么情况？当吸气流量暂停且气体积聚在肺泡内时，P_{AW}迅速从其最高值或峰压(P_{PEAK})下降至所谓的"平台压"(P_{PLAT})，压力迅速下降的原因是气道内没有气流流动，即无黏滞阻力，此时，仅需要一定的压力来平衡呼吸系统的弹性反作用力。换言之，P_{PLAT}就是在吸气结束时的P_{ALV}（和P_{ER}），P_{PEAK}和P_{PLAT}之间的任何差值代表克服黏滞阻力(P_V)所需的压力。

图 5.1.9 显示压力如何受到阻力、顺应性、潮气量和流速变化的影响。前文使用机械模型来说明问题，另一个模型将被用来解释这些压力曲线。这个模型内容包括一个代表呼吸系统弹性成分的气球和一个模拟肺部气道的吸管（图 5.1.10）。正如在机械通气期间表现的那样，如果想通过吸管把气球吹起来，那么口腔内压力(P_M)必须总是等于气球的弹性阻力(P_{ER})及吸管的黏滞阻力之和，在这个模型中，P_M即类似于公式(5)—(7)中的P_{AW}。

理解公式(7)之前需了解吸管吹气球的过程。如果吸管是长而窄的(高R)，或者想快速地($高\dot{V}$)将气球吹起，就必须要非常努力地(高P_M)来克服P_V。又比如说，如果已经在气球中放了大量空气(高ΔV)，或者如果气球僵硬(低C)，需要更大的压力来克服P_{ER}。

图 5.1.9 就像气囊和吸管模型表现的那样，阻力或吸气流量的增加会导致P_V和P_{PEAK}的增加，但不会改变P_{ER}或P_{PLAT}。当顺应性下降或潮气量增加时，P_{PEAK}会随着P_{ER}和P_{PLAT}的增加而增加，但P_V没有变化。阻力、流量和容积的减少及顺应性的增加会产生相反的效果。

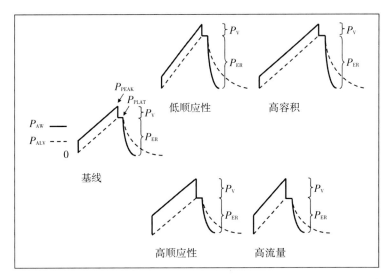

图 5.1.9 顺应性、阻力、容积和流量变化对 P_{ER}、P_V、P_{PEAK} 和 P_{PLAT} 的影响
P_{ER} 随着顺应性的下降和潮气量的增加而增加，P_V 随着阻力和流速的增加而增加。

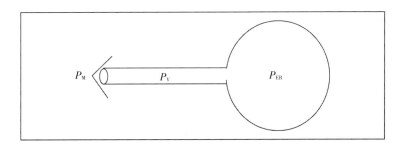

图 5.1.10 呼吸系统的气球和吸管模型
要想把气球吹起来，口腔内压力（P_M）必须要是黏滞阻力（P_V）和弹性阻力（P_{ER}）之和。

图 5.1.11 显示了当所有其他参数保持不变时，吸气流量的变化如何影响 P_{AW} 和 P_{ALV}。由于阻力没有变化，P_V 仅随气体流量的变化而变化[公式(5)—(7)]。正如图 5.1.8 和图 5.1.9 中所示，如果来自呼吸机的流量是恒定的（图 5.1.11A），随着肺容量和弹性阻力的增加，P_{ALV} 和 P_{AW} 都会逐渐呈线性上升，但它们之间的差值（P_V）保持不变。

如果在吸气期间气流从未停止但流量下降（图 5.1.11B），P_V 也下降，P_{ALV} 接近但不等于 P_{AW}。当气体流量快速降至 0 时（图 5.1.11C），P_{AW} 则会迅速达到并保持其峰值水平。随着流量减少，P_V 下降到 0，P_{ALV} 则以曲线的方式增加，直到它等于 P_{AW} 为止。由于潮气量和顺应性没有变化，P_{PLAT} 在图 5.1.11A、图5.1.11B 和图 5.1.11C 中是相同的，但是请注意，P_{PEAK} 是逐渐下降的，这是因为随着流量和 P_V 逐渐下降，需要的压力越来越小，而当吸气末流量为 0 时，P_{PEAK} 即等于 P_{PLAT}。

呼气期

与自主呼吸一样，在机械通气期间呼气通常是被动的，并且驱动气体流动的压力来自呼吸系统自身的弹性阻力。如图 5.1.8 所示，只有当整个潮气量已经呼出且胸廓恢复到自然位置时，气道内气体流量才会达到 0，P_{ALV} 和 P_{PL} 才会恢复到基线水平。请注意 P_{AW} 在 P_{ALV} 之前达到 0，其原因及其重要性将在第 6 章中讨论。

呼气末正压

在图 5.1.8、图 5.1.9 和图 5.1.11 中，P_{AW} 和 P_{ALV} 在呼气期间降至 0（大气压）。然而，呼吸机可在整个呼气阶段维持正压或超大气压，称为呼气末正压（PEEP）。

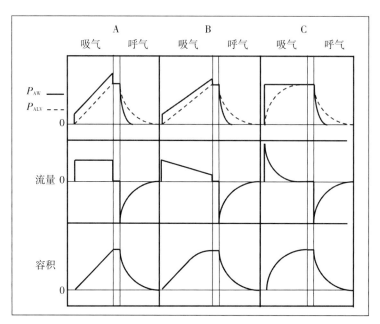

图 5.1.11 在正压机械通气情况下,给予 3 种不同的吸气流量设置时,呼吸机回路(P_{AW})和肺泡内(P_{ALV})的压力及流量和容积变化示意图

如图 5.1.12 所示,PEEP 提高了压力基线,并在整个机械通气中增加了 P_{AW}、P_{ALV} 和 P_{PL} 值。通过在呼气末增加 P_{ALV},PEEP 在机械通气过程中创建了新的平衡位置且增加了呼气末肺容积。PEEP 用于重新打开或"复张"肺内不张(塌陷)的肺泡,这将在本书中多次被讨论。

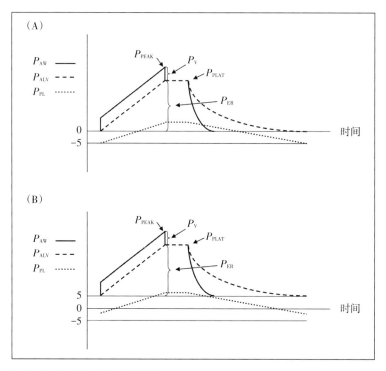

图 5.1.12 机械通气给予恒定的吸气流量时,5 cmH₂O 水平的 PEEP 对 P_{AW}、P_{ALV} 及 P_{PL} 的影响
(A)PEEP 应用之前;(B)PEEP 应用之后。

呼气末正压通常是人为设定的,但也可能是机械通气的意外后果。在呼气期间,P_{ALV} 保持正值,直到胸廓回复到自然位置并且气道内流量降至 0,而如果呼气时间不充分的话,当下一次机械通气开始时，P_{ALV} 仍为正值。这种形式的呼气末正压被称为内源性 PEEP（$PEEP_I$），以区别于设定的外源性 PEEP（$PEEP_E$），第 7 章将会专门讨论这一重要话题。内源性和外源性 PEEP 的总和称为总 PEEP（$PEEP_T$）。

从图 5.1.12 中可以看出，当存在 PEEP 时，P_{ALV} 和 P_{PLAT} 不再等于 P_{ER}，P_{ER} 是指克服潮气量产生的弹性阻力所需的压力。相反，P_{ALV} 和 P_{PLAT} 等于 P_{ER} 和 $PEEP_T$ 的总和，其代表的是呼吸系统总的弹性阻力。

因此，我们可以将公式（7）改写为

$$P_{AW} = (R \times V) + (\Delta V/C) + PEEP_T \tag{8}$$

在本书中，你将会多次看到这个公式。

通气和 $PaCO_2$ 的调节

前文已讨论了肺通气是如何发生的，下文将讨论其作用。通气通过调整肺部排出的 CO_2 量来调节动脉血中 CO_2 分压（$PaCO_2$）。在进一步讨论之前，首先来回顾一下气体分压的概念。

混合气体产生的总压力（P_T）等于其每种组分产生的压力之和。

$$P_T = P_1 + P_2 + P_3 \tag{9}$$

由每种气体产生的压力称为其分压，与混合气体的体积分数（F）直接相关。例如，在海平面，大气的总压力（大气压，P_B）为 760 mmHg。由于干燥空气中 O_2 的体积分数（FO_2）为 0.21（即 21% 的气体分子为 O_2），氧分压（PO_2）计算如下：

$$PO_2 = P_B \times FO_2 \tag{10}$$
$$PO_2 = 760 \times 0.21 = 160 \, mmHg$$

类似地，氮气分压（PN_2）为（760×0.79）mmHg 或 600 mmHg。

气体分压很重要，因为 O_2 和 CO_2 分子沿着它们的分压梯度在肺泡气体和肺毛细血管血液之间，以及全身毛细血管网血液和组织之间扩散。即分子从高分压区域移动到低分压区域，直到分压相等才停止。关于气体扩散的内容将在本章后面详细讨论。

现在讨论通气和 $PaCO_2$ 之间的关系。CO_2 是细胞代谢的产物，从组织连续不断地扩散到全身毛细血管网血液中并进而从肺毛细血管网血液扩散到肺泡气体中。肺泡的平均 CO_2 分压（P_ACO_2）及 $PaCO_2$ 取决于 $\dot{V}_PCO_2$（生成 CO_2）和 $\dot{V}_ECO_2$（排出 CO_2）之间的平衡。例如，如果生成 CO_2 比排出 CO_2 更快，那么 $PaCO_2$ 将会上升。如果 CO_2 的排出速度快于生成速度，$PaCO_2$ 将会下降。

$$P_ACO_2 = PaCO_2 \alpha \dot{V}_PCO_2 / \dot{V}_ECO_2 \tag{11}$$

呼吸系统排出 CO_2 的速率与每分钟进出最佳灌注肺泡的气体容积成正比，这被称为肺泡通气量（$\dot{V}_A$）

$$\dot{V}_ECO_2 \alpha \dot{V}_A \tag{12}$$

肺泡通气量是总肺（分钟）通气量（$\dot{V}_E$）和无效腔通气量（$\dot{V}_D$）的差值。

$$\dot{V}_A = \dot{V}_E - \dot{V}_D \tag{13}$$

$\dot{V}_E$ 仅仅是潮气量和呼吸频率的乘积，而 $\dot{V}_D$ 则是分钟通气量中无法排出 CO_2 的部分，因为它填充了肺部的无效腔。肺总无效腔或者生理性无效腔可以被分成两个部分——解剖学无效腔和肺泡无效腔。解剖学无效腔指的是部分传导性呼吸道的容积，比如上呼吸道和下呼吸道直至终末细支气管等。由于这些气体不能到达肺泡，因此无法排出 CO_2。肺泡无效腔是指部分无灌注或灌注不良的肺泡腔，气体在其中不能和血流进行有效气体交换（将在下一节中讨论）。

现在可以明确通气和 $PaCO_2$ 之间的关系。将公式（11）和（12）合并后得出了如下公式：

$$PaCO_2 \alpha \dot{V}_PCO_2 / \dot{V}_A \tag{14}$$

根据公式(13),它也可以改写为:

$$PaCO_2 \alpha \dot{V}_P CO_2 / (\dot{V}_E - \dot{V}_D) \tag{15}$$

公式(15)提供了非常重要的信息。首先,$\dot{V}_E$ 的减少、CO_2 产生量的增加及无效腔通气量($\dot{V}_D$)的增加导致 $PaCO_2$(高碳酸血症)的升高;其次,若体内 CO_2 的产生量及 $\dot{V}_D$ 保持恒定不变的话,则 $PaCO_2$ 的增减与 $\dot{V}_E$ 的高低成反比关系。因此 $\dot{V}_E$ 下降一半的话,$PaCO_2$ 将会随之增加 1 倍。最后,如果想保持 $PaCO_2$ 恒定不变,随着 $\dot{V}_P CO_2$ 或 $\dot{V}_D$ 的增加,必须由 $\dot{V}_E$ 的增加来匹配。

最后介绍一个更加基本的概念——无效腔通气容积与潮气量的比值(V_D / V_T)。V_D 是每次呼吸中不能帮助排出 CO_2 的容积,其通气的部位主要位于解剖无效腔及肺泡无效腔,因而无法排出 CO_2,只是填充解剖学和肺泡无效腔。当 V_D / V_T 增加时,每次呼吸去除 CO_2 的效率变得越来越低,这意味着如果想保持 $PaCO_2$ 不变的话,$\dot{V}_E$ 必须增加。相反,当 V_D / V_T 下降时,每次呼吸都变得更加有效,其所需的 $\dot{V}_E$ 减小。上述结论可通过公式(15)的换算得出。

$$PaCO_2 \alpha \dot{V}_P CO_2 / \dot{V}_E \times (1 - V_D / V_T) \tag{16}$$

尽管 V_D / V_T 的变化与生理性无效腔的大小直接相关,但临床上明显的通气变化通常是由潮气量的变化引起的,低 V_T 会增加维持一定 $PaCO_2$ 所需的 $\dot{V}_E$,而高 V_T 则会减少所需的 $\dot{V}_E$。

氧合

如前文所述,术语"氧合"涵盖呼吸系统中几个用来维持最佳 PaO_2 的生理过程。通气和氧合虽被分开讨论,但两者是紧密联系的。实际上,通气是氧合作用的重要组成部分,因为它提供在肺泡气体和肺部毛细血管血液之间扩散的 O_2。相反,尽管氧合异常的主要临床表现是 PaO_2 的降低,但也可能伴随 $PaCO_2$ 升高,而这需要通过增加通气量来纠正。

正常氧合的组成是:

- 氧输送。
- 通气与血流匹配。
- 气体弥散。

氧输送

通气负责将 O_2 分子输送到肺泡,这是将 O_2 从体外转移到动脉血液中的第一步。海平面干燥空气条件下的 PO_2 为 160 mmHg。一旦气体进入呼吸道,它就会被加热和加湿,水蒸气(P_{H2O})产生的分压会降低吸入的 PO_2(P_IO_2)。

在这里,FiO_2 指的是吸入氧浓度

$$P_IO_2 = (P_B - P_{H2O}) \times FiO_2$$
$$P_IO_2 = (760 - 47) \times 0.21 = 150 \text{ mmHg} \tag{17}$$

当气体到达肺泡时,随着 O_2 和 CO_2 分子在肺泡-毛细血管界面交换,PO_2 进一步下降。虽然无法测量所有肺泡(P_AO_2)气体中的平均 PO_2,但可以通过使用肺泡气体方程来估计它。

$$P_AO_2 = (P_B - P_{H2O}) \times FiO_2 - (P_ACO_2/R) \tag{18}$$

在该公式中,P_ACO_2 是肺泡内平均 PCO_2,假定其等于 $PaCO_2$,R 是 CO_2 分子的弥散速率与 O_2 的弥散速率的比值,基本上等同于体内 CO_2 产生量与机体需要的氧消耗之间的比值,当 $PaCO_2$ 为 40 mmHg 时,其值为 0.8。

$$P_AO_2 = (760 - 47) \times 0.21 - (40/0.8) = 100 \text{ mmHg}$$

如上所述,P_AO_2 与 P_ACO_2($PaCO_2$)成反比,同时 P_AO_2 也随海拔(较低的 P_B)的升高而降低,且与 FiO_2 直接相关。

可以将计算出的 P_AO_2 视为在给定 P_B、FiO_2、$PaCO_2$ 的前提下能达到的最高 PaO_2。因为根据肺泡气体方程式可以推导出当肺部通气状况非常"完美",也就是每一个肺泡的通/换气效率相同时,P_AO_2 等同于 PaO_2。但是实际上,这样"完美"的肺组织是不存在的,这也可以解释为什么理论上计算出来的 P_AO_2 和实际测量得出的 PaO_2 之间会存在着一定的差异(A−a)。

通气与血流匹配

正常健康肺部的气体(通气,V)和血液(血流,Q)进入和离开每个肺泡的比值并不相同。一些肺泡的通气大于血流($V/Q>1$),而其他肺泡的通气小于血流($V/Q<1$),表明 V/Q 通常在一定范围内波动。

更准确地说,通气和血流的匹配与否有很重要的两个原因。第一个原因是 V/Q 决定了肺泡中气体的 PO_2 和 PCO_2(图 5.1.13)。通气为肺泡气体携带 O_2 的同时清除 CO_2,而血流则在提供 CO_2 的同时清除 O_2。因此,当肺泡的 V/Q 低时,O_2 的排出速度比摄入速度快,CO_2 的摄入速度比排出速度快,导致 P_AO_2 下降,P_ACO_2 上升。当 V/Q 高时,情况则相反。重要的是要认识到,这里的 P_AO_2 和 P_ACO_2 指的是单个肺泡中的气体分压,而以前的 P_AO_2 和 P_ACO_2 指的是平均值。

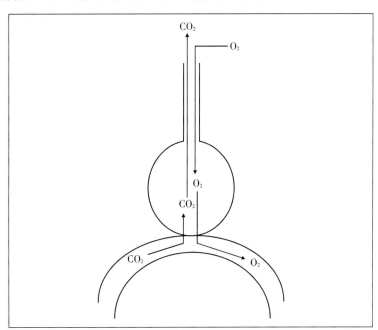

图 5.1.13 通气将肺泡内 CO_2 排出并充满新鲜 O_2,血流灌注将组织内产生的 CO_2 带出并提供 O_2,每个肺泡内 PO_2 和 PCO_2 取决于 V/Q

图 5.1.14 中显示了 V/Q 和 P_AO_2 和 P_ACO_2 之间的关系。通气和血流失调越严重,P_AO_2 和 P_ACO_2 不匹配的程度越大。当肺泡没有通气时($V/Q=0$),肺泡气体与混合静脉血的 PO_2 和 PCO_2 相同。当没有血流时($Q=0$,$V/Q=\infty$),P_AO_2 和 P_ACO_2 与所测气道里的压力相同。

V/Q 失调的第二个重要原因是其干扰了呼吸系统维持正常 PaO_2 和 $PaCO_2$ 的能力。图 5.1.15 和图 5.1.16 显示了由两个"隔室"组成的肺模型,每个隔室代表一个单独的肺泡或包含任意数量肺泡的肺泡区域。假设每个肺泡都是一个完整的肺(模拟胸部 X 线摄片),从两个肺流出的血液称为肺静脉血,并最终汇合成动脉血。

图 5.1.15 显示两个肺接受了相同的通气量和血流量,因此它们的 V/Q 是相同的(此时 $V/Q=1.0$)。需注意两肺的肺泡和肺静脉 PO_2 相同,动脉血的 PO_2 和血氧饱和度(SO_2)与流出两肺血液的 PO_2 和

SO_2 相同,此时肺是"完美的"(即 V/Q 相同),平均肺泡 PO_2 和 PaO_2 相等,A－a 为 0。

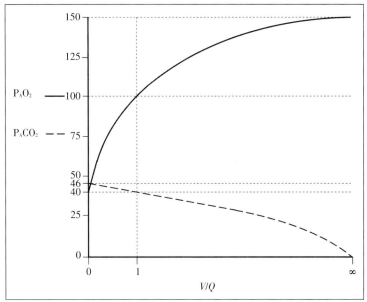

图 5.1.14　V/Q 与肺泡气体分压的关系

当 $V/Q＝1$ 时,P_AO_2 为 100 mmHg,P_ACO_2 是 40 mmHg。随着 V/Q 减少,P_AO_2 下降而 P_ACO_2 升高。当 $V/Q＝0$ 时,P_AO_2 和 P_ACO_2 与混合静脉血的压力相同。当 $V/Q＞1$ 时,P_AO_2 升高而 P_ACO_2 下降。当 $V/Q＝\infty$ 时,P_AO_2 和 P_ACO_2 与所测气道里的压力相同。

图 5.1.16 显示总通气量和血流量没有变化,但左肺的气道变窄改变了 V/Q,此时右肺接受的通气量多于血流量($V/Q＝1.5$),左肺的血流量多于通气量($V/Q＝0.5$)。与图 5.1.15 相比,右肺的高 V/Q 增加了肺泡和肺静脉的 PO_2,降低了肺泡和肺静脉的 PCO_2,左肺的低 V/Q 则产生了相反的效果。

当把两个肺的血液汇合起来时,可发现 PaO_2 从图 5.1.15 中的 100 mmHg 下降到 60 mmHg,A－a 从 0 上升到 42.5。为什么会发生这种情况? 这是因为混合血的 PO_2 是由平均 O_2 含量而不是平均 PO_2 决定的。

血液中的 O_2 含量是由血红蛋白(Hb)浓度和血氧饱和度(SO_2)决定的,并以每分升血液中含多少毫升氧(mL/dL)来表示。

$$O_2 \text{ 含量} ＝ 1.34 \times Hb \times SO_2/100 \tag{19}$$

在这个公式中,1.34 是 1 g 血红蛋白在完全饱和情况下可携带的毫升氧量(mL/g),Hb 表示为每分升血液血红蛋白的克数(g/dL)。

对图 5.1.16 中流出两肺的血氧含量进行平均计算,并对 SO_2 的公式(19)进行求解,得出动脉血的饱和度为 90％,根据正常的血红蛋白解离曲线,相当于 PaO_2 为 60 mmHg。由于来自两肺的血液 Hb 是相同的,实际上可以简单地取血氧饱和度平均值,而不是肺静脉血的 O_2 含量。

但 V/Q 失调是如何引起 PaO_2 急剧下降的? 其解释是血红蛋白的氧解离曲线为非线性,见图 5.1.17。如果将两个血样本结合起来,一个血样的 PO_2 为 80 mmHg,另一个样本 SO_2 为 95％,那么混合血中的 PO_2 和 SO_2 将保持不变。但是,如果减少一个样本的 PO_2,并在另一个样本中增加相同量的 PO_2,情况会怎样? 正如图 5.1.17 所示,血氧饱和度(和血氧含量)受 PO_2 下降的影响比同等增加的影响更大。因此,当把这些血样混合后,平均 SO_2 为 84％,相当于 PO_2 为 55 mmHg。图 5.1.17 阐述了一个基本概念:高 V/Q 肺泡的血液永远无法补偿低 V/Q 区域引起的 SO_2 和 O_2 含量的下降。

图 5.1.18 显示了单肺没有通气($V/Q＝0$)时会出现的情况。由于没有 O_2 或 CO_2 交换,左肺由右向左分流,混合静脉血进入动脉循环,导致 PaO_2 下降更明显,即使离开右肺的血 PO_2 较高。

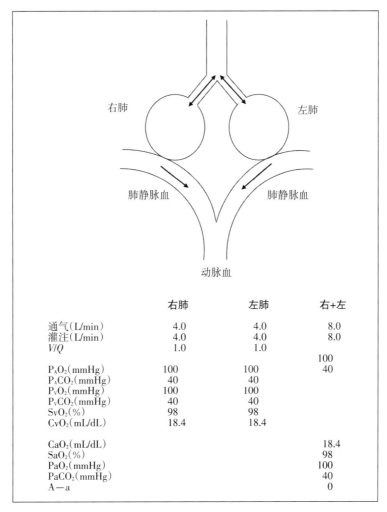

	右肺	左肺	右+左
通气（L/min）	4.0	4.0	8.0
灌注（L/min）	4.0	4.0	8.0
V/Q	1.0	1.0	
			100
P_AO_2（mmHg）	100	100	40
P_ACO_2（mmHg）	40	40	
P_vO_2（mmHg）	100	100	
P_vCO_2（mmHg）	40	40	
SvO_2（%）	98	98	
CvO_2（mL/dL）	18.4	18.4	
CaO_2（mL/dL）			18.4
SaO_2（%）			98
PaO_2（mmHg）			100
$PaCO_2$（mmHg）			40
A—a			0

图 5.1.15 呼吸系统的双室模型

由于肺有相同的 V/Q，当血流离开每侧肺时动脉血有相同的 PO_2 和 PCO_2，A—a 是 0。

注：P_v，肺静脉血氧分压；SvO_2，肺静脉血氧饱和度；SaO_2，动脉血氧饱和度；CvO_2，肺静脉血氧含量；CaO_2，动脉血氧含量。

图 5.1.16 和图 5.1.18 中的 $PaCO_2$ 会出现什么变化？就和 PaO_2 一样，$PaCO_2$ 也是由来自两肺血液的平均 CO_2 含量决定的。但需注意，$PaCO_2$ 实际上非常接近肺静脉血的平均 PCO_2。这是因为 CO_2 含量和 PCO_2 之间的关系是线性的，这意味着高 V/Q 肺泡（几乎）可以代偿来自低 V/Q 肺泡的高 CO_2 含量。

因此，低 V/Q 的肺泡降低了 PaO_2，增加了 A—a 和 $PaCO_2$，但是高 V/Q 的肺泡呢？可以理解为高 V/Q 增加了肺泡无效腔，从而干扰了气体交换。图 5.1.19 显示了一个极端的例子，左肺接受通气但没有血流（$V/Q=\infty$），表明进入和流出左肺的气体不能帮助 CO_2 排出，这与填充解剖无效腔的气体没有区别。

当肺泡接受的血流量与通气量相比太少（即 $V/Q>1$）时，尽管这种情况可能不明显，但也会产生肺泡无效腔。把这些肺泡看作是无效的通气量而不是无效腔，可能有助于读者理解，例如，当肺泡接受的通气量是血流量的 10 倍时（$V/Q=10$），只有 10% 的通气量需要用来排出 CO_2，另外 90% 都未被利用，同样，图 5.1.16 和图 5.1.18 中的右肺也产生过多的肺泡无效腔。

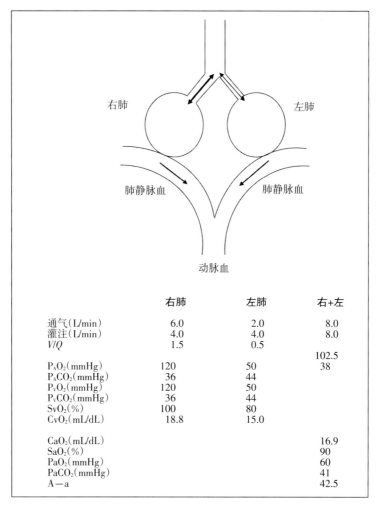

	右肺	左肺	右+左
通气(L/min)	6.0	2.0	8.0
灌注(L/min)	4.0	4.0	8.0
V/Q	1.5	0.5	
			102.5
P_AO_2(mmHg)	120	50	38
P_ACO_2(mmHg)	36	44	
P_vO_2(mmHg)	120	50	
P_vCO_2(mmHg)	36	44	
SvO_2(%)	100	80	
CvO_2(mL/dL)	18.8	15.0	
CaO_2(mL/dL)			16.9
SaO_2(%)			90
PaO_2(mmHg)			60
$PaCO_2$(mmHg)			41
A－a			42.5

图 5.1.16 呼吸系统的双室模型

通气从左肺转移到右肺,产生了低 V/Q 和高 V/Q。与图 5.1.15 相比,PaO_2 下降而 $PaCO_2$ 和 A－a 增加。总体的 P_AO_2 和 P_ACO_2 是左右两肺的 P_AO_2 和 P_ACO_2 的加权平均值。

那么,高 V/Q 肺泡的临床效应如何呢?公式(14)和公式(15)反映出 $PaCO_2$ 与 $\dot{V}_A$ 成反比,这就是 $\dot{V}_E$ 和 $\dot{V}_D$ 之间的区别。通过形成肺泡无效腔,高 V/Q 肺泡增加 $\dot{V}_D$ 和减少 $\dot{V}_A$,根据公式,这导致了 $PaCO_2$ 的增加。公式(15)还反映出,充分增加 $\dot{V}_E$ 可以补偿 $\dot{V}_D$ 的增加,并使 $\dot{V}_A$ 和 $PaCO_2$ 恢复正常。

在这一点上,高和低的 V/Q 肺泡都可能导致 $PaCO_2$ 上升。尽管从概念上讲,通过增加 $\dot{V}_D$ 来降低 CO_2 的排出可能是有用的,但事实并非如此。如双室模型所示,即使高 V/Q 肺泡确实增加了肺泡无效腔和 $\dot{V}_D$,但肺泡的低 V/Q,减少了 CO_2 的排出,实际上是导致 $PaCO_2$ 升高的原因。事实上,如图 5.1.16 和图 5.1.18 所示,高 V/Q 肺泡的血液 PCO_2 较低,而没有血流的肺泡(图 5.1.19)无助于体循环 CO_2 排出。

在现实情况下,由低 V/Q 肺泡引起 $PaCO_2$ 升高都会立即被脑干的化学感受器感受到,从而增加呼吸驱动和 $\dot{V}_E$。根据公式(15),$\dot{V}_E$ 的增加补偿了 $\dot{V}_D$ 的增加,使 $PaCO_2$ 正常。实际上,$\dot{V}_D$ 的增加是低 V/Q 肺泡减少了 CO_2 的排出所致,与无效腔增加无关,主要是增加了低 V/Q 肺泡的通气量,进而增加了 CO_2 的排出量(通过增加 V/Q),使 $PaCO_2$ 恢复正常水平。

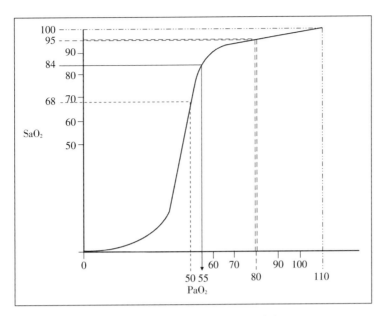

图 5.1.17 氧合血红蛋白解离曲线

将一个 PO_2 为 80 mmHg 的血液样本和另一个 SO_2 为 95％的血液样本混合,两者混合后的血液 PO_2 和 SO_2 没有变化。当一个样本 PO_2 减少了 30 mmHg,另一个样本增加相同 PO_2 量时,混合血的平均 SO_2 只有 84％,相当于 PO_2 为 55 mmHg。

当然,双室模型过于简单化。现实中,有数亿个隔室(肺泡),每个隔室提供的血液中 O_2 和 CO_2 的具体含量由其 V/Q 决定,但最终的结果是一样的。高 V/Q 肺泡增加肺泡无效腔和 $\dot{V}_D$,而低 V/Q 肺泡则导致 PaO_2 下降,增加 A－a,不利于 CO_2 排出,同时刺激 $\dot{V}_E$ 的代偿性增加。

在健康的肺部,通气和血流的轻度失调(和轻度的"生理性"右向左分流)是形成"正常"A－a 和 $\dot{V}_E$ 小幅增加的原因。从上述模型可以看出,任何肺部疾病,无论是主要影响气道、肺实质,还是肺循环,都会产生异常低和高的 V/Q。V/Q 失调的程度越高,受累的肺泡数量越多,PaO_2 越低,A－a 越高,保持 $PaCO_2$ 在正常范围所需的 $\dot{V}_E$ 就越大。

气体弥散

氧合的最终组成部分是 O_2 分子在肺泡气体和肺毛细血管血液之间的移动或弥散。在这个过程中,O_2 穿过肺泡上皮、毛细血管内皮及两者之间的基底膜,溶入血浆(其中部分解离),然后进入红细胞并与血红蛋白结合。当然,CO_2 分子会向相反的方向移动。

决定气体分子穿过肺泡毛细血管界面速率($\dot{V}$)的因素是通过对 Fick 扩散定律的修正公式来说明的:

$$\dot{V} \alpha \frac{A \times (P_1 - P_2)}{D} \tag{20}$$

在这个公式中,A 是肺部气体和血液的总接触面积,$(P_1 - P_2)$ 是肺泡中的气体分压与血液的分压之差,D 是分子转移的距离。

O_2 从大约 100 mmHg 的 P_AO_2 肺泡转移到混合静脉血时,PO_2 大约为 40 mmHg,CO_2 从大约 46 mmHg 的混合静脉血 PCO_2 弥散到肺泡时,P_ACO_2 大约为 40 mmHg。记住,每个肺泡里气体的实际 PO_2 和 PCO_2 是由它的 V/Q 决定的。

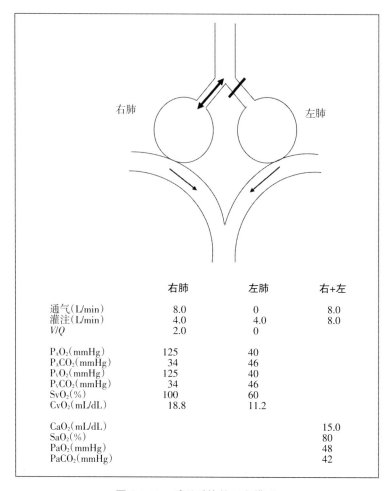

	右肺	左肺	右+左
通气(L/min)	8.0	0	8.0
灌注(L/min)	4.0	4.0	8.0
V/Q	2.0	0	
P_AO_2(mmHg)	125	40	
P_ACO_2(mmHg)	34	46	
P_vO_2(mmHg)	125	40	
P_vCO_2(mmHg)	34	46	
SvO_2(%)	100	60	
CvO_2(mL/dL)	18.8	11.2	
CaO_2(mL/dL)			15.0
SaO_2(%)			80
PaO_2(mmHg)			48
$PaCO_2$(mmHg)			42

图 5.1.18　呼吸系统的双室模型

左肺无通气时,流经的血液 PO_2 或 PCO_2 没有变化,形成右向左的肺内分流模型。

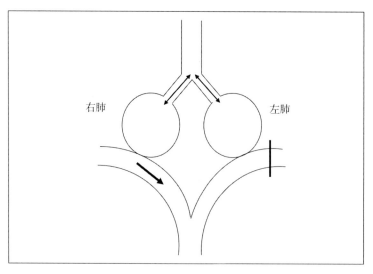

图 5.1.19　呼吸系统的双室模型

左肺未接受血流,到达肺泡的通气不能清除 CO_2,形成了肺泡无效腔或"无效通气"。

　　肺部有一个大约 100 m² 的巨大气-血界面，而肺泡-毛细血管膜非常薄，只有 0.2～0.5 μm，因此，O_2 和 CO_2 通常在肺泡气体和毛细血管血液之间非常迅速地达到平衡。据估计，血液通常在每个肺泡毛细血管中停留约 0.75 s。如图 5.1.20A 所示，肺泡和毛细血管的 PO_2 和 PCO_2 通常只需要大约 1/3 的时间来平衡。即使在运动期间，当心排血量增加导致通过气-血界面的时间缩短时，在血液离开肺泡之前 O_2 和 CO_2 很快就会达到平衡。然而，缩小气－血界面的面积或增加弥散距离的疾病会减慢弥散速度。如果弥散障碍严重（图 5.1.20B），可能没有足够的时间实现平衡，这将在肺泡和毛细血管末端之间产生 PO_2 和 PCO_2 梯度。图 5.1.20 显示，由于较大的分压梯度，PaO_2 受到的影响比 $PaCO_2$ 更大。如果弥散障碍确实导致 $PaCO_2$ 升高，则需补偿性地增加 $\dot{V}_E$，使其恢复正常。

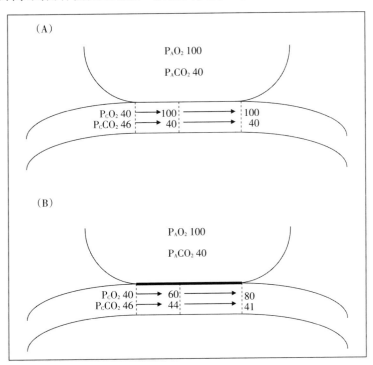

图 5.1.20　（A）进入肺泡毛细血管的 O_2 分压和 CO_2 分压（P_cO_2，P_cCO_2）通常在血液流经毛细血管全长的 1/3 达到平衡。（B）当气血界面破坏或弥散距离增加时（以粗线代表），可能没有足够的时间实现平衡

PaO_2 和 FiO_2 的关系

　　FiO_2 的变化对 PaO_2 的影响，取决于其潜在的氧合异常类型和严重程度。如图 5.1.21A 所示，V/Q 失调导致 FiO_2 和 PaO_2 之间的曲线关系随疾病严重程度的变化而变化。即使 V/Q 失调很严重时，中到高的 FiO_2 也会使 PaO_2 显著增加，这是因为只要有一定的通气量，即使是 V/Q 很小的肺泡最终也会充满 O_2，流出肺泡的血液会有很高 PO_2 和 SO_2。

　　当存在肺内分流时，一些肺泡无法通气，增加 FiO_2 对分流的血液没有影响，即使超过一定水平也不能进一步增加通气肺泡的血氧饱和度，这就产生了 PaO_2 和 FiO_2 之间的线性关系（图 5.1.21B），随着分流分数（流经不通气肺泡血液量占总心排血量的百分比）的增加而趋于平坦。

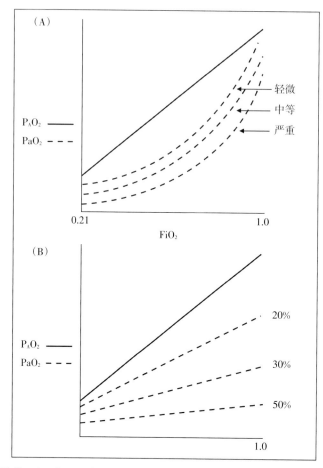

图 5.1.21 (A)随着 V/Q 失配程度的增加,FiO_2-PaO_2关系变得越来越曲线化。(B)随着分流分数的增加,PaO_2随 FiO_2 的增加而升高的幅度越来越小

（袁晓　方明　译）

第 2 章　呼吸衰竭和机械通气指征

John W.Kreit

在第 1 章中介绍了呼吸系统如何维持正常的动脉血氧分压(PaO_2)和动脉血 CO_2 分压($PaCO_2$)。当疾病明显干扰了这种重要的功能并导致动脉低氧血症（低 PaO_2）、高碳酸血症（高 $PaCO_2$）或两者兼而有之时，就会发生呼吸衰竭。通常，呼吸衰竭根据病理生理学机制分为三类：

- 通气衰竭。
- 氧合衰竭。
- 氧合通气衰竭。

根据气体交换干扰的严重程度，可能需要机械通气来辅助呼吸并使 $PaCO_2$、PaO_2 或两者恢复正常。

呼吸机通过向呼吸道施加正压（超大气压）使肺充气，可以通过两种方式中的一种来提供该压力。最常见的是气管插管，通过口腔进入气管（即经喉插管）。通过气管内插管的远端给气囊或"袖带"充气来密封气管，并且将近端连接到呼吸机，称为有创通气。无创正压通气主要通过紧密面罩将患者连接到呼吸机，第 13 章专门讨论该主题。本章及本书的大部分内容讨论的原则主要与有创机械通气相关。

呼吸衰竭

通气衰竭

当神经肌肉或胸壁疾病导致分钟通气（$\dot{V}_E$）的明显下降而影响呼吸系统维持正常的 $PaCO_2$ 时，就会发生通气衰竭。第 1 章中的这个公式如下：

$$PaCO_2 \alpha \dot{V}_P CO_2 V/(\dot{V}_E - \dot{V}_D) \tag{1}$$

如公式所示，在恒定的 CO_2 产生量（$\dot{V}_P CO_2$）和无效腔通气量（$\dot{V}_D$）的情况下，$PaCO_2$ 与 $\dot{V}_E$ 成反比。随着 $\dot{V}_E$ 下降，$PaCO_2$ 上升。

分钟通气量是呼吸频率和潮气量的乘积。如表 5.2.1 所示，任何影响中枢呼吸驱动、干扰从大脑到呼吸肌的神经信号传递或降低呼吸肌力量的疾病都会导致分钟通气量的减少。$\dot{V}_E$ 不足也可能由病态肥胖和严重的脊柱后弯等疾病引起，这些疾病会显著降低胸壁顺应性并增加呼吸肌所克服的阻力。

表 5.2.1　通气衰竭的原因

类别	原因	范例
呼吸驱动减少	药物和毒素 代谢性脑病 脑炎/脑膜炎 脑或脑干梗死 脑出血	麻醉药,镇静剂 肝衰竭,肾衰竭

类别	原因	范例
传递到呼吸肌的功能受损	脊髓疾病 周围神经病变 神经肌肉接头疾病	创伤、脊髓炎、ALS[①] 膈神经损伤、格林-巴利综合征 重症肌无力 伊顿-兰伯特综合征
呼吸肌无力	肌病 肌炎	内分泌、代谢、药物诱发的多发性肌炎,其他结缔组织疾病
胸壁疾病	胸壁顺应性降低	病态肥胖、严重的脊柱后弯、大量胸腔积液、大量腹腔积液

注:①ALS,肌萎缩侧索硬化。

导致通气障碍的疾病并不会影响肺部本身,因为不会增加正常通气(V)和灌注(Q)之间的不匹配程度或影响 V/Q^*。这意味着平均肺泡 PO_2(P_AO_2)和测得的 PaO_2 会随着 $PaCO_2$ 的升高而下降,如肺泡气体方程所预测的那样。

$$P_AO_2 = (P_B - P_{H2O}) \times FiO_2 - P_ACO_2/R \tag{2}$$

如第 1 章所述,P_B 是大气压(气压),P_{H2O} 是肺水的分压,FiO_2 是吸入氧浓度,P_ACO_2 是肺泡平均 PCO_2,假设其等于 $PaCO_2$,R 是 CO_2 分子进入肺泡气体中与 O_2 分子离开肺泡气体的比值。

由于 P_AO_2 和 PaO_2 减少的量相同,通气衰竭不会改变两者之间的差异(A-a)。通气衰竭的血气特征见表 5.2.2。

表 5.2.2　各种类型呼吸衰竭的血气特征

类型	PaO_2	$PaCO_2$	A-a
通气衰竭	↓	↑	↔
氧合衰竭	↓	↔	↑
氧合通气衰竭	↓	↑	↑

注:↔表示无变化。

氧合衰竭

当肺部疾病引起 PaO_2 和动脉血红蛋白饱和度(SaO_2)下降时,就会发生氧合衰竭。如第 1 章所述,这是由异常 V/Q(包括肺内分流)、气体扩散的不足或两者共同作用造成的。如表 5.2.3 所示,氧合衰竭可由任何肺部疾病引起,无论其是否主要影响气道、肺实质或肺循环。由于肺部疾病不会改变肺泡气体方程的任何组成,因此计算的 P_AO_2 不变,A-a 增加(表 5.2.2)。V/Q 的失调程度和弥散异常也会导致高碳酸血症。氧合衰竭的患者通过中枢化学感受器介导 $\dot{V}_E$ 的适当增加来维持正常的 $PaCO_2$。

氧合通气衰竭

这种类型的呼吸衰竭同时具有氧合和通气衰竭的特征并不奇怪,其病理生理学大致与单纯的氧合衰竭相同,不同之处在于潜在的肺部疾病引起肺顺应性或阻力的严重异常,呼吸系统不能维持正常的 V_E,或者不能通过增加 V_E 以代偿由 V/Q 失调或弥散障碍引起的高碳酸血症。如表 5.2.2 所示,氧合通气衰竭患者的 PaO_2 降低,$PaCO_2$ 升高,A-a 增加。理论上,表 5.2.3 中列出的任何疾病都可能导致氧合通气衰竭,但最常见的原因是急性呼吸窘迫综合征(ARDS)、心源性肺水肿、慢性阻塞性肺疾病

---

* 只有在通气不畅导致肺不张的情况下才会这样。

(COPD)和严重急性哮喘。

表 5.2.3　氧合衰竭的原因

类别	范例
阻塞性肺疾病	肺气肿、慢性支气管炎、哮喘、支气管扩张
限制性肺病	特发性肺纤维化、结节病、尘肺病
肺突变疾病	ARDS[①]、心源性水肿、肺炎
肺血管疾病	肺动脉高压、肺栓塞

注:①ARDS,急性呼吸窘迫综合征。

急性与慢性通气衰竭

通气衰竭或氧合衰竭患者的高碳酸血症可在数分钟至数小时内迅速发生,或在数周、数月或数年内逐渐发展。慢性高碳酸血症会导致肾脏代偿,通过增加血清碳酸氢盐浓度来使血 pH 恢复正常。术语"急性"和"慢性"意味着临床表现和治疗紧迫性的差异。慢性、代偿性通气或氧合通气衰竭的患者也可能发生急性失代偿,导致呼吸性酸中毒恶化,这被称为"慢加急性"通气衰竭。

机械通气的适应证

插管和机械通气有 4 种适应证:
- 急性或慢加急性通气衰竭。
- 顽固性低氧血症的氧合衰竭。
- 下呼吸道保护功能丧失。
- 上呼吸道阻塞。

急性或慢加急性通气衰竭

高碳酸血症本身并不非常危险,但是伴随的酸中毒(低动脉血 pH)可能导致严重的并发症,甚至死亡。因此,有急性或慢加急性通气或氧合衰竭的患者通常需要机械通气,而慢性、代偿性呼吸性酸中毒的患者,例如长期 COPD 或病态肥胖的患者并不是常规需要机械通气。

根据经验,高碳酸血症诱发的酸中毒患者应在其动脉血 pH 低于 7.25 时进行插管。这仅是一个非常普遍的指征,仍主要依靠临床判断。例如,对于采取积极治疗后高碳酸血症和动脉血 pH 持续恶化的患者通常建议早期插管。事实上,在许多情况下,呼吸窘迫的患者在 $PaCO_2$ 或 pH 发生任何变化之前就已经进行了插管。这是因为对于即将发生的通气衰竭,早期插管比等到呼吸肌疲劳发作时插管更加安全,后者可能会导致急性、严重和危及生命的酸中毒。另一方面,pH<7.25 的患者如果可以快速纠正原因(例如麻醉诱导的通气失败),则可能不需要机械通气。此外,气管插管的决定通常是在没有血气分析结果的情况下进行的。例如,如果患者呼吸浅慢、反应迟钝,应立即插管并通气,而无须等待确认是否存在严重的高碳酸血症和酸中毒。

难治性低氧血症

在大多数患者中,仅通过鼻导管或面罩提供氧气就可以充分治疗氧合衰竭。只有在高流量吸氧状况下 PaO_2 和 SaO_2 仍保持"极低"水平时才需插管和机械通气。这种情况被称为"难治性低氧血症",通常发生在患有 ARDS、重症肺炎、心源性水肿及肺泡广泛实变等疾病的患者中。"极低"是个模糊概念,虽然 $PaO_2>60\,mmHg$ 和 $SaO_2>90\%$ 是合理的目标,但并不是公认的插管指征,还必须根据具体情况做出决定。

为什么机械通气对难治性低氧血症患者有益？毕竟这些患者的 $PaCO_2$ 是正常的，通常不需要通气辅助。气管插管的主要优点是使氧气输送能够从开放式转换到封闭式系统。通过面罩接受氧疗的患者吸入不同体积的室内空气，这导致进入气道的 O_2 浓度（FiO_2）远小于流向患者的 O_2 浓度。插管后，气管内插管的气囊封闭气道并防止室内空气进入，这意味着可以可靠地输送 100% 的 FiO_2（$100\% O_2$）或任何其他浓度的 O_2，从而显著改善 PaO_2 和 SaO_2。

机械通气的另一个好处是允许使用呼气末正压（PEEP）。通过在呼气期间保持气道和肺泡中的正压，PEEP 防止机械吸气期间打开或"复张"的肺泡在呼气期间塌陷，减少了通过无通气的肺泡（肺内分流）的血流量并改善了氧合。

下呼吸道保护功能丧失

通常有几种非常有效的机制可以防止唾液、食物和液体进入气管。在自主呼吸期间，真假声带外展（分开），气管入口（声门）打开，空气自由进出气管支气管树。如果唾液或其他物质进入喉部，通过迷走神经介导的反射立即使声带内收（聚集）并关闭声门。如果确实发生了吸入，喉部和气管中的刺激性受体会触发强烈的咳嗽反应，迫使外源性物质重新上升并通过声门。吞咽时吸气有两个障碍。首先，声带夹闭并关闭声门（这就是为什么我们不能同时呼吸和吞咽）。其次，喉部向上拉向舌根部，将会厌向下推动，就像一个保护罩覆盖在喉部入口上。

当患者被认为失去了这些重要的保护性反射时，通常需要进行气管内插管。但是有两个问题，问题1：如何确定患者何时无法"保护呼吸道"？这通常是基于患者的精神状态预测其保护性反射的有效性。虽然这是有道理的，并且一些观察性研究也支持这两者之间的相关性，但意识水平与气道保护性反射的存在之间的实际关系是未知的。换句话说，有多大比例的昏迷、迟钝或嗜睡患者无法保护自己不发生误吸尚不明确。不可靠的床边评估使这个问题变得更加复杂，特别是大多数研究表明，呕吐反射存在与否与保护性喉反射之间的相关性较差。

对有精神状态改变的患者进行插管并确保其气道受到保护是否合适？这就带来了问题2，当患者插管时正常的保护性反射会发生什么变化？患者现在无法关闭声门、抬高喉部或咳嗽，或者说所有保护性反射消失。事实上，唾液可以（并确实）自由地进入气管插管和声带之间。但气管插管的气囊是否仍能保护下呼吸道？它可以防止急性、大量（剧烈）的吸入，但唾液和其他物质最终会通过气囊进入气管支气管树。事实上，这也是呼吸机相关性肺炎的发病机制。

因此，插入气管插管以"保护"患者的下气道有时是错误的，因为这会阻止完整的喉反射功能。因此建议在两种情况下插管对患者进行气道保护。一种是当不能快速逆转的病症导致患者完全没有反应或仅对疼痛刺激有反应时；第二种是对于患有或可能患有大量呕吐疾病（如胃或小肠梗阻、上消化道出血）的患者，即使患者的意识水平仅为适度下降。

上呼吸道梗阻

这是插管和机械通气最明显但最不常见的指征。当咽部或喉部狭窄阻碍充分通气时，必须建立人工气道，通常行气管插管，当存在明显的解剖变异或完全气道阻塞时需要行气管切开术。

（刘念 译）

第3章 仪器和术语

John W. Kreit

本章将讨论呼吸机的设计原理和主要部件,定义并解释在讨论机械通气时的相关术语。呼吸机术语可以仅使用缩写词和首字母缩写词来进行简单叙述。

一般设计

尽管外观差异大,但所有呼吸机都有几个共同的基本特征(图 5.3.1)。所有机器都必须连接高压氧源和空气源。这些气体进入呼吸机被混合后会产生由临床医生设定的吸入氧浓度(FiO$_2$)。吸气开始时,吸气阀打开,加压气体流经加热器和加湿器、呼吸机回路的吸气端、ET,进入患者肺部。当吸气阀关闭、呼气阀打开时,吸气停止。呼出的气体通过呼吸机回路的呼气部分返回呼吸机,并经过滤器释放到大气中。每次气体离开并返回呼吸机都会测量容积和流量。气道压力(P_{AW})是在呼气阀周围进行连续测量得到的。

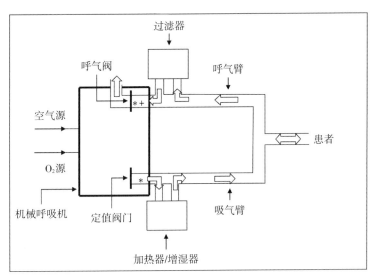

图 5.3.1 呼吸机和呼吸机管路的示意图

注:*表示流量和容量测量的位置;+表示气道压力测量的位置

所有呼吸机都有一个用户界面,通常包括一个醒目的显示屏,如图 5.3.2 所示。用户界面具有两个重要功能,允许临床医生轻松地选择各种呼吸机设置,并显示这些设置及患者重要的实时数据(表5.3.1)。

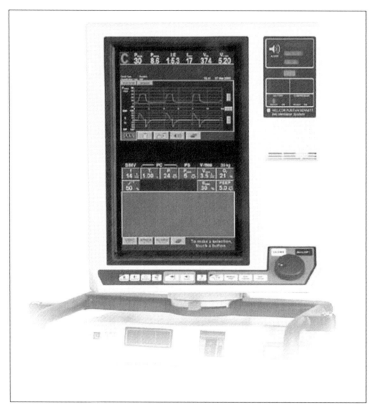

图 5.3.2 Puritan-Bennett 840 呼吸机的显示屏

表 5.3.1 用户界面显示的呼吸机设置和患者数据

呼吸机设置	患者数据
模式	压力、容积和流量的图形
呼吸类型	总呼吸频率
FiO_2	自主呼吸频率
呼气末正压(PEEP)	吸气潮气量
持续气道正压通气(CPAP)	呼气潮气量
设定的呼吸频率	呼气的分钟通气量
触发信号	吸气时间
触发灵敏度	呼气时间
潮气量	吸呼比
峰值流速	气道峰压
流量图	平均气道压
驱动压	吸气末(平台)压
吸气时间	呼气末正压
平台时间	
警报	

术语

表 5.3.1 列出了在管理机械通气患者时需要使用和理解的所有术语。后面的章节将会有更详细的

介绍。

呼吸机设置

通气模式是最基本的设置,因为它决定了患者与呼吸机之间的相互作用,是临床医生设置的第一个参数。虽然呼吸机制造商(和作者)的术语各不相同,但本书将机械通气模式分类为

- 辅助-控制通气(AC)。
- 同步间歇指令通气(SIMV)。
- 自主通气(support ventilation,SV)。
- 双水平正压通气。

呼吸类型由压力、容积和流量特征、结束吸气(循环)的信号及使用的模式来定义。同样,术语也有很大差异。本书将机械通气分为五种类型:

- 容量控制(VC)。
- 压力控制(PC)。
- 压力调节容量控制(PRVC)。
- 压力支持(PS)。
- 容量支持(volume support,VS)。

第 4 章将对呼吸机模式和呼吸类型进行全面阐述。

吸入氧浓度(FiO$_2$)可设置为 0.21~1.0 的任意值。

正如第 1 章所述,呼气末正压(PEEP)是机械通气过程中呼吸机循环管路、气道和肺泡内存在的正压(高于大气压)。PEEP 增加了呼气末肺容积和呼吸系统的平衡容积,可通过防止吸气期间"复张"的肺泡塌陷来改善氧合。PEEP 是弥漫性肺泡萎陷性疾病[如急性呼吸窘迫综合征(ARDS)]患者的重要辅助治疗手段。

持续气道正压通气(CPAP)的含义取决于是否在自主呼吸期间(如阻塞性睡眠呼吸暂停)或机械通气期间使用。最重要的是,当用于正压机械通气时,CPAP 的含义与 PEEP 完全相同。也就是说,在呼气过程中维持气道和肺泡内的压力。当患者在自主通气模式下接受压力支持或容量支持时,通常是使用"CPAP"而不是"PEEP"(见第 4 章)。

无论患者是否存在吸气努力,呼吸机均提供设定频率的指令通气。因此,患者在 AC、SIMV 和双水平正压通气模式下时,呼吸机提供的均是指令通气。

触发是指通过打开吸气阀并关闭呼气阀来启动吸气。机械通气由患者触发(患者触发通气),或者在没有吸气努力的情况下,由设定的指令频率确定的时间间隔触发(时间触发的呼吸)。如果指令频率为 10 次/min,则无吸气触发的患者将每 6 s 接受一次机械通气。

大多数呼吸机允许临床医生在两个触发信号之间进行选择,以检测患者的吸气努力。当设定为压力触发时,即吸气努力使测量的气道压力低于临床医生设定的压力灵敏度时,则吸气阀打开。如图 5.3.3 所示,如果在呼气期间触发灵敏度设置为 $-2\,cmH_2O$ 且 P_{AW} 为 0(大气压),则只要患者努力将 P_{AW} 降至 $-2\,cmH_2O$ 以下就会触发机械通气。如果呼气期间 P_{AW} 为 $5\,cmH_2O$(PEEP),则当 P_{AW} 降至 $3\,cmH_2O$ 以下时就会触发机械通气。

图 5.3.4 显示,当使用流量触发时,气体以较低的设定流速(基线流量)通过呼吸机回路。患者吸气时,部分气体被吸入肺内,测量的呼气流量会下降。当测量的吸气和呼气流量之间的差值超过临床医生选择的流量灵敏度时,触发机械通气。例如,如果基线流量为 $3\,L/min$,且灵敏度设定为 $1\,L/min$,则每当测量的呼气流量降至 $2\,L/min$ 以下时都会触发机械通气。

当患者接受容量控制、容量支持或压力调节的容量控制通气时,必须指定每次机械通气时的潮气量(V_T)。因此,这些通气类型通常被称为定容模式。

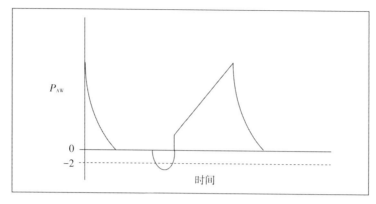

图 5.3.3　机械通气期间的气道压力与时间的关系

设置为压力触发,患者吸气压力低于设定的压力灵敏度 P_{AW},吸气阀打开。呼气压力为 0(大气压),灵敏度设定为 $-2\,cmH_2O$。当 P_{AW} 低于 $-2\,cmH_2O$ 时就会触发机械通气。

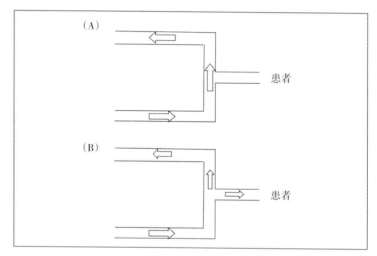

图 5.3.4　(A)气体连续流经呼吸机管路(基线流量)。由于没有气体进入患者的肺部,气流离开(吸气气流)和返回(呼气气流)呼吸机的流量是相同的。(B)当患者呼吸时,部分基线流量被转移到肺部。当呼气流量和吸气流量相差超过设定的流量灵敏度时,吸气阀打开并提供机械通气

当患者接受容量控制通气模式时,大多数呼吸机必须选择最大或峰值吸气流量。

容量控制通气模式期间流量曲线显示流速变化趋势。常见的选项是方波(设定的峰值流量在整个吸气期间保持不变)和减速波(峰值流量快速到达,然后在整个吸气期间将逐渐下降)(见第 1 章,图5.1.11)。

驱动压(driving pressure,DP)是在整个吸气期间施加到呼吸系统的恒定压力,必须由临床医生根据患者在接受压力控制和压力支持通气模式时设定。由于两者都有恒定的 P_{AW},称为压力设定。

吸气时间(T_1)是指吸气的持续时间。T_1 是吸气阀关闭和呼气阀开启时触发呼吸和呼吸循环之间的间隔。当患者接受压力控制或压力调节容量控制通气时,必须指定吸气时间。对于所有其他通气类型,T_1 由其他因素决定,例如所设定的吸气流量、设定的潮气量和患者吸气努力。

通常一旦吸气阀关闭,呼气阀就会打开,然后呼吸机从吸气相转为呼气相。临床医生可以选择延迟呼气阀的开启并通过指定平台时间保证肺部的气体输送量(见第 1 章,图 5.1.8)。

呼吸机警报是用来通知医护人员潜在的患者的危险状况或机器故障。虽然警报参数通常由呼吸治疗师设定,但医生必须了解其含义和临床意义(表 5.3.2)。第 9 章将讨论呼吸机警报。

表 5.3.2　重要的呼吸机报警

报警	常见原因	含义
高气道压力	咳嗽 患者-呼吸机不同步 ET[②]管或大气道阻塞 气胸	当超过 P_{AW}[①] 最高上限时,呼气阀打开,患者不能通气
低气道压力	呼吸机管路漏气 用力吸气	潮气量低或呼吸频率过快
高呼吸频率	呼吸窘迫 躁动 高通气需求	患者呼吸做功高 患者需要更强的呼吸支持
低呼吸频率	呼吸驱动或努力受损	通气不足
小潮气量	呼吸驱动或努力受损 呼吸机管路漏气 已超过高 P_{AW} 上限	通气不足

注:①P_{AW},气道压力;②ET,气管内压。

患者数据

所有 ICU 呼吸机都能够显示患者实时数据的图像。最重要和最常用的是:

- 气道压力与时间的关系。
- 流量与时间的关系。
- 气道压力与容量的关系。

显示屏上显示设定(指令)的呼吸频率、总呼吸频率和自主呼吸率。

吸入(释放)和呼出的潮气量也会显示出来,通常数值接近。单纯呼气量下降通常是由呼吸机回路中的泄漏或与持续的过度充气相关的呼气不完全造成的(见第 7 章)。还会显示呼气分钟通气量,即每分钟呼出的气体总量。

大多数呼吸机还显示吸气时间、呼气时间(T_E)和吸呼比(I∶E)。呼气时间是机械通气之间的间隔,也是患者呼出潮气量的最长时间。T_E 由 T_I 和总呼吸频率决定。例如,如果患者以 20 次/min 的频率呼吸,则平均呼吸周期长度为 3 s。如果 T_I 为 1 s,则 T_E 必须为 2 s。I∶E 通常小于 1。

气道峰压(P_{PEAK})是在前一次机械通气期间达到的最大压力。通过在整个呼吸周期(吸气相和呼气相)内的平均 P_{AW} 来连续计算平均气道压(P_{MEAN})。

临床医生在吸气阀关闭和呼气阀开放之间设置吸气末暂停(平台时间),可以测量并显示吸气末或平台压(P_{PLAT})。如第 1 章所述,平台压是克服吸气结束时呼吸系统的总弹性阻力。

呼气阀在吸气开始之前关闭时,测量并显示呼气末正压。在大多数呼吸机上,该压力可以通过用户界面轻松完成测量,也称为总 PEEP($PEEP_T$),是设定的 PEEP(外源性 PEEP,$PEEP_E$)和内源性 PEEP($PEEP_I$)的总和,其由不完全呼气和动态肺过度充气引起。动态肺过度充气和 $PEEP_I$ 将在第 6 章和第 7 章中详细讨论。

(韩暄　译)

第 4 章 机械通气模式和类型

John W. Kreit

临床医生可以选择多种不同的机械通气模式来辅助患者呼吸。机械通气模式和类型是呼吸机最重要的设置。尽管所有机器都使用相似的技术并提供几乎相同的参数,但不同制造商使用的术语各不相同,亦是造成混淆的常见原因。本章将从 4 种模式和 5 种通气类型来讨论呼吸机的性能。

机械通气模式

- 辅助-控制通气(AC)。
- 同步间歇指令通气(SIMV)。
- 自主通气(SV)。
- 双水平正压通气。

机械通气类型

- 容量控制(VC)。
- 压力控制(PC)。
- 压力调节容量控制(PRVC)。
- 压力支持(PS)。
- 容量支持(VS)。

通气模式是呼吸机最基本的设置,可以简单地定义为呼吸机和患者之间互相作用的方式。这通常是临床医生选择的第一个参数,并会影响许多后续设置。机械通气类型决定了呼吸机如何提供肺充气所需的压力、容量和流量。每种模式只能与某些机械通气的类型配合使用。

机械通气模式

辅助-控制通气

该模式能为患者确切提供临床医生设置的每分钟机械通气频率。这些指令通气可以通过两种方式触发。患者可以通过适当的吸气努力(患者触发通气)来启动通气;或者在没有吸气努力的情况下,呼吸机将以规律的时间间隔提供指令通气(时间触发通气)。

这两种触发方式如图 5.4.1 所示。呼吸机使用设定的(指令)频率将每分钟划分为相等的通气时间间隔。例如,如果设置频率为 10 次/min,则每个时间间隔为 6 s。在患者没有吸气努力的情况下,每个间隔结束后提供 1 次时间触发通气(图 5.4.1A)。然而,在患者主动吸气期间(图 5.4.1B),其在每个时间间隔内的首次吸气努力即会触发 1 次指令通气;只有当患者在整个周期内呼吸暂停时,才会存在时间触发通气。

虽然 AC 模式能保证患者接受设定的指令通气频率,但也允许患者触发任何频次的额外通气,如图 5.4.1C所示。这些自主通气始终在指令通气之后,并且两者相同。

AC 模式可以用于容量控制、压力控制和压力调节容量控制的通气类型。

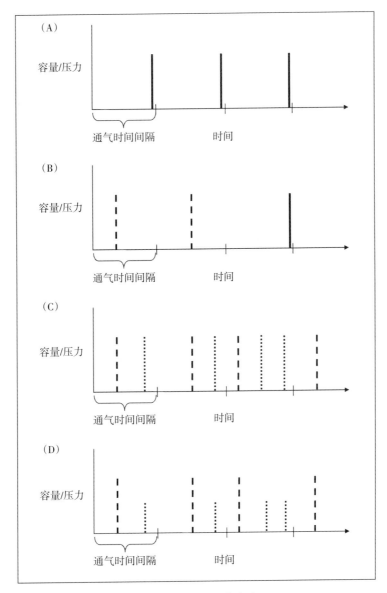

图 5.4.1 两种触发方式

在 AC 和 SIMV 模式下,如果患者呼吸暂停(A),所有指令通气都由时间触发(——),并在每个通气时间间隔结束时发生;如果患者的呼吸达到或低于设定频率(B),患者将触发一些指令通气(━ ━),其他则由时间触发;如果患者的呼吸频率超过设定频率(C,D),所有指令通气(━ ━)和自主通气(⋯⋯⋯)都将由患者触发。在 AC 模式下(C),自主通气和指令通气相同;而在 SIMV 模式下(D),两者存在不同。

辅助-控制模式小结

特点:

- 临床医生设置指令通气频率。
- 指令通气可以由患者触发或时间触发。
- 患者可以触发任何频次的额外(自主)通气。
- 指令通气和自主通气相同。

临床医生设置的参数:

- 指令通气频率。

- 通气类型。
  - 容量控制。
  - 压力控制。
  - 压力调节容量控制。
- 吸入氧浓度(FiO_2)。
- 呼气末正压(PEEP)。

同步间歇指令通气(SIMV)

SIMV 模式与 AC 模式非常相似。如果患者处于呼吸暂停状态,或自主通气频率低于或等于设定的指令通气频率,这两种模式则相同(图 5.4.1A 和图 5.4.1B)。与 AC 模式一样,SIMV 模式为患者提供临床医生设置的指令通气频率,并在每个通气时间间隔后提供一次指令通气,且该通气可以由时间触发或由患者触发。只有当患者触发额外的自主通气时,这两种模式才会出现差异。在 AC 模式下,自主通气和指令通气相同;但 SIMV 模式可以使用不同的通气类型(图 5.4.1D)。与 AC 模式一样,SIMV 模式下的指令通气可以是容量控制、压力控制或压力调节容量控制类型,但自主通气必须是压力支持类型。

SIMV 模式小结

特点:
- 临床医生设置指令通气频率。
- 指令通气可以由患者触发或时间触发。
- 患者可以触发任何数量的额外(自主)通气。
- 指令通气和自主通气存在不同。

临床医生设置的参数:
- 指令通气频率。
- 指令通气类型。
  - 容量控制。
  - 压力控制。
  - 压力调节容量控制。
- 自主通气类型。
  - 压力支持。
- 吸入氧浓度(FiO_2)。
- 呼气末正压(PEEP)。

自主通气

自主模式(图 5.4.2)不提供指令通气,所有机械通气必须由患者触发。自主模式只能在压力支持或容量支持的通气类型下使用。

自主模式小结

特点:
- 无指令通气。
- 所有通气必须由患者触发。

临床医生设置的参数:
- 通气类型。

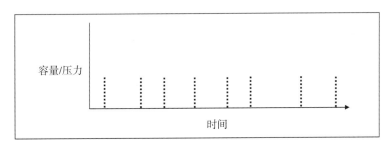

图 5.4.2　自主模式不提供指令通气,所有通气(┈┈┈)必须由患者触发

- ◦ 压力支持。
- ◦ 容量支持。
- 吸入氧浓度(FiO_2)。
- 呼气末正压(PEEP)。

双水平正压通气

在该模式下,患者被规律地交替给予高水平和低水平的气道正压,这通常被称为高 PEEP($PEEP_H$)和低 PEEP($PEEP_L$)。$PEEP_H$ 的持续时间或高/低 PEEP 比值($PEEP_H/PEEP_L$)由临床医生设置。如图 5.4.3所示,患者在两种压力水平下均可以触发自主(压力支持)通气。双水平正压通气模式下的通气既可以发生在自主呼吸过程中,也可发生在两个压力水平的转换过程中。气道压力释放通气(APRV)是一种改良的双水平正压通气模式,它使用高比值 $PEEP_H/PEEP_L$。

双水平正压通气模式小结

特点:
- 气道压力在高水平和低水平之间交替。
- 患者可以在两种气道压力水平下触发自主通气。

临床医生设置的参数:
- 高气道压力($PEEP_H$)。
- 低气道压力($PEEP_L$)。
- $PEEP_H$ 持续时间或 $PEEP_H/PEEP_L$。
- 自主通气类型。
  - ◦ 压力支持。
- 吸入氧浓度(FiO_2)。

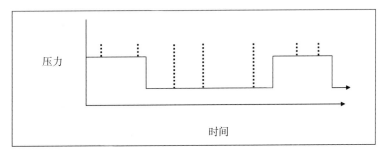

图 5.4.3　在双水平正压通气模式下,P_{AW} 在设定的高水平和低水平之间交替。患者在两个水平上均可以触发自主通气(┈┈┈)

机械通气类型

ICU 机械通气类型在最基本的层面上可分为两种。定容型通气提供临床医生设置的潮气量,定压型通气则在整个吸气过程中保持一个设定的、恒定的气道压力。输送设定容量所需的压力和由特定压力产生的容量取决于多种因素,它们在不同患者之间有所不同,甚至在同一患者中也会随着时间的推移而有所不同。因此,定容型是压力可变性通气,而定压型是容量可变性通气。

本章讨论的每种通气类型也可以通过其流量特性、吸气终止(切换)信号,以及可以使用的模式来加以区分。

容量控制(VC)

VC 通气能保证为患者提供临床医生设置的潮气量。大多数呼吸机还必须设定最大(峰值)流速和流量曲线,这决定了吸气过程中流量的变化情况。大多数呼吸机能提供恒定流量和递减流量两种选择:前者在整个吸气过程中保持峰值流量不变,后者在吸气早期达到峰值流量后逐渐下降。

因此,VC 通气具有容量设定、流量设定和压力可变 3 种特点。它是容量切换方式,即一旦达到设定的潮气量后,呼吸机将关闭吸气阀,吸气流量停止并打开呼气阀。VC 通气只能在 AC 模式和 SIMV 模式下使用。

大多数呼吸机的吸气时间(T_I)不是设定的,而是取决于所选择的潮气量(V_T)和平均流速($\dot{V}_{MEAN}$),而这又取决于所设置的峰值流速和流量曲线。

$$T_I = V_T / \dot{V}_{MEAN} \tag{1}$$

例如,设定容量为 0.5 L、恒定流量为 1 L/s 的 VC 通气,其 T_I 为 0.5 s。

接下来将探讨为何 VC 通气是压力可变的,以及需要多大压力来提供设定潮气量的决定性因素。实际上,以上问题在第 1 章中已被详细讨论,见图 5.1.8、图 5.1.9 和图 5.1.11,尽管作者没有明确指出是在讨论 VC 通气。

呼吸机在被动的 VC 通气过程中(即患者无吸气努力)产生的压力(P_{AW})始终等于以下三者之和,即克服黏滞阻力所需的压力(P_V)、输送容量产生弹性阻力(P_{ER})的增加和总呼气末正压(PEEP$_T$)。

$$P_{AW} = P_V + P_{ER} + \text{PEEP}_T \tag{2}$$

由于 P_{ER} 等于输送容积变化(ΔV)除以呼吸系统顺应性(C),P_V 等于气道阻力(R)和流量($\dot{V}$)的乘积,因此可以将公式(2)改写为:

$$P_{AW} = (R \times \dot{V}) + (\Delta V / C) + \text{PEEP}_T \tag{3}$$

图 5.4.4 显示了在恒定吸气流量下被动 VC 通气时气道和肺泡内压力(P_{ALV})与时间的关系曲线。正如在第 1 章中讨论的情况,P_{ALV} 等于 P_{ER} 和 PEEP$_T$ 之和,P_V 是 P_{AW} 和 P_{ALV} 之差。由于流量恒定,因此在整个吸气过程中容量、弹性回缩力和 P_{ALV} 都呈线性增加。P_{AW} 也呈线性增加,并在吸气结束时达到最大压力或峰压(P_{PEAK})。

如公式(3)预测,当潮气量增加或顺应性下降时,P_{PEAK} 和吸气末 P_{ALV} 均增加(而 P_V 不变)。当阻力或流量增加时,P_V 和 P_{PEAK} 增加但 P_{ALV} 不变。当存在 PEEP 时,P_{PEAK} 和吸气末 P_{ALV} 也会增加。而以上阻力、流量、容量或 PEEP$_T$ 的减少及顺应性的增加则具有相反的效果。值得注意的是,T_I 随潮气量和流量的改变而变化[见公式(1)]。

图 5.4.5 显示了 P_{AW} 曲线的形状及其为何随吸气流量的改变而变化。如果阻力恒定,则 P_V 仅随吸气流量而变化。如果流量恒定(图 5.4.4 和图 5.4.5A),P_V 也将保持不变。如果使用递减流量模式(图 5.4.5B),则 P_V 逐渐下降、P_{ALV} 接近 P_{AW},且 P_{PEAK} 也下降。还需注意的是,在递减模式下减少平均吸气流量会延长达到设定潮气量所需的时间(T_I)。

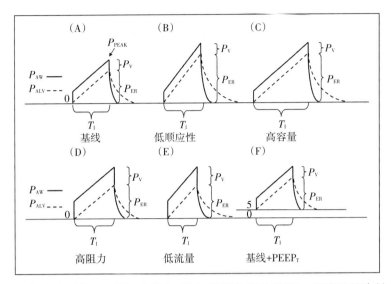

图 5.4.4　在恒定吸气流量下的 VC 通气过程中,阻力、流量和容量的增加,顺应性的降低,以及 $PEEP_T$ 对 P_{AW} 和 P_{ALV} 曲线的影响示意图

图中显示了吸气结束时的 P_{ER}、P_V 及 T_I。当 PEEP 为 0 时[(A)—(E)],P_{ALV} 等于 P_{ER}。当存在 PEEP 时 (F),P_{ALV} 等于 P_{ER} 和 $PEEP_T$ 之和。

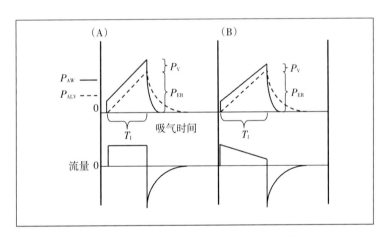

图 5.4.5　使用 VC 通气时,临床医生可以选择恒定或递减的流量曲线

PEAK、P_V 和 T_I 随着设定的流量曲线而变化。

以上仅考虑了在被动 VC 通气时 P_{AW} 的决定因素。当患者吸气时,膈肌和其他吸气肌肉产生的压力有助于克服弹性阻力和黏滞阻力。由于吸气流量不能增加,呼吸机回路中的压力将会下降。如图 5.4.6 所示,增加吸气压力会导致 P_{AW}-时间曲线的形状逐渐变化,甚至可能降低 P_{PEAK}。

容量控制通气小结

特点:
- 容量设定。
- 压力可变。
- 流量设定。
- 容量切换。
- 用于 AC 模式和 SIMV 模式。

临床医生设置的参数:

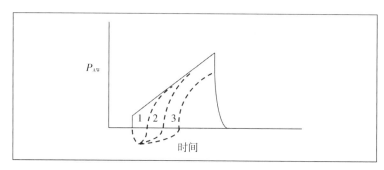

图 5.4.6 在 VC 通气过程中,患者不同程度的吸气努力对 P_{AW} 的影响 随着吸气努力程度的增加(1→2→3),P_{AW}-时间曲线会逐渐改变。

- 潮气量。
- 吸气峰值流速。
- 流量曲线。

压力控制(PC)

在进行 PC 通气时,呼吸机在整个吸气过程中始终保持恒定的 P_{AW}。临床医生通过选择吸气开始时施加的驱动压(DP)来设定 P_{AW}。P_{AW} 是驱动压和 PEEP 的设定值之和。此外,还必须设置吸气时间或吸呼比(I：E)。

因此,PC 通气是压力设定和时间切换类型。潮气量和吸气流量是可变性参数,并且由气道阻力、呼吸系统顺应性及 P_{AW} 与 P_{ALV} 的差值所决定。PC 通气只能在 AC 模式和 SIMV 模式下使用。

图 5.4.7 说明了 P_{AW}、P_{ALV}、流量和容量曲线在被动 VC 和 PC 通气之间的差异。接下来将阐述出现这些差异的原因。

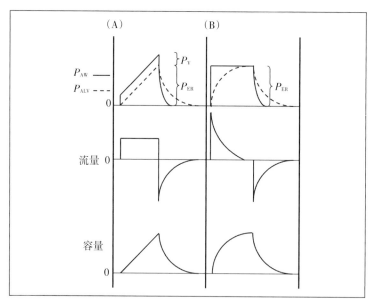

图 5.4.7 被动 VC 通气(A)和 PC 通气(B)过程中压力、流量和容量曲线的差异示意图

首先,气道阻力等于 P_{AW} 与 P_{ALV} 的差值除以流量(详见第 1 章)。

$$R = (P_{AW} - P_{ALV})/\dot{V} \tag{4}$$

通过重新排列这个等式,可以计算出任何时间的流量($\dot{V}_t$)。

$$\dot{V_{\mathrm{t}}} = (P_{\mathrm{AW}} - P_{\mathrm{ALV}})/R \tag{5}$$

由于 P_{AW} 恒定,公式(5)显示当 P_{ALV} 处于最低水平时,流量在吸气开始时最高。随着肺部扩张,将出现 P_{ALV} 升高、P_{AW} 与 P_{ALV} 差值减小,从而流量逐渐下降。当 P_{AW} 和 P_{ALV} 相等时,流量为 0。由于流量-时间曲线形状的特点,以及流量仅是单位时间容量的大小,因此肺容量的增加速度明显快于 VC 通气。因为输送的气体容量相同,所以吸气末 $P_{\mathrm{ALV}}(P_{\mathrm{ER}})$ 在图 5.4.7A 和图 5.4.7B 中亦相同。但在 PC 通气过程中,由于吸气末流量(和 P_{V})很小或不存在,故吸气末 $P_{\mathrm{AW}}(P_{\mathrm{PEAK}})$ 较低。

以下将阐述 PC 通气过程如何受驱动压、阻力和顺应性变化的影响(图 5.4.8)。首先从吸气流量开始。如公式(5)所示,如果驱动压(和 P_{AW})增加,整个吸气过程中的流量也必定会增加(图 5.4.8B)。当阻力较大时,流量和气体进入肺部的速度则会下降(图 5.4.8C)。这意味着 P_{AW} 和 P_{ALV} 需要更长的时间才能达到平衡,且吸气流量的持续时间也会延长。如图 5.4.8C 所示,如果设定的 T_{I} 不足以使 P_{ALV} 达到 P_{AW},流量将在吸气末持续存在。当顺应性较低时(图 5.4.8D),P_{ALV} 迅速上升达到 P_{AW},吸气流量的持续时间将缩短。

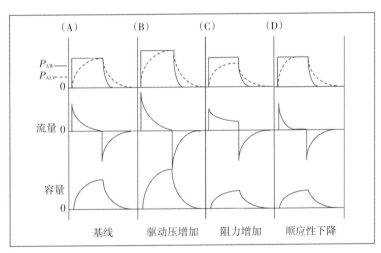

图 5.4.8 增加驱动压和阻力及降低顺应性对 PC 通气时的压力、流量和容量曲线的影响示意图

其次再考虑潮气量。顺应性(C)是指单位压力变化(ΔP)所产生肺容积的变化(ΔV)(见第 1 章)。

$$C = \Delta V / \Delta P \tag{6}$$

重新排列公式(6)后可以发现,每次 PC 通气所提供的潮气量(V_{T})由呼气末 $P_{\mathrm{ALV}}(P_{\mathrm{ALVee}})$ 与吸气末 $P_{\mathrm{ALV}}(P_{\mathrm{ALVei}})$ 的差值及呼吸系统顺应性决定。

$$V_{\mathrm{T}} = (P_{\mathrm{ALVei}} - P_{\mathrm{ALVee}}) \times C \tag{7}$$

由于 P_{ALV} 和 P_{AW} 在吸气末期通常相等,因此公式(7)也可以写成:

$$V_{\mathrm{T}} = (P_{\mathrm{AW}} - P_{\mathrm{ALVee}}) \times C \tag{8}$$

以上表明 V_{T} 将随着驱动压的增加而增大(图 5.4.8B),并随呼吸系统顺应性的下降而减少(图 5.4.8D)。如公式(7)和图 5.4.8C 所示,如果气道阻力增高使 P_{AW} 和 P_{ALV} 在吸气结束前未能达到平衡(即 $P_{\mathrm{ALVei}} < P_{\mathrm{AW}}$),则 V_{T} 也会下降。

然而,随着驱动压的减少、气道阻力的下降及呼吸系统顺应性的增加,将出现与图 5.4.8 所示相反的效果。

在 VC 通气过程中,患者增加吸气努力会导致 P_{AW} 下降,但不会改变吸气流量或容量(图 5.4.6)。在 PC 通气过程中,P_{AW} 保持恒定,但吸气流量和容量会随着患者的吸气努力而变化。这是因为吸气努力降低了 P_{ALV} 及增加了 $P_{\mathrm{AW}} - P_{\mathrm{ALV}}$ 差值。因此,患者的吸气努力越大,其获得的吸气流量和容量就越多。但由于 PC 通气常设定较短的 T_{I},故影响流量和容量的时间相对较少。

以上是 PC 通气的基础知识,下文将讨论 PEEP 的效果(图 5.4.9)。$PEEP_T$ 在呼气末为 P_{ALV},是外源性 PEEP($PEEP_E$)和内源性 PEEP($PEEP_I$)的总和;当呼气时间(T_E)不足以允许完全呼气时就会产生(见第 1 章),因而可以将公式(8)改写为:

$$V_T = (P_{AW} - PEEP_T) \times C \tag{9}$$

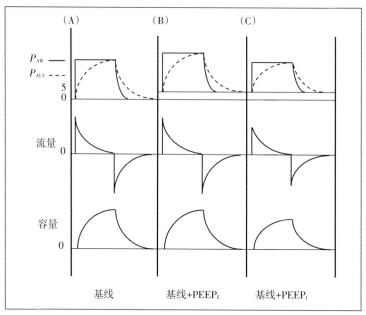

图 5.4.9 PC 通气过程中,压力、流量和容量曲线示意图

在 PEEP 为 0(A)、$PEEP_E$ 为 5 cmH_2O(B)和 $PEEP_I$ 为 5 cmH_2O(C)的驱动压、流量和容量不受 $PEEP_E$ 的影响,而当存在 $PEEP_I$ 时则会下降。

由于呼吸机可根据 $PEEP_E$ 调节 P_{AW}(即 $P_{AW} = DP + PEEP_E$),因此驱动压、流量和潮气量将保持不变(图 5.4.9B)。然而呼吸机无法检测或调整 $PEEP_I$(见第 6 章)。随着 $PEEP_I$ 和 $PEEP_T$ 的增加,驱动压($P_{AW} - PEEP_T$)和输送的潮气量(和流量)将会下降(图 5.4.9C)。因此,当下调 T_E 时(如增加指令频率或延长 T_I)需慎重,其可能会导致 V_T 显著下降。

压力控制通气小结

特点:
- 压力设定。
- 容量可变。
- 流量可变。
- 时间切换。
- 用于 AC 模式和 SIMV 模式。

临床医生设置的参数:
- 驱动压。
- 吸气时间。

压力调节容量控制

该通气类型也可称为其他名称,包括容量控制＋(VC＋)、容量目标压力控制(VTPC)及容量保证压力控制(VAPC),VAPC 是 VC 通气和 PC 通气的混合体。PRVC 使用 PC 通气提供临床医生设定的潮气量。机械通气可以是容量设定或压力设定,但不能两者同时设置。与 PC 通气一样,PRVC 通气在整个吸气过程中保持恒定的 P_{Aw},但呼吸机会调节该压力以提供设定的潮气量。

当选择 PRVC 时,临床医生需同时设置潮气量和吸气时间。呼吸机最初会提供一系列的 PC 通气,直至其确定产生设定容量所需的压力,然后通过持续监测呼气量并调节 P_{Aw} 以维持该容量。若呼气量下降,则增加 P_{Aw};若呼气量增加,则减少 P_{Aw}。与 VC 通气和 PC 通气一样,PRVC 通气只能在 AC 模式和 SIMV 模式下使用。

PRVC 克服了 PC 通气的主要缺点,即由于顺应性、阻力、患者吸气努力和 $PEEP_I$ 的变化而导致潮气量(和分钟通气量)的显著改变。PRVC 通过调整 P_{Aw} 代偿这些因素,从而消除了 PC 通气中存在的容量可变性。

压力调节容量控制通气小结

特点:
- 容量设定。
- 压力可变(患者之间和通气之间)。
- 流量可变。
- 时间切换。
- 用于 AC 模式和 SIMV 模式。

临床医生设置的参数:
- 潮气量。
- 吸气时间。

压力支持

与 PC 通气一样,PS 通气提供恒定的气道压力,即临床医生设定的驱动压(现在称为压力支持水平)和 $PEEP_E$ 的总和。但与 PC 通气不同的是,PS 通气的吸气时间不需要设定。相反,呼吸机只有在吸气流量低于预设值时才会进行切换。因此,PS 是压力设定和流量切换的通气模式。PS 通气可用于 SIMV、自主和双水平正压通气模式。

与 PC 通气类似的是,由于 PS 也是压力设定性通气,因此吸气流量和潮气量受设定压力、呼吸系统顺应性、阻力及 $PEEP_I$ 的影响(图 5.4.8)。同时,PS 通气时的吸气努力可以降低 P_{ALV} 并增加 $P_{Aw}-P_{ALV}$ 差值,从而能够影响患者的吸气流量和潮气量。

这两种通气类型的显著差异在于它们的切换方式不同。由于吸气流量在达到某个最小值之前不会停止,因此 PS 通气允许患者完全控制吸气时间。如果患者只产生触发呼吸机所需的最小吸气努力,将导致 T_I 短暂,且将由设定的 PS 水平、呼吸系统顺应性及阻力确定吸气流量和潮气量。另一方面,如果患者的吸气努力很强,在其停止吸气之前呼吸机将不会结束送气,因此吸气流量和容量将会明显增大。患者的吸气努力对 T_I、流量和容量的影响如图 5.4.10 所示。

压力支持通气小结

特点:
- 压力设定。
- 容量可变。
- 流量可变。
- 流量切换。
- 用于 SIMV、自主和双水平正压通气模式。

临床医生设置的参数：
- 压力支持水平。

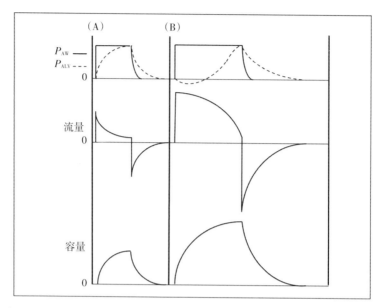

图 5.4.10 患者吸气努力最小(A)和最大(B)的情况下,PS 通气过程中的压力、流量和容量曲线示意图
流量、容量和吸气时间随着患者的努力而增加。

容量支持(VS)

VS 通气与 PRVC 通气类似,它们在保持恒定 P_{AW} 的同时能提供临床医生设定的潮气量。VS 通气可通过监测呼出潮气量并调节 P_{AW} 以维持设定的潮气量。与 PRVC 通气不同的是,VS 使用压力支持而非压力控制通气。VS 通气能通过改变 P_{AW} 来代偿顺应性、阻力、$PEEP_i$ 和患者吸气努力程度的变化,从而消除 PS 通气潜在的容量显著可变性。由于 PS 通气允许患者控制 T_1、流量和容量,因此主要是根据患者吸气努力程度的不同而进行压力调节。VS 通气在大多数呼吸机上只能用于自主模式。

容量支持通气小结

特点：
- 容量设定。
- 压力可变(患者之间和通气之间)。
- 流量可变。
- 流量切换。
- 用于自主模式。

临床医生设置的参数：
- 潮气量。

如何及何时使用呼吸机模式和通气类型

如何决定对特定患者使用哪种机械通气模式和类型？下文将简要进行阐述。

需要机械通气患者的病程可以分为两个阶段。第一个阶段为危重症阶段,患者需要呼吸机的大量支持。如果患者存活,其病情通常会好转并可能不再需要机械通气,此阶段称为恢复阶段。

对于危重症阶段的患者来说，AC 是迄今为止最常用的机械通气模式，以下将列举较充分的理由。首先，AC 模式能提供指令通气频率，可以确保为患者设置最小、最安全的分钟通气量(以及 $PaCO_2$ 和 pH)。其次，AC 模式允许患者通过额外的自主通气保证清除 CO_2 所需的最佳通气量。最后，无论是指令通气还是自主通气都将提供相同的潮气量，且即使是最小的吸气努力也可以触发机械通气，因而 AC 模式能显著减少患者的吸气努力和呼吸功。以上对于无法维持足够自主通气的患者来说很重要。

其他模式并不适用。自主模式不能提供指令通气，因此不安全。由于在 SIMV 模式下，足够的分钟通气量取决于患者每次自主通气时触发理想潮气量的能力，因此也存在安全问题并会增加患者的呼吸功。双水平正压通气模式使用 PS 通气，因而与 SIMV 模式具有相同的缺点。双水平正压通气模式通气可能通过开放或"复张"ARDS 患者的萎陷肺泡来改善 PaO_2(见第 11 章)，但没有证据表明其在这些患者的常规治疗中发挥作用。

使用 AC 模式后可以选择 3 种通气类型：VC、PC 和 PRVC。由于 VC 通气能提供固定的潮气量，因此是危重症患者的理想选择，且对于吸气努力、顺应性和阻力可能出现不可预测性改变的患者来说至关重要。PRVC 是容量设定性通气，因此也可以被接受。一些临床医生倾向使用 PRVC，因为其可以通过对吸气流量进行一定程度的控制来改善患者的舒适度。由于 P_{ALV} 上升速度更快，平均 P_{ALV} 比 VC 通气时更高(图 5.4.7)，且 PRVC 能促进肺泡开放和改善 PaO_2，因而有时可优先用于 ARDS 患者。因为 PC 通气存在容量可变性，所以其在危重症患者中很少被使用。

已经进入疾病恢复阶段的患者如何处理？"自主呼吸试验"用于确定患者是否能够恢复自主通气(详见第 12 章)。它可以是无呼吸机辅助(即 T 管)的自主呼吸，或者是患者从 AC 切换到低水平(如 $5\,cmH_2O$)压力支持下的自主模式。作者更倾向于后一种方式，因为其对呼吸治疗师来说耗时较少，且所有呼吸机的报警参数均处于使用状态。无论选择哪种方式，如果患者的自主通气充分稳定并持续 $30\sim60\,min$，则可以考虑拔管。如果患者未能顺利通过自主呼吸试验，则重新给予 AC 模式。

因此，作者的建议如下：
- 在呼吸衰竭的危重症患者中，使用 AC 模式进行 VC 或 PRVC 通气。
- 通过将 AC 模式更改为低水平 PS 的自主模式，以评估患者的自主呼吸能力。

(张玲　译)

补 充 阅 读

[1] BLANCH PB,JONES M,LAYON AJ,et al. Pressure-preset ventilation. Part 1: Physiologic and mechanical considerations[J]. Chest,1993,104:590-599.

[2] BLANCH PB,JONES M,LAYON AJ,et al. Pressure-preset ventilation. Part 2: Mechanics and safety[J].Chest,1993,104:904-912. This is a classic,two-part article that reviews the physiology of pressure-set mechanical breaths.

第 5 章　如何进行呼吸机设置

John W. Kreit

　　本部分第 3 章和第 4 章中详细介绍了呼吸机术语,以及模式和呼吸类型的所有内容,现在介绍呼吸机设置的相关内容。呼吸机设置一般来说是比较简单的,但重要的是要采取循序渐进的方法。

　　本章将分成以下 3 个部分:

- 初始呼吸机设置——如何在插管后立即选择合适的设置。
- 调整呼吸机设置——如何根据患者的病情变化适时调整。
- 机械通气的撤机——如何进行"自主呼吸试验"。

初始呼吸机设置

第一步:选择机械通气模式

　　常用的呼吸机模式有 4 种:辅助-控制通气(AC)、同步间歇指令通气(SIMV)、自主呼吸模式通气和气道双水平正压通气。如第 4 章所讨论的,AC 模式对于呼吸衰竭危重症患者是理想的,因为它保证了临床医生设定的呼吸频率,同时又允许患者存在自主呼吸,并且只需要很少的吸气努力即可完成一次呼吸。

　　AC 常作为机械通气的初始模式。

第二步:选择机械通气的类型

　　可以在以下 5 种类型中进行选择:容量控制(VC)、压力控制(PC)、压力调节容量控制(PRVC)、压力支持(PS)、容量支持(VS)。回顾第 4 章内容,VC 或 PRVC 呼吸模式最初应该用于所有患者,因为它们都能有效保证临床医生设定的潮气量(V_T)。VC 或 PRVC 呼吸模式与 AC 模式的组合可确保最小的安全分钟通气量。

- 在 AC 模式下使用 VC 或 PRVC 通气。

第三步:根据机械通气的类型选择参数设置

　　每种呼吸模式都需要设定具体的参数。因此,下一步设置取决于之前在第二步中是选择了 VC 模式还是 PRVC 模式。如果选择 VC 模式,则必须设置具体的 V_T、吸气峰值流速和流速波形("方波"或"减速波"),如果选择了 PRVC 模式,则必须设置 V_T 和吸气时间(T_I)。

- VC 模式。
  - 总潮气量。
    - ～10 mL/kg 理想体重(IBW)。
    - <6 mL/kg IBW 急性肺损伤(ALI)或急性呼吸窘迫综合征(ARDS)的患者(见第 11 章)。
  - 吸气峰值流速。
    - 60～80 L/min。
  - 流速波形。

　　△ 常规设置为"减速波"(减速波比方波更舒适)。
- PRVC 模式。
  ◦ 总潮气量。
    △ 与 VC 模式相同。
  ◦ 吸气时间。
    △ 0.6～0.8 s。

第四步：其他详细基本设置

吸入氧浓度(FiO_2)

低氧是有害的！常规设置从高 FiO_2 开始,如情况允许,再逐渐降低,永远不要从低吸氧浓度开始。
- 在插管前有高氧需求的患者起始应该设置 100% 的 FiO_2。
- 在急性高碳酸血症和中度氧需求的患者中,起始给予 50% 的 FiO_2 通常是可以的。

控制呼吸频率(RR)

这是为了保证每分钟的呼吸次数,并且必须在 AC 模式中设置。
- 起始呼吸频率应该设置在 8～12 次/min。

呼气末正压(PEEP)

在那些存在广泛的肺泡塌陷的患者中,PEEP 有助于开放或"恢复"不张的肺泡并改善动脉血氧分压(PaO_2),如肺炎、心源性肺水肿、ALI 和 ARDS。在许多医院,较低的 PEEP(例如 $5\,cmH_2O$)在所有机械通气患者中常规使用,以防止肺不张。
- 在广泛肺泡塌陷的患者中,以 $5\,cmH_2O$ 的 PEEP 开始。
- 在所有其他患者中,用 $0\sim5\,cmH_2O$ PEEP。

触发类型

现有的技术已经表明,与压力触发相比,流量触发减少了患者吸气努力和气体进入肺部的时间,减少了患者呼吸做功,但这种差异似乎并不具有临床意义,因此这两种触发方法被认为是可以互换的。请参阅第 3 章,了解压力触发和流量触发。
- 选择压力触发和流量触发。

触发灵敏度

当压力触发的负值变得越低、流量触发值越高时,患者触发呼吸机通气所需要的努力就会增加。
- 压力触发设置在 $-1\,cmH_2O$ 或 $-2\,cmH_2O$。
- 流量触发设置在 $1\,L/min$ 或 $2\,L/min$。

摘要

举例说明起始通气设置：

通气模式:	AC
呼吸类型:	VC
潮气量:	600 mL
峰值流速:	60 L/min
流量曲线:	减速波
氧浓度:	100%
控制呼吸频率:	10 次/min
呼气末正压:	5 cmH$_2$O
触发类型:	压力
触发灵敏度:	-2 cmH$_2$O

调整呼吸机设置

在初始设置后,需要在患者使用呼吸机的过程中进行调整,大多数情况下将根据以下 4 个条件中的一个或多个进行调整。

高 PaO$_2$/SpO$_2$

如果按照之前的建议从高 FiO$_2$ 开始,可能需要在第一次动脉血气(ABG)分析后降低 FiO$_2$。随着患者潜在肺部疾病的改善也会需要降低 FiO$_2$。如果情况允许,及时降低 FiO$_2$,同时保持 PaO$_2$ 在 70～90 mmHg,并且测得的血红蛋白氧饱和度(SaO$_2$)在 92%～95%。但没有可靠的方法来预测 FiO$_2$ 的变化对 PaO$_2$ 和 SaO$_2$ 的影响(见第 1 章,图 5.1.21)。

因此首先要做的就是将脉搏血氧饱和度(SpO$_2$)与 ABG 中的 SaO$_2$ 进行比较,以确保正确。如果脉氧准确,逐渐降低 FiO$_2$,使 SpO$_2$ 维持在 95% 左右。建议将目标定在 95%,因为即使在最好的情况下 SpO$_2$ 也有可能有 3% 的误差。FiO$_2$ 的进一步下调应基于 PaO$_2$ 和 SaO$_2$ 的监测。

低 PaO$_2$/SpO$_2$

如果是 ARDS 患者,很可能在病程中的某个阶段,PaO$_2$ 和 SaO$_2$ 即使在接受 100% 的 FiO$_2$ 时也会非常低。此时需要考虑通过一种或多种方法打开或"恢复"不张的肺泡来减少肺内分流(另见第 11 章)。通常,肺泡复张和 PaO$_2$ 随着平均肺泡压(mean alveolar pressure,MAP)的增加而增加,MAP 是肺泡内压力(P_{ALV})在吸气和呼气时的平均值。有几种方法可以增加 MAP。

- 增加 PEEP 水平。

PaO$_2$ 通常随着 PEEP 的增加而增加。但是要小心,由于胸腔压力的增加,PEEP 会导致心脏的回心血量减少,进而左心室充盈压下降,CO 和组织氧输送降低(见第 10 章)。建议以 2～5 cmH$_2$O 的增量逐渐增加 PEEP,同时仔细观察有无组织灌注受损的征象,PEEP 水平设置很少超过 20 cmH$_2$O。

- 从 VC 模式转变为 PRVC 或 PC 模式。

回顾一下第 4 章内容,在 PRVC 或 PC 模式中,P_{ALV} 的增加速度比在 VC 模式中快得多。这会使 MAP 小幅增加,通常伴随着一定的氧合改善。PRVC 模式优于 PC 模式,因为它保证了设定的 V_T。

- 增加吸呼比。

由于 P_{ALV} 在吸气相比呼气相更高,因此增加吸呼比(I∶E)是增加 MAP 的可靠方法。当患者接受 PC 或 PRVC 通气时,可以通过增加设定 T_I 来完成。VC 模式通气时,可以通过增加设定的平台时间来增加 I∶E(参见第 3 章和第 11 章)。与高水平的 PEEP 一样,增加 I∶E 会增加胸腔压力,并可能导致静脉回流、CO 和组织 O_2 输送的下降。

其他改善 ARDS 患者氧合的方法,如使用一氧化氮和俯卧位,将在第 11 章中讨论。

呼吸性酸中毒

如本书第 1 章中所述,当肺泡通气不足以排出身体产生的 CO_2 时会发生高碳酸血症和呼吸性酸中毒,这可能是由低通气量($\dot{V}_E$)、高无效腔通气量($\dot{V}_D$)或 CO_2 产生量($\dot{V}_PCO_2$)过多造成的。

$$PaCO_2 \alpha \dot{V}_PCO_2 / (\dot{V}_E - \dot{V}_D) \tag{1}$$

在危重症患者的治疗中,想要明显降低 $\dot{V}_PCO_2$ 或 $\dot{V}_D$ 是困难的,因此无论根本原因如何,对呼吸性酸中毒的处理是增加 $\dot{V}_E$,在连续监测 ABG 的基础上的同时逐渐增加 $\dot{V}_E$。此外,还有更好的方法,如果合理假设 $\dot{V}_PCO_2$ 和 $\dot{V}_D$ 在短时间内保持恒定,那么 $PaCO_2$ 与 $\dot{V}_E$ 成反比。公式(1)可改写为:

$$PaCO_2 \alpha 1/V_E \tag{2}$$

然后可以设置当前 $PaCO_2$($PaCO_2 1$)和 $\dot{V}_E$($\dot{V}_E 1$)与所需 $\dot{V}_E$($\dot{V}_E 2$)之间的比例,以给出我们想要的 $PaCO_2$($PaCO_2 2$)。

$$PaCO_2 1/\dot{V}_E 2 = PaCO_2 2/\dot{V}_E 1 \tag{3}$$

如果 V_T 不变*,可以用呼吸频率(RR)代替 $\dot{V}_E$,将这个公式改写为:

$$PaCO_2 1/RR 2 = PaCO_2 2/RR 1 \tag{4}$$

求 $RR 2$ 就得到:

$$RR 2 = (PaCO_2 1/PaCO_2 2) \times RR 1 \tag{5}$$

因此,假设患者以呼吸频率 10 次/min 进行通气时,$PaCO_2$ 为 65 mmHg,要将 $PaCO_2$ 降低至 40 mmHg 所需的呼吸频率应为(65/40)×10,即 16 次/min。

呼吸性碱中毒

当分钟通气量超过维持正常 $PaCO_2$ 所需时,就会出现低碳酸血症和呼吸性碱中毒。这可能由患者躁动或不适造成,这时可以通过适当的镇静或镇痛来解决。更常见的是,呼吸性碱中毒的发生仅仅是因为设置的呼吸频率过高。通过比较呼吸机用户界面上显示设置的呼吸频率和实际的总呼吸频率之间的差别,可以很容易地区分这两种可能性,如果两者相同,患者的呼吸性碱中毒很可能是医源性的,需要降低设定的频率。也可以使用刚刚讨论过的方法来计算将 $PaCO_2$ 和 pH 恢复到正常所需的频率,或者可以简单地降低设定的频率,直到患者开始触发自主呼吸。

机械通气的撤机

一旦呼吸衰竭的原发病得到解决或显著改善,就需要考虑患者是否可以拔管。这需要在"自主呼吸试验"期间评估一些参数,包括 V_T、呼吸频率和肺活量。自主呼吸试验可以直接将患者与呼吸机断开连接,也可以使用低水平的压力支持通气。因为后一种方法可以保持呼吸机报警功能,补偿通过气管导管呼吸所需的额外做功,并且无须断开和重新连接患者,所以更被推荐。

---

* 回顾第 1 章,V_T 中的任何改变都会改变 $\dot{V}_E$ 以维持给定的 $PaCO_2$,因为它会改变无效腔容积与潮气量之比(V_D/V_T)。这就是为什么我们总是改变 PR 而不是 V_T。

以下是执行呼吸机自主呼吸试验所需的设置：

机械通气模式：	自主模式
通气类型：	PS
压力支持水平：	$5\,cmH_2O$
呼气末正压：	$5\,cmH_2O$
氧浓度：	同 AC
触发类型：	压力
压力触发：	$-2\,cmH_2O$

第 12 章将深入讨论如何进行机械通气的撤机。

（莫宝定　译）

第6章　机械通气患者的生理性评估

John W.Kreit

在第1章中回顾了呼吸系统生理学的基本知识,讨论了呼吸系统如何通过氧合和通气来维持正常的动脉血氧分压(PaO_2)和动脉血 CO_2 分压($PaCO_2$)水平。本章将讨论如何通过床边监测以确定疾病对氧合和通气的影响程度,并阐述如何测量弹性阻力和黏滞阻力,计算呼吸系统顺应性和阻力来评估呼吸力学。

氧合评估

动脉血氧分压

确定疾病对氧合影响程度最直接的方法是测定 PaO_2。任何类型的肺部疾病,无论其是否影响气道、肺实质或血管系统,均会导致 PaO_2 下降。这主要影响通气与血流灌注比值($\dot{V}/\dot{Q}$)、右肺向左肺内分流或 O_2 分子在肺毛细血管中的扩散。

动脉血氧饱和度

动脉血氧饱和度(SaO_2)是被 O_2 结合的氧合血红蛋白(O_2Hb)的容量占总血红蛋白(Hb)容量的百分比:

$$SaO_2 = (O_2Hb/Hb) \times 100 \tag{1}$$

总血红蛋白(Hb)由氧合血红蛋白(O_2Hb)、去氧血红蛋白(deoxygenated hemoglobin,HHb)、高铁血红蛋白(MetHb)和碳氧血红蛋白(COHb)组成,后两者含量很少。

$$Hb = O_2Hb + HHb + MetHb + COHb \tag{2}$$

SaO_2 通过分光光度测氧仪来测量,其基本原理是每种形式的血红蛋白都有特定波长的吸收光谱。滴定仪产生 4 种不同波长的光,通过测量血液样品吸收和透过的每个波长的分数,可以精确地测量每种形式的血红蛋白浓度,进而通过公式(1)和(2)来计算 SaO_2。

氧-血红蛋白解离曲线显示了 PaO_2 和 SaO_2 之间的关系(图 5.6.1)。根据曲线形状,当 PaO_2 超过约 60 mmHg 时,SaO_2 的变化相对较小,低于该水平时,即使 PaO_2 发生很小的变化,SaO_2 也会发生显著变化。如图 5.6.1 所示,随着体温升高和血液 pH 下降(酸中毒),曲线向右移动,这意味着对于相同水平的 PaO_2,SaO_2 将减少。低温和碱中毒将导致曲线向反方向移动。

并不是所有实验室都使用分光光度测氧仪。通过使用预测的氧-血红蛋白解离曲线测量 PaO_2 来计算 SaO_2,由于忽略了 MetHb 和 COHb 的量,因此存在一些误差。

脉搏血氧饱和度仪

与分光光度测氧仪类似,脉搏血氧饱和度仪通过测量动脉血吸收和传出的光量来计算 SaO_2,但是与分光光度测氧仪相比,仍存在着两个重要的技术差异。首先,脉搏血氧饱和度仪仅有两个波长的光,对应氧合血红蛋白和脱氧血红蛋白最大吸收光的波长,光通过组织(通常是手指尖)而不是血液传播,这意味着仪器必须确定动脉血对光的吸收量,同时考虑组织和静脉血对光的吸收。脉搏血氧饱和度(SpO_2)通过将这两个波长的吸收比与参考值进行比较来确定。

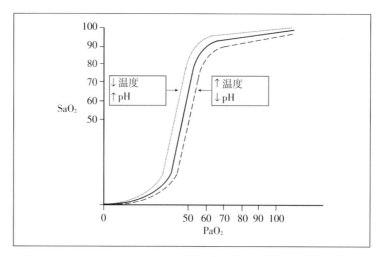

图 5.6.1 氧-血红蛋白解离曲线
曲线随着体温和血液 pH 的变化而移动。

脉搏血氧仪的优势在于它可以无创、连续测量和显示 SaO_2。SpO_2 值通常在同步测量 SaO_2 的 $\pm$ 3%范围内，一些与患者相关的因素可能导致严重误差。例如患者处于低血压和/或外周组织灌注不良时，脉搏血氧仪监测不准确，因为脉搏血氧仪无法精确监测和鉴别动脉血吸收光谱。虽然许多血氧仪会通过体积描记脉冲产生相应波形，但并不能保证测量的 SpO_2 是准确的。第二个主要问题是由于脉搏血氧仪仅测量氧合血红蛋白和脱氧血红蛋白，当存在异常量的 MetHb 或 COHb 时，会发生显著误差。最后，SpO_2 和 SaO_2 之间存在明显的、无法解释的差异并不少见。建议每一至两天测量 SaO_2 来确定 SpO_2 读数的准确性。当患者处于低血压、灌注不良或存在描记异常，以及氧合显著受损时，需要更频繁地进行测量。

肺泡动脉血氧分压梯度

肺泡动脉血氧分压梯度（Alveolar-arterial oxygen tension gradient，A—a），通常写为 $P_{A-a}O_2$，是肺泡 PO_2（P_AO_2）和测量的 PaO_2 之间的差值。如第 1 章所述，P_AO_2 通过使用肺泡气体方程式计算：

$$P_AO_2 = (P_B - P_{H2O}) \times FiO_2 - (P_ACO_2/R) \tag{3}$$

在该公式中，P_B 是大气压，P_{H2O} 是水蒸气压（47 mmHg），FiO_2 是吸入氧浓度，P_ACO_2 是肺泡 PCO_2，假设它等于 $PaCO_2$，R 是呼吸商，即进入肺泡的 O_2 量和呼出 CO_2 量的比率，为 0.8。必须知道 FiO_2，在患者呼吸空气（$FiO_2 = 0.21$）或通过封闭系统（如气管插管）接受已知 FiO_2 时，才能计算出 P_AO_2 和肺泡动脉血氧分压差。

如果肺功能良好，即每个肺泡都有相同的 V/Q，公式会告诉我们肺泡和动脉血 PO_2 的水平。正常的肺组织，也会有通气血流不匹配或少量肺内分流，A—a 通常为 6～10 mmHg。所有肺部疾病都会增加 $P_{A-a}O_2$，因为这些疾病会降低 PaO_2，但 P_AO_2 计算公式仍保持不变。

虽然计算 A—a 可以直接提供一些重要信息，比如 PaO_2、SaO_2 和 SpO_2，但 A—a 作为疾病严重程度衡量标准的有效性，会受到 FiO_2 的影响。如第 1 章所述和图 5.6.2A，V/Q 失调导致 FiO_2 和 PaO_2 之间的曲线关系随疾病的严重程度而变化，P_AO_2 随 FiO_2 的增加而线性增加［见公式（3）］。随着 FiO_2 从 0.21 增加到 1.0，A—a 首先上升然后下降。当存在大量肺内分流时（图 5.6.2B），PaO_2 随着 FiO_2 和 P_AO_2 的升高变化相对较小，且 A—a 稳定增加。

氧合指数

评估疾病严重程度的另一种方法是 PaO_2 除以 FiO_2 计算氧合指数（P/F）。如患者的 PaO_2 为

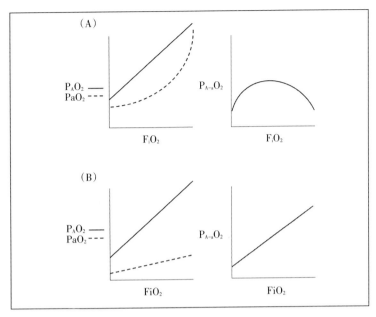

图 5.6.2　P_AO_2 和 PaO_2 关系图

V/Q 失调（A）和肺内分流（B）时绘制 P_AO_2、PaO_2、$P_{A-a}O_2$ 与 FiO_2 曲线图。单独存在 V/Q 失调时，A－a 在 FiO_2 中间范围内达到峰值；当肺内存在分流时，随着 FiO_2 的增加，A－a 相应增加。

80 mmHg，FiO_2 为 80％，P/F 为 80/0.8 或 100。P/F 越低，氧合过程受到的干扰越严重。因为受 FiO_2 变化的影响较小，P/F 被用来代替 A－a，还用于区分急性肺损伤（P/F＜300）与急性呼吸窘迫综合征（P/F＜200）。

静脉血掺杂和分流率

另一种评估氧合损害程度的方法是计算分流率（Q_{VA}/Q_T），是分流量占心排血量（CO）的百分比（Q_T），静脉血掺杂是指流经这部分的肺泡血液未经充分氧合就混入动脉血。

$$Q_{VA}/Q_T = (ScO_2 - SaO_2)/(ScO_2 - SvO_2) \tag{4}$$

上述 ScO_2、SaO_2 和 SvO_2 分别为肺毛细血管氧饱和度、动脉血氧饱和度和混合静脉血氧饱和度，并假设 ScO_2 为 100％。

静脉血掺杂随着 SaO_2 的下降而增加，像其他指标一样受到 FiO_2 影响。

当 FiO_2 小于 1.0 时，静脉血掺杂反映了低 V/Q 区和分流的范围及严重程度。当 FiO_2 为 1.0 时，即使通气不良的肺泡区域内血流也完全氧合，低 V/Q 区不再有助于静脉血掺杂。公式（4）计算未参与肺泡气体交换的 CO 的比例，称为分流分数（Q_s/Q_T）。

动脉血氧含量和氧输送

当患者有严重的肺部疾病并需要机械通气时，需关注但不能仅关注氧合的监测，最终目标不是保持正常的 PaO_2、SaO_2、A－a、P/F 或静脉分流，而是确保足够的 O_2 输送到组织和器官，因此要重视血红蛋白浓度（Hb）和心排血量（CO）。

动脉血中 O_2 量（动脉血氧含量，CaO_2）计算公式如下：

$$CaO_2 = 1.34 \times Hb \times SaO_2/100 \tag{5}$$

CaO_2 表示为每分升血液中 O_2 的含量（mL/dL），1.34 表示 1 g 完全饱和的血红蛋白所携带的 O_2 的量（mL/g），Hb 记为 g/dL。

经过动脉循环输送的 O_2 量（$\dot{D}O_2$）通过将 CaO_2 乘以 CO 来计算。

$$\dot{D}O_2 = CaO_2 \times CO \times 10 \tag{6}$$

$\dot{D}O_2$ 表示为 mL/min，CO 以 L/min 表示，乘以 10 将 CaO_2 从 mL/dL 转化为 mL/L。此公式认为物理溶解在血液中的 O_2 含量可忽略不计。

下面两种常见的临床情况表明仅关注氧合十分危险。第一种情况是临床医生采用一切手段提高 PaO_2 和 SaO_2，但未纠正贫血，例如，患者的 SaO_2 为 85%，Hb 为 7 g/dL。如公式（6）所示，如果将 SaO_2 提高到 92%，$\dot{D}O_2$ 会上升约 8%。另一方面，如果将 SaO_2 保持在 85%，通过输血将患者 Hb 提升至 9 g/dL，$\dot{D}O_2$ 将上升 29%。

第二种情况是通过上调 PEEP 来增加 PaO_2 与 SaO_2，会导致 CO 下降。例如 PEEP 增加 15 cmH_2O 能够将患者的 SaO_2 从 85% 增加到 92%，看起来患者可能受益，但增加的 PEEP 导致 CO 从 8 L/min 降至 6 L/min，实际上患者并未受益。用公式计算会发现增加 PEEP 导致 $\dot{D}O_2$ 净下降 17%。

通气评估

动脉血 CO_2 分压（$PaCO_2$）

通气是气体进出肺部的宏观运动。它的功能是排出体内 CO_2 并调节 $PaCO_2$。第 1 章内容表明，$PaCO_2$ 是由身体产生的量（$\dot{V}_PCO_2$）和肺排出的量（$\dot{V}_ECO_2$）这两者之间的平衡决定的。

$$PaCO_2 \alpha \dot{V}_PCO_2 / \dot{V}_ECO_2 \tag{7}$$

CO_2 排出量与肺泡通气量（$\dot{V}_A$）成正比，即每分钟进入和排出肺泡的气体量。

$$\dot{V}_ECO_2 \alpha \dot{V}_A \tag{8}$$

肺泡通气量是总肺（分钟）通气量（$\dot{V}_E$）和无效腔通气量（$\dot{V}_D$）之间的差异，将公式（7）和（8）结合起来得出：

$$PaCO_2 \alpha \dot{V}_PCO_2 / (\dot{V}_E - \dot{V}_D) \tag{9}$$

如上所述，$PaCO_2$ 是一种简单有效评估通气的方法。如第 2 章所述，$PaCO_2$（高碳酸血症）意味着呼吸系统无法维持足够的通气来排出体内产生的 CO_2。公式（9）得出 $PaCO_2$ 升高由 $\dot{V}_E$ 下降、$\dot{V}_D$ 增加或 CO_2 产生量增加造成的。

低碳酸血症（低 $PaCO_2$）由肺泡过度通气引起，通常是生理或心理原因，其他常见原因包括代谢性酸中毒、脓毒症及肝衰竭。如第 5 章中所述，机械通气患者的低碳酸血症通常是医源性的，可以通过降低呼吸机设定的呼吸频率来纠正。

CO_2 描记图

$PaCO_2$ 是评估通气的"金标准"，但它与其他血气测量一样，是有创性操作，无法持续监测。CO_2 描记图显示呼出气体 PCO_2 量则可避免上述问题。麻醉医生经常使用它来持续监测患者术中的通气状况。使用 CO_2 描记图可以替代 ICU 内机械通气患者频繁测量血气。

CO_2 描记图与碳氧血红蛋白监测技术和脉搏血氧测定法相同原理。CO_2 可吸收特定波长的红外线，通过测定气管内插管和呼吸机回路之间气体样本中吸收和透过红外光的量来计算 PCO_2，数值以连续图形显示，Y 轴代表 PCO_2 波动，而 X 轴代表时间或呼出气体容积。如图 5.6.3 所示，时间-CO_2 图在整个呼吸循环中连续动态显示，而容积-CO_2 图仅在呼气期间显示。

时间-CO_2 或容积-CO_2 描记图的呼出部分分为 3 个阶段（图 5.6.4）。第 Ⅰ 阶段：气体离开解剖学

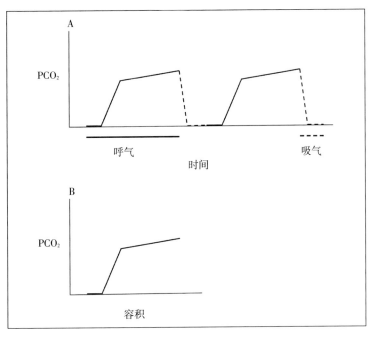

图5.6.3 时间-CO_2 或容积-CO_2 描记图
实线表示呼气,虚线表示吸气。

无效腔并且 PCO_2 为 0;第Ⅱ阶段:呼出气体为无效腔气体与肺泡气体混合,PCO_2 迅速上升;在第Ⅲ阶段:呼出气体为肺泡内气体,PCO_2 缓慢达到峰值,称为呼气末 PCO_2($P_{ET}CO_2$)。在吸气过程中,随着呼吸机输送新鲜气体,时间-CO_2 描记图显示 PCO_2 迅速下降。

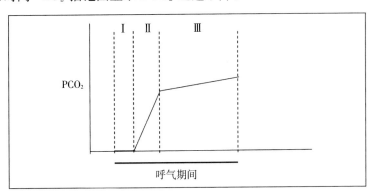

图5.6.4 呼气期间时间-CO_2 描记图的3个阶段

CO_2 描记图仅用于监测 $P_{ET}CO_2$ 以用来估算 $PaCO_2$ 值。这是基于 $PaCO_2$ 和 $P_{ET}CO_2$($Pa_{-ET}CO_2$)之间差异很小并且保持稳定的前提之下,例如在没有肺部疾病的情况下,$P_{ET}CO_2$ 通常比 $PaCO_2$ 低2～5 mmHg。

CO_2 描记图也可以提供其他有用的临床信息,例如,$Pa_{-ET}CO_2$ 与总(生理)无效腔容积有关。随着无效腔容积的增加,肺排出 CO_2 效率降低,$P_{ET}CO_2$ 逐渐下降。$Pa_{-ET}CO_2$ 还可以通过波尔方程式的转化提供量化的无效腔测量:

$$V_D/V_T = (PaCO_2 - P_{ET}CO_2)/PaCO_2 \qquad (10)$$

V_D/V_T 是无效腔容积与总潮气量的比。随着 V_D/V_T 增加,每次呼吸排出 CO_2 的效率变得越来越低。

容积-CO_2 描记图可用于精确测量解剖和肺泡无效腔、肺泡和无效腔通气及肺部排出 CO_2 的速率。这些应用超出了本书的范围,感兴趣的读者可以参考本章末的参考资料。

如果使用 $P_{ET}CO_2$ 来评估 ICU 内接受机械通气患者的 $PaCO_2$,那么需要了解导致 $Pa_{-ET}CO_2$ 异常升高的几个因素。首先,呼吸衰竭患者的生理无效腔容积和 V_D/V_T 几乎总是显著增加的;其次,当心排血量减少时,静脉血输送到肺部的 CO_2 减少,呼气排出的 CO_2 也随之减少,$P_{ET}CO_2$ 下降;最后,阻塞性肺疾病的患者呼气时间不足,$P_{ET}CO_2$ 也会降低。$Pa_{-ET}CO_2$ 随着患者肺部疾病严重程度及心血管功能的变化而变化,$P_{ET}CO_2$ 通常显著低于 $PaCO_2$。

因此,需要关注 $P_{ET}CO_2$,确保患者病情变化时,及时测量 $PaCO_2$ 并重新计算 $Pa_{-ET}CO_2$。

呼吸力学的评估

呼吸肌或机械通气提供足够的压力来克服弹性阻力和黏滞阻力进行通气,呼吸力学就是这些作用力与反作用力之间的相互作用,第 1 章中已经详细讨论过,本章着重介绍几个临床上重要变量的测量方法。

气道和肺泡内压力

气道峰压(P_{PEAK})是机械通气期过程中气道的最大压力值(P_{AW}),从 P_{AW}-时间曲线或呼吸机用户界面上的数字显示屏中读取。在容量控制(VC)时,P_{AW} 随容积的增加而增高,在吸气末达到 P_{PEAK}(图 5.6.5)。当采用压力控制(PC)、压力调节容量控制(PRVC)、压力支持(PS)和容量支持(VS)模式进行机械通气时,P_{PEAK} 反映整个吸气期间恒定的 P_{AW}。

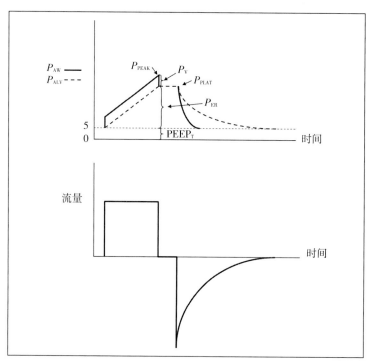

图 5.6.5 容控通气期间,P_{AW}、P_{ALV} 及流量随时间变化关系图
PEEP($PEEP_E$)设定为 5 cmH_2O,此时没有气体流动,因此 $PEEP_E$ 即等于总 PEEP($PEEP_T$)。

平台压(P_{PLAT})在吸气结束暂停期间测量,可以通过呼吸机用户界面读取。图 5.6.5 显示容量控制通气期间吸气末暂停的效果,在没有气体流动的情况下不产生黏滞阻力,P_{PLAT} 即等于吸气末肺泡内压力(P_{ALV})。它也等于吸气期间需克服的弹性阻力(P_{ER})及总 PEEP($PEEP_T$)所需要压力的总和。与

P_{PEAK}一样,P_{PLAT}可以从用户界面中读取。

总 PEEP(PEEP$_T$)指的是在下一次机械通气之前的呼气末 P_{ALV} 和呼吸系统总的弹性阻力之和。如图 5.6.5 所示,P_{ALV} 和流量在呼气期间呈指数下降,当 P_{ALV} 降至 0(大气压力)或达到设定的 PEEP 水平时,呼气气流停止。

P_{AW}先于 P_{ALV} 达到此压力值。如图 5.6.6 所示,在机械通气期间,P_{AW} 的测量装置靠近呼气阀门,在整个吸气期间,呼气阀门是关闭的,此时 P_{AW} 压力值是等同于呼吸机管路及肺部大气道中的压力,但在整个呼气期间,呼气阀门开放,此时压力感受器测量的是大气压力或设定的 PEEP 压力值,因此 P_{AW} 在呼气期间下降迅速,其不能反映 P_{ALV} 压力值。

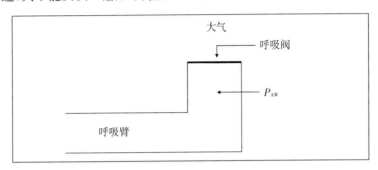

图 5.6.6 压力传感器相对于呼气阀位置的示意图

呼气末暂停期间,呼气阀门关闭,气流停止,此时可以测量 PEEP$_T$。如图 5.6.7 所示,此时肺内及呼吸机管路内压力相等,P_{AW} 等于 P_{ALV}。如果呼气气流已经停止并且整个呼吸系统达到静息状态,此时的 PEEP$_T$ 将等于设定的 PEEP 水平(外源性 PEEP,PEEP$_E$)。如果没有足够的时间排出气体,PEEP$_T$ 将会高于 PEEP$_E$,此种情况下会产生内源性 PEEP(PEEP$_I$)。

$$PEEP_I = PEEP_T - PEEP_E \tag{11}$$

PEEP$_I$ 将在第 7 章中详细讨论。

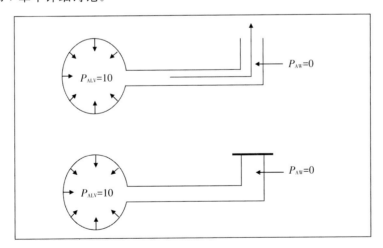

图 5.6.7 当呼气阀关闭时,整个呼吸机回路中压力均等,P_{AW} 等于 P_{ALV}

通过呼吸机用户界面完成呼气末暂停,通过图形或数字显示屏读取 PEEP$_T$ 和 PEEP$_I$(图 5.6.8)。通过查看呼气-时间曲线来获得 PEEP$_I$。如图 5.6.9 所示,下一次机械通气开始前停止呼气,PEEP$_T$ 必须等同于设定的 PEEP$_E$。如果呼气末气体流量大于 0,则必定存在 PEEP$_I$,并且 PEEP$_T$ 将超过 PEEP$_E$。

顺应性和阻力

从第 1 章开始,弹性阻力常用顺应性(C)来表达,即由压力梯度(ΔP)引起的容积变化(ΔV)。

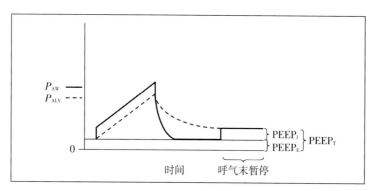

图 5.6.8　在呼气时，P_{AW} 迅速下降到设定的 PEEP 水平（$PEEP_E$）。进行呼气末暂停时，P_{AW} 等于 P_{ALV} 和总 PEEP，$PEEP_T$ 和 $PEEP_E$ 之间差值为内源性 PEEP（$PEEP_I$）

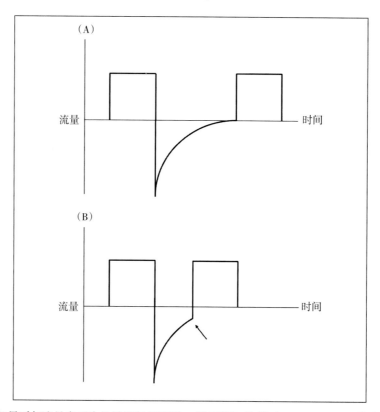

图 5.6.9　（A）如果呼气流量在下次机械通气前达到 0，则 $PEEP_T$ 将等于 $PEEP_E$，$PEEP_I$ 将为 0。（B）如果呼气流量在呼气末期仍持续存在（箭头），必定存在 $PEEP_I$，$PEEP_T$ 将高于 $PEEP_E$

$$C = \Delta V / \Delta P \qquad (12)$$

黏滞阻力通过阻力（R）来衡量，R 代表的是在气流流动状态下施加一定的压力（ΔP）引起的气体流量（$\dot{V}$）变化之比。

$$R = \Delta P / \dot{V} \qquad (13)$$

呼吸系统的顺应性和阻力都可以在容量控制通气期间测量（图 5.6.5）。呼吸系统顺应性（C_{RS}）等于设定潮气量（V_T）除以克服弹性阻力所需的压力（P_{ER}），P_{ER} 即吸气结束时 P_{ALV}（P_{PLAT}）与呼气结束时（$PEEP_T$）的差值。

$$C_{RS} = V_T / (P_{PLAT} - PEEP_T) \qquad (14)$$

呼吸系统阻力（R_{RS}）等于克服黏滞阻力所需的压力（P_V）除以吸气末流速（$\dot{V}_{EI}$）。由于吸气末暂停期间不存在黏滞阻力,因此 P_V 为 P_{PEAK} 和 P_{PLAT} 之间的差值。

$$R_{RS} = (P_{PEAK} - P_{PLAT})/\dot{V}_{EI} \tag{15}$$

　　虽然顺应性和阻力计算简单,但需要关注以下几点:首先,V_T 和 $\dot{V}_{EI}$ 必须是已知的,因此要使用容量控制通气模式并且需设定恒定的吸气流量;其次,只有在完全控制通气的情况下,测量的 P_{PEAK}、P_{PLAT} 和 $PEEP_T$ 才是准确的。通过充分的镇静来减少患者自身呼吸做功,或者通过增加呼吸频率来诱发低碳酸血症,这将会减少患者的自主呼吸驱动,且当患者的自主呼吸频率降低时,短暂的呼吸暂停通常可以进行准确的压力测量。

(洪欢　译)

补 充 阅 读

[1] TRUWIT JD,MARINI JJ.Evaluation of thoracic mechanics in the ventilated patient.Part 1:Primarymeasurements[J].J Crit Care,1988,3:133-150.
[2] TRUWIT JD,MARINI JJ.Evaluation of thoracic mechanics in the ventilated patient.Part 2:Appliedmechanics[J].J Crit Care,1988,3:133-150.
This two-part article is a classic,in-depth review of respiratory mechanics and relevant measurements in mechanically ventilated patients.
[3] BEKOS V,MARINI JJ.Monitoring the mechanically ventilated patient[J].Crit Care Clin,2007,23:575-611.
This is a more recent,even more comprehensive review by Dr.Marini.It covers everything you could possibly want to know about applied respiratory mechanics.
[4] THOMPSON JE,JAFFE MB.Capnographic waveforms in the mechanically ventilated patient[J].Respir Care,2005,50:100-108.
This is a concise review of the physiology and clinical uses of capnography.
[5] CHEIFETZ IM,MYERS TR.Should every mechanically ventilated patient be monitored with capnography from intubation to extubation? [J].Respir Care,2007,52:423-442.
This well-referenced pro-con debate provides a comprehensive review of the proven and potential benefits of continuous capnography,as well as its problems.

第 7 章　动态肺过度充气和内源性呼气末正压

Mark T. Gladwin

通常情况下,呼吸系统恢复到平衡容积且肺泡内压力(P_{ALV})降至 0 时,呼气流量停止,呼气结束(图 5.7.1A),向内的肺弹性回缩力和向外的胸廓弹性扩张力达到相互平衡状态(见第 1 章),临床医生额外施加的"外源性"呼气末正压($PEEP_E$)产生了一个新的更高的平衡容积,此时呼气末 P_{ALV}(P_{ALVee})值等于 $PEEP_E$(图 5.7.1B)。

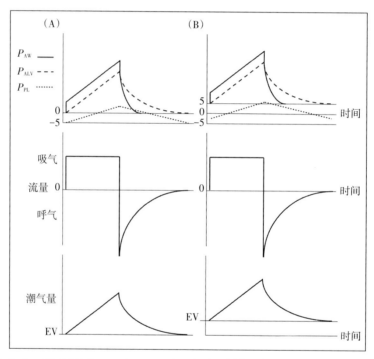

图 5.7.1　$PEEP_E$ 为 0 cmH_2O(A)和 5 cmH_2O(B)时一个呼吸周期的气道压力(P_{AW})、肺泡内压力(P_{ALV})、胸膜压(P_{PL})、流量和容积变化。$PEEP_E$ 产生更高的平衡容积(EV)并增加 P_{AW}、P_{ALV}、P_{PL} 及吸气末和呼气末肺容积。呼气末肺泡内压力(P_{ALVee})等于 $PEEP_E$

当呼气时间(T_E)不足以使呼吸系统恢复到其平衡容积时(图 5.7.2B),呼气末流量仍持续存在,此时 P_{ALVee} 高于 $PEEP_E$,内源性 PEEP($PEEP_I$)由此而生,P_{ALVee} 是外源性 PEEP 和内源性 PEEP 之和,称为总 PEEP($PEEP_T$)。

$$P_{ALVee} = PEEP_T = PEEP_E + PEEP_I \tag{1}$$

内源性 PEEP(或自发 PEEP)由动态肺过度充气产生,如图 5.7.3 所示。当 T_E 太短而不能呼出全部潮气量(V_T)时,肺容量逐渐增加,肺弹性回缩力相应增加进而导致呼气流量的增加,最终形成相对恒定的吸气末和呼气末肺容积(即 $PEEP_I$)。

动态肺过度充气和 PEEP 常发生在严重阻塞性肺疾病患者中,即使患者的 T_E 时间正常,呼气流量减少也会导致肺内气体无法完全排出。当 T_E 因呼吸频率增快或吸气时间(T_I)延长而过度缩短时,没有气流受限的患者也会出现动态肺过度充气。

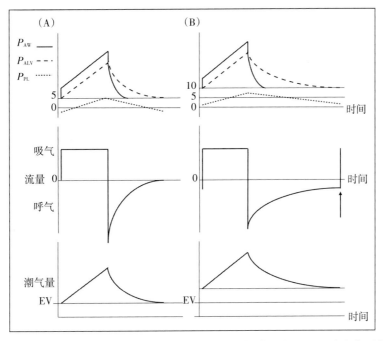

图 5.7.2　$PEEP_E$ 为 $5\,cmH_2O$，$PEEP_I$ 为 0（A）和 $5\,cmH_2O$（B）时，气道压力（P_{AW}）、肺泡内压力（P_{ALV}）、胸膜压（P_{PL}）、流量和容量变化

当没有足够时间进行完全呼气，就会发生 $PEEP_I$，箭头表示呼气末的持续流量。$PEEP_I$ 可进一步增加 P_{AW}、P_{ALV}、P_{PL} 及吸气末和呼气末肺容积。呼气末肺泡内压力（P_{ALVee}）等于 $PEEP_E$ 和 $PEEP_I$ 之和。EV 是 $PEEP_E$ 产生的平衡容积。

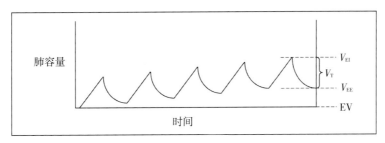

图 5.7.3　当没有足够时间呼出输送的潮气量（V_T）时，吸气末容积（V_{EI}）和呼气末容积（V_{EE}）会增加到平衡容积（EV）以上，直至达到平台期

动态肺过度充气和内源性 PEEP 的诊断

临床指标

接受机械通气的阻塞性肺疾病患者应始终警惕是否存在动态肺过度充气。在整个呼气阶段持续出现呼吸音或喘息是最有提示意义的体征，但阴性也不能排除诊断。当患者出现一种或多种特征性并发症时，也必须强烈警惕是否存在动态肺过度充气，包括低血压和无效的呼吸机触发（本章后面将讨论）。

定性测量

可以通过确定下一次机械通气前呼气流量是否达到 0 来筛查 $PEEP_I$（见第 6 章）。如果没有，则一定存在动态肺过度充气。通过观察呼吸机上的流量-时间曲线(图 5.7.2B)或呼气末流量(V_{EE})来完成。V_{EE} 越高,动态肺过度充气越严重,$PEEP_I$ 越大。

定量测量

如第 6 章所述,$PEEP_T$ 和 $PEEP_I$ 在短暂的呼气末暂停时测量。呼吸机在靠近呼气阀的位置测量气道压力(P_{AW}),当呼气阀打开进入呼气期时,P_{AW} 等于 0(大气压)或 $PEEP_E$ 的设定水平,而不是 P_{ALV}。当呼气末阀门关闭时,流量停止,压力在肺泡和压力传感器之间达到平衡,P_{AW} 等于 P_{ALVee}($PEEP_T$)(图 5.7.4),因此可以将 $PEEP_I$ 视为 $PEEP_T$ 和 $PEEP_E$ 之间的差值。

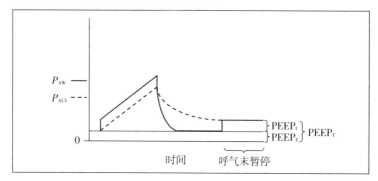

图 5.7.4 动态肺过度充气患者的气道压力(P_{AW})和肺泡内压力(P_{ALV})与时间的关系
在呼气末暂停期间,P_{AW} 迅速增加,达到 P_{ALV},等于总 PEEP($PEEP_T$)。内源性 PEEP($PEEP_I$)是 $PEEP_T$ 和设定的外源性 PEEP($PEEP_E$)之间的差值。

只有当患者没有自主呼吸时,在呼气末暂停期间进行测量才准确。通过镇静或者短暂的过度通气降低患者的呼吸驱动可以获得准确的压力测量值(见第 6 章)。

如图 5.7.5 所示,动态肺过度充气可以通过麻醉药物暂停患者通气并测量气体流量降为 0 的呼气量直接量化。呼气量是吸气末容积(V_{EI})和平衡容积(EV)之间的差值。呼气末容积(V_{EE})和 EV 之间的差值等同于吸气末容积减去潮气量。由于动态肺过度充气提供的临床有用信息很少并且需要神经肌肉阻滞,因此该测量多数情况下仅限于研究需要。

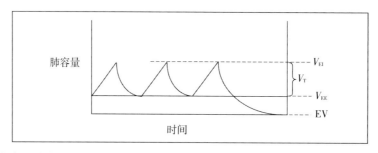

图 5.7.5 麻醉状态下动态肺过度充气患者在短暂的呼吸暂停后,呼吸系统将达到平衡容积(EV),呼气量是吸气容积(V_{EI})和 EV 之间的差值,呼气量减去潮气量(V_T)决定了呼气末容积(V_{EE})和 EV 之间的差值

动态肺过度充气的后果

动态肺过度充气可在机械通气患者中引起三种重要的不良反应。
- 低血压。
- 气压伤。

- 呼吸机无效触发。

低血压

与自主呼吸相比,机械通气会增加胸膜压(图 5.7.1A)。通过增加肺容量,$PEEP_E$ 和 $PEEP_I$ 均导致 P_{PL} 进一步升高(图 5.7.1B、图 5.7.2A 和图 5.7.2B)。P_{PL} 是胸腔内血管和心腔内压力及跨壁压力的主要决定因素。P_{PL} 变化对血流动力学的影响将在第 10 章中详细讨论。这里仅强调几个重要方面。

- 随着 P_{PL} 上升,右心房(RA)内的压力也会升高,将降低驱动胸腔外静脉血液回流的压力梯度并减少静脉回流。
- 静脉回流减少会降低右心室(RV)和左心室(LV)充盈(前负荷),从而导致 LV 每搏量(SV)下降。
- 如果 SV 明显减少会导致心排血量(CO)和血压(BP)的下降。

随着动态肺过度充气和 $PEEP_I$ 增加,阻塞性肺疾病患者发生低血压的可能性越来越大。虽然这种情况随时可能发生,但插管后最常见,原因包括:

- 患者通常处于低血容量状态,因为充血性心力衰竭常经验性利尿以避免插管。
- 即使血管内容量减少,因呼吸窘迫伴交感系统激活,机体也会通过增加 CO 和全身血管阻力(SVR)来维持血压。
- 插管前给予的镇静催眠药、诱导剂和麻醉药消除这些有益的交感神经作用,同时直接扩张全身小动脉,这将导致 CO、SVR 和 BP 下降。
- 插管后过度使用手动袋式面罩通气可能会造成频繁的大潮气量并使呼气时间相对不足,从而导致或加重动态肺过度充气,通过产生非常高水平的 $PEEP_I$ 和 P_{PL},可能显著减少静脉回心血量,甚至引起无脉性电活动(PEA)。

气压伤

通过增加整个呼吸周期的肺容量(图 5.7.2B 和图 5.7.3),动态肺过度充气导致肺泡过度扩张,甚至肺泡破裂,通常称为“气压伤”。空气沿着支气管血管束进入纵隔(纵隔气肿)、胸膜腔(气胸)、皮下组织(皮下气肿),甚至心包腔(心包积气)或腹腔(腹腔积气)。气胸会影响气体交换,并通过进一步增加 P_{PL} 和减少静脉回流而引起低血压。心包积气可影响心脏充盈,引起心脏压塞。

呼吸机无效触发

动态肺过度充气的患者触发机械通气前的准备(图 5.7.6):

- 呼气时,肺内气体容积高于其平衡容积,内向弹性回缩力将 P_{ALV} 提高到高于呼气阀压力(P_{AW}),气体从肺部呼出(图 5.7.6A)。

呼气末 P_{ALV} 等于 $PEEP_T$,P_{AW} 等于 $PEEP_E$,两者之间的差值等于 $PEEP_I$。

- 患者必须在呼气流量降为 0 时才能再次吸气,换句话说,只有停止呼气才能吸气。这只能通过吸气肌产生足够的压力来降低压力梯度。必须降低 P_{ALV} 至 $PEEP_E$(图 5.7.6B),即需要等价于 $PEEP_I$ 的压力。

- 一旦呼气气流停止,需要呼吸辅助肌做功来触发吸气(图 5.7.6C)。如第 3 章所述,如果将呼吸机设置为压力触发,则必须通过预先设定吸气压力触发灵敏度将 P_{ALV} 降至低于 P_{AW}。如果设置为流量触发,则 P_{ALV} 必须降至吸气流量与设定的流速触发灵敏度相匹配的水平。

如果 $PEEP_I$ 为 10 cmH$_2$O,$PEEP_E$ 为 0 cmH$_2$O($PEEP_T=10$ cmH$_2$O),设定压力灵敏度为 -2 cmH$_2$O,患者必须先将 P_{ALV} 从 10 cmH$_2$O 降至零,再产生 2 cmH$_2$O 才能触发吸气。如果 $PEEP_I$ 和 $PEEP_E$ 都是 5 cmH$_2$O($PEEP_T=10$ cmH$_2$O),则需要至少 7 cmH$_2$O。

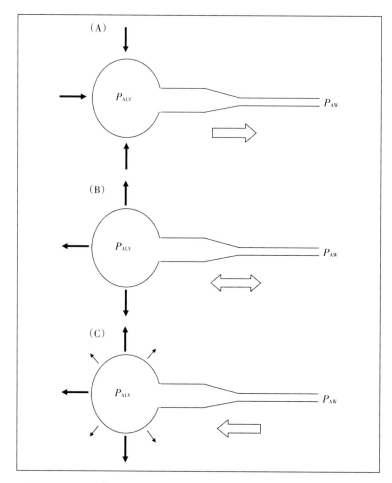

图 5.7.6 显示存在动态肺过度充气的患者触发机械通气所需的步骤

(A)吸气前内向弹性回缩力(实心向内箭头)增加肺泡内压力(P_{ALV})和气道压力(P_{AW})的压力梯度,并加速气体从肺部排出(空心箭头)。(B)为了将呼气流量降至 0(双侧空心箭头),患者必须将 P_{ALV} 降至 P_{AW}(PEEP$_E$),这需要等同于 PEEP$_I$ 的压力(实心向外箭头)。(C)为了能够吸气触发(空心箭头),患者必须进一步降低 P_{ALV}(小的向外实心箭头)以减少 P_{AW} 或基线流量。

如果强制患者终止呼气开始下次吸气,动态肺过度充气使吸气肌群产生吸气阈值负荷。动态肺过度充气也会使患者在压力-容积曲线中的较高点且顺应性较差的区域进行呼吸(见第 1 章,图 5.1.3)。深呼吸使吸气末容积接近总肺活量(TLC),但操作困难且会引起患者不适。当患者不能产生触发呼吸机所需的吸气压力时,就会引起无效触发。这通常可以在床边通过记录胸壁扩张度和呼吸辅助肌群的活动来监测。如图 5.7.7 所示,气道压力和流量的监测也可能发现无效触发,这些问题将在第 8 章再次讨论。

在动态肺过度充气的患者中,应用 PEEP$_E$ 可以降低 PEEP$_I$,且更容易触发机械通气,这将在本章后面进行更加详细的讨论。

动态肺过度充气的管理

有两种方法可以降低动态肺过度充气带来的不利影响。首先,通过让肺容量接近其平衡容积来减少动态肺过度充气。其次,直接治疗不良反应,即 PEEP$_I$ 引起的低血压和无效呼吸机触发。

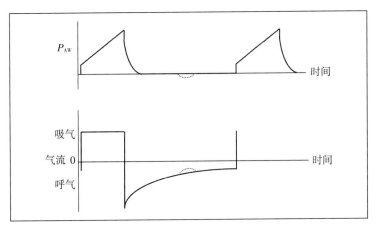

图 5.7.7　无效触发可能导致 P_{AW} 时间和流量-时间曲线发生偏移（虚线）

减少动态肺过度充气

由于患者常常存在严重的阻塞性肺疾病,因此必须使用支气管扩张剂和类固醇来增加呼气流量并减少呼气末肺容积。同时,可以使用更合适的呼吸机参数设置以实现充分的呼气。

- **降低设定呼吸频率(RR)**。如果患者没有自主呼吸,降低呼吸频率可延长呼气时间(T_E),使气体更完全地排出。
- **减少潮气量**。由于吸入气体的容积较小,呼出量也较少,肺容积将更接近其平衡容积。在容量控制(VC)和压力调节容量控制(PRVC)通气时,这可以通过改变预设的 V_T 来完成。在压力控制(PC)时通气,通过降低预设的驱动压力来减小 V_T。
- **缩短吸气时间(T_I)**。如果呼吸周期时间($T_I + T_E$)不变,则 T_I 的缩短必会延长 T_E,这将减少呼气末容积。通过调整 T_I 或吸呼比(I∶E),可以在 PC 和 PRVC 模式下缩短吸气时间。当患者接受 VC 通气模式时,通过增加设定的吸气流量来减少 T_I。

在更换呼吸机参数之前,需要了解几个重要的局限性:

- 开始时 T_I 总是很短,因此对减少动态肺过度通气几乎没有作用。假设患者的呼吸频率为 12 次/min,意味着每个呼吸周期持续 5 s。如果 T_I 最初是 1 s,则 T_E 为 4 s,如果将 T_I 降低至 0.5 s,则 T_E 仅增加至 4.5 s,可能对 $PEEP_I$ 影响不大。
- 尽管降低 RR、V_T 或同时降低两者都会减少动态肺过度充气和 $PEEP_I$,但可能会面临两个问题:
  - 如果患者通过触发呼吸来调控总 RR,则降低设定 RR 无效。
  - 如果患者增加 RR 以补偿预设的小潮气量,则降低 V_T 无效。

故对于其他措施(见下文)无效的低血压和休克患者可能需要神经肌肉阻滞剂来降低 RR、V_T 和 $PEEP_I$。这将引起急性呼吸性酸中毒(所谓的允许性高碳酸血症),可根据需要通过静脉使用碳酸氢钠以预防危及生命的酸中毒。

减少不利影响

静脉输液

$PEEP_I$ 导致的低血压是由静脉回流减少引起的,可通过快速扩容处理。这会提高全身静脉压,增加驱动血液进入 RA 的梯度压,改善 RV 和 LV 前负荷。通常首先会弹丸式推注 500 mL 生理盐水或乳酸林溶液,再观察血压情况。

外源性 PEEP(PEEP$_E$)

如前所述,PEEP$_E$可以降低吸气努力并改善呼吸机吸气触发。下文把它比喻成瀑布进行解释。

如图 5.7.8A 所示,河流的速度取决于河床的坡度(1—2),而不受瀑布高度的影响(2—3)。即使移除瀑布,河流也将以相同的速度流动(图 5.7.8B)。

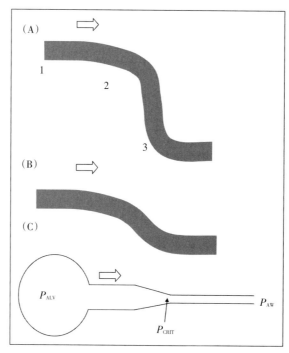

图 5.7.8 (A)河流的速度(空心箭头)取决于河床的坡度(1—2),且不受下游瀑布(2—3)的高度影响。(B)降低瀑布高度或完全移除瀑布不会影响河流的速度。(C)对于阻塞性肺疾病患者,呼气流量(空心箭头)由肺泡内压力(P_{ALV})和临界气道狭窄处压力(P_{CRIT})之间的梯度决定,不受 P_{CRIT} 和 P_{AW} 之间的差值影响

如图 5.7.8C 所示为阻塞性肺疾病患者的呼气流量。黏滞阻力导致压力从肺泡(P_{ALV})到气道开口处(P_{AW})逐渐下降。注意气道狭窄区域,会减少呼气流量并延长呼气时间。正如河流的速度取决于河床的坡度而不是瀑布的高度,呼气流量由 P_{ALV} 和临界气道狭窄处压力(P_{CRIT})差值驱动,而不受 P_{CRIT} 和 P_{AW} 之间的梯度影响。正如可以在不改变河流速度的情况下降低瀑布的高度,增加 P_{AW} 并降低 P_{CRIT}—P_{AW} 梯度而不会减少呼气流量。

如图 5.7.8C 描述呼气末期,P_{ALV} 等于 PEEP$_T$,流量由 PEEP$_T$—P_{CRIT} 驱动,P_{AW} 等于 PEEP$_E$,PEEP$_I$是 PEEP$_T$ 和 PEEP$_E$ 之间的差值。如果增加 PEEP$_E$到 P_{CRIT},PEEP$_T$ 将保持不变,并且 PEEP$_I$ 将逐渐下降而不会减少呼气流量或加重动态肺过度充气。通过使用 PEEP$_E$ 来降低 PEEP$_I$,但 PEEP$_E$ 会减少呼气流量,增加呼气末容积和 PEEP$_T$,一旦超过 P_{CRIT} 就会加重肺过度充气。

临床常用 PEEP$_E$代替 PEEP$_I$,是因为触发呼吸机吸气前,动态肺过度充气的患者必须通过产生等于 PEEP$_I$(阈值负荷)的吸气压力来停止呼气。如增加 PEEP$_E$ 直到它等于 P_{CRIT},可使呼吸系统达到一个新的、更高的平衡体积,显著降低呼吸肌的阈值负荷,并更容易触发机械通气。

如图 5.7.9A 所示,如果 PEEP$_T$ 为 10 cmH$_2$O 且 PEEP$_E$ 为 0 cmH$_2$O,则患者的阈值负荷(PEEP$_I$)为 10 cmH$_2$O。如果 P_{CRIT} 为 7 cmH$_2$O,增加 PEEP$_E$ 至 P_{CRIT}(图 5.7.9B),PEEP$_T$ 仍然是 10 cmH$_2$O,但 PEEP$_I$ 将降至 3 cmH$_2$O。这将显著降低停止呼气和触发吸气所需的吸气压力。

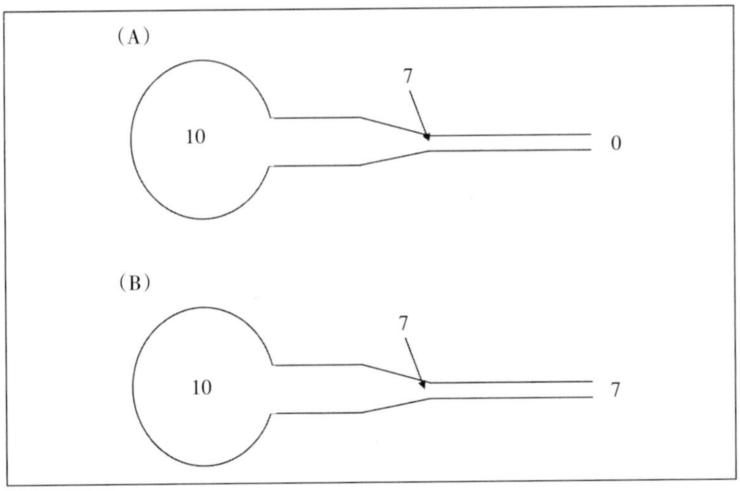

图 5.7.9　使用 $PEEP_E$ 代替 $PEEP_I$ 的效果示意图

$PEEP_T$ 为 $10\,cmH_2O$，P_{CRIT} 为 $7\,cmH_2O$。当 $PEEP_E$ 增加到与 P_{CRIT} 匹配时，吸气肌必须通过克服阈值负荷（$PEEP_I$）使压力从 $10\,cmH_2O$（A）下降到 $3\,cmH_2O$（B）。

使用 $PEEP_E$ 改善呼吸机触发有以下几点注意事项。

- 使用 $PEEP_E$ 不会增加呼气流量，也不会降低 $PEEP_T$ 及其不良的血流动力学效应。
- 无法准确测量 P_{CRIT}，因此也无法准确设置 $PEEP_E$。
- 假设每个肺泡单位都具有相同水平的 $PEEP_T$、$PEEP_I$ 和 P_{CRIT}。事实上，这些压力在整个肺内变化很大。这意味着没有一个"正确"的 $PEEP_E$ 水平，并且任何 $PEEP_E$ 的增量都可能加重肺部某处的肺泡扩张。因此，增加 $PEEP_E$ 实际上可能会加重动态肺过度充气及其不利影响。

虽然从生理学角度来看很有意思，但基于以上这些原因，不建议使用 $PEEP_E$ 来改善呼吸机触发。通过提高设定的指令通气频率（如果必要）或通过加深镇静，也可最小化或消除这个问题。

（赵东升　译）

第 8 章 人机交互与人机不同步

Khaled Fernainy and John W. Kreit

有效的机械通气需要呼吸机和患者自主呼吸系统这两个泵功能同步。呼吸机这个泵由临床医生选择的设置决定；另一个泵是患者自主呼吸系统，由脑干中的神经细胞群控制，根据外周和中枢化学感受器、肺内受体和大脑皮质的反馈来调节呼吸频率、吸气流量和潮气量。理想情况下，这两个泵功能同步，呼吸机可顺利地辅助患者呼吸活动。如果人机不同步，会使患者舒适度下降，呼吸功增加，容易导致呼吸肌疲劳，甚至可能损害氧合和通气，因此两个泵的同步工作至关重要。

人机不同步最常发生在呼吸机触发期间或呼吸周期的吸气阶段。本章将介绍如何检测人机不同步，并阐述如何减少或消除这种情况。

触发

患者吸气动作可使呼吸机吸气阀打开，触发机械通气，使气体流入肺内。呼吸机通过检测呼吸回路内压力或流量的变化来感知患者吸气努力。

如第 3 章中讨论的，当吸气努力使气道压力(P_{Aw})降低超过临床医生设定的触发灵敏度时，引起压力触发。例如，图 5.8.1A 中显示，如果设定灵敏度在 $-2\,cmH_2O$ 且呼气末正压是 0（大气压），当患者努力使 P_{Aw} 降低至 $-2\,cmH_2O$ 以下时，吸气阀打开，开始吸气。如果呼气末正压是 $5\,cmH_2O$（即 PEEP$=$ $5\,cmH_2O$），当气道压力降低到 $3\,cmH_2O$ 时触发呼吸机送气（图 5.8.1B）。

当呼吸机设定流量触发时（图 5.8.2），呼吸机管路中气体持续在流动（基线流量），流量传感器在吸气阀和呼气阀附近监测气体流量。患者吸气时，一部分气流被吸入肺内，呼气流量下降。当监测到吸气和呼气流量差超过临床医生所设置的流量触发灵敏度时，就会触发机械通气。例如，基线流量是 $5\,L/min$，触发灵敏度设置在 $2\,L/min$ 时，每次呼气流量降至 $3\,L/min$ 以下就会触发一次机械通气。

机械通气触发可以观察到的 3 种人机不同步征象：

- 无效触发。
- 自动触发。
- 重复触发。

无效触发

顾名思义，当患者吸气努力不能触发呼吸机送气时，就会发生无效触发。这可以通过两种方式来检测。

- 当呼吸机报警，出现人机不协调时，我们需要检查患者。患者吸气努力可能很微弱，只有在胸骨上窝才能看到。如果患者做出吸气努力，但没有得到一次机械通气，触发就是无效的。
- 在呼吸机用户界面观察压力-时间曲线。如图 5.8.3 所示，患者吸气努力可能（但不总是）表现为在呼气阶段中气道压力的下降。没有一次相应的机械通气，就可以诊断为无效触发。

引起无效触发的 3 种原因：

- 吸气努力不够（通常是因为过度镇静或是吸气肌无力）。
- 不适当的低灵敏（即不灵敏）触发灵敏度。

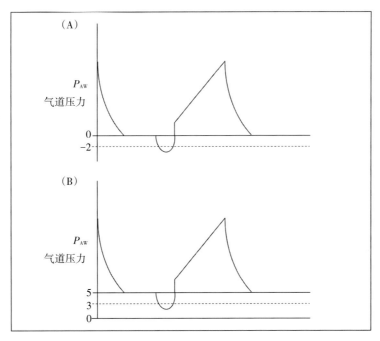

图 5.8.1 机械通气没有 PEEP(A)或是有 PEEP(B)时气道压力(P_{AW})与时间比

设置压力触发灵敏度时,当患者吸气努力使气道压力降低超过设置的压力灵敏度时,吸气阀打开。

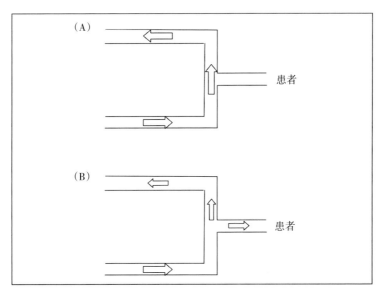

图 5.8.2 (A)气流持续通过呼吸机回路(基线流量),因为没有气体进入患者肺内,输送气流(吸气气流)和返回到呼吸机的气流(呼气气流)是相同的。(B)当患者吸气,一部分的基线流量被吸入到肺内。当呼气气流与吸气气流差值高于设定的触发灵敏度时,触发一次机械通气

- 不能克服内源性 PEEP($PEEP_I$)所引起的"阈值"。

第 3 种原因是最常见的。从第 7 章内容我们知道,当呼吸系统未达到稳态容积时,患者若试图触发机械通气,先得通过产生足够的压力来克服残余的弹性回缩力(即 $PEEP_I$),阻断呼气气流,再提供额外的压力来降低气道压力或基线流量,才能有效地触发机械通气。例如,$PEEP_I$ 如果是 $10\,cmH_2O$,设置的压力触发灵敏度是$-2\,cmH_2O$ 时,患者需要产生至少 $12\,cmH_2O$ 的吸气努力。

如果存在无效触发,必须找到引起它的原因,尽可能去解决病因。$PEEP_I$ 的识别和处理已经在第 6

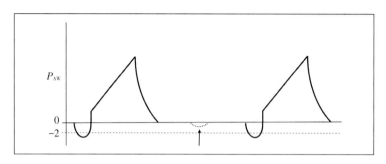

图 5.8.3　不能有效触发呼吸的患者吸气努力可能表现为压力时间曲线上的切迹(虚线)

章和第 7 章中讨论过,在这仅强调几点。我们能在用户界面的流量-时间曲线上监测 $PEEP_I$。如图 5.8.4 所示,如果呼气流量在下一次机械通气之前没有恢复到 0,一定存在 $PEEP_I$。$PEEP_I$ 可以通过呼气暂停测量气道压力来进行测定(图 5.8.5)。$PEEP_I$ 通常见于严重阻塞性肺疾病,设置的机械通气(呼气时间 T_E)间隔不足以使呼吸充分排出肺泡内残余气体。可应用支气管扩张剂和类固醇来增加呼气流量和减少潮气量(V_T)、呼吸频率(RR)或同时调整两者来降低 $PEEP_I$。没有 $PEEP_I$ 时,通常可以减少镇静或增加触发灵敏度来纠正无效触发。

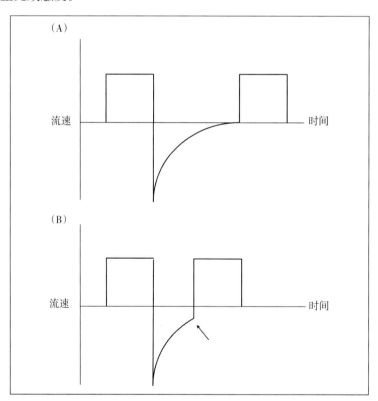

图 5.8.4　(A)如果呼气流量在下一次机械通气之前停止,$PEEP_I$ 一定是 0。(B)如果呼气流量持续到呼气末(箭头所指),$PEEP_I$ 一定存在

自动触发

　　机械通气由患者吸气动作以外的其他原因触发时,发生自动触发。偶尔可见由呼吸机回路中的积水波动或心源性震荡导致压力或流量变化。更常见的原因是呼吸机回路中的漏气引起气道压力或基线流量下降,这可能由管路连接处或由气管插管或气切套管漏气引起。

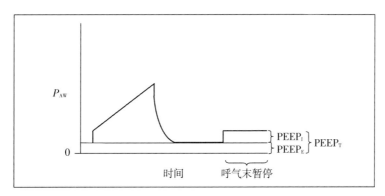

图 5.8.5　在呼气开始阶段,气道压力降低到设置的 PEEP 水平(PEEP$_E$)。当呼气末暂停时气道压力等于 PEEP$_T$,PEEP$_i$ 就是 PEEP$_T$ 和 PEEP$_E$ 的差值

漏气为什么会引起自动触发呢?当通过呼气回路的流量低于基线流量(流量灵敏度)时,就会发生流量触发。这通常被认为患者已经开始吸气。但是可以观察到,如果呼吸机回路中有足够大的漏气,触发将不依赖于患者的努力。同样的,当压力触发时,如果漏气导致气道压力明显下降,就会导致触发机械通气。与流量触发不同,只有当呼气气道压力为正时,即临床医生设置或外源性 PEEP(PEEP$_E$)存在时才会发生这种情况。其原因是只有在高于大气压力的情况下,漏气才能降低气道压力。

例如,如果 PEEP$_E$ 是 5 cmH$_2$O,压力灵敏度设置为 -2 cmH$_2$O,漏气使气道压力下降低于 3 cmH$_2$O,就会触发一次机械通气。如果 PEEP$_E$ 是 0,没有患者吸气努力,气道压力就不会低到 -2 cmH$_2$O。

这些原因通常都不常见,自动触发是不适当的高灵敏度(即非常敏感)设置所致,特别是在流量触发将灵敏度设置在 1 L/min 以下时常见。

任何有持续存在、不明原因的呼吸性碱中毒患者都应怀疑有自动触发。像无效触发一样,自动触发通常可以通过同时观察患者和检查呼吸机来诊断。在大多数情况下,机械通气不是在患者吸气努力后出现的触发,明显就是自动触发。

一旦自动触发被确认,必须去识别和纠正原因。检查呼吸机以确保流量灵敏度没有设置在 1 L/min 以下;仔细检查呼吸机回路是否有漏气并排除管道中的积水;在颈部听诊,检测气管插管周围有无漏气。

如果自动触发的原因不明确,可能是由没有被识别的漏气造成的。首先,如果呼吸机设定的是流量触发,则调整为压力触发。有时候,这样做可能就解决了问题。如果自动触发仍持续存在,降低 PEEP 到 0(在安全的情况下这样做)。基于前面讨论的原因,如果自动触发停止,就肯定是因为漏气,需努力去寻找并明确漏气的部位。

重复触发

当一次吸气动作连续触发多次(通常是两次)机械通气时,人机不同步的类型是重复触发(图 5.8.6)。当出现重复触发时,常意味着患者需要更大的潮气量,使得患者在呼吸机送气后继续吸气,即刻触发另一次机械通气。这时增加机械通气 V_T,常可以减少或消除重复触发。当急性肺损伤或 ARDS 患者需要小潮气量通气时,加强镇静常是提高患者舒适度和减少人机不同步的唯一方法。

吸气相

在吸气相有 3 种人机不同步的主要原因:

• 吸气流量不足。

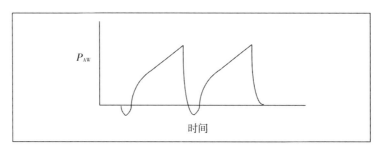

图 5.8.6 双触发表明输送潮气量不能够满足患者的需求

- 潮气量不足。
- 吸气时间过长。

这里的"不足"和"过长"意味着呼吸机不能满足患者的需求。

吸气流量不足

这种情况最常见于容量控制通气。正如第 4 章所描述的,吸气流量是由临床医生设定的,患者努力并不能增加吸气流量。呼吸窘迫的患者试图用力呼吸使他们的肺膨胀得更快,但这种努力通常是无效的。

吸气流量不足可通过观察气道压力-时间曲线来确定。因呼吸机回路是一个封闭系统,当患者吸气速度比气体进入肺部更快时,气道压力一定会下降,这使得气道压力-时间曲线具有"锯齿"状特征表现。如图 5.8.7 所示,气道压力下降的程度和持续时间,与设定吸气流量和患者需求之间不平衡的差异有关。注意气道峰压(P_{peak})可能随着这种不平衡的加剧而下降。

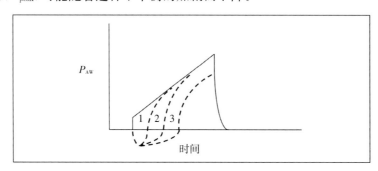

图 5.8.7 患者的流量需求超过容量控制呼吸设定的流量(1→2→3)越大时,气道压力-时间曲线的变化越大

当然,解决这个问题的方法就是增加吸气流量。在容量控制模式时,可以通过增加设定峰值流速来实现,如果还不能缓解,可以通过改变减速波为方波气流波形来实现。或者,可以从容量控制切换成压力调节容量控制模式(PRVC)。

在第 4 章中我们知道,PRVC 模式可以更好地适应吸气流量需求。同时,如果可能的话,应努力识别并纠正导致呼吸急促和高流量需求的原因。常见的原因包括疼痛、焦虑、脓毒症和代谢性酸中毒。

潮气量不足

由于潮气量是由吸气流量和吸气持续时间决定的,流量和潮气量不足可能同时出现。或者,潮气量不足可能是由吸气时间过短引起的。可以想象,仅仅吸入部分所需的潮气量会引起患者躁动和不适。潮气量不足最常见的表现是重复触发,它的识别和处理前文中已讨论过。

吸气时间过长

当吸气时间过长时,患者在机器送气过程中就开始呼气。呼吸机和患者的反向气流同时存在,会引起气道压力的突然上升,可以在用户界面压力-时间曲线上观察到(图 5.8.8)。这也是高气道压力报警的一个常见原因(见第 9 章)。如果是由这个原因引起的,可以直接缩短吸气时间或是增加吸气流量来缩短吸气时间,这取决于所使用的呼吸模式(见第 4 章)。

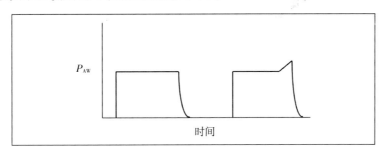

图 5.8.8 机械送气过程中患者呼气导致气道压力突然增大

(彭晓春 译)

第 9 章　呼吸机报警的原因及评估

Matthew E.Woodske and John W. Kreit

如第 5 章所述,患者插管并实施机械通气时,临床医生先设定呼吸模式,然后根据呼吸频率、潮气量、气道压力和吸气时间等进行必要的设置。需要注意的是,许多参数通常由呼吸治疗师,而不是由医生设定。最重要的设置是触发呼吸机报警的阈值。

ICU 机械通气实时监测与患者和呼吸机相关的参数,包括气道压力、流速、容量和呼吸频率,大部分有报警阈值。遗憾的是,尽管这些报警阈值设定普遍存在,但许多护士和医生要么无视它们,要么条件反射地通过用户界面的按钮让其"保持沉默"。有些报警的作用很小或者根本不起作用,但报警往往提示存在重要的且可能危及生命的问题。这就是为什么所有关注机械通气的医生必须要能够识别每一次呼吸机报警的原因,并了解其意义。以下列出了呼吸机的主要报警目录。

呼吸机报警
- 断电
- 呼吸暂停
- 呼吸环路断开
- 高气道压力
- 低气道压力
- 高呼出潮气量
- 低呼出潮气量(强制呼吸)
- 低呼出潮气量(自主呼吸)
- 高分钟通气量
- 低分钟通气量
- 高呼吸频率
- 低呼吸频率
- 低吸氧流量
- 高 PEEP
- 低 PEEP

PEEP=呼气末正压

一旦警报响起,医护人员需走到床边,查看用户界面就能确定警报的意义和重要性。所有呼吸机都会显示当前报警的原因(每次可能不止一个警报在响),甚至还会显示最近的时间段里哪些警报一直处于活跃状态。一旦确定了具体的警报,需要明确其潜在的病因,并且要知道如何快速和准确地诊断和纠正问题。

本章仅讨论临床上最常见和最重要的呼吸机报警。
- 高气道压力。
- 低气道压力。
- 高呼吸频率。
- 低呼吸频率。
- 低呼出潮气量。

高气道压力

上文提到呼吸机产生的压力(气道压力,P_{AW})是在呼气阀近端连续测量得到的。大部分呼吸机都是以压力-时间或压力-容积曲线的图形形式实时显示,也以数字方式显示上一次呼吸周期内气道压力的最大值或峰压(P_{PEAK})。高气道压力值通常限定在 P_{PEAK} 基线值以上 $15\sim20\ cmH_2O$。

重要的是,要了解当 P_{AW} 超过设定的压力限值时,呼吸机立即从吸气相切换至呼气相,但患者并没有感受到呼吸机气流。换句话说,在发现和纠正潜在问题之前,无论采用哪种通气模式,患者只能获得很少的气流!

高气道压力报警的最常见原因是患者咳嗽时产生的气道峰压。这种情况通常有自限性,不需要任何干预。患者-呼吸机不同步导致患者在吸气流量停止前尝试呼气,可导致 P_{AW} 突然增加(见第 8 章)。如果可以排除上述两种情况,引起高气道压力报警的其他原因几乎都与机械通气相关,呼吸机提供了临床医生设定的潮气量——容量控制(VC)、压力调节容量控制(PRVC)和容量支持(VS)。

容量控制呼吸

VC 呼吸期间,患者接受设定的潮气量和流速,整个吸气相 P_{AW} 增加。图 5.9.1 显示 VC 模式期间,吸气流量恒定情况下的 P_{AW}-时间曲线示意图。如第 1 章所述,在机械通气过程中, P_{AW} 在任何时间段都等于克服黏滞阻力(P_V)、由通气容量产生的弹性阻力(P_{ER})和总呼气末正压(PEEP$_T$)所需的压力之和。可以用数学公式表示:

$$P_{AW} = P_V + P_{ER} + PEEP_T \tag{1}$$

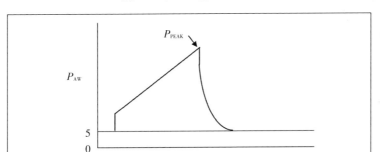

图 5.9.1　在恒定吸气流量和 PEEP$_E$ 为 5 cmH$_2$O 的 VC 呼吸模式期间,气道压力(P_{AW})与时间的关系

需记住,当呼气时间不足以使呼吸系统恢复至静息容量时,PEEP$_T$ 是 PEEP$_E$ 和 PEEP$_I$ 之和(见第 6 章和第 7 章)。

$$PEEP_T = PEEP_E + PEEP_I \tag{2}$$

由于 P_V 是阻力(R)和气体流量($\dot{V}$)的乘积, P_{ER} 等于容积变化(ΔV)除以呼吸系统顺应性(C)的变化,因此公式(1)可以更改为:

$$P_{AW} = (R \times \dot{V})(\Delta V/C) + PEEP_T \tag{3}$$

如果我们只看到 VC 呼吸过程中决定 P_{PEAK} 的因素,那么公式(3)就变成:

$$P_{PEAK} = (R \times \dot{V}_{EI})(V_T/T) + PEEP_T \tag{4}$$

$\dot{V}_{EI}$ 代表吸气末流量, V_T 代表潮气量。

如果排除了咳嗽和患者-呼吸机不同步,公式(4)则反映引起 P_{PEAK} 急剧升高的其他原因。如果假定不是由医生近期上调的 $\dot{V}_{EI}$ 、 V_T 或 PEEP$_E$ 参数引起,那么就要参考表 5.9.1 中所列的原因。

表 5.9.1　高气道压力报警的原因

呼吸模式	高气道压力报警的原因		
所有呼吸模式	咳嗽		
	患者-呼吸机不同步		
VC[①]、PRVC[②] 和 VS[③] 呼吸模式	P_V[④] 增加	气道阻力增加	大气道或 ET[⑤] 中分泌物
			ET 扭结
			支气管痉挛

续表

呼吸模式	高气道压力报警的原因			
VC、PRVC 和 VS 呼吸模式	P_{ER}⑥ 增加	肺容积增加		右主支气管插管
				支气管闭塞
				气胸
		呼吸系统顺应性下降		肺水肿
	$PEEP_I$⑦ 增加	缩短呼气时间		自主呼吸频率增加
		降低呼气速率		气道阻力增加
PRVC 和 VS 呼吸模式	减少呼吸驱动或努力			

注:①VC,容量控制;②PRVC,压力调节容量控制;③VS,容量支持;④P_V,克服黏滞阻力所需的压力;⑤ET,气管内插管;⑥P_{ER},克服因容量变化而产生的弹性回缩力增加所需的压力;⑦$PEEP_I$,内源性 PEEP。

表 5.9.1 内容有以下解释:首先,"肺容积增加"并不意味着 V_T 增加,而是一部分肺脏接收了更多的容量。例如,插管进入右主支气管或黏性分泌物使右或左主支气管完全阻塞而出现单侧肺通气,这种情况不一定会降低肺顺应性。首先,如果顺应性保持不变,则每增加 1 倍的容量就会使 P_{ER} 翻倍;如果肺过度扩张导致顺应性下降,那么 P_{ER} 会增加更多。其次,气道分泌物的影响取决于支气管阻塞程度。气道管腔狭窄就会增加阻力和 P_V。如前所述,气道管腔完全闭塞也会增加 P_{ER}。最后,如果 $PEEP_E$ 没有变化,$PEEP_I$ 增加必然会导致 $PEEP_T$ 增加。

因此,如何确定这些疾病中哪一种是导致 P_{PEAK} 增加的原因? 第一步是在吸气末暂停时测量 P_{AW}。如第 1 章和第 6 章讨论的内容及图 5.9.2 所示,当气流停止时,黏滞阻力(P_V)消失,P_{PEAK} 会迅速下降至等于呼吸系统总弹性回缩力(P_{ER} + $PEEP_T$)的气道"平台"压力(P_{PLAT})。P_{PEAK} 和 P_{PLAT} 之间的区别是吸气末克服 P_V 所需的压力,P_{PEAK} 上升可能是总的弹性回缩力增加或黏滞阻力增加所致。

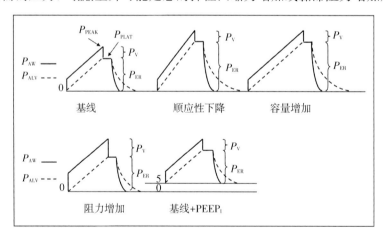

图 5.9.2 肺容量、阻力和 $PEEP_I$ 增加及顺应性下降对 P_{PEAK}、P_{PLAT}、P_V 和 P_{ER} 的影响

图 5.9.2 显示顺应性下降和气道阻力、肺容积和 $PEEP_I$ 增加对 P_{PEAK}、P_{PLAT}、P_V 和 P_{ER} 的影响。伴随 P_{PLAT} 升高的 P_{PEAK} 急剧升高一定是顺应性下降或肺容量或 $PEPE_I$ 增加所致。如果 P_{PLAT} 远小于 P_{PEAK},那么气道阻力就会增加。比如说,P_{PEAK} 突然从 30 cmH$_2$O 增加到 60 cmH$_2$O。如果 P_{PLAT} 为 55 cmH$_2$O,则应考虑表 5.9.1 所示的 P_{ER} 和 $PEEP_I$ 增加的原因。如果 P_{PLAT} 为 25 cmH$_2$O,则可能是 P_V 升高所列出的原因之一。

如果 P_{PLAT} 高,下一步需要确定 P_{ER} 或 $PEEP_I$ 是否增加。正如第 6 章和第 7 章详细讨论的内容,$PEEP_I$ 是通过测量呼气末暂停期间的 $PEEP_T$ 减去设定的 $PEEP_E$ 计算而来。P_{ER} 是 P_{PLAT} 与 $PEEP_T$ 之间的差别。

需要记住,吸气末和呼气末暂停期间进行的测量仅在患者呼吸努力很少或没有时才是准确的。如有必要,可以通过镇静或短暂的过度通气减少患者的呼吸驱动。

最后,必须进行适当的检查以诊断或排除 P_V、P_{ER} 或 $PEEP_I$ 急剧升高的原因。如表 5.9.2 所示,这项评估包括有重点的体格检查、胸片、清除气道分泌物,有时还包括纤维支气管镜检查。总之,治疗已明确的病因。

表 5.9.2 高气道压力报警的评估

高气道压力报警		评估内容
P_V[①]增加	气道阻力	听诊有无干啰音和哮鸣音
		检查 ET[②]管有无分泌物、狭窄和扭结
		评估气道痰液抽吸或支气管镜检查对 P_{AW}[③]的反应
P_{ER}[④]升高	肺容积增加	听诊单侧呼吸音减弱或丧失
		检查胸廓不对称性扩张
		检查气管移位和皮下气肿
		通过床边胸部 X 线摄片(CXR)评估右主支气管插管、肺不张和气胸
	呼吸系统顺应性下降	检查是否有肺水肿和心力衰竭体征
		通过床边 CXR 评估肺水肿
$PEEP_I$[⑤]增加	呼吸时间缩短	检查有无自主呼吸频率增加
	呼气速率下降	评估上述气道阻力增加的原因

注:①P_V,克服黏滞阻力所需的压力;②ET,气管内;③P_{AW},气道压力;④P_{ER},克服容积变化所产生的弹性回缩力增加所需的压力;⑤$PEEP_I$,内源性 PEEP。

PRVC 和 VS 呼吸

与 VC 呼吸不同,PRVC 和 VS 呼吸期间 P_{AW} 是恒定的。但要记住,P_{AW} 改变是为了维持临床医生设定的 V_T(见第 4 章)。如果 V_T 增加,则呼吸机会使 P_{AW} 下降;如果 V_T 减少,则 P_{AW} 会升高。因此,高气道压力报警意味着需要大幅增加 P_{AW} 来恢复设定的 V_T。

公式(3)告诉我们,如果 P_V、P_{ER} 或 $PEEP_T$ 急剧上升,V_T 就会下降,同时 P_{AW} 会补偿性增加。这意味着高气道压力报警的原因与 VC 呼吸模式期间的报警原因相同(表 5.9.1)。此外,在 PRVC 和 VS 呼吸模式期间,V_T 部分原因取决于患者的吸气努力,因此如果呼吸努力或呼吸驱动显著下降,P_{AW} 也必须增加。对 P_{AW} 急剧升高的评估与对 VC 呼吸的评估相同,包括对 P_{PLAT} 和 $PEEP_I$ 的监测和根据表 5.9.2 所列出的内容进行测试。

PC 和 PS 呼吸

在 PC 和 PS 呼吸模式的吸气相,虽然气道压力也保持在恒定的水平,但 P_{AW} 由临床医生设定,呼吸切换时并不发生变化。因此,高气道压力报警并不常见,一般是由咳嗽或患者-呼吸机不同步引起的。

低气道压力

只要 P_{AW} 低于设定的低压限值,就会触发低气道压力报警。虽然这种情况比高气道压力报警要少见,但通常会在两种非常重要的情况下出现。第一种情况是呼吸机管路出现大量漏气时,无法达到预先设定的或所需的 P_{AW}。这种情况通常发生在呼吸机管路与气管内插管或气管切开管口断开连接时。第二种情况是当患者在 VC 呼吸模式下流量需求超过设定值时,所需流量与设定流量之间的差值越大,P_{AW} 下降就越明显(见第 8 章,图 5.8.7)。

高呼吸频率

当患者的呼吸频率(RR)超过呼吸频率高限时通常会触发警报,这种呼吸频率通常设定在高于辅助-控制通气(AC)和同步间歇指令通气(SIMV)模式的呼吸频率 10～15 次/min 的范围,而在自主通气模式下,通常设定在呼吸频率 30～40 次/min。高呼吸频率报警的意义取决于通气模式的不同。

AC 和 SIMV 通气模式期间,设定的强制呼吸频率远低于患者的自主呼吸频率,这意味着患者有高的分钟通气量($\dot{V}_E$)需求,如果患者的呼吸驱动下降(如镇静),$\dot{V}_E$ 会急剧下降,而 $PaCO_2$ 会上升。鉴于此种情况,临床医生应明确 $\dot{V}_E$ 需求的原因,并增加强制性呼吸频率以保证安全的最低 $\dot{V}_E$。

自主通气期间,RR 明显增快常伴随 V_T 明显下降,提示患者处于呼吸窘迫状态,应切换至辅助通气模式。

低呼吸频率

自主通气时设定呼吸频率低限。由于没有强制性呼吸,低呼吸频率报警意味着患者不能够维持足够的 $\dot{V}_E$,必须立即切换到辅助呼吸模式。

小潮气量

AC、SIMV 或 Bi-level 通气模式时,小潮气量限值通常为低于设定或呼出 V_T 的 150～200 mL。处于自主呼吸 PS 模式时,阈值通常降至 100 mL。正如前面所讨论的一样,低 V_T 报警通常是由高气道压力报警引起的。需要记住,当高气道压力报警处于活动状态时,患者很少或没有进行通气,因此呼出 V_T 非常低。当两个报警同时发生,就很容易识别这个问题。除非是由短暂的咳嗽引起,否则临床医生必须立即采取措施以诊断和纠正这一问题。呼吸机管路的大量漏气也会触发低 V_T 报警。

如表 5.9.3 所示,低 V_T 报警的其他原因仅发生在压力控制(PC)或压力支持(PS)通气期间。请注意表 5.9.3 中列出的原因与表 5.9.1 所示的高气道压力报警的原因相同,这不仅仅是一个奇怪的巧合。需记住,VC、PRVC 和 VS 呼吸模式都是容量固定和压力可变的。如果 P_V、P_{ER} 或 $PEEP_I$ 增加,P_{Aw} 也必须增加以保持 V_T 恒定。PC 和 PS 呼吸模式是压力固定和容量可变的。由于 P_{Aw} 不能增加,因此 P_V 或 P_{ER} 上升必然会导致 V_T 下降。由于 $PEEP_I$ 增加不会被 P_{Aw} 升高所抵消(见第 4 章),因此这也会导致 V_T 下降。最后,由于伴随患者吸气努力的流量和容量变化,低 V_T 报警也可能由呼吸驱动或呼吸努力下降,或呼吸肌疲劳引起。上述情况更有可能发生在 PS 呼吸过程中,因为患者的呼吸努力是 V_T 更重要的决定因素。

表 5.9.3 低 V_T 报警的原因

呼吸模式	低 V_T 报警的原因		
所有呼吸模式	高气道压力		
	大量漏气或呼吸机断开		
PC[①] 和 PS[②] 呼吸模式	P_V[③] 增加	气道阻力增加	大气道或 ET[④] 内分泌物
			ET 扭结
			支气管痉挛
	P_{EX}[⑤] 增加	肺容积增加	右主支气管插管
			支气管堵塞
			气胸
		呼吸系统顺应性下降	肺水肿

续表

呼吸模式	低 V_T 报警的原因		
PC 和 PS 呼吸模式	PEEP$_I$[⑥] 增加	呼气时间减少	自主呼吸频率增加
		呼气速率降低	气道阻力增加
	呼吸驱动或努力下降		

注:①PC,压力控制;②PS,压力支持;③P_V,克服黏滞阻力所需的压力;④ET,气管内插管;⑤P_{ER},克服容量变化产生的回弹力增加所需的压力;⑥PEEP$_I$,内源性 PEEP。

　　当发生低 V_T 报警时,应检查呼吸机管路是否有大量漏气。如果同时发生高气道压力报警,就必须查明原因,与前面章节所讨论的内容一样。如果排除了这些问题,接受 PC 或 PS 呼吸模式的患者应进行体格检查、胸部 X 线摄片检查,必要时进行纤维支气管镜检查。毫无疑问,对低 V_T 和高 P_{AW} 报警的评估相同(表 5.9.2)。

(杨启纲　译)

第 10 章　机械通气和心血管系统

Thomas B. Rice, Matthew Gingo and John W. Kreit

虽然机械通气可明显改善呼吸衰竭患者的氧合和通气,但它也可引起一些并发症。机械通气可引起肺泡过度充气和破裂,加重急性肺损伤,导致气胸、纵隔气肿和皮下气肿等。机械通气可通过胸膜压来影响心脏功能,以上内容在机械通气中很普遍且严重。本章将阐述如何预测、诊断和妥善处理这些并发症。

我们首先回顾相关的心血管生理学,然后讨论胸腔压力变化的影响。接着我们回顾机械通气如何影响心脏功能。最后,我们以几种常见的临床场景为例来说明了机械通气与心血管系统之间的相互作用。

基础心血管生理学

心脏

心排血量(CO)等于心率(HR)乘以每搏量(SV):

$$CO = HR \times SV \tag{1}$$

每搏量决定于 3 个因素:

- 前负荷。
- 后负荷。
- 心肌收缩力。

前负荷

前负荷是心室收缩前心肌细胞的长度。Starling 定律指出,在一定程度上心肌收缩力随着心肌细胞长度的增加而增加。由于实际前负荷无法测量,常使用右心室舒张末期容积(RVEDV)和左心室舒张末期容积(LVEDV)来代替。LVEDV 与心室收缩力之间的关系如图 5.10.1 所示。

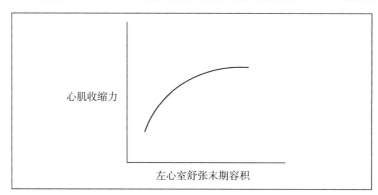

图 5.10.1　左心室舒张末期容积(LVEDV)与心肌收缩力的关系
随着肌肉长度或心室容积增加,收缩力迅速增加,然后趋于平稳。

心室前负荷有 3 个决定因素：

- 通过体循环回流到右心房(RA)和通过肺循环回流到左心房(LA)的血液量。
- 舒张期,即心室充盈时间。
- 心室顺应性。

只有当心房和心室间存在压力梯度时,血液才会从心房流向心室。当心室顺应性下降(即心室变得僵硬)时,心室压力上升越来越快,心室充盈减少(图 5.10.2)。这种情况通常被称为舒张功能障碍。

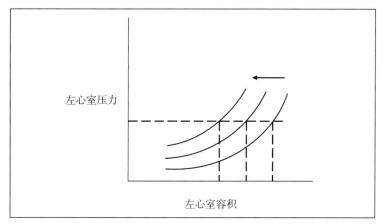

图 5.10.2　舒张期心室内压与容积的关系
随着心室顺应性下降(箭头),在相同的室内压下,进入心室内血液减少(虚线)。

后负荷

后负荷被认为是心室收缩过程中射血时受到的阻力。由于肺循环是低压、低阻力的循环回路,其后负荷通常较低,收缩时遇到的阻力较小。而全身系统血管阻力更大,因此左心室后负荷要大得多,心脏收缩期间,左心室(LV)必须产生更大的压力才能把血射出去。

心肌收缩力

心肌收缩力是心室在收缩过程中产生压力的固有能力。任何损害心肌的疾病均会降低心室收缩力。如图 5.10.3 所示,收缩力的差异通常以一系列心室功能曲线来表示,曲线描绘的是 SV 与心脏舒张末期容积(EDV)的关系。

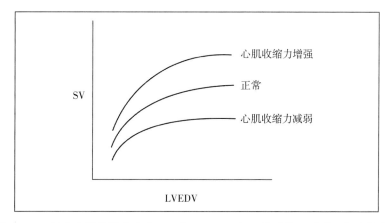

图 5.10.3　随着心肌收缩力变化,SV 与 LVEDV 相互关系的一系列心室功能曲线

前负荷、后负荷和心室收缩力的相互作用

图5.10.4显示了SV和LVEDV受到前负荷和后负荷及心肌收缩力的影响。随着向上或向下移动曲线,收缩性增加或减少。前负荷变化使SV沿单一曲线方向移动。注意,这些曲线的形状表明,一旦过了最佳前负荷,SV几乎不会随着前负荷的增加而增加。随着心室后负荷减少,SV增加和EDV下降。随着后负荷增加,SV下降,EDV增加。

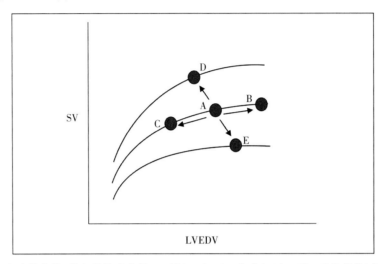

图5.10.4 沿心室功能曲线,前负荷的改变使SV增加(A→B)或减少(A→C),后负荷的减少或心室收缩力的增加,导致SV增加和LVEDV减少(A→D)。心肌收缩力降低或后负荷增加,导致SV减少和LVEDV增加(A→E)

体循环和肺循环

动脉或静脉的血流速度($\dot{V}$)与血管内压力变化(ΔP)成正比,与血管内阻力(R)成反比

$$\dot{V} = \Delta P / R \tag{2}$$

重新排列公式(2)得出:

$$R = \Delta P / \dot{V} \tag{3}$$

对于体循环来说,$\dot{V} = CO$,$\Delta P = MAP - RAP$[ΔP是平均动脉压(MAP)和右心房压(RAP)之差,R是全身血管阻力(SVR)]。

$$SVR = (MAP - RAP) / CO \tag{4}$$

通过肺循环的流量也等于CO,但是驱动血流的压力梯度是平均肺动脉压(MPAP)和左心房压力(LAP)之差,R是肺血管阻力(PVR)。

$$PVR = (MPAP - LAP) / CO \tag{5}$$

与气道阻力(见第1章)一样,根据血流主要是层流还是湍流,血管阻力与血管半径的4次方或5次方成反比。如果血管半径减半,阻力将增加至$16(2^4) \sim 32(2^5)$倍。

体动脉具有较高的血管内压和血管阻力,其血管壁厚,平滑肌层突出。人体通过动脉和小动脉血管平滑肌的收缩或舒张来调节SVR。

肺动脉血管内压低,阻力小,血管壁薄,平滑肌较少,因此肺动脉具有较高的顺应性,PVR很大程度上由"被动"因素所决定,即不依赖平滑肌活动的动脉舒张或收缩。最重要的因素是CO、肺容量和胸膜压。这里,我们重点关注后两者。

根据作用于肺血管表面的压力,将肺血管分成两种。其中穿过肺泡壁的毛细血管暴露于肺泡内压

力之中,被称为肺泡血管。而肺泡外血管包括肺动脉和静脉,其直径和阻力很大程度上由胸膜压所决定(见下文)。

体静脉和肺静脉的管壁都很薄。平滑肌很少,结构刚度很小。静脉阻力大小随跨血管壁的压力梯度而变化。

胸腔压力和心血管系统

因为脏层胸膜完全包绕两肺,而壁层胸膜与胸壁、膈肌和纵隔相连,所以胸腔内的器官包括心脏、上腔静脉(SVC)、肺动静脉及胸主动脉持续暴露于胸膜压(P_{PL})之下。这意味着以下三点:

首先,如图 5.10.5 所示,根据各器官顺应性的不同,P_{PL} 会不同程度地影响每个器官的内部压力。如血管或心室壁更薄,刚性更小(顺应性更高),随着 P_{PL} 的变化,血管内或腔内(intravascular or intracavitary,IV/IC)压力变化更大。试想如果你挤压一个膨胀的气球,它的内部压力就会升高,而且几乎等于你手上施加的压力;如果你挤压一个金属管,它内部的压力不会改变。心腔和血管腔更像是一个气球,而不是金属管,当然,实际顺应性还是有差别的。上腔静脉和肺静脉顺应性最高,其次是心房、肺动脉、右心室,最后是左心室和主动脉。

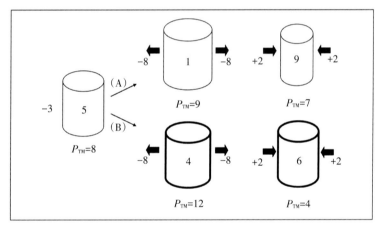

图 5.10.5　分别降低和增加 P_{PL} 对高顺应性(A)和低顺应性(B)的胸腔内血管的
血管内径、血管内压和跨壁压力(P_{TM})的影响
P_{TM} 等于腔内的压力减去腔外的压力。

其次,P_{PL} 的变化可改变跨壁压力(P_{TM}),P_{TM} 是血管内部压力减去血管外部压力。P_{PL} 不仅会影响 IV/IC,实际上也能够影响到每个结构外部的压力。如图 5.10.5 所示,P_{TM} 的变化取决于 P_{PL} 对 IV/IC 压力的影响。如果血管和心腔顺应性很高,使得 IV/IC 压力发生很大变化,而 P_{TM} 变化就较少。如果 P_{PL} 对 IV/IC 压力的影响较小,则 P_{TM} 的变化较大。因此 P_{PL} 和 P_{TM} 变化方向相反,即 P_{PL} 上升,P_{TM} 下降,P_{PL} 减小(负值增加),P_{TM} 上升。

最后,P_{TM} 的变化可改变大血管和心室的体积或大小,这种改变与血管和心室的顺应性成比例。在第 1 章已经提到顺应性(C)是跨壁压力变化(ΔP_{TM})和由此产生的容积变化(ΔV)的比值。
$$C = \Delta V / \Delta P_{TM} \tag{6}$$
重新排列这个公式:
$$V = C \times P_{TM} \tag{7}$$
因此,血管或心室壁更薄且刚性越小(即其顺应性越高),其体积随着 ΔP_{TM} 的变化越大。僵硬(顺应性低)的壁则导致较小的体积变化。让我们再看一下图 5.10.5 以阐述这一概念。当血管顺应性高的时候,P_{PL} 的变化导致 P_{TM} 相对较小的变化,此时血管半径(和阻力)变化很大。顺应性低时,相同 P_{PL} 的

变化对 P_{TM} 的影响较大,但此时血管半径变化较小。也就是说顺应性越高,半径随 P_{TM} 的变化越大。

现在来看看自主呼吸和机械通气过程中 P_{PL} 的变化如何影响心血管功能。

自主呼吸

第1章已经提到,在呼气末,因为肺部的弹性收缩和胸壁牵拉脏层和壁层胸膜的力是相反的,P_{PL} 通常略微为负值(低于大气压),这会略微增加胸膜腔的体积,降低胸腔压力,这遵循波义耳定律,即在既定温度下的气体的压力和体积的乘积保持不变。因此,如果容积增加,压力就必须减少。随着吸气肌肉扩张胸壁,肺容积和肺弹性收缩力增加。这导致胸膜表面稍微分离和 P_{PL} 的进一步下降,并于自主吸气末达到最低值。

根据我们之前的讨论,这有几个可预测的后果(图 5.10.6)。

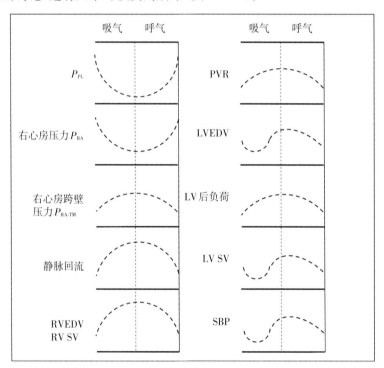

图 5.10.6 在自主呼吸期间发生的血流动力学变化的示意图

- 胸腔内静脉和 RA 的压力下降,跨壁压力和容积增加。
- RA 的血流量(静脉回流)增加。
  - 血流量与血管内压力成正比,而与血管阻力呈负相关[见公式(2)]。因此静脉回流随着胸腔外血管与 RA 之间的压力梯度增加而增加,而与胸腔内静脉阻力呈负相关。
- 静脉回流增加会增加 RVEDV(RV 前负荷),随着血容量和 P_{TM} 的增加,RV 增大。
- 肺血管阻力增加。
  - 随着肺容量的增加,肺泡毛细血管被拉伸和压缩,肺泡扩大,肺泡毛细血管阻力上升。肺泡外血管扩张,肺泡外血管阻力随着 P_{PL} 的下降而下降。如图 5.10.7 所示,这些变化导致总 PVR 增加。RV 后负荷随着 PVR 的增加而增加。
- 随着肺泡外动脉和静脉扩张,肺循环中血液量增加。
- 左心室舒张末期容积(前负荷)开始下降。
  - 血液更多地储存在肺循环中,而较少回流至左心室。
  - 由于心室大小受心包限制,当 RV 前负荷和大小增加时,LV 受压且心室内压力升高,左心舒

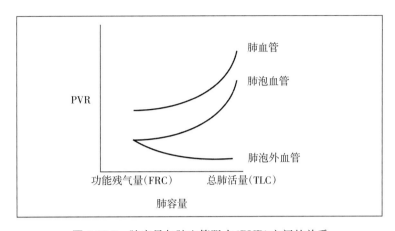

图 5.10.7　肺容量与肺血管阻力(PVR)之间的关系

在自主呼吸期间,肺血管总的阻力为肺泡血管阻力和肺泡外血管阻力之和。

张充盈受限。

- 吸气后期大量血液从 RV 到达 LV,LVEDV 增加。
- LV 后负荷在整个吸气期是增加的。
  - 当 P_{PL} 和心室内压力下降时,心室收缩时必须产生更大的压力才能打开主动脉瓣,将血液射入主动脉中[*]。
- 由于前负荷下降,LV 的每搏量最初是下降的。在吸气后期,随着 RV 射出的血液到达左心,SV上升。

静息状态或在被动呼气期间,P_{PL} 恢复正常(低于大气压水平),IV/IC 和跨膜压(transmembrane pressure,*TMP*)恢复到基线水平,上述血流动力学变化消失。(图 5.10.6)。

自主通气的净效应是增加 LV 每搏量和 CO,这主要通过增加静脉回流来实现。因为 LV 前负荷和 SV 的瞬时下降,在吸气早期,血压(BP)会出现小幅下降。然后在吸气后期和呼气期间,BP 随着 LV 前负荷的上升和 LV 后负荷的下降而上升(图 5.10.8)。

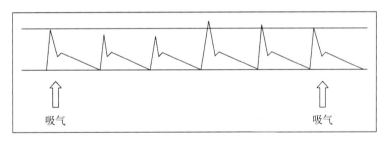

图 5.10.8　自主通气期间动脉血压的变化

随着每次呼吸,收缩压先下降后上升。

自主呼吸期间,血流动力学随着 P_{PL} 的改变而变化。比如,哮喘、慢性阻塞性肺疾病(COPD)、上呼吸道梗阻的患者吸气时,P_{PL} 明显下降,进一步增加了静脉回流和 CO,它也可能导致血压随着吸气下降,称为奇脉。

机械通气

在被动(无须患者努力)机械通气期间,因为肺部像气球一样从内部充气,脏层胸膜越来越靠近壁层

---

[*]　虽然 P_{PL} 的变化会引起胸主动脉内压力出现类似的下降,但腹主动脉内压(LV 后负荷的主要决定因素)随着腹内压的升高而增加。

胸膜,胸腔体积减小。根据波义耳定律,P_{PL}增加(变得不那么负),一旦肺容量超过平衡状态时的容量,胸膜压变为正值,方向指向向外扩张的肺(见第 1 章,图 5.1.3)。

由于 P_{PL} 增加,根据机械通气的血流动力学效应,在大多数情况下,机械通气将与自主呼吸相反(图 5.10.9)。

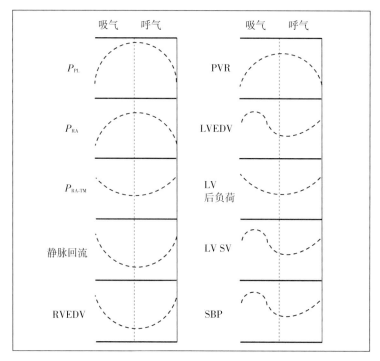

图 5.10.9　机械通气期间发生的血流动力学变化的简要示意图

吸气期间:

- 胸内静脉和 RA 内的压力升高。P_{TM} 下降导致容量减少和血管阻力增加。
- 静脉回流下降。
  - RA 和胸外静脉之间的压力梯度减少并且胸内静脉阻力增加。
- 静脉回流减少会降低 RVEDV、RV 大小和 RV 容量。
- 肺血管阻力增加。
  - 机械通气期间 PVR 的增幅大于自主呼吸(图 5.10.10)。
  - 由于机械通气时肺泡血管受力与自主吸气时相同,因此肺血管阻力随着肺容量的增大而增加。
  - 增加的 P_{PL} 减小了肺泡外血管的直径,增加了肺泡外血管阻力。
- RV 后负荷随着 PVR 的增加而增加。
  - 由于 PVR 较大,RV 后负荷在机械通气期间比在自主呼吸时更高。
- 肺泡外动脉和静脉变窄时,肺循环中血容量减少。
- LVEDV(前负荷)最初上升。
  - 血液离开肺循环并进入左心房。
  - RV 前负荷和容量的减小改善了 LV 舒张期充盈。
- 由于心房射出的血液较少,LVEDV 在吸气后期会下降。
- LV 后负荷下降贯穿整个吸气期。
  - 随着 P_{PL} 和心室内压力的增加,LV 收缩时只需产生较低的压力即可将心室内血液射出。
- 由于前负荷的瞬间增加,LV 每搏量最初上升。在吸气后期,由于静脉回流下降,SV 下降。

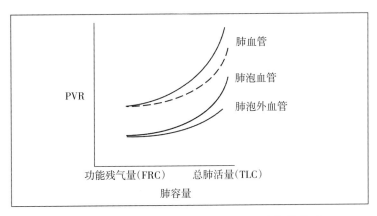

图 5.10.10　肺容量与肺血管阻力(PVR)之间的关系

机械通气期间,总肺血管阻力是肺泡和肺泡外血管阻力的总和。自主呼吸期间的总 PVR 如图(虚线)。

像自主呼吸一样,呼气通常是被动的,P_{PL}、P_{TM} 和 IV/IC 压力回到基线,直到下一次机械通气。

通常静脉回流的下降超过 LV 后负荷的减少,因此最终机械通气常伴随着 SV 和 CO 下降。与自主呼吸相比,CO 和通气时相是相反的,因此血压通常会在吸气早期上升,在回到基线水平之前是下降的(图 5.10.11)。

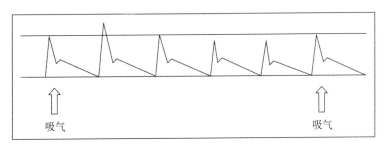

图 5.10.11　机械通气时动脉血压的变化

随着每次呼吸,收缩压先上升然后下降。

机械通气的血流动力学变化直接与 P_{PL} 增加有关,而这又取决于肺充气的程度,因为随着肺容量的增加和肺部的扩张,脏壁层胸膜表面会更加靠近。因此潮气量是决定机械通气血流动力学结果的重要因素之一。总呼气末正压(PEEP$_T$)是另一个影响因素,它也会增加肺容量和 P_{PL}。正如第 6 章和第 7 章所讨论的那样,呼气末正压(PEEP)是外源性 PEEP(PEEP$_E$)和内源性 PEEP(PEEP$_I$)的总和,PEEP$_E$ 由临床医生设置,而当呼气时间不足以让呼吸系统恢复到平衡状态时才会产生 PEEP$_I$。与潮气量不同,PEEP$_T$ 在整个呼吸周期中都能增加肺容量和 P_{PL}。

PEEP 对肺容量、P_{PL} 和血流动力学的影响取决于呼吸系统的顺应性这一背景是非常重要的。当肺顺应性很高(例如肺气肿)时,PEEP 显著增加肺容量和 P_{PL},并产生显著的血流动力学效应。当顺应性低(例如 ARDS)时,PEEP 对肺容量、P_{PL} 和血流动力学影响相对较小。

与 PEEP$_T$ 一样,气道压力(P_{AW})和肺泡内压力(P_{ALV})不会直接影响 P_{PL}。也就是说,这些压力不会以某种方式"传递"到胸膜腔。相反,它们之所以重要只是因为它们能够根据肺顺应性高低成比例地改变肺容量和 P_{PL},因此相对于低顺应性肺,高 P_{AW} 和 P_{ALV} 更有可能对高顺应性肺产生不良的血流动力学效应。

到目前为止,我们只讨论了完全控制通气和完全自主呼吸过程中发生的变化。在控制通气模式下患者有自主呼吸努力时会发生什么? 通过直接扩张胸壁,吸气努力减少了 P_{PL} 增加的预期。自主努力吸气会降低 P_{PL}。在主动呼气期间,腹部肌肉组织的收缩迫使胸壁压迫肺部,从而增加 P_{PL}。患者努力自主呼吸可显著地改变机械通气的血流动力学效应。

重要的临床场景

现在讨论一些常见的临床场景,以阐明机械通气过程 P_{PL} 引起机械通气时的血流动力学变化的重要性。

开始机械通气

患者气管插管后常出现低血压。有时低血压的发生是由镇静药物和麻醉药物导致的血管阻力下降或内源性儿茶酚胺分泌减少引起的。由于插管前后人体经历自主通气到机械通气的转变,因此低血压的发生常常为机械通气导致的静脉回流和 CO 的下降所致。此时需通过静脉液体弹丸式推注来纠正低血压,因此插管前,必须有稳定的静脉通路。持续低血压由血容量不足、严重的气流阻塞或右心室衰竭引起。

低血容量

P_{PL} 产生的血流动力学效应与血容量相关,且随血容量的下降而变得更加显著,具体见图 5.10.12。图 5.10.12 显示了正常的心室功能曲线。如果血容量和心室前负荷较高,机械通气产生的静脉回流和左心室前负荷下降对 SV、CO 和 BP 影响不大。如血容量和心室前负荷较低,同样的前负荷变化将产生更显著的血流动力学效应。

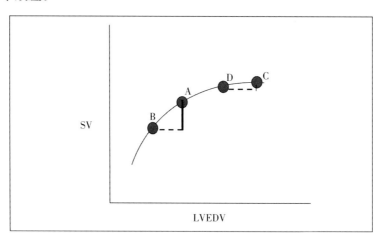

图 5.10.12　当 LVEDV 和 SV 位于心室功能曲线上升支时,机械通气导致的 LV 前负荷下降(虚线)将导致 SV(A→B)和 BP 显著下降。当心室前负荷较高时,LVEDV 的下降对 SV(C→D)和 BP 几乎没有影响

这就是通过使用机械通气后血压变化(图 5.10.11)来预测血流动力学是否随容量负荷改善而改善(即是否存在容量反应性)的基本原理。如果机械通气导致收缩压(SBP)或脉压(PP)发生较大变化,患者可能处于心室功能曲线的上升部分,液体弹丸式推注可能会增加左心室每搏量和 CO。如果 SBP 或 PP 几乎没有变化,则心室前负荷可能是最适合的,而进一步增加前负荷将无明显获益。

严重阻塞性肺疾病

有严重气流受限的患者(常见于 COPD)因为没有充分的时间来进行呼气使呼吸系统回到平衡位置,所以常产生 $PEEP_I$。

如前所述,$PEEP_I$ 和 $PEEP_E$ 能够在整个呼吸周期中增加 P_{PL},并可降低静脉回流、CO 和 BP。长期以来,人们认为 $PEEP_I$ 比 $PEEP_E$ 更容易导致低血压。但 PEEP 的类型是无关紧要的,重要的是 PEEP 发生的临床环境。$PEEP_E$ 用于改善急性肺损伤和 ARDS 患者的氧合。一方面,由于患者耐受性较低,$PEEP_E$ 导致的肺容量和 P_{PL} 增加相对有限,因此对血流动力学影响不大;另一方面,由于 $PEEP_I$ 常发生在因肺动态过度充气而肺容量增加的患者中(见第 7 章),它更可能伴 P_{PL} 显著增加及容易导致不良血流动力学效应。

可以通过增加有效呼气时间(T_E)来减少肺动态过度充气及其不良效应,而这可通过降低呼吸频率或潮气量来实现。$PEEP_I$ 会增加全身静脉压力和静脉回流,因此 $PEEP_I$ 导致的低血压通常对静脉弹丸式推注大量晶体液的液体复苏有反应。

右心室衰竭

尽管潜在的病理生理学机制尚未完全明确,对于有肺动脉高压和右心室衰竭的患者,机械通气常导致严重低血压。图 5.10.13 显示了血流动力学的变化顺序。

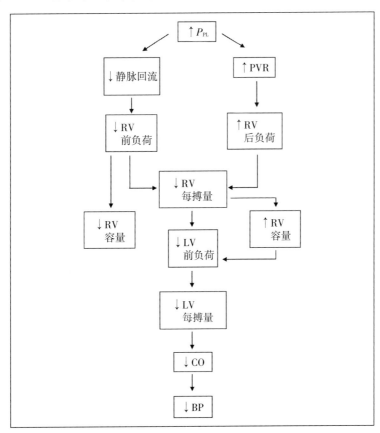

图 5.10.13　右心室衰竭患者在机械通气过程中可能出现的血流动力学变化

机械通气增加了 P_{PL},降低了静脉回流和 RV 前负荷,同时增加了 PVR 和 RV 后负荷。以上两者进一步损害右心室收缩功能,减少右心室每搏量。因此又减少了可进入 LA 的血容量,使左心室前负荷、SV、CO 和 BP 下降。

右心室容积的增加或减少取决于静脉回流和后负荷变化之间的相互影响。如果前负荷减少占主要地位,RV 体积将下降。如果后负荷增加更明显,右心室收缩末和舒张末容积都将增加,右心室将扩张,从而压迫左心室,影响左心室的舒张充盈,进一步降低了左心室功能和血压。

左心室衰竭

与前文讨论的情景不同,机械通气通常会改善左心室衰竭患者的心功能和血流动力学。这是因为 P_{PL} 的增加减少了静脉回流和 RV、LV 前负荷,同时减少了 LV 后负荷。如图 5.10.4 所示,在增加 SV 和 CO 时能够减少毛细血管静水压和肺水肿。因此,机械通气本质上与用于治疗心力衰竭的药物有相同的效果。

当准备给左心室功能不全的患者撤离呼吸机时,这些血流动力学效应就变得非常重要。如第 12 章所讨论的,在自主呼吸试验期间经常使用低水平正压来预测拔管是否成功。一些左心室功能不全的患者在试验中表现良好,但拔管后不久即发生肺水肿。这是由于当拔管后自主呼吸的切换,导致 LV 前负荷和后负荷突然增加。

拔管前积极降低左心室前负荷(通常使用利尿剂)可以最大限度地降低出现这种并发症的风险。T 管被推荐用于 LV 功能障碍患者的自主呼吸试验,以准确评估自主通气时的血流动力学效应。

(周亮 译)

补 充 阅 读

[1] FESSLER HE.Heart-lung interactions[J]. Eur Respir J,1997,10:226-237.
This is the best review of cardio-pulmonary interactions during mechanical ventilation.
[2] PEREL A.The physiological basis of arterial pressure variation during positive-pressure ventilation[J].Reanimation,2005,14:162-171.
This paper reviews heart-lung interactions and explains the physiological basis for variations in systolic blood pressure and pulse pressure during mechanical ventilation.

第11章 机械通气和特定疾病

Matthew E. Woodske and John W. Kreit

本书中讨论的概念大多数情况下适用于所有需要机械通气的患者。然而,有几种疾病具有独特的病理生理特征,需要特殊的考虑和治疗。其中最重要的疾病是急性呼吸窘迫综合征(ARDS)、严重阻塞性肺疾病和肺动脉高压。

急性呼吸窘迫综合征

ARDS 会导致严重的,甚至是难治性的低氧血症。ARDS 是一个急性过程,具有三个特征:
- 胸片显示双侧支气管充气征。
- 无静水压性肺水肿的临床证据。
- 动脉血氧分压与吸入氧浓度的比值(PaO_2/FiO_2)必须小于 200。

ARDS 是一种综合征,而不是一种特定的疾病,所以它有很多病因。如表 5.11.1 所示,一些疾病直接导致肺损伤,如肺炎;而另一些疾病由胸外疾病引起 ARDS,如脓毒症和重症胰腺炎。ARDS 很常见,且有很高的发病率和病死率。在美国,每年有 300 多万个住院日,200 万个 ICU 住院日,大约有 75 000 人死亡。

表 5.11.1　ARDS 的病因

损伤类型	病因
直接肺损伤	肺炎
	大量误吸
	肺挫伤
	溺水
	吸入性肺炎
	脂肪栓塞
间接性肺损伤	脓毒症
	休克
	急性胰腺炎
	多发伤
	药物过量
	输血

病理生理学

ARDS 是一种肺毛细血管通透性异常的疾病,可导致肺泡水肿和阻止肺泡塌陷的肺泡表面活性物质丢失。肺泡有 3 种类型,有的充满液体而水肿,有的塌陷而不通气(肺不张),还有的充满气体。CT 扫描可见这 3 种肺泡群。仰卧位患者的重力依赖的肺背侧区域通常显示为致密的白色(液体充填),而非重力依赖的肺腹侧区域是空气填充的黑色。不张的肺泡位于这两个区域之间的过渡区域。

机械通气过程中,大部分气体进入开放的、相对正常的肺泡,其余气体进入因机械通气时施加压力而被打开或"复张"的原先不张的肺泡。所有的通气都不能到达肺实变区域。因此,实际上 ARDS 患者参与通气的肺容积非常小,这是一个重要的病理生理学特征。

ARDS 的显著低氧血症特征是由于充满液体的肺泡和不张的肺泡产生了从右向左的肺内分流。通过肺部非通气区域的心排血量(CO)百分比(分流分数)越大,PaO_2 越低,FiO_2 增加的影响就越小(图 5.11.1)。

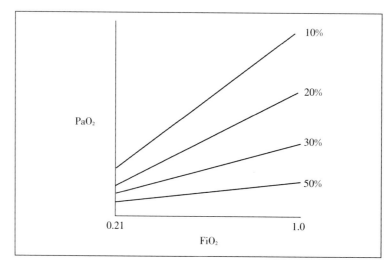

图 5.11.1 当分流分数为 10%、20%、30% 和 50% 时,FiO_2 和 PaO_2 之间的关系

机械通气

- ARDS 患者的通气支持有两个主要目标:
  - 保持充足的动脉血氧饱和度(SaO_2)。
  - 防止因机械通气而造成肺损伤。

动脉血氧饱和度

大多数患者通过高 FiO_2 和呼气末正压(PEEP)可获得足够的 SaO_2。由于氧-血红蛋白解离曲线呈"S"形,91%~93% 的目标是合理的,因为可防止肺功能的轻度下降而导致 SaO_2 的急剧下降。重要的是要认识到,"安全"和"不安全"的 SaO_2 之间没有明确的分界线。正如第 6 章所讨论的,SaO_2 只是很多的衡量氧气输送到组织中即氧输送($\dot{D}O_2$)相关指标中的一个。要记住,血红蛋白浓度(Hb)和心排血量(CO)的变化对氧气输送的影响要大得多。

$$\dot{D}O_2 = 1.34 \times Hb \times SaO_2/100 \times CO \times 10 \tag{1}$$

因此要记住 3 个要点。首先,无论 SaO_2 的变化是上升还是下降,对 $\dot{D}O_2$ 的影响相对较小。其次,要记住血红蛋白浓度的重要性。最后,要注意那些可增加 SaO_2 但会导致 CO 和 $\dot{D}O_2$ 下降的治疗!

呼吸机相关性肺损伤(VILI)

大量实验证据表明,机械通气实际上会加剧原有的肺部损伤,并增加 ARDS 的严重程度和持续时间。大多数 VILI 被认为由开放的充满气体的肺泡过度充气引起。

小潮气量通气,通过减少"容积伤"提高 ARDS 患者的生存率。一项具有里程碑意义的多中心前瞻性随机对照试验显示,潮气量<6 mL/kg 理想体重(IBW),维持平台压(P_{PLAT})<30 cmH₂O 的患者病死率显著低于潮气量为 12 mL/kg IBW 的患者。已经有无数临床试验研究了 ARDS 的潜在治疗方法。小

潮气量是唯一可以降低病死率的干预措施,因此是 ARDS 治疗的重要组成部分。

小潮气量通气减少了 CO_2 排出,因而增加了生理无效腔容积与潮气量(V_D/V_T)的比值(见第 1 章)。通常增加呼吸频率并不能维持足够的肺泡通气量,于是 $PaCO_2$ 升高。由于患者对呼吸性酸中毒耐受性良好,这种所谓的"允许性高碳酸血症"通常不需要治疗。如有必要,可静脉注射碳酸氢钠来维持动脉血 pH>7.20。

呼气末正压通气

由于增加 FiO_2 对 PaO_2 和 SaO_2 的影响相对较小(图 5.11.1),通气策略的重点是通过复张不张的肺泡来降低肺内分流。最常见的方法是在呼气末使用 PEEP 来保持气道和肺泡的正压(见第 1 章)。无 PEEP 时,通过正压打开的肺泡在呼气末会再次塌陷。随着 PEEP 增加,越来越多被复张的肺泡在整个呼吸周期中保持开放,这通常伴随着 PaO_2 和 SaO_2 的逐步改善。PEEP 还可通过消除伴随肺泡反复开放和关闭产生的"剪切力"来减少 VILI 发生。

PEEP 也会产生一些不良影响。首先,正如第 10 章所述,PEEP 引起的胸膜压(P_{PL})增加可以减少静脉回流,降低左心室前负荷、每搏量(SV)和 CO。这意味着 PEEP 改善 PaO_2 和 SaO_2 的同时也减少了对组织的氧气输送。其次,虽然 PEEP 可以减少可复张肺泡的剪切力,但也会使开放的肺泡过度充气而加重肺损伤。

由于 PEEP 是一把"双刃剑",现有许多不同的方法来测定最理想或"最佳"的 PEEP。一种方法是测量 CO,将 PEEP 滴定至计算出来的最大氧输送量;另一种方法是采用能产生最大呼吸系统顺应性的 PEEP 水平;还有一种方法是根据肺泡内压力-容积曲线来选择 PEEP。但这些方法都不是很实用,也没有证据表明可以改善 ARDS 的预后。因此,许多 ICU 医生采用"最小 PEEP"法,将 PEEP 保持在可接受的 SaO_2 和 P_{PLAT}<30 cmH$_2$O 的最低水平,而不影响组织的氧输送。

呼吸机设置

ARDS 患者的初始推荐设置如下所示。

ARDS 患者机械通气的初始设置:	
模式	AC
通气模式	VC、PRVC
潮气量	<6 mL/kg IBW*
呼吸频率	12
FiO_2	1.0
PEEP	5.0 cmH$_2$O

* 需要保持 P_{PLAT}<30 cmH$_2$O;
AC=辅助控制通气,VC=容量控制通气,PRVC=压力调节容量控制通气,IBW=理想体重。

除小潮气量和 P_{PLAT} 外,这些设置与第 5 章中列出的"一般"设置相似。如有必要,PEEP 每 10～15 min 以 5 cmH$_2$O 的幅度增加,直到达到足够的 SaO_2 为止。PEEP 通常维持在 10～15 cmH$_2$O,很少增加到 20 cmH$_2$O 以上。

抢救治疗

大多数 ARDS 患者使用辅助-控制通气(AC)模式,包括容量控制通气(VC)或压力调节容量控制通气(PRVC)、高 FiO_2 和 PEEP,可维持充足的氧合。然而,有一些患者需要额外的"抢救"措施来治疗难治性低氧血症(表 5.11.2)。尽管这些技术通常会增加 PaO_2 和 SaO_2,但没有一项技术被证明能改善任何相关的结果,比如无机械通气天数、ICU 或住院时间,或患者的存活率。

表 5.11.2　难治性低氧血症的抢救策略

策略	具体措施
通气策略	高 I∶E 通气
	双水平正压通气
	高频振荡通气
非通气策略	神经肌肉阻滞
	一氧化氮
	俯卧位通气
	体外膜肺氧合

通气策略

与前面描述的常规设置相比,几种可供选择的机械通气方式已被证明可以改善至少部分 ARDS 患者的氧合。尽管实现的方式略有不同,但都是尝试通过增加平均肺泡压(MAP),即整个呼吸周期内平均的肺泡内压力(P_{ALV}),来优化肺泡的复张和减少肺内分流。需记住,在所有的治疗过程中,潮气量和 P_{PLAT} 必须保持在临界水平以下。

高 I∶E 通气

吸呼比(I∶E)通常远小于 1,也就是说,吸气持续时间只是两次呼吸之间时间的一小部分。如图 5.11.2 所示,MAP 随 I∶E 增加。I∶E 大于 1.0 时被称为反比通气策略(IRV)。

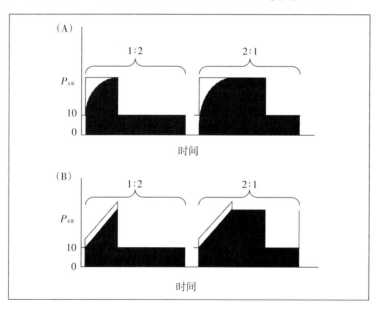

图 5.11.2 I∶E 为 1∶2 和 2∶1 的定压(A)和定容(B)通气时的气道压力(P_{AW})与时间关系图
阴影区域表示平均肺泡压(MAP),随着 I∶E 和 PEEP 的增加而增加。

I∶E 可以通过多种方式增加。最常见的是选择 PRVC 或压力控制(PC)通气,因为这两种模式允许临床医生直接设定所需的吸气时间或 I∶E(图 5.11.2 A)。或者,可以在 VC 通气中增加吸气末暂停或平台期,调整其持续时间以提供所需的比值(图 5.11.2 B)。由于可保证稳定的潮气量,PRVC 和 VC 通气通常是首选。

高 I∶E 通气的有效性在不同患者之间差别很大。有些患者的氧合没有变化,而另一些患者则随着 I∶E 增加而发生了戏剧性和渐进性改善。当然,大多数患者都介于这两种极端情况之间。这就是为什么试验通常是通过监测 PaO_2 和 SaO_2 来进行,当 I∶E 逐渐增加到 1∶2、1∶1,然后再增加至 2∶1 时,如果没有反应,应恢复到常规通气。如果氧合改善,可将 I∶E 设定在与最高 PaO_2 相关的水平。

通过增加 MAP、高 I∶E 来增加 P_{PL},可以减少静脉回流和 CO,降低血压。当呼气时间不足导致肺泡动态过度充气和 $PEEP_I$ 时,这些影响就变得尤为突出。因此在放弃更多的常规机械通气方式之前,需要考虑到这些疗法的有益和不良影响。

双水平正压通气

如第 4 章所述,双水平正压通气模式在临床医生选择的高、低气道压力之间交替,患者可在这两个水平上触发自主(压力支持)呼吸(图 5.11.3 A)。这些压力水平通常被称为高 PEEP($PEEP_H$)和低 PEEP($PEEP_L$),其比例($PEEP_H∶PEEP_L$)由临床医生设定。与高 I∶E 通气一样,当 $PEEP_H∶PEEP_L$ 增加时,双水平正压通气可增加 MAP,并可能增加肺泡复张和减少肺内分流。气道压力释放通气(APRV)是一种双水平正压通气的变体,通常采用非常高的 $PEEP_H∶PEEP_L$ 比值(图 5.11.3 B),但其对血流动力学的不良影响使其应用受限。

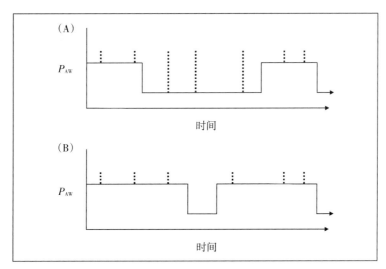

图 5.11.3　(A)双水平正压通气模式的气道压力在设置的高压和低压之间交替。患者可能会在两个压力水平上触发自主呼吸。(B)气道压力释放通气(APRV)是一种双水平正压通气的变体,采用非常高的 I∶E

高频振荡通气(HFOV)

如图 5.11.4 所示,这种形式的机械通气结合了非常高的呼吸频率(通常是 3~6 次/s)和非常低的潮气量,同时保持恒定的、由临床医生设定的气道正压水平。HFOV 的目标是优化肺泡复张,同时尽量减少因肺泡过度充气及不张的肺泡开放和关闭而导致的 VILI。

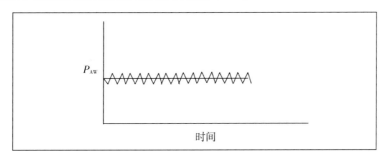

图 5.11.4　高频率振荡通气(HFOV)是一种在恒定的气道正压下提供非常小的高频通气模式

尽管从理论上讲,HFOV 是一种理想的通气模式,但有两个主要问题(以及许多次要问题)限制了它的临床应用。首先,由于 HFOV 与所有其他类型的机械通气完全不同,需要一台专门的机器,因此

HFOV只能在大型医疗中心由经验丰富的ICU医师和呼吸治疗师使用。其次,调整影响氧合和通气的参数并不容易,需要进行大量的试验和纠错,才能达到合适的PaO_2、$PaCO_2$和pH。因此,将危重症患者从常规通气模式转变为HFOV的风险很大,可能伴随着显著增加的发病率或病死率。

非通气策略

神经肌肉阻滞剂

肌松可以显著提高重症ARDS患者的PaO_2和SaO_2。尽管已经提出了多种机制,但与之相关的混合静脉血氧饱和度(SvO_2)增加可能是最重要的。下文将详细地讨论这一机制。

SvO_2是由氧输送($\dot{D}O_2$)和氧消耗($\dot{V}O_2$)之间的关系决定的。

$$SvO_2 \alpha \dot{D}O_2/\dot{V}O_2 \tag{2}$$

公式(2)显示,SvO_2会随着$\dot{D}O_2$的增加或$\dot{V}O_2$的下降而增加。

神经肌肉阻滞剂(NMB)通过阻止呼吸肌和骨骼肌收缩,显著降低$\dot{V}O_2$并增加SvO_2。SaO_2是通气良好区域经过充分氧合的部分血流与通气不良区域没有得到充分氧合的混合静脉血的加权平均值。因此,SvO_2的增加也会增加SaO_2和PaO_2(图5.11.5)。

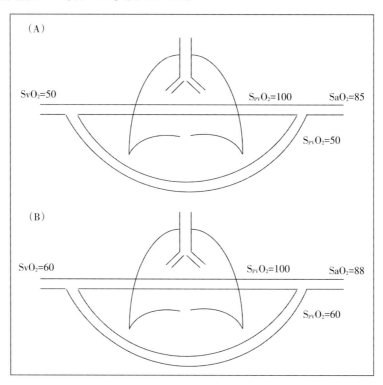

图5.11.5 在ARDS患者中,SaO_2为有通气和无通气的(描述为肺部的分流)肺部区域血氧饱和度的加权平均值。当SvO_2从50%增加到60%时,肺内分流是30%,SaO_2则从85%增加到88%

与NMB相关的两个主要问题是无法充分评估患者的神经功能和重症肌病(critical illness myopathy,CIM)。当患者接受大剂量的肌松剂或同时使用皮质类固醇治疗时,这种情况尤为常见。

吸入一氧化氮

一氧化氮(NO)是一种强效的血管扩张剂,半衰期极短。NO通过吸入给药,可选择性地扩张肺通气部分的肺动脉。这种"窃取"非通气区域的血液,降低了肺内分流,并能显著改善氧合。NO应用受限的主要因素是其成本高昂。对于难治性低氧血症患者,使用20/100万剂量(ppm)1~2 h的治疗试验是合理的。如果没有效果,就应该停止NO治疗。如果临床症状改善明显,应继续使用最低有效剂量的

NO。

俯卧位

ARDS 患者在仰卧位时,大部分肺血进入肺的背侧(重力依赖区域),该区域的肺泡不通气、充满液体。当改为俯卧位时,血液流向肺的腹侧,该区域的肺泡通气良好,肺内分流下降,PaO_2 和 SaO_2 升高。俯卧位数小时后,重力依赖的腹侧肺泡充满液体和不张,而肺的背侧区域则接受大部分的通气。只要患者保持俯卧位,就可保持氧合的改善。但这种持续受益的原因仍然存在争议,这可能是由于即使是在俯卧位,血液也会优先流向背侧肺区。然而,这种治疗也存在局限性,因为会干扰护理操作、气道管理和心血管急症的治疗。

体外膜肺氧合

体外膜肺氧合(ECMO)是重症 ARDS 患者的终极抢救措施,因为大部分气体交换在体外进行。原本相对健康的患者,因可逆转的病因而发生 ARDS 和顽固性低氧血症时,当使用其他抢救措施而临床症状无法改善时,可考虑 ECMO。第 14 章将专门讨论这一内容。

阻塞性肺疾病

病理生理学

尽管 COPD、哮喘、支气管扩张和毛细支气管炎有各自不同的原因、临床特征和治疗方法,但其具有相同的潜在病理生理机制。气道狭窄引起气道阻力增加和呼气流量减少,因而被统称为阻塞性肺疾病。由于需要更多的时间完成呼气过程,阻塞性肺疾病患者可能会出现在呼吸系统恢复到静息或平衡状态之前接受下一次的机械通气,称为肺动态过度充气(见第 7 章)。呼气末肺容积越大,弹性阻力就越大,肺泡内压力也越高。此时的呼气末正压称为 $PEEP_I$。就像临床医生有意添加的 PEEP 一样,$PEEP_I$ 增加了胸膜压,这可能会减少静脉回流、左心室每搏量和 CO,降低了血压(见第 10 章)。

正如第 8 章中所述,肺动态过度充气通过产生呼吸肌的"阈值负荷"来干扰呼吸机的有效触发。当肺容量超过阈值时,尝试触发机械通气的患者必须首先通过产生足够的压力平衡 $PEEP_I$ 来停止呼气气流。然后,必须提供额外的压力,以充分降低气道压力或基线流量,从而触发机械通气。

气流阻塞和肺动态过度充气的存在和严重程度可以通过检查呼吸机用户界面上的流速-时间曲线来确定。如图 5.11.6 所示,随着阻塞加重,完成呼气过程的时间越长。如果在呼气流量达到 0 之前出现一次机械通气,就必然存在肺动态过度充气和 $PEEP_I$。正如第 6 章和第 7 章所述,$PEEP_I$ 可通过在呼气末暂停气流来测量。

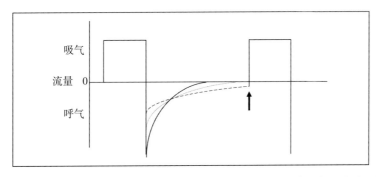

图 5.11.6 轻度(———)、中度(———)和严重(------)的阻塞性肺疾病患者的流速-时间曲线
当下一次机械通气发生在呼气流量达到 0 之前(箭头),就需要出现肺动态过度充气和 $PEEP_I$。

机械通气

• 阻塞性肺疾病患者机械通气的目标是提供足够的通气,同时避免动态肺过度充气的不良影响。

呼吸机设置

推荐的初始设置如下所示。

阻塞性肺疾病患者呼吸机的初始设置:

模式	AC
通气方式	VC、PRVC
潮气量	10 mL/kg IBW
呼吸频率	8
吸入氧浓度	1.0
呼气末正压	0 cmH$_2$O

注:AC,辅助控制通气,VC,容量控制通气,PRVC,压力调节的容量控制通气,IBW,理想体重。

重要的是要从低的预设的呼吸频率(RR)开始,允许患者保留自主呼吸。不必要的高 RR 会导致呼吸性碱中毒,并缩短呼气时间,还会诱发或恶化肺动态过度充气及其血流动力学后果。当患者有慢性高碳酸血症的呼吸衰竭时,这一点尤其重要,因为此时的通气需求可能很低。

一旦机械通气开始,可利用呼气流量-时间曲线对肺动态过度充气进行评估,如果出现肺动态过度充气,就需要测量 PEEP$_I$,密切监测 BP 和进行动脉血气分析。

如果通气足够维持动脉血 pH≥7.30 和保持血压正常,即使存在肺动态过度充气和 PEEP$_I$,也不需要更改呼吸机设置。如果通气不足(即 pH<7.30 的呼吸性酸中毒),而 BP 正常,则需要增加 RR 以达到 pH≥7.30。

如果肺动态过度充气和 PEEP$_I$ 伴随着低血压,仍需要查找其他病因并排除。除非 PEEP$_I$>5 cmH$_2$O,否则肺动态过度充气不太可能起作用。一般来说,PEEP$_I$ 越高,就越有可能产生不良的血流动力学效应。只有在短暂的自主呼吸期间,BP 迅速上升,才能诊断 PEEP$_I$ 诱导性低血压。如果临床可行,可通过将患者撤机 10~15 s 来确诊。

肺动态过度充气引起低血压的治疗必须着眼于两个目标。第一,胸外静脉压必须通过静脉容量负荷来增加,通过增加静脉回心血量,可改善 CO 和 BP。第二,必须减少肺动态过度充气。回顾第 6 章和第 7 章,可通过治疗支气管痉挛,降低呼吸频率、潮气量或两者同时减少来实现。采用 PRVC 或 PC 通气模式或增加吸气流量(VC 通气模式)来减少吸气时间不太可能显著增加 T_E。有时,CO 和 BP 只能通过减少分钟通气量和允许 PaCO$_2$ 升高(所谓的"允许性的高碳酸血症")来改善。必要时可静脉注射碳酸氢钠以保持动脉血 pH > 7.20。

肺动脉高压和右心衰竭

病理生理学

如第 10 章所述,机械通气增加了胸膜压(P_{PL}),进而增加了肺动脉压、肺血管阻力(PVR)和 RV 后负荷。这些影响会加重原有的肺动脉高压,损害 RV 收缩功能,甚至加重 RV 衰竭。这反过来又减少了可以输送到 LA 的血液量,从而减少了 LV 的前负荷,降低了 SV、CO 和 BP。

P_{PL} 的升高也减少了体循环的静脉回心血量,而 RV 容积可能会增加或减少,这取决于 RV 前负荷和后负荷变化的相对影响。通常情况下,后负荷增加占主导地位,RV 扩张会压缩 LV,减少舒张期充盈,并进一步降低 CO。

机械通气

- 由于机械通气对血流动力学有严重的不良影响,如果可能的话,应尽量避免对已有肺动脉高压和 RV 功能障碍的患者进行机械通气。

如果需要进行机械通气,应尽量以小的潮气量和总 PEEP 来限制 P_{PL} 的升高。

其他治疗方法

如果 RV 前负荷减少,静脉输液可能会有帮助,但如果 RV 容量已经很高了,静脉输液则会加重 RV 扩张和损害 LV 功能。从理论上讲,多巴酚丁胺和米力农等正性肌力药可改善 RV 的收缩功能,但是由于这些药物同时会降低全身血管阻力,因此低血压会限制其使用。此外,多巴胺和去甲肾上腺素等血管升压药会升高血压,但是以 LV 后负荷增加为代价,会进一步损害 CO 及组织和器官的灌注。像这样一连串的过程常常会使患者进展至难治性休克和死亡。

(黄锐　译)

补 充 阅 读

[1] The Acute Respiratory Distress Syndrome Network. Ventilation with lower tidal volumes as compared with traditional tidal volumes for acute lung injury and the acute respiratory distress syndrome[J]. NEng J Med,2000,342:1301-1308.
This is the trial that demonstrated that low tidal volume ventilation reduces mortality in patients with ALI and ARDS.

[2] ESAN A,HESS DR,RAOOF S,et al. Severe hypoxemic respiratory failure. Part 1: Ventilatory strategies[J]. Chest,2010,137:1203-1216.

[3] RAOOF S,GOULET K,ESAN A,et al. Severe hypoxemic respiratory failure. Part 2: Nonventilatory strategies[J]. Chest,2010,137:1437-1448.
This two-part article provides a comprehensive review of ARDS management.

第 12 章 机械通气的撤离

Jason A. Stamm and John W. Kreit

本书前面章节阐述了很多关于何时开始及如何管理机械通气的内容,现在讨论何时及如何拔管的问题。虽然气管插管和选择呼吸机设置非常重要,但停止机械通气的过程同样重要。这是因为一方面延迟撤机拔管会增加医院获得性感染的发生率、延长 ICU 住院时间和增加医疗费用;另一方面过早地停止机械通气会使患者面临再发呼吸衰竭和再次插管的风险。

本章主要讲述如何逐步让患者撤离呼吸机。我们的目标是帮助患者避免延迟拔管和过早拔管,但不能确保每次都能正确拔管。通过对呼吸机依赖的潜在原因的识别来治疗困难撤机的患者。

撤机步骤

如图 5.12.1 所示,撤机过程包括 4 个步骤。

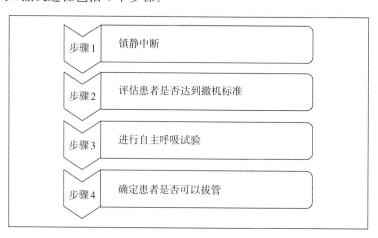

图 5.12.1 撤机过程的 4 个步骤

步骤 1:镇静中断

镇静和镇痛是 ICU 治疗的重要组成部分,但需要权衡镇静镇痛的利弊,意识水平受损会延迟撤机。研究表明,程序化每日镇静中断可尽早发现恢复自主呼吸的患者,并显著减少机械通气时间和 ICU 住院时间。

步骤 2:评估患者是否达到撤机标准

这一步要明确患者需要机械通气的原因,如第 2 章所述及表 5.12.1 所列,插管和机械通气的原因可分为四大类。

- 急性或慢加急性呼吸衰竭。
- 难治性低氧血症。
- 下呼吸道自净能力受损。
- 上呼吸道梗阻。

表 5.12.1 气管插管和机械通气的适应证

分类	原因	举例
急性或慢加急性呼吸衰竭	呼吸驱动降低	中毒性/代谢性脑病
	呼吸肌的损伤	肌萎缩脊髓侧索硬化症,格林-巴利综合征,重症肌无力,颅神经损伤
	呼吸肌无力	代谢性肌病、多肌炎
	严重肺或胸壁疾病	慢性阻塞性肺疾病,哮喘,肺水肿,病态肥胖
难治性低氧血症	肺泡疾病	ARDS、肺水肿、肺炎
下呼吸道自净能力受损	意识水平下降＋呕吐风险	中毒性/代谢性脑病,卒中＋上消化道出血,小肠梗阻
上呼吸道梗阻	过敏反应,会厌炎,喉头占位,声带麻痹	

每日评估患者插管的病因是否改善。如果最初的问题已解决,或者有显著改善,则患者已经达到撤机标准。当镇静暂停时,检查患者是否符合表 5.12.2 所示的一般标准,如果符合拔管标准,则进行下一步。

表 5.12.2 开始撤机的标准

标准	参数
不镇静,保持清醒	—
充分的氧合	FiO_2[①]≤0.50
	$PEEP$[②]≤5 cmH_2O
充分的换气	pH>7.30
稳定的血流动力学	无心肌缺血
	无自发性心律失常
	未使用血管活性药物

注:①FiO_2,吸入氧浓度;②PEEP,呼气末正压。

步骤 3:进行自主呼吸试验

通过自主呼吸试验(SBT)评估患者的自主呼吸,可以通过 T 管或低水平压力支持(PS)来实现。表 5.12.3 对这两种方法进行了比较,在 T 管试验中,患者撤离呼吸机,气管插管以直角连接到携带高流量湿化气体的大口径管路(因此得名 T 管)。在压力支持试验中,患者仍与呼吸机保持连接,但只接受少量的吸气压力辅助(通常为 5~8 cmH_2O),这有助于克服气管插管和呼吸机回路的阻力。

表 5.12.3　对 T 管试验和压力支持(SBT)试验的比较

方法	T管	压力支持
连接到呼吸机	否	是
呼吸试验中胸膜压	下降	上升
提供额外的氧气	是	是
提供帮助来克服 ET① 阻力	否	是
可增加 PEEP②	否	是
能够测量潮气量	否	是
呼吸机报警	否	是

注:①ET,气管内插管;②PEEP,呼气末正压。

如表 5.12.3 所示,使用压力支持试验有很多优点,最大的优点是患者仍与呼吸机相连,易于监测呼吸频率和潮气量,且当达到预设的限制时就会报警,这使得压力支持试验具有明显的安全优势。压力支持试验还可以让患者吸气更容易,并避免呼吸治疗师反复断开和重新连接呼吸机。

只有当患者有严重的左心室(LV)功能障碍时,T 管试验才更适用。正如第 10 章所述,由自主呼吸到正压通气所增加的胸膜压降低了 LV 前后负荷。T 管试验使心脏在拔管后承受同等的胸膜压、前后负荷。T 管试验在拔管前更有利于发现隐匿性心肌缺血或左心衰竭失代偿。

步骤 4:确定患者是否可以拔管

没有任何一种方法可以准确预测患者是否可以成功撤机拔管,但在 SBT 试验中进行的观察和评估可以指导多数患者成功撤机拔管。如表 5.12.4 所示,监测呼吸频率、潮气量、最大吸气压力和呼吸系统顺应性等指标可用于预测拔管的成败。

表 5.12.4　自主呼吸试验中有用的测量值

测量	阳性预测值*	阴性预测值*
RR① ≤38 次/min	65%	77%
V_T② ≥4 mL/kg	67%	85%
MIP③ ≤−15 cmH$_2$O	59%	95%
呼吸系统顺应性 ≥33 mL/cmH$_2$O	60%	53%
浅快呼吸指数 ≤105 次/(min·L)	78%	95%

注:①RR,呼吸频率;②V_T,潮气量;③MIP,最大吸气压力。
　＊表示阳性预测值表明符合该标准的患者可能成功地进行拔管。阴性预测值表明不符合该标准的患者拔管往往会失败。

有研究试图通过几个参数来得出一个更准确的预测因子,最著名和最有用的是 Martin Tobin 博士和他的同事们首创的浅快呼吸指数(rapid shallow breathing index,RSBI)。RSBI 的计算方法是在 SBT 试验中将呼吸频率(RR)除以平均潮气量(V_T)。

$$RSBI = RR/V_T \tag{1}$$

RSBI≤105 次/(min·L)的患者约有 78% 的机会成功拔管,而 95% 的 RSBI>105 次/(min·L)的患者需要重新插管。

有两个重要的问题有待解决。第一个问题:SBT 试验能维持多久? 这要视情况而定。例如一名患者服药过后因呼吸道保护而需插管,通常需要进行 5～10 min 的 SBT 试验。对于一个健康的术后患者从全麻中完全苏醒也是如此。当患者患有慢性肺病或心脏病、神经肌肉疾病、病态肥胖,或其他易反复发作呼吸衰竭的疾病时,大多数 ICU 医生更喜欢长时间的观察(通常是 30 min 至 1 h),持续超过1~2 h的试验对预后无明显影响。

第二个问题:当患者在 SBT 试验失败时该怎么做? 直接返回呼吸机原来设置的参数,24 h 后再次尝试 SBT 试验。

其他问题

一旦患者"通过"SBT 试验,就需要考虑其他的问题,然后进行拔管。

- 患者是否有喉头水肿的风险?
- 患者是否能够有效地清除呼吸道的分泌物?
- 如果需要重新插管,患者是否是"困难气道"?

喉头水肿

插管可增加喉头水肿和上呼吸道梗阻的风险,先前的气道损伤和多次插管是重要的危险因素。气管插管在位时喉头水肿很难被发现,有喉头水肿风险的患者,通常需要通过漏气试验来进行检测。通过抽吸气管插管的气囊,并在机械通气过程中听漏气的声音。该理论认为,即使气管不再封闭,喉头水肿也能阻止漏气。虽然这很有意义,但不是绝对的。许多漏气试验阳性的患者在拔管后没有喉头水肿。在高危患者中,漏气试验阳性提示必须在拔管后防范上呼吸道梗阻。

有效的气道管理能力

患者在气管插管去除后,必须进行有效的咳嗽。虽然这在插管时很难评估,下面 3 个问题将帮助预测患者能否拔管成功。

- 患者的意识水平怎样?
- 吸痰时患者的呛咳强弱如何?
- 患者多久需要吸一次痰?

例如,清醒的患者吸痰时有剧烈的咳嗽,并且几乎没有气道分泌物,在拔管之后,患者可保持呼吸道通畅。但嗜睡的患者需要频繁吸痰,并且很少或没有呛咳反应,即使顺利通过了 SBT 试验,也不应该撤机拔管。当然在这两个极端情况之间有很多种情况存在,但这些问题的答案至少会协助判断拔管的可行性。

困难气道

当患者用面罩不能进行充分通气和/或不能通过标准喉镜顺利气管插管,就称为"困难气道"。这可能是由多种因素造成的,包括病态肥胖、隐式下颌骨(后颌)、颞下颌关节或颈椎固定。ICU 医生在插管前要对这些问题进行筛查,但在拔管前进行评估也很重要。先前有关插管的信息很重要,因此需检查一下病程记录。这种预先评估很重要,因为困难气道的患者有很高的再插管率甚至病死率。因此在给已知或可疑的困难气道患者撤机拔管之前,需要确保再插管的人员和设备。

威廉·奥斯勒曾经说过"医学是一种概率的艺术",患者能否成功拔管同样适用。尽管你有最好的临床判断,使用了像 RSBI 这样的预测因子,并且拥有大量的经验,一些被认为能成功拔管的患者仍需要重新插管。然而有些患者的情况恰好相反。大多数研究指出,撤机拔管有 5%~15% 的失败率。如果再插管率低,则意味着拔管延迟。

针对难以撤机拔管患者的治疗方法

许多患者不能很快撤机,可能是因为插管的主要病因没有改善,或者患者在使用呼吸机时出现了新问题,这些问题经常同时发生。当患者在 SBT 试验中表现不佳时,需确定呼吸机依赖的原因,然后提出治疗策略。

在这个过程中,将呼吸机依赖看作通气能力和通气需求之间不匹配的结果。通气能力是指患者可以舒适产生的最小分钟通气量($\dot{V}_E$)。通气需求是排出 CO_2 和维持正常的 $PaCO_2$ 和动脉血 pH 所需的 $\dot{V}_E$。通常情况下通气能力远远超过通气需求(图 5.12.2 A),这就是为什么呼吸通常如此轻松。当患者的通气需求超过其通气能力时(图 5.12.2 B),就会产生呼吸机依赖。这可能是因为需求增加、能力受损或(经常性)两者兼而有之。

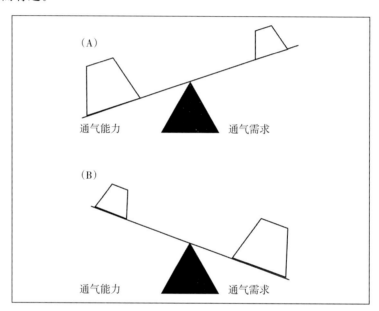

图 5.12.2 (A)通常情况下,通气能力远远超过了通气需求。(B)呼吸机依赖发生在通气需求超过通气能力时

与常规撤机一样,对呼吸机依赖的患者的评估和管理可以分为 3 个步骤(图 5.12.3)。

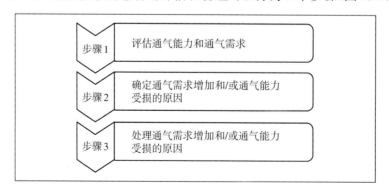

图 5.12.3 用于评估和治疗困难撤机患者的 3 个步骤

步骤 1:评估通气能力和通气需求

通气需求是在机械通气过程中所需要的 $\dot{V}_E$,以产生一个"合适的"$PaCO_2$。对于大多数患者来说,

$PaCO_2$ 大约是 40 mmHg, 但可能更高(如在慢性高碳酸血症患者中)或更低(如在代谢性酸中毒的代偿期间)。$\dot{V}_E$ 通常在 6～8 L/min, 可以判断患者的需求是否增加。

在完全没有辅助呼吸的情况下, 压力支持水平设置为零时来测量 $\dot{V}_E$。比较这两个数字, 通气需求几乎总会超过通气能力, 这就是患者不能保持自主通气的原因。

步骤 2: 确定通气需求增加和/或通气能力受损的原因

表 5.12.5 列出了导致呼吸障碍和过度需求的原因, 并仔细评估患者。在大多数情况下, 有几个原因会导致患者呼吸机依赖, 现将讨论最常见的原因。

表 5.12.5　呼吸机依赖的原因

分类	疾病	原因	例子
通气能力下降	神经肌肉疾病	意识改变	过度镇静、谵妄、脑病
		呼吸驱动不足	过度镇静、谵妄、脑病
		呼吸肌传导减弱	严重的多神经病变
		呼吸肌无力	严重的肌病
	肺疾病	阻塞性肺疾病	COPD, 支气管哮喘
		限制性肺病	间质性肺病、肺组织损伤、肺水肿
		肺泡充盈性病变	肺水肿、肺炎、肺不张
	胸壁疾病	病态肥胖	
		大量胸腔积液	
		大量腹腔积液	
	心血管疾病	左心室衰竭	心肌病、缺血、心脏舒张功能障碍
通气需求增加	代谢性酸中毒		
	过度换气		
	无效腔通气	重要的潜在肺部疾病	
	高代谢状态		发热、感染、甲亢

通气能力下降

过度镇静、谵妄和脑病

这些情况在 ICU 中非常常见, 并可能对撤机产生深远的影响。任何损害意识的原因都有可能减少自主潮气量, 自主呼吸频率也可能下降或增加, 以补偿潮气量的下降。

重症多发性神经病变和重症肌病

临床上, 多达 1/3 的机械通气患者发生严重的肌无力, 主要是由于重症多发性神经病变(CIP)、重症肌病(CIM)或两者兼有。膈肌和其他呼吸肌的累及是很常见的, 这些问题是呼吸机依赖的重要原因。尽管它们的发病机制尚不清楚, 但对 CIM 来说, 最重要的风险因素是使用皮质类固醇和神经肌肉阻断剂, 而 CIP 主要发生在有全身炎症反应综合征(SIRS)或严重脓毒症的患者。

由于单纯的膈肌功能下降很难见到, 可以通过评估持续呼吸机依赖患者的周围肌肉力量来筛选 CIP 和 CIM, 其诊断通常可以通过肌电图(electromyography, EMG)和神经传导研究来证实。CIM 和 CIP 通常在支持性治疗几周到几个月的时间内得到改善。

肺疾病

呼吸机相关性肺炎和肺不张在呼吸衰竭患者中很常见,可能会导致呼吸机依赖。这些疾病通常在胸部X线摄片上表现不典型,CT具有较高的敏感性和特异性,对识别或排除这些疾病很有帮助。同时对潜在的阻塞性肺疾病患者进行支气管扩张剂和抗感染治疗。

胸壁疾病

病态肥胖、胸腔积液和腹腔积液降低了胸壁的顺应性,因此在自主呼吸过程中,需要增加呼吸频率来保证分钟通气量。这常常导致浅快呼吸和SBT试验反复失败。引流大量的渗出物和腹腔积液可以协助撤机。在病态肥胖的患者中,保持患者躯干直立将减轻胸壁的重量,提高了顺应性,并增加了潮气量。

左心室功能不全

收缩和/或舒张期心力衰竭导致肺水肿是另一种易被忽视、常见的且可治疗的呼吸机依赖的病因。超声心动图评估LV功能对撤机拔管的患者是必需的。

需求增加

代谢性酸中毒

呼吸系统通过增加$\dot{V}_E$来代偿代谢性酸中毒,降低$PaCO_2$并增加动脉血pH。虽然在肺功能正常的患者中,这种情况是可以接受的,但这种通气需求的增加可能会导致呼吸受限的患者对呼吸机的依赖。肾衰竭、腹泻和大量输入晶体(所谓的"稀释性酸中毒")是导致持续代谢性酸中毒的最常见原因,而纠正酸中毒对部分有呼吸机依赖的患者是非常有帮助的。

过度换气

与代谢性酸中毒的呼吸代偿一样,在机械通气过程中过度通气将导致$PaCO_2$下降,增加所需的$\dot{V}_E$,并可能影响撤机过程。这可能是慢性过度通气和由此产生的呼吸性碱中毒使得肾脏碳酸氢盐再吸收下降、血清碳酸氢盐浓度下降所致。在SBT试验中,患者必须保持原有的低$PaCO_2$,以保持动脉血pH正常,从而增加了通气需求。

在机械通气过程中,持续的过度通气可能是由患者难以忍受的焦虑或疼痛诱发的。在这种情况下,提供足够的镇静或镇痛通常会解决这个问题。更常见的过度通气是设定高呼吸频率(医源性过度通气)造成的。当患者的呼吸频率和设定的呼吸频率相同时,应考虑这一点。当这种情况发生时,只需降低设定的频率,直到患者开始触发额外的自主呼吸即可。

过度通气可导致低$PaCO_2$(<40 mmHg)。例如,严重COPD患者的$PaCO_2$基线为75 mmHg,$PaCO_2$为60 mmHg相对来说是过低的。如果这个$PaCO_2$低值持续下去,血清碳酸氢盐浓度就会下降,在SBT期间,患者需要更大的$\dot{V}_E$来代偿酸碱平衡。这类患者很难撤机,直到$PaCO_2$和血清碳酸氢盐浓度恢复到基线水平。如何识别这个问题?最好的方法就是找出在患者住院前的血气分析结果。如果没有血气分析结果,查阅之前的血清碳酸氢盐浓度,并确保其没有发生显著的变化。

无效腔通气增加

第1章中任何影响气道、肺实质或肺血管系统的疾病都会引起通气与血流灌注比值(V/Q)失调,导致低氧血症,增加无效腔通气,以及$\dot{V}_E$增加以维持适当的$PaCO_2$水平。如上文所述,肺病不仅可以降低$\dot{V}_E$,同时还会增加通气需求。当患者撤机困难时,诊断并有效治疗肺部疾病很重要。

高代谢状态

发热、未控制的感染和甲亢增加了CO_2的总产生量,这会增加$\dot{V}_E$以维持一个适当的$PaCO_2$。一旦这些问题得到纠正,通气需求通常会显著下降。

步骤 3:处理通气需求增加和/或通气能力受损的原因

在步骤 2 中描述的评估通常不仅会识别出一个原因,而且还会发现通气需求增加和通气能力受损的几个潜在原因,需要尽力去纠正这些问题。如果能在通气需求和能力之间恢复供需平衡,患者很有可能恢复自主呼吸能力,继续撤机过程。如果这些问题不能得到纠正,或者在治疗后通气需求仍然超过通气能力,患者可能会保持呼吸机依赖,而撤机尝试不太可能成功。

何时进行气管切开

如表 5.12.6 所示,气管切开与气管插管相比有许多优点。但气管切开术是一种外科手术,其有一些并发症,包括出血、感染、气胸和气管狭窄。共识是困难撤机的患者应该进行气管切开。何时气管切开仍然有争论。这是因为在早期(2~8 d)和晚期(13~16 d)的随机对照试验的结果是不一致和矛盾的,因此赞同个体化的观点。能够进行互动、交流和下床的患者最有可能受益于表 5.12.6 中所示的优点,并且应该进行早期气管切开。当引起呼吸衰竭的疾病在近期难以改善(如格林-巴利综合征或脊髓损伤),应尽快实施气管切开术。

表 5.12.6　气管切开术的优点

优点	患者表现
增加患者的舒适度	
减少镇静药物的使用	
更有效的患者沟通	"唇语"变得更加容易
	使交谈变为可能
改善患者活动性	患者可以安全地从床上起来,甚至可以走动
患者也许能经口进食	

（于犇犇　译）

补 充 阅 读

[1] YANG KL,TOBIN MJ.A prospective study of indexes predicting the outcome of trials of weaning from mechanical ventilation[J].N Eng J Med,1991,324:1445-1450.
　This is the classic paper that identified the RSBI as an accurate predictor of weaning success and failure.
[2] ELY EW, BAKER AM,DUNAGAN DP, et al.Effect on the duration of mechanical ventilation of identifying patients capable of breathing spontaneously[J].N Eng J Med,1996,335:1864-1869.
　This randomized,controlled trial found that daily screening and trials of spontaneous breathing significantly reduced the duration of mechanical ventilation.
[3] KRESS JP,POHLMAN AS, O'CONNOR MF, et al.Daily interruption of sedative infusions in critically ill patients undergoing mechanical ventilation[J].N Eng J Med,2000,342:1471-1477.
　This randomized, controlled trial found that daily sedation interruption significantly reduced the duration of mechanical ventilation and ICU length of stay.
[4] GIRARD TD,KRESS JP,FUCHS BD, et al. Efficacy and safety of a paired sedation and ventilator weaning protocol for mechanically ventilated patients in intensive care[J].Lancet,2008,371:126-134 .
　In this large, multi-center, randomized, controlled trial, daily sedation interruption combined with a spontaneous breathing trial signifi cantly increased ventilator-free days and reduced ICU and hospital length of stay.

第 13 章　无创机械通气

Phillip E. Lamberty and John W. Kreit

前几章都侧重于介绍"有创"机械通气,患者通过气管插管或气切套管与呼吸机连接。然而,大家早已认识到正压通气也可以通过各种不同类型的面罩进行"无创"通气。在过去的 20 年中,研究表明无创正压通气(NIPPV)对于部分呼吸衰竭患者治疗有效,并且其使用越来越普遍。目前 NIPPV 是 ICU 治疗的重要组成部分,它也被用于院前环境、急诊科、术后监护室及内科和外科病房等场所。本章讨论 NIPPV 的机器,其适应证和禁忌证,何时和如何启动 NIPPV,并介绍根据临床情况调整设置参数。

无创呼吸机

双水平呼吸机

NIPPV 比用面罩代替 ET 要复杂得多。ICU 传统的呼吸机在实际应用中提供 NIPPV 时效果非常差,具体在本章后面讨论。为此开发了 NIPPV 专用呼吸机。这些机器通常被称为"双水平"或 BiPAP©(双水平正压通气)呼吸机,如图 5.13.1 所示,它们可以设定两种不同的气道压力(P_{Aw})。

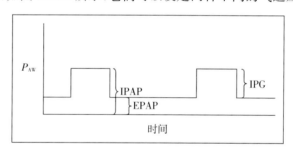

图 5.13.1　无创双水平正压通气模式下的时间-压力曲线
注:IPAP,吸气气道正压;EPAP,呼气气道正压;IPG,吸气压力梯度。

双水平呼吸机有专用的术语和缩略语。吸气期间的压力称为吸气压力或吸气气道正压(inspiratory positive airway pressure,IPAP),呼气时的压力称为呼气压力或呼气气道正压(expiratory positive airway pressure,EPAP)。图 5.13.1 显示,EPAP 是呼气末正压(PEEP)的另一个名称。IPAP 和 EPAP 之间产生吸气压力梯度(inspiratory pressure gradient,IPG),机器在每个呼吸周期将气体输入肺部。无创双水平正压通气与 CPAP(持续气道正压通气)不同,CPAP 在整个呼吸周期中保持恒定的压力水平。由于吸气和呼气之间没有压力梯度,CPAP 不提供吸气辅助。

大多数双水平呼吸机提供几种通气模式供临床医生选择。时间控制模式(T)提供每分钟指令(保证)呼吸频率,但不允许患者触发额外的呼吸。在自主模式(S)中,所有呼吸必须由患者触发并且没有指令通气。自主/时间控制(S/T)模式提供指令呼吸频率,同时允许患者触发额外的自主呼吸。S 和 S/T模式与 ICU 传统呼吸机使用的 SPONT 模式和 SIMV 模式类似。

双水平呼吸机的控制模式和自主模式在整个吸气过程中均保持恒定的 P_{Aw},分别类似于压力控制(PC)和压力支持(PS)通气。控制通气可能由时间或患者触发,两者通过时间切换。自主呼吸必须由患者触发并且是流量切换方式。有关触发、切换、模式和呼吸类型的叙述,请参阅第 3 章和第 4 章。

双水平呼吸机与 ICU 有创呼吸机的比较

双水平呼吸机和传统 ICU 呼吸机之间存在很大差别。首先是呼吸机回路(图 5.13.2)。ICU 呼吸机的回路中有单独的吸气和呼气管路,以及呼气阀(见第 3 章)。双水平呼吸机使用单管路,面罩上有一个排气口并始终打开,管路中存在恒定的漏气。在 NIPPV 术语中,这被称为"有意"泄漏,以将其与在面罩周围发生的"无意"泄漏区分开来。

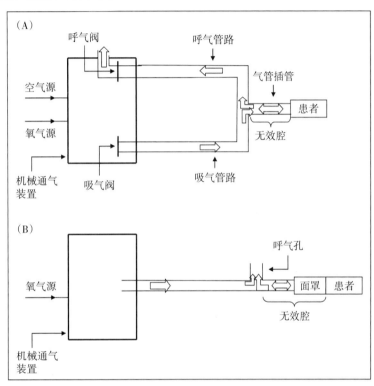

图 5.13.2 (A)有创呼吸机使用双管回路。气体通过吸气管路进入肺部并由呼气管路排出。(B)双水平呼吸机使用单管回路。在整个呼吸周期中,呼吸机气流一部分通过呼气口排出。呼出的气体也通过呼气口释放。箭头显示了气流的方向和大小及设备无效腔

双水平呼吸机和有创呼吸机的其他几个重要差异均与其回路有关。当呼气阀关闭时,有创呼吸机仅在吸气期间提供气流。由于回路关闭,来自呼吸机的所有气体都进入患者的肺部。当吸气结束时,气体停止输送,呼气阀打开以允许呼气,然后再次关闭以维持临床医生设定的 PEEP 水平。相比之下,双水平正压通气在吸气和呼气过程中都能提供气流。由于回路开放(即它具有恒定的漏气),呼吸机回路中的 P_{Aw} 由净流量决定(即呼吸机提供的总流量与通过面罩泄露的流量之差)。在吸气期间,流量增加以实现设定的 IPAP。当吸气结束时,流量和 P_{Aw} 下降直至设定的 EPAP。潮气量与吸气和呼气之间的压力(和流量)梯度成正比。

有创呼吸机和双水平呼吸机使用的回路造成它们产生的无效腔通气量也不同。管路中的无效腔可视为呼气时的潮气量,而在下一次呼吸开始时再次吸入。由于 ET 和气切套管的容积小于正常上呼吸道,因此有创减少了无效腔通气。然而,在 NIPPV 期间,由于呼出的气体填充面罩及呼吸机回路近端,因此无效腔通气量增加(图 5.13.2B)。理论上会导致患者重复吸入呼出的 CO_2,降低 CO_2 清除效率,从而需要患者提高分钟通气量以维持正常动脉 PCO_2。但这种情况实际上并没有发生,因为在整个呼气过程中气体一直在流动,不仅产生了 EPAP,还从面罩和回路中清除呼出的气体,从而防止 CO_2 再吸

入。在大多数机器上,建议至少设置 $4\,cmH_2O$ 的 EPAP 以确保充分清除 CO_2。

双水平呼吸机最重要的特征是"可泄漏"。与密封的 ET 或气切套管不同,NIPPV 使用的面罩总是会有一些气体逸出。这种"无意"泄漏的程度取决于以下因素,包括面罩的类型(例如全脸与鼻罩)、设定的 P_{AW}、吸气的持续时间,以及患者的个体特征等多种因素,个体特征如胡子或没有牙齿或有假牙可影响面罩的密封程度。此外,通过面罩泄漏的气体在每一次呼吸中均不相同。如果 ICU 呼吸机使用 NIPPV 模式,则这种气体泄漏可能在呼吸周期的各个阶段对患者造成严重影响。

• 触发——当吸气努力将 P_{AW} 或基线流量降至低于临床医生设定的水平时,有创呼吸机提供一次呼吸。由于空气进入回路,气体泄漏减少了患者吸气努力产生的 P_{AW} 或导致流量的下降。这降低了呼吸机的灵敏度,并且会导致无效触发及增加患者的呼吸功。此外,气体泄漏也可能导致呼吸机在没有患者吸气的情况下"自主触发"(见第 3 章和第 8 章)。

• 吸气——有创呼吸机提供的潮气量与呼吸机回路的流速直接相关。气体泄漏会降低可维持的 P_{AW},并会降低输送给患者的气体量。

• 从吸气到呼气的切换——由于 NIPPV 是流速切换的,当吸气结束且流速下降到最小设定水平时才切换成呼气。当存在气体泄漏时,在呼吸机、面罩和外部空气之间总会存在压力梯度驱动流速,这可能使流速无法达到常规有创呼吸机切换设置的水平。

• 呼气——有创呼吸机通过在肺容量恢复到平衡容积时关闭呼气阀来维持设定的 PEEP 水平。如果发生泄漏,即使在呼气阀关闭后,气体也会从肺部排出,PEEP 将逐渐降至 0(大气压)。

双水平呼吸机通过持续监测总流量、呼气阀的流量、实际潮气量,以及回路和面罩压力,并使用专有软件快速校准总流量给予漏气补偿,最大限度地减少触发、切换和潮气量引起的泄漏问题。快速变化的总流量保证双水平呼吸机维持稳定的 IPAP 和 EPAP 水平。

ICU 呼吸机和无创正压通气

许多 ICU 呼吸机制造商近年来已经开发出软件使机器更具耐泄漏性并能够提供 NIV。大多数 ICU 呼吸机设置为 NIPPV 时,可以和双水平呼吸机一样提供 PC 型指令通气和 PS 型自主通气。虽然同一台呼吸机进行有创和无创正压通气很方便,但仍然需要了解这些机器的性能及与双水平呼吸机的区别。

患者选择

如表 5.13.1 所示,NIPPV 的一般适应证包括:①急性或急-慢性呼吸衰竭;②呼吸困难、呼吸急促和呼吸功增加可能即将发生呼吸衰竭;③高流量吸氧下难以维持氧合。NIPPV 的禁忌证列于表 5.13.2。

表 5.13.1　NIPPV 的一般适应证

急性或急-慢性呼吸衰竭	
即将发生的呼吸衰竭	明显的呼吸困难和呼吸急促
	呼吸功增加
	使用呼吸辅助肌群
	胸腹矛盾呼吸
难治性低氧血症	

表 5.13.2　NIPPV 的禁忌证

绝对禁忌证	心脏或呼吸停止
	面部手术、创伤或畸形
	上呼吸道梗阻
	无气道保护
	呕吐或上消化道出血
	不能清除气道分泌物
相对禁忌证	低血压或休克
	多器官衰竭
	不能配合

　　NIPPV 相对于有创机械通气有几个明显的优势。它对患者来说更舒适,需要很少或不需要镇静,并且可以根据需要快速地启动、停止和重新启动。随机对照试验(RCT)也表明,NIPPV 可改善某些特定患者的预后(表 5.13.3)。

表 5.13.3　NIPPV 的特殊适应证

疾病	证据等级*
COPD	A
心源性肺水肿	A
免疫功能低下的患者	A
有创机械通气(COPD 患者)拔管	A
肺炎	B
哮喘	B
术后患者	B
拒绝插管状态/姑息治疗	B
ALI / ARDS	C
神经肌肉疾病	C
限制性胸廓疾病	C
肥胖-低通气综合征	C
间质性肺病	C

注:* A,至少几项结果相似的随机对照试验(RCT);B,RCT 次数少,研究的患者数量少,和/或确诊结果;C,病例系列研究。

　　具体而言,与标准治疗相比,NIPPV 减少了以下患者插管的需要并降低了病死率:①COPD 加重引起的高碳酸血症;②心源性肺水肿患者;③患有肺部疾病的免疫功能低下(移植、血液系统恶性肿瘤、HIV 感染)患者。随机对照试验还表明,拔管后立即开始 NIPPV 可以降低 COPD 患者再插管率。

　　如表 5.13.3 所示,NIPPV 在哮喘、肺炎、ARDS、呼吸肌无力、肥胖低通气综合征和间质性肺病患者中的效果欠佳,原因是临床数据较少或者因为研究报告的结果相互矛盾。尽管缺乏证据,对于部分有此类疾病的患者,NIPPV 可以显著改善呼吸困难、呼吸急促和气体交换效率,并且可以减少插管。在没有高风险禁忌证的情况下,是否对呼吸窘迫或衰竭的患者进行 NIPPV 需要仔细观察判断。

如何启动、监测和调整无创正压通气

人机连接

对于缺氧或通气困难的患者,应使用口鼻罩(覆盖鼻和嘴)或全面罩(覆盖鼻、嘴和眼)。选择适合患者的类型和尺寸,同时尽量减少额外的气体泄漏。

呼吸机设置

双水平呼吸机

双水平呼吸机的初始设置建议如下。

双水平呼吸机的初始设置:

模式	S/T
频率	12 次/min
IPAP	12 cmH₂O
EPAP	5 cmH₂O
FiO₂	1.0

S/T=自主/时间控制。

IPAP 和 EPAP 必须直接设置,吸气压力梯度(和潮气量)由这两个压力之间的差值决定。在 10～15 min 内评估初始设置的效果并根据需要进行调整。

如果患者呼吸困难、呼吸急促或呼吸性酸中毒持续存在或恶化而需要逐步增加 IPAP 3～5 cmH₂O 以提高分钟通气量。潮气量和分钟通气量通常会与吸气压力梯度成比例增加。IPAP 应根据临床情况每 10～15 min 增加一次,大多数患者不能耐受超过 20～25 cmH₂O 的压力设置。

如果氧合不足,可将 EPAP 增加 3～5 cmH₂O。这将增加肺泡内压力,减少分流率,并改善 PaO₂ 和 SaO₂。重要的是当 EPAP 改变时,双水平呼吸机不会自动调节 IPAP 来保持恒定的吸气压力梯度。必须将 EPAP 和 IPAP 同步调整,以维持相同的吸气支持水平。

ICU 呼吸机

如果使用 ICU 呼吸机,必须首先确保它能够设置为 NIPPV 模式。初始设置和后续调整与使用双水平呼吸机时相同,但是术语通常有所不同,因此熟悉机器提供的参数非常重要。以下列出了推荐的初始设置参数。

ICU 呼吸机的初始设置参数(支持 NIPPV):

模式	AC* 或 SIMV‡
频率	12 次/min
控制呼吸	PC
自主呼吸	PS
驱动压力(PC 呼吸)	8 cmH$_2$O
压力支持水平	8 cmH$_2$O
PEEP	0~5 cmH$_2$O
FiO$_2$	1.0

AC,辅助控制通气;SIMV,同步间歇指令通气;PC,压力控制;PS,压力支持;PEEP,呼气末正压;FiO$_2$,吸入氧浓度。

* 在 AC 模式下,控制呼吸和自主呼吸都是 PC 呼吸。

‡ 在 SIMV 模式下,控制通气是 PC 模式,自主通气是 PS 模式。

大多数 ICU 呼吸机不需要设置总吸气气道正压(IPAP),而是要求设定吸气压力梯度,即 PC 的驱动压(DP)和 PS 的压力支持水平,此外还必须设置 PEEP。IPAP 是设定的吸气压力梯度和 PEEP 之和。可以通过更改 DP 或 PS 水平来调整吸气支持,PEEP 的变化不会影响吸气压力梯度。

监测

应尽早在急诊科或 ICU 使用 NIPPV 治疗急性呼吸衰竭。密切监测患者病情以评估其对 NIPPV 的反应并适当调整呼吸机设置。必须配备心电监护、持续脉搏血氧仪和吸痰装置,如果患者病情恶化,立即气管插管。在通气障碍和高碳酸血症的患者中,最初数小时应密切监测动脉血气,以明确 PaCO$_2$ 和动脉血 pH,这时常需要留置动脉导管。

有创机械通气时机

无创机械通气转换为有创机械通气需根据情况具体对待,但需遵循两个重要的原则。首先,大多数患者如果在 NIPPV 的前几个小时内临床症状无改善或恶化,或者出现了无法耐受 NIPPV 的其他状况(如精神萎靡或躁动不安、咳嗽无力、分泌物过多、低血压等),应进行插管。其次,应在患者出现危及生命的紧急状况前进行有创机械通气治疗,否则会增加患者的死亡率。

(张颖颖　译)

补 充 阅 读

NAVA S,HILL N.Non-invasive ventilation in acute respiratory failure[J].Lancet,2009,374:250-259.
This is the best recent review of non-invasive ventilation.Additional Reading.

第 14 章　体外膜肺氧合

Matthew Cove and Arthur Boujoukos

在 21 世纪,如果一本书没有专门的一章讲解体外膜肺氧合(ECMO),那这本关于机械通气的专业书一定不是合格的。虽然 ECMO 目前仅在某些 ECMO 中心应用并且应用数量有限,但是在机械通气支持失败后 ECMO 仍可以给予气体交换的支持。ECMO 是危重症患者一项重要的挽救治疗措施。随着 ECMO 的发展,应用 ECMO 患者的预后持续在改善,要求重症医学科医生要了解 ECMO 的基本原理及应用指征。

这一章将介绍 ECMO 的原理、应用指征,以及 ECMO 运行过程中患者的基础管理。

历史

1972 年,Donald Hill 报道了一位年轻肿瘤 ARDS 患者第一次成功应用 ECMO 的病例。之后又相继报道了一系列成功病例。美国国立卫生研究院(NIH)出资支持了一项将静脉-动脉 ECMO(VA-ECMO)应用于 90 例 ARDS 患者的前瞻性随机对照试验,结果在 1979 年发表,每组仅有 4 例患者存活(9%),患者并没有从 ECMO 治疗中获益。

1986 年,Gattinoni 和同事报道了低流量静脉-静脉 ECMO(VV-ECMO)[即体外二氧化碳清除(extracorporeal carbon dioxide removal,$ECCO_2R$)]应用于严重 ARDS 患者,$ECCO_2R$ 降低了呼吸机使用率,并且将生存率提高至 49%。与 NIH 资助研究结果相比,这次试验生存率的提高重新激发了人们对体外生命支持研究的兴趣。

1994 年,Morris 和他的同事们发表了一篇论文,研究结果让人们对 ECMO 的热情再次减退,这项前瞻性随机试验比较了 40 例严重 ARDS 患者应用 $ECCO_2R$ 或者压力控制反比机械通气(PC-IRV)的病死率。接受 $ECCO_2R$ 的患者的生存率为 33%,接受机械通气的患者生存率为 43%,两组患者的生存率差异并不具有统计学意义。

在接下来的十年里,ECMO 技术取得了很大进步,一系列病例报道了应用呼吸机难以维持氧合的患者从应用 VV-ECMO 中获益。

2009 年,英国的一项多中心随机对照试验纳入 180 名重症 ARDS 患者接受常规管理或转运到专业中心行 VV-ECMO 支持治疗。6 个月时,行 VV-ECMO 治疗组存活率(63%)明显高于对照组(47%)。

此外,2009—2010 年 H1N1 流感治疗经验表明,与常规治疗相比,危重症患者从应用 VV-ECMO 中明确获益。

ECMO 设备

如图 5.14.1 所示,VV-ECMO 设备由插管、肝素涂层的循环管路、氧合器、血泵、热交换水箱组成。

ECMO 在许多方面类似于血液透析治疗(图 5.14.2)。血液从身体内引出,由泵提供动力,通过膜回到体循环。透析液在膜周围流动并产生渗透压差和浓度梯度,允许液体和溶质进行交换。在 ECMO 中,血液由泵从体内抽出,通过氧合器膜回到循环内。与透析不同的是,血液暴露在恒定氧浓度的循环气体(清洁气体)中,由此产生较大的局部压力梯度导致 O_2 进入血液,CO_2 离开血液。如图 5.14.3 所示,现代的氧合器由成千上万的中空纤维组成,可以使红细胞与氧合器内流动气体发生密切接触。

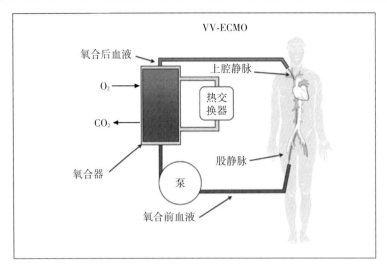

图 5.14.1　VV-ECMO 时,血液通常从右股静脉引出,通过右颈内静脉回流
ECMO 系统包括插管、管路、血泵、氧合器和热交换器。

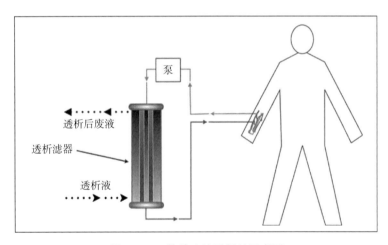

图 5.14.2　简单血液透析的示意图
血液和透析液的逆流运动有利于溶质的去除。

　　VV-ECMO 的血流量显著高于血液透析。因为通过肺的血流量与整个心排血量(CO)相等,气体的交换需要足够的血流量,所以通过 ECMO 的血流量与 CO 大小相似。ECMO 的动力是滚轴泵或离心泵(图 5.14.4),其中离心泵对血细胞破坏小,优于滚轴泵。大量的体外循环导致热量散失,水箱加热器是必备的设备之一。

　　如图 5.14.1 所示,经皮穿刺股静脉置入导管至下腔静脉引出血流进入 ECMO 管路系统,最后经过右颈内静脉置管流回体内。近期新技术可允许血液通过单一置管流入流出体内(图 5.14.5)。这一管路要求置入深度达到肝静脉与下腔静脉汇合水平。

　　另一种 ECMO 结构是从下腔静脉中引流出血液氧合后将其回输到股动脉,被称为 VA-ECMO,用于提供气体交换和血流动力学支持。VA-ECMO 不在本章的讨论范畴。

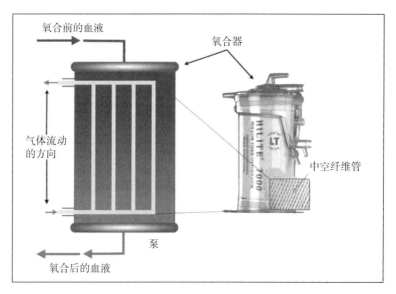

图 5.14.3 氧合器的示意图显示气流和血液向相反方向运动
右边的图像显示了错综复杂的空心纤维管(Image Courtesy of Medos,Stolberg,Germany)。

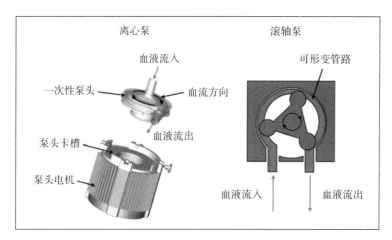

图 5.14.4 离心泵和滚轴泵(Image courtesy of Levotronix LLC,Waltham,MA,USA)

并发症

ECMO 并发症多、严重,但是多数可预测。许多并发症与凝血和炎症反应有关,当血液与体外循环接触时就会发生。氧合器是主要原因,它将血液暴露在一个巨大的非生物物质的表面。

全身抗凝是必需的,以防止血液在氧合器和管路的其他组件内形成血栓。没有足够的抗凝,凝血可能导致管路故障或栓塞。使用肝素包覆管路、离心泵和更多生物混合材料减少了这些并发症,但无法完全消除。

凝血系统的激活也会导致凝血因子和血小板的消耗,从而导致凝血病和血小板减少。因此出血是很常见的并发症,尤其是当患者正在进行治疗性抗凝治疗时。常见的出血部位包括消化道、肺实质和呼吸道,当然还有穿刺血管出血,但脑出血是少见的。

空气栓塞也是 ECMO 的严重并发症之一,这可能是由设备操作不正确、管路内部形成微气泡或操作时空气意外进入造成的。红细胞快速进入管路、泵头、氧合器会导致红细胞的损伤,溶血也是常见的

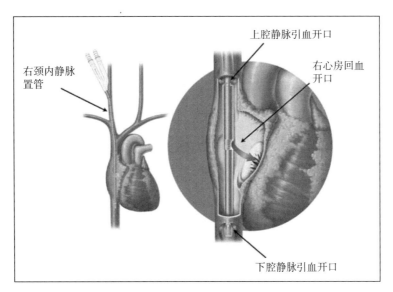

右颈内静脉
置管

上腔静脉引血开口

右心房回血
开口

下腔静脉引血开口

图 5.14.5　双腔 VV-ECMO 导管

血液从上腔静脉和下腔静脉中取出并返回到右心房（Image Courtesy of Avalon Laboratories，Rancho Dominguez，CA）。

并发症。

最后，医院内感染最常见的是肺炎和菌血症，在 ECMO 运行中非常常见，有报道在接受体外支持的患者中有 50%～60% 的患者发生院内感染，有 30%～40% 的患者出现多器官功能障碍，可能与感染或 ECMO 回路激活的炎症反应级联放大有关。

患者选择

VV-ECMO 的适应证和禁忌证见表 5.14.1。ECMO 被用作采用常规治疗方法都失败后严重的难治性呼吸衰竭患者的一种抢救性治疗。相对禁忌证包括年龄大于 65 岁、多器官功能障碍、机械通气时间长、出血及严重的神经损伤。

表 5.14.1　VV-ECMO 的适应证与禁忌证

适应证	ARDS 伴顽固性低氧与高 CO_2 血症	肺炎
		治疗意愿强烈
		肺挫伤
	肺同种异体移植物排斥反应	
	输血相关性肺损伤	
禁忌证	高龄/严重疾病状态	
	抗凝禁忌	
	ECMO 无法改善的多器官功能障碍	
	不可逆神经系统损伤	
	机械通气大于 7～10 d	

ECMO 患者的管理

ECMO 设备管理

在接受 ECMO 的患者中,气体交换主要发生在体外循环的氧合器内而不是肺部。根据测量动脉血红蛋白饱和度(SaO_2)、CO_2分压 ($PaCO_2$)和O_2分压(PaO_2)可以调整 3 种参数:①氧合器内的气体流量;②氧合器内的气体氧浓度;③ECMO 内血流量。

气体流量

从体外静脉血中清除 CO_2 的速率与通过氧合器气体流量成正比。因此降低气体流量会增加 $PaCO_2$。

氧饱和度与氧浓度(FO_2)

PaO_2 和 SaO_2 与氧合器气源的 FO_2 直接相关。通常情况下,FO_2 设置的目标是回流体内的血氧分压在 $100\sim150\,mmHg$。

循环血流量

PaO_2 和 SaO_2 更为重要的决定因素是通过体外循环血流量占 CO 的百分比。如果体外循环血流量明显小于 CO,回输体内的氧合后血将与患者自身大量的静脉血混合,导致混合后氧饱和度不足。通过改变血泵的转速(每分钟转数)可以调节体外循环血流量。

维持最佳体外循环充足血流量是非常具有挑战性的。当体外循环血流量不足时,可以通过增加血管内容量、改变导管的大小,以及调整位置提高 ECMO 的效率及有效性。

ECMO 管路应每日检查是否有血栓形成,尤其要对各个接头和氧合器进行检查。为了防止血栓形成,患者应在持续静脉注射肝素时维持目标 APTT:$50\sim70\,s$。为了减少出血并发症,血小板计数应保持在 80×10^9 以上。

机械通气

VV-ECMO 对去除 CO_2 和维持正常的 $PaCO_2$ 和 pH 非常有效,当氧合目标达到时,机械通气的目标也替换为维持肺泡的开放且不对受伤的肺造成进一步的损害。机械通气设置如表 5.14.2 所示。潮气量一般可降至 $200\sim300\,mL$,呼吸频率(RR)降至 $4\sim6$ 次/min。PEEP 通常设置在 $10\sim15\,cmH_2O$,吸氧浓度降至 40% 以下。

表 5.14.2　机械通气设置

模式	辅助-控制通气
呼吸类型	VC,PRVC
呼吸频率	$4\sim6$ 次/min
潮气量	$200\sim300\,mL$
PEEP	$10\sim15\,mmH_2O$
FiO_2	$0.3\sim0.4$

实际上,由于患者的 CO 超过体外循环的血流量,常出现氧合不足的情况。临床为了提高 PaO_2 和

SaO_2,被迫使用了过高的 FiO_2 和 PEEP。

撤机

ECMO 撤机的流程应该始于有证据表明患者潜在的肺部疾病已经得到明显改善。改善通常是基于肺的影像学表现、PaO_2 和 SaO_2,以及呼吸系统的顺应性。撤机试验是通过增加 FiO_2、RR 和 PEEP 并关闭 ECMO 氧合器的气体来进行的,此时 ECMO 管路保持血流通畅。如果 SaO_2 下降到 90% 以下,就恢复气体流量。试验至少每日重复进行,直到在没有 ECMO 支持的情况下维持足够的氧合和通气。

结论

ECMO 为重症医学科医生提供了一种至关重要的治疗手段,在机械通气失败时可以为患者提供支持。虽然 ECMO 原理不复杂,但这些患者的管理需要 ICU 医生具有丰富的经验及全院多科室的支持。因此,ECMO 应该在经验丰富的中心实施。更为重要的是所有管理机械通气患者的医生都可以明确哪些患者可能从 ECMO 中获益,以便及时安排转入到 ECMO 中心进行治疗。

(余超 译)

补 充 阅 读

[1] SIDEBOTHAM D,MCGEORGE A,MCGUINNESS S,et al.Extracorporeal membrane oxygenation for treating severe cardiac and respiratory disease in adults.Part 1:Overview of extracorporeal membrane oxygenation[J].J Cardiothorac Vasc Anesth,2009,23:886-892.

[2] SIDEBOTHAM D ,MCGEORGE A,MCGUINNESS S,et al.Extracorporeal membrane oxygenation for treating severe cardiac and respiratory disease in adults.Part 2:Technical considerations[J].J Cardiothorac Vasc Anesth,2009,23:886-892.

This two-part article provides the best overall review of extracorporeal support and its uses.

[3] PEEK GJ,MUGFORD M,TIRUVOIPATI R,et al.Efficacy and economic assessment of conventional ventilatory support versus extracorporeal membrane oxygenation for severe adult respiratory failure[J].Lancet,2009,374:1351-1363.

This is the most recent of three prospective,randomized trials to evaluate the effectiveness of ECMO in patients with ARDS.It is also the only one to suggest a mortality benefit.

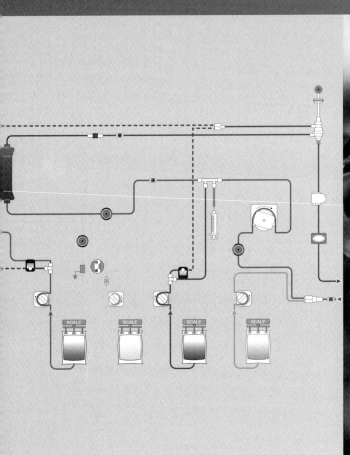
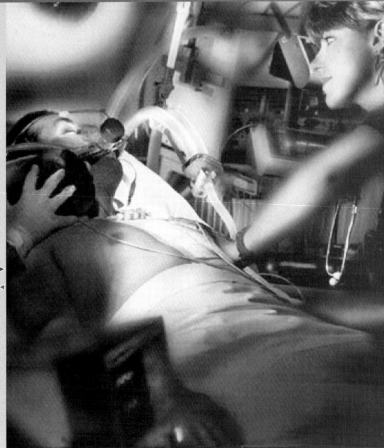

第六部分

连续性肾脏替代治疗（CRRT）

编者

John A. Kellum, MD, MCCM

Professor of Critical Care Medicine, Bioengineering and Clinical Translational Science
Director, Center for Critical Care Nephrology
Vice Chair for Research, Department of Critical Care Medicine University of Pittsburgh School of Medicine
Pittsburgh, Pennsylvania

Rinaldo Bellomo, MBBS, MD, FRACP, FCICM

Director of Intensive Care Research
Department of Intensive Care
Austin Hospital
Victoria, Australia

Claudio Ronco, MD

Director, Department Nephrology Dialysis and Transplantation Director of International Renal Research Institute (IRRIV) San Bortolo Hospital
Vicenza, Italy

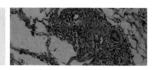

作者的话

　　急性肾损伤(AKI)患者的护理已取得重大进展,连续性肾脏替代治疗(CRRT)已成为许多急性肾损伤患者的治疗措施,大多数中心医疗机构已有CRRT机器。然而,许多基层医院仍缺乏设备,而且许多拥有CRRT机器的医院并没有充分利用它。

　　这本CRRT手册的目标是提供一个简明但权威的CRRT使用指南。内容涵盖基本的CRRT管理,以及一些与AKI相关的治疗经验。此部分内容可为新手和有经验的CRRT医务人员快速提供参考,同时丰富现有的专业知识,并帮助所有参与重症AKI治疗的人更好地理解这种高效的治疗方法。

　　由于第一版图书的巨大成功,我们出版了第二版,更新了关于机器和生物标记方面的信息,增补了部分标准化术语。我们希望它能使新的读者和熟悉这本书的人有所获益。我们的最终目标是通过团队合作和教学来改善AKI患者的预后。

John A Kellum
Rinaldo Bellomo
Claudio Ronco
2015

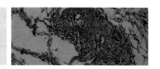

致　谢

　　我们将此版本的内容献给提供连续性肾脏替代治疗的护理专业人员。没有他们的辛勤劳动和奉献精神,这种治疗方式就不会存在。本书也是献给患者和他们的家人的,希望我们能给他们的生活带来积极的改变。

第1章　危重症患者的急性肾损伤

Aditya Uppalapati and John A. Kellum

急性肾损伤(AKI)和急性肾衰竭(ARF)的概念并不相同。肾衰竭是肾功能在受到损害之后逐渐下降的一种表现,如果得不到及时控制和治疗,肾衰竭可能会危及生命。而 AKI 用于描述患者急性肾功能障碍的严重程度。可认为 AKI 和 ARF 的关系类似于急性冠状动脉综合征和缺血性心力衰竭的关系。AKI 重点在描述从相对轻微到严重的整个疾病过程。肾衰竭被定义为尽管去除或纠正了血流动力学或机械性因素,肾功能仍不足以清除代谢废物。肾衰竭(急性或慢性)的临床表现包括:

- 尿毒症症状(嗜睡、恶心、呃逆、抽搐)。
- 高钾血症。
- 低钠血症。
- 代谢性酸中毒。

少尿

持续性少尿可能是 AKI 的一个重要特征,但非少尿性肾衰竭并不少见。尽管肾小球滤过不充分,患者仍可继续排尿。虽然维持尿量往往预后更好,但使用利尿剂来促进排尿可能并不会改善结局(部分研究甚至提示有害)。氮质血症(Scr 增加)合并少尿的患者比只有单一症状的患者预后更差。

分级

改善全球肾脏病预后组织(Kidney Disease:Improving Global Outcomes,KDIGO)将 AKI 定义为 48 h 内 Scr 增加 0.3 mg/dL 或升高≥26.5 mmol/L,前 7 d 内已知或推测 Scr 高于基线 1.5 倍或更高,或尿量持续 6 h 小于 0.5 mL/(kg・h)。AKI 按严重程度分级,如表 6.1.1 所示。

表 6.1.1　KDIGO 对 AKI 严重程度的分级标准

分级	血清肌酐水平	尿量
1	高于基线 1.5～1.9 倍或增加 0.3 mg/dL(26.5 mmol/ L)	持续 6～12 h<0.5 mL/(kg・h)
2	高于基线 2.0～2.9 倍	持续 12 h<0.5 mL/(kg・h)
3	高于基线 3.0 倍,或血清肌酐升高至 4.0 mg/dL (353.6 mmol/L),或开始肾脏替代治疗,或<18 岁患者中肾小球滤过率降低至< 35 mL/(min・1.73 m²)	超过 24 h<0.3 mL/(kg・h)或无尿≥12 h

Source:Kidney Disease:Improving Global Outcomes(KDIGO) Acute Kidney Injury Work Group.KDIGO clinical practice guideline for acute kidney injury[J].Kidney Int,2012,2(suppl):1 - 138.

AKI 的发生和病因

目前,由急诊透析质量指导组制定的 RIFLE 标准[风险、损伤、衰竭、肾功能丧失、终末期肾病(ESRD)]和急性肾损伤网络(AKIN)制定的 AKIN 分级标准常被用来定义 AKI 及描述其严重性。这些标准是基于 Scr 水平和尿量，并在各类患者群体中均得到了很好的验证。随着 AKI 严重程度或阶段的增加，死亡率增加。这些标准被 KDIGO 在其 AKI 临床实践指南中所采用（图 6.1.1）。

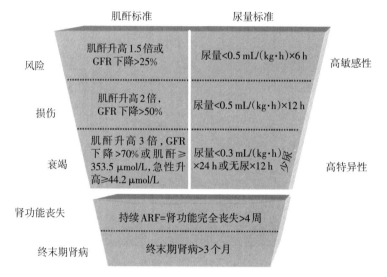

图 6.1.1　急性肾损伤的 RIFLE 诊断和分期标准

用于描述三种肾损伤水平（风险、损伤、衰竭）和两种临床结果（肾功能丧失和终末期肾病）。ARF，急性肾衰竭；GFR，肾小球滤过率。

＊另一个建议是将"风险"定义为 48 h 或更短时间内血肌酐增加至少 0.3 mg/dL，即使增幅不超过基线值的 50％。Source：Bellomo R，Ronco C，Kellum JA，et al. Acute renal failure：definition，outcome measures，animal models，fluid therapy and information technology needs：the Second International Consensus Conference of the Acute Dialysis Quality Initiative（ADQI）Group[J]. Crit Care，2004，8：R204-R212. Used with permission.

发病率和进展

AKI 在入住 ICU 患者中的发生率占 35％～65％，在入住综合医院患者中的发生率占 5％～20％。发生 AKI 患者的死亡率显著增加。多数研究显示，AKI 患者的死亡风险比未发生 AKI 的患者增加 3～5 倍。此外，AKI 严重程度的增加可导致死亡风险及肾脏替代治疗（RRT）的需要增加。

与无肾脏疾病（AKI 或慢性肾病）表现的患者相比，存活下来的 AKI 住院患者再次入院的可能性更大，并且发生终末期肾病的风险增加。以下列出了 KDIGO 标准定义的 AKI 发生的风险因素。

KDIGO 标准定义的 AKI 发生的风险因素

- 年龄的增长，特别是 65 岁以上
- 女性
- 黑色人种＊
- 脱水或容量不足
- 低白蛋白血症
- 慢性肾病既往史
- 糖尿病
- 心功能不全（CAD，LVEF＜35％）

- 外科住院患者比内科住院患者的可能性更大＊
- 心脏手术
- 脓毒症
- 造影剂
- 休克
- 癌症
- 遗传因素/多态性＊
- 药物：NSAID、ACEI＊、利尿剂、环孢素、他克莫司、青霉素、氨基糖苷类

- 慢性阻塞性肺疾病*
- 机械通气
- 慢性肝病
- 严重疾病,创伤

注:ACEI,血管紧张素转换酶抑制剂;CAD,冠状动脉疾病;LVEF,左心室射血分数;NSAID,非甾体抗炎药。

* 证据不确定。

AKI 的病因学

特征性临床表现可能对寻找发生 AKI 的原因有所帮助,但是需要进一步验证。AKI 在危重症患者中较为常见,尤其是患有脓毒症和其他形式的全身性炎症性疾病(如重大手术、创伤、烧伤)患者,同时也要考虑其他因素。

容量反应性的 AKI

据统计,多达 50％的 AKI 病例有"容量反应性",管理任何 AKI 病例的第一步是确保适当的液体复苏。然而容量过负荷是导致 AKI 患者死亡的关键因素,因此不鼓励对无容量反应性的患者进行持续补液。

脓毒症诱导的 AKI

脓毒症是导致超过 50％ AKI 患者的主要原因,其中包括严重到需要进行肾脏替代治疗的患者。伴有脓毒症的患者,包括非 ICU 患者,发生 AKI 的风险高达 40％,发病率随脓毒症严重程度的增加而增加。脓毒症诱导的 AKI 在肾血流正常、减少和增加的患者中均可发生。在脓毒症中,肾脏通常具有正常的组织学外观。

低血压

低血压是 AKI 的重要危险因素,许多 AKI 患者至少有过一次低血压发作。采用液体复苏治疗容量反应性 AKI 显然是重要的一步,但较多患者还需血管活性药物(例如去甲肾上腺素)来维持血压。普遍认为,与多巴胺相比,去甲肾上腺素不会增加 AKI 风险,并且在脓毒症的动物模型中,去甲肾上腺素实际上会增加肾血流。

术后 AKI

术后 AKI 的危险因素包括血容量不足、低血压、腹部大手术和脓毒症。外科手术(特别是妇科手术)可能因累及下尿路,导致梗阻性肾病。腹主动脉瘤手术可能导致肾动脉血流中断。心脏手术导致 AKI 可能与动脉粥样硬化、溶血、持续低血压,以及全身性炎症有关。

其他原因

- 肾毒性药物:可能通过直接肾小管损伤、间质性肾炎或肾小管阻塞导致肾衰竭。对于 AKI 患者,应避免使用所有潜在的肾毒性药物。
- 横纹肌溶解症:患者肌红蛋白尿和肌酸激酶水平升高提示患者可能有过挤压伤、昏迷或癫痫。升高的谷草转氨酶＞谷丙转氨酶通常高度提示肌肉损伤。

- 肾小球疾病：红细胞管型、血尿、蛋白尿和全身症状（如高血压、紫癜、关节痛、血管炎）均提示肾小球疾病。某些疾病（如肺出血肾炎综合征、血管炎）需进行肾活检或特定血液检查以确认诊断并指导治疗。
- 溶血性尿毒综合征：表现为溶血、尿毒症、血小板减少症，以及神经系统异常。
- 晶体性肾病：尿液沉积物中存在晶体。显微镜检查可诊断尿结晶（如尿酸盐、草酸盐）。肿瘤溶解综合征释放嘌呤和尿酸可导致 ARF。
- 肾血管疾病：血供是否缺失可通过肾造影术进行诊断。腹部创伤或主动脉疾病（特别是主动脉夹层）可能导致肾脏完全丧失血供。更常见的是由于动脉供应部分受损（如肾动脉狭窄）、血流动力学不稳定或药物（如非甾体抗炎药、血管紧张素转换酶抑制剂）治疗而使血流量进一步降低。肾静脉阻塞可能是血栓形成或外部压迫（如腹内压升高）的结果。
- 腹腔间隔室综合征：可表现为少尿，体检时腹肌张力高和气道内压力增加（继发于膈肌抬高产生的压力）。当腹内压（仰卧位时呼气末测量的膀胱内压力）持续升高超过 20 mmHg 时即可确诊。

肾毒性药物

以下列出了部分可能引起肾毒性的药物。此外，氨基糖苷类、NSAID 类、别嘌醇、呋塞米、磺胺类、噻嗪类、喷他脒、两性霉素、有机溶剂、百草枯、中药和重金属也具有肾毒性。

> 常见的肾毒性药物
> - 抗生素（青霉素，头孢菌素，磺胺，利福平，喹诺酮类）
> - 利尿剂（呋塞米，布美他尼，噻嗪类）
> - 非甾体抗炎药（包括选择性 COX-2 抑制剂）
> - 别嘌醇
> - 西咪替丁（较少有其他 H_2 受体阻滞剂）
> - 质子泵抑制剂（奥美拉唑，兰索拉唑）
> - 茚地那韦
> - 5-氨基水杨酸盐

AKI 的评估

AKI 的评估（表 6.1.2）基于临床病史、体格检查、实验室结果，以及血流动力学指标和容量状态，新的生物标志物也在 AKI 的早期检测和评估中占据独特优势。尿液分析可能具有提示意义，但不能作为 AKI 病因的诊断依据。

表 6.1.2　AKI 的评估

临床病史和体格检查			
如果怀疑有潴留、阻塞、肾积水,应进行膀胱和肾脏的超声检查。 必要时插入导尿管并检查通畅情况;冲洗导管。 如果腹部膨胀并紧张,检查膀胱压力。			

临床评估	尿液分析		
血流动力学		肾前性	肾性
• 平均动脉压、心率	渗透压/(mOsm/L)	>500	<350
• 容量状态和中心静脉压、胸片检查	钠/(mmol/L)	<20	>40
• 超声心动图、右心室和左心室功能	尿钠排泄分数/%	<1	>2
容量反应性	尿素/%	<35	>35
• 被动抬腿试验、每搏量变异度、脉压变异度、速度时间积分变异性、下腔静脉扩张指数	镜检	透明管型	褐色管型:急性肾小管坏死(ATN) 细菌、白细胞:肾盂肾炎 嗜酸性粒细胞:间质性肾炎 红细胞管型:评估血管炎、肾小球肾炎 红细胞:考虑肾动脉或静脉阻塞
生物标志物	尿[TIMP-2]•[IGFBP7]:>0.3,高风险;>2.0,在接下来的 12~24 h 内发生 2/3 期急性肾脏感染的概率非常高(40%~50%);血浆/尿液 NGAL,IL-18,KIM-1,L-FABP		

AKI 的管理

识别和纠正 AKI 的可逆原因至关重要,所有患者均需认真关注其液体管理和营养支持。

尿路梗阻

下尿路梗阻需导尿(如果有尿道破裂,则经耻骨上行膀胱造瘘)进行减压。输尿管梗阻需通过肾造口术或支架进行尿路减压。减压后多尿较为常见,因此应确保足够的循环容量以防止继发性 AKI。

血流动力学管理

容量反应性 AKI 在其早期阶段可能是可逆的。然而容量过负荷是导致 AKI 患者死亡的关键因素,因此不鼓励对无容量反应性患者进行持续的液体复苏。在危重症患者中,液体复苏可通过功能性血流动力学监测来指导,如每搏量变异度、脉压变异度、速度时间积分变异性、下腔静脉扩张指数和被动抬腿试验等可帮助指导容量反应性。在评估液体状态和容量反应性后,应开始使用必要的强心药或升压药以确保组织灌注。

肾小球疾病

在确诊肾小球疾病后,免疫抑制药物的特异性治疗可能是有用的。

间质性肾炎

药物引起的急性间质性肾炎最常见,其他原因还包括自身免疫性疾病和感染(如军团菌、钩端螺旋体病、链球菌、巨细胞病毒感染)。许多药物可引起肾炎,最常见的药物如表 6.1.3 所列。尿沉渣可显示白细胞、红细胞和白细胞管型,约 2/3 的病例尿中存在嗜酸性粒细胞,但其对间质性肾炎的特异性仅约 80%。AKI 中嗜酸性粒细胞尿症比较常见的其他原因是急进性肾小球肾炎和肾动脉粥样硬化,终止潜在的致病因素是治疗的主要方法。

腹腔间隔室综合征

血压和腹肌张力影响腹内压。用鼻胃管或肛管进行减压、经皮穿刺引流腹腔内液体和短期使用肌松药可能有效降低腹内压。然而，手术减压是唯一明确有效的治疗方案，并应在不可逆的终末器官损伤发生之前进行。

肾脏替代治疗

由于血流动力学不稳定，AKI 患者往往不能耐受标准的血液透析，因此 CRRT 是危重症患者替代治疗的重要手段。在无法完成 CRRT 的情况下，杂合技术（在第 25 章中讨论）可能是合理的替代方法，但结果数据有限。腹膜透析通常是不足的。危重症患者 ARF 死亡率较高（40%～60%），最近研究表明，持续性肾衰竭或肾功能恢复不全比以前认为的更为常见（多达 50% 的幸存者在 ARF 发作后无法恢复到基线肾功能）。

AKI 的临床结局

直到最近，人们认为 AKI 患者的死亡不是因为 AKI 本身，而是因其基础疾病。然而一些研究表明，在控制了其他变量（包括慢性疾病和潜在急性疾病的严重程度）后，AKI 仍可导致较高死亡率。表 6.1.3 列出了 AKI 的一些重要的临床结局。

表 6.1.3　AKI 的临床结局

系统	机制	并发症
电解质紊乱	• 低钠血症 • 高钾血症	• 中枢神经系统疾病（见"神经系统"栏） • 恶性心律失常
酸碱（氯离子的排泄减少，PO_4^{3-} 等有机阴离子积聚，白蛋白减少，缓冲作用）	• β受体下调，诱导一氧化氮合酶增加 • 高氯血症 • 胰岛素抵抗受损 • 固有免疫	• 心排血量减少，血压下降 • 肺、肠损伤，肠道屏障功能降低 • 高血糖，蛋白质分解增加
心血管	• 容量过负荷	• 充血性心力衰竭 • 继发性高血压
肺	• 容量过负荷，降低了渗透压 • 细胞因子对肺中性粒细胞的浸润和活化 • 尿毒症	• 肺水肿，胸腔积液 • 急性肺损伤 • 肺出血
消化道	• 容量过负荷 • 肠缺血/再灌注损伤	• 腹腔间隔室综合征 • 急性胃和十二指肠溃疡出血，营养吸收受损
免疫	• 氧化应激清除能力下降 • 组织水肿 • 白细胞功能障碍	• 感染风险增加 • 伤口愈合延迟
血液	• 红细胞合成减少，破坏增加，失血 • 减少促红细胞生成素、血管性血友病因子的生成	• 贫血 • 出血

续表

系统	机制	并发症
神经系统	• 继发性肝衰竭、营养不良、药物代谢改变 • 低钠血症、酸中毒 • 尿毒症	• 心理状态改变 • 癫痫发作、意识障碍、昏迷 • 肌病、神经病变：延长机械通气时间
药代动力学和药效动力学	• 增加分布容积 • 降低利用度、白蛋白结合率、清除率	• 药物中毒或剂量不足

（于犇犇　译）

参 考 文 献

［1］ Kidney Disease：Improving Global Outcomes（KDIGO）Acute Kidney Injury Work Group.KDIGO Clinical Practice Guideline for Acute Kidney Injury［J］.Kidney Int.er.，2012，2（suppl）：1-138.

［2］ KELLUM JA. Acute Kidney Injury［J］.Crit Care Med，2008，36：S141-S145.

［3］ UCHINO S，KELLUM JA，BELLOMO R，et al.Acute renal failure in critically ill patients：a multinational，multicenter study［J］.JAMA，2005，294：813-818.

第 2 章　连续性肾脏替代治疗的历史和基本原理

Ilona Bobek and Claudio Ronco

连续性肾脏替代治疗的医疗需求/必要性

20 世纪 80 年代急性肾衰竭临床表现的改变

以前,导致急性肾衰竭(ARF)的潜在疾病是严重的脓毒症且经常发生在流产之后,而其流行病学模式和其他器官的累及在 20 世纪 90 年代后变得越来越普遍。
- 由于早期诊断和较好的预防,肾脏源性的 ARF 病例减少。
- 越来越多的创伤患者接受手术治疗并在事故中幸存。
- ICU 的患者数量明显增加。
- ICU 中患者的住院时间越长,可能预后更好。

ARF 发病机制的变化

ARF 的致病因素主要包括:
- 休克。
- 灌注障碍。
- 缺氧。

连续性肾脏替代治疗的年表/记事

1960 年,连续性肾脏替代治疗(CRRT)的理念诞生,但材料和技术条件都不具备。多数 ARF 用腹膜透析(PD)治疗,因为常规血液透析(HD)难以进行且 ICU 患者不能耐受。

20 世纪 70 年代,Henderson 在血液滤过技术基础方面发挥了重要作用,通过实验建立了超滤(UF)和对流以去除溶质的方法。

1977 年,Kramer 及其同事在德国哥廷根首次阐述了动脉-静脉血液滤过技术。

在将血管导管意外地放入股动脉中后,提出了在体外回路中通过全身动脉-静脉压力梯度产生超滤液的想法,从而提供清除液体和溶质的有效方法。可在滤器前添加肝素、滤器后补充液体。连续动脉-静脉血液滤过(continuous arteriovenous hemofiltration, CAVH)很快在全球范围内的 ICU 被接受(图 6.2.1)。

连续动脉-静脉血液滤过的优点

- 血流动力学稳定性超过了传统血液透析。
- 简单。
- 无须血泵。

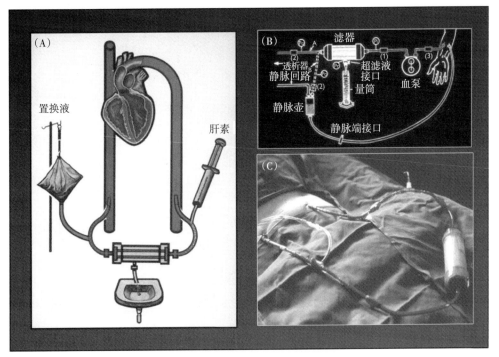

图 6.2.1 (A,B)由 Peter Kramer 和 Lee Henderson 设计的连续过滤概念。(C)1978 年在意大利维琴察接受连续动脉-静脉血液滤过治疗的第一例患者

- 持续性液体清除。

连续动脉-静脉血液滤过的局限性

- 比血液透析效率低。
- 高分解代谢状态时清除能力降低。
- 常需额外的间歇性血液透析或血液滤过(hemofiltration,HF)。
- 存在与动脉通路相关的并发症(留置导管、血栓形成)。
- 需依靠动脉压力将血液泵入血液循环。
- 存在平衡秤误差的危险。
- 需要工作人员的持续监管。

1979 年,在德国科隆进行心脏手术后,连续静脉-静脉血液滤过(continuous venous-venous hemofiltration,CVVH)首次应用于 ARF,可设置所需要的滤液量,使尿毒症患者症状得到改善。在使用连续静脉-静脉血液滤过这项技术时,泵、管理和平衡系统是极其重要的。(图 6.2.2)。

20 世纪 80 年代,CRRT 有了许多技术和方法上的改进。

动脉-静脉技术的变化

- 设置不同型号的导管以获得足够的血流量。
- 血流路径越短,阻力越小。
- 放置负压收集袋。
- 优化治疗参数,提出滤过分数的概念。
- 滤器几何形状和纤维结构的变化(创建了血液滤器的全部系列以满足血流动力学要求)。
- 由于透析液通过滤器的外部端口过滤,从而导致效率提高;实施连续动脉-静脉血液透析

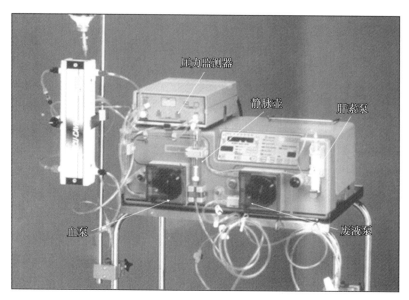

图 6.2.2 连续静脉-静脉血液滤过的经典系统（Hospal BM32）

（continuous arterio-venous hemodialysis，CAVHD）。

• 血液滤过和血液透析组合，进行连续动脉-静脉血液透析滤过（continuous arteriovenous hemodiafiltration，CAVHDF）。

泵驱动的静脉-静脉技术取代了动脉-静脉技术

• 血泵可进一步提高效率，CVVH 被引入。
• 用于颈静脉的双腔导管。
• 具有高渗透性的聚砜、聚丙烯腈和聚酰胺膜被研发出来，膜孔径介于 15 000～50 000 Da。
• 可使用碳酸氢盐缓冲溶液。
• 建立了新的抗凝方法，可用于高出血风险患者。

1982 年，美国食品和药品监督管理局（FDA）批准在 ICU 患者中使用 CAVH。

1984 年，在意大利维琴察，世界上第一个接受 CAVH 治疗的新生儿（图 6.2.3）。

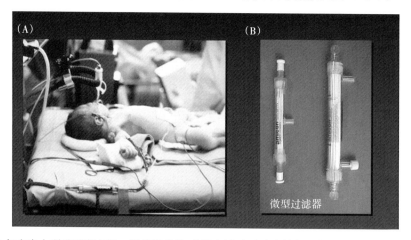

图 6.2.3 1984 年在意大利维琴察市第一例接受动脉-静脉血液滤过治疗的新生儿（A）和一种特殊的微型滤器（B）

1990—2000 年，确立新的技术、模式和 CRRT 的适当剂量：

• 采用的技术。

- 专为 CRRT 发明的机器（图 6.2.4）。
- 根据患者的需要选择不同的疗法。
- 治疗剂量和治疗处方的进展。

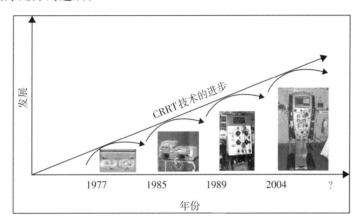

图 6.2.4　多年来 CRRT 技术的演变（单个公司的实例）

CRRT 在全球大多数 ICU 中得以实现。

2000 年，多器官支持疗法（multiorgan support therapy，MOST）。

患者并非死于 ARF 而是死于多器官衰竭。死亡率与衰竭器官的数量直接相关，而与肾脏和生理障碍的严重程度无关。ICU 中体外血液净化的正确目标应是多器官支持疗法（图 6.2.5）。治疗不应针对各种单独的器官；治疗应是整体的和以患者为中心的。因此，建立了脓毒症和肝衰竭的广泛支持疗法，如高容量血液滤过（HVHF）、连续血浆滤过吸附（CPFA）、生物人工肝和内毒素去除策略。

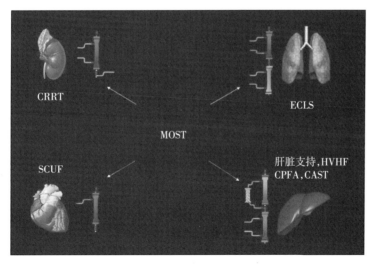

图 6.2.5　多器官支持疗法的概念

血液可通过由不同的过滤/吸附系统组成的平台循环，从而导致特定化合物的去除和对不同衰竭器官的支持。

注：CAST，连续性抑制脓毒症治疗；CPFA，连续血浆滤过吸附；CRRT，连续性肾脏替代治疗；ECLS，体外肺支持系统；HVHF，高容量血液滤过；SCUF，慢速连续超滤。

2000 年，创立急性透析质量倡议（ADQI）。

ADQI 的确立是一个持续的过程，旨在为预防和管理急性肾损伤（AKI）及有关急性肾脏替代治疗（RRT）的不同问题提供基于证据的建议，实现了以下目标：

- ARF 的定义和分类（RIFLE 标准，AKIN 标准）。

• 临床实践中采用的实践指南（心脏手术相关的 AKI）。

最近的研究热点集中于治疗开始时间对患者存活率的影响，RRT 剂量、液体管理和 RRT 模式对 ARF 肾功能恢复的影响。

未来的研究流程涉及在高容量血液滤过过程中回流液的在线制备、微流体和血浆分离技术、小型化技术、生物人工装置、新吸附剂技术、纳米技术和可穿戴/可移动装置。

RRT 是从需要治疗单个器官（肾脏）功能障碍的概念发展而来的，CRRT 打开了多器官支持疗法概念的大门。未来的治疗需要一台界面操作简单、参数和处方设置灵活的多功能机器，以便于使用不同的可支配布局来适应不同的医疗需求。新一代机器应该可以被不同医院和环境中的不同操作员使用。

多年来组织的众多 ADQI 会议讨论了与 AKI 相关的主题，特别是以下会议中产生了里程碑式的出版物（在关键参考文献清单中以星号开头）：CRRT，New York，2000；AKI Research，Vicenza，Italy，2002；Nonrenal Blood Purification，Miami，Florida，2003；Prevention of AKI，Vicenza，Italy，2004；Fluid Management in AKI，Tambor，Costa Rica，2007；AKI in Cardiac Surgery，Vicenza，Italy，2007；Cardio Renal Syndrome，Venice，Italy，2008；Hepatorenal Syndrome，Kauai，Hawaii，2010；Toxicology，Denver，Colorado，2010；Biomarkers，Dublin，Ireland，2011；Cardio Renal Pathophysiology，Venice，Italy，2012；Fluids Reloaded，London，United Kingdom，2013；and AKI Research Review，Charlottesville，2014。

2000—2015 年关于剂量和生存的大量研究

在关于治疗剂量对生存影响的第一项研究发表后，进行了其他大量研究并汇集了大量数据库信息来分析治疗方式和治疗剂量之间的效应。AKIN 还促进了 ARRT 和 AKI 领域的研究，明确了危重症患者 RRT 领域相关治疗标准。

2013 年 KDIGO 指南

另一个里程碑是 AKI 指南的出版，多年来发表的大量研究对治疗标准和治疗质量都特别关注，特别是 KDIGO 发布的 AKI 指南，对现有的证据进行提炼，并在此基础之上提出了新的推荐意见。

（于犇犇　译）

参 考 文 献

[1] BELLOMO R，PALEVSKY PM，BAGSHAW SM，et al. Recent trials in critical care nephrology[J].Contrib Nephrol,2010,165:29-309.

[2] HENDERSON LW.Peritoneal ultrafiltration dialysis：enhanced urea transfer using hypertonic peritoneal fluid[J].JCI,1966,45:950-961.

[3] HENDERSON LW,BESARAB A,MICHAELS A,et al.Blood purification by ultrafiltration and fluid replacement (diafiltration)[J].Trans ASAIO,1967,13:216.

[4] KELLUM JA,LAMEIRE N,KDIGO AKI guideline work group.Diagnosis, evaluation, and management of acute kidney injury：a KDIGO summary (part 1)[J].Crit Care,2013,17(1):204.

[5] KELLUM JA,MEHTA R,ANGUS DC,et al. The first international consensus conference on continuous renal replacement therapy [J].Kidney Int,2002,62:1855-1863.

[6] KRAMER P,WIGGER W,RIEGER J,et al. Arterio-venous hemofiltration：a new simple method for treatment of overhydrated patients resistant to diuretic[J].Klin Woeschr,1977,55:1121-1122.

[7] MCCULLOUGH PA,KELLUM JA,MEHTA RL,et al. ADQI Consensus on AKI biomarkers and cardiorenal syndromes[J].Contrib Nephrol,2013,182:1-4.

[8] RONCO C,BELLOMO R.Acute renal failure and multiple organ dysfunction in the ICU：from renal replacement therapy (RRT) to multiple organ support therapy (MOST)[J].Int J Artif Organs,2002,25:733-747.

[9] RONCO C,BELLOMO R,BRENDOLAN A,et al. Effect of different doses in continuous veno-venous haemofiltration on outcomes

of acute renal failure: a prospective randomized trial[J].Lancet,2000,355:26-30.

[10] SIEBERTH HG.History and development of continuous renal replacement (CRRT).Critical Care Nephology[M].Dordrecht: Kluwer Academic Publishers,1998:1161-1167.

[11] VESCONI S,CRUZ DN,FUMAGALLI R,et al. Delivered dose of renal replacement therapy and mortality in critically ill patients with acute kidney injury[J].Crit Care,2009,13(2):R57.

第3章 急性肾损伤肾脏替代治疗的命名

Mauro Neri，Jorge Cerdá，Francesco Garzotto，Gianluca Villa and Claudio Ronco

需要肾脏替代治疗(RRT)的急性肾损伤(AKI)危重症患者的管理需要多学科合作。当肾内科医生、重症医生和护士集中在床边决定管理策略和实施治疗时，他们会做出一系列决定。这个过程看似简单，实质上相当复杂，需要精深的专业知识，全面了解不同的治疗方案及选择最佳的时机(表6.3.1)。

用于描述肾脏替代的不同模式的术语仍然混淆不清，且仍在不断地发展变化。本章提供了更新共识中的命名方法，有助于引导理解这一复杂的领域，主要是为了在各方之间达成术语的统一。为了便于理解和进步，期望业界采用这一标准术语。

本章描述了肾脏替代治疗技术和应用的基本原理及其在患者治疗中的应用，重点讲述最常用于危重症患者AKI治疗的连续性肾脏替代治疗(CRRT)的基础和应用，包括CRRT硬件、相关用品、溶质和液体的跨膜转运机制和不同的处方模式。

为了确保对ICU使用的RRT术语进行完整审查，本章筛选了过去25年的文献和以前的分类方法。对从1990年1月至今以英文出版的文件进行充分搜索，关键词包括连续性肾脏替代治疗和透析、血液滤过、对流、弥散、超滤、剂量、血液净化、肾脏支持、多器官功能障碍及其相关的医学主题词，其中不包括动脉-静脉治疗和血管通路主题。对707篇文献的摘要进行了筛选并对300多篇文献进行了全文阅读和分析。每个定义都收到了三位评审者中至少两位(MN、FG和GV)的共识。

表6.3.1 治疗AKI时肾脏替代治疗处方的注意事项

模式	间歇性血液透析	每日，间隔1日，杂合治疗
	连续性肾脏替代治疗	多种方式
	腹膜透析	多种方式
膜特点	物理特性：对流、弥散	透析、血液灌流、血液吸附
滤器性能	效率、强度、效能	
	通量	
透析速度	起始时间	早、晚
	透析效能	剂量
		处方vs.效率

Source：Modified from Cerda J，Ronco C. Modalities of continuous renal replacement therapy：technical and clinical considerations[J].Semin Dial,2009,22(2)：114-122.

硬件、设备和一次性用品

CRRT"硬件"包括机器和专用一次性用品。了解整个机器及其主要部件的术语和功能非常重要，这不仅适用于主要使用的护士或技术人员，也包括制定处方和管理患者的临床医生。本节中将介绍相关治疗程序及其特定术语。

适用于每台机器的一次性用品(体外回路的一次性部件)，常用于特定治疗方式。主要一次性用品和每条管路应该被标记的颜色见表6.3.2。

在CRRT期间，滤器是血液中溶质液体被有效清除关键的一次性耗材。过去，滤器包含整个体外净化装置系统(例如膜、外壳),但应更准确地使用特定术语描述不同的清除机制和血液净化方式。如果采用对流、弥散或弥散加对流模式,则应使用血液滤器、透析器(或血液透析器)和渗滤器(或血液透析滤器)等专业术语。血浆滤器被定义为允许从血液中分离血浆成分的特定滤器。吸附剂是特殊的滤器,吸附是唯一的净化方式。如今,CRRT 滤器能够进行弥散和/或对流,其形状为一组平行的"中空纤维"的集合。

表 6.3.2　CRRT 体外回路中主要一次性用品及组成部件相应颜色标识

管路/滤器	一次性用品及组成部件	
动脉管路(红色) 连接动脉血管通路与滤器之间的管路	压力测量(上游动脉泵)	动脉管路端连接动脉压力传感器
	泵端管路	血泵的转轮和固定器之间
	动脉排气室	血液进入滤器前允许清除轻微气泡
	压力测量(下游动脉泵)	连接滤器前压力传感器
静脉管路(深蓝色) 连接静脉血管通路进入滤器	测压管路	静脉管路连接静脉压力传感器
	静脉排气室	在血液回输患者之前允许清除轻微气泡
废水/超滤液管路(黄色) 来自透析器的废液流出管路	泵端管路	废水/超滤液泵的转轮和固定器之间
	压力测量	连接废液管路和超滤压力传感器
透析液管路(绿色) 透析液进入透析器	泵端管路	透析液泵的转轮和固定器之间
	压力测量(如果存在)	连接透析液管路的压力传感器
	加热器管路	透析液加温
置换管路(浅紫色或浅蓝色) 置换液流入动脉和/或静脉管道的部分	泵端管路	置换液泵的转轮和固定器之间
	压力测量(如果存在)	连接置换液管路的压力传感器
	加热器管路	与加热器接触的置换液管路
血泵前泵(橙色) 特定液体进入动脉管道中血泵前的通路	泵端管路	血泵前泵的转轮和固定器之间
	压力测量(如果存在)	特定液体入血前段连接传感器
抗凝剂和特异性拮抗剂 抗凝剂和拮抗剂管路	枸橼酸管路	枸橼酸盐输注段
	肝素管路	肝素输注段,连接动脉段
	拮抗剂管路	拮抗剂输注段,连接静脉段
纤维(膜)		圆柱形的中空纤维,允许液体和溶质通过半透膜转运
纤维束		所有纤维集中处
外壳	血液流入端口	动脉管路血流入口
含有单个膜纤维束的塑料外壳	血液流出端口	静脉管路血流出口
	透析液流入端口	洁净透析液入口
	废水/流出液流出端口	废液出口
连接		聚氨酯部件,将纤维管束固定在外壳内并将其嵌入透析器两端

这些装置主要通过膜几何形状与性能来识别。

溶质和液体转运机制

溶质转运主要包括两种机制:对流和弥散。超滤是半透膜溶质转运的唯一机制。此外,吸附影响溶质的清除和前两个过程。

超滤和对流

超滤是血浆中的水（溶剂）在血液和透析液/超滤液之间的压力梯度驱动下，透过半透膜转运的现象。超滤受到膜固有特性的影响，例如 K_{UF} 和操作参数（如跨膜压）。超滤用超滤率来衡量：

$$Q_{UF} = K_{UF} \cdot TMP \tag{1}$$

式中，Q_{UF} 是超滤液流量，K_{UF} 是过滤系数，TMP 是跨膜压。

对流是溶质在流体运动（超滤）的牵引下穿过膜孔的过程，流体运动是由流体静力或渗透跨膜压梯度引起的。溶质的对流清除量（J_c）取决于 Q_{UF}、血液水分中溶质浓度（C_b）和溶质的筛选系数（SC）：

$$J_c = Q_{UF} \cdot C_b \cdot SC \tag{2}$$

与弥散相比，对流清除更高分子量的溶质。

弥散

弥散是分子全方位移动穿过膜的过程。据统计，这种运动导致溶质从高浓度区域向低浓度区域移动，直至两个区域达到浓度平衡。浓度梯度（$C_1 - C_2 = dc$）为溶质运动的驱动力；根据 Fick 扩散定律，通过半透膜的单向溶质弥散通量（J_d）取决于溶质的表面积（A）和弥散系数（D），并与半透膜两侧的距离（dx）成反比。

$$J_d = -DA\left(\frac{dc}{dx}\right) \tag{3}$$

弥散系数 D 用 Stokes-E instein 近似方程表示：

$$D = \frac{k_B T}{6\pi \mu R} \tag{4}$$

式中，k_B 是玻尔兹曼常数，T 是绝对温度，μ 是介质的黏度，R 是分子的有效半径。假设大多数分子是球状且它们的有效半径与其分子量的立方根成正比，则分子量越小的溶质 D 越大。

吸附

吸附是一种体外过程，在此过程中血浆或血液中溶解的溶质（特别是肽链和蛋白质）中结合膜结构或其他吸附物质，如木炭、树脂、凝胶、蛋白质或单克隆抗体。这种机制发生在孔隙比膜表面更多，因而更开放的孔隙结构（典型的高通量膜）具有更大的吸附潜力。由于各分子的大小、电荷及结构不同，各种膜的性能也不尽相同（如多孔、合成、疏水、表面电位等），因此影响分子与膜之间相互作用的特征也各有不同。吸附使某些高通量合成膜对蛋白质和多肽的亲和力很高，这成为去除毒素的主要机制。

体外 RRT 的模式

血液透析

血液透析（HD）中溶质清除的主要机制是弥散，主要用于小分子溶质的清除。透析涉及透析机器的使用，包括血液和透析液的逆流和并流循环。优选逆流，因为沿着整个透析器可保持较高的平均浓度梯度。但并流能够更好地保证稳定性并控制流体力学，以及在启动阶段更好地清除空气。高通量透析器可以更有效地完成对流运输，这种方式称为高通量血液透析。

血液滤过

血液滤过是一种只用超滤/对流的不需要透析液的血液净化治疗模式。输注无菌溶液（置换液）可以完全或部分替代滤出液。置换液可以在滤器前(前稀释)或在滤器后(后稀释)输注。超滤(和对流)对容量的清除取决于膜的超滤系数(K_{UF})。在溶质清除方面,后稀释比前稀释模式清除效率更高,但也更容易引起由血液浓缩导致的堵膜。

血液透析滤过

血液透析滤过(HDF)结合透析和滤过机制,通过弥散和对流相结合的原理清除溶质。透析液流动可以逆流或并流。这种方式使用高通量膜,选择前稀释或后稀释输注置换液来补充减少的容量。液体清除量取决于置换液是部分置换还是完全置换。

单纯超滤

单纯超滤(isolatedultrafiltration,IUF)的主要目的是无须液体置换,高通量膜通过对流转运来清除液体。超滤清除的是溶质的量而非浓度。由于"溶剂拖曳",小分子物质也随之被清除,这些小分子溶质的浓度与血浆中的浓度相等。

血液灌流

血液灌流(HP)中血液通过含有特定吸附剂的吸附柱循环,仅通过吸附的原理清除特定物质。血液灌流通常结合使用其他治疗方式,用于清除特定的脂溶性物质、毒素或毒物,例如脓毒症或尿毒症中的某些细菌毒素或细胞因子毒素、肝性脑病介质或体内透析相关的淀粉样变性异常蛋白质。根据膜的特性,也可以清除药物或药物的代谢产物。

液体、容量和流量

体外治疗期间的溶质转运取决于治疗参数,涉及血液、透析液、净超滤和置换液流量。应合理设定这些参数以达到预期的治疗目标。

容量管理和液体平衡

在接受 CRRT 的危重症患者中,液体平衡管理是治疗的主要目标之一。CRRT 期间的液体管理必须考虑患者容量状态、血流动力学稳定性,以及潜在的疾病。

液体管理中的潜在错误包括处方中的错误、输入治疗参数时的操作错误、机器故障导致的错误。由错误的液体交换引起的临床并发症是很严重的,必须强调目标量和实际清除量之间的差异。

"机器液体平衡误差"显著影响总体容量交换。必须考虑其他因素,包括营养支持、口服/食物摄入、输血、药物/抗凝剂输注、利尿、手术引流管和其他特殊临床情况。必须使用床秤连续监测体重和液体平衡。

在临床实践中,CRRT 处方仅涉及液体清除;液体平衡误差可以定义为正或负:

- 液体平衡负误差,是指将患者治疗前的容量状况定义为 O,在治疗某一时刻患者实际的液体清除量为 A,预计/设定的容量清除值为 B,两者之间的差值为负值($AO-BO<0$)。液体平衡负误差意味着实际治疗的液体量低于预期,并且根据容量误差的大小,可以是患者容量增加的来源。

- 液体平衡正误差,是指将患者治疗前容量状况定义为 O,在治疗某一时刻患者实际的液体清除量为 C,预计/设定的容量清除值为 B,两者之间的差值为正值($CO-BO>0$)。液体平衡正误差意味着治疗清除了比预期更多的液体,取决于容量误差的大小,可以是患者容量减少的来源。

肾脏替代治疗分类

根据频率和持续时间对体外治疗进行分类。

连续性疗法

CRRT 是血流动力学不稳定 AKI 患者的最佳治疗方法。尽管如此，CRRT 包括大量内容，如专业知识、特定设备、持续抗凝、巨大的护理工作量、持续警惕警报及较高的治疗成本，根据医院资源、患者需求和医护技能，CRRT 可采用多种模式（图 6.3.1）。

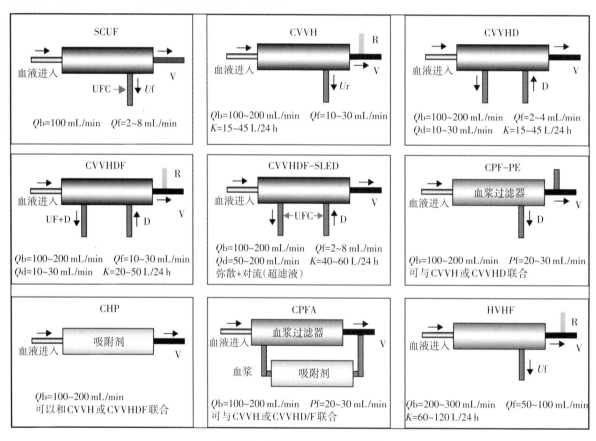

图 6.3.1　连续性体外疗法和治疗

CRRT 是一种在一段时间内替代肾功能的体外血液净化治疗，与间歇性模式相比，具有更好的血流动力学稳定性，较少的跨细胞溶质转运，更好的液体清除耐受度。处方是通常每 24 h 或更短时间进行一次调整，具体取决于患者的需求，根据危重症患者病情不断变化、调整。

CRRT 使用静脉-静脉技术的双腔导管作为血管通路，血液由泵驱动通过体外循环滤器，起自并返回相同的静脉。在过去（直到 20 世纪 80 年代后期），通常通过应用动脉-静脉体外循环来完成。现在这种方式已经废弃，故不再进一步讨论。

慢速连续超滤

慢速连续超滤（SCUF）是一种缓慢、单纯清除液体模式。它用于治疗病理性或难治性容量过负荷，伴或不伴肾功能不全的患者。其主要目标是实现安全有效的容量过负荷校正，不清除溶质。

连续静脉-静脉血液滤过

　　连续静脉-静脉血液滤过（CVVH）是一种连续血液滤过的方式。跨膜溶质转运的机制是对流。

　　通过部分或完全置换出超滤液，以实现溶质清除和容量控制。置换液可以在血液滤器之前（前稀释）和/或之后（后稀释）输注。

连续静脉-静脉血液透析

　　连续静脉-静脉血液透析（CVVHD）是连续透析的一种模式，其特征在于透析液缓慢逆流/并流通过血液透析器。跨膜的主要机制是弥散。

连续静脉-静脉血液透析滤过

　　连续静脉-静脉血液透析滤过（CVVHDF）是血液透析和血液滤过的结合。置换液部分或完全替换滤出液（滤器前或滤器后），透析液逆流/顺流进入滤器。溶质清除的机制是弥散和对流。大分子物质和小分子物质都可以被清除。

连续静脉-静脉高通量血液透析

　　连续静脉-静脉高通量血液透析（continuous veno-venous high flux hemodialysis，CVVHFD）与 CVVHD 治疗大致相同，但使用高通量膜进行。即使不输注置换液，高通量透析膜也能实现溶质的对流清除。

间歇性治疗

　　间歇性治疗指在 3～5 h 内进行的治疗技术。间歇性治疗需要足够的血管通路、训练有素的护士，以及特定的水的处理和消毒程序。因为治疗时间短，血液净化效率高于 CRRT。最常用的间歇性治疗方法是间歇性血液透析、间歇性血液滤过（intermittent hemofiltration，IHF）、间歇性血液透析滤过、间歇性高通量血液透析。还有许多结合不同方式的疗法，但因为通常不在 ICU 中进行，所以本章不做讨论。

杂合疗法

　　杂合疗法具有间歇性疗法和连续性疗法的技术特点，这些疗法优化了两种方式的优点：高效的溶质清除，较慢的超滤率以保证血流动力学稳定，较少的抗凝剂应用，较少的时间和成本，以及减少护士的工作量和改进 ICU 工作流程。杂合疗法包括各种特定的"间歇性"RRT 方式：持续低效血液透析，缓慢低效延长每日透析，延长间歇性每日肾脏替代治疗，延长每日透析，延长每日透析过滤，延长血液透析，缓慢加量透析和加速型静脉-静脉血液滤过（accelerated veno-venous hemofiltration，AVVH）。

　　杂合疗法通常采用标准的间歇性血液透析设备进行，包括机器、滤器、体外血液管路和用于透析液和超滤液。溶质清除在很大程度上依赖弥散，但同时也有部分对流，如缓慢低效延长每日透析滤过和加速型静脉-静脉血液滤过。

　　最常用的杂合疗法是持续低效血液透析。这是一种降低血液和透析液流量的技术，通常限于 10～12 h。目前有限的应用仅来源于部分研究。

其他体外治疗

ICU 中血液净化技术的一个重要部分包括所谓的体外治疗，主要由 RRT 演变而来，通常用于清除"经典"RRT 无法清除的毒素和溶质，或能应用于单个或多个器官功能障碍的患者。

治疗性血浆置换

治疗性血浆置换(therapeutic plasma exchange, TPE)包括自动去除血浆（血浆置换），并用新鲜冷冻血浆和白蛋白比例为 2∶1 的液体进行置换（交换）。TPE 通过离心系统或高通量膜将血浆与细胞成分分离。TPE 膜的孔径范围在 0.2～0.6 μm，允许分子量大于 500 kDa 的筛选系数为 0.9～1.0 的物质通过。

连续血浆置换是源自 TPE 的治疗模式，其流量小、持续时间长。通常需要输注大量的血浆代用品。连续血浆置换可以单次或者重复进行，也可以结合其他血液净化方式进行。

选择性再输注的 TPE 是一种特殊类型的 TPE，这种模式下新鲜冰冻血浆和白蛋白的输注量可显著降低。血浆首先在分离器中分离，然后流经标准滤器（截断值 35 kDa），去除高分子量溶质的流出物重新输注入管路。

治疗评价方法：RRT 中的"剂量"

在过去的几十年中，人们越来越关注 RRT 中的"剂量"。虽然大多数临床情况未确立最合适剂量，但大型研究已经证明了无论是间歇性治疗还是连续性治疗，剂量和存活率之间都具有直接关联。在这些研究的基础上，CRRT 剂量已标准化为 20～25 mL/(kg·h)，但是临床应用中仍需要改进。

新的证据表明，肾功能不全的危重症患者液体平衡与血液净化同等重要。越来越明确的是，液体清除量和 RRT 优化容量状态应成为"剂量"计算的一部分。

特殊情况下的 RRT 应用已在近期很多重要的研究中展示，例如脓毒症、小儿和体外膜肺氧合期间。临床实践中的新应用已证明技术改进对患者的当前和未来治疗的重要影响。

剂量用于确定通过体外循环清除血液中废物和毒素的量。在实际操作中，用代表性溶质的清除率来表示剂量测量。尿素被认为是尿毒症标志物，最常用于量化剂量，因为它是蛋白质分解代谢的指标，并且因肾衰竭而留存体内。然而，尿素的新陈代谢和浓度不能衡量肾衰竭中所有累计溶质的代谢，因为不同的溶质的动力学参数和分布量存在差异。

最初，这种基于溶质的量化方法是为了测量终末期肾病患者的透析剂量。在这些患者中，这种方法的应用相对简单且与预后密切相关。但是，对危重症患者使用 CRRT 时，应充分考虑剂量的其他测量标准，包括测量整个透析机的流量，这可能更加简单且可重复性更好。

效率

效率代表单位时间内清除了溶质的血液量，记为清除率(K)。它表示随时间变化的血容量清除率（其单位可以是 mL/min、mL/h、L/h、L/24 h），并且通常使用患者理想体重计算［单位：mL/(kg·h)］。效率取决于溶质分子大小（分子量）、清除机制（弥散、对流或两者兼有）和管路特性（如流量、滤器类型）。效率可用于相同模式（如 CVVH、CVVHD、CVVHDF）不同参数设置下 RRT 的比较。

强度

强度可以通过效率×时间来定义。强度代表一段时间内清除溶质的量，其单位可以是 mL/min、mL/h、mL/24 h 或 L/min、L/h、L/24 h。当比较不同持续时间的 RRT 模式时，使用强度比使用效率更合适。例如，虽然效率低，但长时间使用CRRT会增加治疗强度。

效能

效能是在给定患者中通过给定治疗实现的特定溶质的清除。它可以被认为是治疗期间该溶质被清除量与该溶质的分布量的比值。效能是无量纲数，可以用数字表示，是特定溶质的强度和容量分布的比值。

尿素是描述肾衰竭时保留的小分子物质动力学的常用标志物。因为它容易穿过细胞膜，所以它的分布容积等于整个身体水分的分布。

结论

当面对复杂的患者时，医生可以使用越来越多的治疗方案。虽然在许多领域仍然缺乏确切的证据，但全世界都认为血流动力学的稳定性是选择RRT模式的主要决定因素，关于透析剂量的两项大型研究表明了这一点。关于剂量量化的重要性——确保提供足够的剂量——是患者预后的决定因素。要及时启动RRT，但关于最佳启动时间的研究正在进行中。对于多器官衰竭患者，越来越丰富的治疗手段正在开发中，包括脓毒症及心脏、肺和肝衰竭的体外治疗。

了解RRT的基本机制和实际应用，对于实施适当的个体化治疗方案至关重要。表面上看很简单，但实际上这些选择很复杂，且需结合具体临床情况。在世界范围内共享术语和命名方法，将有助于彻底了解这些技术的基础知识和正确应用，利于该领域未来的发展。

（王　翠　洪　欢　译）

参 考 文 献

［1］ CERDA J，RONCO C. Choosing a renal replacement therapy in acute kidney injury：technical and clinical considerations. In：Kellum JA，Cerda J，eds. Renal and Metabolic Disorders［M］. Pittsburgh：Oxford University Press，2013：77-90.

［2］ CERDA J，RONCO C. Modalities of continuous renal replacement therapy：technical and clinical considerations［J］. Semin Dial，2009，22（2）：114-122.

［3］ CRUZ D，BOBEK I，LENTINI P，et al. Machines for continuous renal replacement therapy［J］. Semin Dial，2009，22（2）：123-132.

［4］ KHWAJA，ARIF，KDIGO. Clinical practice guideline for acute kidney injury［J］. Kidney Int，2012，2（suppl）：1-138.

［5］ TOLWANI A. Continuous renal replacement therapy for acute kidney injury［J］. N Engl J Med，2012，367（26）：2505-2514.

第4章 溶质转运的基本原理

Zhongping Huang，Jeffrey J. Letteri，Claudio Ronco and William R. Clark

连续性肾脏替代治疗滤器性能的特征

连续性肾脏替代治疗(CRRT)中使用几个不同的参数来描述滤器性能。本章讨论两个最常见的参数——清除率和筛选系数。

清除率

由于与不同治疗模式的清除率和质量清除率之间的关系的混乱,溶质清除的量化变得复杂。根据定义,溶质清除率(K)是质量清除率(N)与溶质血液浓度(C_B)的比值:

$$K = \frac{N}{C_B} \tag{1}$$

从动力学角度来看,图6.4.1描述了CRRT清除的测定方法,图6.4.2提供了溶质清除率计算公式,其不同于传统的血液透析。在后一种治疗中,通过测量动脉和静脉之间溶质浓度差来计算质量清除率(血液透析器将溶质从血液中提取到透析液中的速率)。换句话说,使用"血液侧"清除法。而CRRT中,通过测量流出液中溶质的实际量来估计质量清除率。质量清除率是流出液流量(Q_{EFF})和溶质流出液浓度(C_{EFF})的乘积。在连续静脉-静脉血液透析(CVVHD)和连续静脉-静脉血液透析滤过(CVVHDF)中,流出液分别是透析液和置换液。对于这些治疗模式,通过平衡比(E)描述从血液中提取溶质的程度,也称为流出液饱和度。这些治疗的效率基准是达到某个溶质清除目标所需的液体(透析液和/或置换液)的量。

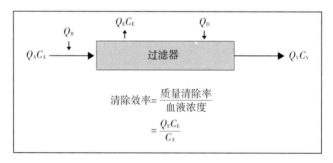

图6.4.1 连续性肾脏替代治疗的清除率需考虑相关流量和浓度因素

连续静脉-静脉血液透析滤过为代表:Q_A,动脉血流量;Q_V,静脉血流量;Q_E,流出液体流量;Q_D,透析液流量;Q_R,置换液流量;C_A,动脉血溶质浓度;C_V,静脉血溶质浓度;C_E,溶质流出滤器浓度。

连续静脉-静脉血液滤过(CVVH)后稀释的清除率是筛选系数和超滤液流量(Q_{UF})的乘积。对于尿素和肌酐这样的小溶质,筛选系数基本上为1(正常血液滤器操作下)。因此,CVVH中后稀释的小溶质清除率基本等于Q_{UF}。另一方面,CVVH中前稀释的清除率必须考虑血液中溶质浓度在血液进入血液滤器之前因稀释而降低。因此,清除率有"稀释系数",其由E_q的右侧的第三项表示,是血流量(Q_B)和前稀释置换液流量(Q_R^{PRE})之和(实际血流量参数Q_{BW}是血、液体流量)。实质上,稀释系数可以被视为衡量Q_B和Q_{UF}方面前稀释与后稀释的区别。

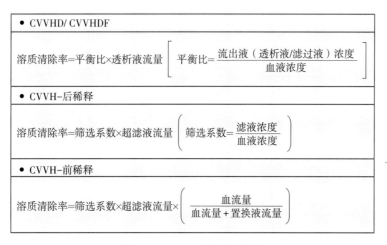

图 6.4.2 CRRT 溶质清除率

筛选系数

溶质对流清除主要取决于膜孔径和超滤率。平均孔径是血液滤器阻止或允许特定溶质转运的主要决定因素。该筛选系数(SC)表示特定膜允许特定溶质通过的程度:

$$SC = \frac{C_{UF}}{C_P} \tag{2}$$

该公式中,C_{UF} 和 C_P 分别是超滤液中和血浆(水)中溶质的浓度。

无论膜类型如何,处于"未利用"状态的血液滤器的小分子量溶质 SC 值都是 1,制造商通常不会提供这些数据。较大分子量的溶质的 SC 值更常用,制造商经常提供一个或多个中间分子量溶质的 SC 值,如维生素 B_{12}、菊粉、细胞色素 C 和肌红蛋白。与溶质清除率的相同,SC 值与溶质分子之间的关系高度依赖膜平均孔径。

制造商提供的 SC 值通常来自体外实验,不含蛋白质的水溶液被用来替代血液。在实际的临床实践中,滤膜非特异性吸附血浆蛋白质,降低了膜的渗透性。因此,实际 SC 值通常小于实验得到的值,有时甚至小很多。

溶质跨膜清除机制

CRRT 期间溶质清除的最常见方式是通过滤膜进入废液。根据所使用的特定 CRRT 模式,弥散、对流(图 6.4.3)或这两种机制的组合都在起作用。

弥散

弥散是一种转运过程,此过程中分子自由地穿过半透膜,从较高浓度的区域到较低浓度的区域。实际上分子的运动为随机运动。它们在半透膜两侧有达到相同的浓度趋势,从统计学上讲,穿过膜向较低浓度区域移动的分子数量更多。这种转运机制在溶质存在浓度梯度的情况下,不受膜孔隙率的限制。除跨膜浓度梯度外,Fick 定律表明弥散溶质受以下因素影响:

- 膜特性:表面积、厚度、孔隙率。
- 溶质弥散系数(主要是分子量的函数)。
- 溶液温度。

基于前面的讨论,在既定操作条件下可以合理预测既定溶质的清除率,但有几个因素可能会导致理

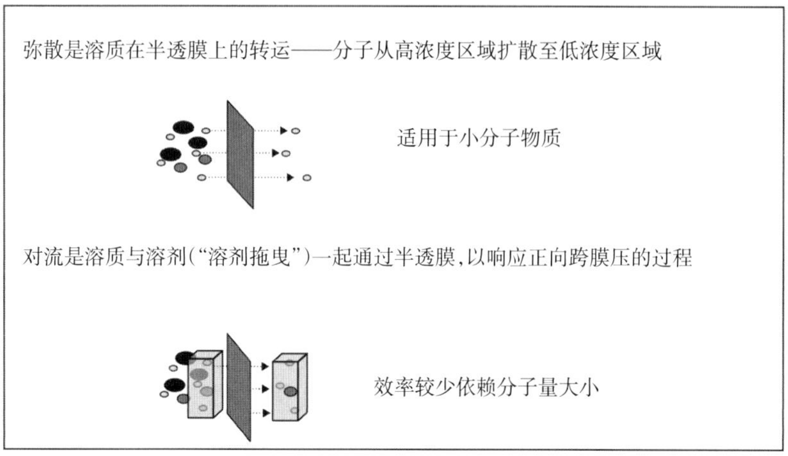

图 6.4.3 弥散和对流的机制

论和实践之间的差异。例如，溶质中的蛋白质结合或电荷可能会对最终清除率产生负面影响。相反，对流可能导致测量的清除率显著大于"纯"弥散假设的值。弥散是清除相对较小的溶质的有效转运机制；但是，随着溶质分子量的增加，弥散变得有限，对流的重要性相对增加。

对流

对流是与血浆水分子超滤相关的转运机制。如果溶质小到足以通过膜的孔结构，它就会与血浆一起被驱动（"拖曳"）穿过膜。这种血浆分子的运动是跨膜压（TMP）梯度的结果。超滤通量（J_F）定义为标准化膜表面积的超滤率，可以用以下公式描述：

$$J_F = L_h \times TMP \tag{3}$$

在该公式中，L_h 是膜-渗透系数［测量单位为 mL/（h·mmHg·m²）］，而 TMP 是静水压力和渗透压力梯度的函数。

既定溶质的相关对流通量主要受以下参数影响：

- 超滤率。
- 血液溶质浓度。
- 膜滤过性能。

在临床实践中，由于血浆蛋白和其他因素改变了膜的"天然"特性，最终观察到的筛选系数低于简单理论计算的预期值。如前所述，体外膜接触血液后，瞬间发生血浆蛋白的非特异性吸附（即次级膜效应），这改变了膜原有的有效渗透性，可以用蛋白质导致一定程度的膜孔阻塞来解释。因为膜纤维内蛋白质浓度增加（由血液浓缩引起），所以液体后稀释置换往往会加重次级膜效应。由于血液产生的剪切效应会破坏血液中蛋白质与膜表面的结合，因此加大血流量可减弱这一过程。

不同 RRT 技术的动力学特点

CVVH 中使用高通量膜，溶质转运的主要机制是对流。超滤量超过容量控制所需的量时，需要用置换液部分或完全替代损失的超滤液。置换液可以在血液滤过之前（前稀释）或者在血液滤过后（后稀释）输注。后稀释血液滤过受到血流量和滤过分数的限制。

从溶质的角度来看，前稀释与后稀释相比具有几个潜在的优势。首先，血液进入血液滤器之前，红细胞比容和血液总蛋白浓度显著降低。这有效减少了血液中的细胞和蛋白质含量，减弱了次级膜和浓度极化现象，改善了溶质转运。前稀释置换液在滤器前与血液混合。这个过程实现了较高的膜剪切速率,也减少了溶质-膜相互作用,对溶质转运产生有利影响。最后,前稀释还可以产生浓度梯度,诱导溶质从红细胞移出,从而增强某些化合物的转运。

然而,前稀释血液滤过的主要缺点是效率低,需要更多的置换液才能达到设定的溶质清除率。在一组接受"传统"CRRT的患者中,前稀释相关的效率损失已被量化。Troyanov及其同事证明,当使用相对低的 Q_B($<150\,mL/min$)与相对高的 Q_{UF} 和 Q_R 时,会对效率产生显著负面影响。与几种不同溶质的后稀释相比,$Q_B=125\sim150\,mL/min$,$Q_{UF}=4.5\,L/h(75\,mL/min)$,效率降低 30%~40%。换言之,要达到相同的溶质清除率,前稀释需要多 40% 以上的置换液。但是在后稀释中,低血流量时达到这种超滤率的可能性非常小,因为这需要滤过分数超过 50%。这种情况可能会缩短滤器使用寿命缩短。

CVVHDF 中使用高通量血液透析滤器,原理在于血液透析和血液滤过相结合。因此,这种治疗模式实现弥散和对流的最佳组合。透析液以与血液相反方向进入滤器,同时,超滤获得超过预期的患者液体清除量。在前稀释或后稀释模式中,用置换液部分或完全补充超滤液。新一代 CRRT 机器允许前稀释和后稀释组合,旨在结合两种治疗的优点。关于维持性血液透析滤过的相关文献表明,在清除和操作上,前稀释和后稀释的组合是最佳的。急性肾损伤(AKI)时可使用 CVVHDF,尽管尚未充分评估这种应用。最佳平衡很可能由特定的 CVVHDF 操作条件决定,即血流量、透析液流量、超滤率和血液透析滤器类型。

由于 CVVHDF 流速较低,同时弥散和对流对整体溶质清除的影响与维持性血液透析滤过的情况不同。在后一种模式中,弥散和对流相互作用使得总溶质清除率明显低于单个模式简单相加的预期值。CVVHDF 中,沿滤器长轴的小分子物质浓度梯度(及萃取)小,维持性血液透析滤过中的萃取率为 50% 或更高。因此,沿着滤器长轴运动的小分子物质弥散时,允许通过对流清除额外的物质。

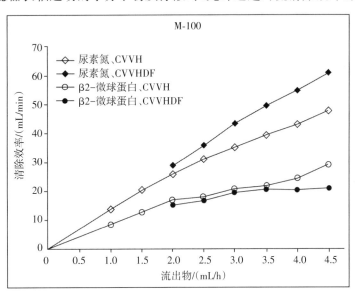

图 6.4.4 前稀释连续静脉-静脉血液滤过与连续静脉-静脉血液滤过加透析溶质清除率的比较

Reprinted with permission from Troyanov S,Cardinal J,Geadah D,et al. Solute clearances during continuous venovenous haemofiltration at various ultrafiltration flow rates using Multiflow-100 and HF1000 filters[J]. Nephrol Dial Transplant,2003,18:961-966.

Troyanov 及其同事设定"传统"血流速为 125 mL/min,对 CVVHDF 和 CVVH 前稀释模式中尿素和 β2-微球蛋白(B2M)的清除率进行了比较。该研究比较了在高达 4.5 L/h 的超滤率范围内、相同超滤率情况下的液体清除,如图 6.4.4 所示,CVVHDF 中的尿素清除率大于 CVVH 前稀释模式。实际上,两种治疗之间的差异随着超滤率的增加而增大。这一结果反映了前稀释的缺点,低血流量下尤其明显。对于 B2M,结果与"传统观点"相悖。理论上在清除这种大小的分子方面,单纯对流(如 CVVH)应优于部分对流模式（如 CVVHDF），然而这两种方式的 B2M 清除率是相同的，除非在非常高的超滤量（>3.5 L/h）条件下。在评估 CRRT 中更大的血流量对溶质清除率的影响之前，数据表明 CVVHDF 是清除溶质分子量范围最广泛的有效治疗模式。

结论

对患有 AKI 的危重症患者的 CRRT 的合理治疗基于了解溶质和液体清除的基本原理。本章总结了 RRT 的各种模式，讨论了溶质和液体的基本转运机制。临床医生已将这些原则应用于管理 AKI 患者的各种 CRRT 模式中。

（王　翠　洪　欢　译）

参 考 文 献

［1］ BRUNET S,LEBLANC M,GEADAH D,et al. Diffusive and convective solute clearances during continuous renal replacement therapy at various dialysate and ultrafiltration flow rates[J].Am J Kidney Dis,1999,34:486-492.

［2］ CLARK WR,TURK JE,KRAUS MA,et al. Dose determinants in continuous renal replacement therapy[J].Artif Organs,2003,27:815-820.

［3］ HENDERSON LW.Biophysics of ultrafiltration and hemofiltration.In:Jacobs C. Replacement of Renal Function by Dialysis[M].4th ed.Dordrecht: Kluwer Academic Publishers,1996:114-118.

［4］ HUANG Z,LETTERI JJ,CLARK WR,et al. Operational characteristics of continuous renal replacement therapy modalities used for critically ill patients with acute kidney injury[J].Int J Artif Organs,2008,31:525-534.

［5］ HUANG Z,LETTERI JJ,CLARK WR,et al. Ultrafiltration rate as dose surrogate in pre-dilution hemofiltration[J].Int J Artif Organs,2007,30:124-132.

［6］ TROYANOV S,CARDINAL J,GEADAH D,et al.Solute clearances during continuous venovenous haemofiltration at various ultrafiltration flow rates using Multiflow-100 and HF1000 filters[J].Nephrol Dial Transplant,2003,18:961-966.

第5章 重症监护病房液体管理的策略

Rinaldo Bellomo and Sean M. Bagshaw

CRRT 转机期间保持液体平衡的方法

在 CRRT 时液体的管理及涵盖 CRRT 患者总液体量的管理中,可以借助专门的表格(表 6.5.1)来指导转机情况下液体平衡的获得。

表 6.5.1　CRRT 转机期间液体平衡处方示例

技术	透析液流量	置换液流量	废液流量	抗凝血注入流量	机器液体平衡
连续静脉-静脉血液透析滤过	1 000 mL/h	1 000 mL/h	2 300 mL/h	100 mL/h	−200 mL/h

这张表告诉护士怎样设置机器参数及怎样获得计划性的每小时液体平衡。然而,在 ICU 中,患者液体的需求不是一成不变的,而是需要动态评估的。患者经常会接受必需的口服和静脉补液,这些在计算液体平衡时是需要考虑进去的。例如:患者在进行有创操作前需要在 2 h 内输注 600 mL 新鲜冰冻血浆,那么医嘱就需要进行必要的调整,同时需要说明改变的过程和原因(表 6.5.2)。

表 6.5.2　CRRT 液体平衡处方的改变示例

技术	透析液流量	置换液流量	废液流量	抗凝血注入流量	机器液体平衡
连续静脉-静脉血液透析滤过	1 000 mL/h	1 000 mL/h	2 600 mL/h	100 mL/h	−500 mL/h[仅在输注新鲜冰冻血浆(FFP)2 h 期间]

液体平衡处方(表 6.5.3)描述了每 12 h 作为一个间期内患者总的液体平衡情况,目的是告诉护士该患者液体治疗的宽泛目标。这些目标可以写在另外的处方上并附在机器液体管理表上。

表 6.5.3　患者液体平衡处方举例

患者	病历号	从午夜 0:00 到中午 12:00 整体液体平衡	从中午 12:00 到午夜 0:00 整体液体平衡	右心房压力范围
名字	00123	−1 000 mL	−1 000 mL	<6 mmHg 或>15 mmHg

实用性考虑

液体管理目标的实现需要医生和护士接受过良好的培训,在转机前这些目标就要清晰明了地写出来,医生需要手写签名和打印签名并附上联系电话,否则不能开始 CRRT。需要每小时记录液体平衡情况,最终计算液体出入平衡的量。数据的处理可以在电脑系统中完成,也可以由护士在床边用计算器手工计算完成,但是最后都要汇总填表。这样的过程可以准确地记录每小时的液体平衡,确保我们以正确的速度、正确的方向、正确的处方剂量进行转机。

预期的临床结局，潜在的问题，注意事项和益处

CRRT 前计划好脱水的剂量，转机过程中严密监测出入量，确保患者在安全有效的情况下接受处方计划好的治疗方法，这样有条理的规划使得患者的临床结局值得预期。该方案可以使不良后果（如持续液体负荷过重或液体丢失过多）的发生率降到最低。

尽管已谨慎处理，仍不能完全避免问题的发生。一个相对常见的问题是停机时间（指由于滤器凝血、必要的操作或外出 ICU 做检查而停机）。在这种情况下，处方脱水量就难以达到计划的量。例如，患者有 5 h 的停机时间（假设每小时脱水 200 mL），那么就有 1 L 的水不能按计划脱除。再者，在停机的时间里，按早先液体平衡的目标，会有额外的液体按计划进入体内。如果发生那样的情况，医师和护士需要警惕，意识到其结果并快速做出反应。在随后的 12 h 或 24 h 内调整脱水剂量，例如，作为停机的安全补偿，可以额外地增加每小时的脱水量 100 mL，使超滤率达到 300 mL/h。

对于容量过负荷的患者，300 mL/h 的超滤率是可以耐受的。然而对于特殊患者，这是不合适的。因此，我们应该动态评估患者的容量状态。

另一个常见的问题是，机器因为频繁报警而中断治疗。如躁动的患者，股静脉置管患者的腿经常弯曲、锁骨下置管患者经常坐起来和在床上移动，因而机器压力报警经常被触发，反复报警中断治疗。另外，其他诸如置换液袋子空了，废液袋子满了，都会触发报警提示更换，这样反复出现可以导致每小时有 5～10 min 中断时间，一日就会有显著的停机时间，这些都会导致液体平衡难以达标。因此，我们需要设置更多的脱水量以弥补这些因素。大多数机器允许操作者在一定时间内检查实际脱水量，这样的检查可以保证在计算液体平衡时有正确的脱水量。一些护士的操作手册要求每小时进行这种检查，尤其是没有经验的护士。最后，在流量不稳定时，机器主导的液体误差也会出现，护士和医师必须意识到这种可能性，同时需要动态监测患者的血流动力学状态。

动态评估液体平衡好处很多，包括对患者及治疗的动态评估，关注细节，避免液体大出大入，以及仔细的操作。

小结

在 CRRT 期间关注液体平衡具有重要的临床意义。容量过负荷会导致临床并发症，特别是呼吸机撤机困难。过多的液体清除可导致血容量不足和低血压，并延缓肾脏的恢复。避免这些问题出现的最佳方法是充分的评估，对细节的关注，密切、动态地监测液体的输入和清除，以及明确机器治疗参数和患者治疗目标。

（张颖颖 译）

参 考 文 献

[1] BAGSHAW S,BALDWIN I,FEALY N,et al.Fluid balance error in continuous renal replacement therapy:a technical note[J].Int J Artif Organs,2007,30:435-440.

[2] BAGSHAW S,BELLOMO R.Fluid resuscitation and the septic kidney[J].Curr Opin Crit Care,2006,12:527-530.

[3] BAGSHAW SM,BELLOMO R.The influence of volume management on outcome[J].Curr Opin Crit Care,2007,13:541-548.

[4] BAGSHAW SM,BROPHY PD,CRUZ D,et al. Fluid balance as a biomarker:impact of fluid overload on outcome in critically ill patients with acute kidney injury[J].Crit Care,2008,12:169.

[5] PROWLE JR,BELLOMO R.Fluid administration and the kidney[J].Curr Opin Crit Care,2013,19:308-314.

第6章 连续性肾脏替代治疗的适应证、上机时机及患者选择

John A. Kellum, Raghavan Murugan and Mitra K. Nadim

肾脏替代治疗的适应证

肾脏替代治疗(RRT)的适应证分为两大类:"肾性"(解决肾衰竭导致的后果)和"非肾性"(肾衰竭不是必要条件),两者的区别并不总是很明确,但这是一个用来区分肾脏替代治疗适应证的简便分类方法。

肾性适应证

表6.6.1总结了急性肾损伤(AKI)的临床表现,包括少尿(导致液体负荷过重)、氮质血症(导致大量的临床并发症)、高钾血症及代谢性酸中毒,以上这些功能受损到何种程度就该启动RRT虽然尚无统一意见,但普遍认为RRT的适应证有以下几点:

- 容量过负荷(如肺水肿)。
- 少尿或者无尿[尿量持续$<0.3\,\mathrm{mL/(kg \cdot h)} \geqslant 24\,\mathrm{h}$或者无尿$\geqslant 12\,\mathrm{h}$]。
- 氮质血症伴有尿毒症的症状。
- 高钾血症伴有心电图改变。
- 严重的酸中毒。

表6.6.1 急性肾损伤的临床表现

系统	并发症	机制	临床特征
循环系统	容量过负荷	水钠潴留	水肿,心力衰竭,高血压
电解质与酸碱平衡	低钠血症,高钾血症,酸中毒,氮质血症	自由水排泄受阻,氯离子蓄积	低血压,糖代谢异常,肌肉蛋白合成减少,心律失常
消化系统	营养吸收障碍,消化道出血,腹腔间隔综合征	肠道水肿,容量过负荷	恶心,呕吐,黏膜蛋白合成减少,腹内压增加
血液系统	贫血,血小板功能异常	促红细胞生成素减少,血管性假血友病因子减少	贫血,出血
免疫系统	感染,免疫抑制	中性粒细胞减少	医源性感染,严重脓毒症
神经系统	脑病	尿毒素,低钠血症	扑翼样震颤,谵妄,淡漠,昏迷
呼吸系统	胸腔积液,肺水肿	容量过负荷,胶体渗透压降低,直接尿毒症毒性	胸腔积液,肺水肿,呼吸衰竭

容量过负荷

大量研究表明,容量过负荷与死亡率增加独立相关。容量过负荷通常发生在少尿的前提下,但即使

不存在少尿,容量过负荷仍有可能发生在液体输入过多而尿量不足以维持液体平衡的情况下。虽然治疗初始可尝试应用利尿剂利尿治疗,但是对于有液体负荷过重症状(如氧合进行性下降)的患者,有重症AKI临床表现需要行RRT的患者(如高钾血症、尿毒症患者),以及那些存在危及生命的液体负荷过重并发症的患者,应该立即行RRT。

虽然大多数医生在启动RRT之前会尝试利尿治疗,但这种尝试应该持续多长时间,治疗剂量及治疗成功的定义方面仍然存在很多分歧,虽然争取避免RRT是应该的,但是很少有证据表明利尿剂可以成功实现这一目标。

更重要的是,用利尿剂增加尿量只是对容量过负荷及高钾血症的针对性治疗,并不能治疗少尿本身。在2012年,急性透析质量倡议(ADQI)提出机械脱水的适应证,以下情况出现时应当考虑使用机械脱水:①确定存在容量过负荷,并且使用利尿剂治疗无效或失败;②利尿剂治疗可能无效,存在威胁生命的容量过负荷并有肾功能明显变化[如低肾小球滤过率(GFR)]或者低肾脏灌注(如循环衰竭)的患者;③液体潴留高风险的患者(如需大量输血、肠内营养、大分子药物输注的患者),应当接受超滤治疗以防止容量过负荷;④出现利尿剂相关的并发症,如低钠血症、代谢性碱中毒、低镁血症、严重的低钾血症和肾功能损伤加重;⑤有严重的急性或慢性肾病及尿毒症病史的患者出现容量过负荷表现。

利尿剂治疗

袢利尿剂,如呋塞米,静脉注射(IV)20～40 mg(表6.6.2),如果这个剂量无效,经过30～60 min可尝试给予更大剂量;如果患者此前接受过利尿剂治疗(表6.6.1),可能需要给予更大剂量。如果每6 h弹丸式推注80 mg剂量无效,则可持续泵入(1～5 mg/h IV)。噻嗪类利尿剂如氢氯噻嗪(250～500 mg IV)或者美托拉宗(metolazone)(10～20 mg口服)可与袢利尿剂联合使用以增加利尿效果。通常情况下,如果利尿剂治疗无效,继续给药就没有意义,所有可能具有肾毒性的利尿剂,特别是袢利尿剂应当在启动RRT前停止应用。

表6.6.2 利尿剂剂量

药物	口服	静脉注射	持续泵入
美托拉宗(metolazone)	10～20 mg 每24 h	—	—
氢氯噻嗪(chlorothiazide)	—	250～500 mg	—
呋塞米(furosemide)	20～40 mg 每6～24 h	5～80 mg 每6～24 h	1～10 mg/h
托拉塞米(torsemide)	5～20 mg 每6～24 h	5～20 mg 每6～24 h	1～5 mg/h
布美他尼(bumetanide)	0.5～1 mg 每6～24 h	0.5～2 mg 每6～24 h	1～5 mg/h

氮质血症

氮质血症指GFR减少导致的尿素氮及其他含氮代谢废物潴留,是肾衰竭的基本特征。像少尿一样,氮质血症不仅在肾功能不全时出现,也是肾脏对细胞外容量或肾血流量减少的人体正常反应。相反,在液体容量大量丢失的情况下,GFR值"正常"应当被视为肾功能不全。因此,尿量和GFR的变化,既不是诊断肾病的必要条件,也非充分条件,然而,目前尚无可替代的诊断方法。

氮质血症是尿毒症异常生化指标中代表性的项目之一,各种毒素在肾衰竭时排泄受阻,在血液循环及组织中异常增高。氮质血症的临床表现见表6.6.1。

虽然尿毒症症状与血液中尿素水平相关,但血尿素氮(BUN)水平与尿毒症症状之间的关系在个体之间,甚至在同一个体的不同时间段并不总是一致的。因此,没有特定的BUN阈值水平用来定义尿毒症或者启动RRT。相反,RRT的启动时机及时间和强度应该根据患者的临床状况进行个体化决定而不仅仅基于生化标志物。

高钾血症

严重的高钾血症会危及生命。血钾快速上升时，其风险最大——血清钾超过 6 mmol/L 时可导致心搏骤停。高钾血症患者心电图最早出现的特征是 T 波高尖，与心脏应激有关，一旦发现，应立即紧急治疗。严重高血钾的临时处理（当准备进行 RRT 时）包括静脉注射氯化钙（10%溶液 10 mL）以降低心肌应激性，以及持续静脉注射胰岛素（10 IU）和葡萄糖（50%溶液 50 mL）合剂超过 20 min 以将细胞外液钾离子转移至细胞内（应注意监测血糖）。

代谢性酸中毒

肾衰竭引起代谢性酸中毒是由各种酸性物质（如磷酸盐、硫酸盐）的潴留及肾小管功能障碍导致的高氯性酸中毒，临床表现包括急性的炎症反应及慢性的细胞钙化。轻微的酸中毒可口服碳酸氢钠或碳酸钙纠正。RRT 可以有效地纠正酸中毒及血清钠、氯离子失衡，通常将目标 pH 标定在 7.30 以上。

"非肾性"适应证

所谓的 RRT"非肾性"适应证是指从血液中滤出各种可透析的物质，包括药物、毒物、造影剂及细胞因子。

药物和毒物的清除

血液净化技术早已被用于治疗药物和毒物中毒。可以被 RRT 清除的药物和毒物参考表 6.6.3。大多数的中毒病例是不需要 RRT 的，事实上，最常见的导致中毒死亡的药物或毒素不能被 RRT 有效清除［如对乙酰氨基酚（acetaminophen）、三环抗抑郁药物（tricyclic antidepressants）、短效巴比妥（short-acting barbiturates）、兴奋剂（stimulants）及街头毒品］。通常，分子大小和蛋白结合率决定了物质可以被清除的难易程度（分子量小的、蛋白结合率低的更容易被清除）。连续性肾脏替代治疗（CRRT）在清除分子量更大的物质时效果可能更好，常被用于清除血浆半衰期很长的物质。血液灌流等技术也被用于清除药物和毒物，该部分将在第 23 章进一步讨论。

表 6.6.3　可行 RRT 的常见中毒

物质	清除方式	讨论
甲醇	血液透析	在血清甲醇浓度低于 25 mg/dL 并且高阴离子间隙代谢性酸中毒和渗透压间隙纠正到正常值之前应该持续进行 RRT[①]。36 h 内可能会出现反弹
异丙醇	血液透析	RRT 能有效地清除异丙醇和丙醇，在非重症中毒患者（长时间昏迷、心肌抑制、肾衰竭）中 RRT 并不是一项必需的治疗手段
乙二醇	血液透析	在血清乙二醇浓度低于 20 mg/dL 并且代谢性酸中毒和其他反映人体中毒的指标纠正到正常值之前，应该持续进行 RRT。24 h 内可能会出现反弹
锂	IHD[②]/CRRT[③]	IHD 可以更快速度清除锂，但是反弹是一个很严重的问题，可以用 CRRT 有效地解决
水杨酸盐	IHD/CRRT	在治疗水杨酸中毒的方法中，IHD 及 CRRT 均有文献报道
茶碱	IHD/CRRT/血液透析	在临床症状改善且血浆水杨酸水平低于 20mg/L 之前应该持续进行 RRT，可能会出现反弹

续表

物质	清除方式	讨论
丙戊酸	IHD/CRRT/血液透析	当药物水平超过有效治疗浓度时，结合蛋白达到饱和，游离部分的药物大幅增加，使透析成为可行的治疗方式
直接凝血酶抑制剂（例如，达比加群酯）	血液透析	通过血液透析，血液循环中大约一半的药物可被清除

注：其他治疗方式也可以用于这些物质中毒的治疗。

①RRT，肾脏替代治疗；②IHD，间歇性血液透析；③CRRT，连续性肾脏替代治疗。

CRRT 在急性中毒治疗中的作用尚不明确，虽然与间歇性血液透析（IHD）相比，CRRT 每单位时间的清除量相对较少，但对于血流动力学不稳定的患者，以及无法承受 IHD、血液透析等引起溶质与体液快速清除的患者，CRRT 具有明显优势。CRRT 可以缓慢而有效地连续清除大分子物质或组织结合率高的物质，以及易于出现"反弹效应"的物质（例如，锂、普鲁卡因及甲氨蝶呤），在这些病例中，CRRT 可作为 IHD 或者血液透析的辅助治疗方式。

造影剂

RRT 被用于清除放射性造影剂已经很多年了，但随着时间的推移，这种治疗方式的目的已经发生了变化。在过去，电离性、高渗造影剂用于影像成像研究，RRT 经常被用于清除这些物质，以及可能诱导肾衰竭患者发生急性充血性心力衰竭的高渗透性液体，这些患者自身不能充分代谢造影剂，输入高渗造影剂后可能诱发肺水肿。近年来，非电离性、低渗造影剂甚至等渗造影剂已经问世，发生肺水肿的风险显著降低。然而，所有的放射性造影剂都具有肾毒性，一些专家提倡使用 CRRT 来预防所谓的造影剂性肾病。标准的 IHD 被证实可以清除放射性造影剂但不能预防造影剂性肾病。尽管清除造影剂的效率不高，但 CRRT 已经被证明可以减少造影剂性肾病的发生，尤其是在注射造影剂之前或者注射的同时开始 CRRT（表 6.6.4），但是这种观点是有争议的，目前大多数中心并没有提议用 RRT 来预防造影剂性肾病。

表 6.6.4　预防造影剂肾病发生的方法

液体种类	用法		
	口服	静脉注射	剂量
生理盐水	—	0.9%（154 mEq/L）	造影前 12 h 内以 1 mL/(kg·h)剂量输注，或者造影前 3 h 内以 3 mL/(kg·h)剂量输注；造影结束后以 1 mL/(kg·h)剂量持续输注 6 h
碳酸氢钠溶液	—	150 mEq/L	造影前 12 h 内以 1 mL/(kg·h)剂量输注，或者造影前 3 h 内以 3 mL/(kg·h)剂量输注；造影结束后以 1 mL/(kg·h)剂量持续输注 6 h
N-乙酰半胱氨酸	每间隔 12 h 1 200 mg	每间隔 12 h 1 200 mg	造影前 24 h 开始，持续至造影结束后 24 h

注：剂量范围仅作为一般推荐。表中没有任何一种方法被正式批准用于预防造影剂肾病的发生。

细胞因子

很多脓毒症中的内源性介质可以用 CVVH 或者 CVVHDF 清除（血液透析不能清除此类物质）。这一发现促使很多学者尝试使用 CVVH 作为脓毒症的辅助治疗。关于 CVVH 是否能为脓毒症并发肾衰竭患者提供额外益处仍存在争议，现有的证据不足以支持 CVVH 在没有肾衰竭的患者中有清除细胞因子的作用。如果 CVVH 能有效清除细胞因子，则标准剂量的 CVVH 清除效果似乎很弱。一些个案报道证明,高治疗剂量的 CVVH 可以改善血流动力学状况(见第8章)。

RRT 的治疗时机

何时开始 RRT?

对于"何时启动 RRT?"这一问题,最简单的答案是:当前文讨论的适应证出现的时候。研究者们为了达成"RRT 最佳治疗时机"的共识,已经做了大量的努力。ADQI 在 2000 年首次试图解决这个问题,但没有成功,只是提出了以下这条建议:当 GFR 急剧下降,并且已经发展或面临临床上显著的溶质失衡/毒性或容量过负荷的风险时,应当开始 RRT。从本质上说,这就相当于认为 RRT 应该在患者出现"症状性"急性肾衰竭(ARF)时开始启动。"症状性 ARF"由什么构成(这是一个临床判断的问题),以及该如何定义"危险",仍然没有明确答案。大多数专家建议应当在出现临床并发症之前开始 RRT,但这个节点总是很难准确地判断。例如,在 AKI 的早期即可发生血小板功能的细微异常,而此时大部分临床医生尚未决定开始 RRT。

使用 RIFLE 标准的观察性研究提供了两个重要的信息:ARF(RIFLE 标准中的 F 阶段)在危重症患者中(ICU 中的 10%～20% 的患者)很常见,与出院前死亡风险增加 3～10 倍相关。鉴于死亡风险的大幅增加,许多研究人员已经开始询问为什么更多的患者没有接受 RRT,目前的证据不足以回答这个问题,但鉴于 CRRT 并发症发生率较低,以及 AKI 的死亡风险较高,应考虑尽早开始 RRT(如符合 3 期标准即开始 RRT,而不是等到出现临床并发症)。

何时结束 RRT?

这是一个比何时开始 RRT 更难回答的问题。同样,最简单的答案是"当肾功能恢复时",但这个简单的答案存在两个问题:首先,判定肾功能何时已经恢复很困难;其次,在停止治疗前应该让肾功能恢复到何种程度也不明确。迄今为止发表的质量最高的关于 RRT 何时终止的临床研究中使用了如表 6.6.5 所述的方法。同时,需要关注容量负荷及电解质状态,大多数临床医生都选择尝试 RRT 而不是仅检查肌酐清除率。

表 6.6.5 **肾功能恢复的评估标准**(如果尿量小于 30 mL/h)

肌酐清除率	RRT 的方式
小于 12 mL/min	继续 RRT
12～20 mL/min	进行临床判断
大于 20 mL/min	终止 RRT

注:肌酐清除率的评估需要收集 6 h 的尿液。

CRRT 的患者选择

哪些患者应该接受 CRRT?

当决定启动 RRT 时,对于选择何种模式存在以下考虑因素,严格来说,并没有绝对的指征说哪种模式更优。

• 血流动力学稳定性:CRRT 适用于低血压或者有低血压风险的患者。实际上,无论患者的血压处于基线水平,还是因治疗而引起血压下降,都需要应用血管升压药。ARF 的多中心研究表明低血压在

IHD治疗中极其普遍，有证据表明，与IHD相比，AKI患者使用CRRT作为初始治疗更有利于肾功能的恢复。

- 颅内压增高：颅内压增高是CRRT的绝对适应证。IHD会引起更大程度的容量状态波动，因此颅内压增高是禁忌证。

- 严重的容量过负荷或者必须输注大量液体：即使是血流动力学稳定的患者，也有严重容量过负荷或者在日常大量液体需求（通常为了药物治疗或者肠内营养支持）下出现轻度容量过负荷的情况，而CRRT能够有效地进行液体控制。在4 h透析过程中，清除超过3～4 L的液体通常是困难的，但可以通过CRRT持续清除200～300 mL/h(5～7 L/d)，甚至更多。

- 机械通气：对于撤机困难的患者，CRRT(或者每日透析)可能更好。

- 高蛋白分解的患者：对于一些危重症患者，隔日透析可能难以控制溶质水平，透析前尿素氮水平非常高的患者可以采用CRRT进行更好的治疗。

- 高钾血症：当需要快速清除溶质时，例如对于严重的高钾血症患者，间歇性透析通常更合适。CRRT也可以有效治疗高钾血症，但间歇性透析的效果通常更显著。

（袁　晓　邵　敏　译）

参 考 文 献

[1] GOLDSTEIN S,BAGSHAW S,CECCONI M,et al. Pharmacological management of fluid overload[J].Br J anaesth,2014,113:756-763.

[2] HOSTE EA,CLEMONT G,KERSTEN A,et al. RIFLE criteria for acute kidney injury is associated with hospital mortality in critical ill patients:a cohort analysis[J].Crit Care,2006,10:R73.

[3] KDIGO AKI Workgroup.Kidney disease:improving global outcomes(KDIGO) clinical practice guideline for acute kidney injury[J]. Kidney Int,2012,2(suppl):1-141.

[4] ROSNER MH,OSTERMANN M,MURUGAN R,et al. Indications and management of mechanical fluid removal in critical illness [J].Br J Anaesth,2014,113:764-771.

[5] PALEVSKY PM,ZHANG JH,O'CONNOR TZ,et al. Intensity of renal support in critically ill patients with acute kidney injury[J]. N Engl J Med,2009,361(24):2391.

[6] TOLWANI A.Continuous renal-replacement therapy for acute kidney injury[J].N Endl J Med,2012,367:2505-2514.

[7] UCHINO S,BELLOMO R,MORIMATSU H,et al. Continuous renal replacement theraypy:a worldwide practice survey[J]. Intensive Care Med,2007,33(9):1563-1570.

[8] UCHINO S,BELLOMO R,MORIMATSU H,et al. Discontinuation of continuous renal replacement therapy:a prospective multicenter observational study[J].Crit Care Med,2009,37:2576-2582.

[9] WALD R,SHARIFF SZ,ADHIKARI NK,et al. The association between renal replacement therapy modality and long-term outcomes among critically ill adults with acute kidney injury:a retrospective cohort study[J].Crit Care Med,2014,42:868-877.

第 7 章　启动肾脏替代治疗的生物标志物

Alexander Zarbock and Lakhmir S. Chawla

急性肾损伤的诊断及局限性

急性肾损伤(AKI)的诊断基于血清肌酐(Scr)水平和/或尿量的变化。然而,Scr 水平和尿量都具有较低的敏感性和特异性。Scr 受多种因素的影响(如液体治疗、肌肉质量),并且不能准确反映肾功能(肾小球滤过率下降超过 50% 后 Scr 升高)和肾小管损伤程度,而尿量受利尿剂和低血容量的影响。此外,这两种指标都不能预测肾功能是否改善或恶化。

这些局限性被认为是导致与 AKI 相关预后不良的原因。因此,ADQI 将新的 AKI 生物标志物的发现和/或标准化列为最高研究优先级别。近年来,已发表了大量有关生物标志物的论文。大多数研究调查了不同的生物标志物是否能够检测或预测由 Scr 定义的 AKI。几项有前景的研究表明,AKI 可以在 Scr 水平发生显著变化之前的 48 h 内被诊断。由于现有的床边设备可以在短时间(20 min)内测量生物标志物,因此社区医院对将此类生物标志物纳入临床决策很感兴趣。

问题

(1)目前,AKI 生物标志物的临床实用性仍未得到评估,重要的问题是它们是否可以改善 AKI 患者的管理。虽然早期发现 AKI 可以优化血流动力学和避免危害,但目前仍没有针对 AKI 的特异性治疗方案。

(2)另一个重要的临床应用领域是何时启动肾脏替代治疗(RRT)。

几项研究调查了生物标志物是否可以预测对 RRT 的需求。下文回顾了一些生物标志物用于预测对 RRT 需求的研究。

生物标志物研究和对 RRT 的需求

胱抑素 C

胱抑素 C 是一种由所有有核细胞以恒定速率产生的分子量为 13 kDa 的非糖基化半胱氨酸蛋白酶抑制剂。在健康受试者中,血浆胱抑素 C 通过肾小球滤过,并且完全通过近端小管代谢。由于肾小管不分泌胱抑素 C,因此该标志物通常不出现在尿液中。如果尿液中出现胱抑素 C,则提示肾小管损伤。

血浆胱抑素 C 在检测肾小球滤过率轻度下降和急性变化方面比 Scr 更敏感。然而,血浆胱抑素 C 水平可能受免疫抑制治疗、炎症或恶性肿瘤及甲状腺功能异常的影响。血浆和尿液胱抑素 C 的变化可以预测 AKI。与 Scr 相似,了解基线水平对解释这些标志物所代表的临床意义至关重要。

几项研究调查了血浆胱抑素 C 是否可以预测 AKI 患者对 RRT 的需求。所有患者的血浆胱抑素 C 对 RRT 需求具有中度预测性。二次分析排除了入住 ICU 的确诊 AKI 患者,血浆胱抑素 C 对 RRT 的预测性更好。

对 73 例确诊非少尿型 AKI 患者(其中 26 例需要 RRT)检测了尿液胱抑素 C 和几种肾小管蛋白

酶,以预测是否需要进行 RRT。尿液显示出非常好的 AKI 诊断性能[受试者工作特征曲线下面积(area under the receiver operating characteristic curve,ROC_{AUC})为 0.92；95％置信区间(confidence interval, CI),0.86~0.96]。以 1g/mol 肌酐为临界值时,尿液胱抑素 C 对预测 RRT 具有很高的敏感性(92％)和特异性(83％)。血浆和尿液胱抑素 C 在预测 RRT 方面的数据令人兴奋,但在推荐使用胱抑素 C 预测 RRT 需求之前,还需要更大规模的研究证据。

肾损伤分子 1

肾损伤分子 1(KIM-1)是一种 I 型跨膜糖蛋白,具有一个可裂解的胞外域(90 kDa)。在急性损伤和慢性损伤中,该分子定位于扩张的肾小管的顶端膜。KIM-1 有两种形式,仅在其 C 末端有微小的差异：一种在肾脏中表达,另一种在肝脏中表达。KIM-1 被认为在上皮损伤后的再生过程中起作用,并通过吞噬作用清除管腔内的死亡细胞。

Liangos 及其同事发现,预测 KIM-1 对于 RRT 或死亡的 ROC_{AUC} 为 0.61(95％CI,0.53~0.61),与尿量和 Scr 的 ROC_{AUC} 相当。在调整后的分析中,与最低四分位数患者相比,KIM-1 最高四分位数患者综合结局的概率(3.2;95％CI,1.4~7.4)更高。然而,这在多变量分析中不再有意义。由于有争议的数据存在,另一项研究中 KIM-1 不再是 RRT 的重要预测因子。

中性粒细胞明胶酶相关脂质运载蛋白

中性粒细胞明胶酶相关脂质运载蛋白(NGAL)是一种与特定白细胞颗粒中的中性粒细胞明胶酶相关的小蛋白,也在各种与抗菌防御相关的上皮组织中表达。在正常肾脏中,只有远端小管和集合管有 NGAL 表达。

在急性肾损伤早期,肾脏中 NGAL 水平迅速上升。NGAL 可以在血液和尿液中被检测到,是动物模型中肾毒性或缺血性 AKI 后肾脏中出现最早和最多的蛋白质之一。尿液和血液 NGAL 已被证明是几种临床情况(包括创伤、放射性造影剂暴露、心脏手术和危重疾病)下 AKI 的早期预测因子。

几项观察性研究调查了使用 NGAL 来预测 RRT 启动时机的情况。最近的一项荟萃分析总结了其中 9 项研究。这些研究检测了尿液和血浆/血清 NGAL。纳入研究中 RRT 的发生率为 4.3％,总体分析得出 ROC_{AUC} 为 0.782(95％CI,0.648~0.917),用于区别将接受与 AKI 相关的 RRT 患者。NGAL 的临界值为 278ng/mL 的特异性为 80％,敏感性为 76％。然而,基于不同的检测方法和患者群体,很难将这些结果应用到临床实践中。

最近发表的一项研究发现称,直接接受 RRT 的患者(490 例中有 17 例,3.5％)尿液 NGAL 中位数水平[548ng/mg 肌酐(四分位数间距,156~466)]明显高于未接受 RRT 的患者(490 例中有 473 例,96.5％)[61ng/mg 肌酐(四分位数间距,17~232)]。虽然没有评估具体的临界值,但随着尿液 NGAL 水平的增加,RRT 的调整风险增加了 2.6 倍。

最近发表的一项研究调查了芬兰 15 个 ICU 收治的 1042 名成年患者的尿液样本。在该研究人群中,入住 ICU 24h 后尿液 NGAL 对 AKI 发生的预测价值中等,尽管尿液 NGAL 对于 RRT 的预测价值良好(0.839;95％CI,0.797~0.880)。RRT 的阳性似然比为 3.81(95％CI,3.26~4.47),表明尿液 NGAL 与 RRT 的启动密切相关。

虽然这些数据需要进一步确认,但现有的 NGAL 数据提示该生物标志物可能与常规标准具有重要的互补作用,可以帮助临床决定何时启动 RRT。

速尿激发试验后的尿量

虽然尿量可用于诊断 AKI,但是缺乏特异性,因为可能受到包括血容量不足和使用利尿剂等若干因素的影响。最近发表的一项研究调查了速尿激发试验(furosemide stress test,FST)(一次性剂量为

1.0 mg/kg 或 1.5 mg/kg，取决于先前的速尿使用）在患有早期 AKI 的危重症患者中预测进展至急性肾脏损伤网络Ⅲ期（AKIN-Ⅲ）的能力。这项前瞻性多中心研究纳入了 54 名患者，其中 25 名患者（32.4%）达到了进展至 AKIN-Ⅲ 的主要终点。进展性 AKI 患者在前 6 h 内 FST 后尿量显著降低（$p<0.001$）。FST 试验后 2 h 的总尿量预测进展为 AKIN-Ⅲ 的 ROC_{AUC} 为 0.87（$p=0.001$）。预测 FST 后 2 h 内 AKI 进展的理想临界值是尿量小于 200 mL（100 mL/h），其敏感性为 87.1%，特异性为 84.1%。研究表明，对早期 AKI 患者进行 FST 可用于识别严重和进展性 AKI 的患者。

在同一队列中，研究者评估了 FST 与生物标志物的应用情况，发现两者可以协同使用。在金属蛋白酶组织抑制剂 2（tissue inhibitor of metalloproteinases 2，TIMP2）、胰岛素样生长因子结合蛋白 7（insulin-like growth factor binding protein 7，IGFBP7）或 NGAL 水平明显升高的患者中，ROC_{AUC} 值从 0.87 提高至 0.90～0.91。然而，未来尚需要大型研究来验证这些结果。如果可以在更大的研究中验证这些结果，则可以使用该试验来解决何时启动 RRT 的问题。

启动 RRT 的策略

尽管现有的一些生物标志物的数据令人鼓舞，但是生物标志物实际用于 RRT 的启动策略方面仍存在挑战。其局限性在于它是一种替代性结果，RRT 启动缺乏广泛的共识，而且临床实践差异很大。启动 RRT 的决定受许多因素的影响，包括医生个人的实践、Scr 水平、尿量和患者的整体情况。此外，这种决定还可能受到后勤或组织协调问题的影响。

其局限性如下：

• 样本采集的时间不同。一些研究的样本是在患者入住 ICU 时收集的，而其他研究的样本是在肾脏科就诊时获得的。此外，这些时间点也可能因医疗机构而异。

• 研究中没有统计生物标志物检测和 RRT 启动之间的时间间隔。因此，我们无法判断它是否可以帮助临床医生"更早"启动 RRT。

• 大多数研究没有提供可床边使用的具有临床意义的临界值。

启动 RRT 的最佳时机一直是研究的焦点。目前的证据（主要来自观察性研究）表明，早期启动 RRT，死亡率越低，肾脏恢复越好。然而，没有任何随机对照试验证明早期启动 RRT 与生存或肾脏恢复的益处相关。目前还没有达成共识来指导临床医生解决这一重要问题。为了验证 RRT 的早期启动是否与改善预后相关，必须结合 AKI 标准、患者特定因素和生物标志物来进行临床决策。

在一些研究中，早期启动 RRT（RIFLE-R 或 RIFLE-I）与晚期启动 RRT（RIFLE-F）相比具有更好的预后。然而，这些研究的解释有些混淆事实，因为将肾功能恢复及没有接受 RRT 的死亡患者也纳入了研究范围。另一个缺陷是，不应为所有轻度或中度 AKI 的危重症患者提供 RRT，因为这些患者中有相当大比例的肾功能可能会自发恢复，并且确实需要 RRT。识别可能需要 RRT 的持续和严重 AKI 患者非常重要，因为有助于 AKI 患者在较轻阶段开始 RRT，以提供肾脏支持并预防 AKI 相关并发症。

生物标志物应与之前使用的常规参数结合起来综合判断，从而提高预测 RRT 需求的能力。未来的研究必须确定两个临界值：一个可以排除对 RRT 的需求，另一个可以确定需要 RRT 的可能性很大。第一个临界值将识别可能从 AKI 中自行恢复的轻度肾小管损伤患者。第二个临界值将有助于早期识别患有持续性严重肾损伤的患者，这些患者的肾脏不太可能自行恢复。根据临床情况（如心脏手术与 ICU 患者）不同，这些临界值可能有所不同。需要更多的研究来建立适当的阈值，并在前瞻性研究中评估这种方法。

小结

已经发现并介绍了几种新的肾脏特异性生物标志物，其可以在血液和尿液中被检测到。与常规的肾功能丧失测量值（如尿量和/或 Scr 水平）相比，它们可用于 AKI 的早期检测和诊断。然而，针对这些生物标志物用于早期预测 RRT 需求的潜在价值的研究仍然较少，无论是单独使用还是联合肾损伤的传统替代指标和/或其他临床因素。一些有关胱抑素 C、NGAL 和 KIM-1 的研究表明，这些生物标志物可以预测哪些患者需要 RRT。如果这些研究能够得到证实，将意味着这些生物标志物必须被纳入临床实践，因为它们可以增强临床医生预测 RRT 需求的能力。然而，鉴于已发表研究的局限性，现在仍然无法将研究结果纳入临床实践。这些局限性包括临床情况（如 ICU 患者和心脏手术患者）、标本类型（尿液与血液）、患者群体和小样本量的差异。

  由于目前的数据不足以推荐常规使用生物标志物来进行启动 RRT 的临床决策，因此还需要进行更多的研究。这些研究也可能有助于确定启动 RRT 的最佳时间点。

（张颖颖　邵　敏　译）

参 考 文 献

[1] BAGSHAW SM,CRUZ DN,GIBNEY RT,et al. A proposed algorithm for initiation of renal replacement therapy in adult critically ill patients[J].Crit Care,2009,13(6):317-324.

[2] CHAWLA LS,DAVISON DL,BRASHA-MITCHELLE E,et al. Development and standardization of a furosemide stress test to predict the severity of acute kidney injury[J].Crit Care,2013,17(5):R207-215.

[3] GIBNEY N,HOSTE E,BURDMANN EA,et al. Timing of initiation and discontinuation of renal replacement therapy in AKI: unanswered key questions[J].Clin J Am Soc Nephrol,2008,3(3):876-880.

[4] HAASE M,BELLOMO R,DEVARAJAN P,et al. Accuracy of neutrophil gelatinase-associated lipocalin (NGAL) in diagnosis and prognosis in acute kidney injury: a systematic review and meta-analysis[J].Am J Kidney Dis,2009,54(6):1012-1024.

[5] HERGET-ROSENTHAL S,POPPEN D,HUSING J,et al. Prognostic value of tubular proteinuria and enzymuria in nonoliguric acute tubular necrosis[J].Clin Chem,2004,50(3):552-558.

[6] LIANGOS O,PERIANAYAGAM MC,VAIDYA VS,et al. Urinary N-acetyl-beta-(D)-glucosaminidase activity and kidney injury molecule-1 level are associated with adverse outcomes in acute renal failure[J].J Am Soc Nephrol,2007,18(3):904-912.

[7] NISULA S,YANG R,KAUKONEN KM,et al. The urine protein NGAL predicts renal replacement therapy,but not acute kidney injury or 90-day mortality in critically ill adult patients[J].Anesth Analg,2014,119(1):95-102.

[8] PALEVSKY PM.Indications and timing of renal replacement therapy in acute kidney injury[J].Crit Care Med,2008,36(suppl):S224-S228.

[9] SEABRA VF,BALK EM,LIANGOS O,et al. Timing of renal replacement therapy initiation in acute renal failure: a meta-analysis[J].Am J Kidney Dis,2008,52(2):272-284.

[10] SIEW ED,WARE LB,GEBRETSADIK T,et al. Urine neutrophil gelatinase-associated lipocalin moderately predicts acute kidney injury in critically ill adults[J].J Am Soc Nephrol,2009,20(8):1823-1832.

第8章 连续性肾脏替代治疗的 其他适应证

Rinaldo Bellomo and Ian Baldwin

方法、技术和路径

除常规治疗外,连续性肾脏替代治疗(CRRT)可以使用不同的方法,实现不同的治疗目的。例如,若患者亟待处理的问题是液体负荷过重,标准 CRRT 在降低患者氮质血症负荷的同时,调整机器参数设置增加脱水量,甚至可以达到 $-400 \sim -200$ mL/h。使用这种方法,可以有效移除利尿剂抵抗患者体内的多余液体。针对严重脓毒症或感染性休克患者,治疗的目标是尽可能清除循环内的可溶性介质,此时可使用高容量血液滤过或高分子截流血液滤过。高容量血液滤过要求较高的血流量(>300 mL/min)以避免过度前稀释(置换液在滤器前给予)或者过度血液浓缩(置换液在滤器后给予)。使用高容量血液滤过时需要特别注意患者的液体平衡和血磷水平,因为当使用较大的血液净化剂量,如每小时超过 10 L 的液体交换时,微小的液体平衡错误即可导致问题,快速地移除血磷不可避免地导致低磷血症。如果使用高分子截流血液滤过(目标为清除大分子毒性物质),需要使用特殊的滤过膜。高容量血液滤过也用于移除水溶性的毒性药物,如锂或丙戊酸钠,与标准 CRRT 相比,高容量血液滤过效率更高。如果采用高容量血液滤过,最好在治疗结束后能够序贯标准 CRRT 以防止清除停止后药物血浆浓度的反跳。在某些病例中,CRRT 还可以用于控制体温,如恶性高热综合征和因颅脑外伤或感染所导致的严重高热。此时,置换液可以不加温,甚至降温后使用。

临床实践

上述所有的 CRRT 选择都应当充分考虑临床具体情况,并且仔细权衡治疗的利弊。临床决策要求施行 CRRT 的医生对于 CRRT 的其他适应证有充分的把握,从而将相关风险降至最低,特别是使用高容量血液滤过时,需要有高质量的设备,准确的液体平衡监测,高频率的电解质和血磷监测及补充,合理的抗生素剂量调整,以及对于体温的关注。对于有利尿剂抵抗合并液体负荷过重的患者使用高通量CRRT 的风险相对较小,特别是那些合并心功能不全病情进展的患者。在此类患者中,通过连续-300 mL/h的液体平衡,液体移除($10 \sim 15$ L)的治疗目标可在 $24 \sim 48$ h 内实现。这种液体移除方法操作较为简便,在急性肾衰竭的 CRRT 中较为常见。

对于分布容积较小、蛋白结合率较低的水溶性药物中毒,特别是严重中毒危及患者生命时,CRRT(初始选择较大剂量,毒性药物浓度降至正常水平后改为常规剂量)是较为合理的,且从生物学角度来说相对安全。CRRT 目前已被用于下列情况的辅助治疗:
- 脓毒症。
- 常规方法无法控制的体温异常。
- 心搏骤停后的炎症反应控制。
- 严重酸中毒患者纠正或维持体内酸碱平衡。
- 移除造影剂引起的急性肾损伤(CIAKI)高危患者循环内的造影剂。

- 纠正各种病因造成的严重液体负荷过重。
- 防止使用大剂量凝血因子的患者出现液体负荷过重。
- 缓解心肺分流术造成的炎症反应。
- 纠正肾功能受损患者的钠离子负荷异常。

当 CRRT 所有潜在生物学、生理学和临床效应都被充分理解后，在 CRRT 肾脏适应证以外合理应用这种治疗手段便无法避免。

结论：CRRT 肾脏适应证以外的应用及其扩展应用

CRRT 可以实现许多生物学和临床方面的目标。当这一能力被充分理解，技术被充分掌握后，CRRT 便成为单纯肾脏替代治疗之外，实现其他治疗目的的有效手段。CRRT 可以降低体温，移除液体，提供大量的缓冲液，移除水溶性药物，影响炎症反应和抗炎反应系统，调节电解质水平，并且允许输注大量的血制品而避免出现容量过负荷。当这些特性被充分应用时，CRRT 便如同机械通气一般成为一项简单的调节生理学功能的干预手段。

（金 魁 译）

参 考 文 献

[1] ATAN R,CROSBIE D,BELLOMO R. Techniques of extracorporeal cytokine removal:a systematic review of the literature[J].Blood Purif,2012,33:88-100.
[2] ATAN R,VIRZI GM,PECK L,et al. High cut-off hemofiltration versus standard hemofiltration:a pilot assessment of effects on indices of apoptosis[J].Blood Purif,2014,37:296-303.
[3] BELLOMO R,BALDWIN I,RONCO C. High-volume hemofiltration[J].Curr Opin Crit Care,2000,6:442-445.
[4] BELLOMO R,BALDWIN I,RONCO C. Rationale for extracorporeal blood purification therapies in sepsis[J].Curr Opin Crit Care,2000,6:446-450.
[5] CRUZ DN,PERAZELLA MA,BELLOMO R,et al. Extracorporeal blood purification therapies for prevention of radiocontrast-induced nephropathy[J].Am J Kidney Dis,2006,48:361-371.
[6] JOANNES-BOYAU O,HONORÉ PM,PEREZ P,et al. High-volume versus standard-volume haemofiltration for septic shock patients with acute kidney injury (IVOIRE study):a multicentre randomized controlled trial[J].Intensive Care Med,2013,39:1535-1546.
[7] KELLUM JA,BELLOMO R,MEHTA R,et al.Blood purification in non-renal critical illness[J].Blood Purif,2003,21:6-13.

第9章 剂量充分性与评估

Zaccaria Ricci and Claudio Ronco

5%～6%入住 ICU 的危重症患者将最终发展为严重的急性肾损伤(AKI)。在这些患者中,超过70%的患者将接受肾脏替代治疗(RRT)。在过去的 30 年间,严重 AKI 患者的死亡率超过 50%,是危重症患者的独立死亡危险因素。治疗 AKI 患者、改善他们预后的方法可能包括使用合理规范的 RRT 剂量。

RRT 剂量方面的理论依据

传统 RRT 剂量定义为使用肾脏替代手段清除"代谢废物和毒素"的量。实际操作中,RRT 剂量是指某种代表物质能够被清除的数量。然而由于每一种物质都有各自的分布容积和代谢动力学,单个的物质并不能代表所有在 AKI 病程中积聚的物质。因此某种物质在 RRT 中被清除,并不能代表其他物质也被清除。有较多的研究表明,对某种物质清除率的评估可能对于患者的预后有临床意义,因此该项目被用于临床评估 RRT 的剂量。

RRT 剂量可以用很多名词来定义,如效率、强度、频率和临床有效性。RRT 效率用清除率(K)的概念来代表,换言之,在某一特定时间内清除一定量血液中的某种溶质的量(通常使用 mL/min、mL/h、L/h、L/24 h 等方式来表达)。K 不能反映所有溶质的清除率(总清除率),但可以反映血浆浓度矫正后的清除率。即使 K 在一段时间内是不变的,清除率也将随着血浆内溶质浓度的变化而变化。在 RRT 中,K 与溶质分子大小、迁移方式(滤过或透析)和血液净化设备参数特征[血流量(Q_B)、超滤率(Q_{UF})、透析液流量(Q_D)、滤器种类和孔径]有关。Q_B 作为 RRT 剂量的一个参数,主要依赖临床所使用的静脉管路和机器特性。当使用血液滤过技术时,Q_{UF} 与 Q_B 通过滤过分数(通过超滤将血浆中水分清除的比例)而相关;推荐将 Q_{UF} 保持在 $<0.2 \times Q_B$。当使用弥散技术时,若 Q_D 与 Q_B 的比值超过 0.3,便可以推断透析液将无法被血液中的溶质完全饱和。即使是"不完美溶质",血尿素氮和血清肌酐水平也仍被广泛用于指导患者的治疗剂量。当进行超滤时,超滤压力将溶质(如尿素氮、肌酐等)挤压至孔径中,其清除取决于滤器膜的筛选系数(SC),SC 常用无量纲参数来表达,可以由滤器中某种溶质的浓度与全血或血浆中该溶质的浓度之比来表示。SC 为 1.0(如肌酐或者尿素氮)表示该物质可以完全滤过,SC 为 0 表示该物质完全不能滤过。分子量是否超过 12 kDa 及滤器孔径是 SC 的主要决定因素。血液滤过时的 K 可以通过计算 Q_{UF} 与 SC 的乘积来获得。因此 K 与 Q_{UF} 呈线性相关,而 SC 对于不同的溶质来说,也各不相同。在弥散时,可以观察到依赖溶质膜通透性的近似直线关系。如果粗略估计,研究表明使用连续、缓慢的效率治疗时,尿素氮的 K 值可以直接认为是 Q_{UF} 和 Q_D 的计算结果。K 值通常可以用来比较不同透析时间阶段的治疗剂量,但不能用于比较不同治疗计划的治疗剂量,如 K 在施行间歇性血液透析(IHD)时要比连续性肾脏替代治疗(CRRT)和持续低效的每日透析(SLEDD)高。这很容易理解,因为 K 只代表了某一时刻系统的清除效率。然而,CRRT 和 SLEDD 的总体清除率可能较高。正因为如此,某一特定 K 值的维持时间(治疗时间)是评估透析效率(强度)的基础。

RRT 的强度可以用公式"清除率×时间"(Kt;测量单位:mL/min×24 h,L/h×4 h 等)表示。Kt 比 K 能够更加准确地比较不同的肾脏替代治疗方法的效果。然而,需要清除的溶质分子大小并没有被考虑,因为需要考虑滤过的效率。

RRT 的效率是指某一特定患者在特定治疗剂量,能够清除溶质的能力。可以用某种溶质的清除分数(Kt/V)来表示，V代表某种分子在体内的分布容积（对于70 kg患者来说约为45 L）。Kt/V是一个量纲单位，已经被证明与慢性透析患者的中期（数年）生存率有关（如3 L/h×24 h/45 L＝72 L/45 L＝1.6）。通常使用尿素氮指导终末期肾病患者的治疗剂量[尿素氮分布容积(V_{UREA})通常被认为在体内所有的液体中均匀分布，占患者体重的60%]，Kt/V_{UREA}推荐在间歇性血液透析中至少维持在1.2。然而对AKI患者合适的Kt/V_{UREA}尚无严格评估后的数据，因此目前并无确定结论。一些学者建议在施行每日CRRT时使用体重矫正后的清除率来计算。目前推荐的剂量为不少于20 mL/(kg·h)至少24 h。如果前面讨论的简化方式（$K＝$每小时毫升数$＝Q_{UF}$或Q_D）可以接受，对于70 kg的患者，连续静脉-静脉血液滤过的剂量约为1500 mL/h或者36 L/d（CVVH；Q_{UF}×kg体重×24 h）。Kt/V_{UREA}的剂量评估方法，对一名70 kg的患者来说计算所得的Kt/V为0.8。通常需要给予更高的剂量[如25～30 mL/(kg·h)]来保证给予的剂量不小于20 mL/(kg·h)。需要特别注意的是，目前为止，尚无临床研究表明某一剂量可以用于所有患者。因此透析的剂量应当始终根据每名患者的情况而个体化。最为重要的是避免患者的透析剂量不足，特别是对那些脓毒症和高代谢状态的患者。

RRT 剂量的临床应用

表6.9.1和表6.9.2提供了可在RRT时依从的流程表。
- 尿素氮分布容积V（单位：L）：患者体重(kg)×0.6。
- 估测清除分数(Kt/K_{CALC})：K_{CALC}（单位：mL/min）× 处方治疗时间（单位：min）/V（单位：mL）。
- 25 ml/(kg·h)剂量大约相当于（理论上）合适的Kt/V值1.0。
- 滤过率（后稀释）：Q_R/Q_B×100；滤过率（前稀释）：$Q_R/Q_B＋Q_R$×100。
- Q_B，血流量；Q_R，置换液流量；Q_{UF}，超滤液流量（Q_{UF}：$Q_R＋Q_{UF}^{NET}$）；Q_{UF}^{NET}，患者净液体丢失量；Q_D，透析液流量。

表6.9.1 连续净化治疗举例[70 kg的患者（尿素氮分布容积42 L）治疗时间24 h(1 440 min)]

模式	估测尿素氮清除率（K_{CALC}）	备注	需要的流量以达到25 mL/(kg·h)剂量	Q值以达到$Kt/V＝1$
CVVH 后稀释	$K_{CALC}＝Q_{UF}＝Q_R$	需要始终保持滤过率<20%（Q_B需要为Q_R的5倍）	Q_R：25 mL/min或2 000 mL/h	Q_R：29 mL/min或1 750 mL/h
CVVH 前稀释	$K_{CALC}＝\dfrac{Q_{UF}}{1＋\dfrac{Q_R}{Q_B}}$	滤过率估测其变化（保证<20%）	Q_B：180 mL/min Q_R：30 mL/min或2 500 mL/h	Q_B：200 mL/min Q_R：35 mL/min或2 100 mL/h
CVVHD	$K_{CALC}＝Q_D$	保持Q_B至少为Q_D的3倍	Q_D：25 mL/min或2 000 mL/h	Q_D：29 mL/min或1 750 mL/h
CVVHDF 后稀释（～50% 滤过和弥散）	$K_{CALC}＝Q_R＋Q_D$	参照CVVH和CVVHD的备注	Q_R：15 mL/min＋Q_D：10 mL/min	Q_R：14 mL/min 置换液＋Q_D：15 mL/min

为简单起见，净超滤（患者流体损耗）可考虑为$K_{CALC}＝0$。

表6.9.2 肾脏替代治疗处方

临床参数	操作参数	设置
液体平衡	净超滤	血流动力学不稳定的患者首选持续负平衡（100～300 mL/h）。需要对患者进行严密监测（CVC[①]、S-G[②]、动脉、ECG[③]、脉搏血氧饱和度）

续表

临床参数	操作参数	设置
充分性和剂量	清除率/模式	连续性肾脏替代治疗,2 000~2 500 mL/h K[或 25~30 mL/(kg·h)],首选 CVVHDF[④] 模式,如果使用 IHD[⑤],最低剂量应当为 1.2 Kt/V[⑥] 至少 3 次/周。注意通常的治疗时间需要 4~5 h,推荐监测治疗剂量 Kt/V
酸碱平衡紊乱	缓冲液	首选碳酸氢钠溶液而不是乳酸缓冲液,以免出现乳酸酸中毒和/或肝衰竭
电解质	透析/置换	在严重高钾血症时应考虑无钾透析液。严密监测 $MgPO_4$
时间	按计划	建议早期大剂量
流程	人员/设备	受过良好训练的人员应当能够根据既定操作规程,常规使用 RRT 监测

注:①CVC,中心静脉导管。②S-G,Swan-Ganz 导管。③ECG,心电图。④CVVHDF,连续静脉-静脉血液透析滤过。⑤IHD,间歇性血液透析。⑥Kt/V,XXXX。

RRT 剂量:连续还是间歇

一般来说,K 被用于评估不同个体的肾功能,个体的肾脏往往是每日 24 h 工作,且尿素氮/肌酐在血液中的浓度基本稳定。正因为如此,K 的概念很容易被用于连续性血液净化,而这一概念用于间歇性治疗被认为是一种"妥协"。

K 在 IHD 时常常大于在 CRRT 和 SLEDD 时。然而,CRRT 和 SLEDD 的总体清除率较大,因为 K 往往可以持续 12 h/24 h(表 6.9.3)。

表 6.9.3 RRT 剂量

剂量	CRRT	IHD
K/(mL/min)	35	200
起始尿素氮/(mg/dL)	110	110
结束尿素氮/(mg/dL)	90	30
治疗时间/min	1 440	240
总剂量/(K×时间)	50.5	48
清除尿素氮/g	25	18

从生理学角度来说,即使连续性血液净化和间歇性治疗都使用同一种溶质的清除来评价其治疗效果,两种方法也没有可比性。连续性血液净化时,使用相对较低的 K,缓慢但长疗程地移除溶质,达到一种假性的平衡状态(图 6.9.1)。而使用高通量的间歇性治疗,较高的 K,4~6 h/d,每周 3 次,形成一种溶质移除锯齿状的曲线,在治疗间歇可以观察到溶质的再次反跳。溶质、碳酸氢盐、电解质、渗透压和血容量通过曲线显示,其波峰、波谷是非生理性的,且可能造成患者血流动力学、电解质、酸碱平衡、渗透压的致命性波动。

不仅如此,与缓慢连续治疗相比,IHD 时各室间转移率(Kc),换言之,间歇性治疗时组织器官向血液中溶质的"释放"波动较大。与 Kc 较高的组织相比,Kc 较低的组织在 IHD 治疗时灌注将较少(与治疗剂量无关)。当连续性血液净化时,Kc 不会影响溶质向血液中转移,因为血液净化是持续而缓慢的,与治疗剂量相关。

不同的处方剂量可能最终所能达到的 K 是相同的,且连续性治疗最终似乎能够达到较好的尿素氮控制水平,因为移除溶质的原理不同(缓慢、持续、长时间且不受组织内室转移的影响)。

最新的国际研究表明,80％的中心使用 CRRT,17％使用 IRRT,罕有中心提供腹膜透析。有趣的

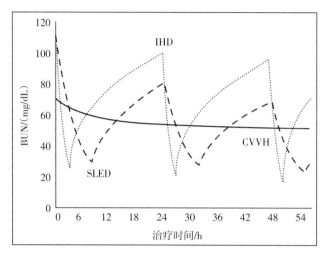

图 6.9.1 间歇性血液透析（IHD）、连续静脉-静脉血液滤过（CVVH）和持续低效血液透析（SLED）患者的血尿素氮（BUN）水平变化情况

是，在很多中心，间歇性治疗与连续性治疗联合使用，这表明联合处方是可行的。不仅如此，在多年的争论后，仍然没有研究能够阐明不同的治疗方法到底怎样影响预后。关于这个问题有很多已经发表的研究，对于其结论，必须认真分析。

很多随机对照试验比较了 IRRT 和 CRRT，目前为止所有的研究结论不确定，甚至相互矛盾。根据目前已知的证据，脓毒症和感染性休克协会认为，发生 AKI 时，连续性和间歇性血液透析可以同等考虑，但对血流动力学不稳定的患者，CRRT 可能更优。

结论

根据 ADQI 协作组 2001 年的总结，开具的治疗剂量在整个肾脏支持治疗中都应当严密监测。目标剂量通常定为 25～30 mL/(kg·h)。目前仍然没有任何一种透析剂量可以针对某一种特定的疾病。然而对于 AKI 来说，存在一个需要开具的最低治疗剂量。

• 现有研究证据支持对于 CVVH、CVVHDF 或 CVVHD 至少 20 mL/(kg·h)的治疗剂量。目前也没有证据表明，增加剂量至 35 mL/(kg·h)(2～2.5 L)是有害的。而较高的剂量对某些特定的患者，由于能够更好地控制溶质的清除，可能是有益的。

• 对 IHD 来说可开具的剂量为隔日 1.2 Kt/V，但 1.4 Kt/V 更加常见。

• 对于隔日 IHD，可根据需要在非透析日使用单纯超滤进行容量控制。

• 也有学者建议，处方剂量应当比计算剂量更大，因为处方剂量总是小于实际剂量。

• 以溶质为导向的透析剂量开具可能有其局限性，在 RRT 时，有很多其他剂量相关的因素需要考虑，如：如何控制血容量，如何调整酸碱平衡，如何控制毒性物质的清除。然而，以溶质为导向的 RRT 更具有可操作性，相对简易，因为可以在后期通过监测溶质的清除，监测 RRT 的质量及实际给予的治疗剂量。

（金　魁　译）

参 考 文 献

［1］ LAMEIRE N，VAN BIESEN W，VAN HOLDER R，et al. The place of intermittent hemodialysis in the treatment of acute renal failure in the ICU patient［J］. Kidney Int，1998，53（suppl）：S110-S119.

［2］ RICCI Z,BELLOMO R,RONCO C. Dose of dialysis in acute renal failure［J］.Clin J Am Soc Nephrol,2006,1:380-388.

［3］ RONCO C,BELLOMO R,HOMEL P,et al. Effects of different doses in continuous venovenous haemofiltration on outcomes of acute renal failure: a prospective randomised trial［J］.Lancet,2000,356:26-30.

［4］ The VA/ NIH Acute Renal Failure Trial Network.Intensity of renal support in critically ill patients with acute kidney injury［J］.N Engl J Med,2008,359:7-20.

［5］ UCHINO S,BELLOMO R,KELLUM JA,et al. Patient and kidney survival by dialysis modality in critically ill patients with acute kidney injury［J］.Int J Artif Organs,2007,30:281-292.

［6］ UCHINO S,KELLUM JA,BELLOMO R,et al. Acute renal failure in critically ill patients: a multinational,multicenter study［J］. JAMA,2005,294:813-818.

第 10 章　酸碱和电解质紊乱

John A. Kellum

电解质管理

连续性肾脏替代治疗(CRRT)对于电解质的管理需要谨记的一条原则是"你得到的就是你替换的"。对于血液滤过来说,所有的电解质都可以自由地通过滤器膜(清除系数接近于 1);因此,随着时间推移,如果没有大量的液体摄入或丢失,血浆电解质浓度将接近所使用的置换液浓度。而电解质浓度变化则由置换液和血浆浓度的差值及置换液的速度来决定。

连续性血液透析的原理与血液滤过类似,除电解质磷以外。虽然磷分子量不大,但它的物理学特性与较大分子类似。磷在血液透析(弥散)时相对于血液滤过(超滤)清除得较慢。因此,在施行血液透析时往往需要磷的结合剂,而施行血液滤过则常需要磷酸盐的替代治疗。

需要注意的是,血浆内的电解质水平往往无法充分反映身体内的电解质储存,血浆中的电解质的高或者低可能引起临床症状或生理代谢功能的恶化。特别是 K^+(细胞内含量最多的阳离子),血浆中和细胞内的 K^+ 浓度相关性较低(将在下文详细讨论)。血浆中的 Mg^{2+} 浓度几乎和体内的 Mg^{2+} 浓度没有相关性,顽固的低钾血症可能是体内低镁的唯一线索。

开具 CRRT 处方时,电解质的丢失和摄入都应当考虑。外源性 K^+ 的来源的一个重要途径是库存血制品的输入。此外,库存血的输入也是导致低钙血症的重要原因,因为血液抗凝保存所需要的枸橼酸可以结合钙离子。较为重要的电解质丢失原因总结见表 6.10.1。

血液滤过和透析时特殊的液体处方将在第 15 章具体讨论。

表 6.10.1　电解质丢失

原因	电解质丢失
大量的误吸,呕吐	Na^+,Cl^-
出汗	Na^+,Cl^-
多尿	Na^+,Cl^-,K^+,Mg^{2+}
腹泻	Na^+,Cl^-,K^+,Mg^{2+}
腹腔积液引流	Na^+,Cl^-

钠代谢紊乱

钠代谢紊乱很少需要使用 CRRT 作为一线治疗手段,然而,慢性肾衰竭的患者往往出现钠代谢异常,根据有无症状及症状出现的缓急来决定是否需要纠正钠代谢紊乱。通常,缓慢进展的钠代谢紊乱也需要缓慢纠正,而迅速进展的钠代谢紊乱则需要立即纠正。尽管对慢性患者的最初治疗无法完全纠正钠代谢异常,对于严重的症状同样需要迅速处理。最后,液体的负荷状态也是治疗中必须考虑的问题。

高钠血症

高钠血症患者常有饥渴、致死状态、昏迷、癫痫、肌肉颤动和僵硬,并且脑出血的风险增加。当血浆中 Na⁺ 水平升高 3~4 mmol/L 时，患者可自觉口渴。中枢神经系统疾病的患者往往缺乏口渴的反射（表 6.10.2）。

表 6.10.2　高钠血症的原因

类型	病因	尿液
体内总钠降低	肾脏丢失： 利尿剂过量、渗透性利尿（葡萄糖、尿素、甘露醇） 肾外丢失：出汗过多	$[Na^+]>20\,mmol/L$ 等渗或低渗 $[Na^+]<10\,mmol/L$ 高渗
体内总钠正常	肾脏丢失： 尿崩症 肾外丢失： 呼吸系统或肾脏不显性失水	$[Na^+]$ 可变 高渗、等渗或低渗 $[Na^+]$ 可变 高渗
体内总钠增加	Conn 综合征、库欣综合征、氯化钠过量、高渗碳酸氢钠	$[Na^+]>20\,mmol/L$ 等渗或高渗

纠正血钠的速度

• 如果是急性高钠（<12 h），应当迅速纠正。

• 否则，应当缓慢纠正高钠（在 1~3 d 内），特别是慢性高钠的患者（病程超过 2 d），以避免渗透压急剧变化而导致脑水肿。建议血钠降低的速度小于 0.7 mmol/h。

总体血钠低或正常（水丢失）

• 减少置换液或者透析液中的血钠浓度（见第 15 章）。

• 除 CRRT 液体治疗外，还可经口给予液体替代治疗。

• 保持液体平衡直至体内总液体量达到正常。

• 如果存在中枢性尿崩症（CDI），限制盐的摄入并且可使用噻嗪类利尿剂。完全的 CDI 需要使用去氨加压素替代治疗，部分的 CDI 可能需要使用血管加压素，但通常也对刺激 ADH 释放或者改善下游器官对 ADH 敏感性的药物（如氯磺丙脲、氢氯噻嗪）有反应。

• 如果存在肾性尿崩症，应当给予低盐饮食及噻嗪类利尿剂。高通量的血管加压素可能有效。应当考虑移除病原物质（如锂）。

总体血钠增加（钠摄入增加）

• 减少置换液中的 Na⁺ 浓度（见第 15 章）。

• 液体治疗应当保持平衡，如果容量负荷过高，则需实现液体的净负平衡。

低钠血症

低钠血症可以导致恶心、呕吐、头痛、无力、虚弱、肌肉颤动、精神改变、反应迟钝、情感变化、抽搐和昏迷。症状取决于血清 Na⁺ 降低的速度和幅度。低钠血症的原因见表 6.10.3。

表 6.10.3　低钠血症的原因

分类	病因	尿钠
ECF 容量不足	肾脏丢失：过度利尿、渗透性利尿（葡萄糖、尿素、甘露醇）、肾小管酸中毒、失盐性肾炎、盐皮质激素肾外缺乏症	>20 mmol/L
	肾外丢失：呕吐、腹泻、烧伤、胰腺炎	<10 mmol/L

续表

分类	病因	尿钠
ECF 轻度容量过多（无水肿）	水中毒（术后 NB、TURP 综合征）、ADH 分泌异常、甲状腺功能减退、药物（如卡马西平、氯丙氨酰胺）、糖皮质激素缺乏、疼痛、应激 急性或慢性肾衰竭	>20 mmol/L >20 mmol/L
ECF 容量过多（水肿）	肾病综合征、肝硬化、心力衰竭	<10 mmol/L

纠正低钠的速度和程度

- 低钠血症纠正的速度和程度主要取决于低钠血症发展的速度，以及是否合并相关症状。超过 48 h 诊断的低钠血症可以认为是慢性低钠血症。

- 对慢性、无症状的低钠血症患者，低钠的纠正不宜超过 4 mmol/24 h，且纠正的速度不宜超过 0.3 mmol/(L·h)。

- 对慢性但是有症状（如癫痫、昏迷）的低钠血症患者，纠正低钠血症的速度应当为 1~1.5 mmol/h，直至症状得到缓解，然后可按照上述无症状患者的速度来纠正低钠。

- 对于急性低钠血症（<48 h），纠正的速度目前仍有争议。虽然可以较快的速度纠正低钠，但一般认为不应超过 20 mmol/(L·d)。

- 无论是急性还是慢性低钠血症，血清 Na^+ 125~130 mmol/L 可作为纠正低钠血症的目标。应当避免在较短的时间内迅速纠正低钠。

- 神经系统合并症（如中枢性脱髓鞘病变）与低钠血症的纠正程度有关，在慢性低钠血症中与纠正的速度有关。停经前期的妇女是脱髓鞘病变的高危人群。

细胞外液量过多

- 若存在相关症状（癫痫、躁动），可给予 100 mL 高渗（1.8%）生理盐水。每 2~3 h 检查血清 Na^+ 水平。

- 若有症状且合并水肿，除给予高渗盐水外，还可考虑使用 CRRT 移除过多的液体和 Na^+。每 2~3 h 检查血清 Na^+ 水平。置换液和透析液可以个体化调整以更加有效地纠正低钠，但不推荐使用高渗透析液或置换液。

- 若没有症状，可以限制液体入量 1~1.5 L/d。若低钠血症仍无法纠正，应当考虑抗利尿激素分泌异常综合征（SIADH）。

- 若怀疑为 SIADH，可考虑使用等渗盐水和地美环素。

细胞外液量不足

- 若存在症状（如癫痫、躁动），可给予等渗（0.9%）生理盐水。可考虑给予高渗盐水（1.8%），特别是急性低钠血症。

- 若无相关症状，可考虑给予等渗（0.9%）生理盐水。

- 可使用 CRRT 保持液体平衡。

一般观点

- 通过公式计算额外所需补充的液体往往不够准确。严密监测血清 Na^+ 水平较为安全。

- 高渗盐水或许存在风险，特别是对于那些高龄和心功能不全的患者。

- 使用等渗盐水来水化药物、进行肠外营养等（避免使用低渗盐水）。

- 低钠血症可以放大高钾血症对于心脏的影响。

• 当存在异常溶质(如甲醇、酒精、高糖)时,真性低钠血症可以在血浆渗透压正常时发生。

ADH 分泌异常的原因

• 肿瘤,如肺癌、胰腺癌、淋巴瘤。
• 大多数的肺部损伤。
• 大多数的中枢神经系统损伤。
• 手术和情感应激。
• 糖皮质激素和甲状腺素缺乏。
• 特发性。
• 药物(如氯磺丙脲、卡马西平、麻醉剂)。

钾和镁

K^+ 和 Mg^{2+} 都是主要存在于细胞内的阳离子。其在体内的浓度主要取决于摄入和排出的平衡。它们在体内的总量和跨细胞分布决定了它们的血浆浓度。血液 pH 和 Na^+ 浓度同样可以影响 K^+ 浓度。K^+ 和 Mg^{2+} 的分泌主要由肾脏控制,但也可经粪便排出。

高钾血症

高钾血症可以导致包括心搏骤停在内的致命心律失常。心律失常与血钾升高的速度而非血钾的绝对浓度有关。临床上的肌肉无力和反射消失并不能准确地反映高血钾的程度,但通常在心电图中出现高钾改变(T 波高尖,P 波平坦,PR 间期延长,QRS 波增宽)后出现。

原因

• 肾脏排泄减少(如肾衰竭、肾上腺皮质功能不全、糖尿病、使用保钾利尿剂)。
• 细胞内 K^+ 释放(如酸中毒、快速输注库存血、细胞溶解包括肌溶解、溶血反应和肿瘤细胞溶解)。
• 钾中毒。

处理

尽管间歇性血液透析能够更快地降低血钾,CRRT 也能够有效清除血钾,但其他辅助治疗同样重要,特别是在急诊环境下(见第 6 章)。

低钾血症

典型的低钾血症包括以下症状:
• 心律失常 (室上性心动过速、室性心动过速、尖端扭转型室性心动过速)。
• 心电图变化(ST 段压低、T 波低平、U 波出现)。
• 便秘。
• 肠梗阻。
• 无力。

原因

• 摄入不足。
• 消化道丢失(如呕吐、腹泻、瘘管丢失)。

- 肾脏丢失（如糖尿病酮症酸中毒、Conn 综合征、继发性高醛固酮血症、库欣综合征、肾小管酸中毒、代谢性碱中毒、低镁血症，药物包括利尿药、类固醇和茶碱）。
- 血液滤过丢失。
- K^+ 转运入细胞内（如急性碱中毒、输注葡萄糖、使用胰岛素、家族性周期性麻痹）。

处理

当临床出现明显的心律失常时，应当在心电监护下静脉使用钾注射液（20 mmol，30 min 推完，根据血钾情况可重复）。当有临床症状，但没有心律失常时，可使用较慢的注射速度（20 mmol 1 h 推完）。口服补充（总量 80～120 mmol/d，包括经肠内营养摄入）可在没有临床症状时使用。

低镁血症

Mg^{2+} 主要存在于细胞内，参与细胞能量的代谢和储存，且在神经传导方面起介导作用。血清 Mg^{2+} 水平低，并不一定反映体内或细胞内缺镁，或整体的 Mg^{2+} 储存减低。Mg^{2+} 缺乏可导致以下功能异常：

- 意识障碍、易激惹。
- 癫痫。
- 肌肉无力、昏睡。
- 心律失常。
- 低钙和低钾的相关症状，且补钙和补钾无效。

血清 Mg^{2+} 的正常值为 1.7～2.4 mg/dL，血清 Mg^{2+} 缺乏通常不伴有严重症状，直至 Mg^{2+} 水平降低至 1.0 mg/dL 以下。

原因

- 丢失过多（如使用利尿剂）、其他原因导致的多尿（如糖尿病未控制）、严重的腹泻、长期呕吐、大量的胃肠吸引。
- 摄入不足（如饥饿）、肠外营养、酒精中毒、营养吸收异常综合征。

处理

- 对于有严重症状的低镁血症，可给予 10 mmol 硫酸镁静脉推注，3～5 min 推完。根据需要可重复1～2 次。
- 在非紧急情况下或者对于无症状的低镁血症，1～2g 的硫酸镁可以在 1～2h 内输注，且根据症状或血清 Mg^{2+} 水平重复。
- 可以经静脉持续泵入，但需要注意仅在治疗需要维持较高的血清 Mg^{2+} 浓度（如 4～5 mg/dL）时使用（如室上性心动过速和室性心律失常、子痫和子痫前期）。
- 口服硫酸镁有通便作用，可引起严重腹泻。

高镁血症

即使是肾衰竭的患者，有症状的高镁血症也很少发生，除非患者摄入了大量的 Mg^{2+}（在摄入大量 Mg^{2+} 的情况下，即使肾功能正常也有可能造成高镁血症）。然而，合并肾衰竭的患者使用制酸剂或者导泻药物，即使是正常治疗剂量也可能会导致严重的高镁血症。因此，这些药物对严重肾衰竭的患者存在相对的禁忌。大多数高镁血症的患者血清 Mg^{2+} 轻度升高（<3.6 mg/dL 或 1.5 mmol/L）且没有相关临床症状。然而，当血清 Mg^{2+} 水平超过 4.8 mg/dL（2 mmol/L），可以出现以下三种症状：神经肌肉病变、

心血管病变和低钙血症(表 6.10.4)。

表 6.10.4 不同浓度血清 Mg²⁺ 水平的临床表现

血清 Mg²⁺	腱反射	其他临床表现
4.8～7.2 mg/dL(2～3 mmol/L)	减弱	恶心、面色潮红、头痛、嗜睡和困倦
7.3～12 mg/dL(3～5 mmol/L)	消失	嗜睡、低钙血症、低血压、心动过缓和心电图变化
>12 mg/dL(>5 mmol/L)	消失	肌肉麻痹、呼吸肌麻痹、完全心传导阻滞和心搏骤停

原因

- 静脉途径的 Mg²⁺ 输注(通常用于治疗子痫前期)。
- 口服途径(如通便、导泻盐)。
- Mg²⁺ 灌肠。

处理

腹膜透析、间歇性血液净化和 CRRT 都可以有效降低有症状高镁血症患者的血清 Mg²⁺ 浓度,常用于肾功能不全又使用了外源性的负荷量 Mg²⁺ 的患者。间歇性血液净化可以较快地(治疗后的 3～4 h)纠正高镁血症。CRRT 纠正高镁血症较慢,而腹膜透析一般只用于轻微高镁的患者。对于婴幼儿患者,换血疗法可以有效地纠正高镁血症。

对于等待行透析治疗的严重症状患者,可以静脉使用 Ca²⁺ 拮抗 Mg²⁺ 的毒性。通常剂量为100～200 mg钙剂,在 5～10 min 内输注。

钙和磷

Ca²⁺ 和 PO₄³⁺ 对于肾衰竭的患者来说需要共同考虑,慢性肾衰竭的常见并发症之一是骨营养不良和骨矿物质疾病,通常会导致低钙血症和高磷血症。

低钙血症

低钙血症通常在血清总钙降低至 8 mg/dL 以下时出现临床症状,离子钙通常在 0.8 mmol/L 以下时出现症状。症状包括:
- 手足抽搐。
- 肌无力。
- 低血压。
- 口周和末梢感觉异常。
- Chvostek(面神经征)和 Trousseau 征(陶瑟征,用手压迫上肢静脉使其缺血促发腕痉挛)。
- QT 间期延长。
- 癫痫发作。

原因

- 与高磷血症相关
  - 肾衰竭。
  - 横纹肌溶解症。
  - 甲状旁腺功能减退(包括手术)、假性甲状旁腺功能不全。

- 与低/正常磷酸盐相关
  - 危重疾病包括脓毒症、烧伤。
  - 低镁血症。
  - 胰腺炎。
  - 骨钙缺乏。
  - 过度水化。
  - 大量输血（枸橼酸中和）。
  - 过度通气和呼吸性碱中毒可能导致血清离子钙降低，出现临床症状上的低钙血症。

处 理

- 如果合并呼吸性碱中毒，需调整呼吸机参数。若患者存在自主呼吸过快高通气和激惹，可考虑给予安抚或镇静处理。使用复吸面罩可能会获益。
- 使用 1 g 的氯化钙或者 3 g 的葡萄糖酸钙（270 mg 离子钙），30～60 min 输完。
- 若患者有相关症状，可在 10～15 min 内给予 5～10 mL 10% 氯化钙或者 15～20 mL 10% 葡萄糖酸钙溶液。必要时可重复。
- 纠正低镁或低钾血症。
- 若患者无相关症状且合并肾衰竭或甲状旁腺功能不全，可考虑给予口服/静脉补充 Ca^{2+} 和维生素 D 类似物。
- 若患者存在低血压或者给予 Ca^{2+} 拮抗剂后出现心排血量减少，可于 2～5 min 内给予 5～10 mL 氯化钙溶液。

高钙血症

在所有导致高钙血症的病因中，甲状旁腺功能亢进和恶性肿瘤是最为常见的两个原因，占 90% 左右。

若患者总钙（离子钙＋结合钙）超过 13 mg/dL（正常值为 8.5～10.5 mmol/dL），则会出现相关症状。症状与患者的年龄、病程和血清 Ca^{2+} 升高的速度，以及是否出现其他合并症有关。高钙血症的症状和体征包括以下几点：

- 恶心、呕吐、体重减轻、瘙痒。
- 腹痛、便秘、急性胰腺炎。
- 肌无力、疲劳、昏睡。
- 抑郁、躁狂、精神病、嗜睡、昏迷。
- 多尿、肾结石、肾衰竭。
- 心律失常。

高钙血症治疗的药物剂量参见表 6.10.5。

表 6.10.5 药物剂量

药物	剂量
利尿剂	每 2～4 h 增加 10～40 mg IV（每 1～2 h 增加至 80～100 mg IV）
类固醇	氢化可的松 100 mg qid IV 或泼尼松 40～60 mg 口服 3～5 d
帕米膦酸盐	15～60 mg 慢速 IV 弹丸式推注
降钙素	3～4 U/kg IV，继之 4 U/kg SC bid

原因

- 恶性肿瘤（如骨髓瘤、骨转移性疾病、肾上腺肿瘤）。
- 甲状旁腺功能亢进。
- 肉芽肿病变（如多发性硬化、结核）。
- 过多摄入 Ca^{2+}、维生素 A 或维生素 D。
- 药物（如噻嗪类药物、锂离子）。
- 制动。
- 少见原因，如甲状腺功能亢进、Addison 病。

处理

- 基础病和原发病的鉴别和治疗。
- 严密监测血流动力学参数、尿量、ECG，及时复查血清 Ca^{2+}、PO_4^{3-}、Mg^{2+}、Na^+ 和 K^+ 浓度。
- 血管内容量过多可以抑制近曲小管重吸收 Ca^{2+}，导致血钙降低 $1\sim2\,mg/dL$，但扩容后可能需要序贯使用利尿药物或其他治疗，通常使用等渗生理盐水扩容。
- Ca^{2+} 利尿。在充分的液体输注后强力利尿，可使用呋塞米联合 0.9% 生理盐水（$6\sim8\,L/d$）。
- 类固醇对于血液系统肿瘤（淋巴瘤、骨髓瘤）、维生素 D 过量和肉芽肿病变导致的高钙血症可能有效。
- 降钙素原是降低血钙作用最为迅速的物质，通常在 $12\sim24\,h$ 达到谷底。降钙素原的作用有限（通常不能降低血钙超过 $2\sim3\,mg/dL$），半衰期短，且可能出现血钙的反跳。
- 双膦酸盐（如帕米膦酸二钠）或静脉输注磷酸盐具有副作用和潜在毒性，只在其他治疗无效的情况下使用。
- CRRT 或间歇性血液净化亦可使用，特别是在早期患者出现无尿性肾衰竭和/或容量过负荷时。
- CRRT 或间歇性血液净化时，无钙透析液和置换液也是治疗高钙血症的有效手段，但往往作为治疗高钙血症的最后手段。对于严重恶性肿瘤、肾衰竭或心力衰竭所导致的高钙血症，不能安全耐受水化时，RRT 有使用的指征。
- 高钙血症时使用 CRRT 和 IRRT 的患者，使用时可能需要调整透析液的组成。在一则病例报道中，透析液磷含量为 $4\,mg/dL$ 时，可以迅速纠正因原发的甲状旁腺功能亢进导致而内科保守治疗无效的高钙血症、意识改变和低磷血症。

钙和磷

低磷血症

低磷血症即使在很严重的情况下，往往也没有症状（$<1\,mg/dL$）。低磷血症的临床表现包括肌无力（包括呼吸肌无力，且可能导致患者不能耐受撤机）、横纹肌溶解症、感觉异常、溶血、血小板功能障碍和心力衰竭。

原因

- 严重疾病。
- 摄入不足。
- 应用袢利尿剂（包括小剂量的多巴胺）。

- 肠外营养(血磷将在高通量输注葡萄糖时迅速降低,特别是联合使用胰岛素时)。
- 酒精中毒。
- 甲状旁腺功能亢进。

处理

轻度的低磷血症可以口服补充磷。对于严重且有症状的患者可使用 $20\sim40$ mmol 的 $NaPO_4$ 或 $KaPO_4$,在 6 h 内静脉输注,并且根据血磷的水平重复应用。

高磷血症

高磷血症本身并不引起相关症状。高磷血症最主要的问题是高磷导致的体循环甲状旁腺激素过多,以及由此引起的骨营养不良和可能的泌尿系统并发症。高水平的血清 Ca^{2+} 和 PO_4^{3-} 可以共同导致钙质沉着症(软组织钙化),特别是当血浆内的钙磷乘积长期低于 70 时。

原因

导致高磷的主要原因有三条,其可单独或联合作用导致高磷血症:
- 急性磷负荷过重(肿瘤细胞溶解、肌溶解)。
- 肾衰竭。
- 磷的重吸收过多(甲状旁腺功能减低、肢端肥大)。

处理

对于高磷血症的治疗,取决于高磷血症发生的缓急。急性严重的高磷合并有症状的低钙血症可以危及生命。对于肾功能正常的患者,高磷血症通常可在 $6\sim12$ h 内纠正。输注盐水可以增加磷的排出,但扩容将稀释血清中的 Ca^{2+},导致血钙降低。

CRRT 和间歇性血液净化常用于有症状的且肾功能受损的低钙血症患者。与其他电解质不同,CRRT(血液滤过模式)清除血磷与间歇性血液净化相比更加有效。PO_4^{3-} 在体液中作为大分子物质存在,因此与血液滤过相比,通过血液透析较难清除。

假性高磷血症

假性高磷血症可以因检验方法的不同而存在差异。

原因

- 高蛋白血症、高脂血症、溶血和高胆红素血症。
- 使用两性霉素 B 脂质体。

酸碱平衡紊乱的一般处理

摄入增加、产生过多或者损伤/酸额外分泌过多,导致了血液 pH 变化。经过一段时间代偿后,通过调整血浆中 PCO_2 或强离子(Na^+、Cl^-),呼吸系统和肾脏可以逐渐代偿 pH 变化。

摄入过多

- 酸中毒:氯离子摄入过多(如盐水),阿司匹林过量。
- 碱中毒:输注 $NaHCO_3$,抗酸药物的滥用,缓冲液使用过多(血液滤过)。

产生过多

- 酸产生过多：乳酸酸中毒、糖尿病酮症酸中毒。

分泌过多

- Ⅱ型呼吸衰竭、允许性高碳酸血症。
- 碱中毒：呕吐、大量的胃肠分泌物引流、利尿、肾上腺皮质功能亢进、皮质类固醇。
- 酸中毒：腹泻、小肠瘘、输尿管肠道吻合术、肾小管酸中毒、肾衰竭、远端肾小管酸中毒、乙酰氨基酚。

一般处理原则

- 纠正（如果可能）基础疾病（如低血压）。
- 对于呕吐导致的碱中毒，输注 NaCl；对于糖尿病酸中毒可输注胰岛素、Na^+、K^+。
- 在某些情况下积极纠正酸中毒（如肾衰竭时输注 $NaHCO_3$）。
- 避免使用大量含钠的液体。可考虑输注乳酸林格液和凝胶液体用于液体复苏。

CRRT 处理

- CRRT 可导致酸碱平衡紊乱（如使用枸橼酸抗凝），但同时使用 CRRT 也可以纠正酸碱平衡紊乱。
- CRRT 可以纠正酸碱平衡紊乱，因为可改变血浆中的强离子间隙（SID），且部分纠正弱离子浓度。

CRRT 纠正酸碱平衡紊乱贴士

- 标准碱剩余代表了血浆中的强离子间隙，即在 PCO_2 水平为 40 mmHg 时将 pH 滴定到 7.4 所需要的强离子。如 SBE 为 10，表明强离子差需要增加 10 mEq/L 来彻底纠正酸碱平衡紊乱。
- 为了增加 SID，增加 Na^+ 或减少 Cl^- 和乳酸。
- 为了减少 SID，增加 Na^+ 或 Cl^-。
- 不要试图将 Na^+ 纠正超出正常范围（135～145 mEq/L）。
- 使用"缓冲液"（碳酸氢盐或乳酸）作为透析液或置换液来增加 Na^+ 和 Cl^- 的差值。
- 通常在将酸碱平衡紊乱纠正过半时应当进行评估。
- 避免过度纠正酸碱平衡紊乱，特别是对于可代谢酸（如乳酸、酮体）的阴离子（见"代谢性酸中毒"）。

代谢性酸中毒

动脉血 pH 的减少伴随 SID 的减少和碱缺失大于 2 mEq/L。危重症患者的预后与代谢性酸中毒和高乳酸血症的严重程度和持续时间有关。

原因

乳酸酸中毒，可由组织低灌注导致（如循环休克）。阴离子间隙（或强离子间隙）在乳酸和其他有机酸及有毒物质增加时会增加。无氧代谢部分可以导致乳酸酸中毒；然而，其他细胞机制可能更为重要。乳酸酸中毒随着肌肉活动的增加（如癫痫发作、呼吸窘迫）而出现。肺部乳酸的释放增加可在急性肺损伤时发生。持续的高乳酸血症提示组织（如肠道、肌肉）坏死。

- 高氯血症（如大量输注盐水）。
- 酮症酸中毒：与未得到良好控制的糖尿病、饥饿和酒精中毒相关的高水平 β 羟丁酸和乙酰乙酸。
- 肾衰竭：有机酸（如硫酸）在体内蓄积。
- 药物：特别是阿司匹林（水杨酸）过量、对乙酰氨基酚（碳酸酐酶抑制剂）、氯化铵。血管收缩药物同样可造成酸中毒，可能的机制是造成局部缺血，如使用肾上腺素加速糖酵解。
- 阳离子丢失（如严重的腹泻、小肠瘘、回肠造口后液体的大量丢失）。

乳酸酸中毒的原因

- 脓毒症。
- 急性肾损伤。
- 糖尿病。
- 药物（呋喃妥因、二甲双胍、酒精）。
- 循环休克（如感染性休克、出血、心力衰竭）。
- G-6-P（6-磷酸葡萄糖）缺乏。
- 血液系统恶性肿瘤。
- 肝衰竭。
- 肾衰竭。
- 短肠综合征（D-乳酸）。
- 维生素 B_1 缺乏。

临床表现

- 呼吸困难。
- 血流动力学不稳定。
- 急性代谢性酸中毒（数分钟至数小时内发生）可能并非由肾衰竭导致。需要考虑其他原因，特别是严重的组织低灌注、脓毒症或组织坏死，以及由此导致的系统脏器功能的恶化。

一般处理

- 应查明潜在诱因，尽可能地进行治疗。
- 通气支持（在控制模式中增加分钟通气量）以辅助纠正动脉血 pH。
- 代谢性酸中毒的纠正通常是治疗成功的标志，碱基缺失的增加提示治疗不充分或者错误。
- 碳水化合物、氨基丁三醇或三羟甲基氨基甲烷等缓冲液的益处尚未得到证实。

CRRT 处理

- 可能需要急诊行 CRRT/血液透析，特别是当患者合并肾功能损伤时。
- CRRT 可以迅速而简便地清除乳酸和酮体，如果原发病能够改善，乳酸和酮体同样能够迅速地被代谢，因此 CRRT 较少作为乳酸酸中毒或酮症酸中毒的首选治疗。
- 使用标准或轻度碱性的透析液或置换液。避免 SID 增加超过 5 mEq/L，快速过度地纠正酮体和乳酸可导致碱中毒。
- 高氯血症在无尿的肾衰竭患者中并不能自行纠正。除外饮食因素、消化道丢失、细胞内的转移，肾脏是调节血浆电解质的主要器官。
- CRRT 在纠正高氯性酸中毒中非常有效。

•降低透析液或置换液中的 Cl^- 浓度至与 SBE 相同的浓度。如 SBE 为 10,可将 Cl^- 浓度降低 10 mEq/L。

代谢性碱中毒

动脉血 pH 增加,伴有 SID 的增加和碱剩余增加超过 2 mEq/L,可以由阴离子丢失或阳离子增加引起。由于肾脏可以有效地调节 SID,持续的代谢性碱中毒通常合并肾功能损伤或细胞外液量不足,K^+ 的过度丢失可以导致 Cl^- 重吸收不足而 Na^+ 重吸收过多。

•患者通常没有临床表现,有自主呼吸的患者常存在通气不足。

•代谢性碱中毒可导致氧解离曲线左移,组织氧供减少。

•如果碱中毒较为严重(pH>7.6),代谢性碱中毒可导致脑病、癫痫发作、冠状动脉血流变化和心肌收缩力降低。

原因

•体液丢失,Cl^- 丢失通常可由以下原因导致:

  ◦利尿剂。

  ◦持续胃肠减压、呕吐。

•继发性肾上腺皮质功能亢进及 KCl 不足。

•血液滤过置换液中含有过量的缓冲液(如乳酸)。

•肾脏对于慢性高碳酸血症的代偿反应,可在 1~2 周内发生。通常在患者存在高通气时碱中毒更为明显,或患者慢性高碳酸血症被高通气纠正后,可发生代谢性碱中毒(如病情稳定的慢性高碳酸血症患者出现 pH 增加)。

•过多输注碱性溶液碳酸氢钠。

•过多输注枸橼酸钠(可见于大量输注库存血)。

•药物,包括滥用泻药、皮质类固醇。

•少见原因,如库欣综合征、Conn 综合征、Bartter 病。

处理

•液体输注、Cl^-(如输注 0.9%生理盐水),丢失 K^+,通常足以恢复酸碱平衡。

•若存在醛固酮增多症所致的远端肾小管原因导致的碱中毒,可考虑额外加用螺内酯。

•通常不必过度治疗。必要时,可使用 150 mL 1.0 N HCl 由 1 L 的灭菌水稀释后经中心静脉导管输注。输注的速度不超过 1 mL/(kg·h)。其他治疗措施还包括口服氯化铵;若患者存在容量过负荷且肾功能良好,可给予乙酰唑胺 500 mg 静脉输注或口服,每 8 h 重复。

•长期呼吸性酸中毒纠正(如使用机械通气)后可导致代偿性代谢性碱中毒。此类碱中毒通常可在一定时间后缓解,也可考虑给予如乙酰唑胺等药物治疗。机械通气的"低通气"(如维持高碳酸血症)也可考虑使用。

CRRT 处理

•CRRT 并不常规用于纠正代谢性碱中毒,但对接受 CRRT 的患者,使用原则和治疗方法与前文所述的代谢性酸中毒类似。

•若患者存在高钠血症,可降低透析液或置换液中的 Na^+。

•提高置换液或透析液中的 Cl^- 浓度(按 SBE 的区间提高浓度)

· 使用枸橼酸局部抗凝可导致代谢性碱中毒，特别是 Na^+、Cl^- 浓度没有相应提高时；如果使用高渗枸橼酸钠，透析液/置换液中的 Na^+ 浓度应当相应降低。

· 避免枸橼酸和 Ca^{2+} 的"剂量螺旋"；减少枸橼酸而不是增加 Ca^{2+}，以避免出现枸橼酸的过量使用。

（金　魁　译）

参 考 文 献

LEEHEY DJ，ING TS. Correction of hypercalcemia and hypophosphatemia by hemodialysis using a conventional，calcium-containing dialysis solution enriched with phosphorus[J].Am J Kidney Dis，1997，29（2）：288-290.

第 11 章　急性肾损伤患者肾脏替代治疗方案的选择

Jorge Cerdá and Claudio Ronco

急性肾损伤(AKI)患者在选择治疗模式时,临床医生需努力同时实现多个临床目标(表 6.11.1)。大多数情况下这些目标是无法同时实现的,临床医生必须做出选择以促使主要目标的达成。多种因素(表 6.11.2)会影响临床决策的实施,如肾脏替代治疗(RRT)的模式、膜的特性、滤器的特点和实施治疗计划的具体方法(时机、强度及治疗的充分性等)。本章我们会综合各种临床文献来制定一个便于执行的临床治疗方案,以帮助临床医生做出治疗选择。在随后的章节中我们会讨论这些治疗选择对患者临床预后的影响。

表 6.11.1　ICU 中 AKI 患者选择治疗模式时需考虑的因素

选择治疗模式需考虑的变量	治疗模式应满足的目标
是否能恢复内环境稳态	是
是否增加死亡率	否
是否恶化患者潜在情况	否
是否节省治疗费用	是
操作是否简单易行	是
是否增加医护人员的工作负担	否

表 6.11.2　AKI 患者 RRT 方法选择时需考虑的变量

需考虑的因素	构成	其他需考虑的变量
治疗模式	间断治疗	每日;每隔几日 1 次;SLED
	持续治疗	动脉-静脉 静脉-静脉
生物相容性	膜的特点	
滤器特性	治疗的有效性	
	流量	
治疗实施	时机	早或者晚
	治疗强度	处方及实施
	治疗的充分性	治疗剂量

临床医生必须牢记的一点是,RRT 是在其他非血液净化治疗措施无效的情况下做出的最后临床选择。虽然近几年关于 RRT 的研究文献很多,但对于治疗剂量、治疗时间及治疗模式仍有很多争论。

讨论不仅集中在 RRT 对患者预后的影响,还强调不同的 RRT 模式对患者肾功能恢复的影响。尽管大样本随机研究似乎能对这种争论提供某种答案,但具体计划的实施必须与当地的医疗条件及患者的个人情况相结合。

治疗时机

目前最佳治疗时机的选择仍无定论。治疗时机的选择一方面与患者的临床指标（如液体状态、利尿剂使用情况、尿素氮水平和电解质与酸碱平衡）有关，另一方面与治疗过程中的变量（设备可使用情况及医疗团队的临床能力）有关，故理想治疗时机的选择非常复杂。从危重症患者个体情况来看，经典的三项急诊治疗指标（严重高钾血症、酸中毒及氮质血症）已经不适用了。目前的共识是主张尽早对患者进行临床干预，这种"早"是治疗措施应该在患者出现严重并威胁其生命的并发症之前就实施。晚期肾病患者的治疗指征不适用于 AKI 患者，并有可能延误治疗。对于当前的治疗技术可使用性而言，这种延误是不能接受的，没有理由因为等待上述三项指标的出现而让患者暴露于严重酸中毒和液体失衡状态的环境中，使患者出现威胁生命的并发症。

目前的随机对照试验及 Meta 分析均建议早期对患者进行治疗，但如何界定"早"和"晚"目前仍没有明确定义。此外，决策的主观性及不同患者接受早或者晚治疗中存在的混杂因素，导致对这些研究结果的理解方面存在很大困难。临床研究者目前正在试图进行一项随机研究，这项研究要求包含的样本量足够大，并且能包含所有可能影响结果的变量。

新的生化标志物并不能为治疗时机提供更多信息。同样，新的 AKI 分型（如 RIFLE：风险、损伤、衰竭、肾功能丧失和终末期肾病；AKIN：急性肾损伤协作网；KDIGO：改善全球肾脏病预后组织）也不能对治疗时机提供任何帮助。

显然，最好的策略不仅应该仔细考虑患者的具体情况、临床背景及可利用的医疗资源，还要考虑患者的一般情况能不能耐受治疗本身带来的损害，同时考虑患者的肾功能对这种要求的处理能力。所有这些问题都会在这本书的其他章节中详细讨论。

治疗模式

总体上来说，RRT 的模式分为：间歇性血液透析（IHD）、连续性肾脏替代治疗（CRRT 又包含多种模式，具体在后文中讨论）、延长透析模式［包含延长每日透析及延长间歇性肾脏替代治疗（prolonged intermittent renal replacement therapy，PIRRT）］和腹膜透析。应该基于患者的具体情况及可使用的临床资源来选择具体的透析模式，其中患者的血流动力学稳定情况是主要的决定指标，见表 6.11.3。

表 6.11.3　各种治疗模式的适应证

治疗目标	血流动力学情况	推荐的治疗模式
清除液体	稳定	间歇性超滤
	不稳定	慢速连续超滤
清除肌酐及尿素氮等小分子物质	稳定	间歇性血液透析
	不稳定	CRRT[1]
		对流：CAVH[2]，CVVH[3]
		弥散：CAVHD[4]，CVVHD[5]
		均有：CAVHDF[6]，CVVHDF[7]
严重高血钾	稳定/不稳定	间歇性血液透析
严重代谢性酸中毒	稳定	间歇性血液透析
	不稳定	CRRT

续表

治疗目标	血流动力学情况	推荐的治疗模式
严重高磷血症	稳定/不稳定	CRRT
脑水肿	不稳定	CRRT

注:①CRRT,连续性肾脏替代治疗。②CAVH,连续动脉-静脉血液滤过。③CVVH,连续静脉-静脉血液滤过。④CAVHD,连续动脉-静脉血液透析。⑤CVVHD,连续静脉-静脉血液透析。⑥CAVHDF,连续动脉-静脉血液透析滤过。⑦CVVHDF,连续静脉-静脉血液透析滤过。

　　总体来说,目前倾向于这样一种共识:不论治疗的目标是什么,对于血流动力学不稳定的患者首选CRRT。这一共识并不是来源于随机对照试验,而是近期由急性肾衰竭试验网络(ATN)主导的一项结果的反映(该项研究会在随后的章节中讨论),该项研究比较高剂量与低剂量透析对患者预后的影响,其中血流动力学不稳定的患者接受CRRT,而血流动力学稳定的患者接受IHD。结果显示,IHD的优势主要是便于使用,即使在很小的治疗单元也可轻易得以实施。另外,IHD是通过单纯弥散的方式来清除小分子物质的,通过增加血液和透析液流量能迅速起效,同时治疗效果理想,能迅速清除钾离子等水溶性物质。而IHD的缺点也正是其对溶质的清除过快,对于危重症患者而言,过快的溶质清除会导致各腔室液体失衡,从而导致脑水肿等严重并发症。如果没有其他可替代治疗模式,调整治疗方法的一些措施,比如延长治疗时间、每日治疗、使用含钠较多的透析液、将透析液温度降低至37℃以下等,能有效降低严重并发症的发生率。

　　连续治疗模式清除溶质的方式包括对流、弥散及两者的联合(表6.11.4)。简单来说,弥散是通过半透膜两侧的溶质梯度实现的,而对流是通过流体压力梯度(溶质牵拉)将溶质清除出滤器的(具体参见本部分第3章)。我们用清除溶质机制不同来定义各种CRRT之间的不同(图6.11.1):弥散(对应的模式为连续透析及连续静脉-静脉血液透析);对流(对应的模式有连续滤过、连续静脉-静脉血液滤过),或者两者的联合(对应的模式为CVVHDF)。各种治疗模式的具体区别见表6.11.5。

表 6.11.4　各种肾脏替代治疗模式的优缺点

模式	是否能对血流动力学不稳定患者使用	是否能清除溶质	容量控制的能力	是否需要抗凝
PD①	是	++	++	不需要
IHD②	可能	++++	+++	需要/不需要
IHF③	可能	+++	+++	需要/不需要
间断 IHF	可能	++++	+++	需要/不需要
杂合技术	可能	++++	++++	需要/不需要
CVVH④	是	+++/++++	++++	需要/不需要
CVVHD⑤	是	+++/++++	++++	需要/不需要
CVVHDF⑥	是	++++	++++	需要/不需要

注:①PD,腹膜透析;②IHD,间歇性血液透析;③IHF,间歇性血液滤过;④CVVH,连续静脉-静脉血液滤过;⑤CVVHD,连续静脉-静脉血液透析;⑥CVVHDF,连续静脉-静脉血液透析滤过。

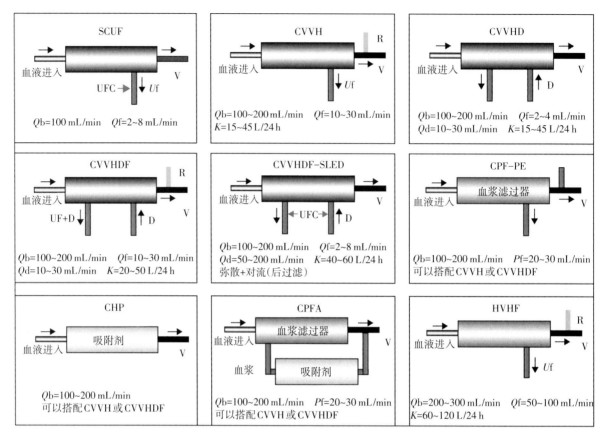

图 6.11.1 CRRT 溶质清除机制

表 6.11.5 各种治疗模式的具体区别

模式	清除方式:对流	机制:弥散	血管通路选择	置换液
SCUF[①]	＋	－	大静脉	0
CAVH[②]	＋＋＋＋	－	动脉和静脉	＋＋＋
CVVH[③]	＋＋＋＋	－	大静脉	＋＋＋
CAVHD[④]	＋	＋＋＋＋	动脉和静脉	＋＋＋
CVVHD[⑤]	＋	＋＋＋＋	大静脉	＋/0
CAVHDF[⑥]	＋＋＋	＋＋＋	动脉和静脉	＋＋
CVVHDF[⑦]	＋＋＋	＋＋＋	大静脉	＋＋
CAVHFD[⑧]	＋＋	＋＋＋＋	动脉和静脉	＋/0
CVVHFD[⑨]	＋＋	＋＋＋＋	大静脉	＋/0

注:①SCUF,慢速连续超滤。②CAVH,连续动脉-静脉血液滤过。③CVVH,连续静脉-静脉血液滤过。④CAVHD,连续动脉-静脉血液透析。⑤CVVHD,连续静脉-静脉血液透析。⑥CAVHDF,连续动脉-静脉血液透析滤过。⑦CVVHDF,连续静脉-静脉血液透析滤过。⑧CAVHFD,连续动脉-静脉高通量血液透析。⑨CVVHFD,连续静脉-静脉高通量血液透析。

0,不需要;＋,可或略;＋＋,少许;＋＋＋,很多;＋＋＋＋,主要。

当治疗机制主要为弥散时,RRT 的滤器被当成了透析器,其实现的方式让血液和透析液在同一滤器的不同空间反向流动。当治疗机制主要为对流时,滤器为真正意义上的滤器,这些滤器的膜一般对水和小至中分子(分子量 1 000～12 000 Da)水溶性物质有很高的通透性,而且这些膜一般有很好的生物相容性。技术的进步能够使同一个滤器既可作为透析器又可作为滤器。目前的 CRRT 机器也可以轻易实现不同治疗机制。血液、透析液和超滤液的流量可以通过集成泵精确控制,并且可以实现更大的透析液或对流流量,从而实现更大的弥散和对流溶质通量。与间歇性血液透析相比,持续透析的透析液速度较低,从而导致弥散速度降低,此时联合对流治疗能提高中分子物质的清除效果。最近的研究表明,如果将一个弥散治疗单元增加到对流治疗系统里(如连续静脉-静脉血液透析过滤),能够提高 RRT 的治疗剂量,从而提高患者的生存率。CRRT 的主要优点是它可以持续工作,因此临床医生可以根据危重症患者快速变化的情况不断调整处方。此外,虽然行 CRRT 时的血液及透析液或者置换液的流量较小,但治疗时间长,故总体对溶质的清除效果要好于 IHD。CRRT(特别是选用对流为主要的溶质清除方式时)基本不会导致各腔室之间的液体失衡,故不会像 IHD 一样有导致脑水肿等严重并发症的可能。正是基于此点,如果患者有发生脑水肿的风险(脑外伤、近期接受神经外科手术或者患者有肝功能损伤),CRRT 是唯一选择。另外,IHD 常导致低血压,也会使脑水肿加重,故对于上述患者应该避免选择 IHD 治疗。以下几个因素使患者对 CRRT 的耐受性较好:

• CRRT 对液体的清除速率显著低于 IHD,故能有效维持患者血管内容量,进而保持患者血流动力学稳定。CRRT 期间患者血管内容量取决于液体清除速度与第三间隙液体进入血管内速度的比值,因此当超滤速度超过第三间隙回流速度时,患者会表现为低血压及血流动力学不稳定。

• IHD 期间尿素氮等小分子物质的快速清除会导致血浆与间质及间质与细胞之间产生渗透压梯度,进而驱动液体进入细胞,使血浆容积减小,发生细胞水肿(包括神经元水肿)。CRRT 时尿素清除速率较慢,时间上可以使各腔室之间溶质有机会重新分布,且更容易达到平衡,因此能避免容量剧烈变化和细胞水肿。这在颅内高压患者(如头部外伤和急性肝衰竭患者)中尤为重要。

• CRRT 会诱发轻度低体温。核心温度的降低会导致外周血管收缩,进而能避免低血压的出现。

• 持续超滤期间,不论是以前稀释为主还是以后稀释为主,相对于透析来说,其对钠离子的清除作用都比较弱,这一因素对血流动力学的稳定有一定帮助。

• 虽然低血容量会导致血压的降低,但最终表现是人体对血容量降低后各种主动与被动的机制之间复杂的相互作用的结果,包括降低容量血管内容量以维持心脏充盈,增加动脉血管阻力保证器官灌注,增加心肌收缩力和心率维持心排血量。任何干扰这些代偿机制的因素都可能导致心血管不稳定。在这样的背景下,对流对炎症介质的去除在维持血流动力学稳定方面可能是有效的,特别是在感染性休克的早期阶段。

虽然最近的一些文献显示对流治疗(如 CVVH)能有效清除炎症介质及内毒素等中大分子,但其确切的临床效果还需要大规模随机临床对照研究来证实,就目前来说,其临床益处还无法评价。

近期的临床研究对 CRRT 期间患者的药物代谢提供了大量信息。新的治疗模式可能会增加药物的清除,这一点至关重要,因为一些重要药物(如抗生素)的清除增加会导致不良预后。长程治疗时,肝素使用的问题也需要关注,文献显示局部使用枸橼酸钠抗凝能改善患者的预后,同时使酸碱平衡更易于控制。另外,枸橼酸局部抗凝能有效避免肝素导致严重出血的风险。

CRRT 的费用要高于间歇性血液透析,甚至比延长间歇性肾脏替代治疗(PIRRT)。然而治疗费用必须放置于全程花费中去比较才有意义,特别是 ICU 住院日数和机械通气时间,从这一角度看,其实两者的差别非常小。如果 CRRT 能够缩短机械通气时间,其产生的治疗费并不增加总体费用。

因为 IHD 有上述的缺点,临床医生倾向于使用一些杂合模式来对患者进行治疗,这包括持续低效血液透析(SLED)及 PIRRT。杂合治疗方法是通过改良间歇性血液透析而来的,常见的改良措施是降低血液和透析液的流量,从而使透析失衡及血流动力学紊乱的发生率降低。虽然有很多单中心研究将杂合治疗技术与 CRRT 做了比较,但其治疗的最佳剂量、对毒素和炎症介质的清除机制仍不明确,故目前其对患者预后的影响尚无明确结论。

尽管有较多观察性研究、随机对照试验比较了不同 RRT 模式对预后的影响，同时，三次系统回顾研究和 Meta 分析也比较了各种模式之间的优缺点，到目前为止仍无法得出哪一种模式更有优势。包含循证医学的 Meta 分析同样没有发现 CRRT 与 IHD 在死亡率、ICU 住院时间、肾功能恢复时间之间有统计学差异。然而，与 IHD 在"现实世界"中的常规执行方式相反，这些研究中的大多数患者接受了最大限度提高血液动力学耐受性（通过增加治疗的持续时间、增加透析频率、正钠平衡和温度调节）的干预措施，并且治疗方式之间的高交叉率使得解释变得困难。近期 Schneider 教授的一项对急性肾损伤存活患者的 Meta 分析显示，如果患者初始接受的是 IHD，那么后期需要长期透析的比例增高，但其入选的 IHD 方面的数据更多选择稳定期的患者，并且有很多患者本身就有慢性肾功能不全。两项随机大样本研究可能会提供更多关于 RRT 对肾功能恢复情况方面的信息。这两项研究分别是 ATN 及 RENAL。在 ATN 研究中，共实施了 5 077 次 IHD，45.2% 的生存患者在第 28 日需要依赖透析治疗；在 RENAL 研究中，IHD 共实施了 314 次，有 13.3% 的患者在第 28 日需要透析治疗。这种差异也可能与其他变量有关，例如 RENAL 开始 RRT 的时间较早，患者个体情况不同，临床实施治疗的实际方式不同，等等。

近期改善全球肾脏病预后组织（KDIGO）推出的指南建议，如果患者有以下一种或者多种情况，则应该进行 CRRT：血流动力学不稳定、脑水肿及肝衰竭。总体来说，在世界范围内（虽然有地理上的分布差异）存在这样一种趋势，即危重症患者应该尽早接受 CRRT，如果患者情况稳定而仍需要透析治疗，则过渡到 IHD。有证据显示，如果患者血流动力学不稳定，给予 IHD 治疗则会增加患者死亡率并降低肾脏恢复的概率。从临床实际情况来看，机械的可使用情况、当地医疗条件等都决定了 CRRT 能不能实施，因此治疗模式在不同国家之间差异很大。在欧洲各国、澳大利亚、新西兰和加拿大等发达国家，CRRT 是主要的治疗模式，但美国例外；低收入和中等收入国家由于经济及医疗从业人员的限制，更倾向于选择 IHD 治疗。低收入国家由于资源的限制，腹膜透析是可以接受的选择，特别是对于危重症患者而言。

治疗剂量

关于 RRT 的治疗剂量的定义及治疗剂量对患者预后的影响会在本书的其他章节讨论。一些设计良好的随机对照试验的结果显示，间歇性血液透析的最小治疗剂量应每周达到 3.9 Kt/V，而 CRRT 应该在 20～30 mL/(kg·h)。早期的研究认为大剂量治疗可能会改善患者的预后，但随后多个随机对照试验并未能得出相似结果。结论如此不一致的原因可能是透析剂量的增大导致营养物质及其他介质丢失的概率增加，进而导致患者不能获得较好的临床预后。但必须认识到，即使想达到 25 mL/(kg·h) 这一最小剂量，多种原因也会导致治疗的中断（如系统凝血、检验及外科手术等），故需要将治疗剂量增加至 30 mL/(kg·h) 左右。

AKI 患者的远期预后

既往认为 AKI 患者的结局为死亡或者完全恢复。在过去数年，越来越多的证据表明 AKI 是慢性肾病（CKD）的一个重要病因，或者导致既往已经存在的 CKD 进一步恶化。最近的全球证据均表明，AKI 患者有很高的概率发生终末期肾病。CKD 及终末期肾病的不良临床预后已经变成了一个重要的健康问题，在不发达地区尤其突出。多项研究表明，AKI 应该与糖尿病、肥胖及高血压一样被看成 CKD 发生的一个重要病因。AKI 发展成 CKD 的具体机制不详，有研究表明，AKI 的严重程度与 CKD 的发生呈正相关。CKD 患者如果发生了 AKI，则发生终末期肾病的概率是无 CKD 者的 40 倍；反之，有 CKD 而无 AKI 患者有 8 倍的概率发生终末期肾病。尽管像预期一样，老年患者患 AKI 后更容易发展为 CKD 及终末期肾病,但是儿童患者也容易进展为终末期肾病,这点要引起临床医生注意。通过多变量回归分析建立起来的模型显示,需要透析治疗、基础肾小球滤过分数低、低血浆白蛋白水平和高的 RIFLE 分级是发展为 CKD 的危险因素。与不需要肾脏替代治疗的患者相比,如果在 AKI 期间患者需要 RRT,其发展为 CKD 的概率是前者的 500 倍。因此,RRT 的管理不仅会影响患者急性期的预后,同时也会影响远期预后。如上面讨论过的一样,延迟 RRT 对患者预后产生负面影响,特别是那些持续液体负荷过重的患者,因为液体负荷过重不利于肾功能的恢复。数据显示,与 IHD 相比,CRRT 与器官功能恢复呈正相关,因为 IHD 导致的透析低血压不利于器官功能恢复。迄今为止没有证据显示多大的透析剂量及何种滤器更利于肾功能恢复。最后,观察性研究显示,与肝素抗凝或者不抗凝比较,枸橼酸钠局部抗凝有其独特的优点。

对于 AKI 发展为 CKD 的机制目前还不清楚,还需要更多关于 AKI 后肾脏生理学的研究。AKI 后的干预措施极有可能影响 CKD 患者的发病率、病死率。

(杨田军　译)

参 考 文 献

［1］ ASKENAZI DJ,SELEWSKI DT,PADEN ML,et al. Renal replacement therapy in critically ill patients receiving extracorporeal membrane oxygenation[J].Clin J Am Soc Nephrol,2012,7:1328-1336.

［2］ BELLOMO R,KELLUM JA,RONCO C. Acute kidney injury[J].Lancet,2012,380(9843):756-766.

［3］ CERDÁ J,RONCO C. Modalities of continuous renal replacement therapy:technical and clinical considerations[J].Semin Dial,2009,22(2):114-122.

［4］ CERDÁ J,TOLWANI AJ,WARNOCK DG. Critical care nephrology:management of acid - base disorders with CRRT[J].Kidney Int,2012,82(1):9-18.

［5］ KELLUM JA,LAMEIRE N. Diagnosis,evaluation,and management of acute kidney injury:a KDIGO summary (Part 1)[J].Crit Care,2013,17(1):204.

［6］ MACEDO E,MEHTA RL.Timing of dialysis initiation in acute kidney injury and acute-onchronic renal failure[J].Semin Dial,2013,26:675-681.

［7］ PROWLE JR,KIRWAN CJ,BELLOMO R. Fluid management for the prevention and attenuation of acute kidney injury[J].Nat Rev Nephrol,2014,10(1):37-47.

［8］ SCHNEIDER AG,BELLOMO R,BAGSHAW SM,et al. Choice of renal replacement therapy modality and dialysis dependence after acute kidney injury:a systematic review and meta-analysis[J].Intensive Care Med,2013,39:987-997.

［9］ TOLWANI A.Continuous renal-replacement therapy for acute kidney injury[J]. N Engl J Med,2012,367(26):2505-2514.

第 12 章　连续性肾脏替代治疗期间血管通路的选择

Alexander Zarbock and Kai Singbartl

　　肾脏替代治疗(RRT)仍然是急性肾损伤(AKI)患者治疗的基石,而 RRT 的临床疗效又依赖血管通路的可靠性。临床医生常选择临时透析导管(temporary dialysis catheter,TDC)为危重症患者进行连续性肾脏替代治疗(CRRT),导管有以下优点:任何患者都可以使用,放置方便,床旁即可完成,植入后即可使用。导管功能不佳的常见表现为血流量不足、循环通路经常凝血,以及相同条件下治疗时间缩短。

导管类型

　　临床对临时透析导管的要求是多种多样的,包括材料的硬度要保证导管能顺利插入,并保持形态,弹性还要足够好,以防止导管打结及血栓形成,有的还要求能防止细菌侵入。尽管有很多种导管可以选择,但临床上最常用的仍是双腔导管(用于植入深静脉,图 6.12.1)。导管内有两个腔,两腔之间是不连通的,此两腔既可以并列安排,也可以同轴排列。为了减少再循环率,导管尖端呈阶梯形排列。通常回路尖端要长于输入端 3 cm 左右。

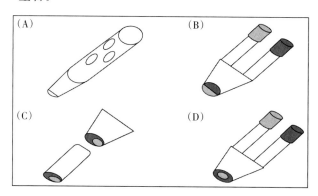

图 6.12.1　用于 CRRT 的导管类型

(A) 目前所有用于急诊 CRRT 的导管尖端均呈圆锥形。血液通常从距离尖端 3 cm 的侧孔被引出。
(B) Mahurkar型透析导管有一个所谓的双-D结构,此结构允许血液从一边导管被引出(吸入腔,图中灰黑色部分),而从另一边输入(输入腔,图中亮灰色部分)。(C)C 型循环导管是 Mahurkar 导管的一个变种。血液由外周圆柱状腔被抽出,而由中间腔输入。中间腔的表面积要大于双-D导管,故导致血液回输的阻力较大。
(D)Uldall同心导管的特点是外周腔有全方位的侧孔来抽吸血液,其回输管腔位于外周腔的中间。

　　导管长度的选择是由植入导管的部位来决定的,因为导管不够长的话会增加再循环率。当身体上部(如颈内静脉)为植入部位时,一般选择 16 cm 长导管;当下半身(股静脉)为植入部位时,一般选择 20 cm长的导管。用来制造导管的两种最常见材料是硅酮类材料和聚氨酯材料。硅酮类材料的优点是柔软并有弹性,对大多数化学物质都有抗性;然而由于其理化性质的特点,导管植入比较困难,对管腔的挤压有可能导致导管发生力学破坏。反过来看,由于其材料比较柔软,发生血管内皮损伤及静脉瘘的概率就较小。聚氨酯材料的生物相容性与硅酮类材料相似,但其抗张力强度更好,导管的壁就可以更薄,从而使导管的内径更大,血流量可以更大。聚氨酯材料有热塑性特点,即植入时导管比较硬,而当植入成功后因为体温,导管会变得非常柔软。聚氨酯材料的另一个优点是能防止细菌定植。正是基于以上优点,目前临床上推荐使用该类型材料制成的导管。

血管通路的选择与植入

总体思路

- 导管的穿刺部位取决于患者的特征(如既往手术情况、局部感染、凝血功能、体态等)、穿刺部位的可用性、操作者的技术/经验,以及出现特定部位并发症的风险。
- 改善全球肾脏病预后组织(KDIGO)推荐:对于 AKI 患者应该使用无气囊、非隧道的导管。
- 基于对导管相关血流感染(CRBSI)的担忧,非隧道导管的使用时间不要超过 3 周。如果预计该患者透析时间超过 3 周,则建议使用有气囊的隧道式导管(皮下潜行 5～10 cm)。
- 临时透析导管的植入应该执行严格的消毒、无菌措施,以预防 CRBSI。
- 因为超声引导下穿刺置管成功率高且并发症(如气胸、血胸及导管相关性感染)少,故推荐有条件的医院均应该在超声引导下行穿刺置管术。
- 应该在穿刺结束后,首次使用锁骨下静脉及颈内静脉前行影像学检查,以判断导管是否在上腔静脉或右心房内。
- 对于终末期肾衰竭患者,如果既往给予心脏瓣膜置换术或瘘封闭术治疗,不应该给予植入临时透析导管,因为其能导致血管及移植物表面永久损伤。

穿刺及置管部位的选择

颈内静脉

右侧颈内静脉置管比左侧好的原因是血流量大,并发症少。

股静脉

临床医生喜欢选择股静脉作为置管位置的主要原因是简单并易于成功;但很长时间以来,他们认为股静脉置管感染发生率高。近期的多中心研究证实:股静脉置管仅在高体质指数(BMI)患者中感染发生率增高。最近的一项 Meta 分析了 2 个随机对照试验(包含 1 006 例次导管植入)和 8 个队列研究(包含 16 379 例次导管植入),也证明股静脉穿刺置管与感染发生率无关。但需注意的是,股静脉置管限制了患者的活动,并增加了再循环的发生率。

锁骨下静脉

锁骨下静脉置管感染发生率低。对于需要长期透析的患者,不推荐经锁骨下静脉植入临时透析导管。锁骨下静脉置管会导致静脉狭窄的发生率升高,从而限制了同侧其他血管通路的使用。因此,锁骨下静脉仅仅在其他血管通路无法使用的情况下临时使用。

并发症

主要并发症

• 导管植入相关并发症：动脉撕裂、气胸、血胸、气栓、心律失常、心包填塞和腹膜后出血。超声引导下穿刺置管能大大减少并发症的发生。

• 输入和/或回流压力的增高，通常提示血流量的减少，而导致这一结果的常见原因有导管位置不正、插入过程导管打结或者其他一些机械性因素。导管尖端放置位置不当是最常见的导致血流量减少及功能失调的原因。股静脉应该植入至下腔静脉，颈内静脉及锁骨下静脉导管应该植入至上腔静脉与右心房结合部。当导管尖端植入右心房时，功能失调的概率会大大降低，但只有材料是硅酮时，导管植入右心房才是安全的。

• 另一个问题是再循环，即血液即刻从回流端再进入输出端，这个问题在外周循环血流量大于体内循环血流量时尤其明显。正常情况下再循环率不超过 5%，但和导管的设计、长度、植入的位置和 CRRT 过程中外周循环的血流量相关。

次要并发症

• 感染

　。导管相关性感染的危险因素包括导管的材质、是否紧急情况下植入、使用频率、留置时间和基础疾病的严重程度。

　。以下情况会导致临时透析导管污染：外源性污染（导管表面的病原体从皮肤穿刺口进入血流）、血源性污染（来源于体内其他部位的感染灶）和内源性污染（主要机制为导管留置时间过长、经过导管的外周输液污染导管）。

　。最常见的病原体为凝固酶阴性葡萄球菌、金黄色葡萄球菌、革兰阴性菌和酵母菌。

　。临时透析导管应该仅仅用来行肾脏替代治疗。

　。与使用肝素抗凝比较，枸橼酸钠局部抗凝能够减少导管相关性感染。

　。对危重症患者而言，植入非隧道式导管时，不推荐在穿刺部位局部使用抗生素。

　。虽然使用有抗生素涂层的导管能减少导管相关性感染的发生率，但因为其能导致急性过敏反应和抗生素抵抗，故目前指南不推荐。

　。如果怀疑导管相关性感染，应该在留取标本培养后，立即给予充分的抗生素治疗，抗生素应该覆盖可疑病原体。当培养结果明确后，应该根据药敏结果降阶梯使用窄谱抗生素。

　。导管血培养阳性则需移除原导管并在另一个部位重新植入。但如有以下情况，则应该立即移除导管，而不必等导管血培养结果：穿刺部位感染、隧道式导管囊袋感染、导管相关性感染并发脓毒症。

• 血栓形成

　。导管相关性血栓的发生率为 33%～67%，与诊断方法有关。

　。导管相关性血栓的表现形式有两种：血栓黏附于血管壁及血栓，呈袖套状包绕在血管周围。

　。导管相关性血栓可导致致命性并发症，如右心血栓栓塞（right-heart thromboembolism，RHTE）、肺循环栓塞。非移动性 RHTE 来源于右心房的导管尖端。可移动的 RHTE 来源于上下肢深静脉的血栓。

　。透析期间，导管管腔内充满枸橼酸或者肝素能防止导管腔内血栓形成。

　。危险因素见表 6.12.1。

◦ 对于危重症患者而言，股静脉及颈内静脉置管发生导管相关性血栓的概率高于锁骨下静脉。

◦ 导管相关性血栓及导管相关性感染的风险可以通过抗凝或者使用有抗凝涂层的导管来降低。

表 6.12.1　导管相关性血栓的危险因素

患者相关	导管相关	植入部位相关
高凝状态*	聚氨酯/聚乙烯导管†	股静脉或者颈内静脉†
血栓形成倾向*†	同时植入其他深静脉†	锁骨下静脉*
年龄大于 64 岁†	创伤植入†	
基础疾病合并恶性肿瘤*†	远端位置*	
脱水†		
组织灌注受损†		
缺乏预防/治疗措施†		

Modified after Burns KeA, McLaren A. A critical review of thromboembolic complications associated with central venous catheters[J]. Can J Anesth, 2008, 55: 532-541.

注: * 与右心血栓形成相关。† 与中心静脉血栓形成相关。

（杨田军　译）

参 考 文 献

[1] CIMOCHOWSKI GE, WORLEY E, RUTHERFORD WE, et al. Superiority of the internal jugular over the subclavian access for temporary dialysis[J]. Nephron, 1990, 54: 154-161.

[2] KARAKITSOS D, LABROPOULOS N, DE GROOT E, et al. Real-time ultrasound-guided catheterisation of the internal jugular vein: a prospective comparison with the landmark technique in critical care patients[J]. Crit Care, 2006, 10: R162.

[3] KDIGO AKI Work Group. KDIGO clinical practice guideline for acute kidney injury[J]. Kidney Int, 2012, (suppl 2): 1-138.

[4] MARIK PE, FLEMMER M, HARRISON W. The risk of catheter-related bloodstream infection with femoral venous catheters as compared to subclavian and internal jugular venous catheters: a systematic review of the literature and meta-analysis[J]. Crit Care Med, 2012, 40(8): 2479-2485.

[5] NKF-K/ DOQI. Clinical practice guidelines for vascular access: update 2000[J]. Am J Kidney Dis, 2001, 37(suppl 1): S137-S181.

[6] O'GRADY NP, ALEXANDER M, DELLINGER EP, et al. Guidelines for the prevention of intravascular catheter-related infections [J]. Infect Control Hosp Epidemiol, 2002, 23: 759-769.

[7] SCHILLINGER F, SCHILLINGER D, MONTAGNAC R, et al. Post catheterisation vein stenosis in haemodialysis: comparative angiographic study of 50 subclavian and 50 internal jugular accesses[J]. Nephrol Dial Transplant, 1991, 6: 722-724.

[8] Vascular Access Work Group. Clinical practice guidelines for vascular access[J]. Am J Kidney Dis, 2006, 48(suppl 1): S176-S247.

[9] WENTLING AG. Hemodialysis catheters: materials, design and manufacturing[J]. Contrib Nephrol, 2004, 142: 112-127.

第 13 章　循环和治疗处方

Rinaldo Bellomo and Ian Baldwin

方法和途径

没有证据表明选择何种连续性肾脏替代治疗(CRRT)模式(血液滤过或血液透析滤过,又或是血液透析)更能改善患者的临床预后。各种治疗模式之间的区别是非常明确的,然而从清除溶质的本质来说,以上三种模式对分子量相同的小分子溶质清除能力基本相当,但对流(滤过)对中分子物质的清除能力更强,然而这种不同对于病理生理和临床的影响还不明确。正是基于这种不确定性,在某一个特定的治疗单元,临床医生或者护理人员往往会根据当地传统、舒适性、易操作程度等相关因素给所有患者采取同一种治疗模式。从流行病学来看,CRRT 中的连续静脉-静脉血液透析滤过(CVVHDF)是世界上最常用的治疗模式,随后是连续静脉-静脉血液滤过(CVVH)。实际上比模式选择更重要的是治疗剂量的选择(见第 9 章)。治疗剂量不仅仅与治疗模式有关,更与患者的体重、废水产生速度密切相关。

实际临床操作

对于多数 CRRT 机器而言,一旦治疗模式确立,特异性的管道循环方式也就随之而设定。因此,当治疗团队选定治疗机器及治疗模式后,回路模式就已经确立。当机器不能自动设定时,应该选择正确的管道来满足循环的需要。开始治疗前,回路首先要用生理盐水预充(新生儿及婴幼儿需要使用血液或者血-蛋白液预充),预充完毕后,连接植入患者深静脉的导管。导管的输出端管腔(动脉端)为红色,输入端管腔(静脉端)为蓝色。如果选择的治疗模式为 CVVHDF,治疗液中包含了适量的置换液或者透析液,这种含有置换液或者透析液的组分被连接在一个蠕动泵上。此泵能够驱动一部分液体进入前稀释,从而作为置换液(一般情况下为 50% 的总治疗剂量);同时也可驱动另一部分液体(相应地也为 50%)进入滤器中,这部分液体并不与血液直接接触,并在滤器中与血液呈反向流动。有些机器禁止设置前稀释,因为前稀释降低了进入滤器的血液及溶质的浓度,从而会降低弥散治疗的效果。最后,废液泵连接在滤器的另一个端口上,通过调整废液泵的转速来调节废液产生的速度。一般情况下,废液产生的速度要大于置换液与透析液流量的总和,以确保液体的移除。这部分被移除的液体可以通过重症病房内额外的液体治疗来获得补偿,如营养、药物及血制品等(图 6.13.1、图 6.13.2、图 6.13.3)。

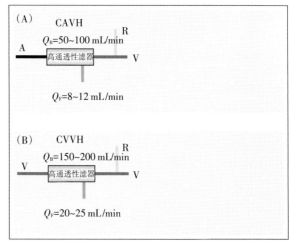

A,动脉;Q_B,血流量;Q_F,超滤液流量;R,置换液;V,静脉。

图 6.13.1　连续动脉-静脉血液滤过(CAVH)(A)和连续静脉-静脉血液滤过(CVVH)(B)循环

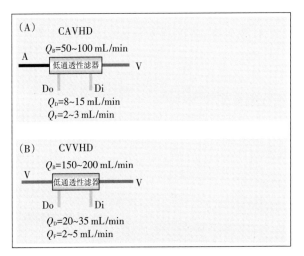

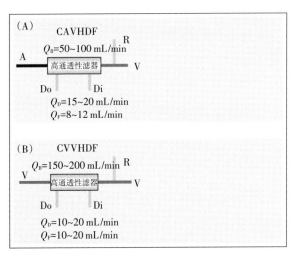

图 6.13.2 连续动脉-静脉血液透析(CAVHD)(A)和连续静脉-静脉血液透析(CVVHD)(B)循环
注:A,动脉;Di,透析液输入口;Do,透析液输出口;Q_B,血流量;Q_D,透析液流量;Q_F,超滤液流量;R,置换液;V,静脉。

图 6.13.3 连续动脉-静脉血液透析滤过(CAVHDF)(A)和连续静脉-静脉血液透析滤过(CVVHDF)(B)循环
注:A,动脉;Di,透析液输入口;Do,透析液输出口;Q_B,血流量;Q_D,透析液流量;Q_F,超滤液流量;R,置换液;V,静脉。

当所有管道连接完成后,启动血泵。治疗刚开始时建议血流量尽量低(尤其对于那些血流动力学不稳定的患者),这样设置的原因是刚开始治疗时有患者体内血液被抽吸进入外周循环的管道,同时晶体溶液被补充进体内循环,这相当于静脉切开或者血液丢失在外循环管路中(总量约 150 mL),直到单位时间内流出和流入患者内循环血量达到净平衡,这种丢失才会停止。因此,治疗之初,血泵最好设定在 20~30 mL/min,直到外周回路中被血液充满。随后以 50 mL/min 的速度缓慢增加直到到达治疗目标。血路设定好以后,继续设定其他治疗参数(包括透析液流量、置换液流量和废液流量)。治疗处方总结在表 6.13.1 中。

表 6.13.1 连续静脉-静脉血液透析滤过治疗处方(每小时脱水量 100 mL)

姓名	住院号	模式	置换液流量	透析液流量	废液流量	备注
H.Jones	678945	CVVHDF	900 mL/h	1000 mL/h	2000 mL/h[25mL/(kg·h)],每小时脱水量 100 mL	开始治疗即刻血泵设置为 30 mL/min,在 5 min后调整到 200 mL/min

预期结局、潜在的问题、注意事项和获益

如果理解了回路设计及其相应的功能,理解了不同技术的治疗后果并且弄明白了前后稀释分别对治疗有什么影响,临床医生就可以开出合理的 CRRT 处方了,同时护理人员就可以非常有经验地开始 CRRT。知识和经验完美结合情况下的 CRRT 才是安全而有效的。其体现在以下几个方面:可靠而安全地控制尿素氮,充分延长滤器寿命及降低花费,精确地控制液体平衡,并最大限度降低技术因素所致不良事件发生率。类似于成功的机械通气,CRRT 期间要保证机器能平稳无故障地运行。

虽然特定的环境下能导致特定的问题,但对血液净化过程中基础知识的深刻理解有助于快速而成功地解决这些问题。例如滤器寿命缩短(低于治疗预期时间而发生意外凝血)的问题,如果能充分地评估各种导致滤器寿命缩短的危险因素,就能有效地避免这种情况的出现。

• 患者是否躁动? 如果是股静脉置管,患者髋部是否有扭曲? 如果有以上因素,考虑体位因素所致

的急性导管堵塞。

• 是否开始治疗时动脉端压力就极低(～120 mmHg)？ 如果是,考虑导管功能障碍或者导管腔被血块堵塞。

• 是否跨膜压在开始治疗时就很低(90～100 mmHg),但在随后 4～5 h 的治疗过程中逐渐进行性升高？ 如果是,应该怀疑滤器快速凝血,要仔细评估抗凝方法、抗凝药物剂量。

• 治疗剂量正确吗？ 是否有反映足够治疗剂量的指标？ 是否滤器后压力升高而跨膜压并无明显变化？ 如果是,则要考虑滤器后空气壶堵塞,这种堵塞多为血块所致。

这些诊断思路来源于对血管回路及组成部分的充分理解,因而具有很强的逻辑性。

与 CRRT 处方相关的循环回路的关键点小结

用于 CRRT 的外周回路有一些关键组成部分,如果充分理解了这些组成部分的特性及工作原理,临床医生就能根据患者的病理生理学情况开出一张符合逻辑的处方,而护理人员就能平稳、安全、无故障地运行机器。识别所选择的特定治疗模式所带来的临床结果是至关重要的。理解前后稀释对溶质的清除及对血液稀释的效果同样非常重要。弄清楚 CRRT 循环回路中的各压力测量点之间的逻辑关系对发现并解决故障是非常有用的,同时当回路发生故障时能够对故障原因进行逻辑分析。如果不理解上述各点就给予患者 CRRT,对患者而言是不安全的,同时治疗效果差,护理人员的工作负担也会相应增加。

（杨田军　译）

<h2 align="center">参 考 文 献</h2>

[1] BALDWIN I,BELLOMO R,KOCH B. A technique for the monitoring of blood flow during continuous hemofiltration[J].Intensive Care Med,2002,28:1361-1364.

[2] BALDWIN I,TAN HK,BRIDGE N,et al. Possible strategies to prolong filter life during hemofiltration:three controlled studies[J]. Renal Fail,2002,24:839-848.

[3] FEALY N,BALDWIN I,BELLOMO R. The effect of circuit "down-time" on uraemic control during continuous veno-venous haemofiltration[J].Crit Care and Resusc,2002,4:170-172.

[4] TAN HK,BRIDGE N,BALDWIN I,et al. Ex-vivo evaluation of vascular catheters for continuous hemofiltration[J].Renal Fail, 2002,24:755-762.

[5] TAN CS,TAN HK,CHOONG HL. Real-time circuit pressures correlate poorly with circuit longevity in anticoagulant-free, predilution continuous veno-venous hemofiltration[J].Blood Purif,2011,32:15-20.

[6] UCHINO S,FEALY N,BALDWIN I,et al. Continuous is not continuous:the incidence and impact of circuit "down-time" on uremic control during continuous veno-venous hemofiltration[J].Intensive Care Med,2003,29:1672-1678.

第 14 章　滤过膜：尺寸和材质

Zhongping huang，Jeffrey J. Letteri，Claudio Ronco and William R. Clark

CRRT 的中空纤维膜：生物材料的考量

血液透析中一直广泛使用纤维素膜，而连续性肾脏替代治疗(CRRT)的过滤膜几乎都是合成膜。未改进的纤维素膜普遍存在溶质清除率低、诱发补体激活等问题，合成膜就是针对这类问题而研发的。AN69 型膜采用丙烯腈共聚物，属于阴离子磺酸盐类，于 20 世纪 70 年代早期第一次用在平板式闭环透析系统中进行血液透析。自此，大量合成膜被陆续开发，包括聚丙烯膜、聚酰胺膜、聚甲基丙烯酸甲酯膜、聚醚砜膜、聚芳醚砜/聚酰胺膜等。和血液透析一样，过去和现在这些膜一直在 CRRT 中被广泛地应用。

合成膜是人造的聚合物，属于热塑性材料。事实上，对于大多数的合成膜而言，肾脏透析功能只是其整个工业用途中很小的一部分。合成膜壁厚往往大于纤维素膜，至少在 20 μm。从结构上可分为对称型(如 AN69、聚甲基丙烯酸甲酯)或不对称型(如聚砜、聚酰胺、聚醚砜、聚酰胺/聚芳醚砜)。在后一种类型中，非常薄(约 1 μm)的皮层接触血液室腔，主要起到分离物质、清除溶质的作用。其余的膜壁("基质")主要决定膜的热学、化学和力学性能，由此可见合成膜之间存在很大差别。

生物相容性包含几个不同的因素，而补体激活一直以来都是用于比较不同膜的主要参数。通常，合成膜导致的补体激活强度要比纤维素膜弱。因为补体激活强度与亲水性(促进补体激活)和疏水性(抑制补体激活)之间的平衡相关，合成膜的相对疏水性可以很好地抑制补体活化。

合成膜的另一大特色是倾向于吸附血浆蛋白。体外膜在接触血液时会瞬时吸附形成蛋白质层("次级膜")，它会改变原膜的渗透性。这种次级膜的组成成分以高分子量蛋白质为主，它们具有很高的血浆浓度，如白蛋白、免疫球蛋白和凝血因子。而某些膜通过吸附作用来大量减少低分子量(LMW)蛋白质，如过敏和其他炎症介质细胞因子，这一点在本章后半部分将详细讨论。

在低分子量(LMW)蛋白质吸附去除的研究方面，AN69 型膜是 Prisma 和 Prismaflex CRRT 系统血液净化装置体外循环的主要组成部分，因此受到广泛研究。之前研究得出的主要结论有：第一，虽然总体而言次级膜形成于"名义上"(无孔)膜的表面，但大量 LMW 蛋白质的吸附发生在膜内部孔隙结构中。第二，虽然理论上 LMW 蛋白质这类分子量的化合物也可以通过扩散方法来去除，但对于 AN69 型膜而言，主要靠吸附效应来完成。第三，对于 LMW 蛋白质的吸附去除效应，AN69 型膜存在饱和现象，通常在透析器使用 60~90 min 后出现。膜饱和后，去除特定化合物可能会停止，或通过"突破"跨膜机制继续进行。

CRRT 中超滤率与跨膜压之间的关系

血液透析膜根据其超滤系数可分为高通量膜和低通量膜。然而，关于通量的确切定义还存在大量争议。膜的水通量是指发生超滤的容积率(按表面面积标准化)。临床上用于描述某种膜透水性的参数是超滤系数[K_{UF}，单位 mL/(h·mmHg)]。膜的 K_{UF} 通常是在体外实验中不同跨膜压(TMP)下，通过对新鲜牛血浆测试得到的。对透水性影响最大的特性是孔隙大小，超滤系数大约与膜孔平均半径的四次方成正比。因此，孔径大小的微小变化会对水通透性产生很大的影响。

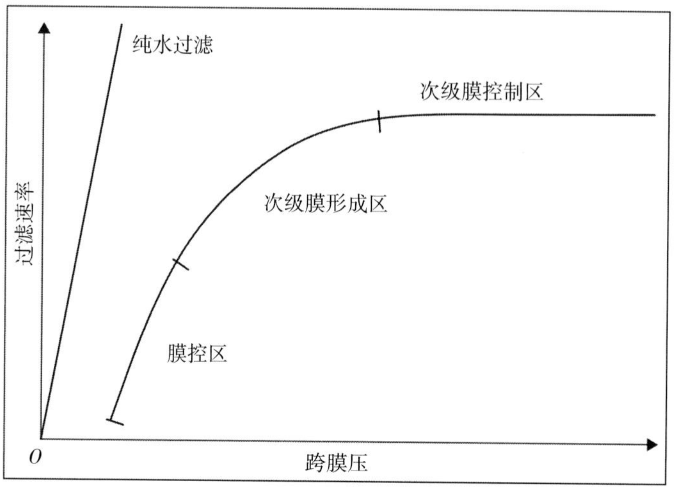

图6.14.1　不同条件下超滤率与跨膜压（*TMP*）的关系

Source：Goehl H，Konstantin P.Membranes and filter for hemofiltration.In：Henderson LW，Quellhorst EA，Baldamus CA，Lysaght MJ，eds. Hemofiltration［M］. 1st ed. Berlin：Springer-Verlag，1986：73. Reprinted with permission.

K_{UF}的确定方法如图6.14.1所示。图中显示在不同实验条件下，CRRT滤膜Q_{UF}和TMP的关系。图左侧线段显示对于洁净滤膜（如未接触血液或其他含蛋白溶液）在测试液为纯水时两者的关系。线的斜率代表在此实验条件下滤膜的K_{UF}。可以看出，左侧直线与图中右侧的曲线形成显著对比。该曲线显示了在血液超滤情况下，滤膜的Q_{UF}和TMP的关系。如图所示，该曲线可以分成两个区域，分别是滤膜本身透水性控制的区域（膜控区）和次级膜对滤过性能的影响所控制的区域（次级膜控制区）。

曲线的膜控区是在TMP值较小时，Q_{UF}和TMP之间为线性关系。与洁净滤膜的纯水超滤情况类似，该区域线段的斜率即为滤膜的K_{UF}。右旋曲线的下弧面（低K_{UF}）由次级膜产生的渗透性减弱造成。在次级膜控制区，随着TMP的增加，曲线趋于平缓，进入坪区，Q_{UF}达到最大值，表明TMP的进一步增加不会提高Q_{UF}。在临床应用中，为了避免透析膜破损或者过早凝血，应该避免曲线的坪区。

如上所述，滤膜的K_{UF}值同时受到多个因素影响，如血流量（Q_B）。Q_B主要从两个方面影响该曲线。其一，在膜控制的线性区域，随着Q_B的提高，斜率增加。事实上，这表明在获得同样的Q_{UF}条件下，TMP可以降低。其二，Q_B影响坪区Q_{UF}的最大值。随着Q_B的提高，对应坪区Q_{UF}的最大值也相应提高。

该现象产生的原因在于，Q_B提高有利于保持滤膜功能，特别是随着Q_B的提高，对形成次级膜的蛋白质产生更大的剪切力。由此，次级膜的形成得到遏制，对膜的透水性影响也得到了减弱。

CRRT中次级膜形成对溶质通透性的影响

次级膜是由吸附的蛋白质层形成的，它阻塞了滤膜孔隙，导致CRRT膜的溶质通透性严重下降。图6.14.2为聚酰胺膜溶质通透性的影响示意图，可以看出截留率（1减去筛选系数）与分子量的散点关系。图中所示分别为含蛋白液体（血浆）和无蛋白液体（盐水）。当测试溶质分子量为5 000 Da时，盐水的截留率为0%（筛选系数为1.0），血浆的截留率为60%（筛选系数为0.4）。

滤膜对于蛋白的吸附性受到使用条件的影响。后稀释会加剧蛋白吸收，因为滤膜纤维中的蛋白浓度高（由于血液浓稠）。而如前所述，提高Q_B会遏制蛋白吸收，因为血液的剪应力会减弱蛋白对滤膜表面的依附。

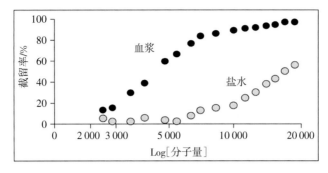

图 6.14.2　次级膜形成对聚酰胺过滤膜筛分性能的影响

Source: Feldhoff P, Turnham T, Klein E. Effect of plasma proteins on the sieving spectra of hemofilters[J]. Artif Organs, 1984, 8:488. Reprinted with permission.

CRRT 中滤膜表面积的影响

在静脉-静脉 CRRT 的早期，典型的血液和透析液流量分别小于 150 mL/min 和 1.5 L/h。在此情况下，一般的滤膜使用条件下所需滤器的表面积范围在 0.3～0.5 m²，就可以提供所需的溶质清除率。然而，近年来为了增加 CRRT 传输的药物剂量，血液和透析液流量大幅增加，对过滤膜表面积的要求也有所增加。为了正常的透析操作，要提供基于 CRRT 透析液 35 mL/(kg·h) 给药量，滤膜的表面积大约需要 1.0 m²。有时，为了治疗一些体形较大的患者，所需的透析液流量大于 4 L/h，滤膜的表面积甚至高达 1.5 m²。

连续性血液滤过

如前所述，血液滤过治疗过程中操作条件的选择应避免在 Q_{UF}-TMP 曲线中的次级膜控制区。在临床上，滤膜表面积的确定要足以支持选定的透析操作条件。图 6.14.3 示，在 TMP 保持恒定不变，膜表面积分别为 0.3 m²、1.0 m² 和 1.5 m² 时，Q_{UF} 与 Q_B 之间的对应关系。一般来说，这三条曲线具有相似的轮廓，当 Q_B 相对较小时，处于起始线性区域。随着 Q_B 提高，Q_{UF} 逐渐提高并到达平台或准平台区域。

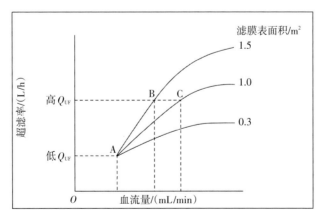

图 6.14.3　不同表面积滤器理论超滤率(Q_{UF})与血流量之间的关系(有关 A、B 和 C 点对应的操作条件的说明，请参阅正文)

对于给定的 TMP，每条曲线线性区域的斜率和 Q_{UF} 坪区最大值都与滤膜表面积成正比。在 Q_B 较小(如 75 mL/min)时，三种尺寸滤膜对应的 Q_{UF}(如 1.5 L/H)都较小，如图中 A 点所示。然而，若临床要求 Q_{UF} 更大(如 4.0 L/H)时，0.3 m² 的滤膜面积就无法满足，因为该滤膜的 Q_{UF} 坪区最大值仍小于该值。此时,在该 TMP 条件下,其他两种尺寸滤膜均可满足要求。相对而言,1.5 m² 滤膜在获得该 Q_{UF} 时,比 1.0 m² 的 Q_B 值小。同理我们可以得到,对于给定的 Q_B,滤膜表面积与所需 TMP 成反比。

图 6.14.3 所示血液滤过中 Q_{UF} 与 Q_B 的关系可用滤过压平衡来解释。在这种情况下,流体静压驱动滤出血液隔室的压力与此方向上的相反渗透压达到平衡。当滤过压达到平衡时,滤膜表面积就不重要了,因为增加的表面积并不能用于滤过。其结果是,只有需要更高的 Q_B 时,才需要更大的表面积来获得更好的滤过率。

连续性血液透析

相对于常规血液透析中溶质清除率主要受 Q_B 和膜的表面积影响,透析液流量(Q_D)是连续静脉-静脉血液透析中溶质清除率的主要影响因素。至少对小分子溶质的清除,透析液的饱和表明了其已被最大化利用。如果没有达到这种饱和度,最可能的解释是滤器的膜表面积不足。当连续静脉-静脉血液透析中以相对较小的表面积(<0.5 m²)透析血液时,透析液的饱和只能在 Q_D 值很低的情况下出现。对于 0.4 m² AN69 血液透析器,Bonnardeaux 和他的同事发现,透析液的尿素和肌酐饱和只有在 Q_D 约为 16.7 mL/min(1 L/h)时才能出现。当 Q_D 值在 2~3 L/h(33.3~50 mL/min)范围内时,虽然 Q_D 增加可以提高清除率,但会出现尿素/肌酐清除率与透析液流量的偏差,表明透析液尚未饱和。当然,透析液的不饱和度越大,透析效率越低。

最新的一项研究表明,在表面积更大(0.9 m²)的 AN69 血液透析器中,表面积对维持透析液饱和度(图 6.14.4)具有重要影响。对这种表面积更大的血液透析器,Q_D 在很大范围内都可使透析液饱和,唯一例外的是 β2-微球蛋白。这种高分子量(大约是尿素的 200 倍)化合物,严重限制了膜的扩散能力,从而无法让透析液饱和。

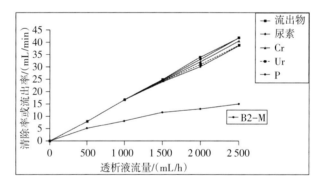

图 6.14.4 连续静脉-静脉血液透析中,0.9 μm 滤器的溶质清除率与透析液流量之间的关系

注:β2-M,β2-微球蛋白;Cr,肌酐;P,磷酸盐;Ur,尿酸。

Source:Brunet S,Leblanc M,Geadah D,et al.Diffusive and convective solute clearances during continuous renal replacement therapy at various dialysate and ultrafiltration flow rates[J].Am J Kidney Dis,1999,34:486-492.

特殊的膜和滤器

到目前为止,本文介绍的均为标准的治疗方法和材料。近年来,在生物材料领域,创新带来了新的滤膜和设备。这其中,已经开发出表面功能化膜,它具有更好的生物相容性和更高的生物活性,并能减少血栓形成。HCO 膜可以增加大分子量的溶质和化学介质的清除率;具有维生素 E 涂层的膜可能用于降低氧化应激;表面处理膜用来减少抗凝和延长滤器使用寿命,在有无开孔的状态下,均能提高清理能力。

小结

本章阐述了膜在 CRRT 中的应用，主要介绍中空纤维膜的主要特征，包括生物相容性、溶质和水的清除，希望能给临床医生在 CRRT 的治疗方法方面提供有益的指导。

（张　蕾　译）

参 考 文 献

［1］ BONNARDEAUX A，PICHETTE V，OUIMET D，et al. Solute clearances with high dialysate flow rates and glucose absorption from the dialysate in continuous arteriovenous hemodialysis［J］.Am J Kidney Dis,1992,19:31-38.

［2］ BRUNET S，LEBLANC M，GEADAH D，et al. Diffusive and convective solute clearances during continuous renal replacement therapy at various dialysate and ultrafiltration flow rates［J］.Am J Kidney Dis,1999,34:486-492.

［3］ CLARK WR，HAMBURGER RJ，LYSAGHT MJ. Effect of membrane composition and structure on performance and biocompatibility in hemodialysis［J］.Kidney Int,1999,56:2005-2015.

［4］ CLARK WR，MACIAS WL，MOLITORIS A，et al. Plasma protein adsorption to highly permeable hemodialysis membranes［J］. Kidney Int,1995,48:481-488.

［5］ FELDHOFF P，TURNHAM T，KLEIN E.Effect of plasma proteins on the sieving spectra of hemofilters［J］.Artif Organs,1984,8: 186-192.

［6］ GOEHL H，KONSTANTIN P. Membranes and filter for hemofiltration. In: Henderson LW, Quellhorst EA, Baldamus CA. Hemofiltration［M］.1st ed.Berlin:Springer-Verlag,1986:73-74.

［7］ HONORE PM，JACOBS R，JOANNES-BOYAU O，et al. Newly designed CRRT membranes for sepsis and SIRS:a pragmatic approach for bedside intensivists summarizing the more recent advances:a systematic structured review［J］.ASAIO J,2013,59(2): 99-106.

［8］ PANAGIOTOU A，NALESSO F，ZANELLA M，et al. Antioxidant dialytic approach with vitamin Ecoated membranes［J］.Contrib Nephrol,2011,171:101-106.

［9］ VILLA G，ZARAGOZA JJ，SHARMA A，et al. Cytokine removal with high cut-off membrane:review of literature［J］.Blood Purif, 2014,38(3/4):167-173.

第 15 章　连续性肾脏替代治疗中的液体

Paul M. Palevsky and John A. Kellum

概论

连续性肾脏替代治疗(CRRT)中透析液和置换液的处方存在相当大的可变性。一般情况下,这些液体的电解质组成类似于等离子水的生理成分(尽管有时钾含量较低、缓冲液含量较高)以纠正高钾血症和代谢性酸中毒。置换液必须无菌、无致热源。虽然透析液不需要在无菌上达到同样的标准,但商业化制造的 CRRT 透析液必须是无菌的,来保证一定的保质期。因此,在一般情况下,商品化的液体按照相同的微生物纯度标准制造,无论是标记作为透析液还是置换液来使用,都是安全且可互换的。在没有现成的商品化 CRRT 透析液时,透析液和置换液经常是本地的医院药房或医疗点护理人员自制的。然而,这种做法可能会因为配制错误而导致灾难性后果,因此应尽量避免。如果是本地制备的透析液,则应在使用前测定其电解质组分,确认配制成分没有错误后方可使用。

急性透析质量倡议小组和改善全球肾脏病预后组织发布的《急性肾损伤临床实践指南》对 CRRT 的液体成分进行了说明,阐述见下文。

电解质成分

有证据表明:

• 钠通常保持等渗(生理)浓度,除非在特殊的处方治疗过程中(如与某些枸橼酸抗凝方案联合使用、低钠血症或高钠血症时)。

• 钾、钙和镁需要根据不同的临床情况随时进行调整。

• 磷酸盐:CRRT 期间,由清除过度和再喂养引起的细胞内转移导致的低磷血症很常见,可能会使患者面临肌无力和横纹肌溶解症等并发症的风险。

• 葡萄糖:已被证明维持正常的血糖浓度与危重症患者较低死亡率相关。应当避免 CRRT 透析液中超出生理值的葡萄糖浓度。

• 微量元素,包括水溶性金属、微量元素、氨基酸和叶酸,在 CRRT 过程中会丢失。

建议如下:

• 钠:除使用枸橼酸抗凝治疗外,一般情况下应保持生理浓度。枸橼酸抗凝治疗时,由于不同枸橼酸盐溶液中钠浓度是不同的,因此需要做出调整。同样,在低钠或高钠血症的治疗过程中也要做出调整来实现适当的血清钠浓度。

• 钾:随着时间推移,需要不断调整来维持钾浓度在正常范围内。在治疗高血钾症时可能需要低钾浓度,而在患者消化道钾流失时,可能需要补充钾。

• 钙:置换液和透析液都应该含有一定量的钙,并应维持接近生理浓度（对应于正常血离子钙）。严重低钙血症时有必要提高钙浓度,而高钙血症可能需要降低钙浓度。当使用枸橼酸作为抗凝剂时,常使用钙含量很低或没有钙的透析液和置换液;在这种情况下,通过静脉输注钙来补充丢失的钙,从而维持正常血清钙离子浓度。

- 镁：透析液和置换液都应含有足够的镁，以维持血清水平在生理范围内。
- 磷酸盐：为了避免低磷血症，应在 CRRT 液（置换液和／或透析液）中补充磷酸盐，或在高磷血症改善后，静脉补充磷酸盐。
- 氯：CRRT 透析液的氯离子浓度一般由金属阳离子（钠、钾、钙、镁）的浓度和其他阴离子（磷酸盐和缓冲液）的浓度差值决定，以保持溶液的电荷中性。
- 葡萄糖：为了避免出现高血糖，葡萄糖在置换液和透析液中不添加或按正常生理浓度添加。应避免使用超过生理值的葡萄糖浓度的液体。
- 微量元素：必须及时、适当地补充丢失的微量元素（水溶性金属、微量元素、氨基酸和叶酸）。

缓冲液成分

乳酸与碳酸氢盐

乳酸和碳酸氢盐都已用于 CRRT 置换液和透析液中。过去，由于碳酸氢盐溶液在透气塑料袋中存储不稳定，因此乳酸盐被优先用作缓冲液。目前该难关已经被攻克，使得以碳酸氢盐为基础的液体在商业中广泛应用。对照实验表明（虽然不是全部随机的），乳酸和碳酸氢盐缓冲液在纠正 CRRT 期间代谢性酸中毒方面具有相似的功效。但最新的研究表明，与乳酸盐相比，碳酸氢盐能更好地控制代谢性酸中毒。

当置换液（特别是大容量）使用高浓度（如＞10 mmol/L）乳酸时，血乳酸水平可能更高，造成对高乳酸血症的临床分析出现偏差。目前尚不清楚这种高乳酸血症是否会导致发病率和死亡率的增加。根据组织的氧化还原状态和酶的水平，乳酸代谢成丙酮酸进入柠檬酸循环或通过糖异生作用转化为葡萄糖。乳酸过度蓄积产生的潜在问题是血流动力学紊乱、尿素生成增加和脑功能障碍。高乳酸血症可能发生在乳酸清除受损的情况下，包括肝衰竭和组织灌注不足。如果在高容量血液滤过期间使用乳酸作为缓冲溶液，高乳酸血症可能会更加明显。乳酸的 D-异构体蓄积也可能是一个令人担忧的问题，因为 D-异构体占外消旋混合物总乳酸含量的 50％。由于人体不能代谢 D-乳酸，因此它的蓄积可导致乳酸水平急剧升高，从而产生神经功能损伤。

醋酸盐

间歇性血液透析相关的文献已证明醋酸盐与心肌收缩力受损和心功能下降有关。这种阴离子已经很少用于 CRRT 缓冲液。

枸橼酸盐

枸橼酸盐作为一种有效的缓冲液，主要用于抗凝血。关于在 CRRT 中仅使用枸橼酸盐作为缓冲液的证据很少。肝衰竭或肌肉的血流灌注不足，枸橼酸代谢出现异常，在这两种情况下均会出现高枸橼酸血症。此外，高枸橼酸血症还会降低细胞外钙离子浓度。更重要的是，血制品常用枸橼酸盐作为抗凝剂，输注大量血制品时，如果同时使用含有枸橼酸盐的缓冲液，就会增加枸橼酸盐负荷，出现枸橼酸盐蓄积的现象。含有低浓度枸橼酸盐的商品化透析液可用于间歇性血液透析，并且不会导致枸橼酸盐中毒。

推荐的使用方法如下：
- 碳酸氢盐是一种有效的缓冲液，是目前商品化解决方案中首选的有机缓冲液。
- 乳酸缓冲溶液对大多数患者是安全有效的，但在乳酸清除功能受损时可能会有害，如患者肝衰竭或严重的组织灌注不足。应从含乳酸的溶液中去除 D-乳酸，只保留 L-乳酸。
- 目前无充分的证据来评估醋酸缓冲溶液在 CRRT 中的使用。与乳酸或碳酸氢盐相比，醋酸缓冲液存在心脏抑制的风险,现有的证据不足以支持它的使用。

• 枸橼酸钠用于局部抗凝时,代谢产生 3 mol 碳酸氢盐和 1 mol 枸橼酸盐,可起到有效的缓冲作用。枸橼酸清除率下降或患者在大量输注含有枸橼酸盐抗凝剂的血液时,应个体化调整枸橼酸的剂量,并密切监测血浆钙离子水平。

允许性高碳酸血症期间的液体处方

急性呼吸窘迫综合征/急性肺损伤行肺保护通气治疗时,通过 CRRT 提高血浆碳酸氢钠水平可部分或完全代偿由此引起的呼吸性酸中毒。目前关于 pH 需要纠正到什么水平是有争议的,但大多数人建议避免严重的酸中毒(pH<7.20)。

CRRT 液体配方清单示例

必须牢记,在一段时间的治疗平衡之后,血浆成分接近透析液和置换液的电解质成分(含碳酸氢盐的除外),标准的 CRRT 液体成分是符合生理标准的。表 6.15.1 显示了几种可用作透析液或置换液的溶液。例 A 适用于电解质和酸碱相对平衡的患者。例 B 可能更适合高钾血症的患者。应谨慎使用无钾溶液,确保不会发生医源性低钾血症;可补充钾到不含钾的溶液中,以达到所需的钾浓度。例 C 不含钙,缓冲液浓度较低,可与抗凝枸橼酸一起使用。

表 6.15.1　CRRT 溶液举例

成分	配方		
	例 A	例 B	例 C
钠	140 mEq/L	140 mEq/L	140 mEq/L
钾	4 mEq/L	0 mEq/L	4 mEq/L
氯	113 mEq/L	109 mEq/L	120.5 mEq/L
钙	2.5 mEq/L	2.5 mEq/L	0 mEq/L
镁	1.5 mEq/L	1.5 mEq/L	1.5 mEq/L
重碳酸盐	32 mEq/L	32 mEq/L	22 mEq/L
乳酸	3 mEq/L	3 mEq/L	3 mEq/L
葡萄糖	100 mg/dL	100 mg/dL	100 mg/dL

溶液的混合配制

当电解质和酸碱平衡出现严重异常时,需要对液体成分进行较大的调整,而这一点商品化溶液无法实现。例如,患有严重酸中毒和高钾血症的患者可能需要含有高浓度碳酸氢盐的无钾溶液。虽然可以考虑使用"定制"溶液,但已有报道指出,当地的药房在混合溶液时没有监测其成分,出现了严重的错误。因此,应对混合溶液进行测定,以确保不存在成分上的错误。目前市面上可买到各种配方的混合溶液,一般不需要配制"定制"溶液。在标准溶液的基础上补充额外的电解质也相当于"定制"。例如,在特定的处方中,可以添加磷酸钠或磷酸钾,以防止磷酸盐消耗,避免静脉补充磷酸盐。同样,钠浓度可以通过加入高渗氯化钠进行调整,但应严格遵循处方和监控血钠浓度。对于严重酸中毒的患者,可用 150 mEq 碳酸氢钠加入 1 L 无菌水中作为额外的置换液来临时补充碳酸氢钠。在上述各种情况下,必须密切监测患者的电解质和酸-碱状态。

小结

CRRT 溶液的电解质成分一般应接近正常血浆的电解质组成,但应该根据需要进行调整,以适应每个患者的需要。对于大多数 CRRT 患者,乳酸和碳酸氢钠能够纠正代谢性酸中毒,但在纠正酸中毒时,乳酸盐可能没有等摩尔的碳酸氢盐有效。当乳酸酸中毒或肝衰竭患者使用乳酸盐时,高乳酸血症可能会出现恶化。因此,对于乳酸性酸中毒和/或肝衰竭的患者,以及使用高容量血液滤过的患者,碳酸氢盐是首选的缓冲液。然而,对大多数 CRRT 患者,乳酸是一种有效的缓冲剂。

枸橼酸盐作为抗凝剂也被有效地作为 CRRT 缓冲液使用。当使用枸橼酸盐作为抗凝剂时,需要根据具体的治疗方案调整,以减少医源性代谢性碱中毒的风险。此外,还需要监测血液 pH 和离子钙。

(张 蕾 译)

参 考 文 献

[1] CULLEY CM,BERNARDO JF,GROSS PR,et al.Implementing a standardized safety procedure for continuous renal replacement therapy solutions[J].Am J Health Syst Pharm,2006,63(8):756-763.

[2] DAVENPORT A. Replacement and dialysate fluids for patients with acute renal failure treated by continuous veno-venous haemofiltration and/or haemodiafiltration[J].Contrib Nephrol,2004,144:317-328.

[3] KELLUM JA,CERDA J,KAPLAN LJ,et al.Fluids for prevention and management of acute kidney injury[J].Int J Artif Organs,2008,31(2):96-110.

[4] KELLUM JA,MEHTA R,ANGUS DC,et al.The First International Consensus Conference on Continuous Renal Replacement Therapy[J].Kidney Int,2002,62(5):1855-1863.

[5] Kidney Disease:Improving Global Outcomes (KDIGO) Acute Kidney Injury Work Group.KDIGO clinical practice guideline for acute kidney injury[J].Kidney Int,2012,2(suppl):1-138.

[6] KIERDORF H,LEUE C,HEINTZ B,et al.Continuous venovenous hemofiltration in acute renal failure:is a bicarbonate—or lactate-buffered substitution better? [J] Contrib Nephrol,1995,116:38-47.

[7] LEBLANC M,MORENO L,ROBINSON OP,et al.Bicarbonate dialysate for continuous renal replacement therapy in intensive care unit patients with acute renal failure[J].Am J Kidney Dis,1995,26(6):910-917.

第 16 章　警报和故障排除

Zaccaria Ricci，Ian Baldwin and Claudio Ronco

培训

ICU 的医生和护士负责制定处方和实施连续性肾脏替代治疗(CRRT)，需按照操作规程来确保患者安全和进行最佳的治疗。以下是培训和教育的主要目标：

- 提供必要的理论知识培训。
- 与理论相结合，实施 CRRT 操作技能培训也是必不可少的。
- 所有培训应按顺序进行，从 CRRT 机器准备、CRRT 期间患者和管路的连接和管理，到治疗结束(即断开)。
- 由于 CRRT 技术不断发展和人员流动性高，相关的培训需要持续和反复开展。
- 一个简单的模拟器可以通过双腔导管连接 5 L 盐水袋来模拟患者和 CRRT 机器间的管路连接。
- 最佳医疗团队中熟练人员占大多数，也可以有一些初学者和专家。这样，初学者可以得到其他同事的帮助和指导。

血管通路

静脉-静脉 CRRT 使用临时双腔导管，通常将导管插入其中一条中心静脉(股静脉、锁骨下静脉或颈静脉)。医院根据具体情况决定合适的导管类型、大小和插入部位；成功建立血管通路的方法很多，但没有具体的数据来说明哪一种方法是最佳的。导管应易于插入、移除，或能够更换导丝，保证提供大的血流量，尽量减少再循环现象及褥疮和感染事件。使用导管需注意以下几点：

- 导管类型和尺寸：通常，双腔导管可以分为短导管(约 15 cm)和长导管(大于 20 cm)，小导管(<11 Fr)和大导管(>13 Fr)。导管管腔设计各式各样，但无论如何设计，在护理过程中，都可能因接触血管壁和/或体位变化而出现导管扭曲阻塞。
- 导管位置：和股静脉置管相比，颈静脉置管并不能减少感染的风险，除非是体质指数高的成年人，而且有更高的血肿风险。导管放置的位置应取决于临床医生的技能，是否有其他中心静脉导管，以及是否有出血的风险。导管插入右心房可获得更可靠的使用和更高的血流量。
- 导管故障排除：当 CRRT 监控压力报警，发生低"动脉"压或高"静脉"压时，可能是导管故障。导管可用导丝引导更换；然而，这并不总是能成功解决问题，往往需要更换部位重新置管。将导管的动静脉端反接也可以解决故障，但会增加再循环率。如果液体平衡是治疗目标，只要溶质水平可控，导管动静脉反接不会产生临床后果，而且重新置管不容易成功，可以继续治疗。
- 导管置入应在超声引导下进行，可选择直径为导管直径 1/3 的血管。

回路压力

现代技术的 CRRT 机器提供连续压力测量和显示，用于操作者和智能软件的分析判断。这需要对回路中几个不同点进行测量：

• 机器的进（负）压力和回（正）压力相对来说主要取决于与设定的血流量及患者体位有关的血管通路性能。

• 滤器入口：该压力表示血液注入滤器的阻力。滤器入口和导管回流之间的坡度被定义为"下降压"（drop pressure，DP），通常由监护仪自动计算。DP 表示血液流经滤过膜的能力。

• 废液端/超滤液端压力：当滤器是新的或发生自发超滤（UF）时，该值为正值。由于凝血，导致过滤孔的大小和数量减少时，施加负压才能发生 UF。

• 软件计算跨膜压（TMP）时，需要预过滤压、导管回路压和超滤端口压力值，这反映滤器超滤血液的能力。

• 这些信息与易于操作的用户界面集成在一起，通过不同的设置和显示，在不同监视器进行优化。我们认为，理想的设备可以记录过去 24 h（或更长治疗时间）的回路压力，并可提供所有记录的压力图形和趋势、警报或错误等"日志"，以及在该情况发生时的补救措施或操作人员的反应。此信息对于在用设备的审查起到重要作用。

报警系统

了解报警系统如何在 CRRT 机器上工作有利于故障的排除。通常用于生物医学设备的报警，一般根据问题的严重程度和注意事项的紧迫性来分类。它们从"告诫"（没有立即发生错误）到"危机"（指示危险和自动关机）。此外，报警可以被"锁定"：如果测得的参数被违反，尽管有自我校正功能，机器依然会暂停操作并报警，直到机器复位。或者，报警可被"解除"：如果某个参数触发报警，但问题已被自我修正，报警会停止，机器将自动重启。例如，随着 CRRT 机器技术发展，低动脉压报警可以是"解除"的报警，但检测到空气的报警是"锁定"的，因为这类警报具有潜在严重性。大多数新机器对许多警报的设置是默认的，有时也可以进行人工自定义。医护人员要知道默认设置或 ICU 的常见报警设置。报警设置太宽会导致设备存在安全隐患。图 6.16.1 概述报警分类的概念。

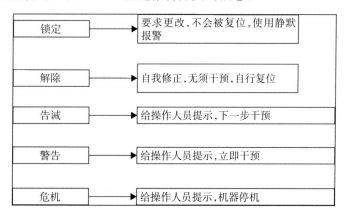

图 6.16.1　生物医疗设备及其报警分类

管路阻塞

所有的体外循环管路迟早都会凝血，常需要更换体外管路的全部组件。要优化管路凝血的管理，首要问题是预防。在管路完全凝血之前进行一次"选择性"更换，使管路内的血液回输，预防继发性贫血。按计划更换新的体外管路也可以减少非治疗时间（停机时间）。

管路凝血的一些"迹象"：

• 滤器中空纤维出现黑色条纹的多少表明阻塞纤维的数量。这个"迹象"应当被不断观察，但不一定预示着滤器即将失效。

• TMP 快速升高（达到机器报警阈值之前）是中空纤维失效的重要标志，特别是在血液滤过/超滤时。该指标没有固定的绝对值，但超过 250 mmHg 通常被认为是大量膜凝血；然而，这也取决于机器的设置和滤器尺寸。医护人员要观察 TMP 的趋势曲线，如果在短时间内迅速升高，则可能达到膜表面积凝血的阈值，即将完全失效。

• DP 快速升高（达到机器报警阈值之前）是滤器凝血的另一个重要标志，在透析或血液滤过/超滤治疗期间，它可以作为一个可靠的指标。同样，其没有固定的绝对值（通常取决于机器设置和滤器大小），应监控 DP 的变化趋势。

• 经验往往会告诉 ICU 医护人员，不同机器中特别容易发生早期凝血的不同组件，应密切监测。

• 静脉壶（排气壶）可能是管路在连续运行期间常见的凝血部位。凝血形成的机制主要有两种：血液-空气界面和血液在排气壶内淤滞。重新设计的新型排气壶，可避免空气与血液接触，已经得到市场化应用。该排气壶能保持腔室充盈，减少空气量和防止血液起泡或血液飞溅，也可以预防凝血。

管路阻塞的管理

管路阻塞导致治疗失败一直是 CRRT 的主要问题。推荐采取以下措施来延长滤器寿命，实现至少 20 h 的平均治疗时间：

• 理想状态下，血流量应当维持在 150～200 mL/min。如果血管通路不佳，就会影响流速，当血流量降到大约 100 mL/min 时，发生过早凝血的风险极大。

• 置换液前稀释可以延长滤器功能。如果后稀释是 CRRT 的首选模式，当 TMP 迅速增加时，可以尝试切换到前稀释血液滤过、血液透析或血液透析滤过，前提是机器允许这种治疗内切换。

• 如果用肝素抗凝，以较快的速度输注稀释溶液（10 IU/mL）可以提高抗凝效果。在这些患者中，应监测抗凝血酶Ⅲ水平，并将其维持在超常水平（>100%）。强烈推荐监测活化凝血时间或采取床边抗凝监测的其他措施，如有必要，可弹丸式推注小剂量肝素。

• 每次换班或怀疑发生阻塞时，用生理盐水冲洗管路可以更好地发现管路中有无血栓形成，并且有时可以减少管路的压力。然而，不建议所有情况都常规采用管路冲洗，因为疗效有限，而且经常这样做会给患者增加注射的液体。

针对特定的故障必须立即采取排除措施。快速干预的基础是充分的员工培训、优化材料选择和正确的 CRRT 机器设置或治疗处方。快速处置可以减少管路故障和缩短停机时间，提高系统准确性，尤其是可防止长时间血流中断或血流量减少，这是导致凝血最常见的原因。

液体平衡误差

自使用这种治疗方式以来，就已经确定了在 CRRT 期间可能产生液体平衡误差。自动化机器的出现在一定程度上解决了这个问题。然而，在某些条件和操作模式下，仍然存在液体平衡误差。肾脏替代治疗的正确实施取决于操作人员的培训、操作顺序的明晰和操作人员对设备的熟悉度和设备液体测量的精度。

第三代机器通过准确的泵-秤反馈来控制液体流动；每台泵允许的误差不超过 30 g（30 mL）/h，如果超过此限值，操作员会收到警报。此外，还设计出一些监视器来在接下来的 60 min 内更正之前的误差，从而进一步提高系统的精度。当治疗因压力警报被中断时，如果压力水平在数秒内恢复正常，机器将自动重启。

商用机器对液体平衡的安全性和准确性方面的改进可以减少机器的报警,或者偶尔在整个液体平衡中添加外部组件,都很容易影响最终结果,并使最终的液体平衡与处方规定的预期结果产生很大差异。如果操作员在未解决报警原因的情况下忽略了刻度报警(更换液袋被夹住时,通常会出现液体平衡错误),可能会严重影响患者的液体平衡。事实上,如果机器出现报警,可以在没有重大问题的情况下忽略它。然而,在没有发现问题和充分解决问题的情况下执行多次忽略命令后,治疗可能无意中给患者清除或增加了大量液体。因此,在默认情况下,一些监护仪每小时只接受有限次数的忽略命令;如果超过限制,则会自动停止治疗。

一般情况下,在治疗期间,正确和仔细地遵守 CRRT 机器的操作规范,遵守治疗处方和程序化操作控制,可以轻松避免体液平衡误差。

应考虑到机器未检测到的潜在液体平衡误差或因疏忽而增加的液体(如药物稀释液、添加营养液、使用血制品):

• 实施 CRRT 时,应动态评估患者的身体状况和监测血流动力学[尤其是在半重症监护病房(高度依赖性病房)]。

• 应每小时更新一次液体平衡表,以正确地解释患者的总液体平衡。

• 操作员应检查和记录机器信息上的"有效的净超滤",而不是只看临床图表中报告的"处方开出的净超滤":实际净超滤可能与最初处方开出的净超滤有显著差异,这是由机器(在 24 h 内)反复出现的小错误导致的,也可能是因排除故障所需的所有未报告的治疗中断造成的。

结束语

对于任何医疗技术,人们都容易专注于机器的管理而忽视了患者。因此,对患者始终采取以问题为导向的管理方法是非常有价值的。不断的技术培训和核查清单对所有操作人员都是十分必要的,这也是对新手的强制性要求。CRRT 机器在治疗过程中发生的每次报警,都会提供一个在线"实时"报警页面,上面有清晰明了的解释,包括报警原因和补救措施(表 6.16.1)。此报警页面对操作人员非常有用,但由于事件突发和应对突发事件的紧迫性,很少有人阅读并将其作为学习工具。

表 6.16.1 故障排除列表

报警/问题	可能原因	处理措施
动脉压力过低报警	1.管路扭曲或受压	1.去除缠绕
	2.管路打结	2.解除打结
	3.管路贴近血管壁	3.调整肢体位置
	4.血容量过低	4.停止超滤,降低血流量
静脉压力过高报警	1.管路扭曲或受压	1.去除缠绕
	2.管路凝血	2.去除管道中的血凝块
	3.体位性血管通路阻塞	3.调整肢体位置
动脉(静脉)管路断开报警	1.管路与患者分离或断开(非常罕见!)	1.检查管路和患者,如果没有断开,则忽略报警
	2.管路在压力传感器前弯曲或受压	2.解除打结
	3.压力传感器外凝血	3.评估是否需更换管路
	4.血液泵速因导管性能而变慢	4.增加设定血流量

续表

报警/问题	可能原因	处理措施
跨膜压增加	1.滤器阻塞	1.评估是否需更换管路
	2.透析管路扭曲或受压	2.解除打结
	3.血液流动太慢,无法进行超滤	3.增加血流量,检查超滤设定
管路中存在空气	1.存在少量气泡(通常是由于替换袋中的碳酸氢盐产生 CO_2)	1.按说明进行排气
	2.动脉通路的管道断开	2.停机
	3.接近空气传感器的湍流	3.忽略报警
液体平衡错误	1.废液或者置换/透析袋在晃动或悬挂位置不正确	1.使袋子停止晃动或重新悬挂
	2.废液或者置换/透析袋缠绕	2.解除打结
	3.机器随机性错误	3.忽略报警
	4.机器系统性错误(若3 h内超过10次且无原因报错)	4.更换机器,在没有提供技术支持前不得再次使用

（张　蕾　译）

参 考 文 献

[1] BALDWIN I. Training,management and credentialing for CRRT in critical care[J].Am J Kidney Dis,1997,30:S112-S116.

[2] BELLOMO R,BALDWIN I,RONCO C,et al. Atlas of Hemofiltration[M].WB Saunders:Harcourt,2002.

[3] PARIENTI JJ,THIRION M,MÉGARBANE B. Femoral vs jugular venous catheterization and risk of nosocomial events in adults requiring acute renal replacement therapy:a randomized controlled trial[J].JAMA,2008,299:2413-2422.

[4] RICCI Z,BONELLO M,SALVATORI G,et al. Continuous renal replacement technology:from adaptive technology and early dedicated machines towards flexible multipurpose machine platforms[J].Blood Purif,2004,22:269-276.

[5] RONCO C,BELLOMO R. Critical Care Nephrology[M].Dordrecht:Kluwer Academic Publishers,1998.

[6] RONCO C,RICCI Z,BELLOMO R,et al. Management of fluid balance in CRRT:a technical approach[J].Int J Artif Organs,2005,28:765-776.

[7] RONCO C,BELLOMO R,KELLUM JA. Acute Kidney Injury:Contributions to Nephrology[M].Basel:Karger Publishers,2007.

[8] RONCO C, BELLOMO R, LA GRECA G. Blood Purification in Intensive Care:Contributions to Nephrology[M].Basel:Karger Publishers,2002.

第 17 章 肾脏替代治疗优化管路循环的非抗凝策略

Ian Bladwin

维持血流和减少管路凝血的关键步骤如下：

• 管路准备：应用盐水或其他晶体液预充以排出管路气体，但应避免为了排出气泡而过度拍打管路。使用碳酸氢盐液体冲管可能会增加气泡。预充时使用肝素能预防在滤器膜和塑料管路表面凝血。

• 置管的型号和位置：对于大尺寸（13.5～15.0 号）的并排管腔结构的导管（图 6.17.1），需在胸部 X 线下确认置入的导管尖端接近右心房。对于大多数患者来说，股静脉穿刺置管功能最好，对不熟练的操作者来说，穿刺风险较低。通过抽吸来测试管路的通畅性，并要在管道的每个连接处进行冲洗。导管的扭曲会导致导管置入失败或组织堵塞导管，会导致血流的减少。RRT 血泵管路安装错误也会导致血泵故障（图 6.17.2），如果情况不明显，但动脉端压力会过高（超过 −100 mmHg），此时操作者一般不会注意到，直到机器报警，最终导致管路过早凝血。

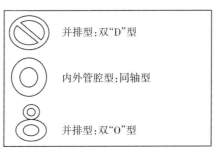

图 6.17.1　各种导管的剖面图

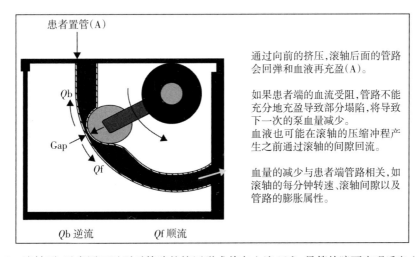

图 6.17.2　滚轴泵：示意图显示泵对管路的挤压形成前向血流（Qf），导管故障可出现后向血流（Qb）

• 血流量的设定：最佳的血流量在 150～200 mL/min。血流量应与超滤率相匹配，低血流量高超滤率容易导致血液浓缩和管路凝血。不正确的血流量超滤率比（滤过分数）导致膜内血液浓缩，伴随膜的凝血增加和细胞堵塞。血流量太大可在有阻力的位置出现湍流、细胞和血浆分离及凝血。血流量太小可导致细胞淤滞及黏附在管路表面。

• 膜的尺寸和型号：膜的选择需要与血流量和超滤率设定相匹配。成年人需 $1.0\sim1.4\ m^2$，不同的膜成分对凝血有潜在的影响，如果一种型号的膜经常导致凝血，可尝试换另一种膜。

• 置换液的接入位置：置换液在膜前接入可以稀释血液（前稀释），减少膜的凝血（图 6.17.3）。

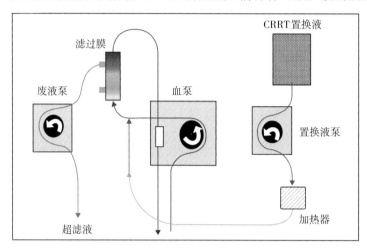

图 6.17.3 连续静脉-静脉血液透析（CVVH）前稀释

• 重视排气壶：排气壶可以收集返回患者体内前进入循环的空气，应用加热的碳酸氢盐溶液时易产生 CO_2。随着气体和血液界面的移动，导致细胞黏附在壶的表面，增加排气壶血液面的高度，可减少血液与壶接触的面积而降低细胞的黏附（图 6.17.4）。将稀释后的液体注入该壶，可在血液上层形成液体层，可能会减少血栓的形成（图 6.17.5）。

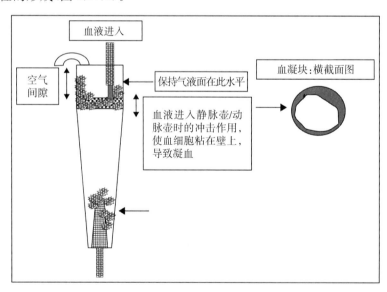

图 6.17.4 CRRT 管路中气泡导致凝血的示意图（说明在使用过程中由于血液飞溅和液面起落造成内部凝血作用）

• 员工培训和教育：员工的培训和教育直接关系到 CRRT 能否成功实施，也关系到循环管路的使用寿命。机器报警故障排除、故障识别和抗凝的使用是教育和培训的关键环节。

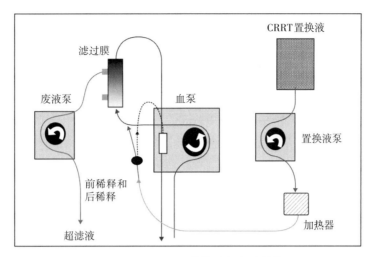

图 6.17.5　CVVH 的前稀释和后稀释

预防管路凝血的关键点

CRRT 期间,通过管路准备、排气和肝素预充管路及使用大尺寸双腔穿刺导管,可预防管路凝血。稳定而连续的血流对预防管路血液淤滞和凝血至关重要,同时需在成人中使用较大表面积的膜,采用膜前置换方式,维持排气壶中血液高位及后稀释给药。护理培训和提升故障排除能力对于预防延迟报警处理引起的凝血也是至关重要的,其目的是在 ICU 中熟练使用该技术。

(范骁钦　译)

参 考 文 献

[1] BALDWIN I. Training management and credentialing for CRRT in critical care[J].Am J Kidney Dis,1997,30(5):S112-S116.

[2] BALDWIN I,BELLOMO R. The relationship between blood flow,access catheter and circuit failure during CRRT:a practical review [J].Contrib Nephrol,2004,144:203-213.

[3] BALDWIN I,BELLOMO R,KOCH W. Blood flow reductions during continuous renal replacement therapy and circuit life[J]. Intensive Care Med,2004,30:2074-2079.

[4] BALDWIN I,TAN HK,BRIDGE N,et al. Possible strategies to prolong circuit life during hemofiltration:three controlled studies[J]. Renal Fail,2002,24(6):839-848.

[5] BOYLE M,BALDWIN I.Understanding the continuous renal replacement therapy circuit for acute renal failure support:a quality issue in the intensive care unit[J].AACN,2010,21(4):365-375.

[6] CANAUD B,FORMET C,RAYNAL N,et al. Vascular access for extracorporeal renal replacement therapy in the intensive care unit [J].Contrib Nephrol,2004,144:291-307.

[7] EGI M,NAKA T,BELLOMO R,et al. A comparison of two citrate anticoagulation regimens for continuous veno-venous hemofiltration[J].J Artif Organs,2005,28(12):1211-1218.

[8] LAVAUD S,PARIS B,MAHEUT H,et al. Assessment of the heparin-binding AN69 ST hemodialysis membrane:II.Clinical studies without heparin administration[J].ASAIO J,2005,51(4):348-351.

[9] OUDEMANS-VAN STRAATEN HM,WESTER JPJ,DE PONT ACJM,et al. Anticoagulation strategies in continuous renal replacement therapy:can the choice be evidence based? [J].Intensive Care Med,2006,32:188-202.

[10] TOLWANI AJ,WILLE K. Anticoagulation for continuous renal replacement therapy[J].Semin Dialysis,2009,22(2):141-145.

[11] UCHINO S,FEALY N,BALDWIN I,et al. Pre-dilution vs.post-dilution during continuous veno-venous hemofiltration:impact on filter life and azotemic control[J].Nephron Clin Pract,2003,94(4):94-98.

[12] WEBB AR,MYTHEN MG,JACOBSEN D,et al. Maintaining blood flow in the extracorporeal circuit:haemostasis and anticoagulation[J].Intensive Care Med,1995,21:84-93.

第 18 章　抗　　凝

Rinaldo Bellomo and Ian Baldwin

引言

连续体外循环治疗而不发生凝血不太可能,药物可以通过阻断正常的凝血途径预防或延迟凝血,从而获得充足的治疗时间。更重要的是,要在管路完全阻塞之前将管路里的血液回输患者体内。抗凝主要是通过各种方法阻止体外循环时血液在与塑料、人造材料表面接触后出现凝血。肝素用于阻断 Xa 因子和凝血酶,是 RRT 中最常用的抗凝剂,枸橼酸通常与钙螯合并阻止其作为辅助因子发挥抗凝作用。需要通过专业的知识及应用监测方案来使用抗凝药物,以确保 RRT 的安全性及有效性。本章节对此类治疗提供简要的临床指南。

应用抗凝剂预防循环管路中凝血的注意事项

- 制定使用抗凝剂的床旁治疗方案,以图表或计算机页面的形式保持简单易用,便于参考。
- 形成一套自己的专业知识。
- 管路凝血时可以更换新管路,但如果患者出血,则会发生更严重的不良后果。损失一个滤器以保护患者是可取的,为了保护滤器而伤害患者是错误的选择。
- 通常管路凝血不是因为抗凝剂选择不当或抗凝不充分,而是血滤管路建立位置不佳,忽视机器的最佳操作步骤,患者体位的突然改变,从而导致管路功能下降,血流量减少,进而血液淤滞,发生凝血。为了应对上述情况而增加抗凝剂的剂量是危险和不明智的。对于每一个凝血事件,应在进行必要的诊断评估后实施合理的措施,以预防此类情况的再次发生。

肝素抗凝的实用性建议

- 许多患者因病情危重导致血小板减少及低凝状态行 CRRT 时,不需要全身肝素化抗凝。
- 大手术或硬膜外麻醉 24～48 h 内,不宜抗凝,使用枸橼酸抗凝是安全的。
- CRRT 机器含有用于泵入高浓度抗凝剂的微量泵。如果使用稀释的剂型,采用病房中广泛使用的输液泵可提高安全性,因为所有人员都熟悉其操作。
- 使用由容积泵给药的稀释制剂,最大限度地减少在注射器排空后更换注射器时意外的推注和注射器"滞后"效应。
- 简化肝素输注剂量的计算。这种策略在录入医嘱及医护沟通时更容易和安全。如:1 000 mL 溶液加 10 000 IU 肝素,则剂量为 10 IU/mL。
- 给抗凝剂贴上"仅用于 CRRT 输注"的标签并确认。
- 使用不同于其他抗凝处方的肝素制剂(如血栓形成或栓塞后)。
- 依据千克体重制定肝素的起始弹丸式推注剂量的表(表 6.18.1),以及监测患者每日的凝血指标。
- 在预充液中加入肝素对预防凝血有一定的作用,但未被证实。

表 6.18.1　肝素弹丸式推注剂量指南

肝素输注速度	INR[①]	APTT[②]	血小板
10 IU/(kg·h)	<1.5	<40 s	>150×10⁹/mL
5 IU/(kg·h)	>1.5,<2.5	>40 s,<60 s	<150×10⁹/mL,>75×10⁹/mL
无抗凝	>2.5	>60 s	<75×10⁹/mL

注:循环管路在使用肝素抗凝前,要一次性弹丸式推注 5 000 IU,然后根据表中列出的原则调节肝素。如果存在凝血标准之一,则相应调整剂量。
　①INR,国际标准化比值。②APTT,活化部分凝血活酶时间。

• 使用剂量表作为指南开始治疗,如果管路寿命短,可增加肝素剂量。管路首次使用时,滤器寿命小于 8 h,需考虑增加肝素剂量。正确使用肝素剂量一般可以维持滤器寿命在 20~24 h,证实依据剂量表是可行的。在首次治疗滤器预充时,一般肝素的起始剂量为 5~10 IU/(kg·h)。

• 抗凝剂的液体容量须计算在液体平衡内,即可计入废液量。

• 在血液进入膜前,即滤器前使用肝素是常见和合理的。

• 检查和评估患者有无自发性出血的证据,监测尿、大便、伤口、穿刺点和黏膜有无出血情况。

• 不需要太频繁地监测患者的凝血时间和 APTT,导致不合理的剂量调整。一般情况下,第一次在 6 h 后监测,除非有重大的临床变化,之后每 12 h 监测一次就足够。稳定后,日常监测就足够。若以达到患者的抗凝为目标,则需要增加监测 APTT 的次数;若仅以管路的抗凝为目标,则监测 APTT 就不是为了滴定式调节肝素剂量,而是为了确保患者没有接受不必要的或过量的抗凝治疗。

• 为护士设计简单的表格,用于解释不常见的抗凝治疗方案(表 6.18.2)。

表 6.18.2　不常用管路抗凝方案概述

药物	剂量	部位	备注
局部肝素/鱼精蛋白	10 mg/h 的鱼精蛋白和 1 000 U/h 的肝素(1:100 比例)	滤器前给肝素,鱼精蛋白通过 Y 型接头(不是三通接头)从滤器后进入静脉回路	一般不会导致 HIT[①]。6 h 后检测 APTT[②] 以确保肝素被中和
PGI₂[⑤]	在 CRRT[③] 开始前 15 min 内,用 CVC[④] 导管以 5 ng/(kg·min)的速度弹丸式推注,然后以 5 ng/(kg·min)速度输注	滤器前	可能会出现高血压、出血及腹部绞痛
达那肝素	750 IU/h 弹丸式推注,1~2 IU/(kg·h)	滤器前	每日检测抗 Xa 水平,维持在 0.2~0.35 IU/mL

注:①HIT,肝素诱导的血小板减少症。②APTT,活化部分凝血活酶时间。③CRRT,连续性肾脏替代治疗。④CVC,中心静脉导管。⑤PGI₂,前列腺素(或依前列醇/前列环素)。

• 建立每小时肝素使用剂量的床旁观测表格及在此剂量下滤器使用的寿命。这种方法可以快速评估肝素剂量对应的滤器使用的寿命(表 6.18.3)。

表 6.18.3　每小时生命体征观察与肝素剂量和其相应的滤器"寿命"对照表

肝素剂量/(IU/h)	500	500	500	500	—	750	750
滤器寿命/h	7	8	9	10	凝血	1	2

CRRT 时使用抗凝剂的主要问题小结

抗凝剂可以延缓或预防管路的凝血,但会增加出血风险,因此抗凝剂的使用须基于对患者获益和风险的充分评估。肝素是医院内常用的抗凝剂，医护人员都应清楚其利弊，且具备丰富的使用经验。但肝素不是必需的抗凝剂，CRRT 可以无肝素透析，特别是有高危出血风险（血小板减少、INR 延长和APTT 延长）的患者。肝素可用鱼精蛋白对抗。依据剂量表，CRRT 时在滤器前通过常规的推注泵应用标准的稀释剂型，观察患者情况及凝血情况，提升抗凝管理的安全性。目前没有其他的方法优于肝素抗凝，虽然枸橼酸抗凝也非常有效，并逐渐成为首选。不管选择什么方法抗凝，医生和护士都必须对患者风险状况的变化保持警惕，频繁、充分地评估哪种抗凝方法更适合特定时间的特定患者。

（范骁钦　译）

参 考 文 献

［1］ FEALY N，BALDWIN I，JOHNSTONE M，et al. A pilot controlled crossover study comparing regional heparinization to regional citrate anticoagulation for continuous venovenous hemofiltration［J］.Int J Artif Organs，2007，30：281-292.
［2］ JOANNIDIS M，OUDEMANS-VAN STRAATEN HM. Clinical review：patency of the circuit in continuous renal replacement therapy［J］.Crit Care，2007，11（4）：218.
［3］ NAKA T，EGI M，BELLOMO R，et al. Commercial low-citrate anticoagulation haemofiltration in high risk patients with frequent filter clotting［J］.Anaesth Intensive Care，2005，33：601-608.
［4］ OUDEMANS-VAN STRAATEN HM，KELLUM JA，BELLOMO R. Clinical review：anticoagulation for continuous renal replacement therapy：heparin or citrate？［J］.Crit Care，2011，15：202-210.
［5］ TAN HK，BALDWIN I，BELLOMO R. Hemofiltration without anticoagulation in high-risk patients［J］.Intensive Care Med，2000，26：1652-1657.
［6］ UCHINO S，FEALY N，BALDWIN I，et al. Continuous hemofiltration without anticoagulation［J］.ASAIO J，2004，50：76-80.

第 19 章　枸橼酸局部抗凝

Nigel Fealy

方法

　　了解钙的生理特点及在血液里的分布是重要的(图 6.19.1)。当枸橼酸注入血液循环,它与钙离子相螯合,形成枸橼酸-钙螯合物(非电离),降低体外循环中游离钙的水平,抑制管路中的凝血发生。其抗凝目标是血清中的游离钙水平一般控制在 0.25~0.4 mmol/L。

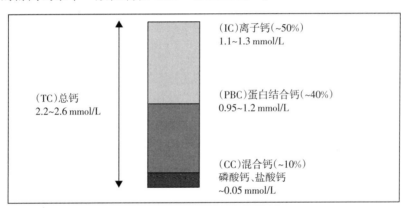

图 6.19.1　钙在血浆中的分布和实验室参考范围

不行全身抗凝的原因:

　　•枸橼酸-钙螯合物通过滤器半透膜进入滤过液时会大量丢失。

　　•静脉管路中的枸橼酸盐或枸橼酸-钙螯合物,随着血液回输到体内时,会被肝脏、肾脏和肌肉细胞快速代谢为碳酸氢根(1 个枸橼酸离子=3 个碳酸氢根离子)。

　　•在枸橼酸-钙螯合物的代谢过程中,钙离子得以释放,以维持体内正常的钙离子水平。

　　•通过向患者静脉输注钙来补充废液中丢失的血清离子钙,使其恢复正常水平(正常血清离子钙水平为 1.1~1.3 mmol/L)。

　　CRRT 存在多种枸橼酸抗凝方案,连续静脉-静脉血液滤过(CVVH)和连续静脉-静脉血液透析滤过(CVVHDF)是有明显差别的。通常,这一方案是医院或 ICU 制定的,同时需要药房或特定部门(配制置换液和透析液)来实现该技术。这些处方应根据模式、前稀释或后稀释、不同的枸橼酸溶液、不同的监测方法和不同的酸碱平衡状况而调整。

　　在 CRRT 中,主要使用 3 种不同的枸橼酸盐。一种是 4% 的枸橼酸三钠,另一种是枸橼酸葡萄糖,还有一种是置换液中含枸橼酸盐。这三种不同的配方用于不同的 CRRT 模式。如单纯的弥散模式(CVVHD),弥散和对流模式(CVVHDF),单纯的对流模式(CVVH)。CVVHDF 和 CVVH 的治疗方案分别见图 6.19.2 和图 6.19.3。

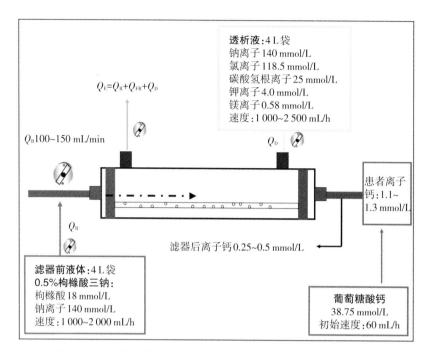

图 6.19.2 伯明翰的阿拉巴马大学的连续静脉-静脉血液透析方案

Source：Tolwani A，Prendergast M，Speer R，et al. A practical citrate anticoagulation continuous venovenous hemodiafiltration protocol for metabolic control and high solute clearance[J].Clin J Am Soc Nephrol，2005，1：79-87.

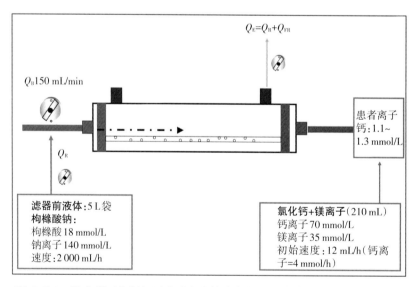

图 6.19.3 澳大利亚奥斯汀医院重症监护病房的连续静脉-静脉血液滤过方案
注：Q_B，血流量；Q_E，废液流量；Q_{FR}，脱水量；Q_R，置换液流量。

实际操作中的注意事项

维持代谢和电解质平衡的主要注意事项如下：

· 作为抗凝剂，枸橼酸盐可被肝脏代谢后成为酸性的缓冲液。1 mmol 的枸橼酸盐可产生 3 mmol 的碳酸氢盐，因此大剂量地使用枸橼酸盐，有可能增加血清中碳酸氢盐的水平（代谢性碱中毒）。

· 由于 CRRT 废液或超滤液丢失,枸橼酸盐量随超滤液流量(超滤率和液体清除量)变化而变化,因此进入全身的缓冲液剂量应相应调整,否则会因剂量不足导致代谢性酸中毒。

· 使用枸橼酸三钠时,会增加患者钠的负荷,增加产生高钠血症的风险。

· 如果患者由于肝功能障碍或不能通过骨骼肌肉途径代谢枸橼酸-钙螯合物,则枸橼酸会在体内蓄积而不产生缓冲作用,亦会导致低钙血症。

· 除了与钙螯合成枸橼酸钙螯合物,枸橼酸盐也可与镁相结合自由地通过滤器的膜,可能降低血清镁的水平。

当行枸橼酸盐抗凝治疗时,需优先进行内环境监测。定期监测 pH、血清和管路中的游离钙、血清碳酸氢钠和镁的水平,以上是治疗配方的基本要素。针对不同的治疗模式,采用以枸橼酸盐为基础的抗凝方案时,应制定不同的监测、报告和处理代谢紊乱的方案。目前有许多的电解质、酸碱平衡和枸橼酸抗凝监测方案。

枸橼酸局部抗凝有效性和安全性

与包括普通肝素的其他的抗凝方式相比,枸橼酸局部抗凝在 CRRT 循环管路抗凝方面更有效。最大的优点是 CRRT 时不需要全身性抗凝,既可以达到良好的抗凝效果,也可以减少危重症患者的出血风险。选择枸橼酸抗凝方案主要依赖是否具备枸橼酸制剂、CRRT 的模式(CVVH、CVVHDF)和枸橼酸的输送方式(直接泵入还是添加在置换液中)。枸橼酸局部抗凝需要制定一个易于执行的方案,方案设计注重实际,同时注重安全性。随着技术的进步,可以把治疗方案导入 CRRT 机器的特定软件,这种系统可以自动调节血流量、枸橼酸和钙的剂量及超滤量。随着治疗方案及机器软件的改进,枸橼酸局部抗凝成为 CRRT 抗凝中安全和有效的抗凝方式。

(范骁钦　译)

参 考 文 献

[1] ABRAMSON S,NILES J. Anticoagulation for continuous renal replacement therapy[J].Curr Opin Nephrol Hypertens,1999,8:701-707.

[2] COINTAULT O,KAMAR N,BORIES P,et al. Regional citrate anticoagulation in continuous venovenous haemodiafiltration using commercial solutions[J].Nephrol Dial Transplant,2003,19(1):171-178.

[3] DAVIES H,MORGAN D,LESLIE G. A regional citrate anticoagulation protocol for pre-dilution CVVHDF:the "modified Alabama Protocol."[J].Austr Crit Care,2009,21(3):154-165.

[4] FEALY N,BALDWIN I,JOHNSTONE MJ,et al. A pilot randomized controlled crossover study comparing regional heparinization to regional citrate anticoagulation for continuous venovenous hemofiltration[J].Int J Artif Organs,2007,30(4):301-307.

[5] KUTSOGIANNIS DJ,MAYERS I,CHIN W,et al. Regional citrate anticoagulation in continuous venovenous hemofiltration[J].Am J Kidney Dis,2000,35:802-811.

[6] TOLWANI A,PRENDERGAST M,SPEER R,et al. A practical citrate anticoagulation continuous venovenous hemodiafiltration protocol for metabolic control and high solute clearance[J].Clin J Am Soc Nephrol,2005,1:79-87.

[7] TOLWANI A,WILLE K. Anticoagulation for continuous renal replacement therapy[J].Semin Dial,2009,22(2):141-145.

[8] GATTAS DJ,BRADFORD C,RAJBHANDARI D,et al. A randomized controlled trial of regional citrate versusregional heparin anticoagulation for continuous renal replacement therapy in critically ill adults[J].Critical Care Medicine,2015,43(8):1622-1629.

[9] STUCKER F,PONTE B,TATAW J,et al. Efficacy and safety of citrate-based anticoagulation compared to heparin in patients with acute kidney injury requiring continuous renal replacement therapy:a randomized controlled trial[J].Critical Care,2015,19:91.

第 20 章 连续性肾脏替代治疗中的药物剂量

Adrian Wong,Sandra L.Kane-Gill and John A. Kellum

重症监护病房(ICU)中的急性肾损伤(AKI)发生率在 5%~25%。其中约 6% 的患者需要肾脏替代治疗(RRT)。据估计,需要 RRT 的患者的死亡率接近 80%,明显高于不需要 RRT(60%)的 AKI 患者。RRT 模式包括间歇性血液透析(IHD)或连续性肾脏替代治疗(CRRT)。与 IHD 相比,CRRT 具有连续清除液体和溶质的潜在优势,减少电解质的潜在波动,液体平衡和血流动力学稳定性更好。尽管 RRT 在 ICU 的最佳应用方面还有争论,但 RRT 仍被频繁使用,需要考虑药物剂量的调整。除可能影响危重症患者药物剂量的诸多合并症和生理因素外,RRT 只会增加这些患者病情的复杂性。

许多变量影响接受 RRT 患者的药物给药,包括 RRT 模式,危重症患者的药代动力学和药效学(PD)变化,以及影响药物给予和清除的物理化学性质。适当给药可以最大限度地改善患者预后并尽量减少潜在的治疗副损伤,这些变量使适当给药的重要性进一步复杂化。ICU 中接受 RRT 患者高死亡率的一个重要因素可能是 RRT 期间药物的清除加速导致抗生素剂量管理不善,尤其是当前高剂量 CRRT 的使用。虽然根据美国食品和药品监督管理局(FDA)的规定,"肾损伤"研究是在药物开发过程中完成的,但目前缺乏关于在 RRT 特别是 CRRT 中适当给药的高质量数据,进而无法指导临床实践。虽然本章内容侧重于抗生素的剂量,但考虑到药物剂量在 ICU 患者中的重要性和普遍性,这些策略也许同样适用于其他药物。

CRRT 属性

如第 11 章和第 13 章所述,CRRT 使用各种技术和方法。在 CRRT 的各项技术中,造成清除率差异的重要因素包括溶质清除的机制、血管通路的类型、滤膜性质,以及血液、超滤液和透析液的流量。

CRRT 各项技术

三种主要的血液净化技术是血液透析、血液滤过和血液透析滤过。每项技术在溶质清除、需要更换液体和溶质清除率三个变量上存在差异(表 6.20.1)。此外,每项技术均可以使用动脉-静脉或静脉-静脉通路进行。为了降低并发症的风险和产生一致的和更高的溶质清除率,优选静脉方法。以下阐述各种血液净化技术之间的差异:

- 血液透析应用反向流动的透析液,利用浓度差使得溶质被动扩散。分子量小(<500Da)的分子在扩散过程中很容易去除。不需要置换液。
- 血液滤过使用对流方法,在此期间溶剂和等离子体水利用压力梯度通过膜,产生更高的溶质清除率和形成超滤液。对流方法中,只要溶质小于所使用的膜孔径,颗粒大小或分子量对溶质清除几乎没有影响。然而,这一过程中会形成大量超滤液,因此需要在血滤前或者血滤后补充置换液。
- 血液透析过滤是扩散和对流的组合。溶质和液体清除涉及逆流透析液和压力梯度。需要置换液以支持更高的超滤速度。
- 慢速连续超滤(slow continuous ultrafiltration,SCUF)是一种无须透析或更换液体的容量清除疗法。SCUF 不适用于肾衰竭患者,因为它仅提供非常有限的溶质清除。SCUF 通常用于至少存在部分肾功能(如充血性心力衰竭)患者的暂时性容量清除。因此,通常不需要对接受 SCUF 的患者进行给药剂量的调整。

表 6.20.1 连续性肾脏替代治疗技术

技术	清除机制*		置换液*
	对流	弥散	
CVVH①	＋＋＋＋	0	＋＋＋
CVVHD②	＋	＋＋＋＋	0
CVVHDF③	＋＋＋	＋＋＋	＋＋
SCUF④	＋	0	0

注:①CVVH,连续静脉-静脉血液滤过;②CVVHD,连续静脉-静脉血液透析;③CVVHDF,连续静脉-静脉血液透析过滤;④SCUF,慢速连续超滤。

*0,无;＋,极少;＋＋,少;＋＋＋,中等;＋＋＋＋,大量。

通常,与 IHD 相比,CRRT 总体药物清除量更大,尤其是置换液后稀释时。CVVHDF 药物清除率最高,然后依次为 CVVHD、CVVH。然而,CRRT 的药物清除率可能根据药物特殊的理化性质、CRRT 设备特点和操作条件的不同而有很大的变化。

滤器属性

CRRT 中使用的滤器参数各异,包括渗透性、膜组成和表面积。虽然不推荐使用任何一种膜,但需注意它们的差异,并且了解不同的滤器可能导致溶质或药物清除的显著差异是很重要的。

膜渗透性

膜的渗透性因 RRT 类型的不同而不同。传统的低通量 IHD 血液透析器具有较小的孔径,并且在除去大于 500Da 的分子时效率低下。相反,在 CRRT 中使用的滤器孔径大,并能有效去除高达 50 000 Da的分子。影响渗透性的另一个因素是 CRRT 滤器的寿命。随着时间的推移,发生蛋白质堵塞或凝结而导致滤器老化,溶质清除可能会减少。事实上,由于回路效率低下,患者只能接受 CRRT 规定剂量的约 70%,影响溶质清除,特别是当患者肾脏无功能时。

药物或溶质通过过滤膜的能力用筛选系数(SC)表示。SC 接近 1 的药物能够自由地通过滤器,需要增加给药剂量或减少给药间隔时间。某些药物的 SC 可以在出版文献中找到,也可以通过获得药物浓度并将超滤药物浓度除以血浆浓度来计算获得。

流量

虽然使用哪种治疗方式和哪种膜存在差异,但通常较高的流量(血流量、透析液流量、超滤液流量)会导致溶质清除量增加。在所有变量中,流量对 CRRT 患者的药物清除率影响最大。因此,对于通过 CRRT 清除的药物,增加的流量导致需要增加给药剂量或减少给药间隔时间。规定的总流量单位可以从 L/h 转换成 mL/min,以粗略估计肾脏清除率。例如,2 L/h 的速率将接近 30 mL/min 的清除率。这并没有考虑多种因素,包括回路故障、CRRT 的模式、药物和患者的个体差异。因此,该方法仅作为粗略估计,在可用数据指导给药时不应使用该方法。

患者因素

危重症患者的药代动力学参数可能会发生改变,从而影响药物的清除和处置。关于 CRRT 中的给药,要考虑相关的患者变化,包括药物的分布容积(V_D)、蛋白结合率、代谢和清除。

• 分布容积:随着液体总量和血管内容积的增加或减少,V_D 在危重症患者中可能会发生改变。例如,在感染性休克患者中,由于细胞因子释放,患者起初具有较大的 V_D,并随液体复苏而增加。V_D 是感染性休克初始阶段药物剂量的最大影响因素,因此,在感染性休克改善或者 CRRT 清除液体之前,较大 V_D 的更大药物剂量是必要的。当患者恢复到初始体重时,可能需要较低的药物剂量。由于该特定人群数据有限,肥胖的患者可能需要增加药物的剂量以增加 V_D,此剂量可能接近保留肾功能的患者。体外膜肺氧合的存在也可能增加 V_D,使给药更加复杂。

• 蛋白结合率:危重症患者可能受到几个变量的影响,包括酸碱紊乱和蛋白水平的变化。酸碱异常会不利于蛋白质结合。研究表明,危重症患者白蛋白浓度的降低或 α1 酸性糖蛋白浓度的增加均可能发生。考虑到药物中只有未结合部分能够通过过滤膜扩散,蛋白质浓度或酸碱状态的变化会影响体内可获得的未结合药物(即活性药物)的量。这些变化最终会影响可通过 CRRT 清除的药物量。更重要的是,蛋白质结合处于动态平衡状态。与 IHD 相比,CRRT 由于其连续性质,能在更大程度上清除具有较强蛋白结合力的药物。

• 代谢:评估其他器官的功能对于潜在的代谢物沉积及母体化合物的积累至关重要。肾衰竭可能会改变药物代谢,导致肝代谢改变,最终影响系统性清除。

• 清除:与非肾脏清除机制相比,CRRT 的应用更有可能增加药物清除率。研究表明,在 AKI 早期,非肾脏清除药物可能会增加,但随着 CRRT 进行而逐渐减少。非肾脏清除主要是肝脏清除,但也包括其他器官。清除率会受影响的药物包括亚胺培南、美罗培南和万古霉素。药物清除的变化机制包括 CYP450 和 P-糖蛋白系统的变化,这可能导致活性代谢物的蓄积。图 6.20.1 提供了有关非肾脏清除的附加信息。还必须考虑残余肾功能的存在,因为这可能进一步提高接受 CRRT 患者的药物清除率。在 CRRT 清除率中应考虑残余肾功能的增加,以确保药物特别是抗生素的合适剂量。

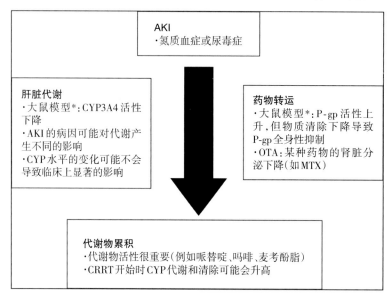

图 6.20.1　由急性肾损伤引起的非肾脏清除改变

注:AKI,急性肾损伤;CRRT,连续性肾脏替代治疗;CYP,细胞色素 P450;MTX,甲氨蝶呤;OAT,有机阴离子转运蛋白;P-gp,P-糖蛋白。

　　* 鼠通过硝酸铀诱导发生 AKI。对于 P-gp,肾脏中的表现增加,但在肝脏或肠中未出现。

• 其他因素:可能影响给药的其他潜在因素将在使用抗菌药物的实例中详细说明。基于疑似的严重感染,免疫系统受损和深部感染的患者,可能需要的剂量更高。此外,对于高代谢状态的患者,包括烧伤患者,可能需要更高剂量的抗生素。最后,经皮、皮下和口服药物的吸收也可能受容积过大和外周组织及肠道水肿的影响。由于 CRRT 可减少水肿,肠内药物吸收可能增加。

药物性质

CRRT 清除药物的能力受到许多药物内在特性的影响。这些性质包括分子量、蛋白结合率、V_D 和清除机制。

分子量

虽然考虑到药物的分子量,但关于膜孔尺寸的改进显著降低了该因素的重要性。

蛋白结合率

任何药物与蛋白质结合的程度均影响其被 CRRT 清除的能力(表 6.20.2)。与蛋白质结合的药物形成大的复合分子($>50\,000\,Da$),不容易通过 IHD 或 CRRT 清除。未结合药物更有可能通过滤器,并需要增加药物剂量或减少给药间隔时间。可以通过将药物的未结合分数乘以 CRRT 的总流量来粗略估计药物清除率。

SC 低或接近 0 的药物不能被 CRRT 清除。具有高蛋白结合率的药物仅在 CRRT 中被少量清除,并且根本无法通过 IHD 清除。

分布容积

具有小 V_D 的药物通常是亲水性的,因为它们不能通过血管内膜而被限制于血管中。大多数亲水性药物容易在肾脏被清除。因此,通过 CRRT 更容易清除具有低 V_D 的药物,可能需要增加给药量或给药频次。具体包括氨基糖苷类、β-内酰胺类和糖肽类药物,而头孢曲松、萘夫西林和苯唑西林除外。这些药物经胆道系统排泄,虽然其具有亲水性,但大部分不受 CRRT 的影响。

表 6.20.2 常用药物的相对筛选系数和蛋白质结合率

药物	SC	PB[1]	药物	SC[2]	PB
阿昔洛韦	+++	很低	地高辛	+++	低
两性霉素	+	很高	庆大霉素	++	很低
氨苄西林	++	低	亚胺培南	+++	低
头孢他啶	+++	很低	苯唑西林	0	很高
环丙沙星	++	低	苯妥英钠	+	高
环孢素	++	很高	哌拉西林	++	低
地西泮	0	很高	万古霉素	++	很低

注:0,约 0;+,0.1~0.5;++,0.6~0.8;+++,≥0.9。

①PB,蛋白结合;②SC,筛选系数。

相反,亲脂性药物能够自由地穿过血管内膜并分布到组织中;它们通常具有较大的 V_D 并经肝代谢。具有大 V_D 的药物较少可以通过 CRRT 循环得以清除,因此受肾清除变化(即体外或残留)的影响较小。CRRT 可能对药物清除具有更大的影响,因为治疗持续时间的增加提高了药物从组织重新分布到血管并被清除的可能性。具体药物为氯霉素、喹诺酮、大环内酯类、利福霉素和四环素。而左氧氟沙星和环丙沙星例外,它们通过肾代谢,尽管是亲脂性的,也可以通过 CRRT 清除。

清除

在 RRT 期间，被清除的药物可能需要进行剂量调整。此外，在接受 CRRT 的患者中，当肾功能有残存或部分恢复时，也需要进一步增加给药。由于血流动力学改善，从 CRRT 转为 IHD 的患者因为预期减少药物消除量，应该预先对其药物调整剂量。这种策略可以最大限度地减少潜在的不良后果，包括药物的过量使用，这对于药物相关急性肾损伤正处于肾功能恢复期的患者来说非常重要，这些药物包括阿昔洛韦、氨基糖苷类和 β-内酰胺类药物等。最后，对于 IHD 患者应在透析后给药，以维持足够的血药浓度。

药物药效学原理

在接受 CRRT 的患者中适当给予抗菌药物是必要的，并且必须考虑药效学（PD）的影响。研究表明，危重症患者药物（包括抗生素）的浓度不够可能导致治疗失败、抗生素耐药性增加和死亡率升高。在 PD 术语中，抗菌效力被定义为浓度依赖性或时间依赖性。

浓度依赖性抗菌药物

浓度依赖性抗菌药物的功效主要取决于血药浓度峰值（peak serum concentration，C_{max}）与最低抑菌浓度（minimum inhibitory concentration，MIC）之比（C_{max}/MIC）和曲线下面积（area under the curve，AUC）与 MIC（AUC/MIC）之比。浓度依赖性抗生素包括氨基糖苷类、喹诺酮类、糖肽类和甲硝唑。对革兰阳性菌，要求 $AUC/MIC>100$；对革兰阳性菌，要求 $AUC/MIC>30$。$10\sim12$ 的 C_{max}/MIC 可以提供临床疗效并防止耐药性的发生。浓度依赖性药物对革兰阴性菌表现出后抗菌效应，因此允许其浓度降至 MIC 以下，且这可能会降低不良反应的发生率。浓度依赖性药物通常需要增加剂量以获得足够的 PD 参数。

时间依赖性抗菌药物

时间依赖性抗菌药物的功效主要与药物浓度超过 MIC 的持续时间相关，或通过维持最低血浆浓度（minimum plasma concentration，C_{min}）在 MIC 以上。这类药物包括抗真菌药、β-内酰胺类和恶唑烷酮类。通过在一定时间内将 C_{min} 保持在 MIC 以上达到最大功效，这取决于具体的抗菌药物。必须避免处于 MIC 以下，因为大多数抗生素（碳青霉烯除外）缺乏抗革兰阴性菌的抗生素后效应。时间依赖性药物需要更频繁地给药或使用 PD 给药策略，包括延长输注时间给药以达到药物浓度在 MIC 以上足够长的时间。

给药建议

对于 CRRT 的给药建议有限。即使有现成的文献，由于其内容的局限性，也有可能影响其在各医疗机构中的应用。可用数据是非常异质化的，研究机构的人群和临床实践的变化可能会影响这些研究的结果。研究人群有明显差异，常常同时存在多种休克类型，如感染性休克和心源性休克，其病理生理学亦有所不同。临床实践变化包括使用 CRRT 的方式、CRRT 给药的依据（凭流量还是体重给药）和 CRRT 的强度。随着医学实践的不断发展，以往的证据可能不适用于由于技术进步而影响 CRRT 清除的现有患者群体。其他因素包括细菌 MIC 值的增加所表现的抗生素敏感性下降，并且随着抗生素耐药性而继发变化。图 6.20.2 总结了接受 CRRT 的 ICU 患者应用抗生素的注意事项。

表 6.20.3 提供了需要在 CRRT 中进行剂量调整的 ICU 中使用的一些常见抗生素的给药建议。给药建议是根据现有的文献和专家意见，包括剂量范围来考虑患者因素（体重和感染严重程度）。表 6.20.3 中的信息仅包括一般性建议，不应取代临床判断。值得注意的是，这些药物的负荷剂量不受 CRRT 存

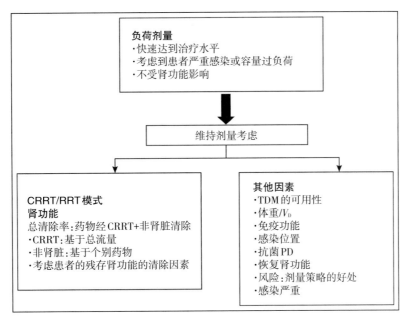

图 6.20.2　建议的抗微生物剂量考虑

注:CRRT,连续性肾脏替代治疗;PD,药效学;RRT,肾脏替代治疗;TDM,药物监测;V_D,分布容积。

在的影响,因为它们的决定因素是 V_D。应考虑应用负荷剂量以快速达到治疗水平。

表 6.20.3　选择静脉注射抗生素维持剂量建议[*]

药物	CVVH[①]	CVVHD[②]	CVVHDF[③]
阿昔洛韦 [†]	5~10 mg/kg,q24 h	5~10 mg/kg,q12~24 h	
氨基糖苷类药物	以达到足够 C_{max}[④]/MIC[⑤] 目标值为基础的剂量:有效峰浓度和安全谷浓度;目标水平取决于个体氨基糖苷类药物		
氨苄西林舒巴坦	3 g,q12 h	3 g,q8 h	
氨曲南	1~2 g,q12 h	2 g,q12 h	
头孢唑啉	1~2 g,q12 h	2 g,q12 h	
头孢吡肟	1~2 g,q12 h	2 g,q12 h	
头孢他啶	1~2 g,q12 h	2 g,q12 h	
环丙沙星	200~400 mg,q12 h	400 mg,q12 h	
多黏菌素 [‡]	2.5 mg/kg,q48 h	CBA[⑥] 的每日剂量达到每 1.0 mg/L 黏菌素 $C_{ss,avg}$[⑦]目标=192 mg,分批 q8~12 h 或 160 mg q8 h 给药	
达托霉素	4~6 mg/kg,q48 h	6~8 mg/kg,q48 h	
多尼培南	250 mg,q8 h	250~500 mg,q8 h	
氟康唑	200~400 mg,q24 h	400~800 mg,q24 h	
左氧氟沙星	250 mg,q24 h	500 mg,q24 h;750 mg,q24 h	
美罗培南	0.5~1 g,q12 h	0.5~1 g,q8~12 h	
哌拉西林他唑巴坦	2.25~3.375 g,q6~8 h,4.5 g,q8~12 h	2.25~3.375 g,q6 h;4.5 g,q8 h	
哌拉西林他唑巴坦(延长输液)	3.375 g,q8 h,持续 4 h 以上		
磺胺甲恶唑/甲氧苄啶 [§]	2.5~7.5 mg/kg,q8~12 h		
万古霉素	10~20 mg/kg,q24 h　替代方案:基于万古霉素血药浓度		

注:①CVVH,连续静脉-静脉血液滤过;②CVVHD,连续静脉-静脉血液透析;③CVVHDF,连续静脉-静脉血液透析滤过;④C_{max},血清浓度峰值;⑤MIC,最低抑菌浓度;⑥CBA,多黏菌素基活性;⑦$C_{ss,avg}$,多黏菌素平均稳定血清浓度。

＊假设超滤液和透析液流量为 1～2 L/h,残留肾功能最小。

† 肥胖患者的体重是理想的体重。

‡ CBA:150 mg CBA＝5 μM 的多黏菌素甲磺酸盐(CMS)＝400 mg CMS 钠。

§ 剂量基于甲氧苄啶含量。

CRRT 期间的给药小结

　　CRRT 期间的给药复杂,本章讨论了几个重要的影响因素。药物清除高度依赖肾脏替代治疗类型、滤器和流量。给药过程中需要密切监测药物反应,特别是药物蓄积引起不良反应的迹象及对目标峰浓度或谷浓度的监测。监测血药浓度以优化药物治疗并减少不良反应。在选择用药时,应尽量使用不依赖肾清除或肾损伤小的药物。确保最佳药物疗效和避免不良药物事件需要频繁而熟练的评估。

（高晓览　译）

<h2 align="center">参 考 文 献</h2>

［1］ CHOI G,GOMERSALL CD,TIAN Q,et al. Principles of antibacterial dosing in continuous renal replacement therapy[J].Crit Care Med,2009,37:2268-2282.

［2］ HEINTZ BH,MATZKE GR,DAGER WE. Antimicrobial dosing concepts and recommendations for critically ill adult patients receiving continuous renal replacement therapy or intermittent hemodialysis[J].Pharmacotherapy,2009,29:562-577.

［3］ ROBERTS JA,PAUL SK,AKOVA M,et al. DALI:defining antibiotic levels in intensive care unit patients:are current β-lactam antibiotic doses sufficient for critically ill patients? [J].Clin Infect Dis,2014,58:1072-1083.

第 21 章　儿童肾脏替代治疗

Michael L. Moritz

儿童肾脏替代治疗(RRT)有多种选择。RRT 的类型在很大程度上取决于儿童的身高、初始治疗的原因,以及机构的设备和专业知识。急诊 RRT 在儿童中不像成年人那样常见,并不是每个儿科中心都有 RRT。腹膜透析(PD)是最广泛可用的 RRT,几乎在所有儿科中心都能开展。间歇性血液透析(HD)也有广泛应用,但许多中心没有专门知识或设备来开展婴儿或新生儿的透析。连续静脉-静脉血液滤过(CVVH)在儿科中心运用得越来越多,但主要集中在大型儿科三级保健中心。大龄儿童或青少年(>50 kg)的 RRT 与成年人没有区别。本章的重点是探论与婴幼儿相关的 RRT。有关 RRT 的完整讨论可以参见本书的其他章节。

适应证

儿童急诊 RRT 发生的最常见原因与成人相似:容量过负荷、急性肾损伤、脓毒症、多器官衰竭、实体器官移植和骨髓移植。儿童不同于成年人的 RRT 的原因很多,如先天性心脏病术后、尿素循环障碍和溶血性尿毒症等。

腹膜透析

由于各种原因,PD 仍然是 RRT 受欢迎的形式。PD 导管相对容易插入,并且可以在几乎任何身高的儿童中使用。这种疗法成本较低,不需要复杂的透析设备或训练有素的人员。急诊 PD 主要在复杂先天性心脏病术后进行。由于 PD 创伤小,不需要血管通路或全身抗凝治疗,因此 PD 是比 CVVH 更好的选择。许多心脏中心在心脏修复时放置 PD 导管,如果出现少尿、容量过负荷或代谢紊乱,则会进行PD。

PD 的禁忌证

PD 有以下禁忌证,胃造口管、回肠造口术、结肠造口术和膀胱造口术并不是 PD 的禁忌证。脑室腹腔分流术是 PD 的相对禁忌证,但应由有经验的透析人员操作。

> **腹膜透析的禁忌证**
> - 近期腹部手术(5~7 d)
> - 腹腔引流术
> - 腹壁缺损
> - 腹部和胸部之间相通
> - 广泛的腹部粘连
> - 腹壁破裂
> - 脑室-腹腔分流术

低容量血液滤过系统的连续性肾脏替代治疗:

系统	材料	表面积/m²	血容量/mL
HF-400	Polyarylethysulfone	0.3	83
HF-700	Polyarylethysulfone	0.71	108
HF-1200	Polyarylethysulfone	1.25	138

PD 管路

单腔 Tenckoff 导管是儿童急诊 PD 患者最常用的导管。导管可以是直的或盘绕的，它们有三种尺寸，见表 6.21.1。儿童和成人导管的内径相同，但长度不同。

表 6.21.1　急诊 Tenckoff 腹膜透析导管的选择

体重	导管
>3 kg	婴儿导管
>3 kg，<20 kg	儿童导管
≥20 kg	成人导管

PD 装置

急诊 PD 很容易操作。可以使用连接到 PD 的"Y"型导管启动手动 PD。Y 接口的一端连接到透析液，另一端连接到废液，即可以启动手动 PD。婴幼儿需要使用小的废液袋来储存腹透液。

专门制作的名为 Daily-Nate 的手动透析套件可应用于小婴儿。Daily-Nate 是一个封闭的系统，包括一个废液袋、许多透析液连接装置、可选择的温度调节加热线圈。自动循环仪可用于较大的婴儿。循环仪可以递送的最小体积为 60 mL。当使用 100 mL 或更高的腹透液治疗量时，最好使用循环仪。

急诊 PD 处方

急诊 PD 处方有各种组成部分。下面描述了启动 PD 的典型处方。

> 初始腹膜透析处方
> - 1.5% 葡萄糖＋200 U 肝素/L
> - 10 mL/kg 腹透液治疗量
> - 每隔数小时置换

以下对透析处方的每个组成部分进行说明：

透析

透析液的葡萄糖浓度为 1.5%、2.5% 或 4.25%。透析液是与血浆相关联的高渗液。尿素、电解质和水弥散进入腹膜后被清除。以下是在腹膜透析开始期间急诊腹膜透析的一般原则，以及继续腹膜透析的辅助选择，这与透析液选择、透析量和持续时间有关。

透析液

- 1.5% 透析液是起始 PD 的标准浓度。
- 如果需要清除额外的液体，可以增加葡萄糖浓度。
- 通常在透析液中加入 200~500 U/L 肝素，以防止纤维蛋白堵管。
- 肝素不通过腹膜。
- 如果低钾血症发生，可以向透析液中加入 2~4 mEq/L 钾。

透析液量

急诊 PD 从低容量开始,以防止透析液容量过多而从腹透导管周围渗漏。腹透透析量可以渐进增加,以改善清除效率。

- PD 从 10 mL/kg 的量开始。
- 透析量可以在 2 周内逐渐增加至高达 40 mL/kg。

持续时间

- 急诊 PD 开始时通常需要每小时更换透析液。
- 20～30 min 更换透析液见于以下情况:
  - PD 在导管放置 24 h 内开始。
  - 需要积极的体液清除。
  - 有严重的高钾血症。
- 急诊 PD 通常是连续的。
- 透析量在 30 mL/kg 以上时可以进行 8～10 h 的间歇性 PD。

并发症

PD 有多种并发症,以下为主要的并发症:

- PD 导管周围的液体渗漏。
  - 中断 PD 24～48 h。
  - 腹透液量减少时重新开始。
  - 可在出口处应用纤维蛋白胶。
- 腹膜炎。
  - 腹透液浑浊、腹痛和发热。
  - 腹透液进行细胞计数送检、革兰染色和培养。
  - 腹膜炎腹膜细胞计数证据。
    - △ >100 WBC μL。
    - △ >50% 中性粒细胞。
  - 用腹膜内抗生素治疗。
  - PD 不必停止。
- 灌注和引流问题。
  - 通过 X 线检查导管位置。
  - 处理引流不畅。
  - 考虑增加透析量。
  - 改变患者的体位。
  - 如果存在纤维蛋白高,将肝素加入透析液。
  - 考虑在 PD 导管中使用组织纤溶酶原激活物(TPA)。
  - 考虑网膜是否缠绕在导管上和是否需要外科手术进行干预。

血液透析

血液透析(HD)是大多数儿科中心广泛使用的 RRT 方法。可以在体重 2 kg 以上的婴儿中成功进行,经验丰富的医务人员可以在更小的新生儿身上进行。由于婴儿和新生儿的血容量较小,因此需要专用设备并修改治疗处方。成人型透析器及成人透析预防措施不适合体重小于 40 kg 的儿童。以下是启动婴儿和儿童急诊血液透析的一般原则,它与选择合适的血管通路、透析血液系统和透析器、血流量、透析时间、超滤和抗凝有关。

急诊 HD 血管通路

可靠的血管通道对于在儿童中进行 HD 或 CVVH 至关重要。有多种可用于儿童的 HD 导管尺寸(表 6.21.2)。透析通常通过双腔血液透析导管进行。在新生儿中,HD 可以通过脐带或通过桡动脉导管和单腔中心静脉导管进行。

表 6.21.2　儿童血管通路

患者体重/kg	导管尺寸
新生儿 <3	3.5-Fr 或 5-Fr 脐动脉导管 5-Fr 脐静脉导管 5-Fr 单腔静脉导管 桡动脉导管 7-Fr 双腔透析导管
3～6	7-Fr 双腔透析导管
6～30	8-Fr 或 9-Fr 双腔透析导管
>30	10-Fr、11-Fr 或 11.5-Fr 双腔透析导管

血液透析管路和透析器

血液透析器有多种尺寸,不同厂家的精确血容量也有所不同。选择合适的管路和透析器对于透析儿童至关重要(表 6.21.3)。选择透析器和管路时,应注意以下准则:
- 透析器的表面积应与儿童的体表面积大致相同。

血管和透析器的体外血容量(ECV)不应超过患者血容量的 10%(8 mL/kg)。

如果 ECV 超过血容量的 10%,则用 5% 的白蛋白或全血(血细胞比容为 30%～35%)预充。

表 6.21.3　相对应的儿童透析处方实例

患者体重/kg, 体表面积/m²	血液导管, 容量/mL	透析器,容量/mL, 表面积/m²	预充量/(mL,%) 血容量/mL	血流量/mL
4.0,0.3	新生儿,20	F3,28,0.4	48,15	12～40
10.0,0.5	小儿,44	F3,28,0.4	48,6	30～100
30.0,1.0	大儿,79	F5,63,1.0	142,6	100～300

注:F3 和 F5 由 Fresenius 制造。

血流量

- 第一次透析治疗应为 3～5 mL/(kg·h)。
- 随后的透析治疗可以高达 10 mL/(kg·h)。

透析时间

- 由于分布容积小,透析对儿童来说是极其有效的。

- 3 h 透析治疗通常对于体重小于 50 kg 的儿童来说是足够的。

超滤率

- 3 h 以上超滤不应超过体重的 5%～7%。

抗凝

- 负荷剂量 30～50 U/kg。
- 每小时连续输注 10 U/kg 的肝素。
- 高血流量和生理盐水冲洗可用于无肝素透析。
- 用 1∶1 000 U/L 肝素封闭导管。

持续低效血液透析

持续低效血液透析（SLED）开始成为重症患儿 RRT 的可选方案，一些儿科中心正采用该方法。SLED 是一种"杂合疗法"，其中传统的 HD 机器和设备用于延长每日透析时间，持续 6～18 h。溶质和液体清除量大于间歇性透析，并可定时停机。使用 SLED 的主要优点在于它可直接利用常规儿童间歇性 HD 的设备和透析人员，不需要与预防 AN69 膜相关缓激肽释放有关的专门设备、人员和方案。Fresenius 2008K 具有连续性肾脏替代治疗（CRRT）模式，透析液流量为 100 mL/h，适用于婴幼儿做 SLED。在婴幼儿中做 SLED 的主要缺点是，超滤不如 CRRT 那么精确，对于婴幼儿来说，100 mL/h 的透析液流量可能过大，理论上透析液可能会使患者受到内毒素影响。随着越来越多透析系统的研发，未来 SLED 可能在儿童患者中发挥更大的作用。

连续静脉-静脉血液滤过

儿童 CVVH 的原则与成年人相同。由于系统的起始容量较大，CVVH 在技术上比 HD 更困难（表 6.21.4）。有不同的机型可用于儿童进行 CRRT，不同的儿科中心在决定应用哪个机型时需要考虑每种机器的利弊，医生需要熟悉每种机型以制定适当的处方。NxStage 管路的启动容积最小为 83 mL，仅使用聚砜类血滤器。Gambro 制造的 Prismaflex 管路 M60 套件的最小容积为 93 mL。根据制造商要求，CVVH 的最小患者体重为 11 kg。体重小于 10 kg 的儿童不应尝试使用 CVVH，除非该儿科中心对这种大小的儿童有丰富的经验，并且有解决大 PV 的既定方案。Prismaflex 管路使用丙烯腈（AN69）膜，其在酸性环境下会出现缓激肽释放综合征。因此，与 AN69 膜接触的酸性血液可能导致缓激肽释放综合征。这种综合征在危重症婴儿中可能是致命的，必须立即停止 CVVH 治疗并丢弃管路，不可将血液回输给患者。因此，应用 AN69 Prismaflex 管路时，不可输注浓缩红细胞（PRBC），但在 HD 时可输注。NxStage 管路的优点是仅使用与缓激肽释放综合征无关的 HF 滤器。不同的儿科中心已有解决这个问题的方法，如：

表 6.21.4　**Prismaflex 连续性肾脏替代治疗血液滤过系统**

系统	材料	表面积/m²	血容量/mL
M60	Acrylonitrile	0.6	93
M100	Acrylonitrile	0.9	152
M150	Acrylonitrile	1.5	189
HF1000	Polyarylethysulfone	1.1	165
HF1400	Polyarylethysulfone	1.4	186

- 维持零平衡超滤（在血液透析前给患者输血）。
- 使用非 AN69 的成人尺寸滤器，例如 Prismaflex HF 管路，其具有最小 PV 为 165 mL 的聚芳醚砜膜，或使用 NxStage 管路。
- 通过向患者注入碳酸氢钠和/或三羟甲基氨基甲烷来缓冲血液初始浓度。
- 在患者上机时通过用 Plasmalyte 预灌注管路输入 50 mL PRBC，做出有效的预处理。

启动 CVVH 时的一般原则

血压

如果存在严重的低血压和血流动力学不稳定，CVVH 应该延迟。如果平均动脉压超过 50 mmHg，CVVH 通常可以启动。

血管通路

儿童 CVVH 应至少使用 7-Fr 双腔 HD 导管，因为大多数 CVVH 机器的最小血流量为 30 mL/h。请注意，7-Fr 导管易扭结，可能需要经常更换。

体外循环血量

对于体重小于 10 kg 的儿童，CVVH 系统的体外循环血量通常超过血容量的 10%：
- 计算 CVVH 体外循环血量。
- 在开始 CVVH 前，儿童的血细胞比容应为 30% 或以上。
- 如果 PV 超过 8 mL/kg，可能需要某种形式的血液预处理。

血流量

CRRT 上的血流量不同于常规血液透析。在常规血液透析中，透析液流量远远超过血流量，因此，清除受到血流量的限制，血流量越高，清除率越高。在 CRRT 中，血流量通常远远超过透析液量，因此清除率主要由透析液清除率反映出来。3～5 mL/(kg·h) 的血流量适合儿童进行 CRRT。更大的血流量可以减少管路凝血的机会，但会导致滤器压力增大。当使用枸橼酸进行抗凝治疗时，更高的血流量也导致枸橼酸用量增加，并增加碱中毒和枸橼酸蓄积风险。

透析置换液流量

选择 CVVH 还是连续静脉-静脉血液透析在不同儿科中心存在差异。没有针对儿童的专门置换液，Accusol、Prismasate、Normocarb、Nxstage 或药房配制的置换液都有成功应用。儿童透析液剂量是根据其体表面积在成人剂量基础上更改而来的，常用的透析液速率为 2 L/(1.73 m² · h)。我们认为，更低的流量也可以获得良好的清除和代谢控制。高流量可导致碱中毒、低钾血症和低磷血症，且不一定是必需的。

抗凝

肝素和枸橼酸抗凝已成功应用于儿童，其原理与成人相同。肝素抗凝通常需要 30～50 U/kg 的负荷剂量，接着是 10～20 U/(kg·h) 的维持剂量，以保持活化凝血时间在 180～240 s 或 APTT 在 60～80 s。如果患者术后早期出现活动性出血或者患者接受全身抗凝，应避免使用肝素抗凝。局部枸橼酸抗凝方案与成人基本相同。ACD-A 枸橼酸流量是血流量的 1.5 倍，以使滤后离子钙水平在 0.2～

0.4 mmol/L。氯化钙(20 mg/mL)输注流量是 ACD-A 流量的 0.1 倍,以使全身离子钙水平保持在 1.0～1.3 mmol/L。对于体重低于 20 kg 的儿童,对 ACD-A 和氯化钙流量的调整将减少 50％以上,以维持合适的离子钙水平。枸橼酸抗凝可能因存在高钠血症、碱中毒和枸橼酸中毒而更复杂。

儿科 CRRT 的最新创新

新生儿和小婴儿的 HD 和 CRRT 是一项特殊的挑战。为此,正在开发专门的设备和机械来解决这类特殊人群的问题。Gambro 的 HF20 膜为 Prismaflex CRRT 提供了一种新的治疗方法,该聚芳醚砜膜的回路容积为 60 mL,表面积为 $0.2\,m^2$。HF20 膜目前在美国还未使用,但在美国以外的报道表明,它可以安全有效地用于婴儿和儿童,通常不需要血液预处理。已经开发了两种新的设备来专门针对新生儿和婴儿的 CRRT 和 HD。心肺肾小儿透析应急机(或 CARPEDIEM)是专门用于治疗重量为 2～10 kg 的新生儿和婴儿的新 CRRT 机,这是一种 PV 仅为 30 mL,拥有小型化滚筒泵,超滤控制的精确度为 1 g 的机器。纽卡斯尔婴儿透析和超滤系统(或 NIDUS)是专门为重量在 1～8 kg 的婴儿开发的透析机,其 PV 仅为 13 mL,使用 $0.045\,m^2$ 的高通量聚砜膜。它能利用中心静脉的单个内腔透析,输送 20 mL/min 的血流量,可调节的超滤率在 0～60 mL/h,以微升来增量调节。虽然这两种设备目前还未投入商用,但是它们有婴儿成功使用的公开数据。在美国市场上销售的超滤装置是 Gambro 的 AquadexTM,其起始容量为 30 mL,可通过外周管路使用。关于其用于小儿液体清除(Aquapheresis)的数据越来越多。

(高晓览 译)

参 考 文 献

[1] RONCO C, GARZOTTO F, BRENDOLAN A, et al. Continuous renal replacement therapy in neonates and small infants: development and first-in-human use of a miniaturised machine (CARPEDIEM)[J].Lancet,2014,383:1807-1813.

[2] BROPHY PD,MOTTES TA,KUDELKA TL,et al. AN-69 membrane reactions are pH-dependent and preventable[J].American journal of kidney diseases:the official journal of the National Kidney Foundation,2001,38(1):173-178.

[3] BUNCHMAN TE, MAXVOLD NJ, BROPHY PD. Pediatric convective hemofiltration:Normocarb replacement fluid and citrate anticoagulation[J].American journal of kidney diseases:the official journal of the National Kidney Foundation,2003,42(6):1248-1252.

[4] HACKBARTH RM,EDING D,GIANOLI SMITH C,et al. Zero balance ultrafiltration (Z-BUF) in blood-primed CRRT circuits achieves electrolyte and acid-base homeostasis prior to patient connection[J].Pediatric nephrology,2005,20(9):1328-1333.

[5] KADDOURAH A,GOLDSTEIN SL. Renal replacement therapy in neonates[J].Clinics in perinatology,2014,41(3):517-527.

[6] KAUR A,DAVENPORT A. Hemodialysis for infants,children,and adolescents[J].Hemodialysis international,2014,18(3):573-582.

[7] SUTHERLAND SM,ALEXANDER SR. Continuous renal replacement therapy in children[J].Pediatric Nephrology,2012,27(11):2007-2016.

[8] SASSER WC,DABAL RJ,ASKENAZI DJ,et al. Prophylactic peritoneal dialysis following cardiopulmonary bypass in children is associated with decreased inflammation and improved clinical outcomes[J].Congenital Heart Disease,2014,9(2):106-115.

第 22 章 血浆置换治疗在重症医学中的应用

Joseph E. Kiss

原则

治疗性血浆置换（TPE）是清除患者的血浆并用合适的替代液体（例如含有白蛋白或新鲜冰冻血浆的溶液）进行置换（交换）。其用途是清除血浆中存在的致病性大分子物质（＞30 000～50 000 Da）和/或体内的废弃物质。较小分子量物质不能通过 TPE 有效清除，但可以通过替代的体外技术，如血液滤过（＜20 000～30 000 Da）或透析（＜500～600 Da）而被有效地清除。

采用 TPE 治疗的决策

合理使用 TPE 基于以下考虑：
- 目标大分子在临床疾病中的病理生理作用是什么？是否有证据表明该物质引起急性毒性？患者是否耐受常规的医学和/或药物治疗，还是需要临床紧急治疗？
- TPE 能否有效地去除物质？一般来说，TPE 适用于具有较长半衰期的大分子（合成速率降低）。
- 是否有证据表明有害物质的水平降低与临床结果的改善有关？建议与适当的 TPE 厂商进行临床咨询，以解决这些问题并提供管理指导，如表 6.22.1 所示。

表 6.22.1 治疗性血浆置换中的决策

决策	考虑因素
基本原理	疾病发病机制、疗效和证据质量
技术问题	血管通路、待处理血浆量、替代溶液
管理计划	时机（突发、紧急？）、治疗次数和频率
终点	临床和/或实验室结果

请注意，美国血浆置换协会发布了在特定疾病类别中使用 TPE 的适应证。可清除物质的类别及具体临床实例如表 6.22.2 和表 6.22.3 所示。

表 6.22.2 血浆置换的有效性等级

ASFA 分类	解释	备注
Ⅰ	标准可接受的疗法	在对照试验中被证明
Ⅱ	现有证据支持疗效	病例系列；二线、辅助治疗
Ⅲ	现有证据表明有效，但尚无定论	案例资料（例如病例报告）
Ⅳ	对照试验无效	

注：ASFA，美国血浆置换协会。

表 6.22.3　血浆置换的临床应用

物质清除/补充		临床实例	ASFA 分类
清除物质	自身抗体	Goodpasture 综合征(抗肾小球基底膜自身抗体)	I
	同种抗体	肾移植排斥反应(供体特异性抗 HLA[①])	I
	免疫球蛋白引起高黏度	Waldenstrom 巨球蛋白血症	I
	冷球蛋白	冷冻球蛋白相关性皮肤溃疡,肾功能不全	I
	蛋白结合毒素	覃状毒素(蘑菇)中毒	II
补充物质	ADAMTS13[②](von-Willebrand 因子裂解蛋白酶)	血栓性血小板减少性紫癜	I
	凝血因子	肝衰竭	III

注:①HLA,人类白细胞抗原;②ADAMTS13,具有血小板反应蛋白 1 型基序的去整合素和金属蛋白酶 13。有关适应证的综合列表,请参阅 ASFA 指南。

TPE 管理指南

TPE 期间物质的清除程度取决于患者血浆清除量与总血浆量(PV)的比值、物质在血管内和血管外之间的分布,以及物质在血管内外重新平衡的速度。PV 计算公式为:$PV =$ 总血液量×(1-血细胞比容)。在成年人中,总血容量估计为 70 mL/kg,对于血细胞比容为 0.45(45%)的 70 kg 的人,$PV =$ 4 900 mL×0.55 或 2 695 mL。

单室模型很好地描述了 TPE 清除血浆的动力学机制。清除率不是线性的,而是曲线的(即在更有效早期交换曲线非常陡峭,随后随着更多的液体和更少的患者原始血浆被更换而趋于平稳)。在 TPE 过程中,主要位于血管内(~80%)的免疫球蛋白 IgM 和纤维蛋白原比 IgG 清除得更彻底,因为 IgG 只有 40% 存在于血管内。实际上,IgM 介导的疾病通过较少次数的 TPE 治疗也可以达到与 IgG 介导的疾病相似的清除水平。由于小分子物质具有高度扩散性(即分布容积大)或在血浆中可受到主动调节(如钙或钾)的影响,TPE 对这类物质的清除效率要低得多。在被 TPE 清除之后,物质向基线水平的回归受合成、分解代谢和血管内外的重新平衡影响。治疗过程的总体疗效与这些因素的变化及物质的结合特征有关。表 6.22.4 描述了基于理想的动力学模型的物质清除比例。

表 6.22.4　治疗性血浆置换的物质清除

因素	清除效率
效率	1 $PV^{①}$ = 65%清除 1.5 PV = 75%清除 2 PV = 87%清除 3 PV = 95%清除
Ig[②]M	80%分布在血管内(由于有限的重新平衡而被有效清除)
IgG	分布在血管内(40%)和组织内(清除效率较低"血浆置换后 24~48 h 重新分布)

注:①PV,血浆量;②Ig,免疫球蛋白。在治疗性血浆置换中处理的量通常在 1.5 PV 以下,因为超过该水平后增加处理时间且效果较差(即从 1.5 PV 至 2.0 PV 仅增加 12% 的清除/置换)。

血浆分离器

TPE 常用的仪器有两种类型:离心式和膜式。

离心细胞分离器

离心分离依赖重力作用，根据密度分离血液成分。按最轻至最重的顺序，将全血成分分离为血浆 [（相对密度（SG）1.025～1.029］、血小板（SG，1.040）、淋巴细胞（SG，1.070）、粒细胞（SG，1.087～1.092）和红细胞（SG，1.093～1.096）。离心细胞分离器通过间歇流动（交替进行血液收集和顺序回输）或连续流动来工作。连续流动装置通过同时收集和回流加工血液成分来实现更高的效率。

在典型的 TPE 通道配置中，通过血泵将全血从患者体内吸出。为防止凝血，立即将抗凝血剂溶液以预设的比例混合，通常为 10～14 份全血配 1 份酸性柠檬酸葡萄糖- A（ACD-A）。然后血液进入分离室，并将血液分层，较重的细胞沉淀到通道的外部，而较轻的血浆留在内部，血浆被虹吸出来，细胞成分通过红细胞回流管回输至体内。典型的治疗性血浆置换流量范围在 60～95 mL/min，具体取决于患者体重、对副作用的耐受性及正在使用的置换液类型。

抗凝剂

大多数离心细胞分离器使用枸橼酸抗凝剂，也有单独使用肝素或肝素和枸橼酸盐组合的方案。使用枸橼酸全身抗凝可避免潜在的出血风险；但由枸橼酸诱导的低钙血症具有严重的危害，包括癫痫发作和心脏功能的抑制。因此，厂家设计了可以输入枸橼酸的最大限量。最大 AC（抗凝血枸橼酸盐）输注速率是基于普通患者在正常生理条件下代谢枸橼酸的能力而设定的。然而，许多患者枸橼酸清除率降低，如肝衰竭患者，因此需要考虑个别因素。

体外循环的启动

在血液分离器的外部管道和通道中使用盐水补充剂，以避免由于突然的血液减少导致的低血压。在不同的机器中，TPE 回路中的体外容积或"无效腔容积"有所不同，范围在 170～250 mL。此容积对成人的红细胞的稀释可忽略不计，而对于儿童来说却是不可忽视的。可以使用红细胞预处理的方法来尽量减少血液稀释的影响。

膜过滤细胞分离器

膜过滤技术已在血液透析、超滤和血液滤过中广泛使用。该膜对大分子量蛋白质是有渗透性的，但不包括细胞成分（包括血小板）。0.2～0.6 μm 的孔径允许分子量超过 500 000 Da 的蛋白质通过。当前使用的膜滤器具有 0.9～1.0 的筛选系数，这意味着滤液和血浆的蛋白质组成几乎相同，即使对于非常大的分子（如 IgM）也是如此。纤维素二乙酸酯、聚乙烯、聚丙烯、聚氯乙烯等合成材料均有使用。加入抗凝血剂后，以 50～200 mL/min 的连续流量将患者的血液泵入平行板或中空纤维滤器。过滤效率由几个参数决定，包括血流量、膜的组成和物理特性、跨膜压、血液流动路径的几何形状和血浆蛋白质的理化性质。典型的装置有抗凝注射泵（通常选用肝素作为抗凝血剂）、血液泵、置换液泵和废液泵。血液通过血液泵送到血浆滤器，血液浓缩液通过回输管路离开血浆滤器，在那里与置换液结合并返回患者体内，血浆滤器的流出物则通向废液袋。

通过离心膜和过滤膜比较研究发现，它们在安全性和效率方面是相似的。通过膜分离器的 TPE 速度不是很快。尽管使用全身肝素抗凝可以避免枸橼酸的一些副作用，但对于一些患者（如凝血病患者），全身肝素化并没有给他们带来好处。

TPE 的不良反应

严重并发症如感染、血栓、气胸和血肿通常与中心静脉通路有关。总体而言，3%～8% 的 TPE 过程可能发生不良反应(表 6.22.5)。这些反应中的大多数容易被发现和处理。严重的反应,如心跳呼吸骤停、死亡(死亡率 1/10 000～2/10 000)是罕见的。更严重的后果很少是由 TPE 本身导致的。表 6.22.5 提供了有关 TPE 不良反应的更多信息。

表 6.22.5　不良事件发生频率

事件		频率[*]/%
总发生率		7.81(使用血浆) 3.35(不用血浆)
具体事件发生率	输血反应(主要来自用血浆替代)	1.6
	与枸橼酸相关的恶心和/或呕吐(感觉异常率高)	1.2
	低血压‡	1.0
	血管迷走性恶心和/或呕吐	0.5
	苍白和/或出汗	0.5
	心动过速	0.4
	呼吸窘迫	0.3
	手足抽搐或癫痫	0.2

Reference:McLeod BC,Sniecinski I,Ciavare lla D,et al.Frequency of immediate adverse effects associated uith therapeutic apheresis[J].Transfusim.1999,39:282-288.

注:* 列出所有治疗性血液分离术的具体不良反应率,但多数为 TPE。

　　‡收缩压＜80 mmHg。

基于已发表文献得出的近似发生率

- 使用血浆的 TPE 不良反应发生率相对较高。
- 自主神经功能障碍伴有低血压的患者常出现不良反应,特别是治疗神经系统疾病的患者,包括吉兰·巴雷综合征和慢性特发性脱髓鞘性多发性神经病患者。

枸橼酸中毒

- 在患者血液引出后立即按枸橼酸与血液 1∶14 的比例加入枸橼酸以防止血液凝固。枸橼酸根离子结合离子钙,导致一过性低钙血症。血浆产品由于枸橼酸浓度高,会加重这种副作用。
  - 症状。
    - 口周刺痛。
    - 振动感。
    - 肢体麻痹和刺痛。
    - 恶心呕吐。
    - 可能进一步发展为肌肉痉挛、手足抽搐和癫痫发作。
  - 处理。
    - 降低入口流量(抽血)率(或暂停机器)。
    - 葡萄糖酸钙输注的处理。在成人中,将 10 mL 10%(1 g)的葡萄糖酸钙添加到 250 mL 正常盐水溶液(NSS)中,或者添加到白蛋白置换液(非血浆)中。
    - 氯化钙输注的处理。在成人中,氯化钙含钙的浓度是葡萄糖酸钙的 3 倍,因为离子会迅速离解。每 15～30 min 监测一次患者的[Ca^{2+}]水平。
  - 血管迷走反应。

　　△一般表现为突发性低血压和心动过缓,出汗,头晕,偶尔恶心呕吐。

　　△TPE 暂停,双腿抬高以增加静脉回流。

　　△反应通常具有自限性,但也可能会引起意识丧失。

　　△可以给予 200～400 mL 大剂量生理盐水溶液（NSS）。

　◦低血压。

　　△通过用置换液预先注入血液回路来防止急性液体减少。

　　△尽管是等容置换,但有自主神经病变的患者也会产生低血压。

　　△一般弹丸式推注 200～400 mL 的 NSS 有效。

　◦过敏反应。

　　△主要为血浆蛋白质所致。

　　△极少为白蛋白或一次性管路灭菌时残留环氧乙烷所致。

　◦溶血。

　　△非常少见。

　　△怀疑为使用低渗晶体溶液或机械原因（管路扭结）或患者红细胞异常所致。

　◦凝血因子消耗。

　　△在日常 TPE 时延长 PT、INR 和/或 APTT,使用非血浆进行置换或低温灭菌血浆（表 6.22.6）。

表 6.22.6　胶体替代液用于治疗血浆置换

液体	优点	缺点
5%白蛋白	病毒灭活 使用方便 反应少见	价格高 大部分蛋白质未被替换
单供体血浆*	所有蛋白质被替换	价格高 不方便† 枸橼酸反应 荨麻疹 病毒感染风险

注：*新鲜冰冻血浆或缺乏冷沉淀的血浆。

　　†使用前必须解冻,必须符合患者 ABO 血型。

　　△TPE 与其他凝血因子（3～4 d 恢复正常）相比,TPE 会消耗纤维蛋白原,尤其是半衰期较长（90 h）,恢复速度较慢。

　◦通常不会出现每隔 1 日血浆置换 1 次。

　◦治疗方法是减少治疗频率或使用血浆或冷沉淀（有供体接触风险）。

　◦输血传播疾病（血浆使用时）少见。

　◦血管紧张素转换酶（ACE）受抑制。

　◦症状。

　　△潮红（血管舒张）、低血压、呼吸困难、水样腹泻。

　　△含白蛋白的置换溶液中含有前激肽释放酶激活剂（缓激肽激活剂）。

　　△ACE 与激酶Ⅱ相同,缓激肽降解抑制。

　◦预防措施包括至少在操作前 24 h 停用 ACEI。

（高晓览　译）

参 考 文 献

［1］ SCHWARTZ J,WINTERS JL,PADMANABHAN A,et al. Guidelines on the use of therapeutic apheresis in clinical practice：evidence-based approach from the Writing Committee of the American Society for Apheresis：the sixth special issue［J］.J Clin Apheresis,2013,28(3)：145-284.

［2］ SZCZEPIORKOWSKI ZM. Clinical applications of therapeutic apheresis：an evidence based approach［J］.J Clin Apheresis,2007,22：96-105.

第 23 章　MARS
——分子吸附再循环系统

Nigel Fealy and Rinaldo Bellomo

分子吸附再循环系统(MARS)是一种人工肝脏支持系统,可用于清除急性肝衰竭(ALF)或慢性肝衰竭(AoCLF)患者循环内的毒性物质。MARS通过一套外加循环设备连接标准体外循环系统(连续血液净化设备),使用白蛋白作为透析介质。使用白蛋白作为载体分子,然后将毒素吸附到特定的吸附剂上。大多数的肝脏毒性产物,如胆红素、血氨、脂肪酸、疏水性胆汁酸,以及一氧化氮都使用白蛋白作为转运载体蛋白,使用富含蛋白的透析液可以更有效地清除这些毒性物质。在 MARS 中,白蛋白透析液通过透析器和两个吸附柱(碳和阴离子交换器)可达到再循环使用的目的。

使用方法

MARS 治疗套件由白蛋白透析器、标准血液透析器、活性炭吸附器和阴离子交换器构成。管路由 500 mL 20%白蛋白溶液填充。白蛋白充当透析液,通过中空纤维膜(MARS 通量透析器)与血液逆流泵送(图 6.23.1,A 点)。水溶性物质扩散到白蛋白溶液中,而白蛋白结合的毒素通过血浆、与膜透析侧结合的白蛋白分子和循环白蛋白溶液之间的理化作用清除。

与血浆中毒性物质结合的白蛋白随后经由另一个透析器,与标准透析液通过逆流原理交换其中的水溶性物质(图 6.23.1,B 点)。通过炭吸附柱(图 6.23.1,C 点)和阴离子吸附柱(图 6.23.1,D 点)(图 6.23.2)吸附与毒物结合的白蛋白及白蛋白的循环利用系统来维持所需要的浓度梯度,以达到再循环使用的目的。

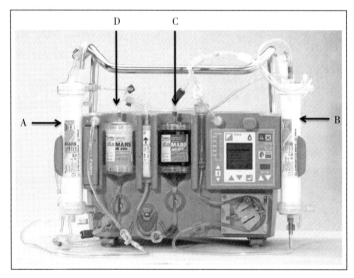

图 6.23.1　白蛋白透析管路和体外循环系统[分子吸附再循环系统(MARS)]
注:A,MARS 透析器;B,标准高通量透析器;C,活性炭;D,阴离子交换柱。

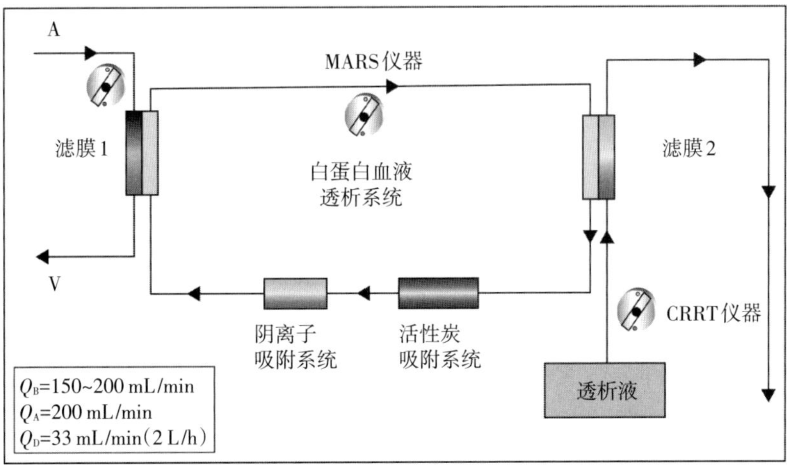

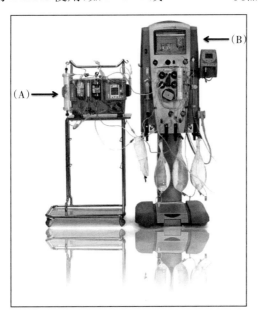

图 6.23.2　分子吸附再循环系统(MARS)电路的示意图

注：A，透析导管流出腔；CRRT，连续性肾脏替代治疗；Q_A，白蛋白流量；Q_B，血流量；Q_D，透析液流量；V，透析导管流入腔。

临床应用

MARS 治疗是通过联合使用独立的连续性肾脏替代治疗(CRRT)机或血液透析机及 MARS 白蛋白泵和监测单元来实现的。MARS 的白蛋白泵系统和监测系统(图 6.23.3，A 点)与标准连续静脉-静脉血液透析系统(图 6.23.1，B 点)串联。根据使用的外部 CRRT 或透析机的不同，CRRT 机可以作为血液泵和透析液控制器或更集成的 MARS 使用，如 Prisma 或 Prismaflex 机器。

图 6.23.3　分子吸附再循环系统(MARS)与 Prisma 连续性肾脏替代治疗机
(A)MARS 单位；(B)Prisma 连续性肾脏替代治疗机。

与其他肾脏替代治疗相似，合适的静脉通路是保证达到处方治疗剂量的重要前提，要合理地应用抗凝剂。通常使用 MARS 的急性肝衰竭患者合并某种程度的凝血功能异常，因此使用抗凝剂时需要特别注意。有时在治疗过程中甚至不需要使用抗凝药物。治疗急性肝衰竭的困难之处通常在于确定何时开始 MARS 治疗、治疗持续时间（间歇性 vs. 连续性）及何时停止治疗。表 6.23.1 列举了 ALF 中使用 MARS 的推荐意见。

表 6.23.1　分子吸附再循环系统（MARS）使用指南

目录	指南
MARS 使用指征	总胆红素增加超过 $300\,\mu mol/L$ 合并以下表现中的一项： · Ⅱ级以上的肝性脑病 或 · 肝肾综合征
间歇性 MARS 治疗	· 联合间歇性血液透析给予 $6\sim8\,h$ 的治疗 · 适用于血流动力学稳定且没有脑水肿相关征象的患者 · 抗凝：无抗凝、肝素抗凝或枸橼酸抗凝（注意枸橼酸积聚风险） · 血流量（Q_B）$250\,mL/min$ · 白蛋白流量（Q_A）$250\,mL/min$
连续 MARS 治疗	· 与连续静脉-静脉血液透析联合使用 $24\,h$ 治疗 · 适用于血流动力学不稳定或者有脑水肿的患者 · 抗凝：无抗凝、肝素抗凝或枸橼酸抗凝（注意枸橼酸积聚风险） · Q_B $180\sim200\,mL/min$ · Q_A $180\sim200\,mL/min$
终止治疗指征	开具至少 $3\,d$ 的 MARS 治疗处方。停止治疗指征： · 总胆红素<$200\,\mu mol/L$ · 肝性脑病缓解

在持续 $3\,d$ 的间歇性或连续性 MARS 治疗后，ALF 或 AoCLF 患者的临床和理化表现都会有显著改善。

目前仍然缺乏充足的资料来评价 ALF 和 AoCLF 患者使用 MARS 能否改善生存率。然而，有证据表明 MARS 可以明显减少肝衰竭的相关并发症的发生。MARS 可能提高患者的某些临床指标，如改善血流动力学状态，降低胆红素和胆汁酸水平，改善肝性脑病，改善患者的瘙痒和肾功能不全。这些临床指标的改善能够为患者的肝脏再生或者为接收肝移植提供时间。

使用 MARS 时，需要特别注意抗生素和其他药物使用的相应调整。理论上来说，MARS 治疗能够同时清除水溶性药物和与白蛋白结合的药物，因此需要合理地选择药物并监测药物的血液浓度。

血液暴露于体外循环管路可以触发凝血反应，消耗凝血因子，降低血小板。对于凝血功能受损的患者，需要在 MARS 治疗前及治疗过程中监测患者出血情况和血小板计数。

MARS 是危重症患者中最为常用的肝脏功能不全支持手段。从技术层面来说，它是重症肝功能不全患者支持治疗的手段之一。然而，与 CRRT 相比，MARS 将消耗更多的人力资源。这种治疗方案目前仅限于专科转诊中心的重症监护病房，有经验的护士可以更好地开展这项治疗。

MARS 能够较为安全地移除 AoCLF 和 ALF 患者的水溶性和与蛋白结合的毒性物质。目前，相关医疗从业人员认为，MARS 是肝衰竭患者准备接受肝移植手术和支持患者康复的有效桥梁。随着使用此类方法改善患者临床和理化症状的报道不断增多，MARS 的使用将引起更多学者关注。

（童　飞　译）

参 考 文 献

［1］ BOYLE M,KURTOVIC J,BIHARI D,et al. Equipment review：the Molecular Adsorbent Recirculating System（MARS）［J］.Crit Care,2004,8(4):280-286.

［2］ CRUZ D,BELLOMO R,KELLUM J,et al. The future of extracorporeal support［J］.Crit Care Med,2008,36(4):s243-s252.

［3］ EVENPOEL P,LALEMAN W,WILMER A,et al. Prometheus versus Molecular Adsorbent Recirculating System：comparison of efficiency in two different liver detoxification devices［J］.Artif Organs,2006,30(4):276-284.

［4］ FEALY N,BALDWIN I,BOYLE M. The Molecular Adsorbent Recirculating System（MARS）［J］.Austr Crit Care,2005,18(3):96-102.

［5］ MITZNER S.Albumin dialysis：an update［J］.Curr Opin Nephrol Hypertens,2007,16:589-595.

［6］ NEVENS F, LALEMAN W. Artificial liver support devices as treatment option for liver failure［J］. Best Pract Res Clin Gastroenterol,2012,26:17-26.

［7］ TSIPOTIS E,SHUJA A,JABER BL. Albumin dialysis for liver failure：A systematic review［J］.Advances in Chronic Kidney Disease,2015,22(5):382-390.

［8］ PHUA J,HOE LEE K. Liver support devices［J］.Curr Opin Crit Care,2008,14:208-215.

［9］ STADLBAUER V,JALAN R. Acute liver failure：liver support therapies［J］.Curr Opin Crit Care,2007,13:215-221.

第 24 章 吸 附 剂

Dehua Gong and Claudio Ronco

引言

通过血液净化清除血液中的溶质成为近年的热点研究课题。然而,目前仍存在一些难以清除的溶质及低效率透析膜,需要在清除溶质方面做进一步的研究,例如吸附。具有高吸附能力的材料用于急性中毒及尿毒症患者的体外血液循环治疗已经超过 50 年。随着对细胞因子在炎症反应中的作用的认识不断加深,以及传统的血液净化难以通过弥散及对流清除细胞因子,吸附技术治疗脓毒症受到越来越多的重视。

脓毒症中通过吸附清除目标物质

内毒素

内毒素是一种脂多糖(lipopolysaccharide,LPS),同时是几乎所有革兰阴性菌外膜分子的重要组成部分。在脓毒症导致的休克中,内毒素被认为是革兰阴性菌主要的致病因素。内毒素与蛋白相结合,然后转移到 CD14 分子表面进入血液,以单体或者聚合体形式存在。内毒素与 CD14 结合的信号通过 Toll 受体表达来激活细胞核因子 κB,然后产生更多的细胞因子。

超级抗原

革兰阳性菌分泌的超级抗原(SAg)在激活及调节免疫系统中起到重要的作用。超级抗原也与革兰阳性菌感染导致的中毒性休克相关。有别于传统的抗原,超级抗原是迄今为止发现的最强大 T 细胞分裂素。活化的 T 细胞产生及释放大量的促炎细胞因子。

细胞因子

在几乎所有的危重症患者中,免疫系统均可激活,特别是在重症感染患者中。在免疫活化的早期阶段,产生及释放大量的炎症介质,尤其是 TNF-α、IL-6、IL-1 和 IL-8。这些细胞因子增强人体对于病原体的免疫反应,引起系统适应。与此同时,启动抗炎机制,包括 IL-10、转化生长因子 β 及 IL-13。如果免疫系统过度反应持续存在,可以导致组织损伤和脏器衰竭,抗炎效应与促炎效应失衡,导致免疫麻痹。

清除目标物质吸附剂的选择

根据目标物质清除的选择性,吸附剂被分为三类:非选择性渗透性颗粒、相对选择性吸附颗粒及选择性吸附颗粒。

非选择性渗透性颗粒

这种吸附剂主要由多孔聚合物组成,例如树脂或者活性炭。吸附剂制备为颗粒、球体、圆柱状颗粒、薄片和粉末。它们是固体颗粒,每个颗粒直径在 $0.05 \sim 1.2\,cm$。吸附剂颗粒的体表面积与容积比例非常高,为 $300 \sim 1\,200\,m^2/g$,也可以定义为大孔(孔径$>500\,\text{Å}$ 或 $50\,nm$)、中孔(孔径 $20 \sim 500\,\text{Å}$)和微孔(孔径$<20\,\text{Å}$)。通常这些颗粒通过范德华力、静电吸引或者疏水性无选择性将分子吸附在它们的表面。因为吸附到吸附剂多孔表面的分子必须首先通过孔隙,所以在一定程度上控制孔径可以控制分子的去除。

相对选择性吸附颗粒

随着技术的发展,生产将特定于某一组物质的配体固定在基质纤维或颗粒上的吸附剂成为可能。这些吸附剂包括 Lixelle、CTR 吸附剂 和 CYT-860。利用配体部分和蛋白质化学基团之间的氢键或疏水相互作用来增强蛋白质吸附能力,并使用设计的孔径分布来指定可以吸附的蛋白质的分子量。最近正在研究一种由聚丙烯加强聚苯乙烯基复合纤维组成的超级抗原吸收设备。

选择性吸附颗粒

通过将更特异的配体固定在基质上制成的吸附剂,可以针对某种物质的吸附或将吸附限制在非常窄的范围内。由多黏菌素 B 固定纤维(PMX)组成的吸附器已用于吸附脓毒症中的内毒素。一些大孔径小球被固定在人类血清蛋白(例如 MATISSE)的吸附剂,也可以应用于内毒素吸附。微球体解毒系统提供一个平台,抗 TNF-α 抗体被固定在直径在 $1 \sim 10\,\mu m$ 的微粒上。该系统设计用于在脓毒症早期吸附血清 TNF-α。

吸附效率

当液体混合物接触到微孔固体时,混合物中吸附剂的某种成分在固体微粒内部表面发挥作用。当形成均衡时就可以达到吸附剂最大限度的吸附力。对于预测吸附曲线,目前尚无理论支持。相反,实验室必须在固定温度(分离过程是能量密集型并影响熵)下对每种液体混合物和吸附剂进行实验,以提供用于绘制吸附等温线的数据(图 6.24.1)。吸附等温线可用于确定从溶剂中去除给定量溶质所需的吸附剂量。质量传递区是灌流器吸附剂的一部分,这部分的吸附剂主要从完全饱和状态到不饱和状态。质量传递区的确定同样能帮助确定这套设备的设计及饱和前效率的预期时间。

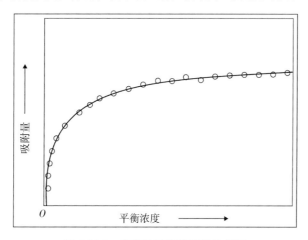

图 6.24.1 典型的吸附等温线的例子

然而，吸附等温线和传质区都不是评估吸附剂吸附能力的临床实用参数。经常用提取率来反映一种吸附剂的清除能力，其定义为在单通道通过吸附剂之后血液或者血浆中的溶质浓度的降低率。除吸附剂自身的因素外，血液或血浆的流量、血液中目标溶质的负荷及其他因素同样可以影响降低率。在一个疗程中，降低率的动态监测可以反映吸附剂的饱和状态。另一项临床用来评估吸附剂清除效果的参数是溶质的降低率。然而，这些参数不能精准地反映吸附剂的清除能力，难以在不同吸附剂之间做对比。

吸附剂的生物相容性

吸附剂生物相容性的概念有三层含义：第一，吸附剂必须持续释放对人体无害的物质。第二，吸附剂与血浆或者血液接触不能引起补体、免疫系统及凝血的激活，不能导致血液系统的改变，例如溶血、白细胞减少或者血小板减少。第三，吸附不应导致额外的丢失，比如白蛋白的丢失。然而，迄今为止没有任何吸附剂能完全满足以上所有要求。

商业吸附剂柱通常包含一个筛分装置，该装置允许血液自由通过，但保留颗粒或其碎片以防止小颗粒在体内扩散。一些系统同样包括监测设备，用来发现血液中可能分离的微观粒子。

血液表面反应取决于吸附剂表面光滑度及吸附剂本身的材料。有时，以降低吸附效率为代价，一些表面涂层设备被用来改善吸附剂的生物相容性。另一种改善生物相容性的方法是血浆吸附，血浆吸附仅仅是血浆通过吸附剂，而血细胞从血浆中分离出来，绕过吸附剂，最后在体外单程治疗后最终重建血液。然而，添加血浆分离后使得进程更加复杂。高分子量材料及聚合物的研究为生产具有良好生物相容性的新型吸附剂提供了希望。这种新型吸附剂应该具有高选择性吸附能力并产生最少量的额外丢失。

应用吸附剂的典型模式

图6.24.2描述了体外治疗应用吸附剂的典型模式。

血液灌流

血液灌流是一种将吸附剂置于体外循环中与血液直接接触的技术。血液灌流有一个非常简单的循环，但是需要生物相容性非常好的吸附剂及足够的体外循环抗凝。一些生物相容性较差的材料，例如木炭，必须包膜后才能应用于血液灌流之前。最近，已经引进具有非凡吸附能力及良好生物相容性的合成的聚合物。

血液灌流联合血液透析

吸附剂同样被用于血液灌流联合血液透析。在这样的情况下，吸附剂放置在血液透析之前的循环中，透析后，仍然维持预期的温度或者纠正其他由吸附剂导致的异常情况（例如酸中毒）。这种方式大多用来清除透析难以清除的分子，比如 $\beta2$-微球蛋白。另一种方法包含使用未经涂层的吸附剂。但是这些吸附剂不直接与血液接触，通常它们被用来并联超滤液和血浆滤液。

双腔血液透析

在这些系统中，血浆从血液中分离出来，通过吸附剂后，重新注入血液循环，重建全血结构。这种技术作为血液透析的特殊形式主要用于慢性透析。

连续血浆滤过吸附

连续血浆滤过吸附是一种血浆从血液中分离出来，通过吸附泵的血液净化模式。血浆经过吸附剂

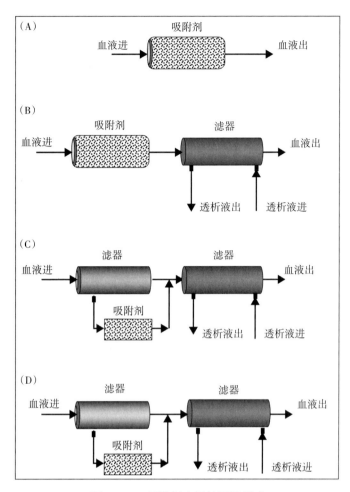

图 6.24.2 吸附剂应用的可能模式

(A)血液灌流。(B)在血液透析器(血液灌流-血液透析)之前,将吸附单元串联放置。(C)吸附剂单元并联放置在由血液滤器产生的超滤膜中。血液滤清器与血液透析器串联放置。该系统用于慢性血液透析患者并联血液透析滤过,并将其定义为用吸附剂进行配对透析。(D)吸附剂单元并联放置在等离子体滤器产生的血浆滤液中。血浆滤器与血液透析机串联放置。该系统用于感染性休克危重症患者,它被定义为耦合血浆滤过吸附。

后,重新回到血液循环中。基本原理主要是结合吸附和血液滤过或血液透析技术在溶质消除方面的优势。这项技术已经用于大多数脓毒症患者,在血液净化、血流动力学的恢复,以及免疫调节方面显示了独特的优势。

在另一项应用无涂层吸附剂的技术中(血浆滤过的解毒作用,HemoCleanse,Inc,West Lafayette,IN),透析吸附原理与推挽式的结合血浆滤过系统相关(一种直径约 $0.5\,\mu m$ 的血浆滤过膜粉状混悬剂)。双向的血浆流动($80\sim100\,mL/min$)通过血浆滤过膜使得血浆蛋白与粉状吸附剂相接触,细胞因子同样被清除。

吸附机制也可能清除有益物质及药物。一项体外实验研究了一种疏水性的树脂吸附剂对于各种常用抗生素的吸附能力。除了发现万古霉素有少量清除,其他抗生素如妥布霉素或阿米卡星的血中浓度随着时间的推移趋于稳定。

吸附剂在脓毒症中的应用

传统的血液净化已被证实对去除脓毒症过程中涉及的致病因素和介质效果较差。因此,出现许多新的方法,例如高容量血液净化、应用高通透性的滤过膜及吸附膜。

血液灌流应用 PMX 是清除血清内毒素的目的之一，有报道称在经过单个治疗后内毒素的清除率由 27% 上升至 33%。细胞因子及其他介质的影响仍然存在争议。一项最近的系统性回顾研究显示血液灌流应用 PMX 似乎对于 MAP、多巴胺应用、PaO_2/FiO_2 及死亡率有良好的效果。日本研究者建议血流量维持在 $80\sim100$ mL/min，持续 2 h。可能的指征要求患者满足以下三个条件：

（1）内毒素血症或者怀疑的革兰阴性菌感染；

（2）全身炎症反应综合征（SIRS）；

（3）感染性休克需要血管活性药物治疗。

其他内毒素吸附剂，例如白蛋白吸附剂，在改善临床转归上已经成为一种趋势，我们期待将来的临床试验结果。

连续血浆滤过吸附旨在非选择性去除与感染性休克有关的可溶性介质。有限的临床研究显示连续血浆滤过吸附在血流动力学及单核细胞功能上存在有利影响。

新型吸附剂正在被研究用于加强并更有选择性地清除细胞因子，包括 Llixelle、CTR 吸附剂及 CYT-860。动物实验显示了其在脓毒症模型中清除细胞因子和提高动物存活率的能力。具有清除特定超级抗原及肿瘤坏死因子作用的吸附剂仍局限于动物实验中。这些新型的吸附剂可能很快应用于临床。

（童　飞　译）

参 考 文 献

［1］ BELLOMO R，TETTA C，RONCO C. Coupled plasma filtration adsorption［J］. Intensive Care Med，2003，29（8）：1222-1228.

［2］ COHEN J. The immunopathogenesis of sepsis［J］. Nature，2002，420：885-891.

［3］ CRUZ DN，PERAZELLA MA，BELLOMO R，et al. Effectiveness of Polymyxin B-immobilized fiber column in sepsis：a systematic review［J］. Crit Care，2007，11（2）：R47.

［4］ POLL T，OPAL SM. Host-pathogen interactions in sepsis［J］. Lancet Infect Dis，2008，8：32-43.

［5］ RONCO C，BRENDOLAN A，DAN M，et al. Adsorption in sepsis［J］. Kidney Int Suppl，2000，76：S148-S155.

［6］ RONCO C，BRENDOLAN A，D'INTINI V，et al. Coupled plasma filtration adsorption：rationale，technical development and early clinical experience［J］. Blood Purif，2003，21（6）：409-416.

［7］ RONCO C，TETTA C. Extracorporeal blood purification：more than diffusion and convection. Does this help？［J］. Curr Opin Crit Care，2007，13：662-667.

［8］ SAKATA H，YONEKAWA M，KAWAMURA A. Blood purification therapy for sepsis［J］. Transfus Apher Sci，2006，35（3）：245-251.

［9］ SHIMIZU T，ENDO Y，TSUCHIHASHI H，et al. Endotoxin apheresis for sepsis［J］. Transfus Apher Sci，2006，35：271-282.

［10］ SRISKANDAN S，ALTMANN DM. The immunology of sepsis［J］. J Pathol，2008，214：211-223.

［11］ TSUCHIDA K，YOSHIMURA R，NAKATANI T，et al. Blood purification for critical illness：cytokines adsorption therapy［J］. Ther Apher Dial，2006，10（1）：25-31.

第 25 章　杂 合 治 疗

Claudio Ronco, Silvia De Rosa and Sara Samoni

杂合治疗的一般特征

杂合治疗是连续性肾脏替代治疗(CRRT)和间歇性肾脏替代治疗（IRRT）之间的桥梁。杂合治疗的一般特点包括了以下几个方面：①终末期肾病标准设备的应用,包括机器、滤器、体外血液循环、透析液的制作,以及超滤液的置换；②有意"间断"治疗(即预期持续时间少于 24 h)；③治疗持续的时间长于传统的间歇性血液透析。溶质及液体的清除比传统间歇性血液透析(IHD)要慢,但是比传统的 CRRT 要快,因此在保证每日总透析计量条件下,可以预定停机时间。溶质的清除主要靠弥散,但是可能带有对流成分的变异,比如持续低效的每日透析滤过(sustained low-efficiency daily diafiltration, SLEDD-f)和加速型静脉-静脉血液滤过(AVVH)。

简要流程

工作时间：6～18 h。

血流量：总的为 70～350 mL/min。

滤器：合成的生物相容性滤过膜,低通量或高通量。

透析液的成分：对于透析时间小于 8 h 的,钠 135～145 mEq/L,钾 2～3 mEq/L,碳酸氢盐 28～32 mEq/L,钙 1.5～2.5 mmol/L。对于透析时间为 8 h 甚至更长时间的,钠 135～145 mEq/L,钾 4 mEq/L,碳酸氢盐 24～28 mEq/L,钙 1.5～2.5 mmol/L。

磷酸盐：后文详述。

透析液流量：70～300 mL/min。

置换液流量(SLEDD-f)：100 mL/min[透析液的流量为 200 mL/min(Q_D)]。

液体的清除：根据临床需要决定。

抗凝措施：首剂弹丸式推注 1 000～2 000 U 的普通肝素,然后持续输注 500～1 000 U/h 以保持部分活化部分凝血酶原时间(APTT)为对照组的 1.5 倍左右。

局部枸橼酸抗凝：存在许多方案。

治疗的时间：白天或者夜晚。

处方细节

透析时间

许多因素有助于确定 RRT 疗程的规定持续时间,例如超滤的耐受性。血流动力学不稳定的患者需应用缓慢超滤,以及延长治疗时间,机械相关问题连同透析液的流量也会影响患者透析时间。例如,对于大多数单通道的血液透析机器来说,单个透析液的容器在透析液流量为 300 mL/min 下浓缩持续

5～6 h,或者在流量 100 mL/min 下持续 16～17 h。当 CRRT 软件上没有配备 Fresenius（费森尤斯）2008H 时,透析时间不能设置超过 8 h,治疗时间超过设置的时间时,机器会频繁误报警。在一批设备,例如 Fresenius Genius 机器,75 L 的透析液在流量 70 mL/min 下能持续使用大约 18 h,90 L 的透析液在流量 150～200 mL/min 下能持续使用 8～12 h。

血流量

文献报道的血流量通常设为 70～350 mL/min。在一项纳入 100 例血流动力学不稳定的急性肾功能损害或者终末期肾病接受血液净化危重症患者的回顾性研究中发现,血流量被设置为 400 mL/min,在有可靠的血管通路支持的情况下,79% 的患者需要血管升压药,5% 的患者因不能耐受而早期终止治疗。虽然在 ICU 患者中降低血流量以改善循环稳定性是普遍的做法,这会降低清除率及相关的溶质和液体清除,但这在杂合治疗期间可能影响不大。当透析液流量明显低于血流量时（在杂合治疗中经常出现的情况）,透析液会被溶质饱和。因此,低水平的血流量实质上不能减少液体与溶质的转移。另一方面,低血流量的缺点是在体外循环中容易形成血凝块。一些专家建议,为了改善循环的清除率,可给予容许的最大血流量。

透析液成分

对于所有 ICU 血液透析治疗,透析液的成分需满足患者的个体需求。随着治疗的延长,低水平的碳酸氢盐可能对于减少碱血症更加有益。在一些酸中毒的患者中,开始时应用更多"标准的"碳酸氢盐槽（35 mEq/L）,在最初的酸中毒被纠正后再进行调整。

低磷血症可能发生于杂合治疗,特别是在每日透析后,因此需要监测磷酸盐的水平。为了避免这个问题,在早期治疗之后,通过增加 45 mL 的磷酸钠盐口服溶液到 9.5 L 碳酸氢盐（最终的浓度为 0.8 mmol/L）来增加透析液中磷酸盐的含量。或者,通过增加磷酸盐的用量[0.1～0.2 mmol/(kg·d)]来代替调整透析液的浓度。

对于透析液的调配,水处理需要特别关注。这将在后面的章节中继续讨论。

透析液的流量（可变的）

在文献报道中,透析液的流量为 70～300 mL/min。通常,血液透析持续时间越短（如 6～10 h）,透析液的流量越大（如 300 mL/min）,反之亦然。这同样取决于个别设备功能。用于杂合治疗的大多数设备对于透析液流速达到 300 mL/min 甚至更大,不需要任何的调整。在维修模式中通过 Fresenius 2008H 可以完成微小的调整,然而,对于 4008H 和 Gambro（金宝）200S（表 6.25.1）,需要进行一些临时处理。在使用 Fresenius Genius 系统的情况下,带有两个泵段的单滚轮泵以 1∶1 或 1∶2 的比例循环血液和透析液。

表 6.25.1　不同血液透析设备下的杂合治疗

设备	Q_D/(mL/min)	备注
Fresenius 2008H	≥300	不需要调节
	100	在维修模式中可以行缓慢透析
		在维修模式中,为了避免持续的透析液低温报警,建议将透析液温度重新校准到 37 ℃
		为了优化传导性,首先设置 Q_D 为 500 mL/min,运行 5 min 直至传导性稳定,然后设置为 100 mL/min
Fresenius 4008E/H	≥300	不需要调整
	<300	应用外部的流量计及额外的管路建立通路

续表

设备	$Q_D^①$/(mL/min)	备注
Fresenius 4008K	≥300	不需要调整
	100	不需要调整
Fresenius 4008S ARrT Plus	≥300	不需要调整
	200	不需要调整
Fresenius Genius	≥300	不需要调整
	<300	不需要调整
Gambro 200S Ultra	≥300	不需要调整
	100	在血液滤过下,设置 $Q_R^②$ 100 mL/min
		在对流下用置换液作为透析液

注:①Q_D,透析液流量;②Q_R,回流液的流量。

液体清除

净超滤率由患者需要和血流动力学稳定性决定。当 Fresenius 2008H 没有提供特定的 CRRT 软件时,强制下限为 70 mL/h,低于该下限时可能会出现频繁的低跨膜压警报。

抗凝措施

普通肝素是抗凝方案中最常用的抗凝剂,主要应用于传统的间歇性血液透析。通过定期的生理盐水冲洗可以进行无肝素治疗,然而,大部分体外循环的凝血导致无肝素治疗非常困难。临床证据显示 Fresenius Genius 设备凝血的发生率稍低,可能与缺乏防气阀室有关。在使用对流的杂合治疗(如 SLEDD-f 和 AVVH)中,在预稀释模式下输注置换液有助于消除血滤器凝血,但也会降低有效清除率。

对于单通道及批次透析机器而言,在杂合治疗中,有很多关于成功应用枸橼酸抗凝的报道。两种方案包含了在动脉导管中使用定制的无钙透析液和 4% 枸橼酸钠溶液,氯化钙通过静脉注射。

对于肝素诱导的血小板减少症患者而言,另一种选择是直接凝血酶抑制剂阿加曲班。在没有肝衰竭的情况下,首剂弹丸式推注 250 μg,其后在治疗中给予 2 μg/kg 输注。

在美国,枸橼酸作为一种缓冲液已经非常常见。已经有报道称,在间歇性血液透析中应用枸橼酸可以减少体外循环的血凝块;然而,把枸橼酸抗凝作为推荐意见之前,仍需进一步的研究,特别在杂合治疗中。

持续低效的每日透析滤过(SLEDD-f)置换液的流量

实现和维持更大的中等分子量溶质对流清除的能力对患有急性肾损伤和炎症或脓毒症状态的危重症患者具有潜在的重要治疗意义。相比持续血液净化,持续低效的每日透析(sustained low efficiency daily dialysis,SLEDD)中溶质扩散清除率可能存在不足。通过使用辅助血液滤过,可以在治疗中加入对流成分。超滤液产生后再回输的过程和慢性血液透析滤过是相似的。在杂合疗法中,SLDED-f 主要是用 Fresenius 4008S ARTT-Plus 系统来完成的。在线生产的置换液没有通过美国食品和药品监督管理局(FDA)批准,但是这套设备在别处仍被广泛应用。

在美国已报道的使用对流的一种特殊的杂合疗法是 AVVH。该技术使用包装在袋子中的制备替换液,以 4 000 mL/h(67 mL/min)的输注速度持续 9 h。

治疗时机

杂合治疗可能在白天或者夜间完成。夜间进行的好处是除在白天可以让患者不受限制地接受诊断和治疗程序外，在夜间也可以更方便地使用血液滤过设备。潜在的不足主要是安全问题，以及需要故障排除时人员不足的问题。当确立一种新的杂合治疗方案时，应在早期阶段推荐在白天进行治疗，直至医护人员对流程更加熟悉。

其他

液体考量

当高流量滤过膜应用于透析时，即使没有直接输注透析液，也可以发生显著的反滤过效应，透析液中的溶质和液体会大量进入患者体内。应特别关注透析液中的内毒素，如此的反滤过可能进一步加重危重症患者的炎症反应。尽管仍缺乏明确的证据，但对于需要液体治疗的患者，纯水应用于透析液仍需谨慎。另一方面，在杂合治疗中应用对流的置换液如 SLEDD-f 时，纯水的应用又是必要的。

因此，确保合适的水质量对于杂合治疗项目仍是保障性措施。标准的水处理需要通过 3 层滤过膜：①直径 10 μm 滤器，用于去除颗粒及大的粒子；②活性炭，用来吸收碳、氯胺及有机污染物；③直径 1 μm 滤器，用于清除小的微粒。直径 1 μm 滤器特别倾向于清除氯胺留下的细菌污染物，然后通过反渗透处理水。最后通过 2 步（Fresenius）或者 3 步（Gambro）超滤产生更多的纯水与电解质及碳酸氢盐混合，然后进一步提纯。不仅是在这个过程中产生的水，在预处理中获得的水也必须定期经过化学的、微生物的、氯或者氯胺和内毒素的评估。这种水质的评估是杂合治疗中非常重要的安全措施。

营养

尽管患者经过 SLEDD 时透析液中存在较少量的蛋白丢失，在透析中仍存在大约 1 g/h 的氨基酸丢失，随着治疗的延长，丢失量持续增加。专家推荐肠内或者肠外的营养应该把蛋白增加 0.2 g/(kg·d) 来抵消额外的丢失。

（童 飞 译）

建 议 阅 读

[1] CLARK JA,SCHULMAN G,GOLPER TA. Safety and efficacy of regional citrate anticoagulation during 8-hour sustained low-efficiency dialysis[J].Clin J Am Soc Nephrol,2008,3:736.
[2] FINKEL KW,FORINGER JR. Safety of regional citrate anticoagulation for continuous sustained low efficiency dialysis (C-SLED) in critically ill patients[J].Renal Fail,2005,27:541.
[3] FLISER D,KIELSTEIN JT. A single-pass batch dialysis system: an ideal dialysis method for the patient in intensive care with acute renal failure[J].Curr Opin Crit Care,2004,10:483-8.
[4] GASHTI CN,SALCEDO S,ROBINSON V,et al. Accelerated venovenous hemofiltration:early technical and clinical experience[J]. Am J Kidney Dis,2008,51:804.
[5] HALL JA,SHAVER MJ,MARSHALL MR,et al. Daily 12-hour sustained low-efficiency hemodialysis (SLED):a nursing perspective[J].Blood Purif,1999,17:36.
[6] KIELSTEIN JT,KRETSCHMER U,ERNST T,et al. Efficacy and cardiovascular tolerability of extended dialysis in critically ill patients:a randomized controlled study[J].Am J Kidney Dis,2004,43:342.
[7] KUMAR V,CRAIG M,DEPNER T,et al. Extended daily dialysis:a new approach to renal replacement therapy for acute renal failure in the intensive care unit[J].Am J Kidney Dis,2000,36:294.
[8] KUMAR VA,YEUN JY,DEPNER TA,et al. Extended daily dialysis vs.continuous hemodialysis for ICU patients with acute renal failure:a two-year single center report[J].Int J Artif Organs,2004,27:371.
[9] MARSHALL MR,GOLPER TA,SHAVER MJ,et al. Sustained low-efficiency dialysis for critically ill patients requiring renal replacement therapy[J].Kidney Int,2001,60:777.
[10] MARSHALL MR,GOLPER TA,SHAVER MJ,et al. Urea kinetics during sustained low-efficiency dialysis in critically ill patients requiring renal replacement therapy[J].Am J Kidney Dis,2002,39:556.
[11] MARSHALL M,MA T,GALLER D,et al. Sustained low-efficiency daily diafiltration (SLEDD-f) for critically ill patients requiring renal replacement therapy:towards an adequate therapy[J].Nephrol Dial Transplant,2004,19:877.
[12] MORATH C,MIFTARI N,DIKOW R,et al. Sodium citrate anticoagulation during sustained low efficiency dialysis (SLED) in

patients with acute renal failure and severely impaired liver function[J].Nephrol Dial Transplant,2008,23:421.

［13］ NAKA T,BALDWIN I,BELLOMO R,et al. Prolonged daily intermittent renal replacement therapy in ICU patients by ICU nurses and ICU physicians[J].Int J Artif Organs,2004,27:380.

［14］ SCHNEIDER M,LIEFELDT L,SLOWINSKI T,et al. Citrate anticoagulation protocol for slow extended hemodialysis with the Genius dialysis system in acute renal failure[J].Int J Artif Organs,2008,31:43.

［15］ TU A,AHMAD S. Heparin-free hemodialysis with citrate-containing dialysate in intensive care patients[J].Dial Transplant,2000,29:620.

第 26 章 　 重症监护病房环境

Ayan Sen

在美国,每年有 400 多万患者住在重症监护病房(ICU),与 ICU 相关的支出每年接近 800 亿美元,所有死亡病例中有 1/5 发生在 ICU 治疗期间。ICU 团队由重症专业的医护人员组成,他们夜以继日地工作,使用最新的技术来挽救即将失去生命的患者。

ICU 是现代医院的标志,在过去的 30 年里开始崭露头角。19 世纪 50 年代,弗洛伦斯·南丁格尔首次提出危重症患者需要专门的、单独的治疗。ICU 的发展始于二战后的术后麻醉恢复室。脊髓灰质炎的流行及随后在哥本哈根一家可以进行人工通气的医院实施的气管切开术,促使该医院设立了单独的区域来护理这类患者。20 世纪 50 年代,机械呼吸机的诞生推动了专业监护病房的创建。

1983 年,由美国国立卫生研究院(NIH)组织的第一届重症监护医学共识会议指出,临床实践扩大了 ICU 收治适应证。由于所用的资源昂贵,一般来说,ICU 应保留给那些病情可逆且"有合理的恢复前景"的患者。随着医疗卫生环境的改变,有效地利用 ICU 已成为当务之急。医院正在越来越多地使用多学科方法、核查清单和远程医疗方法,并努力提高患者的住院周转率。在未来的几十年里,ICU 负担可能会随着人口老龄化及其一系列合并症的增加而增加。

ICU 治疗的目的

ICU 的作用包括加强患者监护、器官功能支持和预防并发症。患者治疗的重点是在经过专门复苏培训的医生和护士指导下,进行多系统/多器官的多学科治疗。

监测

ICU 为患者提供了密切监测生理变化的最佳环境,使积极、快速的干预成为可能。患者可接受以下生命体征监测:
- 心血管:心率,远程监控,无创血压,有创血压监测,中心静脉压(通过中心静脉导管),无创/微创脉压变异(Flotrac)、生物阻抗、生物电抗、经食管多普勒超声等血流动力学指标;其他有创设备,如肺动脉漂浮导管、主动脉内球囊反搏和机械心脏辅助装置。
- 呼吸系统:呼吸频率、脉搏血氧饱和度、呼吸机参数/波形。
- 神经系统:颅内压、脑灌注压等。
- 肾脏:尿量、每日出入量、电解质。
- 感染:体温。
来自监测系统的数据应该结合患者的个体临床问题进行解释,并与治疗方法相结合。

器官支持

ICU 是为衰竭器官提供临时器官支持的场所,包括以下内容:
- 神经系统支持:镇静、以颅内压为导向的治疗。
- 呼吸支持:有创通气、无创正压通气、体外膜肺氧合。
- 心血管支持:血管升压药、强心药、机械循环装置。

- 肾脏支持:连续性肾脏替代治疗(CRRT)、超滤、血液透析。
- 消化系统:肠内/肠外营养支持。
- 内分泌系统:胰岛素输注、类固醇治疗。
- 感染:抗生素治疗。
- 血液系统:输血/血浆置换。

并发症的预防

预防潜在疾病过程的并发症和医源性伤害是 ICU 治疗的必要条件。在 ICU 患者安全管理方面,重症医学的复杂性和多学科性质使其特别容易发生医疗差错,对患者造成伤害。以下策略有充分的证据来源,可减少不良预后的发生:

- 不镇静和适当镇静以预防危重症患者出现谵妄和长期神经认知障碍。
- 促进肺保护通气和减少损伤的呼吸机策略/套餐。这种"呼吸机套餐"包括 4 个部分:床头抬高至 30°～45°,每日"镇静中断"和每日评估拔管情况,预防消化性溃疡疾病和静脉血栓栓塞(除非有禁忌证)。
- KDIGO 急性肾损伤治疗指南。
- 抗生素管理。
- 置入中心静脉导管的检查表。
- 采用条形编码药物管理系统以预防药物不良事件。
- 减少 Foley 导管的使用,避免导尿管相关性尿路感染和导管相关血流感染。
- 限制输血。
- 早期营养启动。
- 充分的血糖控制。
- 早期物理治疗和下地活动。
- 多学科查房和查房清单。

美国内科医学会(American Board of Internal Medicine)发起的"Choosing wise"倡议,旨在通过帮助患者选择有证据支持的、无害的治疗,促进医生和患者之间的沟通。该倡议对 ICU 患者有以下期望:

- 减少对患者进行胸片和血液检查的需求。
- 除非血流动力学不稳定/出血,否则输血阈值为 7 g/dL 或更高。
- 除非有明确的临床指征,否则在入住 ICU 7 d 内不能进行肠外营养。
- 每日镇静中断,镇静之前先镇痛。
- 临终关怀和避免人为延长生命的姑息性选择。

ICU 组织结构

ICU 小组由下列人员组成(图 6.26.1)。

ICU 医生:通常是内科、外科、麻醉科、急诊科或神经科的通过重症监护委员会认证的医生。在一些较小规模的医院,住院医生协助管理 ICU 患者。远程 ICU 则由远程 ICU 医生指导治疗。

ICU 护士:是 ICU 患者的主要护理者,在 ICU 医生/会诊团队的指导下,专门负责患者的生命救治和维持,也是患者床边康复的主要力量。

ICU 药剂师:通常与团队一起查房,确保选择合适的药物/减少药物相关不良事件发生,以及遵守药房/ICU 的规定。

呼吸治疗师:除管理呼吸机外,还提供呼吸治疗,如雾化治疗、PEP 治疗和其他形式的胸部物理治疗。

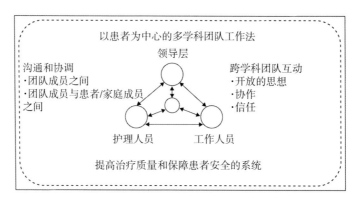

图 6.26.1　创建理想的重症监护病房（ICU）环境需要四个因素
组织良好的多学科方法可以改善患者的预后。

理疗师/作业治疗师：ICU 物理治疗师对每位患者进行检查，并制订治疗计划，以提高行动能力、减轻疼痛、恢复功能和预防残疾。作业治疗师负责帮助患者恢复日常生活和工作活动的能力。

ICU 营养师：注册营养师有资格评估危重症患者的疾病与营养不良之间的复杂关系。他们提倡推荐的喂养方法、肠道管理等。

语言矫正师：评估和诊断语言、表达、认知交流和吞咽障碍。

主诊/会诊团队：ICU 管理涉及多个专科，为患者治疗提供专业的指导。团队成员包括心脏内科医生、肾脏科医生、血液科医生、消化科医生、外科医生、姑息治疗护理人员、神经科医生等。

ICU 中层执业者：由医师助理/执业护士组成，协助 ICU 团队管理患者。

病案管理护士/社会工作者：ICU 病案管理护士负责管理患者从入院到出院的病案，他们熟悉医院的流程和成本效益决策的重要性。ICU 社会工作者是唯一有资格评估和处理患者在住院期间出现各种复杂的社会心理状况的人员，他们可以澄清潜在的误解，加强患者（如果有能力）及其家属和医疗团队成员之间的沟通。

血管介入医生：协助 ICU 医生在超声引导下经外周向中心静脉置入导管及桡动脉导管。

ICU 文书：他们确保患者的医疗记录、实验室报告、影像学报告和其他记录的完成和妥善保管，并且随时可用。他们在确保患者获得最佳和安全的治疗，以及使医护人员能够高效地开展工作等方面发挥重要作用。

牧师的关怀：牧师关注患者和医护人员的精神健康并提供支持。他们应对各种突发情况、死亡和救治意愿，每日在 ICU 进行查房，并根据患者和/或家属的要求提供不同教派的宗教文化。

可根据个别 ICU 的需求和规定聘用额外的辅助人员（如护工、心胸外科 ICU 的专业 ECMO 体外循环师、姑息性护理联络员）。团队合作是大多数 ICU 奉行的准则，每位医护人员在确保患者康复和提供高效的危重症治疗方面发挥重要作用。

ICU 模型

ICU 可以是"开放的"，也可以是"封闭的"。开放式 ICU 是指每个科室的任何医生都可以查视患者，并为该患者开具医嘱。任何医生都可以向这些 ICU 转入患者，基本没有什么限制。医生不需要获得 ICU 会诊。

封闭式 ICU 是指要求其他专科医生让患者接受 ICU 治疗，必须允许 ICU 医生成为患者的主要治疗者，最终负责患者所有的医疗决策。患者在 ICU 住院期间，其他专科医生可以查视患者。ICU 治疗是一种合作模式，经协商后将患者由首诊科室转入 ICU，共同管理患者。通过重组后的团队对患者进行强化治疗,可将死亡率的绝对风险降低 14％。

远程 ICU

远程 ICU 是指在 ICU 治疗中应用远程医疗技术,现已成为一种流行的重症监护治疗模式。远程 ICU 团队可以访问与患者治疗相关的所有数据,并能识别与患者治疗相关的实际和潜在问题。每个 ICU 安装了高分辨率变焦镜头、麦克风和扬声器,为远程 ICU 团队提供单向或双向视频/音频工具以评估患者的能力和与患者进行床边交流。其中一种模式是 e-医生,医生可以不在床边,根据从远程电话/电子病历(electronic medical records,EMRs)获得的数据做出临床判断,并通过虚拟查房与床边护士一起做出决策。

ICU 远程医疗在改善重症监护的服务方面具有巨大的潜力,但成本高昂,需要高质量的研究报告为其最合理的使用提供依据。远程 ICU 团队的治疗模式对一些人来说仍然是陌生的。远程 ICU 正在努力解决经费问题、文化差异和信息技术互通性,仍存在很多争议和挑战。

ICU 的类型

不同类型的 ICU 包括:
- 综合(内科-外科)ICU。
- 内科 ICU。
- 心脏监护病房。
- 外科 ICU。
- 创伤 ICU。
- 神经内科 ICU。
- 神经创伤 ICU。
- 烧伤 ICU。
- 儿科 ICU。
- 妇产科 ICU。
- 新生儿 ICU。
- 腹部器官移植 ICU。

ICU 环境的挑战

以下挑战对于 ICU 的可持续发展和高效的危重症治疗至关重要。

临床挑战

- 最佳证据的可操作性。
- 转入/转出标准。
- 基于团队的多学科治疗。
- 患者安全。
- 公共卫生事件/防灾准备与 ICU 的救治。
- 药品短缺。
- 姑息性治疗和临终关怀。

组织挑战

- 人力资源和劳动力。
- 人员配置模式、夜间的 ICU 医生、危重症治疗区域化。
- ICU 治疗模式：封闭、开放、协作。
- 医疗费用。
- 财务挑战、绩效工资。
- 新的医疗改革和危重症医学。
- 不断增长的老龄化人口。
- 生命终末期昂贵的治疗。
- 重症监护培训。
- 重症监护的研究和资助。

临床治疗方法

危重症患者的管理必须有系统的诊断和评估方法。评估新患者时，评估方法应该包括初级调查、详细的病史及二级调查：

- 初步调查：应从 A、B、C、D 进行评估。A＝保护气道（神经问题/呼吸问题），B＝呼吸（频率、脉搏血氧饱和度、呼吸功和辅助呼吸肌做功），C＝循环（心率、血压、临床检查、血流动力学监测），D＝神经功能障碍（如 GCS 评分、AVPU 评分、美国国立卫生研究院卒中量表、CAM-ICU）。
- 详细的病史：过敏史、药物治疗史、既往病史、最后的饮食和导致进入 ICU 的病史。
- 二级调查：应进行从头到脚的检查。ICU 管理取决于对细节的关注。每个器官系统都应评估是否有异常情况。

查房清单表

查房报告应包括：①基于问题的方法和管理步骤；②基于问题的方法未涉及的系统检查清单表。通常会涉及以下系统的问题：中枢神经系统（神经系统），呼吸系统，心血管系统，肾脏、体液和电解质，消化道和肝脏，血液系统和凝血问题，感染，内分泌问题，预防治疗，各种管路，物理和职业治疗目标，救治意愿，临终关怀和家属最新的意愿。

有些医疗机构使用电子/纸质清单表，包括可能遗漏的重症治疗方面的内容。已证实查房期间使用清单表有助于改善 ICU 的总体治疗效果。其中一份清单使用了 FAST HUGS BID 记忆法：

F：饮食；

A：镇痛；

S：尝试终止镇静；

T：血栓预防；

H：床头抬高；

U：预防溃疡；

G：血糖控制；

S：自主呼吸试验；

B：肠道评估和维护；

I：尽快拔除留置的导管；

D:抗菌素和药物治疗降阶梯。

入院和出院标准

ICU 入院标准应用于选择可能从 ICU 治疗中获益的患者。Griner 指出在两种情况下,ICU 治疗并不比常规治疗有更大的益处:"病情稳定而不能受益"的患者和"病情太重而无法获益"的患者。ICU 治疗已被证明可以改善重症、不稳定患者群体的预后。仅仅根据诊断很难定义"病情稳定而不能受益"和"病情太重而无法获益"的人群。

电子病历/信息工具

电子病历(EMRs)和计算机化的医嘱进入 ICU,改变了医务人员目前的工作方式。EMRs 的开发人员面临的挑战是创造出能够为医疗服务系统增加价值的产品。随着 EMRs 的普及,治疗安全和质量的潜在挑战也在增加。EMRs 放大了主观认知,降低了情境感知,导致了医疗差错的发生率增加。当涉及 ICU 患者的数据时,诸如"AWARE"之类的新产品正在被用来提高信号-噪声比率(由罗切斯特的梅奥诊所开发的 AWARE 是一个基于互联网的应用程序,提取与危重症患者治疗相关的数据,并将其以系统包的形式呈现给医务人员,提供器官系统趋势的可视化资料)。其挑战和机遇都在于证明卫生信息系统的价值,未来可能包括更好的决策支持系统,以及利用计算生物学和基因组学的工具来识别危重症患者临床表现的模式,并开发出有针对性的治疗方法。使用 EMRs 的临床试验招募也在进行中,IBM Watson 与梅奥诊所的合作就是一个例证,梅奥诊所利用认知计算能力来加速研究并改善患者的治疗。

ICU 设计和环境问题

自弗洛伦斯·南丁格尔开始,环境影响治愈的概念就已为人所知。"重症监护病房(ICU)"这一术语让人联想到危重症患者被最新的生物医疗设备、监测设备和抢救车所包围的画面。仅仅是这些画面就会增加患者和其家属的焦虑感和压力。正在设计中的新一代 ICU,以人性化的方式促进康复,满足患者及其家庭的整体需求。以下环境问题的描述有利于患者治愈和整体的危重症救治:
- 减少环境噪声。
- 提供充足的照明。
- 改善空气质量,减少刺激性气味。
- 提供洗手、卫生和厕所设施。
- 提供升降设备。
- 为单人房间配备电视。
- 实行开放/不受限制的家庭探访。
- 提供家属休息室。
- 在房间内加入自然/艺术品。
- 实现娱乐治疗(如音乐治疗、床边艺术、宠物治疗)。
- 为患者提供充足的转运路径。
- 提供充足的物资管理、家政功能和储存设施。

大多数医疗机构几乎没有设计和建造 ICU 的经验。ICU 设计是复杂的,应该包括以临床导向和基于设计的专业团队多成员参与设计。根据重症治疗单元的功能要求和专家的共识进行设计,应该会提高患者、患者家属和医务人员的满意度。

ICU 预后评估

临床 ICU 预后评估对研究和质量控制具有重要意义。临床有意义的预后评估是衡量患者的感觉、功能和生存状况（如死亡率、生活质量）。美国国家质量论坛（National Quality Forum）已经认可了 ICU 预后（风险调整死亡率和住院时间）的衡量指标，并将其公开报告。加州一项针对 ICU 患者的大型研究发现，公开报告的患者预后并不能降低死亡率，但确实减少了入住 ICU 的危重症患者数，增加了转至其他医院的危重症患者数。其他指标，如 ICU 死亡率、住院死亡率、90 d 死亡率和 1 年功能转归也被采用，但它们都有各自的优点和缺点。四项主要的 ICU 预测评分系统是急性生理和慢性健康评分（APACHE）系统、简化的急性生理学评分（SAPS）、死亡率预测模型和序贯器官衰竭评估（SOFA）。对 SOFA、SAPS Ⅱ、APACHE Ⅱ 和 APACHE Ⅲ 评分系统的系统性回顾发现，APACHE 系统在预测 ICU 死亡率方面略优于 SAPS Ⅱ 和 SOFA 系统。

ICU 中的 CRRT

间歇性血液透析的开始、监测和完成通常由 ICU 的透析护士执行。在出现问题时，持续、低效的血液透析可能需要透析护士启动治疗、更换管道等，并对报警器进行故障排除。ICU 护士监控治疗，并提醒肾病科医生和透析护士注意警报和透析过程中出现的问题。CRRT 由 ICU 护士启动、监控和管理。策略和程序由 ICU 护士长与肾病科医生和 ICU 医生共同负责。

CRRT 程序不存在通用的功能。每个程序都制定了各自的培训计划和故障排除机制。策略和程序是由参与治疗的护士长制定的。美国肾脏病护士协会制定了连续性肾脏替代治疗指南。此外，机器制造商提供了专门的培训材料和能力评估方法［NxStage，Prisma，and Fresenius（Fresenius Medical Care，Waltham，MA）］。

在缺乏随机对照试验的情况下，谁应该在 ICU 管理 CRRT 的问题仍然存在争议。治疗模式包括 ICU 医生或肾病科医生或两者共同制定 CRRT 方案。为了让患者获得最佳的预后，必要时需采用综合治疗方法。

（黄　锐　译）

参 考 文 献

［1］ ANGUS DC，BARNATO AE，LINDE-ZWIRBLE WT. Use of intensive care at the end of life in the United States：an epidemiologic study［J］.Crit Care Med，2004，32（3）：638-643.

［2］ ANGUS DC，DEUTSCHMAN CS，HALL JB，et al. Choosing wisely in critical care：maximizing value in the ICU［J］.Chest，2014，146（5）：1142-1144.

［3］ BELLOMO R，COLE L，REEVES J，et al. Who should manage CrrT in the ICU? The intensivist's viewpoint［J］.Am J Kidney Dis，1997，30（5 suppl 4）：S109-S111.

［4］ GRINER PF. Treatment of acute pulmonary edema：conventional or intensive care? ［J］.Ann Intern Med，1972，77（4）：501-506.

［5］ HALPERN NA，PASTORES SM. Critical care medicine in the United States 2000—2005：an analysis of bed numbers，occupancy rates，payer mix，and costs［J］.Crit Care Med，2010，38（1）：65-71.

［6］ KAHN JM. The use and misuse of ICU telemedicine［J］.JAMA，2011，305（21）：2227-2228.

［7］ KELLUM JA，LAMEIRE N. Diagnosis，evaluation，and management of acute kidney injury：a KDIGO summary（part 1）［J］.Crit Care，2013，17（1）：204.

［8］ KOLLEF MH，SCHUSTER DP. Predicting intensive care unit outcome with scoring systems：underlying concepts and principles［J］.Crit Care Clin，1994，10（1）：1-18.

［9］ PRONOVOST P. A practical guide to measuring performance in the intensive care unit［J］.VHA Research Series，2002，2（29）：1.

［10］ VINCENT JL，SINGER M，MARINI JJ，et al. Thirty years of critical care medicine［J］.Crit Care，2010，14（3）：311.

第 27 章　患者治疗质量和团队合作

Kimberly Whiteman and Frederick J. Tasota

患者治疗成功取决于治疗措施的有效实施,并且需要一种专业的方法来支持连续性肾脏替代治疗(CRRT)。为了实现这一目标,2000 年提出了急性透析质量倡议,并继续通过以下措施为复杂的急性肾损伤患者提供合适的医疗管理指导:

- 建立基于循证医学的证据。
- 促进与最佳实践相关的共识。
- 规范危重症患者的治疗。
- 促进研究。

文献中没有关于 CRRT 质量的建议,直接参与患者治疗的团队成员需要考虑如何最好地实施高质量的治疗。Donabedian 的经典优质医疗服务模型(图 6.27.1)的 3 个组成部分(结构、过程和结果),可以用来概括接受 CRRT 的患者所处的复杂环境。

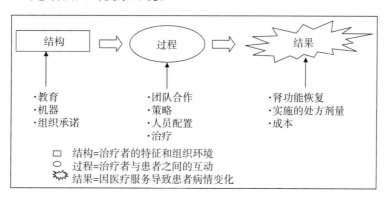

图 6.27.1　适用于 CRRT 的 Donabedian 优质医疗服务模型

结构

结构包括医疗机构的特点,以及提供医疗服务的环境。CRRT 专业团队的核心是肾脏科医生、ICU 医生和 ICU 护士。其他成员可能包括药剂师、执业护士、医生助理和护士长。

- 医疗机构的特点包括为向 CRRT 患者提供优质治疗的前期培训,对护士进行充分的教学指导和操作培训。具有不同学科知识背景的医生,包括肾脏和重症监护医学方面的医生也必须接受培训,以更好地管理 CRRT 患者。对于该团队的大多数成员来说,将 CRRT 项目添加到医院需要整合大量的知识和临床技能。其他团队成员可能包括接诊医生和药剂师。最后,应编写家庭和患者的培训材料,以便向接受治疗的患者及其家属提供基本信息。
- 环境是为患者准备和实施治疗的区域。选择 CRRT 设备时,应考虑到水槽、供水系统和透析排水系统的可用性。药房的环境可决定是否使用自行配制或购买成品透析液和置换液。在启动下一次程序之前,应考虑机器不使用时的清洁和存储计划,以及为一次性管路和滤器套件提供足够的空间。
- 选择用于治疗的机器,其优点和局限性是 CRRT 程序中结构的一部分。目前市场上的产品因治疗类型不同而有所不同。制造商提供的机器规格决定了泵和秤的精确度和容量。

• 在启动 CRRT 时，医务部门有必要对治疗计划做出承诺，以便为机器、用品、培训、支持服务和教育提供资金。日常和不断变化的需求，如机器维护或更换，需要持续的资源分配来维持该计划。医务部门还需要协调多个医院部门以加快治疗速度。CRRT 计划也受药房、实验室、中心供应和后勤部门的影响。例如，医院是选择自行配制还是使用商品化的置换液，每增加一个接受治疗患者，药房的工作量就会增加。

过程

Donabedian 模型中的"过程"被定义为医疗机构之间的相互合作和医护人员与患者之间的相互合作。CRRT 的成功实施需要协作和跨专业的团队合作，特别是在肾脏科医生、ICU 医生和护士之间。CRRT 策略和程序、人员配备和治疗选择都会影响治疗质量的过程。

• 团队合作和协作可以通过公开交流的方式实现。组建一个跨专业的 CRRT 团队，成员包括肾脏科医生、ICU 医生、CRRT 护理培训人员、ICU 管理层、护士和药剂师，有助于鼓励患者配合和团队合作。如有需要，可临时增加成员。随着治疗的实施，成员可以利用会议时间来共享信息和解决问题。治疗流程的改进、质量和安全问题可以作为一个团队的问题来解决。

• 应制定策略和流程来指导实践操作者。对策略的一些建议包括以下几点：

◦ 启动、维持和终止治疗策略以证据为基础。基于证据的指南可以根据专业组织（如美国重症监护护理协会或美国肾脏病学护理协会）发布的流程来适应当地情况。

◦ 在不同的实践环境中，肾脏透析护士和 ICU 护士对患者护理的责任是不同的。一些中心由肾脏透析护士负责机器启动、运转和终止治疗。在这种治疗模式下，ICU 护士保证治疗运行，完成出入量记录，并进行基本的故障排除。肾脏透析护士负责解决更复杂的问题。其他中心选择让 ICU 护士承担与 CRRT 相关的全部治疗责任。出于这个原因，需要在治疗开始之前仔细划分角色，并定期进行评估。

◦ 文字记录的要求，尤其是关于入量和出量的准确记录，是 CRRT 患者治疗的一个重要方面。图表模型从广泛的流程图变为只记录机器和管路压力，以及从患者体内脱出的液体量的简单模型。

◦ 电子病历记录员需要了解 CRRT 机器如何计算液体平衡，以确保液体的准确记录。当 CRRT 机器自动减去的置换量或液体量被记录为摄入量，或机器自动减去的排出量被记录为输出量时，就会发生液体的重复输入。

◦ CRRT 停止时，用于治疗的液体、药物输注和实验室检查需终止。CRRT 停止后，如药物和液体输注仍被执行，会很快出现容量过负荷的问题。为了增加滤器寿命的抗凝治疗和常规的 CRRT 实验室检测也应停止。

◦ CRRT 启动之前应做好应对紧急情况的准备。心搏骤停时，一些中心通常会将净超滤率降为零，通过机器继续血液循环。如果时间允许，会常规进行回血处理，夹紧所有的管路，停止治疗。紧急情况管理计划需要由跨专业团队确定，并写入各中心的管理策略。

◦ 医生开具 CRRT 处方的责任应由医生团队负责，并明确告知护理人员和药房。还需考虑谁负责以下工作：

△ 开具 CRRT 启动、日常和终止的医嘱。

△ 置入临时透析导管并确保在位。

△ 根据患者的病情变化更改医嘱。

◦ 在不同患者使用血滤机时，机器的清洗和储存也是一个重要的过程。疾病控制和预防中心的指南、医院特殊感染的控制和制造商的建议应被用来制定设备清洁策略。

- 危重症患者的 CRRT 对人员配备和治疗的需求有时是惊人的。因此，人员的配置要求和任务，最终应该由患者的病情和现有治疗人员的技能来决定。当 CRRT 护士没有经验时，应考虑患者：护士＝1∶1 的比例。与任何新技能一样，不熟悉流程的护士比有经验的护士需要更多的支持和时间。床边护士和许多中心的肾脏透析护士的工作量随着 CRRT 的启动而增加。考虑由谁来承担下列任务：
  - 设置、启动、关闭电路和/或机器。
  - 开始和终止治疗。
  - 治疗期间患者的监测。
  - 床边故障排除。
  - 迅速终止治疗的紧急程序。
- 不同治疗处方和模式所需的耗材、透析液和置换液会影响疗效和治疗人员的配备需求。与不抗凝治疗相比，使用抗凝治疗方案，如肝素和枸橼酸盐，可能需要对患者和实验室结果进行更频繁的监测。然而，没有抗凝的治疗也可能会增加凝血的发生率和频繁更换滤器，从而影响治疗时间。临床选择应该对患者有意义，高质量治疗是决策的核心。

结果

良好的预后是 CRRT 跨专业合作并认真执行计划的必然结果。治疗的最终目的是肾功能完全恢复并且没有残留的损伤。为实现这一结果，不仅要根据现有可获得的最佳证据来提供治疗，而且要确保按照计划进行治疗。好的治疗结果和可持续性取决于按合理的成本执行的治疗处方。

监控质量

监控质量是任何 CRRT 程序的重要方面。跨专业的团队模式可用来监测和评估治疗计划的执行情况，并根据实践需要进行改变。计划应针对医疗服务质量的三个组成部分——结构、过程和结果。关于监控治疗质量的建议，包括以下内容：

- 结构：为了提供高质量的治疗，需要有支持 CRRT 的体系。应对这些体系进行评估，以确保提供给患者和人员所需的支持水平。对评估 CRRT 结构的建议如下：
  - 培训规划评估：包括出勤率、课程评估、测试成绩或在模拟 CRRT 过程中的表现。
  - 针对基本技能的持续临床能力培训计划或全面地审查高风险/低发生率的问题。
  - 机器的使用、维修和保养的模式。
  - 警报的历史记录，以便仔细检查问题所在。
  - 通过文献、临床经验或风险管理报告的趋势获得课程、培训材料和临床能力计划的建议。
  - 传播新信息和实践变更计划的有效性，包括：
    △ 信息是否传达给合适的人；
    △ 信息是否付诸实践；
    △ 信息是否产生预期的临床结果。
- 过程：专业团队应评估是否遵循了为患者提供治疗的策略和流程。如果团队确定未遵循流程，团队应该与治疗人员和医务人员一起明确问题和可能的解决方案。与接受 CRRT 患者的治疗过程相关的因素包括以下内容：
  - 确定是否了解和/或执行治疗策略和流程。
  - 提供与很少实施的技能相关的定期临床更新。
  - 使用机器警报历史记录和对临床支持的呼叫记录，提供与可能需要解决的护理人员知识差距相关的信息。

　　◦ 审核资料的准确性。

　　◦ 尽可能使治疗标准化，包括医嘱或标准化流程，尽量减少出错的可能性。

　　◦ 与药房合作，确定订购的液体种类，并准备好标准化液体袋。

　　◦ 完成根本原因分析或使用其他批判性思维工具来检查流程故障，确定解决方案并缓解系统问题。

　　• 结果：跨专业团队应确定预期结果实现情况的指标。一些建议的衡量标准如下：

　　◦ 对类似患者的肾功能恢复率进行测量，以公布的比例为基准。对案例研究的回顾或对已确定的问题进行根本原因的分析可用于改进流程。

　　◦ CRRT 处方剂量与实际剂量的比较和液体目标的完成情况是可监测的。团队可以确定未达到剂量或液体目标的常见原因，并进行改进。

　　◦ 以 24 h 内的治疗小时数作为质量的衡量标准有几个含义。一是将滤器和管路寿命与抗凝和液体流量相似的治疗预期寿命进行比较。常规管路更换的原因可以让团队深入了解临床实际情况。例如，如果大多数管路更换是由于凝血，那么可实施质量改进措施，仔细监测滤器压力，以期在滤器凝血之前更换管路。团队还应考虑 CRRT 中断的原因，并考虑改变操作方法，以解决最常见的故障。

　　◦ 与其他治疗方法相比，CRRT 的费用和患者预后可用于评估 CRRT 的当前和未来规划方向。

结论

　　CRRT 患者的治疗是复杂的，需要高度熟练的跨专业团队的相互合作。医疗服务可以通过高质量治疗的结构、过程和结果三部分来实现。CRRT 的成功实施和相关治疗的各个方面的持续监测，为 AKI 患者提供了有效的支持，有利于肾功能的恢复。

（黄　锐　译）

参 考 文 献

[1] Acute Dialysis Quality Initiative.Acute Dialysis Quality Initiative homepage.http://www.adqi.net/.Accessed November 30,2014.

[2] BOYLE M,BALDWIN I. Understanding the continuous renal replacement therapy circuit for acute renal failure support：A quality issue in the intensive care unit[J].AACN Adv Crit Care,2010,21(4)：367-375.

[3] DONABEDIAN A. The Quality of Care：How can it be assessed？[J].JAMA,1988,260(12)：1743-1748.

[4] GODDEN J,SPEXARTH F,DAHLGREN M. Standardization of continuous renal-replacement therapy fluids using a commercial product[J].Am J Health Syst Pharm AJHP,2012,69(9)：786-793.

[5] GRAHAM P,LISCHER E. Nursing issues in renal replacement therapy：Organization,manpower assessment,competency evaluation and quality improvement processes[J].Semin Dial,2011,24(2)：183-187.

[6] JAMES MT,TONELLI M. Financial aspects of renal replacement therapy in acute kidney injury[J].Semin Dial,2011,24(2)：215-219.

[7] KLEGER G,FÄSSLER E. Can circuit lifetime be a quality indicator in continuous renal replacement therapy in the critically ill？[J].Int J Artif Organs,2010,33(3)：139-146.

[8] KOCJAN M,BRUNET FP. Seeking optimal renal replacement therapy delivery in intensive care units[J].Nephrol Nurs J,2010,37(1)：47-53.

[9] MOTTES T,OWENS T,NIEDNER M,et al. Improving delivery of continuous renal replacement therapy：impact of a simulation-based educational intervention[J].Pediatr Crit Care Med,2013,14(8)：747-754.

[10] OH HJ,LEE MJ,KIM CH,et al. The benefit of specialized team approaches in patients with acute kidney injury undergoing continuous renal replacement therapy：propensity score matched analysis[J].Crit Care,2014,18(4)：454.

[11] ROEDER V R.,ATKINS HN.,RYAN MA,et al. Putting the "C" back into continuous renal replacement therapy[J].Nephrol Nurs J,2013,40(6)：509-516.

[12] SAADULLA L,REEVES WB,IREY B,et al. Impact of computerized order entry and premixed dialysis solutions for continuous venovenous hemodiafiltration on selection of therapy for acute renal failure[J].J Med Syst,2012,36(1)：223-231.

第 28 章　组织结构因素
——连续性肾脏替代治疗制度发展和流程制定

Jorge Cerdá

本章描述了成功开展和维持一次连续性肾脏替代治疗(CRRT)所必需的步骤。当开始一次 CRRT 时,其适应证是必须首先考虑的(表 6.28.1)。专家一致建议,血流动力学不稳定合并急性肾损伤(AKI) 的患者如果需要进行肾脏替代治疗(RRT),CRRT 应为优先选择。

表 6.28.1　肾脏替代治疗的适应证

治疗目标	血流动力学*	首选治疗
液体管理	稳定	间歇单纯超滤
	不稳定	缓慢持续超滤
清除尿素氮	稳定	缓慢血液透析
	不稳定	CRRT
		对流:CVVH[①]
		弥散:CVVHD[②]
		同时:CVVHDF[③]
严重的高钾血症	稳定/不稳定	间歇血液净化
严重的代谢性酸中毒	稳定	间歇血液净化
	不稳定	CRRT
严重的高磷血症	稳定/不稳定	CRRT
脑水肿	不稳定	CRRT

注:①CVVH,连续静脉-静脉血液滤过;②CVVHD,连续静脉-静脉血液透析;③CVVHDF,连续静脉-静脉血液透析滤过。

　*一般情况下稳定的患者是指那些不需要血管活性药物治疗的患者。

当肾脏病专家在面对一个严重 AKI 需要肾脏替代治疗的患者时,许多复杂的问题必须考虑到(表 6.28.2)。

表 6.28.2　急性肾损伤中肾脏替代治疗的注意事项

注意事项	成分	种类
透析模式	间歇性血液透析	每日,隔日,SLED
	连续性肾脏替代治疗	AV,VV
	腹膜透析	
生物相容性透析	膜的特性	
透析的效能	效率	
	流量	

注意事项	成分	种类
透析的运行	起始时间	早,晚
	透析强度	处方与运行
	透析的充分性	透析的剂量
液体的管理	每日液体平衡/容量过负荷	超滤,液体平衡

实施 CRRT:成功项目的要求

大量的经验表明,以下 5 项对于 CRRT 的成功开展尤为关键:

(1)一位内科医生(尤其是肾脏科医生)作为领导者的推动与参与;

(2)护理培训的推动与参与;

(3)受培训的护理团队;

(4)标准化的协议与条例;

(5)专业认证的继续教育。

这个团队必须包括:

- 护士(重症医学科或者肾脏科)。

- 内科医生(内科及重症医学科,或者其他相关科室)。

- 药剂师。

- 营养师。

CRRT 效率的影响因素包括以下几个方面:

- 护理人员明确的分工(组织,启动,监测,维护)。

- 明确医生的责任和交流。

- 正规和持续的培训。

- 标准化的和持续更新的规程。

持续质量改进和创新

策略和流程及人员之间的配合,必须在 CRRT 的开始就由相关技术人员制定明确,病历的书写和患者的管理需保持一致。全球范围内不同的 ICU 的制度制定是不同的。

当开展一次 CRRT 时,积极因素和不利因素决定了治疗的成功与失败。

影响 CRRT 开展的因素

- 积极因素。
  - 正确的经验和结果。
  - 团队资源。
  - 管理和医生的支持。
  - 患者治疗的改进。
  - 知识丰富的 ICU 和肾脏科护士。
- 不利因素。
  - 患者病情的恶化。

- 不清楚的或不切实际的期望。
- 管理不明确。
- 团队成员的惰性:"大船"难以掌舵。
- 可用资源和花费的限制。
  △ 人员上的。
  △ 设备上的。

积极因素

以往的积极经验和患者症状的改善可促进治疗的开展。一个领导(通常是肾脏科医生)下决策后再召集护士、医生和管理人员。一群知识丰富的急救护士和肾脏病护士是必不可少的。

不利因素

由于患者疾病的严重性,最初的疗效很一般,这可能成为治疗方案发展的潜在阻力。负面的结果与不确切的期望有很大关系,因此治疗方案应有明确的目标,可评估的个体化患者目标时常可避免这种问题,同时有助于保证治疗质量。尤其是,我们已经看到一些初具规模的项目在开始阶段被用于治疗预期死亡率最高的重病患者。这种情况下的预期结果并不理想,导致工作人员对治疗整体疗效产生负面印象。

在大型机构中,员工的惰性是重要的阻碍因素。而在一些小机构中,人员和设备的无效性严重妨碍了这个项目的成功。

影响 CRRT 项目的因素

- 医院因素。
- 患者因素。
- 资源利用。
- 设备因素。
- 员工培训。
- 质量改进。
其中:
- 医院因素。
  - 规模和类型。
  - 所提供服务的性质。
  - ICU 床位数量,每年 ICU 急性肾衰竭的患者数,每年 ICU 急性肾衰竭的透析患者数。
  - 任务。
  - 行政管理的保证。
  - 透析服务。
  - ICU 人事配置。
  - ICU 的水平。
- 可用资源。
  - ICU 员工支持。
  - 肾脏科的支持。
  - 专门预算。

　　◦ ICU 员工的学历、培训和支持。
- 设备因素。
  - 易用性。
  - 测量精准。
  - 负担能力。
  - 临床支持与技术支持对等。

医院因素

　　医院的规模和类型，以及提供服务的性质都会直接影响该项目。拥有有效外科手术包括心血管手术项目的大型医院更加可能产生大量急需 CRRT 的危重症患者。ICU 的规模总体来说和治疗项目的规模相关，对于资源的有效利用有重要影响。除此之外，不论这个医院的规模如何，通常它的任务对于治疗项目的发展都有重要的影响。因为它至少决定了行政管理对一系列技术的保证。

患者因素

　　在治疗项目开始之前，整个团队要统计每年在 ICU 里 AKI 病例的数量，以及在此期间透析患者的数量，并且衡量测算每年实施 CRRT 的数量。先前的经验说明，为了保证医生熟练掌握 CRRT，每年至少需要治疗 8～10 个患者，手术间隔不超过 8 周。总体来看，每年应至少进行 12 次 CRRT 操作，每次操作至少持续 5～7 d。

资源利用

　　美国最近的一项全国性调查显示，尽管血液透析护士需完成 90% 的急诊间歇性血液透析（IHD），但仍有大约 50% 患者的 CRRT 由血液透析护士和 ICU 护士共同完成操作。在 30% 的机构中，ICU 护士单独执行 CRRT。在大多数机构中，现有的资源包括 ICU 和肾病工作人员支持和专用预算。最初的教育、培训和持续的支持对资源开发至关重要。

　　最近的国际调查显示，医生和护理职责的分配存在显著地区差异，亚洲和澳大利亚、新西兰几乎完全是护理驱动的模式，欧洲是混合模式，美国的肾脏病学科参与程度更高。

　　应该选择哪些护士？理想的护士是批判性的思考者、问题解决者和喜欢挑战的人。总的来说，这些护士把技术视为改善护理的一种手段，他们能够"在行动中思考"。

设备因素

　　我们考虑的最主要的因素包括简易操作和测量精度。虽然在一开始，因为比较便宜，简易设备是可取的，但从长远来看，更可靠和精确的设备不仅能确保成功，并且花费更小。更好的血泵系统和导管，生物相容性好的过滤膜和使用更为持久的滤器，可节约最初的费用。此外，越复杂、不可靠性越低的设备，越会产生昂贵的护理费用，在任何时候都要求一对一的护理，严重干扰资源的合理利用。

　　此外，必须明确区分临床和技术支持。由经验丰富的护士提供快速反应的临床支持是最理想的，每日 24 h，每周 7 d。

员工培训

　　在有条件的情况下，应当为肾脏科护士提供有价值的透析和访问管理培训。对于不熟悉护理程序的重症护理护士来说，这样的专业知识将使原本陡峭的学习曲线变得平缓。以 ICU 为基础的重症护理专家对 ICU 工作人员的培训至关重要，他们将 CRRT 置于整体患者护理的适当环境中。此外，以 ICU 为基础的教育确立了程序最重要的"所有权"。ICU 护士逐渐了解到，CRRT 不仅是在本已杂乱的床边增加一件设备,它实际上提供了对营养、血流动力学、液体、电解质和酸碱管理的完全控制,这有助于多方位的医疗支持。

药剂师从一开始就是这个组织的重要部分,营养师也必须知道 CRRT 的新需求。通常,这些患者与 IHD 患者的需求不同,有时是相反的。

CRRT 项目的成功主要依靠过程化的质量提高(主要的项目列表如下):

质量改进

组成部分

- 员工:
  - 学历提升。
  - 临床支持。
  - 能力素质。
- 患者:
  - 早期检查。
  - 疗效。
  - 不良事件。
  - 血管穿刺。
- 体系:
  - 人员配置。
  - 医疗用品。
  - 设备。
- 预后:
  - 达成治疗目标。
  - 患者预后。
    - △ 存活。
    - △ 肾功能状态。
  - 员工满意度。
  - 成本。
  - 不幸的是,错误是经常发生的,特别是在规定的液体平衡和透析液的使用方面。

液体平衡和透析误差的来源

- 不合理处方。
- 操作错误。
- 设备故障。
- 预防并发症和防止发生其他错误的建议如下:

用杂合/CRRT 方法预防超滤过程并发症的建议

- 间歇性或连续性肾脏替代治疗机器的所有操作人员都应接受适当的培训,并应得到初步和定期的认证。
- 所有这些机器的操作人员都必须意识到忽略机器警报的潜在危害。
- 重症监护和透析中心应该按时记录 CRRT 期间所有流出物总量,记录术前术后重量和超滤量。

当新的流程开始时,最重要的是过程化评估和结果评估。主要问题是:这种治疗方法确实起作用吗？这个过程改进从项目实施开始,从测试员工、病患和系统问题及疗效开始进行改进。员工培训提升、临床支持和能力素质的提升都应当一直持续下去。疗效主要有三个衡量标准:治疗目的的达成、患者的康复和肾功能的维护。结果评估必须包括员工满意度调查。系统和财务方面也被监控。数据分析包括命令、流程图、协议、培训、滤器和线路、抗凝剂和设备的定期更新。

肾脏科医生的作用

对于急性肾衰竭的危重症患者,肾脏科医生必须从专注肾脏的视角转变到关注患者的整体情况上来。要使患者保持有效的代谢、输液和电解质控制,负责 CRRT 的肾脏科医生必须与其他医生持续交流并达成一致意见。肾脏科医生必须与 ICU 医生有紧密的联系,知晓影响患者的问题,成为队伍中的一员——能够可靠解决问题并且在这个环境中与 ICU 形成牢固合作关系。

肾病学家与患者护理团队的其他成员持续协作,参与模式和设备决策、流体管理(容量和组成)、透析处方的剂量、抗凝、营养和药物调整。此外,肾病学家是决定治疗开始和终止的关键。通过广泛接受的评分系统连续测量疾病的严重程度是评价患者预后和质量保证的理想方法。

在这个重要的医学领域,重症监护和肾脏病学重叠,实践的规模和知识范围是如此广泛,以至于一个新的亚专业——重症监护肾脏学应运而生。

财务考虑

ICU 中 ARF"理想"治疗方式的特点

- 维持体内平衡。
- 减少并发症。
- 维护好患者潜在的条件。
- 节约费用。
- 简化管理。
- 不增加 ICU 员工负担。
- 成本是一个重要的考虑条件。对于急性肾衰竭的肾脏替代治疗费用的多重评估说明了 CRRT 比 IHD 更贵。无论如何,费用考虑应包括以下内容:

CRRT 比 IHD 更贵吗？这取决于你如何计算

- 人员的使用。
  - 一对一和一比二护理,涉及透析护理吗？
- 设备。
  - 初始费用:机器型号。
  - 滤器的使用寿命。
  - 置换液和透析液:医药成本。
- 实验室成本。
- 呼吸机使用天数和在 ICU 住院时间长短。

其他所需成本

- 预定的体外循环的变化。

　　◦ 流程改变。

　　◦ 最小的滤液尿素氮与血尿素氮(FUN/BUN)浓度(大约在 0.8)。

- 抗凝剂。
　　◦ 滤器寿命。
　　◦ 替代解决方案。
　　◦ 实验室。
- 更多的治疗次数带来更多费用增加。
　　◦ IHD:个人成本增加。
　　◦ CRRT:替换溶液和透析液。

CRRT 中的潜在成本减少

- 滤器。
　　◦ 各种型号的滤器。
　　◦ 管路(主要因素)。
　　◦ 抗凝剂(主要因素)。
- 人员。
　　◦ ICU 单独治疗 vs. 肾脏科和重症科联合治疗。
- 透析液和置换液。
- 服务,支持。
- 治疗适应证,患者选择。

　　最近的一些文献表明,在肾脏恢复方面,CRRT 要优于 IHD。这种影响远远超出了肾功能恢复的"硬"终点:

- 慢性透析损害生活质量。
- 减少在 ICU 的住院时间,能大量减少住院预算费用。
- 依靠慢性透析的治疗消耗重要的医疗资源和影响总体医疗预算。

(陈振东　译)

参 考 文 献

[1] BELLOMO R,COLE L,REEVES J,et al. Renal replacement therapy in the ICU:the Australian experience[J]. Am J Kidney Dis, 1997(5 suppl 4):S80-S83.

[2] CLARK WR,LETTERI JJ,UCHINO S,et al. Recent clinical advances in the management of critically ill patients with acute renal failure[J].Blood Purif,2006,24(5/6):487-498.

[3] KELLUM JA,CERDA J,KAPLAN LJ,et al. Fluids for the prevention and management of acute kidney injury[J].Int J Artif Organs,2008,31:96-110.

[4] MARTIN RK,JURSCHAK J. Nursing management of continuous renal replacement therapy[J].Semin Dial,1996,9(2):192-199.

[5] MEHTA RL,LETTIERI JM,the National Kidney Foundation Council on Dialysis. Current status of renal replacement therapy for acute renal failure:a survey of US nephrologists[J].Am J Nephrol,1999,19:377-382.

[6] MEHTA RL,MARTIN RL. Initiating and implementing a continuous renal replacement therapy program[J].Semin Dial,1996,9 (2):80-87.

[7] MONSON P,MEHTA RL. Nutritional considerations in continuous renal replacement therapies[J].Semin Dial,1996,9:152-160.

[8] PAGANINI EM,TAPOLYAI M,GOORMASTIC M,et al. Establishing a dialysis therapy/ patient outcome link in intensive care unit acute dialysis for patients with acute renal failure[J].Am J Kidney Dis,1996,28(5 suppl 3):S81-S89.

[9] SILVESTER W,BELLOMO R,COLE L. Epidemiology,management,and outcome of severe acute renal failure of critical illness in Australia[J].Crit Care Med,2001,29(10):1910-1915.

[10] UCHINO S,BELLOMO R,MORIMATSU H,et al. Continuous renal replacement therapy:a worldwide survey[J].Intensive Care Med,2007,33(9):1563-1570.

第 29 章　连续性肾脏替代治疗的机器

Claudio Ronco

1977 年，Peter Kramer 首次提出了一种简单的治疗方法，称为连续动脉-静脉血液滤过（CAVH）。在接下来几年里，CAVH 是血液透析或腹膜透析患者的重要选择，特别是对于那些病情危重且临床无条件进行传统肾脏替代治疗的患者。CAVH 使没有血液透析设备的小型医疗中心也能够进行急性肾脏替代治疗。然而，这项技术很快就显示出其局限性，尽管能较好地控制液体，但尿素氮清除量不能超过 15 L/24 h。由于大多数危重症患者存在严重的分解代谢，尿素氮清除量常会导致血尿素氮水平控制不满意和血液净化不充分。因此，Geronemus 及其同事从 1984 年开始使用连续动脉-静脉血液透析（CAVHD）。该模式与 CAVH 相似，但可采用低渗透膜，并提供透析液的逆向流动，通过增加弥散来提高尿素氮的清除率。CAVHD 可实现 24～26 L 的每日尿素氮清除量。当时，Ronco 及其同事将同样的概念应用于一种高渗透性中空纤维血液透析器，并首次描述了一种称为连续动脉-静脉血液透析滤过（CVVHDF）的治疗方法。通过高对流率与透析液逆向流动相结合，可以更好地清除小分子和大分子。

应用动脉-静脉方法的主要局限之一是管路性能不稳定，这可能是患者的低血压、管路扭曲和滤器凝血造成体外血流量减少所致，通常会导致治疗中断，每日清除率降低和治疗失败。最初，连续性肾脏替代治疗（CRRT）的使用仅限于三级医疗中心，但随着时间的推移，到 20 世纪 80 年代后期，CRRT 已越来越多地作为标准治疗形式在重症监护病房（ICU）应用。重大的进展是有了可以进行连续静脉-静脉血液滤过（CVVH）或连续静脉-静脉血液透析滤过（CVVHDF）的机器，该机器使用标准的双腔透析导管。最终，CAVH 的使用开始减少，更有效的 CVVH 开始变成首选。CVVH 可以在后稀释模式下进行，尿素氮清除量为 36～48 L。前稀释可显著降低肝素的需要量，超滤量为 48～70 L/24 h。因为前稀释降低了超滤血液中溶质的有效浓度，所以溶质清除量与超滤量不成正比，必须根据前稀释与血流量的百分比按比例缩小。

CVVH 每日液体交换量增加，需要在透析器中配备血液泄漏检测器、压力警报和压力下降监测的自动化血液模块。然而，尽管实现了更高的效率、安全性和可靠性，但仍存在局限性，因为这些机器基本上是从血液透析装置演变而来的，从未被设计为 CRRT 独立单元。在大多数情况下，在血液模块中加入容量泵，以实现超滤液和置换液的容量控制。这种方法仍在一些监护病房中使用，被定义为自适应技术。自适应技术可能非常有效，但存在的风险是操作部件没有相互连接，因此根据集成机器的标准，它们是不安全的。因此，全系列的 CRRT 机器多年来不断发展，已经变得更安全、更可靠、更易于使用（图 6.29.1）

CRRT 机器

现代 CRRT 机器的特点是专为 ICU 患者急性肾脏替代而设计（图 6.29.2）。这些机器都配备了集成的安全警报器、液体平衡控制器和连接血液的模块，能够执行 CVVH、连续静脉-静脉血液透析（CVVHD）和 CVVHDF。在 ICU 中，这样的机器可以实现肾脏替代治疗的平稳运行，并且它们可以更高的效率执行连续或间歇性肾脏替代治疗。血流量高达 500 mL/min，透析液/置换液流量在 200～300 mL/min，使尿素氮清除量达到/接近标准间歇血液透析机的水平。同时，通过使用高渗透性膜实现了较大分子量溶质的清除。由于该系统可实现更高的血液和透析液流量，现在可使用更大表面积的透析膜来进行更有效的治疗。液体控制是通过重力或容量控制来实现的，该系统驱动滚轴泵进行超滤

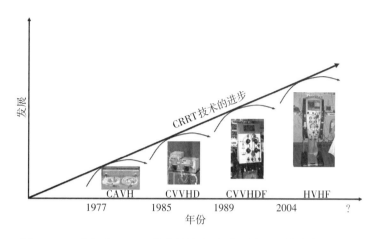

图 6.29.1　多年来 CRRT 技术的演变，朝着更先进的技术方向发展

和回输。由于提供了分步安装在线帮助和自动加载预充管路，简化了预充管路程序。

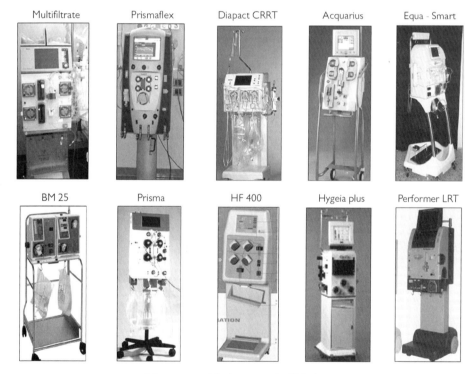

图 6.29.2　近年来 CRRT 机器的发展

　　新机器还配备了操作便捷的用户界面，增加了实施治疗人员的信心，并且可以在不出现重大问题或并发症的情况下获得恒定的效率。一些新机器的操作条件和以往慢性血液透析的操作条件相似，从而实现了将这些机器用于不同的治疗（表 6.29.1）。大多数机器以纯对流、弥散或两者组合的模式工作。最新的机器具有进行高置换量治疗的能力，如高容量血液滤过。这种情况下，置换液加热器对维持人体热平衡非常重要。在该领域，市场上有用于热平衡和血容量测定的在线监测器，但它们仅在个别情况下整合在机器中。新机器预先配备了一次性管路，或者具有用于治疗的预充阶段的简单说明。操作便捷的用户界面对治疗模式的选择和整个治疗过程的顺利进行起到重要作用，使得这些机器非常适合 ICU，因为 ICU 医护人员的经验可能不如透析室医护人员那么丰富。机器中压力传感器数量的增加，使得对治疗的监控更加容易和准确。具体地说，可以通过对滤器终端压力下降的测量，来了解静脉壶的

通畅性,并实现早期识别凝血或滤器故障。在一些机器中,压力传感器被设计成防止血液与空气接触,并且管路由特殊的膜按钮构成,其将压力值传递给没有空气-血液接口的传感器。净超滤的测量和超滤与回输之间的平衡可以通过机器中的一个或两个秤来完成,也可以通过液体容量控制来完成。大多数系统还可在连续血液透析操作中运行,实现透析液入口和透析液出口之间所需的平衡。

表 6.29.1　不同 CRRT 机器的特点

型号	公司	泵	Q_b/(mL/min)	Q_d/(mL/min)	液体管理/L	是否有加热功能	是否有肝素泵	前后稀释	压力传感器数	是否支持打印机/RS-332P	秤	模式
Acquarius	Ew LS Baxter	4	0～450	0～165	10	是	是	前后 前-后	4	否/是	2	(IHD-IHFD)-IHF, PEX-PAP SCUF-CVVH-CVVHD-CVVHFD Pediatric Tx
BM 25	Ew LS Baxter	3	30～500	0～150	16	否	否	前后	2	否/是	2	SCUF-CVVH-CVVHD-PEX Pediatric Tx (Qb＝5～150 mL/min)
Diapact	B. Braun	3	10～500	5～400	25	是	否	前后	4	否/是	1	(IHD-IHFD)-IHF, PEX-PAP SCUF-CVVH-CVVHD
Equa-Smart	Medicine	2*	5～400	0～150	10	是	是	前后	3	是/是	3	CVVHFD SCUF-CVVH-CVVHD-CVVHDF-PEX-Pediatric Tx
2008H 2008K	FMC-NA	1＋3**	0～500	0～300	开放	是	是	无	3	否/是	容积	IHD-IHFD, SLED-SCUF-CVVHD Pediatric Tx
Multimat B	Bellco	2***	0～400	0～75	25	否	是	前	3	否/否	1	SCUF-CVVH-CVVHD-CPFA
HF 400	Informed	4	0～450	0～200	12	是	是	前后 前-后	4	否/是	2	IHD-IHFD-IHF, PEX., SCUF-CVVH-CVVHD-CVVHFD-CVVHDF-Pediatric Tx
Hygeia plus	Kimal	4	0～500	0～66	4	是	是	前后 前-后	4	是/是	容积	SCUF-CVVH-CVVHD CVVHDF-PEX
Performer	Rand	4***	5～500	0～500	20	是	是	前后	4	是/是	1	IHD-IHFD-IHF, PEX-PAP-SCUF-CVVH-CVVHD-CVVHFD-CBBHFD
Prisma	Gambro	4	0～180	0～40	5	血液加热	是	前后 前-后	4	否/是	3	SCUF-CVVH-CVVHD-CVVHFD-CVVHDF-PEX

续表

型号	公司	泵	Q_b/(mL/min)	Q_d/(mL/min)	液体管理/L	是否有加热功能	是否有肝素泵	前后稀释	压力传感器数	是否支持打印机/RS-332P	秤	模式
Multifiltrate	FMC	4	0 ~ 500	0 ~ 70	24	是(在线)	是	前后前-后	4	否/是	4	SCUF-CVVH-HV HF CVVHD-CVVHFD-CVVHDF-PEX
Prismaflex	Gambro	5	0 ~ 450	0 ~ 133	15	是(在线)	是	前后前	5	否/是	4	SCUF-CVVH-HVHF CVVHD-CVVHFD-CVVHDF-PEX

注：＊2个泵＋2个智能卡夹；

＊＊3个用于透析液和置换液的泵位于监护仪的液压管路内；

＊＊＊每个泵运行两个管路段；

＊＊＊＊机器配备温度传感器。

急性肾衰竭的代谢通常需要每日至少清除 30 L 尿素氮,尽管有证据表明 20~35 mL/(kg·h)之间的剂量同样安全,但阳性研究结果通常认为应大于 35 mL/(kg·h)。弥散和对流的组合已经表明可以实现小、中和大分子的清除。脓毒症患者可能出现中等分子量范围(500~5 000 Da)的溶质显著增加,如对内毒素体液应答的化学介质。在这种情况下,处理不仅应控制尿素氮和其他废物,还应控制这些促炎介质的循环水平。为了完成如此复杂的任务,可能需要高对流率。在这些条件下,可以在连续血液滤过、连续血液透析滤过(需要四个泵)或具有连续透析液量控制的连续高通量血液透析[需要三个泵和一个可靠的超滤控制(ultrafiltration control,UFC)系统]中获得必要的对流速率。在血液透析滤过中,透析液出口流量超过入口透析液量和所需的超滤量,因此需要置换液来补充。在高通量血液透析中,不需要置换液,通过内部反过滤机制获得平衡。加热的透析液以程序化的流速输送,第二个泵通过连续容量控制来调节透析液出口流量和净超滤。在有些机器中,这种治疗是在再循环模式下进行的,并且由于内部过滤-反过滤机制类似于慢性血液透析中的高通量血液透析,因此被定义为连续高通量血液透析。当患者的干体重达到目标时,管路可在零净超滤条件下使用无菌透析液以不同流量(50~200 mL/min)运行。使用相对高容量的血液滤过(2~3 L/h)、血液透析滤过或高通量血液透析可提高小分子和大分子的清除率。如果连续进行,治疗可以提供 7~10 周的 Kt/V,治疗效果比其他间歇性血液透析好得多。同时,大量的促炎介质可以被清除,从而改善血流动力学的稳定性。

除泵的数量外,CRRT 机器的一个重要特征是操作员界面。某些机器的宽彩色屏幕可以轻松访问大多数功能所需的信息和在线帮助。收集治疗数据的问题很重要,几乎所有的机器现在都配备了一个计算机端口,允许完整的数据提取和导出来填充电子表格或数据库。有些机器甚至配备了内置打印机,可在结束时自动打印数据。机器的便携性也是需要考虑的重要方面,因为这些治疗可以在同一医院的不同地点,甚至在院外进行,尤其是在灾区。大多数情况下,机器的构造要包括便于移动设备的推车。

常见 CRRT 机器的技术特点

Prisma 机器

Prisma 机器(Gambro-Sweden)是第一台专为 CRRT 设计的集成设备,有一个预组装的套包,包括管路和滤器。管路装载和预充程序是自动的。4 个泵和 3 个独立的秤可执行所有 CRRT。血流量范围在 0~180 mL/min,透析液流量范围在 0~40 mL/min。液体处理能力为 5 L。可提供前、后稀释模式和

前/后稀释模式。（图 6.29.3）

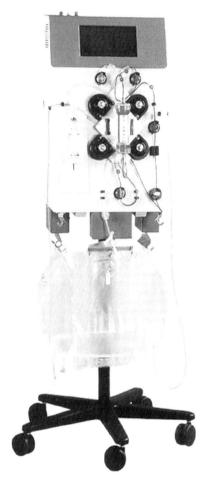

图 **6.29.3**　Prisma 机器（有史以来第一台 CRRT 专用设备）

Prismaflex 机器

　　Prismaflex 机器（Gambro-Sweden）具有专门为进行高液体容量交换治疗而设计的功能，目前认为对急性肾衰竭、脓毒症和 MODS 有效。该机器具有五个泵［血液泵、透析液泵、置换液泵前泵（PBP）、置换液泵和废液泵］、四个秤（废液秤、透析液秤和两个置换液秤）和一个带有预连接的高流量滤器的一次性装置和流体回路。该机器可实现全方位的治疗：缓慢持续超滤、CVVH、CVVHD、CVVHDF、治疗性血浆置换/PEX、血液灌流。针对成人治疗，有 3 种不同的预连接套件可供选择：M100（与配有 AN69 膜的 Prisma 套件相同）、HF 1000 和 HF 1400（图 6.29.4），它们具有更大的表面积（分别为 0.60 m²、1.00 m² 和 1.40 m²），特别适用于大容量治疗。后两者也有不同的膜（聚芳醚砜）。与经典 Prisma 机器先前配置相反，Prismaflex 血液入口位于滤器的底部，便于启动预充程序和消除静脉壶中的气泡。两个夹管阀的创新技术解决方案提供了以不同的同时输注速率改变前稀释和后稀释之间比例的能力。这一比例也可以在治疗过程中改变。CVVHDF 模式也可以选择前稀释或后稀释模式。肝素注射泵为适应不同类型和尺寸的注射器而设计。Prismaflex 机器现在还有另一项创新点——第五个泵。该泵提供 PBP 液体输送，使枸橼酸盐管路抗凝成为可能。事实上，该特点允许在动脉通路和管路连接后能够立即输注枸橼酸盐。

　　血泵比早期版本更大，允许的血流量范围在 10～450 mL/min（取决于使用的滤器）。在血液滤过和

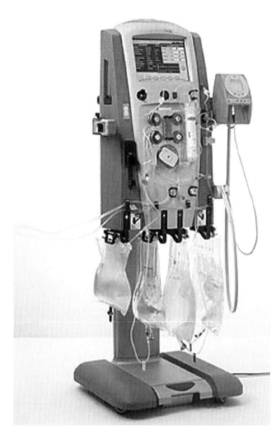

图 6.29.4　百特公司生产的 Prismaflex CRRT 机器

血液透析滤过中,液体流量允许最大液体处理量为 8 000 mL/h。如果使用 PBP 置换液,可进一步增加流量。在这种情况下,血泵能够自动调节其旋转速度以维持规定的血流量,否则血流量将随着成比例减少的 PBP 输注量而相对下降。总的废液流出速度为 0～10 000 mL/h,根据最大的透析液/置换液流量,允许的最大超滤量为 2 000 mL/h。所有这些方案都是为了满足高容量血液滤过的需要而设计的。Prismaflex 软件通过精确的泵秤反馈控制液体流量,每个泵可接受的误差为 30 g/h,如果超出此限值,就会发出警报。如果出现刻度损坏或需要校准时,则需通过治疗结束后的设置进一步保证精确度。当治疗被压力警报中断时,如果压力水平在几秒内(如在咳嗽或因患者移动而导致管路意外扭曲时)恢复正常,治疗将自动重启。秤已经变成四个平行的滑动"抽屉",位于显示器下方,可以向外移动,便于安全地回收液体袋。静脉壶血凝块形成是最常见的问题,该机器的创新设计是将静脉壶通过管路连接到压力传感器,压力传感器能够通过泵调节静脉壶血液水平。静脉壶内的倒置锥体使血液以旋转运动的形式进入回流管路,从而减少停滞。此外,当置换液在后滤器中重新注入时,置换液被直接倒在该锥体的顶部,在空气和血液之间形成一个液体层。

　　整套设备配备 9 L 废物收集袋,使得大容量疗法的应用变得更加可行,而不会给 ICU 护士带来过多的工作量。彩色显示器在第一个屏幕上显示压力和流量,历史页面中列出了完整的图形和事件。PCMCIA 卡允许将数据下载到台式计算机。在这些新功能中,具有经过改良和处理的滤器(ST 60,ST 100,ST 150)现在可以在不同的套件中提供各种表面积。

Diapact CRRT 机器

　　Diapact 机器(B. Braun,Melsungen 贝朗公司)衍生自一系列称为紧急情况单元或 ECU 的原型。该系统有 3 个泵,具有宽范围的血流量(10～500 mL/min)和透析液流量(5～400 mL/min)(图 6.29.5 和

图 6.29.6）。液体处理和超滤控制采用单标度重量分析法。有透析液加热功能，还有肝素泵。血液滤过期间，可以在前稀释或后稀释模式中进行回输。该机器特别适用于连续高容量血液透析，可采用单程或再循环模式运行。

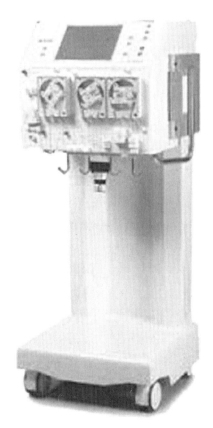

图 6.29.5　贝朗公司生产的 Diapact 机器

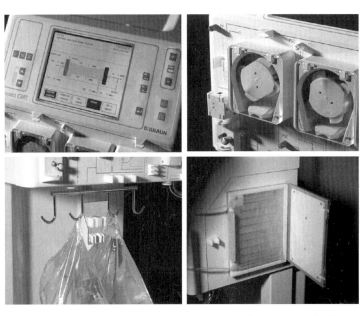

图 6.29.6　Diapact 机器细节：带压力显示的屏幕、泵、液袋和加热器

Acquarius/Accura 机器

Acquarius/Accura 机器(Edwards Life Sciences)是 CRRT 的现代机器(图 6.29.7)。该系统包括 4 个泵和 2 个秤,可选择执行所有 CRRT 处理。血流量的变化范围在 0~450 mL/min,透析液流量的变化范围在 0~165 mL/min。该系统包括一套预先装配好的管路和一个操作便捷的彩色宽屏的用户界面。预充程序是自动运行的。机器中包括流体加热器和肝素泵。两个独立的秤可以实现精确和连续的液体平衡,而 4 个压力传感器可帮助监测体外管路。可提供前稀释、后稀释和同时前/后稀释模式。该机器具有突出的灵活性和多功能性。

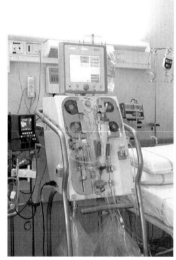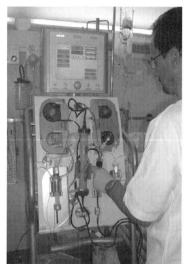

图 6.29.7 Acquarius/Accura 机器(日机装)

2008H/K 机器

2008H/K 机器(Fresenius Medical Care,Walnut Creek)基本上是一种标准的血液透析机,通过修改软件和操作参数,已经适应 CRRT,并且主要是持续低效血液透析(图 6.29.8)。该机器配有 1 个血泵和 3 个透析液泵,后者是内置的。血流量可在 0~500 mL/min 范围内变化,而 CRRT 模式下的透析液流量可设定为 100 mL/min、200 mL/min 和 300 mL/min 三个固定值。该系统还有透析液加热和内置肝素泵,没有置换液泵,因此不能进行血液滤过。超滤容量控制是开放式的。

NxStage System One

NxStage System One(NSO)的开发是为了使用系统设计和技术中的新方法简化 CRRT 处理(图 6.29.9)。NSO 的关键技术在于其液体管理系统,其使用包含所有血液和液体通路的一次性过滤筒。该系统将新鲜的置换液或透析液与来自透析器的流出液平衡,能从患者体内清除多余的液体(净超滤)。允许用户一次连接多达 29 L 的置换液或透析液,并通过空气断路直接将废液排至排水管。根据治疗处方,将用户的袋子更换次数最小化为每日 1 次或 2 次,并且不需要使用(和清空)废液收集袋。NSO 不使用秤,也不会因袋子碰撞、移动或摆动而发出警报。通过打开滑出式前门,将过滤筒放入开口并关闭门,将一次性盒子装入 NSO。所有传感器、泵和执行器都在这一步中加载。用户将 1 L 盐水袋连接到过滤筒并按下一个按钮后,NSO 会预充过滤筒并验证所有硬件/一次性接口。该初始和测试过程无须用户干预即可完成。NSO 可以通过前稀释或后稀释的 CVVHF、CVVHD、慢速持续超滤和治疗性血浆置换提供间歇性或连续性治疗。但是,系统不执行 CVVHDF。血泵速度范围在 10~600 mL/min。置换液或透析液的流量在 0～12 L/h。净超滤率在 0～2.4 L/h。为了降低凝血风险，滤芯没有空气-血液界面。通过无气囊或直接在管道/流动路径中进行过滤筒上的压力传感。空气传感器位于动脉管路、置换管路和静脉管路上。血液泄漏检测器位于流出管路中。NSO 产生的信息也可以被载入电子病历系统。

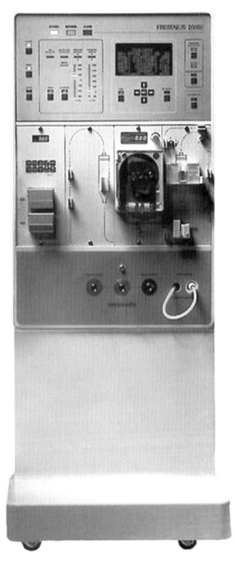

图 6.29.8　北美费森尤斯医疗公司生产的 2008H/K 机器

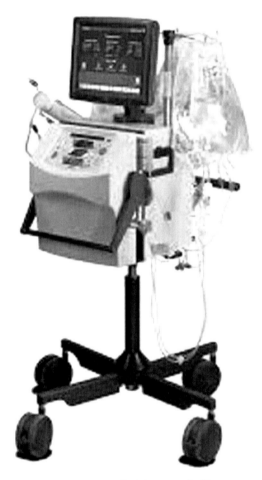

图 6.29.9　耐思齐（NSO）机器

Fresenius(费森尤斯)多功能机器

　　该机器(图 6.29.10)允许进行大量液体交换处理，如高容量血液滤过（HVHF）和脉冲高容量血液滤过（PHVHF）。该机器很早就配备了枸橼酸盐抗凝功能，也允许使用任何没有强制性预装一次性配件的滤器。该机器还配备了一个步进式软件，可以通过清晰和精心设计的屏幕跟踪治疗的不同阶段。该机器仅在欧洲有售。

Medica Equasmart 机器

另一种用于进行任一种 CRRT 的机器是 Medica Equasmart(图 6.29.11)。这台机器是最先配备用于总结处理数据的内置打印机和内置加热器的机器之一。该机器可与任何类型的滤器一起使用。

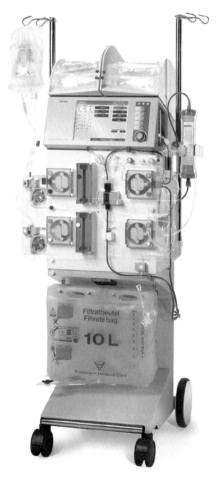

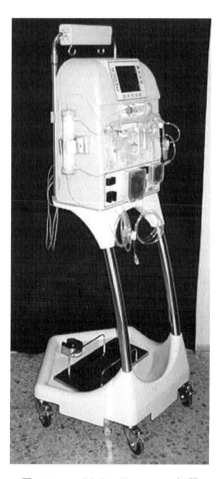

图 6.29.10　Fresenius 多功能机器

图 6.29.11　Medica Equasmart 机器

当前和未来的技术

CRRT 的发展带来了 MOST 的概念:多器官支持治疗。凭借这一理念,CRRT 机器成为体外治疗的"平台"。现在第四代 CRRT 机器已问世,并计划在未来几年进一步发展。带有血泵和超滤/置换泵的原始简单机器已经被新的复杂硬件(有 5 个或 6 个泵)所取代,允许执行支持任何类型器官的体外治疗。诸如枸橼酸盐的抗凝血方案可能依赖专用的硬件。大屏幕是用户界面操作更便捷的标配。通过精确秤确保大量的液体处理,并且可以加热血液或透析液使患者更舒适。新一代机器允许以特定的模式支持不同的器官功能。新一代机器正在逐步亮相,尽管其中一些机器还没有达到全面的临床应用,但代表了这一领域的未来。除必要的治疗安全性之外,保障治疗效果的平稳和资源的有效利用也变得更加重要。

RAND MOST Performer 机器(图 6.29.12)不仅可执行不同的治疗模式以支持心脏、肝脏、肾脏和肺脏,还使局部药物治疗或热疗操作成为可能。

Fresenius 医疗集团推出了 Fresenius 多功能透析机（图 6.29.13），其设计和制造符合持久的、易用的、平稳的 CRRT 的要求，并且终端用户的工作量有限，特别是枸橼酸盐抗凝和超滤膜的结合能够有效治疗急性肾损伤及多器官衰竭。

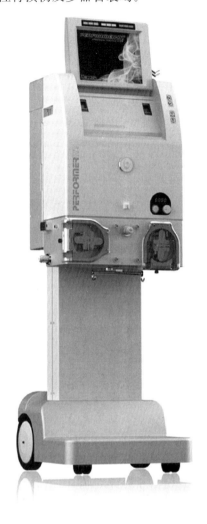

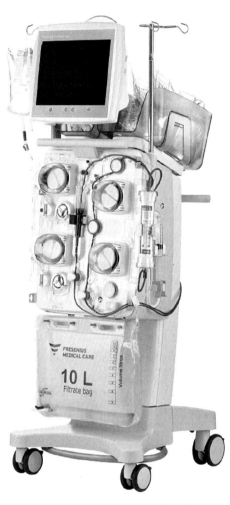

图 **6.29.12**　RAND MOST Performer 机器　　　图 **6.29.13**　Fresenius 多功能透析机

百特公司推出的 Prismax，是 Prismaflex 的演变。Prismaflex 机器已与 MARS 回路相结合，用于治疗肝衰竭（图 6.29.14），或在高碳酸血症情况下连接一个小型氧合器来清除 CO_2 潴留，实现超肺保护机械通气。Medica 还开发了一种能够与 CRRT 结合进行体外 CO_2 清除的机器（图 6.29.15）。贝朗公司推出了一款名为 OMNI 的新型 CRRT 机器（图 6.29.16），具备管理所有体外支持治疗的能力。与之前的 Diapact 相比，该机器向前迈出了一大步。ASAHI（旭化成）公司最近推出了 Plasauto 系统（图 6.29.17），主要用于治疗性血浆置换，该公司已经凭借新设计的 Kibou CRRT 机器进入 CRRT 领域（图 6.29.18）。Bellco 开发了一种耦合等离子体滤过吸附（CPFA）应用系统，并推出了一种名为 Amplya 的新型集成机器（图 6.29.19）。该公司与 Vicenza 国际肾脏研究所共同开发了一种专门为新生儿设计的 Carpediem 机器（图 6.29.20），可在体重小于 3 kg 的婴儿中实现 CRRT。用 Carpediem 机器治疗的世界首例新生儿患者，如图 6.29.21 所示。Estor 与 Toray 合作开发了一种名为 Estorflow 的机器，能够进行多黏菌素 B 血液灌流和体外 CO_2 清除（图 6.29.22）。虽然最近已有其他品牌机器经过改造（与 CRRT 管路串联放置小型氧合器）来清除 CO_2 或作为一种独立的治疗，但该机器是唯一配备了 CO_2 清除在线测量功能的机器。加拿大 Spectral 公司最近推出了 Spectral Apheresis Machine（SAM），这是一种新型的先进的体外治疗平台,旨在执行各种 CRRT 和持续低效血液透析过滤技术,以及其他体外治疗,如直接血液灌流和 CO_2 清除(图 6.29.23)。该系统使用同步活塞泵系统运行四个内部凸轮轴运行泵夹。与传统的闭塞式旋转泵相比,活塞式驱动系统在初步测试期间很少出现溶血。凸轮驱动系统的紧凑特性允许使用紧凑的一次性套包,只需一个简单的步骤即可将其插入机器中(图 6.29.24)。当安装套包时,压力监测系统、泵、夹子、腔室、血液泄漏和空气探测器都自动连接。该盒的简易性使整个管路的安装毫不费力,并且减少了机器安装时间。该系统的紧凑性也意味着 SAM 是最小的、不缺任何关键功能的体外平台之一。

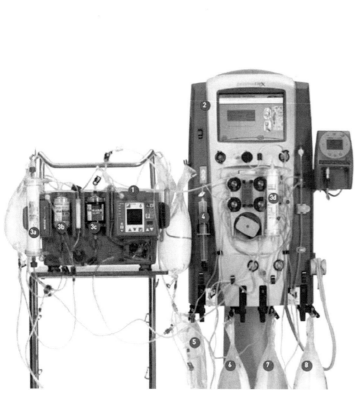

图 **6.29.14**　Prismaflex 机器与 MARS 回路联合用于治疗肝衰竭

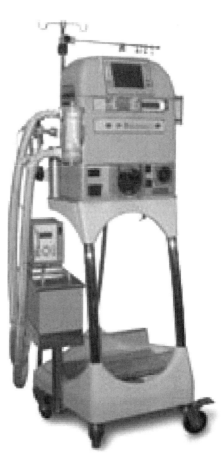

图 **6.29.15**　Medica 公司的 DECAP-CRRT 机器

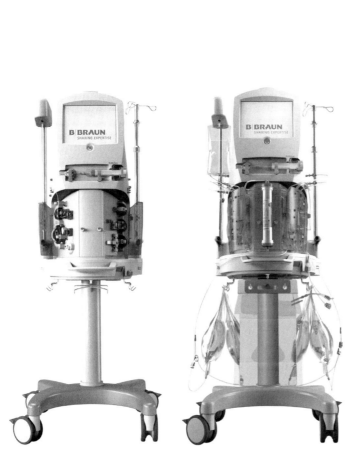

图 6.29.16 贝朗公司 OMNI 机器

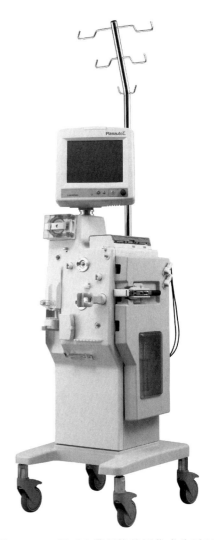

图 6.29.17 用于血浆置换的旭化成公司（日本）生产的 Plasauto 系统

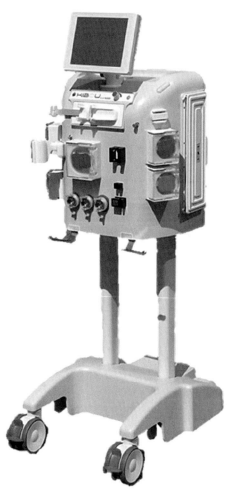

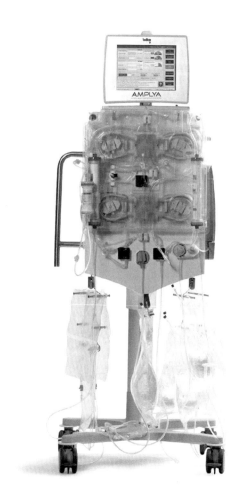

图 6.29.18 旭化成公司(日本)生产的 Kibou CRRT
机器

图 6.29.19 用于 CRRT 和 CPFA 的 Amplya 机器

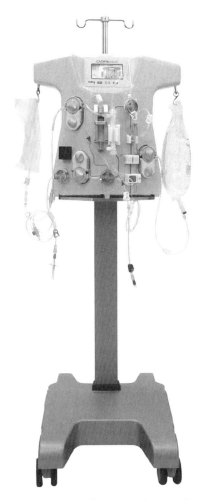

图 **6.29.20**　用于新生儿 CRRT 的 Carpediem 机器

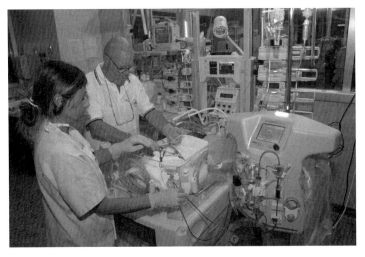

图 **6.29.21**　用 Carpediem 机器治疗的世界首例新生儿患者

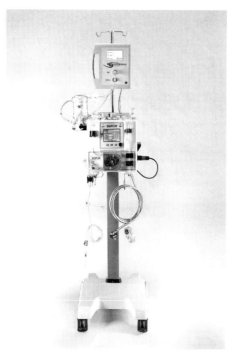

图 6.29.22　可用于血液灌流和体外 CO_2 清除的 Estorflow 机器

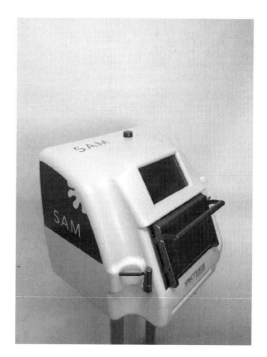

图 6.29.23　SAM 机器

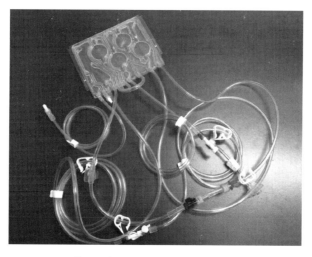

图 6.29.24　带血液管路、透析管路和泵管路的一次性盒子

　　SAM 提供多种不同的一次性用品用于各种治疗模式,其中包括一个比其他 CRRT 机器提供的限制更少的盒子。这种开放式系统使 SAM 比其他 CRRT 机器更灵活,治疗范围更加广泛。SAM 由 Spectral Medical Inc.开发,于 2016 年底在欧洲和北美市场推出。

　　总之,所有这些新平台都可能使 CRRT 更安全、更简单,并允许临床医生能够更有效、更安全地进行治疗。

　　随着 CRRT 全新机器市场的开发和投放,CRRT 技术正在发生重要演变。除此之外,网络化、信息化及人机交互等新模式正在测试试验阶段。因此,未来几年将看到这种疗法或一组疗法的进一步发展,以更好地惠及我们的患者。

（韩　暄　译）

参 考 文 献

［1］ BELLOMO R,BALDWIN I,COLE L,et al. Preliminary experience with high volume hemofiltration in human septic shock[J]. Kidney Int,1998,53(suppl 66):S182-S185.

［2］ BELLOMO R,RONCO C. Continuous versus intermittent renal replacement therapy in the intensive care unit[J].Kidney Int,1998,53(suppl 66):S125-S128.

［3］ CLARK WR,RONCO C. Renal replacement therapy in acute renal failure:solute removal mechanism and dose quantification[J]. Kidney Int,1998,53(suppl 66):S133-S137.

［4］ GERONEMUS R,SCHNEIDER N. Continuous arterio-venous hemodialysis:a new modality for treatment of acute renal failure[J]. Trans ASAIO,1984,30:610-613.

［5］ KRAMER P,WIGGER W,RIEGER J,et al. Arteriovenous hemofiltration:a new and simple method for treatment of over hydrated patients resistant to diuretics[J].Klin Wocherr-Scrift,1997,55:1121-1122.

［6］ RAHMATI S,RONCO F,SPITTLE M,et al. Validation of the blood temperature monitor for extracorporeal thermal energy balance during in vitro continuous hemodialysis[J].Blood Purif,2001,19:245-250.

［7］ RONCO C. Arterio-venous hemodiafiltration (AVHDF):a possible way to increase urea removal during CAVH[J].Int J of Artif Organs,1985,8:61-62.

［8］ RONCO C. Continuous renal replacement therapies for the treatment of acute renal failure in intensive care patients[J].Clin Nephrol,1993,4:187-198.

［9］ RONCO C. Continuous renal replacement therapies in the treatment of acute renal failure in intensive care patients.Part 1:theoretical aspects and techniques[J].Nephrol Dial Transplant,1994,9(suppl 4):191-200.

［10］ RONCO C,BELLOMO R. Complications with continuous renal replacement therapies[J].Am J Kidney Dis,1996,28(5 suppl 3):100-104.

［11］ RONCO C,BELLOMO R. Continuous renal replacement therapy:evolution in technology and current nomenclature[J].Kidney Int,1998,53(suppl 66):S160-S164.

［12］ RONCO C,BELLOMO R. Critical Care Nephrology[M].Dordrecht,Netherlands:Kluwer Academic Publishers,1998.

［13］ RONCO C,BELLOMO R,HOMEL P,et al. Effects of different doses in continuous venovenous haemofiltration on outcomes of acute renal failure:a prospective randomised trial[J].Lancet,2000,356:26-30.

［14］ RONCO C,BRENDOLAN A,BELLOMO R. Current technology for continuous renal replacement therapies.In:Ronco C,Bellomo R,eds.Critical Care Nephrology[M]. Dordrecht:Kluwer Academic Publishers,1998:1269-1308.

［15］ RONCO C,BRENDOLAN A,BELLOMO R. On-line monitoring in continuous renal replacement therapies[J].Kidney Int,1999,56(suppl 72):S8-S14.

［16］ RONCO C,BURCHARDI H. Management of acute renal failure in the critically ill patient.In:Pinsky MR,Dhaunaut JFA,eds. Pathophysiobiologic Foundations of Critical Care[M].Baltimore:Williams and Wilkins,1993:630-676.

［17］ RONCO C,GHEZZI P,BELLOMO R. New perspective in the treatment of acute renal failure[J].Blood Purif,1999,17:166-172.

［18］ RONCO C,GARZOTTO F,BRENDOLAN A,et al. Continuous renal replacement therapy in neonates and small infants:development and first-in-human use of a miniatursed machine (CARPEDIEM)[J].Lancet,2014,383(9931):1807-1813.

［19］ TETTA C,BELLOMO R,BRENDOLAN A,et al. Use of adsorptive mechanisms in continuous renal replacement therapies in the critically ill[J].Kidney Int,1999,56(S72):S15-S19.

［20］ TETTA C,CAVAILLON JM,SCHULZE M,et al. Removal of cytokines and activated complement components in an experimental model of continuous plasma filtration coupled with sorbent adsorption[J].Nephrol Dial Transplant,1998,13:1458-1464.

［21］ TETTA C, MARIANO F, RONCO C, et al. Removal and generation of inflammatory mediators during continuous renal replacemenT THERAPIES. IN: RONCO C, BELLOMO R, eds. Critical Care Nephrology [M]. Dordrecht: Kluwer Academic Publishers,1998:1239-1248.

第 30 章　连续性肾脏替代治疗的质量改进

Ian Baldwin and Rinaldo Bellomo

有很多不同的反映连续性肾脏替代治疗(CRRT)成功应用和达成治疗目标的临床指标。CRRT 的主要目标包括有毒溶质清除、酸碱平衡、电解质平衡、适当的液体清除和平衡，以及体温控制。理想情况下，达成这些目标应具备及时性和经济性。建立和维护 CRRT 数据库有助于评估这些目标的达成情况，将其与其他单位的数据进行比较，并能够随着时间的推移进行审核或更改以检测可能有用的趋势变化。质量改进的过程对于不断变化的临床需求、人员变动和培训需求、新设备和 CRRT 机器、连接装置，以及抗凝和液体平衡的技术变化是有用的。

数据采集可以在短期(如 1 个月)内以特定的"快照"评价的形式进行评价，或持续进行评价。本文列出并总结了常用的质量措施，见表 6.30.1。

表 6.30.1　CRRT 相关的质量指标

质控项目	临床评估
每日评估	溶质、尿素氮和肌酐每日应该下降或稳定。评估所有液体的出入量变化，而不仅仅是机器的出入量，通常需要并且每日都要实现液体出超，准确测量患者体重
接受治疗的患者数量	这对调整不同级别的人员、预算、编制、处方模式选择和使用机器数量非常有用
CRRT 的间隔时间	CRRT 的间隔时间反映 24 h 内治疗质量的差异，与人员变动、培训质量和临床评估有关。如果间隔时间过长，也可反映治疗剂量不足和治疗不充分
错误、不良事件	频繁的错误说明需要改变策略或增加更多培训和教育开发。例如，容量平衡错误可能表明对医嘱的误解及临床医生如何理解容量丢失，是机器出超还是患者净出超？
导管的使用	目前使用了多少根导管？是否经常更换？这些数据表明是否需要改变方法、使用新设计和/或检查与修改维护及护理流程，如在不使用时的导管管理和敷料放置和固定
耗材成本	了解耗材成本的最新信息，然后确定每位患者的平均成本，所有消耗品的总成本和每年接受治疗的患者数量决定每位患者的费用
是否接受相关培训	明确提供 CRRT 相关的课程数量，以及参会人员的数量或百分数，尤其是让临床医生熟悉 CRRT 管路

一些重要方面的质量改进：

• 进行恰当的容量管理，每日评估患者的生化指标和液体平衡是至关重要的。这是一项有意义的质量控制措施。当然，床边检查也很有用，特别在医生和护士多日内频繁更换同一个患者的处方时，需要评估容量状态以确定出入量平衡。液体清除并不一定意味着患者已经达到了容量平衡或负平衡。为确保达成治疗目标，需进行床边讨论并确定治疗方案，必须详细记录容量管理目标和液体出入量，这项要求是强制性的。

• 需要记录的重要数据包括接受治疗的次数、每次治疗的持续时间和每个患者的治疗天数。一些 ICU 数据库已在收集这些数据，对于 CRRT 团队来说，对数据进行回顾性研究是有意义的。通过分析床边表格/计算机上的个人治疗数据，对监测治疗成功与否十分有帮助。在每次新治疗的 1 h 内开始记录，并对治疗时间和滤器寿命进行快速评估。ICU 中 CRRT 普通滤器的平均使用时间中位数为 20 h，该平均值常被过短或过长治疗时间的偏移数据所影响。

• ICU 患者停用 CRRT 时间或"休息时间"。因为溶质水平会随着停机时间的延长而升高，未接受肾脏替代治疗时间或停机时间可以有效评估治疗效果。尽管可以连续进行血液净化治疗，但许多原因导致治疗的间隔时间延长，这些原因包括操作效率低下、缺乏护理人员及相关技能、医疗检查延误、频繁外出检查及错误的治疗策略，此类数据通常不被报道。有文献表明，每 24 h 大约有 5 h 停机时间可能是常见的。

• 错误、不良事件和问题。特定机器警报事件和机器维修相对常见，虽然许多错误和故障并没有被报告，或者缺乏相关的文本数据，但这些数据为 CRRT 团队提供了有用的反馈。全面收集这些数据并对 CRRT 技术进行建设性改进，避免过度关注个别事件，反复出现的相同事件说明需要改进和更换策略。ICU 治疗单元有多台 CRRT 机器时，对每台机器进行命名或编号使得机器的追溯或故障维修更容易。

• 治疗使用的通路导管与临床相关的微生物学检查。通路导管容易被误认为独立于治疗之外而被忽视。而实际上导管使用的数量、类型及置入的位置可提供有用的数据。通过建立相关信息的数据库可以加强导管管理，对监测管道安全性和质量有非常积极的作用。监测内容包括导管置入的位置、置管时间、置入日期、操作者、留置导管和后续导管细菌定植、感染或血管血栓形成等相关并发症。

• 耗材成本——用于 CRRT 管路的相关设备或组件。该数据为管理者提供反馈信息，并有助于采购和供应合同的决策。

表 6.30.2 列出了 CRRT 潜在的问题和应对措施。

表 6.30.2 CRRT 潜在的问题和应对措施

问题	应对措施
科室内频繁发生滤器凝血	检查护士培训情况、抗凝方案、置管位置和导管的选择
患者反复发生滤器凝血	事件发生时，检查管路流出/流入端压力和置管位置，检查患者体位、有无躁动，评估抗凝方案
长时间停机	加强护士培训，强调快速预充管路。参见前文频繁管路凝血的应对措施
容量管理的误差	加强医护人员培训，准确记录液体出入量，确保所需液体平衡的处方准确无误
血管活性药物治疗与低血压	缓慢启动 CRRT，从低血流量（20～30 mL/min）开始，持续 5 min 以上，直到血液充满管路并且返回至患者体内。将血泵流量以 20～50 mL/min 的增量缓慢增加至所需流量。仅在血流量达到所需水平后才开始治疗。必要时，在开始 CRRT 之前将血管活性药物剂量增加 10%～20% 或进行小剂量液体弹丸式推注，可于成功上机后撤除相关药物
不明原因的发热或白细胞增多症	检查置管部位，考虑更换导管（首选更换导丝作为初始步骤）
置管处远端肢体肿胀	考虑深静脉血栓。行超声检查，如果存在巨大血凝块，则开始抗凝，不要立即拔出导管，因为这可能会引发致命的栓塞

小结

收集和评估患者的每日生化指标、滤器寿命和宕机时间，可为 CRRT 质控提供有用的数据。生化指标可反映溶质清除，滤器寿命约为 20 h，宕机时间应尽可能缩短。为防止 CRRT 期间出现严重问题，有必要对不良事件、机器故障及简单的错误进行检查，这些信息有助于指导更高效的培训和促进决策的制定。成本评估是衡量治疗成功与否的一个方法，成本增加与低效治疗、导管通路不良和滤器低寿命有关。CRRT 的安全性和质控很大程度上取决于质量改进数据的收集。否则 CRRT 的质控和安全性将受到严重影响,患者将面临发生严重并发症的风险。

(朱春艳 赵东升 译)

参 考 文 献

［1］BALDWIN I. Factors affecting circuit patency and filter life［J］.Contrib Nephrol,2007,156:178-184.

［2］BALDWIN I,BELLOMO R. Relationship between blood flow,access catheter and circuit failure during CRRT:a practical review［J］.Contrib Nephrol,2004,144:203-213.

［3］BALDWIN I,TAN HK,BRIDGE N,et al. Possible strategies to prolong circuit life during hemofiltration:three controlled studies［J］.Renal Fail,2002,24(6):839-848.

［4］BOYLE M,BALDWIN I. Understanding the continuous renal replacement therapy circuit for acute renal failure support:a quality issue in the intensive care unit［J］.AACN Adv Crit Care,2010,21(4):365-375.

［5］LIPCSEY M,CHUA HR,SCHNEIDER AG,et al. Clinically manifest thromboembolic complications of femoral vein catheterization for continuous renal replacement therapy［J］.J Crit Care,2013,29:18-23.

［6］RONCO C,RICCI Z,BELLOMO R,et al. Management of fluid balance in CRRT:a technical approach［J］.Int J Artif Organs,2005,28(8):765-776.

［7］UCHINO S,FEALY N,BALDWIN I,et al. Pre-dilution vs.post-dilution during continuous veno-venous hemofiltration:impact on filter life and azotemic control［J］.Nephron Clin Pract,2003,94(4):c94-c98.

第 31 章 教 育 资 源

Ian Baldwin and Kimberly Whiteman

连续性肾脏替代治疗(CRRT)需要持续的教育和培训。CRRT 机器可自动进行预充和准备程序,但可能难以让新学员掌握和安全操作。如果没有经过充分培训,液体平衡和抗凝方案可能会出错。制造商的机器操作手册并不总是适合临床的各种情况,并且需要针对不同临床患者护理的特性在本地进行开发和教学。

对于护理教师来说,建立 CRRT 的临床技能的理论框架是一个巨大挑战,需要尝试各种教学策略使人们以不同的方式学习,并且可能需要通过不同的经历来获得知识和临床技能。教学方法可包括视频或 DVD、系统模拟练习、使用合适的抽象模型进行管路安装,例如绘图板练习或计算机图表、计算机化教学、床边指导,在空闲机器上使用非无菌管路进行上机练习;最后在有人或无人指导下对真实患者进行实践操作。教育需求可分为入门资质培训和长期继续教育。

入门教育:理论与实践训练

理论必须与实践相结合。管理 CRRT 患者的护士需要了解相关的理论基础,以及如何安全操作机器。此外,关于液体平衡和抗凝方案的培训有助于减少错误。培训细节可能因机器设置存在差异,但需要学习的内容没有变化。由 8～12 名护士组成小组开展为期 1 d 的研讨会,上午进行理论学习(图 6.31.1),下午进行实际机器实践操作。其核心内容可以在任何环境或时间学习。

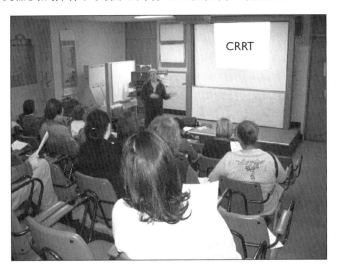

图 6.31.1 以讲座形式进行连续性肾脏替代治疗(CRRT)的理论学习

理论学习可以以讲座的形式开展,并分发课程讲义和当前期刊参考文献。建议讲座包括以下内容:
- 急性肾损伤和危重症。
  - 课程开始先回顾急性肾损伤及其治疗的历史,如血液透析和腹膜透析。在治疗开始前通过标准安全流程完成中心静脉的检查,如通过 X 线确认穿刺血管,并强调在确认穿刺血管后应尽快开始治疗。强调需要立即处理患者的严重电解质紊乱,而不是等待 CRRT 启动。例如,对高血钾应该立即使用标准方案治疗,如胰岛素和葡萄糖或聚苯乙烯磺酸钠(Kayexylate),直到可以开始 CRRT。

- 溶剂和溶质清除原理。
  - 介绍超滤、弥散和对流的原理。讨论清除水和小分子物质作为治疗的目标。评述常用置换液配制及 CRRT 对全身血流动力学的影响。
- CRRT 模式：缓慢连续超滤，连续静脉-静脉血液滤过，连续静脉-静脉血液透析，连续静脉-静脉血液透析滤过。
  - 使用图片介绍中空纤维滤器的构造，以及四种治疗模式中血液和置换液流动的模式图。
  - 关于扩散技术，滤器是一种内部有中空纤维的血液透析器。血液流过中空纤维的中心，透析液围绕中空纤维流动。血液和透析液通常以相反的方向流动，称为逆流。
  - 模式不同，液体流动的路径略有不同。对于培训学员来说，需要明确一点，透析液不是直接进入血液中的。透析液在中空纤维周围流动，发生弥散，并且废物及其他额外的液体被直接泵入废液袋。根据厂家和模式的不同，置换液可能在滤器前（前稀释）或滤器后（后稀释）进入血流，或两者兼有。
  - 所有 CRRT 模式的血液路径以负压从患者身上抽取血液，通过红色标记（引血管）的管道通滤器，并以正压通过蓝色标记（回血管）的管路重新泵入患者体内。
- 液体与液体平衡。
  - 回顾四种 CRRT 的透析原理和血液和液体流动。
    - △ 缓慢连续超滤：超滤。
    - △ 连续静脉-静脉血液滤过：对流和超滤。
    - △ 持续静脉-静脉血液透析：弥散和超滤。
    - △ 连续静脉-静脉血液透析滤过：弥散和对流。
  - 讨论任意时间段的净液体平衡的组成部分。
    - △ 净出入量＝所有液体入量－所有液体出量。
    - △ 通常，容量平衡的目标是负平衡或 0。
  - 执行 CRRT 的护士应了解为患者设定的每日液体平衡目标，定期在每个班次或按规定的时间检查是否正在实现液体平衡目标。
  - 强调根据连续治疗的实施情况来计算水和溶质的清除率，避免长时间无计划的治疗错误，否则可能导致液体正平衡。
  - 检查影响净负平衡的情况，如血制品或大量抗生素的使用，以及如何减少液体的摄入。
  - 检查所有治疗方案以实现净负平衡的目标。如目标无法达到，需告知医生进一步处理，或通过减少输血或其他大量液体（如更换抗生素）来限制液体摄入。
  - 哪些液体被自动计算到机器的液体平衡中，哪些液体需要分别添加到输入端和输出端，因制造商不同而有所不同。这些信息对计算出入量很重要。
- 抗凝方案和潜在的并发症。
  - 讨论抗凝的原因，并实时管理和监测抗凝目标。
  - 如果使用枸橼酸作为抗凝剂，则注意抗凝监测目标，监测离子钙，观察低钙血症和高钙血症的体征和症状。
  - 如果使用肝素，则注意监测剂量，必要时予以鱼精蛋白拮抗，维持凝血酶原时间和国际标准化比值在正常值范围。
- CRRT 的并发症
  - 讨论 CRRT 相关并发症及其预防和治疗。并发症包括低血压、电解质紊乱、低体温、出血、血液渗漏和感染。
  - 空气栓塞是与体外循环相关的并发症，应在模拟环境中培训和实践排气的流程。

◦服用血管紧张素转换酶抑制剂的患者需特殊考虑。

其他课程材料可能包括以下内容：

- 获得许可后摘录并重印制造商操作手册。
- 参考文献、讲座材料和课程材料也可以放在计算机或内部网站上供参考。
- 医院政策或方案文件是必不可少的参考。与重症监护设备管理的许多领域一样，多学科共识可作为学习者的"基线"参考点。一些新学员更喜欢用描述步骤的列表和图片来代替流程，但当加入相关基本原理时，列表会变得很长。
- 心搏骤停时应遵循的紧急处理程序，由跨学科讨论后决定，并提供给临床医生。课程的实践操作部分包括处理心搏骤停或其他紧急情况，将为学员提供使用 CRRT 设备管理紧急情况的心理素质的训练。

实践经验

学员了解 CRRT 相关理论知识之后，下一步将进行机器的实践操作（图 6.31.2）。

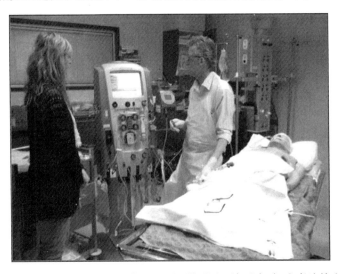

图 6.31.2　连续性肾脏替代治疗的模拟人和机器可用于演示启动、患者连接和常见警报

以下为临床实践的相关建议：对于小班教学，学员按顺序进行技能操作；对于大班教学，使用多台机器分组讨论和演示可以帮助节省时间，并保证所有学员的参与。

- 机器和体外管道安装。
  ◦课堂上每位护士都应有机会设置和安装机器。较大的班级可能需要两人一组进行。让护士有足够的时间阅读屏幕上的指示和帮助菜单。
- 临时透析导管的护理和维护。
  ◦使用临时透析导管在课堂上供学员观看和操作。
  ◦讨论临时透析导管的解剖学位置。放置在右颈内静脉中的双腔透析导管（15～20 cm）可直接通向右心房并达到最佳流量，也可以使用左颈内静脉和股静脉。较长（如 24 cm）的导管仅用于股静脉，该长度的导管不适合在颈内静脉或锁骨下静脉使用。锁骨下部位通常最后使用，以保持其完整性，以备后续可能需要置入半永久性透析导管。
  ◦检查通过双腔透析导管的流量。血液通过红色标记的管路（引血管）进入机器，然后通过蓝色标记的管路（回血管）重新泵入患者体内。当导管连接到 CRRT 时，这种设计可防止血液通过机器回路再循环。

◦当 CRRT 中断或停止时,封闭临时透析导管。导管不应留置针头或用于静脉输液。通常将抗凝血剂(例如肝素)保留在管腔中。管腔应清楚地标明抗凝剂的类型和剂量,可放置标签告知他人存在抗凝剂,需要在使用前抽出并丢弃。

◦无菌操作下使用临时透析导管和更换敷料,应遵循医院的无菌操作制度。

◦两个专业组织为 CRRT 临时透析导管和患者治疗提供循证医学建议,有助于制定当地的政策和流程:①美国重症监护护理协会:AACN 重症监护程序手册;②美国肾病护理协会(ANNA):肾脏护理流程,血液分离和治疗性血浆置换和连续性肾脏替代治疗。

• CRRT 患者在护理期间进行故障排除,使用首字母缩写 PACE:

◦患者:首先观察患者。咳嗽、体位和移动有时会引发管路报警。

◦导管:导管是指临时透析导管。在开始治疗之前检查血液回流和流量,并在发生报警时检查导管是否通畅、扭曲或夹住。注意培训标准的故障排除顺序,例如以下示例:

　△解除导管的扭曲。

　△重新变换患者的体位。

　△重新更换导管的位置。

　△尝试冲洗导管。

◦管路:管路包括一次性滤器和管道。血凝块或气泡会引起警报。使用制造商的操作手册指导学员清除管路中的空气,检查滤器是否有血凝块,并使用机器测量的压力数据来确定管路中哪里出了问题。例如,输入端高负压表示该处管道扭曲。

◦设备:设备故障或停电可能导致治疗中断。应将机器接上应急电源,以便在发生停电时自动切换到备用电源。应制定设备故障处理程序,并在课堂上进行复习。

• 报警情况:

◦可以在课堂上模拟常见的报警情况。

◦在课堂上模拟的常见报警包括输入端(高负压)和输出端(高正压)管道扭曲、管路空气报警及其他需要护理干预的报警,如更换液袋和液体平衡设置。

◦床边护士发现重复报警应彻底检查,掌握"三振出局"原则,要求护士在第三次尝试解除报警失败后必须寻求帮助(图 6.31.3)。

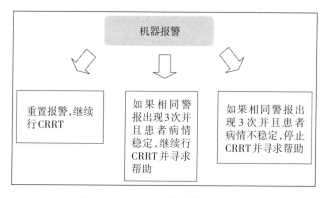

图 6.31.3　CRRT 故障排除流程图

• 终止治疗:

◦检查终止治疗的顺序。模拟场景包括冲洗临时透析导管、保留抗凝剂和管路标记相结合。

◦如有需要(X 线摄片检查或手术时),应制定并实践再循环或临时中断流程。

◦讨论滤器血液渗漏和破裂的临床表现,包括废液中出现血液。在确认血液渗漏时,指导学员停止血液透析治疗而不是将血液输回患者体内。

- 文件记录：
  - 指导学员根据当地政策记录以下内容：
    - △ CRRT 患者和其家庭教育背景。
    - △ 导管置入部位。
    - △ 输入量和输出量。

尽可能在课堂上使用实际的床旁记录工具。使用数小时的数据计算输入量和输出量，并检查所有学员是否可以准确完成计算。

学习环境

提供各种实用的学习方法。开发适用于各种学习方式的 CRRT 教学方法，包括：
- 用于复习或自主学习的视频或计算机辅助教学。
- 课后使用与机器配套的提示卡或快速参考图。
- 故障排除教程或方案，包括常见的报警和可能的并发症，如低体温、空气栓塞和频繁的滤器凝血。
- 范例中包括临床实践常见错误，如液体平衡和抗凝。
- CRRT 实践操作经验，专科护士可以在课后用更长的时间学习。
- 包括关键技能的资质清单：机器设置、连接临时透析导管的上下机流程、停机治疗时机。

这种多样化的学习方法可以将抽象讨论、模拟上机和实践操作全面联系起来（图 6.31.4）。

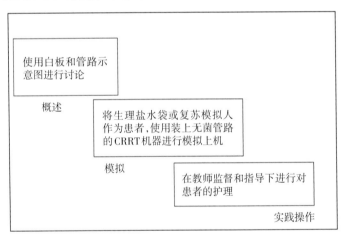

图 6.31.4 CRRT 有效的培训流程

学习评估

应制定让学员展示关键技能的小测验或其他学习评估措施。在故障模拟排除或实践操作后参加汇报活动，有助于培养重要的临床思维能力。鼓励学员分析报警和问题发生的原因，以及采取什么样的补救措施，以证明他们对知识的理解。这样的形式比每次简单地纠正问题更加有效。

临床实践的效果可在课程结束之后由授课教师或 CRRT 临床专家评估。

CRRT 维护员

经过初步培训后，CRRT 维护员需在床边专家协助下完成相关工作，还需要一名护理培训者或经验丰富的临床护士来"维护"CRRT,并将培训和临床实践联系起来。CRRT 维护员同时需要能够与单位内的其他学科人员和制造商合作,以协调对患者的治疗。需要完成标准和政策的定期更新并进行传播。学习新的研究和技术,并考虑将其付诸实践。多学科团队治疗方案有助于确保患者获得安全有效的治疗。CRRT 维护员可以作为团队的协调员(图 6.31.5)。

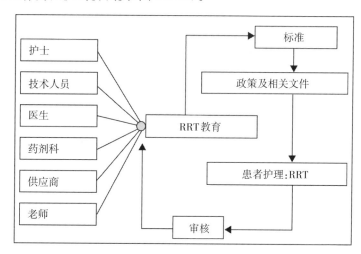

图 6.31.5 CRRT 的培训者是所有参与者的核心人员,也是 ICU 治疗方面的"维护员"

与 CRRT 相关的关键术语如下。

与 RRT 相关的关键术语

抽象模型 使用易于获得的材料来模拟相关的实际操作(例如,使用肾脏替代治疗机器及其组件的简单图片而不是真实机器)

资质 能够在规定的时间内完成任务或技能而不会出错;能够识别并纠正错误

培训 为分析和知识积累提供指令和信息的过程,对认知做出反应的过程

讲座 按顺序设计和呈现一系列的主题讲座,根据逻辑由浅入深地学习知识点

实践经历 接受任务并将先前所学知识应用于真实的情境中

模拟 模拟真实临床实践中遇到的事件,让学员在不用担心出错的情况下加深对知识的理解,并在失败或无法应对时寻求帮助

资质和继续教育

根据临床经验和患者治疗需求,护士对接受 CRRT 的患者进行不同程度的管理。CRRT 培训者和维护员应制订计划,以确保工作人员根据需要或每年定期进行继续教育。应根据医院的需求选择资质教育内容,质量和风险管理报告,以及制造商对机器硬件和软件的更新内容,可供临床人员学习提高。经常实施 CRRT 的护士相较于那些很少实施 CRRT 的护士,可能有不同的年度资质和学习需求。学习内容包括理论基础,以及建立、维持和停止治疗所需的技能,收集护理培训者提出的问题,以确定作为年度教育需要考虑的常见问题。记录在机器或维护记录中的报警或历史处理信息可用于确定频繁出现的问题。审查风险管理或质量数据,如临时透析导管相关性感染,也可用于资质培训。所有护理 CRRT 的工作人员需要每年至少接受一次考核,了解他们掌握治疗方面的新知识或进展的情况。

考虑开发高级 CRRT 用户程序或基于科室的专家培养计划。该计划可能包括更深入的故障排查和从文献中获取当前的实践趋势。高级用户也可以是最近开始护理 CRRT 患者的护士的导师或指导者,能对实际操作过程提供帮助。

小结

对重症监护病房CRRT患者的护理需要护士的专业知识。与机械通气和心脏支持设备一样,学习"语言"、理解治疗处方、掌握用于提供治疗的机器的使用方法都需要时间。理论、抽象学习、模拟和有监督的实践操作都有助于临床专业知识的学习和经验积累。在繁忙的ICU中,安排一位接受过CRRT患者护理方面的培训且对维护CRRT有丰富经验的护士,是实现积极结果的有效方法。

（赵东升　朱春艳　译）

参 考 文 献

［1］ BALDWIN I,FEALY N. Clinical nursing for the application of continuous renal replacement therapy in the intensive care unit［J］. Semin Dial,2009,22(2):189-193.

［2］ COPE G. The basic principles of continuous renal replacement therapy［J］.J Renal Nurs,2013,5(2):85-91.

［3］ DENNISON HA. Creating a computer-assisted learning module for the non-expert nephrology nurse［J］.Nephrol Nurs J,2011,38 (1):41-53.

［4］ DIRKES S. Acute kidney injury:not just acute renal failure anymore? ［J］.Crit Care Nurse,2011,31(1):37-50.

［5］ DIRKES SM. Continuous renal replacement therapy:dialysis for critically ill patients［J］.Am Nurse Today,2014,9(5):8-11.

［6］ GOLESTANEH L,RICHTER B,AMATO-HAYES M. Logistics of renal replacement therapy:relevant issues for critical care nurses ［J］.Am J Crit Care,2012,21(2):126-130.

［7］ GOMEZ NJ. Nephrology nursing process of care apheresis and therapeutic plasma exchange and continuous renal replacement therapy［M］.Pitman,NJ:American Association of Nephrology Nurses' Association,2011:21-39.

［8］ GRAHAM P,LISCHER E. Nursing issues in renal replacement therapy:organization,manpower assessment,competency evaluation and quality improvement processes［J］.Semin Dial,2011,24(2):183-187.

［9］ MAYNAR MOLINER J,HONORE PM,SÁNCHEZ-IZQUIERDO RIERA JA,et al.Handling continuous renal replacement therapy-related adverse effects in intensive care unit patients:the dialytrauma concept［J］.Blood Purif,2012,34(2):177-185.

［10］ MOTTES T,OWENS T,NIEDNER M,et al. Improving delivery of continuous renal replacement therapy:impact of a simulation-based educational intervention［J］.Pediatr Crit Care Med,2013,14(8):747-754.

［11］ WIEGAND D,ED. AACN Procedure Manual for Critical Care［M］.6th ed.St Louis,MO:Elsevier Saunders,2011:1018-1032.